主编简介

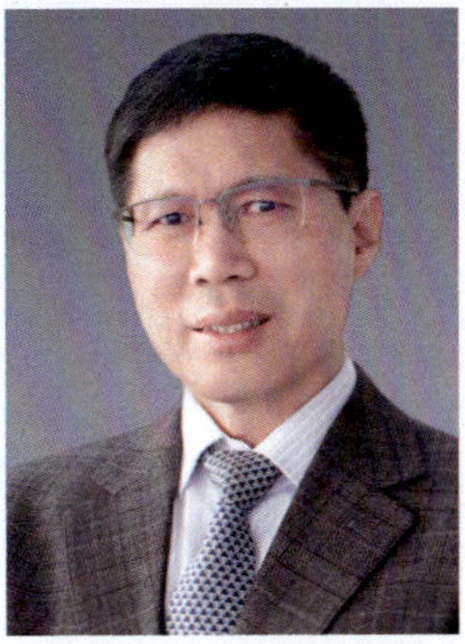

张秀明

主任技师（二级）

香港大学深圳医院检验医学中心原主任，深圳市罗湖医院集团原副院长、医学检验中心原主任，深圳市惠康信息科技有限公司首席专家。中山大学、深圳大学、汕头大学、安徽理工大学、新乡医学院临床检验诊断学硕士研究生导师，广州医科大学博士后合作导师。中国合格评定国家认可委员会（China National Accreditation Service for Conformity Assessment，CNAS）ISO 15189 医学实验室认可主任评审员，全国卫生产业企业管理协会实验医学分会副主任委员、认证认可专家委员会主任委员，中国研究型医院学会检验医学专业委员会副主任委员，广东省医疗安全协会检验医学分会主任委员，广东省医学会检验医学分会副主任委员，广东省临床医学学会检验医学专业委员会副主任委员，广东省卫生经济学会检验经济分会副主任委员，深圳市医院协会检验医学分会会长。《中华检验医学杂志》通讯编委，《国际检验医学》常务编委，《临床检验杂志》《检验医学》编委。

重庆医科大学检验医学院临床检验诊断学专业毕业，美国韦伯大学、约翰斯·霍普金斯大学访问学者。参加工作以来，长期从事临床检验和实验室管理工作，曾任新乡医学院第二附属医院检验科主任，广东省中医院检验科主任，中山大学附属中山医院检验医学中心主任。以第一作者或通讯作者发表学术论文 186 篇，其中 SCI 收录 36 篇，CA 收录 2 篇。主编《现代临床生化检验学》《临床生化检验诊断学》《临床检验方法学评价》《医学实验室 ISO 15189 认可迎检思路与申请路径》《临床生化检验案例分析》等专著 11 部，参编专著和教材 30 余部。主持和参与国家级、省级科研课题 12 项，获省部级科技进步奖 6 项、国家发明专利证书 2 项、国家版权局计算机软件著作权登记证书 11 项。主持编写中国质量检验协会团体标准 3 项，参编卫生行业标准和广东省团体标准 5 项。

研究方向：临床检验信息工程、临床检验标准化与实验室管理。

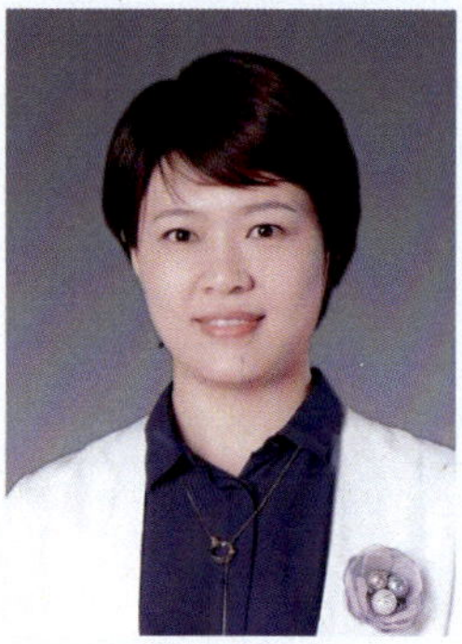

邱　玲
研究员

研究员，教授，博士研究生导师，北京协和医院检验科学术带头人、北京协和医学院临床检验诊断学系副主任。中华医学会检验医学分会免疫学组委员，北京医学会检验医学分会副主任委员，中国老年医学学会检验医学分会副会长，中国合格评定国家认可委员会（China National Accreditation Service for Conformity Assessment，CNAS）实验室技术委员会医学专业委员会委员、ISO 15189 医学实验室认可主任评审员，国家卫生标准委员会临床检验标准专业委员会委员，中国医师协会检验医师分会第五届委员会临床质谱检验学组副组长等。

先后毕业于华西医科大学（现四川大学华西医学中心）、中国协和医科大学临床检验诊断学专业，曾赴美国韦伯州立大学、哈佛大学短期访学。1996 年参加工作，长期从事临床检验和实验室管理工作，先后担任北京协和医院检验科生化专业组组长、质量负责人、医疗副主任、主任等。以第一作者或通讯作者发表学术论文 240 余篇，其中 SCI 收录 130 篇（IF ＞ 470 分）。国家科技重大专项首席科学家，主持国家自然科学基金、首都医学发展科研基金重点项目等纵向课题共 18 项。作为中国区 PI 承担国际临床化学和检验医学联合会（International Federation of Clinical Chemistry and Laboratory Medicine，IFCC）全球参考区间研究项目 1 项。获授权国际发明专利 2 项，国家发明专利证书 17 项，国家版权局计算机软件著作权登记证书 2 项。牵头编制行业标准 1 项，参与编制行业标准 17 项。牵头体外诊断产品注册试验 70 余项。

获北京市科技进步二等奖（排名第 1）、四川省科技进步三等奖、河南省科技进步二等奖各 1 项。获全国民族团结进步模范个人、全国三八红旗手、2021 年“最美医生”、全国对口支援西藏先进个人、中央和国家机关“四好”党员等国家级和省部级荣誉 9 项。

研究方向：生物标志物筛选、应用及检测标准化，质谱技术临床应用，大数据及人工智能在检验医学中的应用。

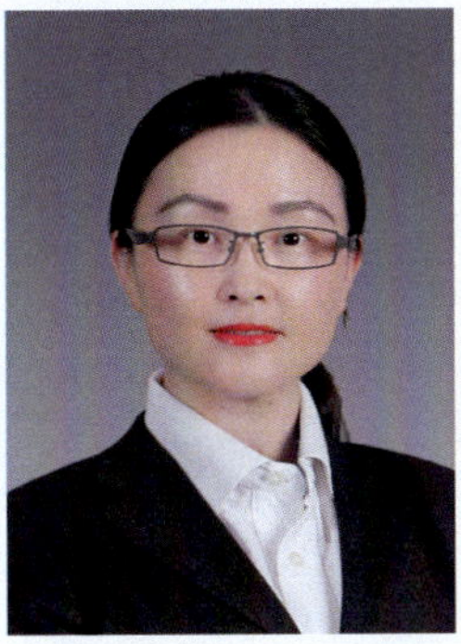

吴文娟
主任技师

教授，博士研究生导师，同济大学附属东方医院南院医学检验科主任。中国合格评定国家认可委员会（China National Accreditation Service for Conformity Assessment，CNAS）ISO 15189 医学实验室认可主任评审员，国家卫生健康委员会药敏标准委员会专家委员，全国卫生产业企业管理协会实验医学专业委员会副主任委员，中国女医师协会检验专业委员会副主任委员，中国医学装备协会基因检测分会常委，上海市微生物学会临床微生物学专业委员会主任委员，上海市医学会分子诊断专科分会副主任委员、检验医学专科分会微生物学组组长。

长期从事临床检验和实验室管理工作，承担国家科技重大专项 2 项、国家自然科学基金 4 项、省级课题及人才计划 20 余项，发表学术论文 140 余篇，主编专著 6 部，参与编制 CNAS - GL028 : 2018《临床微生物检验程序验证指南》、T / CECS662G2020《医学生物安全二级实验室建筑技术标准》、WS / T 807 - 2022《临床微生物培养、鉴定和药敏检测系统的性能验证》、GB / T 42060 - 2022《医学实验室样品采集、运送、接收和处理的要求》等国家标准和行业标准。

入选上海市优秀学术技术带头人、上海市卫生健康委员会优秀学科带头人、上海市公共卫生重点学科负责人；荣获全国卫生系统新冠肺炎疫情防控先进个人、中国女医师协会五洲女子科技奖等。

研究方向：临床微生物学检验、实验室标准化建设和医院感染控制。

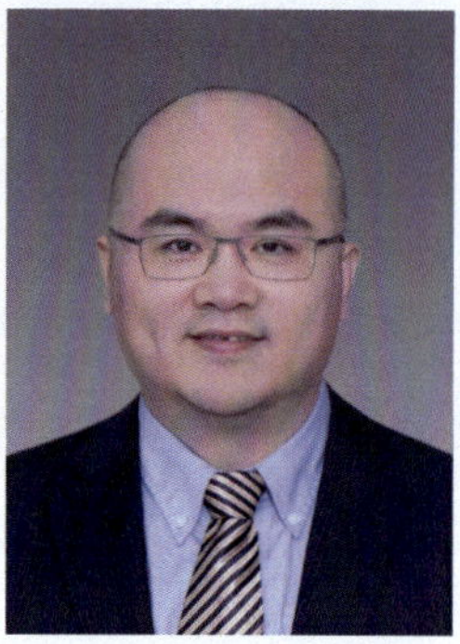

关　明
研究员

教授，博士研究生导师，国家重点研发计划首席科学家。复旦大学附属华山医院检验医学科主任、中心实验室主任。美国国立卫生研究院（National Institutes of Health，NIH）博士后。中国合格评定国家认可委员会（China National Accreditation Service for Conformity Assessment，CNAS）ISO 15189 医学实验室认可技术评审员。

中华医学会检验医学分会副主任委员兼秘书长、上海市产医融合战略咨询委员会临床检验专业委员会主任委员、中国遗传学会理事、中国抗癌协会肿瘤基因诊断专业委员会副主任委员、中国生物物理学会临床分子诊断分会会长、上海市医师协会检验医师分会副会长。

担任 *Clinica Chimica Acta* 副总编辑、《中华检验医学杂志》副总编辑、《国际检验医学杂志》副总编辑、《检验医学》副总编辑等。曾获得上海市领军人才、上海市优秀学术带头人、国之名医等荣誉。

以第一完成人承担国家重点研发计划 1 项、国家自然科学基金 8 项。在 *Cell Discovery*、*ACS Nano*、*Clinical Cancer Research* 等国际刊物上以第一作者或通讯作者发表 SCI 论文 100 余篇。获国家发明专利证书 9 项，其中 1 项获得转化三类医疗器械。以第一完成人获得上海医学科技二等奖 1 项。

研究方向：临床分子生物学检验、肿瘤转移和浸润的机制研究。

医学实验室认可系列参考用书

医学实验室认可

ISO 15189:2022 标准解读与认可指南

张秀明　邱　玲　吴文娟　关　明　主编

科　学　出　版　社

北　京

内 容 简 介

本书由中国合格评定国家认可委员会(CNAS)医学实验室认可主任评审员、技术评审员和所在医学实验室已通过认可的技术专家共同编写,按照ISO 15189:2022标准条款逐条进行解读,帮助实验室深刻领会标准内涵和要求,编写专家结合自身医学实验室认可经验和多年评审工作经历,给出申请医学实验室认可需要准备的文件和记录、现场评审的审核方式和方法,旨在为医学实验室建立、实施和有效运行ISO 15189:2022管理体系及申请医学实验室认可提供指导和帮助。

本书可供有志于提高医学实验室质量管理水平、有意向申请医学实验室认可的医学检验实验室、病理实验室、输血实验室和其他实验室相关人员学习和参考。

图书在版编目(CIP)数据

医学实验室认可ISO 15189:2022标准解读与认可指南/张秀明等主编. -- 北京:科学出版社, 2025. 7.
ISBN 978-7-03-082265-9
Ⅰ. R446-65
中国国家版本馆CIP数据核字第20258HH652号

责任编辑:闵 捷/责任校对:谭宏宇
责任印制:黄晓鸣/封面设计:殷 靓

科学出版社 出版
北京东黄城根北街16号
邮政编码:100717
http://www.sciencep.com
南京展望文化发展有限公司排版
广东虎彩云印刷有限公司印刷
科学出版社发行 各地新华书店经销
*
2025年7月第 一 版 开本:787×1092 1/16
2025年11月第二次印刷 印张:49 1/4 插页2
字数:1 180 000

定价:240.00元

(如有印装质量问题,我社负责调换)

《医学实验室认可 ISO 15189:2022 标准解读与认可指南》编委会

主　编

张秀明　邱　玲　吴文娟　关　明

主　审

周亚莉（中国合格评定国家认可委员会）
彭明婷（国家卫生健康委临床检验中心）
王华梁（上海市实验医学研究院）
孙克江（天津市东丽区疾病预防控制中心）

副主编

杨大干　李志强　李增山　陶志华　续　薇

编　委

（按姓氏笔画排序）

万海英（同济大学附属同济医院）
王文娟（浙江大学医学院附属第一医院）
王治国（国家卫生健康委临床检验中心）
邓荣春（江西省人民医院）
刘向祎（首都医科大学附属北京同仁医院）

闫庆国（空军军医大学西京医院）
关　明（复旦大学附属华山医院）
关秀茹（哈尔滨医科大学附属第一医院）
孙世珺（中山市人民医院）
江咏梅（四川大学华西第二医院）
李　锋（宁夏医科大学总医院）
李志强（上海市第六人民医院）
李艳婷（香港大学深圳医院）
李增山（空军军医大学西京医院）
曲林琳（吉林大学白求恩第一医院）
杨大干（浙江大学医学院附属第一医院）
吴文娟（同济大学附属东方医院）
吴敏良（浙江大学医学院附属第二医院）
邱　玲（中国医学科学院北京协和医院）
沈佐君（中国科学技术大学附属第一医院）
张丽军（深圳市罗湖医院集团）
张秀明（香港大学深圳医院/深圳市罗湖医院集团）
张国文（香港大学深圳医院）
易祥华（同济大学附属同济医院）
胡　敏（中南大学湘雅二医院）
欧　铜（深圳市罗湖医院集团）
袁　军（贵阳市第二人民医院）
陶志华（浙江大学医学院附属第二医院）
续　薇（吉林大学白求恩第一医院）
黄学辉（香港大学深圳医院）
崔亚利（四川大学华西第二医院）
韩呈武（中日友好医院）
程歆琦（中国医学科学院北京协和医院）
阚丽娟（深圳市罗湖医院集团/深圳市惠康信息科技有限公司）
蔡钦泉（深圳市罗湖医院集团）

前 言

21 世纪是质量的世纪，质量是实验室的生命。如何提高检验质量、技术能力和服务水平是检验医学学科建设的核心问题。2003 年 2 月，国际标准化组织（International Organization for Standardization，ISO）发布了第一版 ISO 15189 即 ISO 15189：2003，中文名称为《医学实验室质量和能力的要求》。2007 年和 2012 年 ISO 又发布了第二版和第三版 ISO 15189，即 ISO 15189：2007 和 ISO 15189：2012。国家标准化管理委员会分别将其等同转化国家标准 GB/T 22576—2008《医学实验室质量和能力的专用要求》、GB/T 22576.1—2018《医学实验室质量和能力的要求第 1 部分：通用要求》。2022 年 12 月 ISO 又发布了第四版 ISO 15189 即 ISO 15189：2022。随后中国合格评定国家认可委员会（China National Accreditation Service for Conformity Assessment，CNAS）将其等同转化为《医学实验室质量和能力认可准则》即 CNAS－CL02：2023。ISO 15189 为实验室的质量管理提供了一个科学的方法，同时也为实验室向社会证明其质量、能力和公正性提供了有效途径。

虽然我国的医学实验室认可工作从 2004 年开始至今已经走过了近 21 个年头，截止到 2025 年 5 月底，我国通过 ISO 15189 认可的医学实验室已达 1 000 余家，但对全国 3.9 万家医院来说这个数字显然是远远不够的。此外，还有众多的医学实验室正在筹备认可，并把通过 ISO 15189 认可作为提高其技术和能力的主要手段，但这些医学实验室对于如何理解和把握标准内涵、如何建立并实施质量管理体系还心存疑虑或感到迷茫。ISO 15189：2022 与 ISO 15189：2012 在文件结构和内容要求上有了较大变化，医学实验室如何在较短时间内按照 ISO 15189：2022 建立管理体系并有效运行更是迫在眉睫。为此，主编组织 CNAS 医学实验室认可主任评审员、技术评审员和所在医学实验室已通过认可的技术专家共同编写了本书，旨在帮助医学实验室准确理解和把握标准内涵，为医学实验室建立质量管理体系并有效运行、筹备并顺利通过医学实验室认可提供指导和帮助。

本书分上中下三篇共 20 章。第一章为术语和定义，ISO 15189：2022 中共列出了 32 个术语，在此基础上本书增加了一些与标准有关的术语，以使逻辑性、系统性、完整性更强，有利于读者更加准确地理解这些概念及它们之间的联系和区别。第二～七章的编写体例类同，严格按照 ISO 15189：2022 条款逐条进行解读，帮助医学实验室深刻领会标准内涵和要求，编写专家结合自身实验室认可经验和多年评审工作经历，给出实验室申请认可需要准备的文件和记录，现场评审的审核方式和方法，包括查阅文件、访谈调查、追踪核实、现场观察、现场试验中的一项或多项，简明扼要、可操作性强，旨在为医学实验室建立、实施和有效运行 ISO 15189:2022 管理体系及申请医学实验室认可提供指导和帮助。第八～十八章为 ISO 15189:2022 在各亚专业领域的认可要求和迎检思路，针对性、可操作性更强，可作为医学实验室制定内审核查表的依据，也可供评审专家现场评审时参考。第十九章为医学实验室认可申请与迎检准备，按照 CNAS 的医学实验室认可申请流程、要求和需要提供的材料目录顺序编写，便于医学实验室准备认可材料和申请认可。第二十章为医学实验室认可申请书及附表填写范例，帮助医学实验室正确填写认可申请书及相关附表附件，提高获得认可受理的及时性和有效性。

本书编委多为 CNAS 医学实验室认可主任评审员或技术评审员，其所在实验室均通过了 ISO 15189 医学实验室认可，有着丰富的实验室管理和 ISO 15189 认可筹备、评审工作经验，既是质量管理体系建设的实践者，又是现场评审的审核者，能比较准确地把握标准内涵，熟知现场评审“查什么”，实验室应该“做什么”。因此，本书是理论、实践和经验的结晶，实用性强、易于理解，是医学实验室质量管理、筹备和申请 ISO 15189 认可及已通过认可的医学实验室能力提升必备的工具书。但因时间比较仓促，尽管各位编委都十分认真和努力，书中如存在一些疏漏、不妥或错误之处，恳请读者在使用本书的过程中提出宝贵意见和建议，以便再版时加以修正和改进。

在本书编写过程中得到了 CNAS、深圳市罗湖医院集团、香港大学深圳医院等单位领导和专家的大力支持，深圳市罗湖医院集团医学检验中心、香港大学深圳医院检验医学部部分同志参与了本书的校对工作，在此一并致谢。

张秀明

2025 年 6 月

本书引用的法律法规、标准指南和专业文献

本书引用的法律法规、标准指南、专业文献包括但不限于以下文件。注明日期的引用文件,只采用所引用的版本;没有注明日期的引用文件,采用最新版本(包括任何修订)。

1. 国际标准化组织(International Organization for Standardization, ISO)文件

ISO 4307:2021 Molecular in vitro diagnostic examinations-Specifications for pre-examination processes for saliva-Isolated human DNA

ISO 5725－1 Accuracy (trueness and precision) of measurement methods and results — Part 1: General principles and definitions

ISO 9000:2005 Quality management systems—Fundamentals and vocabulary

ISO 9000:2015 Quality management systems—Fundamentals and vocabulary

ISO 9001:2015 Quality management systems—Requirements

ISO 14971:2019 Medical devices—Application of risk management to medical devices

ISO 15189:2012 Medical Laboratories—Requirements for quality and competence

ISO 15189:2022 Medical Laboratories—Requirements for quality and competence

ISO 15190:2020 Medical laboratories—Requirements for safety

ISO 15194:2009 In vitro diagnostic medical devices—Measurement of quantities in samples of biological origin—Requirements for certified reference materials and the content of supporting documentation

ISO 17034 General requirements for the competence of reference material producers

ISO 17511 : 2020 In vitro diagnostic medical devices—Requirements for establishing metrological traceability of values assigned to calibrators, trueness control materials and human samples

ISO 18113 － 1 : 2022 In vitro diagnostic medical devices—Information supplied by the manufacturer(labelling)—Part 1: Terms, definitions, and general requirements

ISO 20166 － 4 : 2021 Molecular in vitro diagnostic examinations—Specifications for preexamination processes for formalin-fixed and paraffin-embedded (FFPE) tissue—Part 4: In situ detection techniques

ISO 20184 － 1 : 2018 Molecular in vitro diagnostic examinations—Specifications for pre-examination processes for frozen tissue—Part 1: Isolated RNA

ISO 20186 － 1 : 2019 Molecular in vitro diagnostic examinations—Specifications for pre-examination processes for venous whole blood Part—1: Isolated cellular RNA

ISO 20186－2:2019 Molecular in vitro diagnostic examinations—Specifications for pre-examination processes for venous whole blood Part—2：Isolated genomic DNA

ISO 20186－3:2019 Molecular in vitro diagnostic examinations—Specifications for pre-examination processes for venous whole blood Part—3：Isolated circulating cell free DNA from plasma

ISO 20658:2023 Requirements for the collection and transport of samples for medical laboratory examinations

ISO 22367:2020 Medical laboratories—Application of risk management to medical laboratories

ISO 22870 Point-of-care testing（POCT）—Requirements for quality and competence

ISO 23118 : 2021 Molecular in vitro diagnostic examinations—Specifications for pre-examination processes in metabolomics in urine，venous blood serum and plasma

ISO 31000 Risk management — Guidelines

ISO 35001 Biorisk management for laboratories and other related organisations

ISO 45001 : 2018 Occupational health and safety management systems—Requirements with guidance for use

ISO/TS 20658 : 2017 Medical laboratories—Requirements for collection，transport，receipt，and handling of samples

ISO/TS 20914 : 2019 Medical laboratories—Practical guidance for the estimation of measurement uncertainty

ISO/TS 22583:2019 Guidance for supervisors and operators of point-of-care testing（POCT）devices

ISO/IEC 17000:2020 Conformity assessment—Vocabulary and general principles

ISO/IEC 17021 － 1 : 2015 Conformity assessment—Requirements for bodies providing audit and certification of management systems—Part 1：Requirements

ISO/IEC 17025 : 2017 General requirements for the competence of testing and calibration laboratories

ISO/IEC 17043:2010 Conformity assessment—General requirements for proficiency testing

ISO/IEC 27001:2022 Information security，cybersecurity and privacy protection — Information security management systems-Requirements

ISO/IEC Guide 51:1999 Safety aspects—Guidelines for their inclusion in standards

ISO/IEC Guide 51:2014 Safety aspects—Guidelines for their inclusion in standards

ISO/IEC Guide 63:2012 Guide to the development and inclusion of safety aspects in International Standards for medical devices

ISO/IEC Guide 99:2007 International vocabulary of metrology—Basic and general concepts and associated terms（VIM）

2. 中华人民共和国国家标准（GB）

GB 19489—2008 实验室 生物安全通用要求

GB 39707—2020 医疗废物处理处置污染控制标准

GB/T 6379.1 测量方法与结果的准确度（正确度与精密度）第 1 部分：总则与定义

GB/T 6682—2008 分析实验室用水规格和试验方法

GB/T 11446.4 电子级水电阻率的测试方法

GB/T 11446.8—2013 电子级水中总有机碳的测试方法

GB/T 11446.10—2013 电子级水中细菌总数的滤膜培养测试方法

GB/T 19000—2016 质量管理体系 基础和术语

GB/T 19011 管理体系审核指南

GB/T 19703—2020 体外诊断医疗器械 生物源性样品中量的测量 有证参考物质及支持文件内容的要求

GB/T 20468—2006 临床实验室定量测定室内质量控制指南

GB/T 22576.5 医学实验室 质量和能力的要求 第5部分：临床免疫学检验领域的要求

GB/T 22576.7—2021 医学实验室 质量和能力的要求 第7部分：输血医学领域的要求

GB/T 24353—2022 风险管理 指南

GB/T 27043—2012 合格评定 能力验证的通用要求

GB/T 29790—2013 即时检测 质量和能力的要求

GB/T 29791.1—2013 体外诊断医疗器械 制造商提供的信息(标示)第1部分：术语、定义和通用要求

GB/T 32706—2016 实验室仪器和设备安全规范 噪声测量仪器

GB/T 42060—2022 医学实验室 样品采集、运送、接收和处理的要求

GB/T 42062 医疗器械 风险管理对医疗器械的应用

GB/T 42080.1—2022 分子体外诊断检验 冷冻组织检验前过程的规范 第1部分：分离RNA

GB/T 42080.2—2022 分子体外诊断检验 冷冻组织检验前过程的规范 第2部分：分离蛋白质

GB/T 42216.1—2022 分子体外诊断检验 福尔马林固定及石蜡包埋组织检验前过程的规范 第1部分：分离RNA

GB/T 42216.2—2022 分子体外诊断检验 福尔马林固定及石蜡包埋组织检验前过程的规范 第2部分：分离蛋白质

GB/T 42216.3—2022 分子体外诊断检验 福尔马林固定及石蜡包埋组织检验前过程的规范 第3部分：分离DNA

GB/T 43278—2023 医学实验室 风险管理在医学实验室的应用

GB/T 43279.1—2023 分子体外诊断检验 静脉全血检验前过程的规范 第1部分：分离细胞RNA

GB/T 43279.2—2023 分子体外诊断检验 静脉全血检验前过程的规范 第2部分：分离基因组DNA

GB/T 43279.3—2023 分子体外诊断检验 静脉全血检验前过程的规范 第3部分：分离血浆循环游离DNA

GB/T 50087—2013 工业企业噪声控制设计规范

GB/Z 43280—2023 医学实验室 测量不确定度评定指南

3. 中华人民共和国卫生行业标准(WS)

WS 233—2017 病原微生物实验室生物安全通用准则

WS 288—2017 肺结核诊断

WS/T 224—2018 真空采血管的性能验证
WS/T 225—2024 临床化学检验血液标本的采集与处理
WS/T 227—2024 临床检验项目标准操作程序编写要求
WS/T 347—2024 血细胞分析校准指南
WS/T 348 尿液标本的采集与处理
WS/T 356—2011 基质效应与互通性评估指南
WS/T 359—2024 血栓与止血检验常用项目的标本采集与处理
WS/T 399—2023 血液储存标准
WS/T 402—2012 临床实验室检验项目参考区间的制定
WS/T 402—2024 临床实验室定量检验项目参考区间的制定
WS/T 403—2012 临床生物化学检验常规项目分析质量指标
WS/T 403—2024 临床化学检验常用项目分析质量标准
WS/T 404.3—2012 临床常用生化检验项目参考区间 第 3 部分：血清钾、钠、氯
WS/T 404.5—2015 临床常用生化检验项目参考区间 第 5 部分：血清尿素、肌酐
WS/T 404.4—2018 临床常用生化检验项目参考区间 第 4 部分：血清总胆红素、直接胆红素
WS/T 405—2012 血细胞分析参考区间
WS/T 406—2024 临床血液检验常用项目分析质量标准
WS/T 407—2012 医疗机构内定量检验结果的可比性验证指南
WS/T 408—2012 临床化学设备线性评价指南
WS/T 408—2024 定量检验程序分析性能验证指南
WS/T 415—2013 无室间质量评价时实验室检测评估方法
WS/T 415—2024 无室间质量评价时的临床检验质量评价
WS/T 420—2013 临床实验室对商品定量试剂盒分析性能的验证
WS/T 442—2024 临床实验室生物安全指南
WS/T 492 临床检验定量测定项目精密度与正确度性能验证
WS/T 494—2017 临床定性免疫检验重要常规项目分析质量要求
WS/T 496—2017 临床实验室质量指标
WS/T 497—2017 侵袭性真菌病临床实验室诊断操作指南
WS/T 498—2017 细菌性腹泻临床实验室诊断操作指南
WS/T 499—2017 下呼吸道感染细菌培养操作指南
WS/T 503—2017 临床微生物实验室血培养操作规范
WS/T 505 定性测定性能评价指南
WS/T 573—2018 感染性疾病免疫测定程序及结果报告
WS/T 574 临床实验室试剂用纯化水
WS/T 616—2018 临床实验室定量检验结果的自动审核
WS/T 639—2018 抗菌药物敏感性试验的技术要求
WS/T 640—2018 临床微生物学检验标本的采集和转运
WS/T 641—2018 临床检验定量测定室内质量控制
WS/T 644—2018 临床检验室间质量评价

WS/T 645.1—2018 临床常用免疫学检验项目参考区间 第 1 部分：血清免疫球蛋白 G、免疫球蛋白 A、免疫球蛋白 M、补体 3、补体 4

WS/T 645.2—2018 临床常用免疫学检验项目参考区间 第 2 部分：血清甲胎蛋白、癌胚抗原、糖链抗原 19－9、糖链抗原 15－3、糖链抗原 125

WS/T 661—2020 静脉血液标本采集指南

WS/T 662—2020 临床体液检验技术要求

WS/T 779—2021 儿童血细胞分析参考区间

WS/T 780—2021 儿童临床常用生化检验项目参考区间

WS/T 794—2022 输血相容性检测标准

WS/T 804—2022 临床化学检验基本技术标准

WS/T 805—2022 临床微生物检验基本技术标准

WS/T 806—2022 临床血液与体液检验基本技术标准

WS/T 807—2022 临床微生物培养、鉴定和药敏检测系统的性能验证

4. 中华人民共和国医药行业标准(YY)

YY/T 0654—2017 全自动生化分析仪

YY/T 1155—2019 全自动发光免疫分析仪

YY/T 1261—2015 HER2 基因检测试剂盒(荧光原位杂交法)

YY/T 1459—2016 人类基因原位杂交检测试剂盒

5. 临床实验室管理有关法律法规

病理科建设与管理指南(试行)(卫办医政发〔2009〕31 号)

病理专业医疗质量控制指标(2024 年版)(国卫办医政函〔2024〕150 号)

病原微生物实验室生物安全管理条例(2018 修订版)(国务院令第 424 号公布，2018 年 3 月 19 日第二次修订)

感染性疾病相关个体化医学分子检测技术指南(国卫办医函〔2017〕1190 号)

个体化医学检测微阵列基因芯片技术规范(国卫办医函〔2017〕1190 号)

基因芯片诊断技术管理规范(试行)(卫办医政发〔2009〕195 号)

临床输血技术规范(卫医发〔2000〕184 号)

全国艾滋病检测技术规范(2020 年修订版)(中疾控办发〔2020〕30 号)

人间传染的病原微生物目录(国卫科教发〔2023〕24 号)

危险化学品安全管理条例(中华人民共和国国务院令第 591 号)

信息安全等级保护管理办法(公通字〔2007〕43 号)

血站管理办法(中华人民共和国卫生部令第 44 号发布，2017 年 12 月 26 日修订)

血站基本标准(卫医发〔2000〕448 号)

血站技术操作规程(2019 版)(国卫医函〔2019〕98 号附件)

血站实验室质量管理规范(卫医发〔2006〕183 号)

血站质量管理规范(卫医发〔2006〕167 号)

医疗废物分类目录(国卫医函〔2021〕238 号)

医疗废物管理条例(中华人民共和国国务院令第 380 号)

医疗机构临床基因扩增检验实验室管理办法(卫办医政发〔2010〕194 号)

医疗机构临床实验室管理办法(卫医发〔2006〕73 号)

医疗机构临床用血管理办法(中华人民共和国卫生部令第 85 号)

医疗器械不良事件监测和再评价管理办法(国家市场监督管理总局 国家卫生健康委员会令第 1 号)

医学检验实验室基本标准(试行)(国卫医发〔2016〕37 号)

孕妇外周血胎儿游离 DNA 产前筛查与诊断技术规范(国卫办妇幼发〔2016〕45 号)

中华人民共和国生物安全法(自 2021 年 4 月 15 日起施行)

中华人民共和国献血法(中华人民共和国主席令第 93 号)

6. 中国合格评定国家认可委员会(China National Accreditation Service for Conformity Assessment, CNAS)文件

CNAS - AL02 医学实验室质量和能力认可申请书

CNAS - AL09 医学实验室认可领域分类

CNAS - AL12 合格评定机构英文名称与地址的申报指南

CNAS - AL15:20230801 医学实验室质量和能力认可申请书填写指南

CNAS - CL01 检测和校准实验室能力认可准则

CNAS - CL01 - G002:2021 测量结果的计量溯源性要求

CNAS - CL01 - G003:2021 测量不确定度的要求

CNAS - CL02:2012 医学实验室质量和能力认可准则

CNAS - CL02:2023 医学实验室质量和能力认可准则

CNAS - CL02 - A001:2023 医学实验室质量和能力认可准则的应用要求

CNAS - EL - 14:2023 医学实验室认可受理要求的说明

CNAS - GL001:2018 实验室认可指南

CNAS - GL008:2018 实验室认可评审不符合项分级指南

CNAS - GL011:2018 实验室和检验机构内部审核指南

CNAS - GL012:2018 实验室和检验机构管理评审指南

CNAS - GL028 临床微生物检验程序验证指南

CNAS - GL037:2019 临床化学定量检验程序性能验证指南

CNAS - GL038:2019 免疫定性检验程序性能验证指南

CNAS - GL039:2019 分子诊断检验程序性能验证指南

CNAS - GL047:2021 医学实验室定量检验程序结果可比性验证指南

CNAS - GL048:2021 医学实验室组织病理学检查领域认可指南

CNAS - GL049:2021 医学实验室细胞病理学检查领域认可指南

CNAS - GL050:2021 医学实验室分子诊断领域认可指南

CNAS - GL0XX 医学实验室 基于患者数据实时质量控制方法建立及评估指南

CNAS - PD14 - 16 医学实验室质量和能力认可评审报告

CNAS - R01:2023 认可标识使用和认可状态声明规则

CNAS - R02:2023 公正性和保密规则

CNAS - R03:2019 申诉、投诉和争议处理规则

CNAS - RL01:2025 实验室认可规则

CNAS－RL02:2023 能力验证规则

CNAS－RL03:2025 实验室和检验机构认可收费管理规则

CNAS－RL04:2022 境外实验室和检验机构受理规则

CNAS－TRL－001:2012 医学实验室—测量不确定度的评定与表达

CNAS－WI14－03 医学实验室质量和能力认可评审工作指导书

7. 美国临床和实验室标准协会(Clinical and Laboratory Standards Institute, CLSI)文件

CLSI AUTO 10－A Autoverification of Clinical Laboratory Test Results; Approved Guideline

CLSI AUTO 15 Autoverification of Medical Laboratory Results for Specific Disciplines, 1st Edition

CLSI C24 Statistical Quality Control for Quantitative Measurement Procedures: Principles and Definitions, 4th Edition

CLSI EP05 Evaluation of Precision of Quantitative Measurement Procedures, 3rd Edition

CLSI EP07－A2 Interference Testing in Clinical Chemistry

CLSI EP09－A3 Measurement Procedure Comparison and Bias Estimation Using Patient Samples; Approved Guideline — Third Edition

CLSI EP14 Evaluation of Commutability of Processed Samples, 4th Edition

CLSI EP15 User Verification of Precision and Estimation of Bias, 3rd Edition

CLSI EP17 Evaluation of Detection Capability for Clinical Laboratory Measurement Procedures, 2nd Edition

CLSI EP28 Defining, Establishing, and Verifying Reference Intervals in the Clinical Laboratory, 3rd Edition

CLSI EP33 Use of Delta Checks in the Medical Laboratory, 2nd Edition

CLSI GP36－A Planning for Laboratory Operations During a Disaster;Approved Guideline

8. 其他标准和技术文献

DB12/T 751—2017 医疗机构输血科(血库)建设规范(天津市地方标准)

HJ 421—2008 医疗废物专用包装袋、容器和警示标志标准(中华人民共和国环境保护行业标准)

T/GDPMAA 0011—2022 医疗机构分子病理实验室建设规范(广东省精准医学应用学会团体标准)

尚红,王毓三,申子瑜.全国临床检验操作规程[M].第4版.北京:人民卫生出版社,2015.

检验危急值在急危重病临床应用的专家共识组.检验危急值在急危重病临床应用的专家共识(成人)[J].中华急诊医学杂志,2013,22(10):1084－1089.

中华医学会病理学分会,中国医师协会病理科医师分会,中国抗癌协会肿瘤病理专业委员会,等.分子病理诊断实验室建设指南(试行)[J].中华病理学杂志,2015,44(6):369－371.

中华医学会检验医学分会临床实验室管理学组.医学检验危急值报告程序规范化专家共识[J].中华检验医学杂志,2016,39(7):484－486.

中华医学会检验医学分会血液学与体液学学组.血细胞分析报告规范化指南[J].中华检验医学杂志,2020,43(6):619－627.

中华医学会急诊医学分会,中国医师协会介入医师分会,中国研究型医院学会出血专业委员会,等.出血性疾病危急值专家共识(2023版)[J].中华内科杂志,2023,62(8):939－948.

目　录

上篇　ISO 15189:2022 认可标准解读与迎检思路

下篇 医学实验室认可申请

上篇

ISO 15189:2022 认可标准解读与迎检思路

第一章　术语和定义

本章对 ISO 15189:2022 的 32 个术语和定义进行了详细的解读。首先将 32 个术语和定义按行业要求系统性地分为七节，改变了标准原文的排列顺序，将同类术语和定义放在一起进行解读，并增加了部分关联术语和定义，便于读者理解和掌握其内涵及相互之间的关系。第一节组织和结构，介绍了医学实验室/实验室、实验室管理层、实验室用户、受委托实验室、顾问、能力和公正性 7 个概念；第二节管理体系，包括管理体系、质量指标和投诉 3 个概念，对管理体系的内涵作了展开介绍；第三节检验前、检验和检验后过程，涵盖了患者、原始样品/标本、样品、体外诊断医疗器械、检验、检验程序、即时检验、检验前过程、检验后过程和周转时间 10 个概念；第四节性能指标和性能评价，包括偏倚/测量偏倚、正确度/测量正确度、测量准确度/准确度、确认和验证，对相关概念进行了拓展和引申；第五节参考区间和临床决定限，包括生物参考区间/参考区间、临床决定限，增加了危急值的概念，并详细介绍了参考区间的相关概念；第六节质量控制和质量评价，包括室内质量控制/质量控制、室间质量评价、实验室间比对；第七节参考物质和测量不确定度，包括参考物质的互换性/互换性、测量不确定度，增加了参考物质、有证参考物质等多个相关概念。每个术语和定义都介绍了该术语和定义的背景、含义、相关的概念等，必要时增加了实际应用案例，力争使读者深层次的理解该术语和定义的内涵及其应用。

第一节　组织和结构

标准条款		迎检思路
3.20　医学实验室(medical laboratory)/实验室(laboratory)	以提供诊断、监测、管理、预防和治疗疾病或健康评估的相关信息为目的，对来自人体的材料进行检验(3.8)的实体。 注 1：该类实验室也可提供涵盖检验各方面的咨询，包括合理选择项目，结果解释及进一步检查的建议。 注 2：实验室活动包括检验前(3.24)、检验(3.8)和检验后过程(3.23)。 注 3：检验(3.8)材料包括	【标准解读】 又称临床实验室(clinical laboratory)，主要包括临床检验实验室(检验科)、输血医学实验室(输血科或血库，血液中心实验室)、病理实验室、核医学实验室及医学实验室管理的即时检验(point-of-care testing，POCT)检测场所。专门从事基础研究、应用基础研究或临床研究的科研实验室或中心实验室不属于医学实验室的范畴。 医学实验室的活动包括检验前、检验和检验后过程，其主要目的：一是为临床提供准确、及时的检验报告；二是为临床提

续 表

标准条款		迎检思路
	但不限于微生物学、免疫学、生化、血液免疫学、血液学、生物物理学、细胞学、组织和细胞及遗传学材料。	供各方面的咨询服务,包括合理选择检验项目、结果解释及进一步检查的建议,并推进实验室服务的有效利用。 检验的材料是患者的标本,包括但不限于血液、体液、组织、细胞、微生物、排泄物等。 医学实验室是一个实体组织,应有其明确的法律地位和组织结构,为保证管理体系的有效运行,实验室需进一步理解以下概念: 组织:职责、权限和相互关系得到安排的一组人员和设施。组织的目标是满足需求和符合要求。 结构:组织的构成单元,人员的职责、权限和相互关系的安排。 相关方:与组织的质量、业绩或运行有利益关系的个人或团体,针对医学实验室组织的相关方通常包括:患者和临床医师、供应商、委托实验室、管理机构、认可机构等。 设施:组织运行所必需的设施和设备。 工作环境:工作时所处的一组条件。
3.15 实验室管理层(laboratory management)	对实验室(3.20)负责,且有管理权的一人或多人。 注1:实验室管理层有权力在实验室内授权及提供资源。 注2:实验室管理层包括实验室主任(一人或多人)及代表,还包括被指定保证实验室活动质量的个人。	【标准解读】 实验室管理层依据实验室的规模可包括实验室主任、副主任,质量主管(或其他称谓),技术负责人,行政主管,科教主管,各专业组组长等,实验室主任是最高管理者。实验室主任、副主任由医院院长授权,质量主管和技术负责人可由院长或实验室主任授权,各专业组组长由实验室主任授权。 实验室应制定实验室管理层的职责和权限,定期召开会议,决定实验室的资源配置、学科规划、重大事项和人事任免等。
3.16 实验室用户(laboratory user)	申请医学实验室(3.20)服务的个人或实体。 注1:用户可包括患者、临床医生,以及其他送检样品的实验室或机构。	【标准解读】 用户和客户不同。通常购买产品的人或组织为客户,而用户则是真正使用产品的人或组织。检验报告是实验室活动的产品,医生依据患者的病情需要申请检验,患者缴费,医学实验室完成检验或检查,临床医生再利用检验报告做出医疗决策。临床

续　表

标 准 条 款		迎 检 思 路
		医生是医学实验室的用户，而患者是医学实验室的客户。对于医学实验室，患者和临床医生习惯上均称用户，本标准中多次使用用户这一概念，只有条款 7.2.2 使用了“实验室提供给患者和用户的信息”。此外，其他为医学实验室送检样品的第三方实验室或机构也称为实验室用户。
3.27　受委托实验室(referral laboratory)	样品或数据被送检(3.8)的外部实验室(3.20)。 注 1：受委托实验室是实验室管理层选择运送样品或分样品供检验，传输数据供分析或者解释，或当无法实施常规检验时，送外检的实验室。 注 2：受委托实验室不是法规要求送检的实验室，或参考实验室，如公共卫生、法医、肿瘤登记及中心(母体)机构等组织要求送检的实验室。	【标准解读】 受资源、成本、能力、仪器故障等多种因素的影响，实验室会将样品、项目、数据、图片等委托给其他实验室进行检验或分析解释，这些样品或数据被送检的外部实验室就是受委托实验室。实验室应和医院有关部门一起通过服务协议评审选择区域内具有较好资质和能力的外部实验室作为受委托实验室，并定期评审其能力以持续满足要求。 受委托实验室的结果通常应由委托实验室发布。受委托实验室不是法规要求的送检实验室或参考实验室，如人类免疫缺陷病毒(human immunodeficiency virus, HIV)抗体确认试验、突发公共卫生事件的标本送至公共卫生机构的实验室进行检验，这些法律法规要求送检的实验室不是受委托实验室。
3.7　顾问(consultant)	专业地提供专家意见的人。	【标准解读】 实验室因资源、成本和能力等因素的影响，会将数据和图片等委托给其他专家进行解释、分析和判断，或聘请专家对实验室的专业技术和业务能力进行指导，这些专家就是实验室的顾问。实验室应和医院有关部门一起通过服务协议评审选择业界权威专家作为实验室的顾问，并定期评审其能力以持续满足要求。 实验室可选择 1 人或多人作为实验室的顾问，由医院和顾问签署服务协议。
3.5　能力(competence)	经证实的能够应用知识和技能实现预期结果的本领。 [来源：ISO/IEC 17021－1：2015，3.7，有修改—在定义前加	【标准解读】 医学实验室的能力包括员工的个人能力和医学实验室的整体能力。个人能力通常是指顺利有效地完成某种活动所必

续　表

标 准 条 款		迎 检 思 路
	上了“经证实的”。]	须具备的知识和技能，在医学实验室就是应用知识和技能圆满完成各种检验技术操作、结果报告和咨询服务的能力。医学实验室的整体能力是所有员工能力的集中表现，体现在医学实验室的质量、效率和服务能力。 能力不是个人和医学实验室的声明，而是要通过各种数据、信息和指标的支撑，是经证实的能力，实验室应制定员工能力评估方案和标准，能力评估合格后授权。能力不是知识和技能，但和知识、技能有着密不可分的联系，掌握知识、技能是前提，能力决定着掌握知识、技能的方向、速度、巩固程度和所能达到的水平，在掌握和运用知识、技能的过程中，也会促进能力的发展。员工的个人能力强，医学实验室的能力就强，医学实验室的能力强，也会带动员工个人能力的提升。
3.11　公正性（impartiality）	由医学实验室所实施任务结果的客观性（3.20）。 注 1：客观性可以被理解为没有偏离或无利益冲突。 注 2：其他可用于表示公正性要素的术语有：“独立”“无偏”“中立”“公平”“思想开明”“不偏不倚”“客观”“平衡”。 [来源：ISO/IEC 17000：2020，5.3，有修改—将“合格评定活动结果”更改为“由医学实验室所实施工作”；增加了注 2。]	【标准解读】 医学实验室的公正性主要体现在以下几个方面。 （1）客观准确地发出检验报告和从事咨询服务活动。 （2）医学实验室管理应保证公正性，管理层公平公正公开处理每一事件，论事不论人。 （3）医学实验室管理层应对患者、用户和公众做出公正性声明，员工与管理层签署个人公正性承诺。 （4）医学实验室对实验室活动的公正性负责，不允许商业、财务或其他方面的压力损害公正性。 （5）医学实验室有机制监控其活动及其关系的公正性。 （6）医学实验室应消除或尽量减少各种关系对公正性的影响，以保障公正性不受损害。

第二节　管 理 体 系

标 准 条 款		迎 检 思 路
3.17　管理体系（management system）	组织中一系列相互关联或相互作用的要素，用于制定方针和目标，以及实现这些目标的过程。 注 1：此前被称为“质量管理体系”，与之同义。 注 2：管理体系要素规定了组织的结构、岗位和职责、策划、运行、方针、实践、规则、理念、目标，和实现这些目标的过程。 ［来源：ISO 9000：2015，3.5.3，有修改—删除了原注 1、3 和 4，增加了注 1。］	【标准解读】 新标准用“管理体系”代替了“质量管理体系”，但二者意义相同。这里需要明确以下几个概念。 （1）质量（quality）：一组固有的特征满足要求的程度。“质量”可使用形容词差、好或优秀来表征。“固有的”是指存在某事或某物本身就有的。“要求”是明示的、通常隐含的、必须履行的需求或期望。“满足要求”通常是指满足国家标准、行业标准或用户需求或组织要求。检验质量是医学实验室多个特征满足要求的程度。 （2）管理（management）：指挥和控制组织的一系列协调的活动。 （3）体系（system）：相互关联或相互作用的一组要素。 （4）质量管理（quality management）：在质量方面指挥和控制组织的协调活动。质量管理活动通常包括制定质量方针和质量目标，以及质量策划、质量控制、质量保证和质量改进。 1）质量策划（quality planning）：质量管理的一部分，致力于制定质量目标并规定必要的运行过程和相关资源以实现这些目标。 2）质量控制（quality control）：本书以下简称“质控”。质控是质量管理的一部分，致力于满足质量要求。在临床检验中，通常是测量质控品的一组程序，目的是监测测量程序的持续性能，发现偏离稳定基线的任何性能变化；质控程序包括检测质控品、绘制质控图、制定质控规则并分析质控结果以确定误差来源，并且评价和记录根据此分析结果采取的任何补救措施。 3）质量保证（quality assurance）：质量管理的一部分，致力于提供质量要求能达到满足的信任。 4）质量改进（quality improvement）：质量管理的一部分，增强满足要求的能力的循环活动。

续 表

标 准 条 款		迎 检 思 路
		(5) 管理体系(management system):建立方针和目标并实现这些目标的体系。 (6) 质量管理体系(quality management system):在质量方面指挥和控制组织的管理体系。 ISO 15189 不仅仅是一个质量管理体系,也是一个能力、风险、安全、服务和效率的管理体系,通过管理体系的有效运行不断提高医学实验室的质量和能力。
3.26 质量指标(quality indicator)	一个对象的大量特征满足要求的程度的度量。 注 1:度量可表示为,例如,产出百分数(在规定要求内的百分数)、缺陷百分数(在规定要求外的百分数)、百万机会缺陷数(defect per million opportunity,DPMO)或六西格玛级别。 注 2:质量指标可测量一个机构满足用户需求的程度和所有运行过程的质量。	【标准解读】 质量指标可简单理解为质量目标的度量指标,质量指标依据质量目标而建立,质量目标依据质量方针而制定,因此,三者密不可分。 (1) 质量方针:由医学实验室的最高管理者正式发布的医学实验室总的质量宗旨和质量方向。通常质量方针应与医院的总方针相一致并为质量目标提供框架,质量方针是宏观的,抽象的,如某医学实验室的质量方针是“精确、精湛、精致、精细”,精确是指精密正确即准确的检验结果,精湛是指员工要有精湛的检验专业技术,精致是指要求员工服务精致、耐心、细心、热情,精细是指通过精细化的管理不断提升实验室质量和能力。又如某医学实验室的质量方针是“准确、高效、优质、安全、创新”,准确是指准确可靠的检验结果;高效是指为患者出具及时的检验报告和提供高效的咨询活动;优质是指优质的服务,患者和用户满意度高;安全是指实验室活动要确保患者和用户安全、员工安全、设备安全、消防安全和信息安全等;创新是指实验室不断开展新项目、引进新技术,以问题为导向、以临床为导向积极开展科学研究,提升学科影响力。 (2) 质量目标:在质量方面所追求的目的。质量目标通常依据医学实验室的质量方针而制定,质量目标是可以测量的、是医学实验室通过努力可以达到的目标,实现目标后再制定新的目标,如此不断循环和改进,如某医学实验室的质量方针之一是“准确及时”,那么就要有相应的质量目标,如“室内质控变异系数合格率≥95%,

续　表

标　准　条　款		迎　检　思　路
		参加室间质量评价合格率≥96%，检验报告错误率<3.0%”这些是针对“准确”的质量目标，“检验全过程周转时间中位数≤60分钟，第90百分位数≤90分钟”这是针对“及时”的质量目标。 (3) 质量指标：质量是抽象的，可以表征为好、坏、一般、优秀；质量目标是对质量的要求，是具体的，可测量的；质量目标可通过制定的一系列质量指标来测量，以度量产品的质量是否满足要求或期望。因此，质量指标是质量目标的度量指标，如上面提及的室内质控变异系数合格率≥95%，室内质控变异系数就是一个质量指标，实验室要明确每个检验项目变异系数的计算方法、变异系数达标的限值（允许变异系数），在限值内即达标，超出限值即不达标，计算所有检验项目中达标项目的占比即为医学实验室实际的室内质控变异系数达标率。医学实验室的实际表现与质量目标比较即可判断是否满足质量目标的要求。未达到质量目标要求则实施改进措施，已达到质量目标要求并在较长时间内保持稳定，则需要调整质量目标，以保持质量目标的持续适宜、充分和有效。
3.6　投诉 (complaint)	任何个人或组织向实验室(3.20)就其活动或结果表示不满意，并期望得到回复的行为。 [来源：ISO/IEC 17000：2020，8.7，有修改——删除了“除申诉外”，以“实验室就其活动或结果”代替“合格评定机构或认可机构就其活动”。]	【标准解读】 投诉既是一个不符合，也是一个改进的机遇。在质量体系运行过程中可通过日常工作、质量监督、内部审核（本书以下简称“内审”）、外部评审（本书以下简称“外审”）等多种途径识别出不符合，但某些不符合，实验室自身没有发现，而是由患者、用户、医院内其他部门甚至院外机构发现，以投诉的方式反馈给实验室，期望实验室改正。对此，实验室应重视投诉的解决，不能歧视投诉人，不能隐藏投诉、怕投诉，而应正确分析和处理投诉，通过投诉的解决提升质量和服务能力。 实验室应定期总结和分析投诉，评估投诉发生的风险和机遇，对频繁发生的投诉要从体系上找原因，采取风险控制措施，也要从投诉中识别出改进的机遇，实施改进措施。

第三节　检验前、检验和检验后过程

标准条款		迎检思路
3.21　患者(patient)	为检验(3.8)提供材料的个体。	【标准解读】 等同于病人,在本标准中统一使用患者。 检验材料包括但不限于微生物学、免疫学、生化、血液免疫学、血液学、生物物理学、细胞学、组织和细胞及遗传学材料。
3.25　原始样品(primary sample)标本(specimen)	从体液、组织或其他与人体有关的样品中取出的独立部分,用于对其一个或多个量或特征的检验(3.8)、研究或分析,从而确定整体性状。 注1:国际医疗器械监管者论坛(International Medical Device Regulators Forum, IMDRF)在其统一的指导文件中使用术语"specimen",指拟由医学实验室(3.20)检验的生物来源样品。 [来源:ISO 18113-1:2022, 3.1.65,有修改—修改了原注1,删除了原注2。]	【标准解读】 原始样品即标本。从人体组织、血液、体液、排泄物取出的独立部分是标本,如组织标本、血液标本、尿液标本、痰液标本等,这些标本送至实验室后取出一部分或经适当处理后对其一个或多个量或特征进行检验、研究或分析,从而确定其整体性状。
3.28　样品(sample)	取自原始样品(3.25)的一部分或多部分。	【标准解读】 标本送至实验室后,取出一部分或多部分进行检验,或对标本进行适当处理后进行检验,这些自标本中取出的部分或对标本进行处理后的部分即为样品。 或从时间节点上来讲,标本采集后到实验室接收前称之为标本,如标本采集手册、标本运输、标本接收和处理,但进入医学实验室之后进行离心、处理、检验、保存,这时常用样品来描述。实际上,在CNAS-CL02:2023 7.2检验前过程中并没有把标本和样品明确区别开来,如7.2.4使用的是"原始样品采集和处理",7.2.5使用的是"样品运送",7.2.6使用的是"样品接收",7.2.7.1使用的是"样品保护"。 检验人员不必对"标本"和"样品"进行深究,只要符合工作习惯,检验人员或同行明白其表达的含义即可。

续　表

标　准　条　款		迎　检　思　路
3.14　体外诊断医疗器械（*in vitro* diagnostic medical device，IVD）	单独或组合使用，被制造商预期用于人体标本体外检验的器械，检验单纯或主要以提供诊断、监测或相容性信息为目的，包括试剂、校准品、质控品、标本容器、软件和相关的仪器或装置或其他物品。 ［来源：ISO 18113－1：2022，3.1.33，有修改—将定义前“医疗”一词删除，在定义末尾加入了“器械包括试剂、校准品、质控品、标本容器、软件和相关的仪器或装置或其他物品”。删除了注 1、2。］	【标准解读】 医学检验离不开 IVD 企业的产品和服务。实验室应依据有关法律法规招标采购所需要的 IVD 产品和服务，在使用前应验证企业声明的性能指标，未达到企业声明或不能满足质量标准要求时，则分析原因并采取纠正措施，必要时更换产品；在使用过程中，发现产品的不良事件要及时上报医院和国家监管部门，以便企业改进其产品和质量；医学实验室应定期对 IVD 产品和服务进行评价，不符合质量标准要求时实施纠正措施，必要时重新招标采购。
3.8　检验（examination）	以确定一个特性的数值、描述值或特征为目的的一组操作。 注 1：一项检验可能是确定值或特征所需的多项活动、观察或测量的总体。 注 2：确定一个特性的数值的实验室检验称为“定量检验”；确定一个特性的特征的实验室检验称为“定性检验”。 注 3：实验室检验也称为“检测”或“试验”。	【标准解读】 检验有时也可称为“检查”，如在病理实验室、影像实验室；在输血实验室又可称为“鉴定”，如血型鉴定。与检验有关的其他术语和定义包括： （1）测量（measurement）：通过实验获得并可赋予某一个或多个量值的过程。 （2）标称特性（nominal property）：不以大小区分的现象、物体或物质的特性。如 ABO 血型、基因序列。 （3）量（quantity）：现象、物体或物质特性的度量，其大小可用一个数和一个参照对象表示。葡萄糖浓度用 mmol/L 来表示其大小，血红蛋白用 g/L 来度量其大小，mmol/L 和 g/L 即为物质的量。 （4）量值（quantity value）：用参数和参照对象一起表示的量的大小。某一血浆样品中葡萄糖含量为 4.8 mmol/L，促黄体激素的浓度为 5.0 U/L，这里的 4.8 mmol/L 和 5.0 U/L 即为量值。 （5）被测量（measurand）：是指拟测量的量。被测量至少由系统（system）、组分（component）、量（kind-of-quantity）三部分组成。如血清中肌酐浓度，血清是系统，肌酐是组分（或称分析物），物质浓度（μmol/L）是量；24 小时内尿蛋白的质量，尿是系统，蛋白是组分，质量（mg）是量；血液中葡萄糖浓度，血液是系统，葡萄糖是组分，浓度（mmol/L）是量。

续 表

标准条款		迎检思路
3.9 检验程序 (examination procedure)	根据给定方法进行某项检验(3.8)时所用的被具体描述的一组操作。	【标准解读】 检验程序是一组操作次序的详细描述,具有可操作性;检验方法是一组操作的一般性描述,一种检验方法可以有多个检验程序。 检测系统(test system):完成一个检验项目检测所涉及的仪器、试剂、校准品和测量程序的组合称为检测系统。生化分析仪上能同时做多少检验项目,就有多少个项目的检测系统。
3.22 即时检验 (point-of-care testing, POCT)	在患者(3.21)附近或其所在地进行的检验(3.8)。 [来源:ISO/TS 22583:2019, 3.11。]	【标准解读】 又称床旁检验。可理解为在采样现场进行的、利用便携式分析仪器及配套试剂快速得到检测结果的一种检测方式。 POCT 含义可从两方面进行理解:空间上,在患者身边进行的检验,即"床旁检验";时间上,可进行"即时检验"。
3.24 检验前过程 (pre-examination processes)	按时间顺序自用户申请至检验(3.8)启动的过程,包括检验申请、患者准备和识别(3.21)、原始样品采集(3.25)、运送和实验室内传递(3.20)等。	【标准解读】 又称分析前过程或分析前阶段。检验前过程是指从医生提出检验申请到检验启动这一过程,包括检验申请、患者准备、标本采集、运输和在实验室内传递等过程。检验前过程应重点关注以下三个环节。 (1) 准确填写检验申请单:医生要准确无误地填写申请单,字迹要清晰可读,写明患者姓名、年龄、性别、住院号、病案号、诊断及标本来源,有时还要附有简单的病历,特殊情况说明等临床资料。如果这些内容一旦被漏填、忽视、错填或者填写不清,都会使检验人员在检验操作过程不能全面获取患者信息,以至于不能根据患者生理变化对检验结果做出正确的判断,出现错报、漏报、误诊等情况。 (2) 患者准备:此项工作可以确保送检标本的质量,避免一些生理因素对检验结果的影响。例如,当患者处于兴奋、激动、恐惧状态时,可导致白细胞、血红蛋白增高;患者运动后,可以导致丙氨酸氨基转移酶、天冬氨酸氨基转移酶、肌酸激酶等一时性增高,还可以引起血中钠、钾、钙及清

续 表

标准条款		迎检思路
		蛋白、血糖等的变化;高蛋白饮食可引起尿素、三酰甘油、尿酸、血糖等增高;服用药物及疲劳、熬夜、饮酒等都会影响测定结果的准确性和可靠性。所以,当采集患者标本时应尽可能地规避上述情况。如果确要检验,而又存在上述情况,应该在检验申请单上注明,从而方便检验人员客观地解释检验结果。 (3) 标本采集注意事项:正常情况下,对患者进行标本采集,要注意以下几个方面。① 核对检验申请单所填写与标签是否一致;② 采血最好以坐位或卧位,从而确保安全;③ 止血带压迫时间不宜过紧、过长,也不要用力拍打穿刺部位,检验人员应在穿刺进入血管后立即放松止血带;④ 采集标本的器材一定要符合实验要求;⑤ 避免血标本的溶血和标本的污染。
3.23 检验后过程 (post-examination processes)	检验(3.8)之后的过程,包括结果复核,检验结果的格式化、发布、报告和留存,临床材料保留和储存,样品(3.28)和废物处理。	【标准解读】 又称分析后过程或分析后阶段。WS/T 496—2017 的定义为:检验之后的过程,包括结果复核、临床材料保留和储存、样品(和废弃物)处置,以及结果的格式化、发布、报告和留存等。
3.30 周转时间 (turnaround time)	经历检验前(3.24)、检验(3.8)和检验后过程(3.23)中的两个指定点之间所用的时间。	【标准解读】 周转时间(TAT)是反映实验室活动效率的重要指标。通常包括检验前过程TAT、检验过程TAT和检验全过程TAT,检验全过程TAT是患者和用户最为关注的指标。TAT通常用中位数、第90百分位数和TAT达标率来表示。TAT应精确到分钟,并按门诊、急诊和住院三类分别统计分析,若有条件可按专业组、岗位,甚至按项目进行统计分析,以识别出结果报告存在的风险和机遇,便于采取措施和改进。

第四节　性能指标和性能评价

标 准 条 款		迎 检 思 路
3.1　偏倚(bias)/测量偏倚(measurement bias)	系统性测量误差的估计值。 注 1：该定义只适用于定量测量。 [来源：ISO/IEC Guide 99:2007, 2.18，有修改—增加了注 1。]	【标准解读】 1. 性能特征/性能指标 性能特征(performance characteristic)：是用于说明 IVD 性能的参数之一(GB/T 29791.1—2013)。 定量检验的性能特征主要包括：测量正确度、测量准确度、测量精密度(含测量重复性和测量中间精密度)、测量不确定度(measurement uncertainty，MU)、检出限和定量限、分析特异性(含干扰物)、分析灵敏度、测量区间(可报告范围/分析测量范围/临床可报告范围)。 定性检验的性能特征主要包括：Cutoff 值和检出限、诊断特异性和诊断灵敏度、假阳性率和假阴性率、诊断效率和符合率、阳性预测值和阴性预测值等。 2. 分析质量指标(analytical quality specification) WS/T 403—2012 的定义为：判断临床检验结果精密度、正确度和准确度水平高低的指标，或临床检验结果应达到的精密度、正确度和准确度要求，通常用不精密度、偏倚和总误差来表示。又称质量规范(quality specification)、质量标准(quality standard)和分析性能目标(analytical performance goal)。 3. 建立分析性能标准的原则 实验室自身确定分析性能标准，主要依据：制造商说明书，国家标准、行业标准等，基于专业指南和建议，基于生物学变异的分析性能要求，基于室间质量评价、能力验证要求或能力验证实际水平。 4. 偏倚(bias,B) WS/T 403—2012 的定义为：检验结果正确度指标，指同一实验室用同种方法在多次独立检验中分析同一样品所得结果的均值与靶值之间的差异。 偏倚可通过分析有证标准物质及其他适当参考物质与参考方法或已知准确度的其他方法比对而获得。

续　表

标　准　条　款		迎　检　思　路
		5. 不精密度(imprecision) WS/T 403—2012 的定义为：检验结果精密度指标，指同一实验室用同种方法在多次独立检验中分析同一样品所得结果的离散程度。 不精密度的表达方式有多种，如“批内”“批间”“室内”“室间”不精密度等；计量学领域分重复性、中间不精密度、再现性不精密度等。不精密度一般来自室内质量控制数据或方法学评价。不精密度用标准差(standard deviation，SD)或变异系数(coefficient of variation，CV)表示。 通常，通过偏倚和不精密度的合成可以获得检验方法或检测系统的总误差，与实验室制定的质量标准[允许总误差(allowable total error，TEa)]比较即可判断检测系统的分析性能是否满足质量要求。
3.29　正确度(trueness)/测量正确度(measurement trueness)	无穷多次重复测量所得量值的平均值与参考量值间的一致程度。 注 1：测量正确度不是一个量，不能用数值表示。但可根据 GB/T 6379.1/ISO 5725－1 测量其一致程度。 注 2：测量正确度与系统测量误差呈负相关，与随机测量误差无关。 注 3：术语“测量正确度”不宜用“测量准确度”表示。 注 4：对于定性检验，测量正确度(一致程度)可以用一致性(例如，与参考测量结果的一致性百分比)表示。 注 5：正确度是检验程序(3.9)的一项属性，反映了测量值与预期值或靶值的偏倚(3.1)。它被定性描述为好或坏。如测量偏倚(3.1)可接受，则检验程序(3.9)具有较好的正确度。 [来源：ISO/IEC Guide 99：2007，2.14，有修改—增加注 4、5。]	【标准解读】 正确度是一个定性的、抽象的概念，可以描述为好或坏，其反义词不正确度可以定量描述正确度的好或坏，不正确度用偏倚来表示。

续　表

标　准　条　款		迎　检　思　路
3.18　测量准确度(measurement accuracy，accuracy of measurement)/准确度(accuracy)	被测量的测得值与其真值间的一致程度。 注 1：概念“测量准确度”不是一个量，不给出有数字的量值。当测量提供较小的测量误差时就说该测量是较准确的。 注 2：术语“测量准确度”不宜与“测量正确度”“测量精密度”相混淆，尽管它与这两个概念有关。 注 3：测量准确度有时被理解为赋予被测量的测得值之间的一致程度。 [来源：ISO/IEC Guide 99：2007，2.13。]	【标准解读】 测量准确度简称准确度是一个定性的、抽象的概念，可以描述为好或坏，其反义词不准确度可以定量描述准确度的好或坏，不准确度用总误差来表示。 WS/T 403—2012 对总误差(total error，TE)的定义为：检验结果准确度指标，指某实验室用某种方法在多次独立检验中分析某样品所得各个结果值与靶值之差在一定置信区间内的最大值。 总误差包括不精密度和偏倚，可通过实验获得，也可由不精密度和偏倚计算获得。
3.31　确认(validation)	通过提供规定要求已得到满足的客观证据，对特定预期用途或应用的合理性予以认定。 注 1：客观证据可通过观察、测量、检验或其他方式获得。 注 2：“已确认”一词用于表明相应的状态。 注 3：检验方法的规定要求可包括以下性能规范：测量正确度、测量精密度(包括测量重复性和中间测量精密度)、分析特异性(包括干扰物质)、检出限和定量限、测量区间、临床相关性，诊断特异性和诊断灵敏度。 [来源：ISO/IEC 17000：2020，6.5，有修改—增加了注 1~3。]	【标准解读】 实验室在使用非标准方法或自建检测系统做患者标本之前，应确认其分析性能是否满足特定预期用途或应用的合理性要求。确认的主要特点是： (1) 确认的目的是通过提供客观证据证明给定项目满足规定的要求。 (2) 确认的对象是非标准方法、实验室自行开发的方法、超出预定范围使用的标准方法和修改过的确认方法或自建检测系统。 (3) 确认实验由厂商，方法的研究和开发者，或临床实验室完成。 (4) 确认的性能指标应尽可能全面，包括但不限于精密度、正确度、可报告范围、检出限、分析干扰、携带污染、诊断灵敏度、诊断特异度等。并通过客观证据(以性能特征形式)证实满足检验预期用途的特定要求。 (5) 实验室应将确认程序文件化，并记录确认结果。确认结果应由授权人员审核并记录审核过程。 (6) 当对确认过的检验程序进行变更时，应将改变所引起的影响文件化，适当时，应重新进行确认。
3.32　验证(verification)	通过提供客观证据证明已满足规定要求，确认真实性。 示例 1：确认达到测量系统	【标准解读】 一个新的检测系统或设备或检验方法在做患者标本之前应验证其分析性能是否

续　表

标准条款		迎检思路
	的性能规范。 示例 2：确认可以满足目标测量不确定度。 注 1：验证是指实验室在开展人体样品检验之前，确定测量系统的声称性能要求（如正确性、精密度、可报告范围）在实验室复现的过程。 注 2：验证所需的客观证据可以是检查的结果，也可以是其他的确定形式，如使用替代方法计算或进行文件评审。 注 3：当检验（3.8）按照包装说明书指示进行时，新的 IVD 设备通过验证就能确认其可以投入使用。 注 4："已验证"一词用于表明相应的状态。 ［来源：ISO/IEC 17000：2020，6.6，有修改—增加了示例 1、2，增加了注 1～4。］	满足厂商声明和性能标准的要求，验证的主要特点是： （1）验证是通过提供客观证据对特定的预期用途或应用要求已得到满足的认定。 （2）验证前仔细阅读厂商说明书，获得需要验证的性能特征。 （3）应制定验证程序的标准操作程序（standard operating procedure，SOP）文件，并能提供原始实验数据。 （4）验证实验由实验室独立完成。 （5）验证的对象是配套检测系统、固定组合检测系统和标准方法。 （6）验证的主要指标是精密度、正确度、可报告范围、有时还包括检出限（如治疗药物、心脏标志物、激素等）。 （7）验证的时机是检验程序常规应用于临床标本检测前。 （8）验证的目的是验证厂商声明的性能在本实验室是否可以复现，是否满足检验结果预期用途的要求。 （9）最终形成性能验证报告，实验室主任或其授权的质量主管或专业组组长审核签字，交文档管理员保存。

第五节　参考区间和临床决定限

标准条款		迎检思路
3.2　生物参考区间（biological reference interval）/参考区间（reference interval）	取自生物参考人群的值分布的特定区间。 注 1：参考区间一般定义为中间 95% 区间，特定情况下，其他大小或非对称的参考区间可能更为适宜。 注 2：参考区间可能会取决于原始样品（3.25）种类和所用的检验程序（3.9）。 注 3：某些情况下，只有一个生物参考限有意义，通常是上	【标准解读】 参考区间是健康评价和疾病诊断的基础。实验室应了解以下概念的基本含义。 （1）参考个体（reference individual）：依据临床对某个检验项目的使用要求确定选择原则，以此选择检测参考值的个体。 （2）参考总体（reference population）：所有参考个体的总和。 （3）参考样本组（reference sample group）：能够代表参考总体的适当数量的个体。

续 表

标 准 条 款		迎 检 思 路
	限 x,此时相应的参考区间即是小于或等于 x。 注 4:“正常范围”“正常值”及“临床范围”等术语意义不清,不建议使用。 [来源: ISO 18113 - 1: 2022, 3.1.9,有修改—删除了“示例”。]	(4) 参考值(reference value):对一个参考个体进行某项目检测得到的值为该个体的参考值。 (5) 参考范围(reference distribution):所有参考抽样组的各个参考值的集合即为参考范围。 (6) 参考区间(reference interval):依据所有参考值的分布特性及临床使用要求,选择合适的统计方法进行归纳分析后,确定参考值范围中的一部分为参考区间。 (7) 参考限(reference limit):参考区间两端的限值,包括上限和下限。 (8) 观测值(observed value):即患者检测结果,通过观测或测量受试者某样本而获得的值。 (9) 建立(establish)参考区间:重新建立一个参考区间的过程。包括从选择参考个体,到分析方法的具体细节,以及对结果给出分析和结论等。 (10) 转移(transfer)参考区间:将一个已经建立的参考区间改变成适应新分析方法或者新地点的过程。 (11) 验证(verify)参考区间:使用相对较小标本量的参考个体(如 20 例标本),合理的置信度,将其他研究者建立的参考区间应用于本地的过程。 实验室应制定每个项目的生物参考区间,并告知用户。基于患者风险的考虑,实验室应制定反映其服务的患者人群的生物参考区间。实验室可使用制造商提供的生物参考区间,但其参考值的人群来源经过实验室验证并接受。应定期评审生物参考区间,并将任何改变告知用户。当检验或检验前方法发生改变时,实验室应评审其对相应参考区间的影响,并告知用户。 实验室在进行参考区间建立和验证前应对相关术语及 ISO 15189 的要求进行学习。具备条件的实验室应自行建立检验项目的参考区间,其中直接法为首选方法。当直接法难以实现,可考虑采用间接法利用医疗机构既有的检验数据建立参考区间。实验室缺乏可引用的参考区间,也无法通过研究建立参考区间时,还可以利用

续　表

标准条款		迎检思路
		其他实验室或诊断试剂生产商提供的参考数据确定本实验室的参考区间。正确地使用统计分析工具对数据进行分析并对参考区间进行验证和评价是保证其满足临床使用要求的重要手段。
3.3　临床决定限(clinical decision limit)	表明不良临床结局的风险较高,或可诊断特定疾病存在的检验(3.8)结果。 注1：治疗药物的临床决定限称为“治疗范围”。 注2：用于疾病的风险确定、诊断或治疗。	【标准解读】 1. 对参考区间、医学决定水平、临床决定限、危急值的理解 (1) 参考区间：取自生物参考人群参考值分布的特定区间。参考区间一般定义为中间95%区间;参考区间可能会取决于原始样品种类和所用的检验程序。 (2) 医学决定水平(medicine decide level)：是针对某一检查项目有别于参考值的特定限值,测定结果高于或低于该限值即在疾病诊断中起排除或确认作用,或必须采取特定的治疗措施。 (3) 临床决定限(clinical decision limit)：表明不良临床结局的风险较高,或可诊断特定疾病存在的检验结果。用于疾病的风险确定、诊断或治疗。从定义上理解,临床决定限和过去的医学决定水平含义基本相同。 (4) 危急值(critical values)：是指某项或某类检验异常结果,而当这种检验异常结果出现时,表明患者可能正处于有生命危险的边缘状态,临床医生需要及时得到检验信息,迅速给予患者有效的干预措施或治疗,就可能挽救患者生命,否则就有可能出现严重后果,失去最佳抢救机会。 2. 参考区间和临床决定限的区别 (1) 来源：参考区间来源于正常人群中不同年龄、性别分别进行统计分析,得到了绝大多数人群中数据的分布范围;临床决定限来源于大量的临床患者数据的观察和积累,用于确定疾病的发生发展和变化情况。 (2) 作用：参考区间是对人群健康状态进行判断的指标,需要结合临床症状判断诊疗方案;临床决定限是临床医生在诊断和治疗疾病时应该掌握和使用的数据,在疾病诊断和治疗决策中起着重要作用。

续　表

标准条款		迎检思路
		（3）限值：参考区间有一个上限和一个下限，也可只有一个上限或一个下限，临床医生通过上、下限来判断患者的健康状况；临床决定限是根据不同的疾病诊断要点和标准，不同的治疗要求和治疗方法的选择，有多个设定的上限或下限，临床医生在使用这些指标时能够根据不同的界限采取不同的处理方法和措施。 （4）重要性：都重要。参考区间尤其是针对广大人群的常规检测，对于疾病早期的判断有显著的指导作用；临床决定限对于疾病的诊断和治疗手段的调整有重要的明确作用。 3. 参考区间和临床决定限举例 血清钙的参考区间：2.25~2.65 mmol/L，临床决定限有 3 个： （1）待诊值：提示需要进一步检查的阈值（$<$1.75 mmol/L 时，可引起手足抽搐，肌强直等严重情况，应立即采取治疗措施）。 （2）确诊值：提示需要采取治疗措施的界值，$>$2.74 mmol/L 时，应及时确定引起血钙升高的原因，可通过其他试验证实或排除甲状旁腺机能亢进。 （3）危急值：提示预后或需要紧急处理的界值，$>$3.37 mmol/L 时，可引起高血钙性昏迷，应及时采取有力的治疗措施。

第六节　质量控制和质量评价

标准条款		迎检思路
3.13　室内质量控制（internal quality control，IQC）/质量控制（quality control，QC）	监控检测过程以确认系统工作正常且确保可发出足够可信结果的内部程序。 ［来源：ISO/TS 22583：2019，3.9，有修改—“决定”被替换为“确认”，删除了注 1。］	【标准解读】 1. IQC 的定义 WS/T 641—2018 的定义为：检验人员按照一定的频度连续测定稳定样品中的特定组分，并采用一系列方法进行分析，按照统计学规律推断和评价本批次测量结果的可靠程度，以此判断检验报告是否可发出，及时发现并排除质量环节中的不满意因素。

续 表

标 准 条 款		迎 检 思 路
		2. IQC 的目的 通过对质控结果的统计判断，推定同批次患者检测结果的可靠性。控制本实验室检验的精密度，监测其准确度的改变，提高常规工作中批间或批内标本检测结果的一致性。用于发现测量过程中的改进机会。 3. 有关基本概念 (1) 平均数：是表示一组数据集中趋势的量数，是指在一组数据中所有数据之和再除以这组数据的个数。它是反映数据集中趋势的一项指标。 (2) 标准差(SD)：是离均差平方的算术平均数(即方差)的算术平方根，用 σ 表示。SD 也被称为标准偏差，或者实验 SD，在概率统计中最常使用作为统计分布程度的测量依据。 (3) 变异系数(CV)：是 SD 与平均值之比，用百分数表示，CV 是相对 SD 的一种表示方式，常用于比较度量单位不同或均值相差悬殊的两组或多组资料的变异程度。 (4) 随机误差：也称为偶然误差和不定误差，是指测量结果与在重复条件下，对同一被测量进行无限次测量所得结果的平均值之差。其产生的原因是分析过程中种种不稳定随机因素的影响，如室温、相对湿度和气压等环境条件的不稳定，分析人员操作的微小差异及仪器的不稳定等。 (5) 系统误差：是指在重复条件下，对同一被测量进行无限次测量所得结果的平均值与被测量的真值之差，有一定的方向或大小的非随机性误差。 4. 统计质控的基本过程 具体可参考： (1) WS/T 641—2018：规定了对临床检验定量检验项目 IQC 的目的、IQC 方法的设计、实际操作、数据管理等内容。 (2) CLSI C24—A4：解释了定量检验程序的统计质控的目的，描述了为特定测量程序规划质控策略的方法和对质控品和质控数据的使用，并且为实验室提供了实用质控策划流程的示例。

续 表

<table>
<tr><th colspan="2">标 准 条 款</th><th>迎 检 思 路</th></tr>
<tr><td></td><td></td><td>5. 基于患者数据的质控方法
当质控品不可获取或无法通过质控品检测进行质控时,可用以下方法作为替代方法。
(1) 患者结果的趋势分析。例如,患者结果的浮动均值,或结果低于或高于特定值的样品的百分比,或结果与诊断相关的样品的百分比。
(2) 将患者样品结果与另一替代程序检测结果比较,该程序具有较好的溯源性。
(3) 患者样品留样再测。</td></tr>
<tr><td>3.10 室间质量评价(external quality assessment, EQA)</td><td>利用实验室间比对,按照预先制定的准则评价参加者的能力。
注 1:也称为能力验证(proficiency-testing,PT)。
[来源:ISO/IEC 17043: 2010, 3.7,有修改—将注 2 中的术语“室间质量评价”用作了主术语。删除了注 1、2,增加了新的注 1。]</td><td>【标准解读】
1. EQA 的功能
(1) 实验室间变异性的度量;
(2) 方法、试剂和仪器的比较和评价;
(3) 显示出实验室的性能;
(4) 可以确定公议值;
(5) 研究影响质量的因素,如干扰;
(6) 加强教育;
(7) 为了执照和认可对实验室进行第三方评价;
(8) 不确定度计算的来源。
2. EQA 结果
不满意:得分<80%;
不成功(不合格):连续 2 次或 3 次中的 2 次得分<80%。
只有认真地分析、充分地利用 EQA 回报结果的信息,才能有助于解决实际工作中存在的问题,促进实验室提高检验质量、减少浪费、避免可能出现的医疗纠纷和法律诉讼。
3. 实验室应制定 EQA 管理程序
应包括:确定参加 EQA 的项目;质控标本接收、分发和检测;报送结果;结果回报后,由专业组组长填写《室间质评总结报告表》;失控项目原因分析,并采取纠正措施;潜在不符合的趋势分析,输出预防措施;原始结果、原始记录、EQA 结果回报表、EQA 总结报告表,经实验室主任确认后交文档管理员存档。
4. EQA 非万能
实验室只有将 EQA 的样本按常规样本</td></tr>
</table>

续　表

标　准　条　款		迎　检　思　路
		方式来分析，并对回报结果进行认真分析、研究，对问题针对性地加以纠正，才能促进常规分析质量的改进。但它难以确认分析前和分析后存在的许多问题，如患者确认、患者准备、标本收集、标本处理、实验结果的传递等。实验室只有建立健全管理体系，才能有效地保证其服务质量。
3.12　实验室间比对(interlaboratory comparison)	按照预先规定的条件，由两个或多个独立的实验室对相同或类似的材料进行测量或检验(3.8)的组织、实施和评价。 ［来源：GB/T 27043—2012(ISO/IEC 17043：2010，IDT)，3.4，有修改—用“检验”代替“检测”。用“材料”代替“物品”。用“独立的实验室”代替“实验室”。］	【标准解读】 当 EQA 计划不可获得或不适用时，实验室可采用替代方法监控检验方法的性能，提高检验结果的可信度。常用的替代方法包括： （1）与其他实验室交换样品。 （2）采用相同室内质控品的实验室间进行比对，评估单个实验室的 IQC 结果与使用相同室内质控品的分组结果的差异。 （3）分析不同批号的制造商终端用户校准品，或制造商的正确度质控品。 （4）至少由两人或两台仪器或两种方法对同一微生物样品进行分割/盲样检测。 （5）分析与患者样品有互换性的参考物质。 （6）分析细胞库和组织库的物质。 其中，实验室间比对是最常用的替代方法，选择的比对实验室最好通过 ISO 15189 认可或是区域内的权威实验室，宜选择 3 家实验室，每年至少比对 2 次，每次选择 5 个样品，浓度覆盖分析测量范围或包括阴性、弱阳性、阳性样品，比对结果应满足实验室制定的标准。

第七节　参考物质和测量不确定度

标　准　条　款		迎　检　思　路
3.4　参考物质的互换性(commutability of a	对给定参考物质的规定量，表示两个给定测量程序所得测量结果之间关系，以及其他给定	【标准解读】 首先要明确以下几个基本概念。 （1）参考物质(reference material，RM)：

续 表

标 准 条 款		迎 检 思 路
reference material)/互换性(commutability)	物质所得测量结果之间关系一致程度的参考物质特性。 注 1：定义中，给定参考物质通常是校准品，而其他指定物质通常是常规样品。 注 2：通常不止有两个测量程序可用，理想做法是在所有的适用测量程序之间进行比较。 注 3：测量结果的一致程度按照适合参考物质预期用途的目的来定义。 注 4：互换性声明仅限定于在特定比较时规定的测量程序。 ［来源：ISO 17511：2020，3.10，有修改—新的注 2 代替了原注 2。］	是具有足够均匀和稳定的特定特性的物质，其特性被证实适用于测量中或标称特性检查中的预期用途。国内常称为标准物质。 通过体外诊断领域量值溯源指导文件 ISO 17511 溯源链可以看出，参考物质是维持溯源链不间断的重要一环，没有参考物质连接，溯源链就不完整，参考物质在量值溯源与传递过程中起着重要作用。 目前很多情况下，生产厂商选定的测量程序或工作校准品为计量学溯源性的较高级别，通常实施校准将参考物质和/或参考测量程序的正确度水平传递给较低计量学水平的常规测量程序（检测系统），临床实验室使用常规测量程序检测患者样本，实现患者样本测量结果的量值溯源。 （2）有证参考物质（certified reference material，CRM）：附有由权威机构发布的文件，提供使用有效程序获得的具有不确定度和溯源性的一个或多个特性量值的参考物质。国内常称为有证标准物质。这里的“文件”是以“证书”的形式给出，CRM 制备和颁发证书的程序由 ISO Guide 34 和 ISO Guide 35 规定，“不确定度”包含了测量不确定度和标称特性值的不确定度两个含义，“溯源性”既包括量值的计量溯源性，也包含标称特性值的溯源性。CRM 的特定量值要求附有测量不确定度的计量溯源性。 （3）计量学溯源性（metrological traceability）：通过一条具有规定不确定度的不间断的比较链，使测量结果或测量标准的值能够与规定的参考标准，通常是国家标准或国际标准联系起来的特性。 （4）基质效应（matrix effect）：基质指的是样品中被测分析物以外的组分。基质常常对分析物的分析过程有显著的干扰，并影响分析结果的准确性。例如，溶液的离子强度会对分析物活度系数有影响，这些影响和干扰被称为基质效应。按美国临床实验室标准化协会（Clinical and Laboratory Standards Institute，CLSI）文件的定义，“基质效应”是指标本中除分析物以外的其他成分对分析物测定值的影响，以及基质对分析方法准确测定分析物的能力的干扰。

续　表

标　准　条　款		迎　检　思　路
		参考物质虽然一般采用与实际样品相同的物质做原料，但由于对被测物质浓度的要求、贮存、运输等方面的原因，往往需要对原料成分进行调整并作处理（如加入稳定剂、防腐剂、冻干、冰冻等），这些经加工的材料在某些测量过程中的行为有时会不同于临床实际样品，这种差异被称为基质效应，更确切的描述是缺乏互通性。基质效应是临床检验工作中的常见问题，在量值溯源中，它限制了参考物质的直接使用。 （5）参考物质的互换性：又称参考物质的互通性。指用不同测量程序测量该物质时，各测量程序测量结果之间的数字关系，与用这些测量程序测量实际临床样品时测量结果的数字关系的一致程度，亦即该物质理化性质与临床实际样品的接近程度。 评价参考物质互通性常用的方法可参考 CLSI EP－14 或 WS/T 356－2011。大体的步骤是将参考物质与 20 份新鲜临床样品随机穿插排列，分别使用评估方法和比对方法测定所有样品，重复测定 3 批，每批每个样品只测 1 次，每批测定都需要校准，经作图和线性回归分析来判断参考物质的基质效应（互通性）。
3.19　测量不确定度（measurement uncertainty，MU）	根据所用到的信息，表征赋予被测量量值分散性的非负参数。 注 1：测量不确定度包括由系统影响引起的分量，如与修正量和测量标准所赋量值有关的分量及定义的不确定度。有时对估计的系统影响未作修正，而是当作不确定度分量处理。 注 2：此参数可以是诸如称为标准测量不确定度的标准偏差（或其特定倍数），或是说明了包含概率的区间半宽度。 注 3：测量不确定度一般由若干分量组成。其中一些分量可根据一系列测量值的统计分	【标准解读】 临床检验的主要任务是对人体标本的各种特性进行赋值。测量的目的是确定被测量的真值，但测量误差不可避免，真值也就无法确定，误差大小也无法确定。测量结果通常只是被测量值的近似值或估计值。在相同条件下，对同一被测量进行多次重复测量，所得结果具有一定的分散性，但这种分散性通常具有一定的分布规律。研究这种分布规律，就可以在得出被测量之值的同时，还定量地给出该值可能所处的区间范围及处于该区间的概率。 （1）真值（true value）：又称量的真值（true value of quantity），指“与量的定义一致的量值”。量的真值只有通过完善的测量才能获得，但由于测量时不可避免地会

续 表

<table>
<tr><th colspan="2">标 准 条 款</th><th>迎 检 思 路</th></tr>
<tr><td></td><td>布,按测量不确定度的 A 类评定进行评定,并用标准偏差表征。而另一些分量则可根据基于经验或其他信息所获得的概率密度函数,按测量不确定度的 B 类评定进行评定,也用标准偏差表征。
注 4: 通常,对于一组给定的信息,测量不确定度是相应于所赋予被测量的值的。该值的改变将导致相应的不确定度的改变。
注 5: 所有测量均有偏倚(3.1)和不精密度。例如,对于同一被测量,在重复性条件下重复测量样品通常会产生不同的值。因为所有不同的值都可以合理地归因于相同量的被测量,所以不确定度宜报告哪个值作为被测量的值。
注 6: 基于给定测量程序的可用分析性能数据,测量不确定度评定得出的是一个数值区间,该区间包含被测量的实际值并且具有一定的置信水平。
注 7: 给定测量程序的可用分析性能数据一般由校准品赋值的不确定度和质控品的长期不精密度组成。
注 8: 在医学实验室中,大多数测量只进行一次,并将所得结果作为可接受的被测量估计值,而测量不确定度区间则表示可能获得的其他结果。
[来源: ISO/IEC 指南 99: 2007,2.26,有修改—从 ISO/TS 20914: 2019,3.26 中增加了注 5~8。]</td><td>受到各种影响量的影响,导致测量得不到真值,因此真值按其本性是不确定的。在经典方法描述中,认为真值是唯一的,但实际上往往是未知的。
(2) 约定量值(conventional quantity value): 又称量的约定值,简称约定值(conventional value),指对于给定目的,由协议赋予某量的量值。有时将约定量值称为“约定真值”,现在不提倡这种用法。有时约定量值是真值的一个估计值,约定量值是有测量不确定度的,但通常被认为测量不确定度足够小,甚至可能为零。
(3) 测量(measurement): 以确定量值为目的的一组操作。测量的目的就是要确定被测量的值,也就是要确定被测量的“真值”。由于实际的测量都不可能是非常完善的,因而通过测量赋予被测量的值只能是真值的一个估计值,即测量结果。测量是一个过程,任何测量过程都包含五个要素: 被测对象、测量方法、测量设备、测量环境及测量人员。
(4) 测量结果(result of a measurement): 由测量所得到的赋予被测量的值。测量结果仅是被测量的估计值;对于直接多次测量,测量结果就是所测得的多个测量值的平均值,算术平均值是真值的最佳估计值;对于单次直接测量,其测量结果也只能是仅有的这个测量值;对于间接测量,测量结果是由各直接测量结果根据函数关系计算而得到的值。由于测量结果仅仅是被测量真值的一个估计值,在表达测量结果时,必须给出它的不确定度。有些时候还应说明,所给测量结果是未修正的测量结果还是已修正的测量结果。
(5) 测量误差(error in measurement): 简称误差。测量结果与被测量的真值之差称为测量误差,简称为误差。用公式表示: 误差=测量结果-真值。误差有两种表示形式: 绝对误差=测量结果-真值,相对误差=|绝对误差|/真值×100%。
由于真值未知,所以也无法获得误差。因此,误差只是一个理想的概念,一般不用测量误差描述测量结果。当用约定真值代</td></tr>
</table>

续　表

标准条款		迎检思路
		替真值时,可得到误差的估计值而不是准确的误差。用公式表示为:误差估计值=测量结果-约定真值,它反映了测量结果偏离参考值的程度,误差估计值存在正、负之分。获得测量误差估计值的目的是对测量结果进行修正。 (6) 系统测量误差(systematic error of measurement):简称系统误差(systematic error)。是在重复测量中保持不变或按可预见的方式变化的测量误差分量。它是在重复性条件下,对同一被测量进行无穷多次测量所得测量值的平均值(期望值)与被测量的真值之差。用公式表示为:系统误差 ε=期望值 μ-真值 x_0,系统误差也是一个理想化的术语。只有当用约定真值代替真值,用期望值的估计值代替期望值时,可得到系统误差的估计值。获得了系统误差的估计值就可以对测量结果进行修正。此外,分析系统误差产生的原因并采取适当的措施可以减小或消除系统误差。 (7) 随机测量误差(random error of measurement):简称随机误差(random error)。指在重复性测量中按不可预见的方式变化的测量误差的分量。它是测量结果与在重复性条件下对同一被测量进行无穷多次测量所得结果的平均值(即期望值)之差。用公式表示为:随机误差 δ=测量结果 $\bar{x}$-期望值 μ,由于期望值 μ 是一个理想的概念,所以每一个测量结果的随机误差就无法确定,通常随机误差 δ 服从一种概率分布,并且期望值为零。所以可以通过增加观测次数来减小随机误差。 (8) 测量准确度(accuracy of measurement):指单次测量结果与被测量真值之间一致的程度。测量结果与真值之间的差值叫测量误差。准确度只是一个定性的概念,常用准确度高、低、好、一般等来表述。准确度的高低常用误差来表示,误差越小,分析结果的准确度越高。但真值未知,因此测量误差不确定。 (9) 测量不确定度(measurement uncertainty):表征测量结果的分散性,与测量结果相联系的参数。下面利用实验结

续 表

标 准 条 款		迎 检 思 路
		果的一种表达形式来说明不确定度的含义。设物理量 Y 的测量结果表达为 Y =(y±U),y 为测量结果,U 为不确定度,是一个恒正的值,上式给出的是一个区间[y-U,y +U],这个结果表达的含义是,被测量 Y 的真值以某一概率落入上述区间。因此不确定度 U 可以理解为“表征被测量的真值所处的量值范围的估计”,这正是国际通用计量学基本术语中对不确定度的定义。 (10) 标准不确定度(standard measurement uncertainty):以标准偏差表示的测量不确定度,其符号用 u 来表示。对每个不确定度来源评定的标准偏差,称为标准不确定度分量,用 u_i 表示。标准不确定度的分量有两类评定方法:A 类评定和 B 类评定。 1) A 类标准不确定度(type A evaluation of measurement uncertainty):对于一系列测量值,用统计分析的方法进行不确定度评定得到的标准不确定度,用符号 u_A 表示。A 类标准不确定度用实验标准偏差来定量表征。 2) B 类标准不确定度(type B evaluation of measurement uncertainty):用非统计方法进行不确定度评定,得到的标准不确定度,用符号 u_B 表示。B 类标准不确定度用估计的标准偏差定量表征。 (11) 合成标准不确定度(combined standard measurement uncertainty):由各标准不确定度分量合成得到的标准不确定度,用符号 u_C 来表示。合成标准不确定度也可以用相对形式来表示,称为相对不确定度,可用符号 u_{rel} 表示。 (12) 扩展不确定度(expanded uncertainty):扩展不确定度由合成标准不确定度的倍数得到,用符号 U 表示。即 $U = k\,u_C$,其中 k 称为包含因子(在数理统计中 k 称为置信因子),通常 k 的取值在 2~3 之间。 (13) 测量误差和测量不确定度的区别:

续　表

标　准　条　款		迎　检　思　路
		1）量的定义：测量误差是测量结果与真值之差，测量不确定度是测量结果的分散性、分布区间的半宽。 2）与测量结果的关系：测量误差针对给定测量结果，不同结果误差不同；测量不确定度是合理赋予被测量之值均有相同的不确定度，即不同测量结果，不确定度可以相同。 3）与测量条件的关系：测量误差与测量条件、方法、程序无关，只要测量结果不变，误差也不变；测量不确定度当条件、方法、程序改变时，测量不确定度必定改变，而不论测量结果如何。 4）表达形式：测量误差是差值，有一个符号：正或负；测量不确定度是标准偏差或其倍数、置信区间的半宽，恒为正值。 5）分量的划分：测量误差按出现于测量结果中的规律分为随机误差与系统误差，测量不确定度按评定的方法划分为A类评定和B类评定。 6）分量的合成：测量误差是代数和，测量不确定度是方和根，必要时引入协方差。 7）置信概率：前者不存在，测量不确定度如需要，可以给出。 8）极限值：测量误差一般存在，测量不确定度从分布理论上说，一般不存在。 9）与分布的关系：测量误差无，测量不确定度一般有关。

（张秀明　王治国）

第二章 总体要求

本章是 ISO 15189:2022 新增的一章，整合了 ISO 15189:2012 中 4.1.1.3 伦理行为“a) 公正性”“e) 维护信息的保密性”和 5.2.2 实验室和办公设施“a) 注：保密性”及 5.10.1 总则“保持患者信息的保密性”的内容，分别在本章“第一节公正性”“第二节保密性”中对上述内容全部体现并进行了内涵的扩展，本章“第三节患者相关的要求”为全新的内容。综合本章在 ISO 15189:2022 中处于整个文件正文部分的最前端（见 ISO 15189:2022“4 总体要求”），从文件架构设计及内容设置，其根本目的在于凸显对于患者权益的重视，以及将患者的健康、安全和权利作为首要考虑因素。本章共分三节，分别对应 ISO 15189:2022 的“4.1 公正性”“4.2 保密性”和“4.3 患者相关的要求”，首先从公正性的角度确保患者公平，从保密性的角度确保患者隐私不受侵犯，设置患者相关的要求内容，全面保证患者的健康、安全和权利。

本章对以上要求的每一个条款逐一进行解读，并给出现场评审的审核方法和评审要点，以及医学实验室需要提供的支撑材料的建议，目的是帮助所有已认可的医学实验室换版需要及拟申请认可的医学实验室更好地进行条款理解，制订满足 ISO 15189:2022 相关条款和符合自身条件的体系文件，更好地实施管理体系。

第一节 公 正 性

标 准 条 款		迎 检 思 路
4.1 公正性	a) 应公正开展实验室活动。实验室结构设置和管理应保证公正性。 b) 实验室管理层应作出公正性承诺。 c) 实验室应对实验室活动的公正性负责，不应允许商业、财务或其他方面的压力损害公正性。 d) 实验室应监控其活动及其关系，包括实验室员工的关系，以识别公正性威胁。 注：危及实验室公正性的关系可基于所有权、控制权、管理、	【标准解读】 公正，即公平正直，没有偏私。公正是一种价值判断，包含了道德、技术标准及行业规范等不同层面。 a) ① 实验室的一切质量和技术性活动坚持公正性的原则。实验室应严格按照技术标准和行业规范开展实验室活动，不受任何干扰，独立完成从检验前、检验和检验后全流程的质控与监管，公正做出准确的检测和判断。② 实验室应把“公正服务”贯穿到全部的实验室活动中，实验室活动不受任何来自行政（如政府监管部门、机构内主管部门）的影响和干涉。③ 对用户一视同仁，不偏不倚，不能因贫富、经

续 表

标 准 条 款		迎 检 思 路
	员工、共享资源、财务、合同、市场营销(包括品牌推广)、支付销售佣金或其他报酬以引荐实验室新用户等。这些关系并不一定会对实验室的公正性构成威胁。 e) 如识别出公正性威胁,应消除或尽量减少其影响,以使公正性不受损害。实验室应能够证明如何降低这类威胁。	济、地位、亲疏远近而受到影响。④ 实验室严格遵守各类文件的规定,实验室所有检验报告结果均可追溯至原始数据并能被记录,且原始记录的修改可查询,以确保实验室活动的公正性。实验室在确保公正性的前提下搭建组织架构,制定岗位职责,明确管理权限。 b) 实验室管理层应通过建立程序等方式对服务对象(如医务人员及患者)、对社会作出公正性承诺,明确目的、范围、职责及程序,确保通过管理体系有效运行控制实验室活动的公正性,并对实验室人员进行培训贯彻公正性理念并严格执行承诺。 c) 实验室应通过建立程序,明确对实验室活动的公正性负责,规定实验室人员不应受商业、财务或其他方面的压力损害检验活动公正性。 d) 实验室可通过风险管理识别实验室活动中存在的公正性威胁(风险),建立实验室活动及其关系的监控程序,组织实施监控包括实验室员工的关系等在内的实验室活动及影响公正性的各种关系。影响公正性的关系可能与所有权、控制权、管理、人员、共享资源、财务、合同、市场营销(包括品牌)、支付销售佣金或其他推荐新客户的报酬等有关,如实验室员工间的亲属关系、员工与制造企业或供应商之间是否存在利益关系、实验室与委托检验的第三方是否存在利益关系等,实验室需要对这些关系进行评估以判断是否会对公正性产生威胁(风险)。 e) 如果实验室识别出公正性的威胁(风险),为保证公正性不受到损害,实验室管理层应对识别出的威胁(风险)采取措施消除或最大限度地降低威胁(风险),评估采取的措施对降低威胁(风险)的有效性,并保留相关记录。 【查阅文件】 管理体系公正性文件的建立、实施和运行的相关记录和支持性材料,公正性声明承诺。查看是否存在公正性的威胁(风险),以及实验室是否采取措施、采取措施的有效性及相关记录。

续 表

标准条款		迎检思路
		【现场观察】 实验室服务场所、标本采集手册是否有公正性声明展示。 【访谈调查】 访谈实验室员工至少 5 名,了解实验室工作人员公正性文件的知晓情况。

第二节 保密性

标准条款		迎检思路
4.2.1 信息管理	实验室应通过作出具有法律效力的承诺,对在实验室活动中获得或产生的所有患者信息承担管理责任。患者信息的管理应包括隐私和保密。实验室应将其准备公开的信息事先通知用户和/或患者。除非用户和/或患者公开的信息,或实验室与患者有约定(如为回应投诉的目的),其他所有信息都作为专有信息并应视为保密信息。	【标准解读】 实验室的保密范围是基于实验活动中获得或产生的与所有患者相关的信息。实验室要在基于法律效力的前提下,制订程序文件,明确采取保护患者隐私和保密的目的、范围、职责、程序和必要的措施,以及进行保密教育和保密检查等措施,包括适用的实验室活动场所、实验室信息系统(laboratory information system, LIS)、工作报告模式等,实验室活动过程中制定并实施保密措施。同时实验室内部管理层和员工可以签署保密承诺书的方式作出保密性承诺。 无论出于何种目的,实验室如需公开包括隐私和保密等患者信息,均应提前告知用户和/或患者,诸如患者的病例资料、个人信息、检验、检查结果及实验室出具的报告等皆属于患者的专有信息,应该予以保密。 除外内容:除非用户和/或患者公开的信息或实验室与患者有约定(例如,为回应投诉的目的),其他所有信息在未被患者授权的前提下,都应作为专有信息并应视为保密信息。 【查阅文件】 管理体系保密性文件中信息管理内容的制订、实施和运行的相关记录和支持性材料。 【访谈调查】 问询实验室工作人员保密性文件信息

续　表

标 准 条 款		迎 检 思 路
		管理内容的知晓情况。访谈是否存在违反保密性信息管理规定的相关证据。
4.2.2　信息发布	实验室按法律要求或合同授权透露保密信息时，应将发布的信息通知到相关患者，除非法律禁止。实验室应对从患者以外渠道（如投诉人、监管机构）获取的有关患者信息保密。除非信息提供方同意，实验室应为信息来源保密，且不应告知患者。	【标准解读】 实验室应建立信息发布程序。实验室按照法律要求或合同授权透露保密信息时，实验室需要提供并透露的信息需事先通知到相关患者，而不是透漏给任何与患者相关或不相关的其他人员，但当法律要求必须直接上报相关政府等部门的除外，实验室应该严格按照相关法律法规要求操作，如《中华人民共和国生物安全法》规定“医疗机构、专业机构及其工作人员发现传染病、动植物疫病或者不明原因的聚集性疾病的，应当及时报告，并采取保护性措施”。 实验室应对从患者以外渠道（如投诉人、监管机构）获取的有关患者信息时进行文件规定，应确保在患者和实验室用户间实施保密。除非该信息的提供方（即信息的来源方）同意，否则实验室应为信息的提供方实施保密，并且不应告知患者和实验室用户。 【查阅文件】 管理体系保密性信息发布的文件，建立、实施和运行的相关记录和支持性材料。 【访谈调查】 问询实验室工作人员保密性信息发布文件的知晓情况。查看是否存在违反保密性信息发布规定的相关证据。
4.2.3　人员职责	人员，包括委员会委员、合同方、外部机构人员或代表实验室的能获取实验室信息的个人，应对实验室活动实施过程中获得或产生的所有信息保密。	【标准解读】 应建立保密性管理的程序性文件，其中包括的实验室方保密人员范围，涉密人员包含委员会委员、合同方、外部机构人员或代表实验室的能获取实验室信息的个人。委员会委员即实验室所设立的专门委员会的人员，一般指认可组织、实验室管理层及投诉受理部门人员等；合同方、外部机构人员可包含设备安装调修人员、软件维护人员、校准人员、外部评审人员等有可能接触到实验室信息的人员；代表实验室的个人如实验室人员、律师、法律顾问和外聘的财务审计人员等，以上人员都应签署保密协议。 要求上述人员对过程中获得和产生的

续　表

标准条款		迎检思路
		所有信息(法律要求的除外)承担保密责任,以保证实验室、患者和实验室用户及国家信息受到保护。 【查阅文件】 管理体系保密性文件中是否有对“人员职责”规定内容的描述。查看是否提供违反保密性文件中“人员职责”规定的相关证据。 【现场观察】 实验室在其服务场所、标本采集手册,或患者和实验室用户易于观察到的位置是否有公开的保密性承诺或声明。 【访谈调查】 问询实验室工作人员保密性文件的知晓情况。

第三节　患者相关的要求

标准条款		迎检思路
4.3　患者相关的要求	实验室管理层应确保将患者的健康、安全和权利作为首要考虑因素。实验室应建立并实施以下过程。 a) 患者和实验室用户有途径提供有用信息,以协助实验室选择检验方法和解释检验结果。 b) 向患者和实验室用户提供有关检验过程的公开信息,包括费用(适用时) 和预期得到结果的时间。 c) 定期评审实验室提供的检验,以确保这些检验在临床上是适当和必要的。 d) 适当时,向患者、用户及其他相关人员披露导致或可能导致患者危害的事件,并记录为减轻这些危害而采取的措施。 e) 以应有的谨慎和尊重对	【标准解读】 实验室在制订“患者相关的要求”的程序文件中,应充分尊重患者和实验室用户的意见和建议,确保将患者的健康、安全和权利作为首要考虑因素,写入文件中并开展督导监管,以确保建立并实施认可准则 4.3 中 a)~i)的全部过程。 a) 患者和实验室用户有途径提供有用信息,如医生通过医院信息系统(hospital information system, HIS)申请检验,相关信息完整,实验室可查阅HIS中患者相关信息。 b) 向患者和实验室用户提供有关检验过程的公开信息,如公示收费信息和检验报告时间,投诉和咨询的途径。 c) 定期评审实验室提供的检验,如项目评审,方法评审,是否满足患者和实验室用户需要。 d) 向患者、实验室用户及其他相关人员披露导致或可能导致患者危害的事件,如静

续　表

标准条款		迎检思路
	待患者、样品或剩余物。 f）在需要时获得知情同意。 g）在实验室关闭、收购或合并的情况下，确保留存的患者样品和记录的持续可用性和完整性。 h）应患者和其他代表患者的医务提供者的要求提供相关信息。 i）维护患者不受歧视地获得医疗服务的权利。	脉穿刺、晕针，可能造成危害的样品采集等应告知患者和用户，并采取适当的控制措施。 e）维护患者权益，合理处置样品和剩余物，满足伦理要求。 f）在需要时获得知情同意，通常患者缴费并自愿采集标本即视为知情同意，侵入性操作通常由临床和患者签署知情同意书。 g）在实验室关闭、收购或合并的情况下，确保留存的患者样品和记录的持续可用性和完整性。 h）应患者和其他代表患者的医务提供者的要求提供相关信息，如危急值信息，以及必要的检验活动信息。 i）维护患者不受歧视地获得医疗服务的权利，公平对待患者，对所有患者一视同仁。 【查阅文件】 管理体系保密性文件中是否有对“患者相关的要求”规定内容的描述。 查询文件和记录，查看实验室是否向患者和实验室用户提供了相关途径以获取有用信息。 是否能够提供定期评审实验室提供检验的证据性材料，以确保这些检验在临床上是适当和必要的。 查看是否发生过导致或可能导致患者危害的事件，但未向患者、实验室用户及其他相关人员披露的情况。 是否在病情及患者需要时提供知情同意书。 查看是否提供违反保密性文件中“人员职责”规定的相关证据。 查看投诉记录，确认是否存在患者在获得医疗服务的权利方面遭受歧视地投诉记录。 【现场观察】 是否向患者和实验室用户提供包括费用（适用时）和预期得到结果的时间等检验过程的公开信息。 【访谈调查】 访谈相关人员，查证是否存在向非患者和其他代表患者的医疗提供者提供相关信息的情况。

（李锋　黄学辉）

第三章　结构和管理要求

本章是 ISO 15189:2022 新增的一章，整合了 ISO 15189:2012 中“4.1.1.2 法律实体”“4.1.1.4 实验室主任”“4.1.2.1 c）确保制定质量目标和策划”“4.1.2.3 c）提供建立和评审质量目标的框架”“4.1.2.4 质量目标和策划”“4.1.2.1 b）建立质量方针”“4.1.2.3 质量方针”，以及“4.1.2.4 质量目标和策划，质量目标应可测量并与质量方针一致”等相关内容，“5.4 结构和权限”整合了 ISO 15189:2012 中的“4.2.2.2 质量手册 c）实验室组织和管理结构及其在母体组织中的位置”“4.1.2.1 管理承诺 d）明确所有人员的职责、权限和相互关系”“4.1.2.5 职责、权限和相互关系”“4.1.2.7 质量主管”等内容，新增“5.3 实验室活动”，对于实验室活动的范围及提供适当的实验室建议和解释等咨询服务做出了明确约定，以使实验室活动更好地满足患者和客户的需求。

本章分别在“第一节法律实体”“第二节实验室主任”“第三节实验室活动”“第四节结构和权限”“第五节目标和方针”“第六节风险管理”中对上述内容全部体现并进行了内涵的扩展。综合本章在 ISO 15189:2022 中处于整个文件正文部分的第二部分（见 ISO 15189:2022“5 结构和管理要求”），从文件架构设计及内容设置，紧接在“4 总体要求”之后，体现了为实现“4 总体要求”，需要通过本章“结构和管理要求”的设计进一步规范管理体系的结构设置，并对管理要求进行了明确。本章“第三节实验室活动”为全新的内容。本章六节内容，分别对应 ISO 15189:2022 的“5.1 法律实体”“5.2 实验室主任”“5.3 实验室活动”“5.4 结构和权限”“5.5 目标和方针”“5.6 风险管理的内容”，以期通过规范实验室管理体系的结构设计和明确管理要求，实现对管理体系有效运行的顶层设计。

本章对以上要求的每一个条款逐一进行解读，并给出现场评审的审核方法和评审要点，以及医学实验室需要提供的支撑材料的建议，目的是帮助所有已认可的医学实验室换版需要及拟申请认可的医学实验室更好地理解条款，制订满足 ISO 15189:2022 相关条款和符合自身条件的体系文件，更好地实施管理体系。

第一节　法律实体

标准条款		迎检思路
5.1　法律实体	实验室或其所属组织应是能为其活动承担法律责任的实体。	【标准解读】 法人是依法独立享有民事权利和承担民事义务的组织，包括机关、事业单位、企

续　表

标　准　条　款		迎　检　思　路
	注：基于本准则的目的，政府实验室基于其政府地位被视为法律实体。	业和社会团体法人。按法律地位可分独立法人和非独立法人。独立法人的临床实验室，法律地位明确，能独立承担医学实验室相应的法律责任。非独立法人的临床实验室，从属于某机构的下属部门，不能承担法律责任（民事责任和/或刑事责任），如果需要追究其法律责任，将由其所属的法人来承担。 本条款要求实验室有能力承担相应的法律责任，是保证实验室活动合法性的基础。 实验室活动所涉及开展的业务范围应满足实验室或者其所属医疗机构应有医疗机构执业许可等资格许可的诊疗科目范围，如包括临床化学、免疫学、血液学、体液学、遗传学、微生物学检验，以及分子生物学检验、病理学等范畴。临床实验室开展基因扩增、艾滋病检测、产前筛查与诊断、遗传学筛查与诊断等特殊检验项目，应当有通过相关部门审核和批准的验收和资质证书等证明性材料。 【查阅文件】 查阅实验室或其母体组织的法人证书、医疗执业许可证诊疗科目覆盖范围、PCR 验收证书、产前筛查证书等资质证明，并核实是否在有效期内。 核实是否为独立法人单位或非独立法人单位，法人代表是否满足承担法律责任的要求。

第二节　实验室主任

标　准　条　款		迎　检　思　路
5.2.1　实验室主任能力	实验室应由一名或多名具有规定任职资格、能力、授权、责任和资源的人员领导，以满足本准则的要求。	【标准解读】 实验室主任（laboratory director）是指对实验室负有责任并拥有权力的一人或多人。即本准则中所指的一人或多人统称为实验室主任。实验室主任有能力领导和管理实验室。

续 表

标准条款		迎检思路
		本条款规定了实验室领导人员的构成,即由一名或多名符合本条款要求的人员组成,如实验室除主任外,另有一名或多名副主任,则实验室领导人员应覆盖主任和副主任,需分别明确其任职资格、能力、授权、责任和资源,确保对于实验室管理体系的有效领导和保障。 依据实验室所在机构及实验室自身包括专业设置、医疗规模、特色学科、方针和目标等现状,制订实验室主任能力要求的程序文件,其中至少应包括: (1) 任职资格:资格证书、职称、工作年限、学历学位等。 (2) 能力要求:从事本岗位的专业技术背景、管理及技术工作经验;学术背景及业绩要求等。 (3) 授权要求:上级主管领导的岗位授权及管理体系内部主任对副主任等人员的岗位授权。 (4) 责任要求:实验室主任作为实验室的第一责任人,全面负责实验室的医疗、教学、培训及考核、科研建设,以及实验室的质量与安全。 (5) 资源要求:配备实验室所需的人员、设施和环境条件、设备、试剂和耗材、外部服务、管理体系文件等。 【查阅文件】 实验室主任有法人代表的任命及授权文件,实验室主任资质满足本准则的要求,实验室主任能力要求的文件化程序。
5.2.2 实验室主任职责	实验室主任负责实施管理体系,包括将风险管理应用于实验室运行的各方面,以便系统识别和应对患者医疗风险和改进机遇。	【标准解读】 此条款规定的实验室主任的职责范围。规定实验室主任应对实验室所提供服务的所有专业领域负责,以及实验室的学术发展、咨询服务、员工的继续教育与专业发展等,能够组织、管理和协调实验室的各项工作。 职能即职务能力,通常指的是一组知识、技能、行为与态度的组合,能够帮助提升个人的工作成效,进而带动实验室或部门对工作、质量、服务和经济的影响力和竞争力;职责就是指职务责任,即该职务所要

续 表

标准条款		迎检思路
		履行的职责范围。另一方面,职能是某个人被赋予了一虚无权力,使得某人在某些方面有一定的管辖权,但这并没有给他带来一定的责任;职责不仅仅是被赋予权力,同时他还需要承担一定的责任。 为系统识别和应对患者医疗风险和改进机遇,实验室主任通过目前职责,全面保证管理体系的有效实施。实验室主任可参照 ISO 22367、ISO 35001 等文件要求,将风险管理应用于检验前、检验和检验后的各个过程及“人、机、料、法、环”的全要素管理中,将识别出的潜在风险采取措施以期降低潜在风险,并拟定措施改进机遇,全面保证患者及客户的健康与安全。 实验室主任全面负责实验室管理体系运行,是管理体系建立、实施和有效运行的第一责任人,实施对检验过程及覆盖所有检验活动要素的风险管理,系统识别和应对患者医疗风险和改进机遇。可参照 CNAS-CL02:2012 认可准则,具体包括: a) 根据所在机构赋予的职能范围,对实验室服务实行有效领导,包括预算策划和财务管理。 b) 与相应的认可和监管部门、相关行政管理人员、卫生保健团体、所服务的患者人群,以及正式的协议方有效联系并发挥作用(需要时)。 c) 确保有适当数量的具备所需的教育、培训和能力的员工,以提供满足患者需求和要求的实验室服务。 d) 确保质量方针的实施。 e) 建立符合良好规范和适用要求的安全实验室环境。 f) 在所服务的机构中发挥作用(适用且适当时)。 g) 确保为试验选择、利用实验室服务及检验结果解释提供临床建议。 h) 选择和监控实验室的供应方。 i) 选择受委托实验室并监控其服务质量;为实验室员工提供专业发展计划,并为其提供机会参与实验室专业性组织的科学和其他活动。

续 表

标 准 条 款		迎 检 思 路
		j）制定、实施并监控实验室服务绩效和质量改进标准。 注：可通过参加母体组织的各种质量改进委员会活动实现上述要求（适用且适当时）。 k）监控实验室开展的全部工作以确定输出给临床的相关信息。 l）处理实验室员工和/或实验室用户的投诉、要求或建议。 m）设计和实施应急计划，以确保实验室在服务条件有限或不可获得等紧急或其他情况下能提供必要服务。 注：宜定期验证应急计划。 n）策划和指导研发工作（适当时）。 【查阅文件】 体系文件是否规定了实验室主任的职责范围，是否覆盖全面管理体系，是否有将风险管理应用于实验室运行各方面的规定；实验室实施的风险管理是否能满足系统识别和应对患者医疗风险和改进机遇。
	实验室主任的职责和责任应形成文件。	【标准解读】 实验室应建立实验室主任的职责和责任的程序文件。医院有一名实验室主任及多名副主任时，应有程序文件明确规定各自的职责及分工。 【查阅文件】 实验室是否建立实验室主任的职责和责任的程序文件；程序文件是否明确规定实验室主任和/或副主任职责。
5.2.3 职责分派	实验室主任可将选定的职责和/或责任分派给有资质且有能力的员工，并形成文件。但实验室主任应对实验室的整体运行负有最终责任。	【标准解读】 明确职责分配原则：实验室主任可将实验室活动根据工作性质和特点，分为技术性活动及管理性活动两个类别，分别制订岗位职责分派给有资质且有能力的员工。如覆盖临床化学、免疫学、血液学、体液学、遗传学、微生物学检验，以及分子诊断、病理学等各亚专业领域的技术性实验室活动，根据业务类型合理设置各专业组，配备专业组组长并将选定的职责和/或责任分配给各专业组组长；管理性活动可包括质量、技术、安全、医疗咨询、固定资产管

续　表

标准条款		迎检思路
		理、信息系统管理、教学及科研等类别，分派给职能组主管负责，配备管理组长并将选定的职责/或责任分配给各管理组长。主任负责授权并拟定授权书，将分配的各岗位职责文件化，明确各岗位职责。实验室可根据业务规模大小，兼顾公正性原则的基础上，考虑将某几类岗位由一人兼任。 实验室主任不应将职责分配至各员工而免除对分配至员工负责的相应实验室活动运行的责任，实验室主任应对实验室的整体运行负有最终责任。 【查阅文件】 查看体系文件中是否有实验室主任选定的职责和/或责任分配的员工的资质和能力的规定。 查看是否有各岗位的主任授权书。 查看是否有将分配的各岗位职责文件化的证据。

第三节　实验室活动

标准条款		迎检思路
5.3.1　通用要求	实验室应规定实验室活动的范围并形成文件，包括在符合本准则要求的主要地点以外开展的实验室活动（如 POCT、样品采集）。实验室应仅在实验室活动范围内声称符合本准则要求，不包括外部持续提供的实验室活动。	【标准解读】 医学实验室定义：医学实验室（以下简称实验室）是以提供疾病诊断、监控、管理、预防和治疗或健康评估的信息为目的，对来自人体的材料进行检验的实体。实验室包括但不限于临床化学、免疫学、血液学、体液学、遗传学、微生物学、分子诊断、细胞病理学、组织病理学等专业领域。实验室活动包括检验前、检验和检验后流程。除此之外，实验室还可以为患者及客户提供咨询服务，包括适当的检验项目选择、结果解释和进一步检验或检查的建议，报告内容还应包括方法的局限性等，满足患者及其他客户的需求。 实验室应根据业务开展情况明确规定实验室活动的范围，包括其开展实验室活

续　表

标准条款		迎检思路
		动的主要地点和主要地点以外开展的如POCT、样品采集等实验室活动，以及其他分场所、移动检测车等开展实验室活动时，均应遵守本准则的相关要求。实验室需注意的是，应仅在实验室活动内声明该范围符合本准则的要求，不包括持续进行的如受委托实验室等外部提供的实验室活动。 【查阅文件】 查看实验室是否明确规定了覆盖全部实验室活动的范围并形成文件；查看实验室是否制订实验室活动内声明的该范围符合本准则要求的文件，文件中是否明确了不包括持续进行的如受委托实验室等外部提供的实验室活动。 【现场观察】 现场查看实验室活动的主要地点是否符合本准则的要求，在符合本准则要求的主要地点以外开展的实验室活动（如POCT、样品采集）是否符合本准则的要求。
5.3.2　要求的符合性	实验室活动应以满足本准则、用户、监管机构和认可机构要求的方式开展，这适用于已规定且形成文件的实验室活动的全部范围，无论在何处提供服务。	【标准解读】 实验室在其主要地点及包括移动设施、样品采集等不在主要地点开展的全部实验室活动，均应符合相关的国家法律法规、本准则的要求、用户、监管机构和认可机构的要求。法人证书在有效期内、执业许可证是否包含所开展的各检验专业领域范围、分子诊断实验室的备案及验收证明、实验室生物安全备案证明、HIV确认实验室验收证明等；病理实验室设置应符合《病理诊断中心基本标准和管理规范（试合《病理科建设与管理指南（试行）》（卫办医政发〔2009〕31号）的要求，病理诊断中心建设应符合《病理诊断中心基本标准和管理规范（试行）》（国卫医发〔2016〕65号）的要求。 【查阅文件】 查看相关文件，核实实验室活动是否满足相关的国家法律法规及本准则的要求，用户、监管机构和认可机构的要求。 查看实验室是否建立了相关规定的文件。 查看实验室体系文件是否覆盖了包括移动设施、样品采集等不在主要地点开展的全部实验室活动范围。

续　表

标 准 条 款		迎 检 思 路
5.3.3　咨询活动	实验室管理层应确保提供适当的实验室建议和解释，并满足患者和用户的需求。	【标准解读】 实验室管理人员应通过主动咨询和被动咨询服务，确保提供适当的实验室建议和解释，并满足患者和实验室用户的需求。 【追踪核查】 核实实验室是否为患者及客户建立了提供实验室建议和解释的渠道。 核实实验室是否明确了主动咨询和被动咨询的定义并分类实施。 核实实验室提供咨询服务的记录，是否能够满足患者和用户的需求。 核实实验室是否就提供咨询服务定期的汇总分析，以及识别机遇持续改进服务质量。
	适用时，实验室应建立协议与实验室用户进行沟通，包括： a）为选择和使用检验提供意见，包括所需样品类型、检验方法的临床适应证和局限性，以及要求检验的频率。 b）为检验结果的解释提供专业判断。 c）促进实验室检验的有效利用。 d）就科学及事务性工作提供意见，如样品不符合可接受标准的情况。	【标准解读】 实验室建立咨询服务管理的程序性文件规定实验室与实验室用户的沟通方式，并应建立与实验室用户进行沟通的协议，通过协议保障与实验室用户有效沟通，包括但不限于以下事项。 a）为选择和使用检验提供意见，包括所需样品类型、检验方法的临床适应证和局限性，以及要求检验的频率。 b）为检验结果的解释提供专业判断。 c）促进实验室检验的有效利用。 d）就科学及事务性工作提供意见，如样品不符合可接受标准的情况。 【查阅文件】 核查实验室是否建立相关程序文件。 核查实验室是否建立了与实验室用户进行沟通的协议。 核查协议内容是否覆盖了 a）~ d）的相关内容。

第四节　结构和权限

标 准 条 款		迎 检 思 路
5.4.1　通用要求	实验室应： a）确定其组织和管理结构、	【标准解读】 组织结构是对实验室结构、资源、过程、

续　表

标 准 条 款		迎 检 思 路
	其在母体组织中的位置，以及管理、技术运作和支持服务间的关系。 b）规定对实验室活动结果有影响的所有管理、操作或验证人员的职责、权力、沟通渠道和相互关系。 c）在必要的范围内规定其程序，以确保实验室活动实施的一致性和结果有效性。持续提供的实验室活动。	管理体系等工作任务进行分工、规定职责和权限、相互协调合作的过程，通常用组织结构图展示。 实验室应确定其组织和管理结构，包括外部组织和母体组织中的地位及其内部的组织和管理结构，明确组织内、外部合理的人员职责、权限及相互关系，有效实施质量管理。 实验室的外部组织及母体组织中的位置，外部组织包括与各上级主管部门之间的关系，如 CNAS、各级卫生健康委员会、临床检验中心、疾病预防控制中心等；母体组织包括院内所处的位置，如与主管领导及医务、人事、财务、设备、信息、院感、科研、护理、保卫、后勤等行政职能部门等的关系，文件化此过程，明确内外部组织的各种关系。 实验室内部组织和管理结构是实验室主任领导下，在管理体系运行前，确定对实验室活动结果有影响的各专业组及各管理组并明确分工、职责、权力、沟通渠道和相互关系，为关键岗位指定代理人。对实验室活动结果有影响的管理人员包括实验室主任、副主任、质量主管、技术主管、专业组组长、监督员、内审员、安全员、试剂管理员等。对实验室活动结果有影响的操作人员包括具有资质经授权后直接从事检验工作的技术人员，也包括尚未经授权但可在有经验的授权人员指导下开展检验操作人员等；其他如采样人员、样品运送人员等均应纳入实验室管理。 确保所有管理和技术的职能均能分配至相应的岗位，每个岗位应清晰描述其岗位名称、任职条件、工作职责。所有实验室岗位明确其职权范围并建立程序，确保实验室活动实施的一致性和结果有效性，持续提供有效的实验室活动。 【查阅文件】 核查文件及记录，确定实验室组织和管理结构明确，其在母体组织中的位置清晰准确，实验室的组织管理、技术运作和支持服务间的关系清晰。 核查文件，是否覆盖了实验室活动结

续　表

标准条款		迎检思路
		果有影响的所有管理、操作或验证人员，其职责、权利、沟通渠道和相互关系是否有文件规定。 核查文件及记录，实验室是否为各管理、技术岗位在其必要的范围内规定了其实验室活动程序，是否能够保证实验室活动实施的一致性和结果有效性。
5.4.2　质量管理	实验室应配备具有履行其职责所需的权限和资源的人员，无论其是否还被赋予其他职责。所履行职责包括： a）实施、保持和改进管理体系。 b）识别与管理体系或执行实验室活动的程序的偏离。 c）采取措施以预防或最大程度减少这类偏离。 d）向实验室管理层报告管理体系运行状况和改进需求。 e）确保实验室活动的有效性。 注：这些责任可分配给一人或多人。	【标准解读】 实验室应根据履行其职责所需的权限和资源，合理配备一人或多人负责相应的实验室活动开展，有效维持管理体系的运行。其职责包括： a）实施、保持和改进管理体系：在符合法律法规的前提下，依据认可准则建立管理体系，实施、保持和改进管理体系，有效运行管理体系。 b）识别与管理体系或执行实验室活动的程序的偏离：通过质量目标、指标监测、用户或员工投诉、不良事件报告、风险管理、内部审核、外部评审、管理评审等方式识别管理体系或实验室活动的偏离，及时分析原因为拟定措施提供支持。 c）采取措施以预防或最大程度减少这类偏离：提供风险评估识别风险，采取加强培训考核、完善资源、优化流程、改进技术等措施消除或降低风险，以预防或最大程度减少偏离。 d）向实验室管理层报告管理体系运行状况和改进需求：根据风险的紧急和危害程度，各管理及技术岗位负责人通过书面或口头汇报的方式，定期或不定期向实验室管理层沟通和报告实验室的管理体系运行情况和改进需求。 e）确保实验室活动的有效性：实验室每一项活动都应责任明确到每一位员工，以确保实验室活动的有效性，满足管理体系的要求。 【查阅文件】 查阅实验室内部和外部的组织及管理结构图，各种关系及接口是否完整且清晰明确。 查阅各类人员工作职责、人员技术档

续 表

标 准 条 款		迎 检 思 路
		案、培训考核记录是否完整。 查阅沟通记录,有沟通的具体内容、主要问题及解决问题的措施。 查阅岗位职责,核实有一人或多人负责管理的岗位是否有文件规定。 【现场观察】 现场查看实验室活动是否有程序文件规定。 【访谈调查】 随机抽查提问人员岗位职责知晓情况。 核查人员能力评估报告,确认各岗位的履职效果。

第五节 目标和方针

标 准 条 款		迎 检 思 路
5.5 目标和方针	a) 实验室管理层应建立并维持目标和方针(见 8.2),以: 1) 满足患者和用户的需要和要求。 2) 致力于良好的专业实践。 3) 提供满足其预期用途的检验。 4) 符合本准则。 b) 目标应可测量并与方针一致。实验室应确保该目标和方针在实验室组织的各层级得到实施。 c) 在策划和实施管理体系变更时,实验室管理层应确保管理体系的完整性。 d) 实验室应建立质量指标以评估检验前、检验和检验后过程的关键环节,并监控与目标相关的性能(见 8.8.2)。 注:质量指标的类型包括收到的样品数中不合格的样品数,登记和/或样品接收的错误	【标准解读】 1. 质量目标(quality objective) 质量目标是指在质量方面所追求的目的。 注 1:质量目标通常依据实验室的质量方针制定。 注 2:通常对组织的相关职能和层次分别规定质量目标。 注 3:根据 GB/T 19000-2008/ISO 9000:2005,定义 3.2.5 改写。 2. 质量指标(quality indicator) 质量指标是指一个对象的大量特征满足要求的程度的度量。质量指标应可测量,是质量目标的支持性指标,质量指标应覆盖检验前、检验和检验后的全过程的关键环节。 实验室应建立质量目标和方针的程序文件,并通过质量目标、指标定期监测和评审使其得以有效维持,相关过程文件化。文件应规定质量指标监测和管理程序,明确质量指标的定义、目标、意义、计算公式、数据来源和采集方法、监测周期、责任人

续　表

标 准 条 款		迎 检 思 路
	数,更正报告数,指定周转时间的完成率。	等。实验室应通过定期监测质量指标及目标,评估其与规定指标、目标值的符合性,并对识别出的改进机遇采取措施予以改进,评价其改进效果。 【查阅文件】 查阅文件和记录,核实实验室是否建立并维持目标和方针。 查阅文件及记录,确认实验室目标和方针是否满足患者和用户的需要和要求。 查阅记录,核实实验室是否能够提供满足其预期用途检验的证据性材料。 查阅文件及记录,确认在策划和实施管理体系变更时,实验室管理层是否确保管理体系的完整性。 【追踪核查】 核查文件及记录,确认实验室质量目标是否可测量并与方针一致。 核查记录,确认是否实验室的质量目标和方针在实验室组织的各层级得到实施。 核查文件及记录,确认实验室是否建立了评估检验前、检验和检验后过程的关键环节的质量指标,是否能够提供监控与目标相关的性能记录。

第六节　风 险 管 理

标 准 条 款		迎 检 思 路
5.6　风险管理	a）实验室管理层应建立、实施和维护过程,以识别与其检验和活动相关的对患者危害的风险和改进患者医疗的机会,并制定应对风险和改进机遇的措施(见8.5)。 b）实验室主任应确保对该过程的有效性进行评估,并在确定为无效时进行修改。 注1:医学实验室风险管理	【标准解读】 1. 风险(risk) 危害发生的概率和该危害严重度的组合。 注:在侧重于企业风险管理的标准中,如在GB/T 24353—2022/ISO 31000中,风险被定义为“不确定性对目标的影响”。GB/T 42062/ISO 14971和本文件保留了ISO/IEC Guide 51:1999中的定义,因为它们关注外部给患者和其他人带来的安全风险。

续 表

标准条款		迎检思路
	要求见 ISO 22367。 注 2：实验室生物风险管理要求见 ISO 35001。	[来源：ISO/IEC Guide 51：2014,3.9] 2. 风险分析(risk analysis) 系统使用现有信息识别危险和估计风险。 注：风险分析包括对可能产生危险情况和危害的不同事件序列的检验。 [来源：ISO/IEC Guide 51：2014,3.10,增加注 1。] 3. 风险评估(risk assessment) 包括风险分析和风险评价的全过程。 [来源：ISO/IEC Guide 51：2014,3.11] 4. 风险管理(risk management) 系统地将管理政策、程序和实践应用于风险分析、评价、控制和监控风险的活动。 [来源：ISO/IEC Guide 63：2012,2.15] 实验室风险主要分为对患者产生危害和影响改进患者医疗的机会的医疗质量风险及生物安全风险两类。 虽然本文件要求实验室管理层应建立、实施和维护过程，以识别与其检验和活动相关的对患者危害的风险和改进患者医疗的机会，并制定应对风险和改进机遇的措施，但对如何识别风险及应对并未做出说明，也未要求特定的风险管理办法，但在注 2 中推荐实验室可以使用 ISO 22367 和 ISO 35001 作为指南。 实验室应建立风险管理程序文件，覆盖检验前、检验和检验后全过程的各环节，明确风险源种类及识别方法，提供分析风险的严重程度和发生频次评估风险危害程度，规定相关人员职责，根据原因分析确定预防措施或纠正措施，以消除或降低风险。 实验室主任应持续评估风险管理过程和改进措施的有效性，评估内容包括采取措施后残余风险或新带来风险的评估，评估过程应形成记录。 【评审要点】 核查文件及记录，实验室管理层是否建立风险管理程序，覆盖建立、实施和维护过程，以识别与其检验和活动相关的对患者危害的风险和改进患者医疗的机会。 核查记录，确认实验室是否就识别的

续　表

标　准　条　款		迎　检　思　路
		风险制定了应对风险和改进机遇的措施。 　　核查记录,确认实验室主任是否对风险管理过程的有效性进行评估,并在确定为无效时进行修改。

（李锋）

第四章　资 源 要 求

ISO 15189:2022 管理体系资源是实验室建设和运行的基础，也是实验室认可的核心要素。ISO 15189:2022 认可准则编写过程中采用了更接近于 ISO 17025：2017 的结构模式，并根据医学实验室特点进行了调整，形成了独立的资源要求章节，其内容涵盖了 ISO 15189:2012 中技术要求的“5.1 人员”“5.2 设施和环境条件”“5.3 实验室设备、试剂和耗材和管理要求”“4.4 服务协议”“4.5 受委托实验室的检验”“4.6 外部服务和供应”，并对相关条款进行了结构调整和内容修改，体现了资源对于实验室质量体系建设和有效运行的支撑作用。

ISO 15189:2022 中“6.1 总体要求”，要求实验室应获得管理和实施其活动所需的人员、设施、设备、试剂、耗材及支持服务；6.2 条款对实验室所需的人员数量和资质、新员工入岗前培训、能力要求和能力评估、岗位授权、继续教育和专业发展、人员记录等进行了描述和规定；6.3 条款对实验室的设施和环境条件提出了具体要求，包括实验室必需的环境条件、设施控制、储存设施、员工设施、样品采集设施等；6.4 条款是对实验室设备的要求，包括设备选择到停用全生命周期的控制、设备要求、设备验收程序、设备使用说明、设施维护和维修、设备不良事件报告和设备记录；6.5 条款是设备校准和计量溯源性要求，要求实验室对影响检验结果的设备进行校准，并定期验证测量准确度和测量系统功能，明确了定量检验、基因检验和定性检验的计量溯源性要求；6.6 条款是对试剂和耗材的要求，包括接收和储存、验收试验、库存管理、使用说明、不良事件报告、记录等，总体与 ISO 15189:2012 无明显区别；6.7 条款是服务协议，包括与实验室用户的协议和与即时检验（POCT）操作者的协议，后者系首次提出，并与附录 A“即时检验（POCT）的附加要求”相一致；6.8 条款是外部提供的产品和服务，明确了外部服务的概念和对外部提供的产品和服务的要求，包括受委托实验室和顾问、外部提供的产品和服务的评审及审批要求。

本章对以上要求的每一个条款逐一进行解读，并给出现场评审的审核方法和评审要点，以及医学实验室需要提供的支撑材料的建议。

第一节　总 体 要 求

标 准 条 款		迎 检 思 路
6.1　总体要求	实验室应获得管理和实施其活动所需的人员、设施、设备、试剂、耗材及支持服务。	【标准解读】 资源是管理体系建设和运行的基础和保障。该条款对 ISO 15189:2012 条款技术

续　表

标　准　条　款		迎　检　思　路
		要求 5.1 人员、5.2 设施和环境条件、5.3 实验室设备、试剂和耗材及管理要求、4.4 服务协议、4.5 受委托实验室的检验、4.6 外部服务和供应进行了优化和整合，对实验室的资源提出了总体要求。 ISO 15189:2022 将 ISO 15189:2012 的 5.3 分成了 6.4 设备、6.5 设备校准和计量溯源性两节分别介绍，更符合实验室的具体实际；6.7 服务协议在 ISO 15189:2012 的 4.4 的基础上增加了与 POCT 操作者的协议，与附录 A 即时检验（POCT）的附加要求相一致；6.8 外部提供的产品和服务将 ISO 15189:2012 的 4.5 和 4.6 进行了合并，受委托实验室的检验本身就是外部为实验室提供的服务，合并之后更加合理；ISO 15189:2022 整体层次更加清晰，更符合临床实验室工作实际。

第二节　人　　员

标　准　条　款		迎　检　思　路
6.2.1　通用要求	a）实验室应有足够数量有能力的人员开展其活动。 b）所有可能影响实验室活动的内部或外部人员，应行为公正、符合伦理，有能力并按照实验室管理体系要求工作。 注：POCT 设备监督员和操作者指南见 ISO/TS 22583。 c）实验室应向员工传达满足用户需求和要求，以及满足本准则要求的重要性。 d）实验室应有程序向员工介绍组织及其将要工作的部门或区域、聘用的条件和期限、员工设施、健康和安全要求，以及职业健康服务。	【标准解读】 1. 建立程序 实验室应建立人力资源管理的程序化文件（如人力资源管理程序），程序应包括各级各类人员资质要求、岗位描述、职责范围；不同级别和专业人员培训和继续教育要求，考核及培训效果评价方法，岗位能力要求和能力评估方法，授权管理，员工表现的评估方法及激励机制；新员工入岗前的培训要求等。为每个员工建立个人技术档案，证实所有人员教育经历、工作经历、资质、培训、考核、能力、授权、健康状况等能满足所从事工作的需要。 2. 人员数量和能力要求 实验室应有足够数量有能力的人员开展其活动，可以从以下几方面深入理解。 （1）实验室活动：包括检验前、检验

续 表

标 准 条 款		迎 检 思 路
		和检验后过程各个环节的检验活动，临床咨询服务，以及实验室运行及管理相关的活动。 （2）员工数量：可参考卫办医政发〔2009〕31号《病理科建设与管理指南（试行）》、中华医学会病理学会《分子病理诊断实验室建设指南（2015）》、CNAS－GL048、T/GDPMAA 0011—2022、DB12/T 751—2017等的要求，没有标准或标准没有具体规定的，人员数量总体应与实验室的规模、提供临床服务的类型和特点、专业领域、业务量及学科发展相适应。 （3）有能力的员工：不同岗位有不同的能力要求，实验室应制定胜任不同岗位工作员工的能力评价标准，包括教育背景、工作年限及工作经验、岗位培训、继续教育，以及具体的技术和/或临床胜任能力要求。 1）有颜色视觉障碍的人员不应从事涉及辨色的相关检验（检查）项目，如微生物学检验、细胞形态学检查、流式细胞分析、组织病理学检查、细胞病理学检查及免疫组化染色等。 2）特殊岗位技术人员（如抗HIV抗体初筛、产前筛查、新生儿疾病筛查、分子生物学检验等）应按行业规范要求接受培训取得相应资质。 3）从事复杂程度高的项目检测（如形态学检查、微生物学检验、临床质谱检验、流式细胞分析等）的新上岗员工，在最初6个月内应至少进行2次能力评估。同时离岗超过6个月后再次入岗时，在进行相关培训后应再次进行能力评估。 4）基因变异检测报告签发人员应通过参加相关领域的培训或继续教育活动，熟悉行业规范、指南及专家共识，了解基因变异检测技术和临床应用的最新进展。 5）实验室技术负责人应具备中级及以上专业技术职务资格，从事医学检验（检查）工作至少3年。 6）认可的授权签字人应具备中级及以上专业技术职务资格，从事申请认可授权签字领域专业检验（检查）工作至少3年。

续　表

标 准 条 款		迎 检 思 路
		但部分先进技术,在早期运行时,如临床质谱检验、二代测序(next-generation sequencing,NGS),可能只有1~2人,工作时间可适当放宽,经考核能胜任岗位工作即可。 3. 工作要求 所有可能影响实验室活动的内部及外部员工均应严守医风医德,遵守法律法规及劳动纪律,严格执行各项制度和程序,并按照实验室管理体系要求工作。 (1) 内部员工：和实验室母体医疗机构或第三方实验室签订有劳务关系的人员。 (2) 外部员工：和实验室母体医疗机构或第三方实验室没有签订劳务关系的人员,如第三方委托人员(标本运输、标本核收人员)、服务商技术支持、进修实习人员、临床科室POCT操作人员等。 (3) POCT操作人员：ISO/TS 22583为POCT设备的主管和操作员提供指导。 (4) 公正性声明：影响检验活动的内外部员工均要求秉承公正的态度完成相关的工作、遵守职业道德,按照管理体系文件要求从事检验活动。 (5) 员工知晓：实验室应告知员工满足用户需求及本准则要求的重要性。用户需求即结果准确,报告及时,咨询服务。用户要求即符合法律法规、卫生行政管理部门的要求。 4. 新员工岗前培训 (1) 培训方式：岗前培训包括医院和科室两个层面的介绍。医院通常由人事部门介绍,同时发放新员工手册,主要介绍医院概况,聘用的条件、待遇和期限,医院的核心工作制度等;也可通过课程培训、参观,现场教学等方式进行。 (2) 岗前培训内容：入岗前介绍还包括消防安全(火灾报警电话和处置流程、灭火器和消防栓的位置、逃生线路、灭火器的使用方法等)、生物安全(进出实验室的规定、医疗垃圾的处置流程、生物安全防护、医院感染控制等)、设备安全(仪器设备介绍、安全用电、不良事件报告等)、信息安全(保护患者隐私、实验室信息保护、计算机使用规定、网络安全培训、LIS使用入门培训等)、

续　表

标准条款		迎检思路
		应急急救设施[洗眼器、喷淋设施的使用方法、自动体外除颤器(automated external defibrillator, AED)的使用培训]、心肺复苏(cardiopulmonary resuscitation, CPR)培训等。 5. 员工培训 实验室应为所有员工(含工勤人员)和检验全流程工作相关人员(如标本运输人员、保洁人员等)提供与其岗位相适应的培训。 (1) 管理体系培训：实验室所有员工均应接受管理体系的培训,包括质量手册、程序文件、生物安全手册、实验室信息手册、临床标本采集手册等,特别是质量方针、质量目标、文件控制流程、投诉的报告和处理流程、不符合项的识别和处理流程、人力资源管理程序、设备和试剂管理、性能验证程序、检验结果质量的保证、结果报告程序等。但不同岗位人员培训的侧重点有所不同。需有培训和考核记录。 (2) 相关专业培训：不同专业组人员所用仪器和项目 SOP 文件的培训、结果复核程序的培训、结果发布和报告程序的培训。不同岗位工作内容和过程不同,培训的内容也不同,以满足工作需要为前提。 各专业组专业技术人员、标本运输人员、标本接收和处理人员均应接受适用的 LIS 培训,包括 LIS 操作、安全防护,信息系统故障报告和处置等。 (3) 健康与安全培训：包括防止或控制不良事件的影响、生物安全防护、院内感染控制、医疗垃圾的分类处理、危化品的管理、消防安全管理、应急管理、AED 和 CRP 的培训等。 (4) 医学伦理培训：保护患者隐私、知情同意、知情选择等医学伦理培训,注重标本信息安全。承担仪器和试剂的临床试验任务时,还应进行有关医学伦理学的培训。 实验室应提供员工对服务对象(如患者、献血者或体检人群)隐私及结果保密的声明及签字。 (5) 公正性和保密性培训：公正性声明和保护患者信息的培训,不向外泄漏任何实验室数据和患者信息。

续 表

标 准 条 款		迎 检 思 路
		(6) 评估考核效果：实验室应以适当方式定期监督培训效果。 【查阅文件】 人力资源管理程序、公正性声明、保密性声明、实验室人员一览表、个人技术档案、管理体系培训记录、新员工入岗前培训记录、员工培训记录、POCT 操作者培训记录。 员工培训和考核记录、培训通知和纪要、培训课件、考试试卷及评分。实验室管理层对培训效果的监控和动态管理。 管理层和每个专业组至少抽查 1 名员工的个人技术档案，查证其资质和能力是否满足所从事工作的需要。查阅至少 50% 新员工档案，证明其按规定的内容及频次完成培训及考核；必要时，调阅 LIS 检验报告单记录，对照档案，核实其从事并签署姓名的相关岗位培训是否已经完成。 查阅岗位设置情况和排班表，查证所有人员的岗位职责、权限和任务描述是否清晰，是否存在超职责范围和权限工作。 【访谈调查】 管理层和各专业组至少访谈 1 名员工，了解其对岗位职责、权限和任务的知晓情况。 访谈 1~2 名新入职员工，查证新员工的岗前培训情况。 至少抽查 3 名员工，访谈管理层如何对其进行培训和监督指导。 各专业组至少访谈 1 名员工，了解培训情况及对培训内容的掌握程度，重点是质量方针和目标、文件控制和记录控制要求、岗位 SOP 文件等。 专业技术人员重点访谈其对 SOP 的掌握情况、对仪器报警的识别和处理、仪器的日常维护和保养流程、常规质控措施和失控后的处理措施、不合格样本判定及处理等。 【跟踪核查】 依据实验室的考核评估记录，追踪考核不合格人员的再培训过程和考核记录，现场提问对不合格项的掌握情况。 【现场演示】 抽查 1~2 名新入职员工，现场演示洗眼器、喷淋设施、灭火器的使用方法，CPR 操作。

续　表

标准条款		迎检思路
6.2.2　能力要求	a）实验室应规定影响实验室活动结果的各职能的能力要求，包括教育、资格、培训、再培训、技术知识、技能和经验的要求。 b）实验室应确保全部员工具备开展其负责的实验室活动的能力。 c）实验室应有人员能力管理程序，包括能力评估频率要求。 d）实验室应有记录证实其人员能力。 注：以下能力评估方法可组合使用： — 直接观察活动； — 监控检验结果的记录和报告过程； — 核查工作记录； — 评估解决问题的技能； — 检验特定样品，如已检验过的样品、实验室间比对样品或分割样品。	【标准解读】 1. 岗位设置 岗位设置应尊重专业发展，并结合实际工作需要，如临床血液学检验可设置血液分析、凝血检验、溶血检验、骨髓细胞检验等岗位；临床体液学检验可设置体液检验、粪便检验、生殖道分泌物检验等岗位；临床免疫学检验可设置化学发光免疫分析（定量）、感染免疫检验、自身免疫检验、移植免疫和过敏原检测等岗位；临床化学检验可设置自动化分析（流水线）、电泳和糖化分析、特定蛋白和微量元素检验、质控和结果报告等岗位；临床微生物学检验可设置标本接收和处理岗、鉴定和药敏岗、院感监测和真菌检验岗等；临床基因扩增检验可设置肿瘤基因、分子遗传和感染性疾病基因检测等岗位。此外，多数实验室还要有标本运输岗（部分医院由专业物流公司承担）、标本接收与处理岗、急诊检验岗、细胞遗传岗、咨询服务岗、检验医师岗等。管理层应对每个岗位的人员资质进行规定。注：人员资质可能影响岗位能力，但不同于岗位能力。 除专业技术岗位外，根据工作需要和实验室规模，还应设置一定的管理岗位，如技术负责人、质量主管、专业组组长、科秘书、内务管理员、设备管理员、试剂和耗材管理员、安全管理员、信息管理员等，对这些岗位的人员资质要求也应文件化。若为独立运营的第三方实验室还应设置人力资源管理部门、临床服务部门、市场营销部门、后勤保障部门等。 2. 建立岗位能力标准 对每个岗位的人员资质进行规定，包括对教育背景、工作经历、专业培训、继续教育和特殊技能证明（如 PCR 上岗证书、产前筛查/诊断资质证书、高压消毒资质证书、危化品管理资质证书等），相关资质应与所承担的工作相适应。 对出具诊断性报告的技术人员（如细胞遗传学检验、骨髓细胞学检验、病理学检查、微生物学检验、质谱检验等）对其理论和实践背景及工作经历要有明确规定。

续　表

标　准　条　款		迎　检　思　路
		临床实验室专业判断的人员包括骨髓细胞学检验、细胞遗传学检验、组织和细胞病理学检查、分子病理检测、产前筛查和产前诊断、新生儿代谢遗传病检验、基因检测和基因测序、血脂检验和风险预测、感染性疾病诊断等，只要是为临床出具诊断性报告，或为临床提出意见和专业判断的人员，均应符合国家、区域、地方法规和专业指南的要求。 3. 能力保障 实验室应确保所有员工有能力开展其负责的实验室活动，保障的方式包括入岗培训、持续培训、进修学习、继续教育，能力评估与考核，岗位授权。 4. 能力管理 实验室应制定员工能力评估的内容、方法、频次和评估标准。评估间隔不宜超过 1 年。技术负责人、专业组组长、资深技术人员负责人员的岗位培训和能力评估，新上岗人员宜每半年评估一次，长期在岗人员宜每年评估一次，针对特殊岗位或高风险岗位，可以增加评估频次。 5. 能力评估的方法 实验室应建立岗位能力评估的程序性文件，规定不同岗位人员能力评估的方法。可以以下述任意组合的方法进行能力评估。 （1）直接观察技术活动，如仪器操作及维护保养、项目定标、失控处理、参数设置等。 （2）监控检验结果的记录和报告过程，如检验操作和审核报告的记录。 （3）核查工作记录，如质控记录、仪器维护保养和维修记录。 （4）评估解决问题的技能，如故障修复后验证、性能验证、设备校准。 （5）针对手工操作步骤比较多的项目，可以通过检验特定样品考核能力，如先前已检验的样品、实验室间比对的物质或不同人员平行比对分割样品。 （6）形态学考核，可采用图谱库或真实样本的人员比对等。 （7）基础知识及试验技能的书面考试。 【查阅文件】 人力资源管理的程序性文件，文件中

续　表

标准条款		迎检思路
		是否对各类岗位的人员资质进行规定。岗位能力评估管理程序,岗位能力标准、岗位能力评估与授权记录、持续培训与考核记录。 岗位设置情况和排班表,查证所有人员的岗位职责、权限和任务描述是否清晰,是否存在超职责范围和权限工作。 专业组组长职称证书、学历证书,毕业院校及专业,相关专业的培训经历,是否符合资质要求。 实验室向 CNAS 推荐的授权签字人职称证书、学历证书,毕业院校及专业,相关专业的培训经历,是否符合 CNAS 规定的资质要求。实验室授权的授权签字人(报告签发人)相关标准和资质证书。 专业判断岗位能力标准及培训、考核和授权方法,岗位轮转和培训记录,能力评估记录,岗位授权记录,个人技术档案,特殊岗位执业资格证书等。 查阅特殊岗位如分子诊断、产前诊断、HIV 检验、消毒灭菌人员的个人技术档案是否有相关的资质证书,病理学检查和出具诊断性报告的人员是否有执业医师证书,是否依法注册。 【访谈调查】 每个专业组至少访谈 3 名员工,了解其对岗位职责的知晓情况,并查看其个人技术档案,查证其资质是否符合质量体系文件的规定及相关法律法规和专业指南的要求。 各专业组至少抽查 3 名员工,访谈其是否知晓岗位能力标准及岗位培训、能力评估和授权情况。重点访谈其对 SOP 的掌握情况,对仪器报警的识别和处理,仪器的日常维护和保养流程,常规质控措施和失控后的处理措施,不合格样本判定及处理等。 【现场考核】 针对复杂程度较高的检验,至少抽查 1 名员工,通过现场操作考核方式,评估岗位胜任情况;对于可以通过图谱等考核的检验项目,可以采用集中人员考核的方式,评估培训效果及岗位胜任情况。 现场各专业组至少抽查 1 名员工,考核岗位能力评估效果和岗位授权情况。如临床化学专业可考核仪器维护保养程序、

续　表

标　准　条　款		迎　检　思　路
		生化项目反应参数的设置、设备和项目的校准程序、质控程序、IQC 规则的理解和失控的判断、失控的处理措施、EQA 结果的分析与处理、结果报告程序、临床危急值的报告和处理、LIS 的使用等。
6.2.3　授权	实验室应授权人员从事特定的实验室活动,包括但不限于: a) 方法选择、开发、修改、确认和验证; b) 结果审核、发布和报告; c) 实验室信息系统使用,特别是患者数据和信息获取、患者数据和检验结果录入、患者数据或检验结果修改。	【标准解读】 1. 岗位授权 建立不同岗位能力标准,通过岗位培训、能力评估达到能力标准后由实验室主任授权。 2. 授权范围 方法学选择与评价,结果复核与报告,诊断性报告,LIS 使用(特别是患者数据和信息获取、患者数据和检验结果录入、患者数据或检验结果修改),特殊检验,咨询服务等。 【查阅文件】 岗位能力评估与授权的程序性文件、个人技术档案、岗位授权记录。 【跟踪核查】 查阅急诊组的值班排班表,随机抽取 3 名值班人员,跟踪核实其岗位资质、培训、考核、授权经历是否符合文件要求。 调取不少于 10 份检验报告单,核对签名的检验者和审核者人员档案是否有相关的授权记录。
6.2.4　继续教育和专业发展	应对从事管理和技术工作的人员提供继续教育计划。全部人员应参加继续教育、常规专业发展或其他的专业相关活动。 应定期评估计划和活动的适宜性。	【标准解读】 1. 制定继续教育计划 实验室应制定不同级别人员的继续教育计划,包括管理人员和技术人员。继续教育计划的类型包括职称提升计划和学历提升计划。实验室应针对不同职称人员制定不同的继续教育计划,在一定的时间内达到上一级职称要求的专业水平、技术水平、学术水平和继续教育学分。学历提升计划主要是针对低学历员工通过不同形式的学习、培训,提升自身的学历水平。 2. 制定学术会议制度 制定员工参加常规专业发展或其他的专业相关活动和学术会议的制度。鼓励员工参加继续教育项目和专业相关学术会

续 表

标 准 条 款		迎 检 思 路
		议,获得必要的继续教育学分。外出参加短期继续教育项目和学术会议,回科后应提交学习心得,存入个人技术档案。 定期进行科内业务学习,有计划、有签到表,必要时有考核记录。业务学习形式有多种,如全科培训学习、各分部业务学习、专业组岗位培训学习、自学等,也可以邀请专家到实验室进行专题培训。 3. 进修学习 有计划安排员工进修学习,不断引进新技术、新方法、新项目,外出进修学习时间不低于 3 个月,进修期间有学习心得或发表学术论文。 4. 在职学历教育 鼓励员工在职接受学历教育,并给予时间和经济支持,凡获得毕业证书或学位证书的给予必要的奖励。 5. 分析总结 管理层每年评审计划和活动的适宜性。应有针对各类培训的效果评价,包括但不限于,培训后一定时期内,针对培训内容所开展的业务的情况,个人能力提升情况等。每年对员工的继续教育情况进行总结分析,未落实或未达标的应分析原因,并采取必要措施,提高继续教育计划的有效性。 【查阅文件】 查阅个人技术档案和有关培训计划、培训记录、学习记录、学分登记表等。 【查阅文件】 查阅员工参加专业学术会议、专业培训或其他的专业相关活动记录,外出进修学习记录,各种学习会议授课或报告记录,继续教育计划执行情况报告。
6.2.5 人员记录	实验室应制定以下活动的程序,并保存记录。 a) 确定 6.2.2 a) 中规定的能力要求; b) 岗位描述; c) 培训和再培训; d) 人员授权; e) 人员能力监督。	【标准解读】 1. 建立个人技术档案 内容包括相关教育和专业资质、培训、经历和能力评估的记录,这些记录应随时可供相关人员利用。定期维护个人技术档案,及时更新个人技术资料。有条件的实验室可使用人力资源管理软件进行管理。 2. 个人技术档案记录内容 (1) 教育和专业资质:专业相关教育

续 表

标准条款		迎检思路
		经历记录,获得的学历和学位;取得专业技术职称的记录,专业岗位工作及培训记录等。 (2) 学历学位证书的复印件,执业资格证书复印件,专业技术职称证书复印件,卫生行政管理部门颁发的技术资格证书、专业岗位资质证书的复印件、特殊岗位上岗证明。 (3) 所有的工作经历起止时间、任职情况。 (4) 岗位轮转记录。 (5) 新员工入岗前培训记录。 (6) 当前岗位的描述与培训记录。 (7) 不同工作岗位的能力评估和授权记录。 (8) 继续教育记录,学习记录;发表论文、专著、获得的科研成果、专利、著作版权等证书的清单和复印件。 (9) 员工表现评估的记录。 (10) 事故报告和职业危险暴露记录。 (11) 预防接种记录,如乙肝疫苗接种等。 3. 记录存放 以上记录可以存放在医院的人力资源管理部门、医务部门或医院的电子人力资源管理系统中,也可以存放在实验室。有条件的实验室可建立电子化的人力资源管理系统,以上所有记录可以存放在该系统中,个人或授权人员可以随时查阅。 【查阅文件】 至少抽查3名员工的个人技术档案,查证相关信息和资料是否完整并及时更新。

第三节 设施和环境条件

标准条款		迎检思路
6.3.1 通用要求	设施和环境条件应适合实验室活动,不应对结果有效性或患者、访客、实验室用户和员工	【标准解读】 1. 风险评估 实验室应实施安全风险评估,如设置

续 表

标 准 条 款		迎 检 思 路
	的安全产生不利影响。这应包括在实验室主场所外开展的检验前工作相关的设施与地点，也包括 POCT。	了不同的控制区域，应制定针对生物、化学、放射及物理等危害的防护措施及合适的警告。 适用时，应配备必要的安全设施如生物安全柜、通风设施，以及口罩、帽子、手套等个人防护用品。 2. 实验室设计和布局 （1）实验室面积：以满足工作需要为前提，输血科、病理科、第三方实验室参考相关标准和指南。 （2）实验室分区：实验室应有足够的空间开展检验工作，办公区和实验区相对独立，实验室设计和布局基本合理，符合生物安全和院内感染防控要求，并切合各专业工作流程要求，便于高效地开展检验工作。 （3）实验室设计和布局：符合保护实验室员工、患者和来访者的健康和安全的需求。有门禁控制系统和相对独立的办公区域，有条件的实验室可以设置专门的员工通道、物流通道、标本运送通道和医疗废物运送通道，做到人、材、物和医疗垃圾互不影响。 （4）其他实验室设施：根据实验室具体情况可设置清洁消毒间、制水间、不间断电源（uninterrupted power supply，UPS）间、标本接收处理间、常温试剂库、冷藏试剂库、耗材库、检验后标本储存库等相关区域和设施。 （5）相关场所设施：在实验室主场所外进行的原始样品采集场所宜设置样品采集区、患者等候区，并配备必要的便民服务设施（如叫号系统、座椅、饮水机），流程符合院感要求，并注意保护患者隐私。临床科室应为 POCT 提供适宜的场所，环境条件和设施满足认可标准要求。 （6）实验室改造：对于以往设计的实验室不建议做大的改造，只要有物理间隔、流程合理、符合院感要求并便于实验室工作即可。 （7）参考标准：实验室设计和布局可参考 GB 19489—2008 和 ISO 15190。 3. 亚专业实验室设计和布局要求 （1）临床检验亚专业实验室：根据专

续　表

标 准 条 款		迎 检 思 路
		业和工作需要，体液实验室宜相对独立，并配备有通风设施；血液、生化、免疫三个实验室可以集中或分别设置，根据开展的诊疗服务项目及设施仪器配置而定。微生物实验室宜独立设置，分区明确，要有单独的标本接收和处理区域，有专门的医疗废物处置和运送通道。在主场所之外的其他检验场所如门诊检验实验室、急诊检验实验室、传染病检验实验室等，以及实验室管理下的床旁检验也应满足该标准的要求。 （2）病理实验室：应符合《病理科建设与管理指南》的要求。定期对室内及实验室排气口处的空气进行甲醛和二甲苯浓度监测，确保安全；宜设置标本接收、取材、组织处理、制片、染色、快速冰冻切片与诊断、免疫组化染色和分子病理检测、病理诊断、细胞学制片、病理档案、标本/样品存放等区域。 （3）分子诊断实验室：基因扩增检验实验室各工作区域的设置、进入方向及气流控制等应符合《医疗机构临床基因扩增检验实验室管理办法》及《医疗机构临床基因扩增检验实验室工作导则》的要求。 （4）细胞遗传实验室：宜设置样品接收、接种、培养、制片、染色、阅片、审核与诊断，病例资料档案保存、外周血细胞和羊水细胞成品样片存放等区域。 【现场观察】 现场查看实验室布局、分区和流程是否符合生物安全、院内感染防控的需要。 现场查看标本采集区、门诊检验实验室、急诊检验实验室、传染病检验实验室的布局和分区是否符合生物安全、院内感染防控、工作流程的需要。
	实验室应规定、监控和记录从事实验室活动所必需的设施及环境条件要求。 注1：设施和环境条件的要求见ISO 15190。 注2：对结果有效性产生不利影响的环境条件，包括但不限	【标准解读】 实验室应制定程序，规定、监控和记录从事实验室活动所必需的设施及环境条件要求。设施和环境条件的要求可参考ISO 15190和GB 19489—2008。 实验室应对结果有效性产生不利影响的环境条件进行监测和控制，这些条件包

续 表

标准条款		迎检思路
	于非特异性扩增的核酸、微生物污染、灰尘、电磁干扰、辐射、照明条件（照度）、湿度、供电、温度、声音和振动。	括但不限于：非特异性扩增的核酸、微生物污染、灰尘、电磁干扰、辐射、照明条件（照度）、湿度、供电、温度、声音和振动等。 【查阅文件】 实验室环境条件控制程序，实验室环境条件监测记录，如水质监测记录、温湿度监测记录、空气微生物监测记录等。
6.3.2 设施控制	应实施、记录、监控、定期评审设施控制，应包括： a）访问控制，考虑安全、保密性、质量，以及医疗信息和患者样品的保护。 b）防止来自能源、照明、通风、噪声、供水和废物处理对实验室活动造成的污染、干扰或不利影响。 c）防止来自因检验程序存在风险或不隔离可能影响、干扰工作时造成的交叉污染。 d）提供适当的安全设施和设备，并定期验证其功能； 示例：应急疏散装置、冷藏或冷冻库中的对讲机和警报系统，便利的应急淋浴、洗眼装置和复苏设备等。 e）保持实验室设施功能正常、状态可靠。	【标准解读】 1. 制定程序 实验室应制定设施控制的程序性文件，以实施、记录、监控、定期评审设施控制，并满足要求。 2. 实验室设施 包括温湿度监控设施、安全监控设施、通风设施、照明设施、消防设施、供水电气设施、清洁消毒设施、应急设施、储存设施、医疗废物处理设施、废水排泄和处理设施、门禁设施等，所有设施应功能正常、状态可靠。工作区整洁有序，地面台面定期清洁消毒，并保持良好状态。 3. 设置相关管理岗位 实验室应设置相应管理岗位，如安全管理员、信息管理员、内务管理员等，定期监督检查设施功能状态，出现不符合时按照不符合项报告和处理流程处理。 4. 访问控制 包括门禁管理、试剂耗材管理、危险品管理、检验过程样品的管理、检验后样品的管理、患者信息安全、医疗垃圾管理。 5. 环境监测 实验室应制定程序对可能影响样品质量、结果质量和员工健康的环境条件进行监控和记录。制定不同区域的温湿度控制标准，通常以该区域对温湿度要求最为严格的仪器设备和/或试剂反应条件要求为标准，根据工作需要及失控后可能造成的影响确定监测周期，不必对所有区域均进行监控。 6. 冷藏设施 实验室应对冷藏设施（如各种冰箱、冷库、生物样本库）的湿度和试剂储藏室的温湿度进行重点监控。设置不同冷藏设

续　表

标准条款		迎检思路
		施温度的监测周期，如储存标准品、质控品、常规试剂、储存检验后标本的冷藏设施、生物样本库、血库贮血冰箱的温度监测频率应明显不同。人工记录监测结果的方法往往达不到监控的目的，非工作时间出现的失控很难及时发现和处理。 输血科储血冰箱参照输血管理规范。 7. 温湿度监测 应依据所用检测设备和检测过程的要求，制定环境条件(含温湿度)控制要求并记录；如果失控，应有处理措施并记录。不同类型的设备置于同一区域时，如环境控制要求有差异，则控制条件应满足该区域所有设备的要求。 8. 冷链管理系统 有条件的实验室可配备冷链管理系统，对实验室温湿度进行实时监控，每 30~60 分钟对温湿度自动监测 1 次。每个专业组或一定区域设定 1 名管理员，在系统中输入其手机号码，工作时间失控时系统会将信息直接发送至管理员手机，以便及时处理。非工作时间的管理员设定为值班人员或其他人员。工作时间通过电脑显示的报警信息进行监控和处理。 9. 水质监测 实验室应制定实验用水控制标准和水质监测管理程序。应依据用途(如试剂用水、分析仪用水、RNA 检测用水)，参考国家标准 GB/T 6682—2008、行业标准如 WS/T 574—2018，制定适宜的水质检测要求[如电导率或电阻率、微生物含量、除核糖核酸梅(ribonuclease, RNase)等]，并定期监测。 不同专业组应有不同的实验用水控制标准，监测指标至少应包括 pH、电阻率(或电导率)和微生物含量。电阻率每天至少监测 1 次，微生物至少每月监测 1 次。达不到控制标准时应按照不符合项识别和处理程序采取纠正措施。 制水机仪表盘显示的数据往往与水质监测仪对出水口的检测结果不一致，实验室应有校准和比对计划及措施。 10. 噪声监测 参照GB/T 50087—2013和GB/T 32706—

续　表

标 准 条 款		迎 检 思 路
		2016，工作区域的噪声水平应控制在国家规定的标准<60dB。实验室应对工作环境的噪声进行监控，特别是放置离心机较多的标本处理区、放置多台质谱仪的质谱实验区和放置多台血液、生化、免疫等多种大型自动化仪器设备的开放式实验室。开放式实验室放置多台仪器设备，产生大量的噪声，员工长期在此环境条件下工作有可能对听力产生损害，实验室应加以控制。 11. 振动控制 振动对精密仪器的检测结果会产生明显影响，甚至损坏仪器或危害人体健康，实验室必须严格控制。振动的来源有仪器放置不稳、实验室建筑不坚固、空调或排风系统剧烈振动等，应分析原因并加以控制。标本处理区的设计要相对独立、布局合理，离心机放置在离人员较远且坚固的台面或地面，或员工佩戴消音耳机，离心机切记不能放置在简易的木制台面。 12. 电压控制 精密仪器设备应配备良好的接地设施，以免对检测信息产生干扰而影响检验结果。 实验室应仔细阅读仪器说明书，接地电压应满足仪器说明书规定的标准。 13. 配备 UPS 必要时，实验室应配备 UPS 和/或双路电源以保证关键设备如需要控制温度和连续监测的分析仪、培养箱、冰箱、LIS 服务器和数据处理有关的计算机等的正常工作。 实验室应配备足够功率的 UPS，功率的大小要考虑供应仪器的多少和放电时间的长短。在安装前应仔细阅读各个仪器的说明书，必要时咨询厂商工程师，计算出各台仪器所需要的功率总和，并考虑仪器启动时的瞬间功率，实验室配备的 UPS 应大于各台仪器所需的功率之和。应定期验证 UPS 的充放电时间，并记录，确保其在正常的功能状态。 14. 光线及其他要求 实验室的光线应充足，并防尘、防菌、

续 表

标 准 条 款		迎 检 思 路
		防鼠、防蚊,仪器应避免阳光直射,仪器应有足够的维修空间,操作台面应耐磨、耐压、防酸、防碱。具体环境条件的控制请参考 GB 19489—2008、《医学实验室基本建设标准》、WS/T 442—2024、《医疗机构临床基因扩增实验室工作导则》等国家、行业标准。 15. 防止交叉污染 实验室宜设置单独的标本接收与处理区域,必要时配备生物安全柜或通风柜,有条件的可配备全自动化前处理系统或标本分拣机,以防交叉污染和危害员工健康。 16. 不受干扰的工作环境 实验室应为部分检验特别是诊断性报告的结果复核和发布提供安静和不受干扰的工作环境。主要包括血细胞的显微镜检查、尿液显微镜检查、骨髓细胞学分析、病理学检查、微生物的显微镜检查、基因测序试验的数据分析与结果报告、分子突变结果的复核。在开放式实验室,若有条件建立设置相对独立的结果报告区。 【查阅文件】 实验室环境监测和控制的程序性文件,水质监测和控制程序;消防安全、生物安全、危化品管理应急预案及培训、演练记录;水质监测仪检定或校准记录,温湿度监测仪检定或校准记录,仪器设备安装调试与验收记录,环境监测记录;专业组工作流程图;与环境条件控制相关的外来文件。 【现场观察】 设施的功能状态是否正常。查看实验室的环境条件包括与开展活动相适宜的光线、无菌、灰尘、有毒有害气体、电磁干扰、辐射、湿度、电力供应、温度、声音、振动和工作流程等条件。 分子诊断实验室、微生物实验室、质谱实验室、标本接收与处理室、细胞遗传学实验室、病理学实验室等分区是否符合相关规定,可能有影响但不分隔的区域实验室控制交叉污染的流程和措施。 显微镜检查、骨髓细胞学分析、病理学检查、基因测序试验的数据分析与结果报

续 表

标准条款		迎检思路
		告、分子突变结果的复核、开放式实验室的结果报告等是否有相对安静的工作区域。 【访谈调查】 访谈各职能管理员,了解其对相关设施的管理方法;访谈清洁消毒人员如何对地面台面和仪器表面进行清洁消毒。访谈实验室管理层、专业组组长和员工各 1 人,了解其对环境监测相关程序文件、控制措施的掌握情况。 【现场考核】 至少抽查 5 名不同层次的员工,考核其对消防安全设施的正确使用情况。考核危化品管理员对危险品管理的掌握情况。考核生物安全管理员/消毒员对生物废物的正确处理情况。
6.3.3 储存设施	a）应提供储存空间,其条件应确保样品、设备、试剂、耗材、文件和记录的持续完整性。 b）应以防止交叉污染和损坏的方式储存检验过程使用的患者样品和材料。 c）有害物质和生物废物的储存和处置设施应符合相关法律法规规定的材料分类要求。	【标准解读】 1. 储存空间 实验室应配备样本、试剂、耗材的储存空间和设施,如适当容积标本冷库或冰箱、试剂冷库或冰箱,温度控制符合规定的要求,并定期监测和记录。 实验室还应配备储存检验后样本的设施或冰箱,一定数量的低温和超低温冰箱,用于储存质控品、校准品、质控菌株和生物样本。实验室应有设备和耗材存放空间,并摆放整齐有序,便于查找。 实验室应有专门存放文件和记录的房间或空间,做到防盗、防火、防潮、防损坏,储存的文件应有目录和索引,摆放整齐有序,便于查找。 实验室应配备常温试剂库,定期监控和记录温湿度变化和出入库情况。 易燃易爆、强腐蚀性等危险品、特殊传染病阳性样品按有关规定分别设库,单独贮存,双人双锁,并有完善的登记和管理制度。 应依据临床样品、试剂和耗材的保存要求,制定温度(必要时,包括湿度)控制要求并记录。若失控,应有温(湿)度失控时的处理措施并记录。 2. 储存安全 检验过程中的待检样品和已检样品应

续　表

标　准　条　款		迎　检　思　路
		分别放置，并做出明确标识，以防误用。检验中需要使用的专用吸头、移液管、吸管等应单独放置，并有明确标识。检验后样品储存时应加盖或封膜，避免交叉污染。 3. 危险品管理 目前常用的有压缩气体和液化气体如干冰、液化氮等，易燃液体如无水乙醇、甲醇等，氧化剂和有机过氧化物如高锰酸钾、过氧化氢、过氧乙酸等，腐蚀品如硫酸、浓盐酸、强碱类等，以上危险品应按照国家《危险化学品管理条例》储存和处置。 实验室应制定危险品的管理程序，包括危险品购置申请、危险品的验收、危险品的储存、危险品的使用等。实验室应有专门的危险品储存间，专柜、双人双锁，当危险品量少时应有专门的储存区域，并配备专用储存柜。 实验室应制定危险品突发事件应急预案，有危险品突发事件的处置设施、材料和处置流程，有演练，并记录。危险品管理人员应有危险品管理资质证书或经过适当培训的合格证书。 4. 生物废物管理 检后样品和耗材应按照国家《医疗废物分类目录》和《医疗废物管理条例》分类处置、规范储存和处理。 【查阅文件】 实验室危险品管理程序，实验室危险品突发事件应急预案和演练记录；有危险品出入库管理和使用记录，记录内容完整；危险品管理人员资质证书或培训证书；实验室危险品管理培训记录，有签名、培训内容和考核记录。 【现场观察】 现场查看试剂冷库/冰箱、标本冷库/冰箱、检验后标本储存设施、文件/记录存放区域、常温试剂库、设备耗材库、生物样本库等是否满足工作需要，温湿度是否有监测记录。现场查看待检样品、正在检验的样品、已检样品的储存区域和标识是否明确，检验后样品和耗材的处置方法。 【访谈调查】 访谈危险品管理人员，是否接受相关

续 表

标 准 条 款		迎 检 思 路
		培训，是否持证上岗；访谈实验室员工，是否知晓危险品的管理和使用流程，以及突发事件的处置方法。
6.3.4 员工设施	应有足够的盥洗设施、饮水处，以及储存个人防护装备和衣物的设施。 宜提供员工活动空间，如会议室、学习室和休息区。	【标准解读】 1. 洗手间 实验室应有足够的洗手间，方便工作人员使用。通常办公区和实验室区宜分别设置男女洗手间，若有条件男女值班室可设置小型洗手间。员工进出洗手间需考虑生物安全和院感防控要求。 2. 饮水处 在清洁区宜设置饮水处，有条件的实验室可设置咖啡厅或小型餐厅，员工不得穿工作服进出清洁区。污染区（实验区）不建议设置饮水设施。急诊休息室如不具备独立的洁净条件，可设置独立区域满足饮水、休息等需求。 3. 更衣间 实验室应设置更衣室。有条件的实验室可设置第一更衣间和第二更衣间两个更衣区域，在通往实验区域的更衣间（第一更衣间）可配备更衣柜，放置个人用品及衣物，经过第二更衣间穿工作服，进入实验区域。 4. 办公区 根据实验室面积和工作、生活需要，可设置办公室、质控室、会议室和男女休息间等。 【现场观察】 实验室洗手间、饮水处、更衣间、会议室、学习室、休息间等配备情况，布局和流程是否符合院感要求。
6.3.5 样品采集设施	样品采集设施应： a）保证样品采集方式不会使结果失效或对检测质量有不利影响。 b）在样品采集期间考虑患者的隐私、舒适度及需求（如残疾人通道、盥洗设施），以及陪伴人员（如监护人或翻译）的安排。	【标准解读】 1. 采集设施 采血设施、急救设施、等候设施、隐私保护设施、便民设施等配备齐全。 2. 标本采集 建立标本采集的 SOP 文件，人员培训、考核、授权，技术熟练，一人一针一管一带。采集标本前患者应适当休息，根据样本采集要求可采用座位、半卧位或卧位。

续　表

标准条款		迎检思路
	c）提供隔开的患者接待和样品采集区域。 d）维持患者和员工用急救物品。 注：样品采集设施要求见 ISO 20658。	采集多管血液标本时，应明确多管采血顺序。具体可参考 WS/T 225—2024 和 ISO/TS 20658：2017。 3. 隐私保护 血液样品采集区宜适当分隔，保护患者隐私的同时可以减少患者及陪伴人员相互接触碰撞的风险。特殊样本采集（如精液、生殖道拭子等）需设立私密的独立空间和满足需求的设施。 4. 采集区域 应分等候区和采集区。等候区应配备足够的座椅、适当数量的轮椅和饮水设施。有条件时可配备排队叫号系统和/或显示屏，方便候检人员获得等候时间、采样点及采样须知等信息。宜有方便残疾人、儿童采样的设施。采样区附近应有足够的卫生间，卫生间宜有患者留取标本须知或自采样品指导等信息。卫生间宜配备残疾人坐便器和安全扶手，以及方便儿童留取标本的设施。卫生间还应配备盥洗设施和擦手纸，地面应防滑并便于清洁。 5. 急救设施 样品采集区应配备急救包。应配备适当的复苏设备，如 AED。检验人员应熟练掌握 CPR 和 AED 的应用。此外，当患者发生意外需要急救时，检验人员应知晓医院的急救电话和紧急处理流程。实验室应制定患者晕针时的处理流程。 【查阅文件】 查看样本采集手册、标本采集人员培训与考核记录。 【现场观察】 等候区和采集区是否有分隔，是否配备相关的便民设施如座椅、饮水机、轮椅、叫号系统或显示屏等，采样区附近的洗手间是否方便患者留取样本等。关注特殊样本的留取。患者样品采集设施是否完整有效，防止交叉污染的措施是否正确，多管采血时的采血顺序是否正确。患者候检区或样本采集区是否配备急救包、复苏设备。 【访谈调查】 至少抽查 5 名员工，访谈其是否知晓

续 表

标准条款		迎检思路
		急救电话和晕针时的紧急处理流程。 【现场考核】 至少抽查 5 名员工，考核其是否熟练掌握 CPR 操作和 AED 的使用方法。

第四节 设 备

标准条款		迎检思路
6.4.1 通用要求	实验室应制定设备选择、采购、安装、验收测试（包括可接受标准）、操作、运输、存放、使用、维护，以及停用的程序，以确保其正常运行并防止污染或损坏。 注：实验室设备包括仪器的硬件和软件、测量系统和 LIS，或任何影响实验室活动结果的设备，包括样品运输系统。	【标准解读】 1. 制定程序 实验室应制定设备管理的程序性文件，包括设备的选择、采购、安装、验收试验（包括可接受性标准）、搬运、运输、储存、使用、维护和报废的程序。 2. 实验室设备 包括分析仪器、测量系统（分析仪器、校准品、试剂、耗材、测量程序的组合）、LIS 的软硬件、对实验室活动结果有影响的任何设备。 3. 影响实验室活动结果的设备 样本运输系统、标本分拣系统、分析流水线前处理系统和后处理系统等。 4. 样本运输系统 气道运输系统、车载运输系统、管道运输系统、机器人运输系统、无人机运输系统等。 【查阅文件】 实验室设备管理的程序性文件。 【现场观察】 实验室设备配备和使用情况。
6.4.2 设备要求	a）实验室应配备检测活动正常进行所需的设备。 b）在实验室永久控制之外的场所，或超出设备制造商的性能规格使用设备，实验室管理层应确保满足本准则要求。 c）可影响实验室活动的每	【标准解读】 1. 实验室活动所需的设备 包括各种检验仪器设备，样品采集、处理以及检验后样品储存的设备。 2. 设备采购 分计划性采购和应急采购，也可分为新购置或报废更新，但均需进行充分的需

续 表

标 准 条 款		迎 检 思 路
	件设备应贴唯一标签,标识或其他识别方式并登记在册。 d) 实验室应根据需要维护和更换设备以确保检验结果质量。	求及设备选型论证。 (1) 需求论证 1) 计划性采购：实验室应定期评估设备使用年限、状态及是否满足临床工作量需求等,通过评审会进行设备需求论证,按医院规定的预算计划周期,提前向医院提出采购计划及预算申请。 2) 应急采购：实验室也可以因突发重大事件或仪器设备无法及时修复的重大故障等,启动应急采购,但仍需由管理层组织专家进行充分的需求论证。 (2) 设备选型 在设备采购前应根据需求分析,论证设备选型技术参数及服务要求。 1) 常规流程：专业组组长广泛收集设备信息,进行充分的调研;候选厂家进行技术参数宣讲;组织专业组员工讨论每个仪器设备的优缺点、实用性、可拓展性、价格、市场客户、售后服务和技术支持能力等,为实验室组织的论证做好准备;实验室组织至少3名专家进行选型论证;由实验室主任或指定人员(如专业组组长)编写并提交技术参数和服务需求。 2) 采购程序：通常由医院相关部门牵头,委托第三方招标公司根据实验室提供的技术及服务需求编制标书,经实验室及各管理部门确认后,进入招标采购程序。 3. 设备唯一性标识 可以使用仪器设备厂商编码、医院固定资产编码或实验室统一编码,建议使用实验室统一编码。除仪器设备名称,唯一性编码外,设备唯一性标识还可包括：生产厂商信息、供应商信息、购入日期、投入使用日期、服务商联系电话、维修工程师电话、仪器责任人、环境温湿度要求、校准时间、校准有效期等。可以和设备状态标识共用一个标签。 4. 设备名录 实验室应有全部仪器设备的名录和基本信息,为每台设备建立管理档案。 5. 设备维护 应按照厂商说明书和法律法规的要求对设备进行维护保养。

续　表

标　准　条　款		迎　检　思　路
		6. 设备更换 当出现以下情况时应更换设备。 （1）超过法定使用期限或制造商声称使用期限，故障频繁。 （2）分析性能不能满足临床要求，如 IQC 失控频繁、EQA 经常不满意或不合格。 （3）发生严重不良事件，直接影响员工或患者安全。 （4）存在重大电器安全隐患，无法修复。 （5）经供应商评价确定为不合格厂商或供应商。 （6）法律法规规定不能再继续使用。设备更新应符合国家及医院国有资产管理的相关规定。 7. 非永久控制的设备 如长期租赁的仪器设备、与第三方合作使用的仪器设备。 【查阅文件】 实验室仪器设备管理程序，仪器设备采购需求分析与论证记录、仪器设备维护保养记录、仪器设备维修记录、管理评审记录、仪器设备档案、仪器设备一览表。 【现场观察】 各专业组的仪器设备唯一性标识、设备状态标识。 【跟踪核查】 查阅实验室最新购买的和非永久性控制的仪器设备各 1 台件，追踪其论证和购买/租赁/合作流程是否符合程序文件要求和有关法律法规的规定。
6.4.3　设备验收程序	当设备投入或重新投入使用前，实验室应验证其符合规定的可接受标准。 用于测量的设备应能达到提供有效结果所需的测量准确度和/或测量不确定度（见 7.3.3 和 7.3.4）。 注 1：这包括在实验室使用的设备、租借的设备，或在医护点，以及实验室授权的相关或移	【标准解读】 1. 设备的验收与安装 应由厂商工程师、医院设备管理部门和实验室共同完成。设备的验收重点查看设备运达实验室后是否有损坏，设备及配件、耗材是否和采购清单完全相符。 2. 设备调试 安装后应做必要的调试和试运行，软硬件工作正常，三方共同填写仪器设备安装调试记录，必要时，实验室主任或指定人

续　表

标　准　条　款		迎　检　思　路
	动设施中使用的设备。 注 2：如相关，设备验收试验的核查可基于返回设备的校准证书。	员需填写安装验收单并签字确认。 3. 设备校准 至少包括加样系统、温控系统和检测系统，校准的依据是检定规程、技术规范或厂商的性能标准。 4. 设备检定 加样枪、移液器、离心机、温度计、分析天平等按要求进行检定。 5. 性能验证或确认 校准合格并达到规定的标准后进行使用前的分析性能验证或确认，达到厂商声明的性能或可接受的标准后方可进行患者样本的检验。 6. 定量设备的性能验证标准 检测结果在满足厂商声明的同时，还应满足测量准确度或测量不确定度的要求。 【查阅文件】 实验室仪器设备管理程序，仪器设备安装调试记录、仪器设备检定/校准记录、仪器设备性能验证/确认报告、仪器设备维修记录及恢复使用前的性能验证记录。 【现场观察】 仪器设备唯一性标识和状态标识。 【访谈调查】 各专业组抽查 1 名员工，访谈其对校准、性能验证、设备维修后的性能验证程序的掌握情况。访谈设备管理员了解其对设备验收程序的知晓情况。 【追踪调查】 查阅实验室仪器设备清单，各专业组抽查 1 台仪器设备，查验设备校准记录是否符合可接受标准，性能验证记录是否达到预期用途的要求。各专业组至少抽查 1 份仪器设备维修记录，查证恢复使用前的性能验证记录是否符合要求。至少抽查 1 个临床科室，查证 POCT 设备的校准记录、比对记录。
6.4.4　设备使用说明	a）实验室应具有适当的防护措施，防止设备意外调整导致检验结果无效。 b）设备应由经过培训，授权和有能力的人员操作。 c）设备使用说明，包括制造	【标准解读】 1. 安全防护 检验结果实时备份以防止设备的意外停机、损坏、调整等导致检验结果无效。 2. 设备授权 实验室的所有设备均应授权操作。首

续 表

标 准 条 款		迎 检 思 路
	商提供的说明，应可随时获取。 d）应按照制造商的规定使用设备，除非已经实验室确认（见 7.3.3）。	先要建立操作设备人员的能力标准，经过培训、考核，达到能力标准后授权操作。专业组组长或仪器设备负责人负责对新使用设备的人员进行仪器相关知识的培训与考核。技术管理层成员根据培训与考核结果决定对仪器设备使用人员的授权。 3. 分层授权 当员工能力无法胜任所有仪器设备功能使用时，可以进行部分授权，如部分员工可以进行基本上样、试剂装载等操作，但无法完成参数设置操作时，可以仅授权其通过考核的部分操作。如仪器设备使用中确实存在分层授权，应在相关记录表中明确记录分层授权情况。应及时更新仪器使用授权记录。 4. SOP 文件 仪器设备的 SOP 文件应易于理解，便于获取。仪器旁边可放置简易操作卡。 5. 制造商说明书 按专业组或岗位装订成册，便于获取，受控管理。授权人员可随时查阅，若需借阅，应填写借阅使用登记表。 6. 超说明书使用 需经实验室验证证实，并能提供相应的支持性材料。 【查阅文件】 仪器设备管理程序，仪器设备授权人员培训、考核和授权记录。查阅仪器设备管理程序是否有设备安全操作、运输、储存和使用的管理规定。 【现场观察】 仪器操作 SOP 文件、仪器设备简易操作卡、厂商仪器设备使用说明书的存放和使用情况。 【跟踪核查】 各专业组至少抽查一台仪器，急诊组抽查两台仪器，现场核实仪器操作人员是否经过培训、考核、授权。查阅仪器的授权人员名单，至少抽查 1 人，追踪其是否经授权操作。重点核查急诊检验人员的授权操作。
6.4.5　设备维护与维修	a）实验室应根据制造商说明书制定预防性维护程序。应记录与制造商的计划或说明的	【标准解读】 1. 设备维护 各专业组检验人员应依据制造商说明

续　表

标 准 条 款		迎 检 思 路
	偏离。 b）设备维护应在安全的工作条件和工作顺序下进行。应包括电气安全、紧急停机装置，以及授权人员对有害物质的安全处理和处置。 c）设备故障或超出规定要求时，应停止使用，并清晰标识或标记为停用状态，直到经验证可正常运行。实验室应检查故障或偏离规定要求的影响，并在出现不符合工作时采取措施（见 7.5）。 d）适用时，实验室应在设备使用、维修或报废前去污染，并提供适于维修的空间和适当的个人防护设备。	书中关于维护保养的有关内容，制定仪器设备维护保养程序，程序中应规定日保养、周保养、月保养及其他周期性预防性维护的内容、方法、频次及责任人，并记录。 2. 制定 SOP 文件 实验室至少应按照制造商的计划和/或说明书要求，制定设备操作和安全使用的 SOP 文件。 3. 设备维护内容 包括定期检查电压电流稳定性、电源插座、接地设施、设备漏电保护设施、紧急停机装置、UPS 等，避免发生电气危害，如触电事故、雷击事故、静电事故、电磁辐射事故、电路故障事故等。实验室不宜使用移动接线板，所有插座应距地面至少 20 cm，以防潮湿和进水。强电和弱电应有严格的隔离设施，避免造成电气事故。 4. 授权操作 所有设备应由授权人员操作，包括设备的安全操作和处理化学品、放射性物质和生物材料。 5. 设备状态标识 可用绿色、黄色和红色标签进行标识。绿色表示设备功能状态良好可以正常使用，黄色表示设备部分功能可以正常使用，红色表示设备功能状态异常不能使用。 6. 设备故障与维修 （1）维修空间：仪器设备在摆放时应留有足够的防污染的过渡空间供设备维修和安放适当的个人防护用品。 （2）设备故障：当发现设备故障时，停止使用，粘贴红色标签后妥善存放至其被修复，由相关技术人员或供应商工程师进行维修。当需要更换零配件时，设备管理员或专业组组长上报实验室主任审核，医院设备管理部门批准购买。 （3）故障修复后的性能验证：对涉及光源、光路、比色杯、加样针、试剂针、仪器管道等可能引起影响检验质量的故障，修复后应进行性能验证，在表明其达到规定的可接受标准后，由技术管理层成员批准恢复仪器的使用，相关人员应在设备维修记录表中记录。

续 表

标准条款		迎检思路
		(4) 性能验证指标：设备故障修复后，应根据故障或问题的类型选择适宜的验证实验。例如，故障影响分析精密度时(如注射器密封不严)，应选择精密度验证实验(如批内重复 10 次)，当故障或问题造成系统偏差时(如温度偏差或光路不洁净等)，应选择准确度验证实验(如测定赋值物质并计算偏差，或选择不少于 5 个样本与其他设备的检测结果进行比对，偏差在规定的允许范围内)。 (5) 性能验证方法：设备发生故障后，应首先分析故障原因，如设备故障可能影响了方法学性能，故障修复后，可通过以下合适的方式进行相关检测，验证相应的性能已满足要求。 1) 可校准的项目实施校准验证，必要时，实施校准，校准验证通过。 2) 质控品检测，结果在控。 3) 存留样品的检测，偏差符合规定的标准。 4) 与其他仪器或方法比对，偏差符合规定的标准。 7. 设备故障对临床影响的评估 设备故障修复后应对故障前标本的检验结果进行评估。若没有影响，无须特殊处理；若有影响则需要进行必要的处置，如临床告知、召回有影响的检验报告、样本重测等。 (1) 评估方法与判断标准 1) 留样再测：评定可能影响的时间段，在该时间段内随机抽样选择不少于 5 例已检验过的样本留样重测，浓度覆盖整个分析测量范围，或按倒序分段复测，当天的标本重测结果偏差≤1/4TEa，非当天的标本重测结果的偏差≤1/3TEa，则判断设备故障对故障前的检验结果没有影响。 2)主观评定：结合专业知识、与临床医生沟通的结果、其他相关临床资料等进行综合评估，做出判断，并保存评估记录。 (2) 临床影响的处理措施：设备故障对已发出的检验报告有影响，则应评估偏差的大小及给临床诊疗可能造成的影响，若影响较小可告知临床，若影响较大除

续　表

标准条款		迎检思路
		了告知临床,还应召回重做,召回重做主要是参考区间两端和医学决定水平附近的样本。 8. 个人安全防护 工作人员必须执行仪器操作程序中关于个人防护的措施,防止被污染。设备管理员根据已制定的防护措施配置个人防护装置。 9. 设备去污染处理 仪器设备在投入使用、修理或报废之前需进行消毒处理。消毒方法可采用: (1) 去污染前工作人员应佩戴适当的个人防护装备。 (2) 设备表面清洁采用含 1000 mg/L 有效氯的消毒液擦拭,或用 75%的乙醇擦拭,保持设备表面湿润至少 15 分钟。 (3) 使用清水清洗所有消毒剂涂敷的表面,清除残留的消毒剂,然后擦干。 (4) 仪器内部管道消毒具体参见仪器设备说明书要求。 【查阅文件】 设备维修、维护(保养)管理程序。厂商设备维修记录表,实验室设备故障报告和维修记录表,设备故障修复后的性能验证记录和影响评估记录。查阅仪器档案,报废设备去污染记录。 【现场观察】 设备供电情况,弱电和强电的隔离设施,设备接地设施、漏电保护设施。仪器设备摆放位置,个人用防护设备的配置。 【访谈调查】 各专业组至少抽查 1 名员工,访谈其对所操作仪器设备日保养、周保养和月保养的掌握程度。 【跟踪核查】 各专业组抽查 1 份维修记录表,追踪设备故障报告是否及时,维修记录是否完整,是否更换了关键部件,性能验证和临床影响评估记录是否符合要求。
6.4.6　设备不良事件报告	应调查可直接归因于特定设备的不良事件和事故,并按要求向制造商或(和)供应商,以及	【标准解读】 1. 设备不良事件 是指获准上市的质量合格的仪器、试

续 表

<table>
<tr><th colspan="2">标 准 条 款</th><th>迎 检 思 路</th></tr>
<tr><td></td><td>相关部门报告。实验室应制定响应制造商召回或其他通知,以及采取制造商建议措施的程序。</td><td>剂、校准品等在正常使用情况下,发生或可能发生的任何与设备预期使用效果无关的有害事件(导致或可能导致人体伤害)。根据医院管理要求,重要大型设备影响临床诊疗时也可作为不良事件报告。
2. 制定程序
医院通常建立有医疗器械不良事件监控网络,实验室应制定设备(含仪器、试剂、校准品、耗材等)不良事件报告管理程序,采用可疑即报原则,在不清楚是否属不良事件时,按可疑不良事件报告。
3. 不良事件报告流程
实验室员工均为第一报告责任人,发现(可疑)不良事件后上报专业组组长;技术负责人负责对事件发生的原因及事件与设备的关系进行调查分析,确认为不良事件后,由设备管理员在医院不良事件网络报告系统中填写医疗器械不良事件报告表,无网络报告系统时实验室应填写纸质版仪器设备不良事件报告表,上报医院相关管理部门。医院相关管理部门负责联系设备制造商并报告给相应的药品监督管理部门。具体要求请参照《医疗器械不良事件监测和再评价管理办法》(国家市场监督管理总局令第 1 号)的要求执行。
【查阅文件】
仪器设备管理程序,仪器设备不良事件报告表(或系统),不良事件总结分析报告。</td></tr>
<tr><td>6.4.7 设备记录</td><td>应保存影响实验室活动结果的每台设备的记录。
记录应包括以下相关内容。
a) 制造商和供应商的详细信息,以及唯一识别每台设备的充分信息,包括软件和硬件。
b) 接收、验收试验和投入使用的日期。
c) 设备符合规定可接受标准的证据。
d) 当前放置地点。
e) 接收时的状态(如新设备、二手或翻新设备)。
f) 制造商说明书。</td><td>【标准解读】
1. 设备记录
(1) 记录范围:实验室应为每台仪器建立仪器设备管理档案,保存从仪器安装验收到报废全过程中所有重要信息及证明材料,尤其是直接影响检验性能和检验活动结果的相关记录。
(2) 记录内容:应满足标准要求,包括但不限于:
1) 设备名称和唯一性编号。
2) 制造商名称、型号和序列号。
3) 供应商或制造商的联系电话、邮箱和微信。
4) 设备安装日期和投入使用日期。</td></tr>
</table>

续　表

标　准　条　款		迎　检　思　路
	g）预防性维护计划。 h）实验室或经批准的外部服务提供商进行的维护活动。 i）设备损坏、故障、改动或修理。 j）设备性能记录，如校准证书或（和）验证报告，包括日期、时间和结果。 k）设备状态，如使用或运行、停用、暂停使用、报废。 设备记录应按 8.4.3 规定要求，在设备使用期或更长时期内保存并易于获取。	5）放置地点。 6）接收时的状态，如新设备、旧设备或翻新设备。 7）制造商说明书。 8）设备校准报告或检定证书。 9）维护和保养记录及预防性保养计划。 10）性能验证或确认记录，分析性能定期评价记录。 11）设备维修及维修后的性能验证记录。 12）设备授权使用及培训记录。 2. 检定和校准记录 包括法定仪器设备的检定证书和自校准设备的校准报告，检定证书内容包含检定单位、日期、时间、结果（包括不确定度）、调整、接受标准，以及下次检定的日期；校准报告内容包括校准部门、校准人、日期、时间、结果（包括不确定度）、调整、接受标准。 针对实验室自校准或制造商实施校准的设备，还应保存校准实施人员的相关培训合格证（如计量员证）及校准实施中使用的计量器具的检定、校准合格证（在有效期内）。 3. 记录的保存时间 按照程序文件规定，至少不低于 2 年。可使用电子记录，便于员工或相关人员获取。 【查阅文件】 仪器设备档案及相关记录。

第五节　设备校准和计量溯源性

标　准　条　款		迎　检　思　路
6.5.1　通用要求	实验室应规定对校准和溯源的要求，以保持检验结果报告的一致性。对分析物测量的定量方法，应包括校准和计量溯源要求。测量表征而不是离散分析物的定性方法和定量方法应	【标准解读】 1. 校准和检定的概念 校准是指在规定条件下，为确定计量仪器或测量系统的示值或实物量具或标准物质所代表的值与相对应的被测量的已知值之间关系的一组操作。校准包括设备校

续 表

标准条款		迎检思路
	规定被评估的特性,以及不同时间再现性所需的要求。 注:定性方法和可能无法进行计量学溯源的定量方法的示例包括红细胞抗体检测、抗生素敏感性评估、基因检测、红细胞沉降率、流式细胞仪标记物染色和肿瘤 HER2 免疫组化染色。	准和检测系统校准两种形式。设备校准可由法定计量部门或实验室自行或实验室与厂商共同实施,以确定设备性能是否符合检定规程或相关标准的要求。检测系统校准又称项目校准或功能校准,是实验室利用校准品对检测系统进行校准,以使患者标本的检验结果具有溯源性。 检定是指由法制计量部门或法定授权组织按照检定规程,通过实验,提供证明来确定测量器具的示值误差满足规定要求的活动。检定是由法定计量部门或法定授权组织实施的校准。 校准和检定是实现检验结果一致性的重要手段。 2. 检定与校准的区别 (1)目的不同:校准的目的是对照计量标准,评定测量装置的示值误差,确保量值准确,属于自下而上量值溯源的一组操作。这种示值误差的评定应根据组织的校准规程作出相应规定,按校准周期进行,并做好校准记录及校准标识。校准除评定测量装置的示值误差和确定有关计量特性外,校准结果也可以表示为修正值或校准因子,具体指导测量过程的操作。只要能达到量值溯源目的,明确了解计量器具的示值误差,即达到了校准的目的。 检定的目的则是对测量装置进行强制性全面评定。这种全面评定属于量值统一的范畴,是自上而下的量值传递过程。检定应评定计量器具是否符合规定要求。这种规定要求就是测量装置检定规程规定的误差范围。通过检定,评定测量装置的误差范围是否在规定的误差范围之内。 简而言之,假如一把卡尺规程规定误差为 0.2 mm,而实际测量结果差 0.3 mm,此时检定证书结论为不合格,该尺无法继续使用;而校准证书不提供结论,可以由客户自行决定是否继续使用。而且大部分检定证书不提供示值误差,只判定是否合格,对于要求精度较高的客户,需要实测数据使用并不适用,检定这个概念也只是我国独有的,而校准证书因为多方互认协议在其他国家也是可以使用的。

续　表

标　准　条　款		迎　检　思　路
		(2) 对象不同：校准的对象是属于强制性检定之外的测量装置。检定的对象是我国计量法明确规定的强制检定的测量装置。我国计量法和中华人民共和国强制检定的工作计量器具明细目录规定，"凡用于贸易结算、安全防护、医疗卫生、环境监测的，均实行强制检定。"在这个明细目录中，已明确规定59种计量器具列入强制检定范围；之外的测量装置则属于非强制检定，即为校准的范围。 (3) 性质不同：校准不具有强制性，属于组织自愿的溯源行为。这是一种技术活动，可根据组织的实际需要，评定计量器具的示值误差，为计量器具或标准物质定值的过程。组织可以根据实际需要规定校准规范或校准方法。自行规定校准周期、校准标识和记录等。检定属于强制性的执法行为，属法制计量管理的范畴。其中的检定规程协定周期等全部按法定要求进行。 (4) 依据不同：校准的主要依据是组织根据实际需要自行制定的《校准规范》，或参照《检定规程》的要求。检定的主要依据是《计量检定规程》，这是计量设备检定必须遵守的法定技术文件。 (5) 方式不同：校准的方式可以采用组织自校、外校，或自校加外校相结合的方式进行。检定必须到有资格的计量部门或法定授权的单位进行。 (6) 周期不同：校准周期由组织根据使用计量器具的需要自行确定。检定的周期必须按《检定规程》的规定进行，组织不能自行确定。检定周期属于强制性约束的内容。 (7) 内容不同：校准的内容和项目只是评定测量装置的示值误差，以确保量值准确。检定的内容则是对测量装置的全面评定，要求更全面，除了包括校准的全部内容之外，还需要检定有关项目。例如，某种计量器具的检定内容应包括：计量器具的技术条件、检定条件、检定项目和检定方法，检定周期及检定结果的处置等内容。校准的内容可由组织根据需要自行确定。 (8) 结论不同：校准的结论只是评定

续 表

标 准 条 款		迎 检 思 路
		测量装置的量值误差,确保量值准确,不要求给出合格或不合格的判定;校准的结果可以给出《校准证书》或《校准报告》。检定则必须依据《检定规程》规定的量值误差范围,只给出测量装置合格与不合格的判定。检定的结果是给出《检定合格证书》。 (9) 法律效力不同:校准证书适用于加入互认协议的每个国家,在国际上通用。检定证书仅用于国内,部分国外审核不承认检定证书。 3. 溯源性的概念 溯源性是指一个测量结果或测量标准的值,都能通过一条具有规定不确定度的连续比较链,使测量结果或标准量值能够与规定的参考标准(通常是与国家标准或国际标准)联系起来的特性。 4. 不同检验方法的量值溯源要求 (1) 定量方法的溯源性要求:决定性方法、参考测量程序、参考物质、参考实验室、厂商校准品、PT 和 EQA。 (2) 定性方法和非离散分析物定量方法的溯源性要求:参考物质,长时间内的重现性。 (3) 不能溯源的定性方法和定量方法:红细胞抗体检测、抗生素敏感性评估、基因检测、红细胞沉降率、流式细胞仪标记物染色和肿瘤人表皮生长因子受体-2(human epidermal growth factor receptor 2, HER2)免疫组化染色。 【查阅文件】 实验室仪器设备一览表,实验室量值溯源一览表。
6.5.2 设备校准	实验室应制定程序,对直接或间接影响检验结果的设备进行校准。程序应规定: a) 使用条件和制造商的校准说明。 b) 计量溯源性记录。 c) 定期验证要求的测量准确度和测量系统功能。 d) 记录校准状态和再校准日期。	【标准解读】 1. 制定程序 实验室应制定仪器设备检定/校准管理程序,对直接或间接影响检验结果的设备进行检定或校准。 2. 设备检定 在医学检验领域如温度计、移液器、移液管、分析天平、水质监测仪、离心机、容量瓶、酸度计等都属于需要检定的设备,高压灭菌器属于强检设备。实验室若具备条件

续　表

标准条款		迎检思路
	e）在重新校准时确保使用的修正因子已更新和记录。 f）校准不合格时的处理，以最大程度降低对服务运行和对患者的风险。	和能力也可以对温度计、移液器等进行自校准。法定仪器设备是否全部需要检定还要看其临床用途及对检验质量的影响，如用于凝血检验、尿液有形成分分析的离心机就需进行检定。再如移液器，若用于吸取校准品、质控品或对加样量有严格要求时才需要进行检定，而一般用于分离血清的移液器可不进行检定。实验室应保留检定单位和检定人员的资质证书。 3. 设备校准 （1）校准要求：应进行外部校准的设备，可参考 ISO 17511 及相关专业领域国家/行业标准的要求，并符合 CNAS - CL01 - G002 的要求，至少对测量结果有重要影响的设备性能进行校准，如加样、检测、温控等。 （2）大型仪器设备的校准：生化分析仪、化学发光免疫分析仪、尿液有形成分分析仪、细菌培养仪等，技术监督部门通常不具备检定或校准的技术能力，实验室应和有资质的厂商或供应商共同实施校准。 （3）厂商和实验室的职责范围：厂商或供应商的职责是制定校准程序、实施校准过程、撰写校准报告，实验室的职责是审核校准程序、见证校准过程、审核校准报告，参与仪器设备校准的全过程。 （4）校准报告：最终的校准报告应由实验室和校准实施方共同完成。 （5）对校准过程中使用的计量器具要求：如标准温度计、转速计、光度计、电子天平等应有在有效期内的检定或计量合格证。 （6）校准的使用条件和制造商说明：如温湿度、工作电压、振动、水质、接地电压、精密度等。 （7）计量溯源记录：记录校准标准的计量学溯源性，如国际标准、国家标准、行业标准、厂商标准、实验室标准，实验室的校准结果应符合校准标准要求；实验室的校准报告应能显示设备的可溯源性校准全过程，包括校准依据、校准材料、校准程序、校准结果、校准人、审核人、批准人，所有结果可以追溯到原始实验数据。 （8）在指定时间间隔内验证所需的测量准确度和测量系统功能：校准后实施校

续 表

标准条款		迎检思路
		准验证，以证实测量准确度和测量系统功能正常。遵照制造商要求的时间间隔进行期间核查，必要时实施再校准。 （9）记录校准状态和再校准日期：实验室应记录校准状态和校准有效期，并在仪器设备标识和校准状态卡上明确显示，仪器校准状态标识包括仪器设备名称、厂商名称、购入时间、投入使用时间、校准完成时间、下次校准时间、校准完成者、责任人等。 （10）修正因子：当校准给出一组修正因子时，应确保之前的校准因子得到正确更新，实验室应记录校准因子。 （11）安全防护：实验室应设立安全防护措施和授权操作人，以防止校准因子因调整和篡改而使检验结果失效。 （12）校准失败的处理：校准失败时可能对服务运营和患者的风险造成影响，实验室应制定相应措施避免或降低风险。 【查阅文件】 仪器设备校准/检定管理程序，仪器设备检定证书、仪器设备校准报告、检验项目/检测系统校准记录、检测系统准确度验证/评价记录、测量系统量值溯源一览表、性能验证记录。 【现场观察】 仪器设备检定/校准标识。 【访谈调查】 每个专业组至少抽取 1 台设备，对专业组组长或设备管理员进行访谈，了解实验室是否对设备进行了检定或校准，检定或校准的时间、依据的标准、校准方法、校准结果是否符合要求。每个专业组至少抽查 1 名操作者，访谈检验项目的校准周期、校准方法、结果判断，是否修正了校准因子，如何确保数据不被修改。
6.5.3 测量结果的计量溯源性	a）实验室应通过形成文件的不间断的校准链，将测量结果与适当的参考对象相关联，建立并保持测量结果的计量溯源性，每次校准均会引入测量不确定度。 注：追溯源至高级别参考物	【标准解读】 1. 制定程序 实验室应制定测量结果计量学溯源的管理程序。计量溯源性应遵循行业标准或制造商说明书要求对检验项目进行校准，如血细胞分析的项目校准可参考 WS/T 347；在试剂批号改变、IQC 失控处理

续　表

标　准　条　款		迎　检　思　路
	质或参考程序的校准溯源信息可由检验系统的制造商提供。该文件只有在使用未经修改的制造商检验系统和校准程序时才可接受。 b）实验室应通过以下方式确保测量结果溯源到最高可溯源水平和国际单位制(SI)： — 具备能力的实验室提供的校准；或 注 1：满足 ISO/IEC 17025 要求的校准实验室被认为有能力进行校准活动。 — 具备能力的标准物质生产者提供并声明计量溯源至 SI 的有证标准物质的认定值。 注 2：满足 ISO 17034 要求的标准物质生产者被认为是有能力的。 注 3：满足 GB/T 19703/ISO 15194 要求的有证标准物质被认为是合适的。 c）无法依据 6.5.3 a）提供溯源性时，应用其他方法提供结果可信性，包括但不限于： — 明确描述、视为提供符合预期用途且由适当比对保证测量结果的参考测量程序、指定方法或公议标准的结果； — 用另一种程序测量校准品。 注：被测量的计量溯源让步管理见 ISO 17511。 d）基因检验应建立至基因参考序列的溯源性。 e）定性方法可通过检测已知物质或之前样品的结果一致性，适用时，反应强度一致性，证明其溯源性。	需要时、仪器重要部件更换后应进行项目再校准。 2. 理解测量结果的溯源性要求 （1）溯源性：是指一个测量结果或测量标准的值，都能通过一条具有规定不确定度的连续比较链，使测量结果或标准量值能够与规定的参考标准（通常是与国家标准或国际标准）联系起来的特性。 （2）测量结果的计量学溯源性：通常是指测量结果应可追溯至参考系统（参考测量程序、参考物质和参考实验室）。参考物质需由参考方法定值，而参考实验室是运行参考方法的实验室。参考物质按定义包括各种级别的校准物质和质控品质，但一般指的是计量学级别较高的、用作测量标准的参考物质，是 CRM。 （3）临床检验量值溯源性的两个环节：一是标准物质或产品校准物定值；二是临床检验结果。目前绝大多数临床检验使用商品试剂盒或分析系统，因此，标准物质或者产品校准物定值的溯源性显得更为重要。 （4）制造商的溯源性文件：包括检测系统的组成、溯源性的标准、溯源方法和结果等。 （5）有能力实验室：通过 ISO/IEC 17025 认可，满足 ISO 15195 的校准实验室。 （6）有能力实验室提供的校准：校准就是不间断的比对，实验室对一批患者标本的检验结果与校准实验室的检验结果具有可比性。 （7）检验结果的可比性：满足允许误差的要求。 （8）有能力并声明计量学溯源至国际单位制（Système International d'Unités, SI）的制造商：满足 ISO 17034 要求的参考物质生产商。 （9）有能力制造商提供的 CRM 验证值：满足 ISO 15194 要求的 CRM。实验室对具有互通性的 CRM 进行检测，检测结果在 CRM 允许的不确定度范围内。 3. 检验结果计量学溯源概况 临床常用的检验项目有 400~600 个，

续　表

标 准 条 款		迎 检 思 路
		能溯源至国际单位制(SI)的主要是一些化学定义明确的小分子化合物,包括电解质、代谢物类物质和某些甾体类激素及甲状腺激素等,其余多数项目因被测物质(主要是生物大分子类物质)的复杂性(如混合物、异构体等),其一级参考测量方法的建立和一级参考物质的制备非常困难,其量值溯源只能停留在较低水平,如某些凝血因子等约 30 种检验项目有国际约定参考测量程序,无国际约定校准物质;某些蛋白激素、抗体、肿瘤标志物等约 300 种检验项目有国际参考物质及定值方案,但无国际参考测量方法。最后一种情况是两者均无,厂家建立“内部”测量程序和校准物为其产品校准物定值,如某些肿瘤标志物和抗体等。某些项目计量学溯源不可能,如血细胞形态学检查、尿液形态学检查等。 4. 提供检验结果可信度的其他方式 (1) 对具有互通性的 CRM 进行检测,测量结果在靶值允许的不确定度范围内; (2) 参加正确度验证计划,或参加 PT/EQA 计划,结果合格; (3) 与通过认可实验室或权威实验室进行比对,结果在规定的允许误差范围内; (4) 参加全球室间比对计划或正确度验证计划结果合格; (5) 使用国际标准、国家标准、行业标准、专业指南、专家共识等推荐的标准和方法。 5. 非定量检验的量值溯源要求 (1) 基因检测的计量学溯源:美国国家生物技术信息中心(National Center for Biotechnology Information, NCBI)基因参考序列数据库(NCBI Reference Sequence Database, RefSeq)是由 NCBI 和其他组织合作开发与校正的基因参考序列数据库,提供参考标准的数据,用于医学、基因功能和基因功能比较研究。 (2) 新型冠状病毒核酸检测的量值溯源:参考方法数字 PCR 绝对定量方法,可直接测量 RNA 拷贝数,直接溯源至自然单位。标准物质均为体外转录 RNA,目标基因范围涵盖已公布的新冠病毒 3 个主要基因:核壳蛋白 *N* 基因全长、包膜蛋白 E

续　表

标　准　条　款		迎　检　思　路
		基因全长、开放阅读框 *1ab* 基因片段(基因组坐标：14911 - 15910)；量值为 N、E 和 ORF1ab 基因的拷贝数浓度。标准物质编号 GBW(E)091089 和 GBW(E)091090。可用于新型冠状病毒核酸检测方法开发、试剂质控与评价、测量结果的量值溯源。 (3) 定性检验的计量学溯源：PT/EQA、血清盘、已知结果的检验后样品。 【查阅文件】 实验室检验项目清单，实验室各检验项目使用的检测系统及量值溯源一览表。实验室间比对记录，检验程序性能验证/确认报告，PT/EQA 分析总结报告。 【访谈调查】 对于使用非封闭系统的实验室，访谈专业组组长或技术负责人对于量值溯源的理解。

第六节　试剂和耗材

标　准　条　款		迎　检　思　路
6.6.1　通用要求	实验室应建立试剂和耗材的选择、采购、接收、储存、验收试验和库存管理过程。 注：试剂包括商品化或内部制备的物质、参考物质(校准品和质控品)、培养基；消耗品包括移液器吸头、载玻片、POCT 耗材等。	【标准解读】 实验室应制定试剂和耗材的管理程序，规范试剂和耗材的选择、采购、接收、储存、验收和库存管理，以及自配试剂的管理，避免因接收或使用不合格试剂和耗材，使用过期试剂和耗材或因试剂耗材短缺影响检验质量和服务，保证检验工作正常有序，检测数据准确可靠。 试剂包括商品化试剂或试剂盒、内部制备的物质或试剂、参考物质(校准品和质控品)、培养基；耗材包括移液器吸头、载玻片、POCT 耗材等。 【查阅文件】 试剂和耗材管理程序。
6.6.2　试剂和耗材—接收和储存	实验室应按照制造商说明储存试剂和耗材，并监测相关的环境条件。当实验室不是接收	【标准解读】 1. 试剂的接收 实验室试剂管理员或指定人员负责试

续 表

标 准 条 款		迎 检 思 路
	场所时，应核实接收场所是否具备充分的储存和处理能力，以防止供应品损坏和变质。	剂和耗材的接收、储存及库存管理。试剂和耗材到货后，通常由设备管理部门（药学部或物流配送中心）派人直接送至实验室。 若实验室不是接收单位而由医院其他部门负责接收，收到货物应按照试剂存储条件存储，如暂存条件不满足试剂存储条件，应尽快安排工作人员送到实验室。无论试剂在何处暂存，均应满足制造商声称的保存条件，需配置足够的满足要求的储存空间和设施，如常温库、冷藏库、冰箱、超低温冰箱等，以保证试剂、耗材不会损坏或变质。 新购的试剂和耗材送达实验室后，实验室试剂管理员或各专业组试剂管理员负责接收。接收试剂和耗材时，接收人员应当场核对试剂和耗材的名称、发票和送货单上的数量、规格、生产企业名称、批号、生产日期、有效期、注册证号、包装是否完好、运送储存条件是否合适等做初步质量评价，如不符合申购要求，应当场拒收。 国家对进口试剂和器械实行注册审批制度，必须由 NMPA 批准注册后方可上市。包装上必须有中文名称、生产企业名称及注册证号，有中文说明书，分装试剂还应标明分装企业名称。 2. 试剂的贮存 实验室接收到的试剂和耗材，应按制造商的说明和环境要求立即储存。当确需改变储存环境时，需提供验证记录。 因为每个医院情况不同，大部分是厂家直接送到医院检验科；医院的一级库、二级库通常是虚拟库，三级库检验科库才是实体库。 3. 贮存条件和监控 实验室应按照厂商说明书要求的条件贮存试剂和耗材，试剂库配备有温度监控设施，实时监测温度的变化，失控时有报警提示，并采取纠正措施。不具备条件的可手工记录，但要规定责任人和监测频次，确保失控时能及时发现。 【查阅文件】 试剂和耗材管理程序，试剂和耗材接收记录表。试剂库温度监测记录及纠正措施记录。

续　表

标 准 条 款		迎 检 思 路
		【现场观察】 常温试剂库、冷藏试剂库、耗材库的设置是否符合要求，温湿度监控设施，温湿度监测记录表，抽查进口试剂盒的包装是否符合要求。 【访谈调查】 访谈试剂管理员，了解对试剂和耗材管理流程、试剂库存管理、环境监测的知晓程度。
6.6.3　试剂和耗材—验收试验	组分或试验过程改变的每个试剂或试剂盒新配方，或新批号或新货运号试剂，在投入使用前或结果发布前（适用时）应进行性能验证。	【标准解读】 当试剂组分或试验过程改变，或新批号或新货运号试剂，在投入使用前或结果发布前应进行性能验证。 当试剂更换批号或更换同一批号不同批次运输的试剂时，性能验证可以通过检测室内质控品、新鲜标本测量结果的比对等方式进行。通过检验质控品检测结果在控即视为性能验证合格，和/或用一定数量（通常 5 个）的新鲜标本做比对试验，偏差在规定的允许范围内即为性能验证合格。免疫定性检验新批号试剂和/或新到同批号试剂应与之前或现在放置于设备中的旧批号、旧试剂平行检测以保证患者结果的一致性。比对方案应至少利用一份已知阳性、一份弱阳性样品和一份已知阴性的患者样品。 【查阅文件】 试剂和耗材管理程序，更改试剂批号或货运号的性能验证记录。
	影响检验质量的耗材在投入使用前应进行性能验证。 注 1：新批号试剂与旧批号试剂的室内质控品结果可比可作为验收证据（见 7.3.7.2）。不同批号试剂比对首选患者样本，以避免室内质控品的物质互换性问题。 注 2：有时可基于试剂分析证书进行验证。	【标准解读】 影响检验质量的耗材应在使用前进行性能验证，如微生物培养基在使用前应进行无菌试验和生长试验，一次性采血管的性能验证可参考卫生行业标准 WS/T 224—2018，微生物检验新批号及每一货次试剂和耗材使用前，应通过直接分析参考物质、新旧批号平行实验或常规质控等方法进行验证。 【查阅文件】 试剂和耗材管理程序，耗材的性能验证记录。

续 表

标 准 条 款		迎 检 思 路
6.6.4　试剂和耗材—库存管理	实验室应建立试剂和耗材的库存管理系统。	【标准解读】 1. 建立库存管理系统 实验室应建立试剂和耗材的库存控制系统,有条件的实验室可采用试剂和耗材专用管理软件进行库存管理,否则可采用人工管理。专用管理软件具有采购申请、试剂入库、试剂出库、试剂报损、试剂返库、申购提醒、库存统计等管理功能,具体使用说明可参考软件操作手册。 2. 试剂入库 试剂入库由各专业组试剂管理员负责。试剂和耗材管理软件可通过条码实现入库管理的自动化,入库登记时按试剂和耗材名称、批号、生产日期、有效期、入库日期、数量、存放地点等内容录入,审核确认后形成入库单。生成条码有两种方式:一是实验室建立项目字典和供应商字典,入库登记后生成条码,粘贴在试剂盒上,条码具有唯一性,显示内容包括条码、试剂名称、批号、货号、有效期和使用科室;二是条码在供应商出库时生成,接收试剂和耗材后扫描条码形成入库单。将粘贴好条码的试剂和耗材分地点和类别存放,完成入库工作。 3. 试剂出库 试剂和耗材出库时,试剂管理员或其他授权使用者可以通过工号和密码登录管理系统,选择出库管理进行出库登记。出库登记时,通过扫描试剂和耗材的条码,系统自动记录试剂和耗材的详细信息,审核确认后即完成试剂和耗材的出库工作。试剂和耗材出库时遵循旧批号优先出库的原则,当还有旧批号时,新批号试剂和耗材出库应作出一定限制,以避免旧批号试剂和耗材过期使用。 4. 试剂报损 当试剂和耗材过期、失效或破坏时,通过系统的试剂报损模块进行报损。报损操作时,通过扫描需报损的试剂或耗材条码,系统自动记录报损信息,审核确认后完成报损工作。 5. 试剂报警 当某试剂和耗材的量低于实验室设置的下限时,系统会自动报警并提示工作人

续　表

标准条款		迎检思路
		员。利用系统的实时库存统计功能,可定期进行库存统计。发现库存试剂和耗材不足时及时订购,确保库存量充足,避免因试剂不足而影响日常检验工作。管理软件也可以根据预先设定的个性化条件(如距失效期多长时间、库存多少盒等)对库存试剂进行即将过期的提醒。 【查阅文件】 试剂和耗材管理程序,试剂和耗材出入库管理记录,试剂申购单。 【访谈调查】 抽查某专业组的试剂管理员,访谈其是否知晓试剂和耗材库存管理的流程。 【现场观察】 抽查试剂管理员 1 名,现场演示出入库管理的流程和操作,查看库存管理系统中试剂入库清单、出库清单、库存清单、报损清单、申购单。 现场观察各种试剂和耗材库条码标识是否清晰、摆放是否整齐有序。
	库存管理系统应将已验收的试剂和耗材与未检查或未接受使用的区分开。	【标准解读】 未经检查的试剂和耗材,原则上不能与入库的试剂同地方放置,但因特殊情况不能实时检查而放置低温环境中保存的,需做好标记,注明试剂或耗材未经检查,试剂管理员签名确认。不合格的试剂和耗材报损后,原则上均应废弃,如需做检验以外的其他用途应设置专门的位置存放。未经检查或不合格的试剂和耗材不能通过库存管理系统办理出入库,日常检验工作中必须使用库存管理系统中出库的试剂和耗材,确保不会误用未经检查或不合格的试剂和耗材。 【现场观察】 现场查看未经检查的试剂和耗材的存放位置、不合格试剂或耗材的存放位置是否符合要求。检查和未检查的试剂是否分开放置。
6.6.5　试剂和耗材—使用说明	试剂和耗材的使用说明,包括制造商提供的使用说明,应易于获取。应按制造商说明使用试剂和耗材。如计划他用,	【标准解读】 检验项目的操作程序应参考所使用的试剂和耗材的说明书进行编写。应保存试剂和耗材的说明书,并作为受控文件进行

续 表

标准条款		迎检思路
	见 7.3.3。	管理,建议按专业组或专业岗位装订成册,便于保存和查阅。编写的项目 SOP 文件可存放于电子化的文件管理系统中,在工作场所的各台计算机中均可查阅,也可通过手机 APP 与电脑终端同步查阅。需要保存的试剂和耗材制造商提供的说明书集中存放在各专业组工作场所专用的文件盒中,方便员工获取。 应关注试剂或耗材说明书的版本变化,当发生较大的内容变更时,应及时修订项目 SOP 文件。 【现场观察】 现场查看实验室的 SOP 文件和厂商说明书的存入地点和位置是否方便员工获取。厂商说明书是否受控。电子化厂商说明书。
6.6.6 试剂和耗材—不良事件报告	应调查可直接归因于特定试剂或耗材的不良事件和事故,并根据要求向制造商或(和)供应商,以及相关部门报告。 实验室应制定程序,响应制造商召回或其他通知及采取制造商建议措施。	【标准解读】 国家市场监督管理总局令第 1 号《医疗器械不良事件监测和再评价管理办法》适用于在中华人民共和国境内开展医疗器械不良事件监测、再评价及其监督管理,体外诊断试剂属于医疗器械必须遵照执行。因此,试剂和耗材不良事件可按照设备不良事件报告程序执行。 当试剂分析性能偏离制造商声称预期性能,且给临床诊疗带来影响,出现漏诊或误诊、误治,直接或间接给人体造成伤害时,应及时分析原因,如确为产品质量问题,应按照不良事件上报医院相关管理部门,并由主管部门通过网络上报给对应的药品监督管理部门。因为分析性能不达标可能给临床诊疗带来影响,出现漏诊或误诊、误治,直接或间接给人体造成伤害。 【查阅文件】 试剂和耗材管理程序,仪器设备/试剂耗材不良事件报告管理程序、仪器设备/试剂耗材不良事件报告记录表。 【跟踪核查】 当现场检查发现患者投诉、不合格工作、差错等是由于试剂产品质量带来时,可以跟踪有无后续的不良事件报告记录及进一步的临床影响评估、应急措施。

续　表

标准条款		迎检思路
6.6.7　试剂和耗材—记录	应保存影响检验性能的每一试剂和耗材的记录，包括但不限于： a）试剂或耗材的标识。 b）制造商信息，包括说明书、名称和批次编码或批号。 c）接收日期和接收时的状态、失效日期、首次使用日期；适用时，试剂或耗材的停用日期。 d）试剂或耗材初始和持续准用记录。	【标准解读】 实验室应制定试剂和耗材的管理档案，保存影响检验性能的每一试剂和耗材的记录，包括但不限于以下内容： （1）试剂或耗材的标识。 （2）制造商名称、批号或货号。 （3）供应商或制造商的联系电话、邮箱和微信。 （4）试剂和耗材的接收日期、失效期、使用日期，适用时还包括停用日期。 （5）接收时的状态如合格或损坏。 （6）制造商说明书。 （7）试剂和耗材检验合格证及初步验收记录。 （8）证实试剂或耗材持续可使用的性能记录，如性能验证记录、IQC 记录、参加实验室间比对记录。 【查阅文件】 试剂和耗材管理档案及相关记录，试剂和耗材合格供应商名录、试剂和耗材供应商评价记录。
	当实验室使用自己配制、再悬浮或组合试剂时，除记录上述相关内容外，还应包括配制人、配制日期和有效期。	【标准解读】 实验室根据实际工作需要，可能会使用少量的自配试剂。当专业组使用配制试剂或自制试剂时，记录除上述内容外，还应在盛装的容器上注明包括试剂名称、浓度、储存要求、配制日期、有效期和配制人等。试剂的配制方法应在标准化操作规程中说明。 【查阅文件】 自配试剂 SOP 文件，配制试剂和自制试剂记录表，盛装容器的自配试剂标签。

第七节　服务协议

标准条款		迎检思路
6.7.1　与实验室用户的协议	实验室应制定程序建立并定期评审提供实验室活动的协议。	【标准解读】 1. 制定程序 实验室应建立与用户协议管理的程序

续 表

标准条款		迎检思路
	该程序应确保： a）充分规定了要求。 b）实验室有能力和资源满足要求。 c）适用时，实验室告知用户由受委托实验室和顾问执行的具体活动。 应将可能影响检验结果的任何协议变更通知实验室用户。	性文件。通过服务协议评审，充分理解客户需求，满足客户要求。通过评审保证客户提出的质量要求或需求合理、明确，实验室有能力和资源履行服务协议。 2. 明确职责 实验室主任负责组织服务协议评审、服务协议签署，以及服务协议修改，各专业组组长负责签订后服务协议的实施，质量主管负责服务协议的编写和服务协议实施情况的监督。 3. 建立服务协议 实验室收到的每份检验申请单即为一份服务协议。临床医生开出检验申请单，患者自愿缴费后协议自动生效。实验室应按照检验申请单中规定的相关信息完成检验，并在承诺的时间内发出检验报告，确保检验结果准确可靠。 实验室服务协议涵盖从检验申请至检验过程再到检验结果报告的全过程，此过程包括了医生如何正确填写检验申请单，检验申请单信息的完整性，实验室采用的检验程序是否满足临床意义的要求，标本周转时间(turn around time，TAT)，如需复检或追加检验还涉及检验后样本的保存时间，检验结果若为危急值还涉及危急值的项目、范围、报告方式和时间等。实验室应与医务部门和临床沟通，确定检验申请所需要的信息、实验室采用的检验程序，以满足结果解释的需要。 4. 服务协议范围 从检验申请到结果报告有关的实验室活动关键环节均应建立服务协议，包括但不限于检验申请单信息完整性、所采用的检验程序、结果报告时间、生物参考区间、临床危急值、检验后样品的保存时间、受委托实验室的检验等。 病理实验室：检查项目、检查方法、样品要求、病理检查申请单/表、病理报告、检查周期、非预期结果和特殊病例（如国家规定必须上报的传染病）报告发布方式、知情同意书等均应作为服务协议的内容。 5. 评审和执行服务协议时需要考虑的因素 实验室在评审和执行服务协议时应充

续　表

标 准 条 款		迎 检 思 路
		分考虑以下因素。 （1）评审前应与客户、用户和实验室员工充分沟通，理解客户和用户、实验室服务提供者的要求，包括使用的检验过程，拟订好服务协议草案。 （2）实验室有能力和资源满足要求，能力评审主要从人员、外部服务和供应、设备、信息资源、实验室内部比对、IQC、实验室间比对、检验程序（包括测量不确度、检出限、置信限等）、委托检验等方面进行评估，人、机、料、法、环等能满足客户和用户需求。 （3）实验室人员具备实施预期检验所需的技能和专业知识。 （4）选择的检验程序适宜并能够满足客户需求。 （5）当协议的偏离影响到检验结果时，通知客户和用户。 （6）说明实验室委托给其他实验室或顾问的工作。 6. 服务协议评审与定期评审 （1）服务协议的评审流程：实验室制定协议草案→医务科组织召开协议评审会议→实验室主任或指定人员说明协议草案的制定依据→与会人员讨论→对协议草案进行修改→形成一致意见→签署协议→以一定形式发布协议（医院办公系统发布、医院培训、微信发布等），全过程形成记录。 （2）服务协议草案编制：质量主管通过与临床医师沟通，按照用户需求，考虑实验室的能力及资源是否能满足服务协议要求，检验程序的选择是否满足服务协议要求和临床需要；书写服务协议内容，形成协议草案。 （3）服务协议评审：① 评审时机，建立新的服务协议，服务协议定期评审（至少每年 1 次）；② 评审人员，实验室管理层、各专业组组长、重点临床科室代表、医务部门负责人；③ 评审内容，服务协议的所有内容，评审时重点考虑实验室的资源和能力是否满足服务协议的要求，全过程形成记录。 （4）服务协议签订：服务协议草案形

续　表

标 准 条 款		迎 检 思 路
		成后,由实验室主任主持召开服务协议评审会,相关参会人员对服务协议草案内容进行讨论,形成双方认同的服务协议内容,由双方代表签字并加盖公章后生效。 (5) 服务协议的执行:服务协议签订后由各专业组组长组织实施,质量主管组织服务协议实施情况的监督,确保实验室的工作能符合协议的要求。 (6) 服务协议的偏离:当实施过程中出现了服务协议偏离(如某检测项目生物参考区间改变)并影响到检验结果时,各专业组组长或其指定人员及时与客户(临床医师、患者)取得联系,向其说明偏离的原因和内容,必要时发出协议偏离通知,告知用户。 (7) 服务协议定期评审:至少每年一次,评审流程同本节 6.(1)的内容。 【查阅文件】 检验申请单,实验室服务承诺,实验室收费告示栏,检验报告周期告示栏。 至少提供 3 个协议偏离后通知客户和用户的记录,委托检验实验室名录和项目清单,实验室检验项目目录,员工个人技术档案,设备档案,实验室服务协议文件。 【访谈调查】 访谈医务部门负责人、重点临床科室主任、实验室管理层代表了解开展协议评审的过程。
	应保留评审记录,包括任何重大变更。	【查阅文件】 查阅实验室的协议评审记录,记录应包括协议草案,评审会签到表,评审会通知,会议记录,会议纪要,最终版的服务协议等。实验室修改协议的评审记录及修改内容通知受影响方的记录。
6.7.2 与 POCT 操作者的协议	实验室与组织内使用实验室支持的 POCT 的其他部门的协议,应明确规定各自的职责和权限并告知。 注:已建立的多学科 POCT 委员会可管理此服务协议,见附录 A。	【标准解读】 1. 制定程序 实验室应建立与 POCT 操作者协议管理的程序性文件,明确医务、护理、质控、设备、检验、临床科室 POCT 操作者等各自的责任和权限。 2. 成立 POCT 管理委员会 通常由主管副院长任主任委员,医务、

续　表

标 准 条 款		迎 检 思 路
		护理、质控、信息、设备、检验、临床科室主任和护士长为委员。委员会下设办公室，具体负责全院的POCT质量管理工作。定期召开POCT质量管理工作会议。 3. 明确职责和权限 （1）POCT操作者：经培训、能力评估、考核合格者授权操作。负责设备的校准、操作、质控、结果报告，协助实验室进行检验结果的定期比对。 （2）实验室：负责对POCT操作进行培训、审核POCT报告并发布，组织POCT与实验室的结果比对，监控临床科室POCT的IQC。 （3）设备科：提供满足要求的POCT设备。 （4）信息科：建立POCT管理网络，提供信息系统保证。 （5）医务科/护理部：负责POCT操作者的授权和管理。组织POCT操作人员的培训和相关会议。 （6）质控科：负责临床科室POCT的质量监督。 【查阅文件】 POCT操作者协议，协议评审记录，POCT管理委员会各组成单位职责、各部门职责范围。

第八节　外部提供的产品和服务

标 准 条 款		迎 检 思 路
6.8.1　通用要求	实验室应确保由外部提供的、影响实验室活动的产品和服务在以下情况是适宜的。 a）预期纳入实验室自身活动。 b）实验室直接向用户提供部分或全部从外部供应者那里获得的产品或服务。	【标准解读】 1. 有关概念 外部提供的产品和服务是指实验室外部提供给实验室的物资产品和服务行为，这些产品和服务影响实验室活动。 外部提供的产品包括：实验室设备、试剂和耗材、实验室信息系统（软件和硬件）等。 外部提供的服务主要包括：标本采集

续　表

标准条款		迎检思路
	c）用于支持实验室的运作。 可能需要与组织其他部门或职能部门合作以满足以上要求。 注：服务包括样品采集服务、移液器和其他校准服务、设施和设备维护保养服务、室间质量评价计划、受委托实验室和顾问提供的服务。	服务、校准/检定服务、技术支持服务、设施和设备维护保养服务、EQA 计划、受委托实验室和顾问提供的服务等。 2. 管理要求 实验室应建立程序，确保外部产品和服务在以下情况是适宜的。 （1）预期纳入实验室自身活动，如标本采集服务、标本运输服务、校准/检定服务、技术支持、设施和设备维护保养服务、消防安全、EQA 计划等。 （2）实验室直接向用户提供部分或全部从外部供应者那里获得的产品或服务，如受委托实验室的检验报告、顾问对检验结果的解释等。 （3）用于支持实验室的运作，如实验室设备、试剂和耗材、LIS（软件和硬件）等。 3. 职能部门合作 外部提供的产品和服务需要实验室与医院相关职能部门合作才能完成，如服务人员招聘需人事部门合作，设备、试剂和耗材的招标采购需要设备管理部门合作，物流配送和标本运输需要后勤部门的合作，LIS 服务需要信息部门合作，受委托实验室和顾问提供的服务需要医务部门合作，标本采集服务需护理部门合作，消防安全服务需要安保部门合作，消毒供应服务需要院感部门合作等。 医院其他部门为实验室提供的服务也应符合管理体系的要求。
6.8.2　受委托实验室和顾问	实验室应将如下要求告知受委托实验室和提供解释和建议的顾问。 a）提供的程序、检验、报告和咨询活动。 b）危急结果的管理。 c）所需的人员资格和能力证明。	【标准解读】 1. 受委托实验室的概念 受委托实验室（referral laboratory）是指样品被送检的外部实验室。受委托实验室是实验室管理层选择转送样品或分样品供检验，或当无法实施常规检验时，送外检的实验室。受委托实验室不是组织或法规要求送检的实验室，如疾控中心、法医、肿瘤登记及中心（母体）机构的实验室。 此外，面对各个学科日益复杂的检验，限于实验室的资源和能力，可以聘请专家、顾问为实验室的检验提供意见和解释。 2. 建立程序 实验室应建立受委托实验室选择和评

续　表

标准条款		迎检思路
		估的程序性文件，合理选择与评估受委托实验室和专家顾问，确保实验室外送标本检验结果的质量。 3. 职责范围 实验室负责委托项目和检测要求的提出及受委托实验室和顾问能力的评估。医院医务部门负责受委托实验室能力进一步审核确认。医院物价部门负责对受委托实验室收费价格的核查。医院法人代表或其指定人员负责与受委托实验室签订委托检验服务协议。 4. 委托实验室对受委托实验室和顾问的要求 为确保受委托实验室的人员资质和检验活动能满足委托实验室的要求，委托实验室应将如下要求告知受委托实验室和提供解释和建议的顾问： a）提供的程序、检验、报告和咨询活动。 b）临床危急值的管理。 c）所需的人员资格和能力证明。 5. 委托检验项目的审批 各专业组组长对需委托的检验项目征求客户和用户的意见，提出需委托的工作及受委托实验室的申请，报实验室主任审批。 6. 受委托实验室能力调查 技术负责人组织需委托项目专业组对受委托实验室能力的调查。调查内容包括受委托实验室的仪器设备状况，环境条件及人员素质，是否通过实验室认可，其管理体系和受委托项目的质量保证情况，是否有能力在规定时间内完成受委托检测任务等。如果受委托方是对各个学科的复杂检验提供意见和解释的顾问，要求其至少是本地区在本专业领域里的权威专家。技术负责人将受委托实验室能力调查情况报实验室主任。 7. 受委托实验室和顾问服务协议的签订 （1）医务部门根据实验室对受委托实验室能力调查情况进一步审核确认受委托方的能力。 （2）需要时，经物价部门确认受委托检验项目收费标准是否符合政府规定的收费标准。

续 表

标 准 条 款		迎 检 思 路
		(3) 医院法人代表或其指定人员根据确认后的受委托实验室能力及收费标准,与受委托实验室代表共同签订委托服务协议书,协议内容包括项目名称、内容、整个委托检验过程(包括检验前和检验后)中双方的要求及检测依据(执行的检测标准)、协议有效期、收费规定及对检验结果的责任等。 (4) 紧急情况下,需要其他单位的顾问提供意见或其他实验室进行补充检验或确认检验程序和报告时,可直接进入委托检验项目的实施程序后再补充以上程序。 (5) 受委托实验室能力调查报告、委托检验服务协议(复印件)等资料实验室应归档保存。 8. 受委托实验室的登记 实验室对受委托的实验室或顾问进行登记,保存受委托实验室的名录。登记的内容包括实验室的名称、地址、所属机构、所委托的检验项目及责任人。 9. 受委托实验室的定期评审 (1) 评审周期和内容:实验室每年对受委托实验室进行一次评审,由技术负责人组织,评审内容包括委托实验室的检验能力和委托协议。 (2) 检验能力的评审:评审资料来源于平时本院临床科室的意见反馈,通过向临床了解报告的及时性和准确性等方面的意见对受委托实验室的服务能力进行定期评审。对于顾问,可通过其提供意见对患者诊断、治疗及预后的贡献进行监控。保留相关材料作为定期评审依据。 (3) 评审与受委托实验室的协议:由技术负责人组织各管理人员进行,主要对检验前和检验后过程在内的各项要求是否明确、受委托实验室是否能符合各项要求且没有利益冲突、选择的检验程序是否适用于其预期用途、各自对解释检验结果的责任是否规定明确等方面进行评审,由质量主管或其指定人员在服务协议评审单上记录,并归档保存。 10. 委托标本的签收 需外送受委托实验室的检验项目,在

续 表

标准条款		迎检思路
		LIS设置检验项目时应增加相应标识，以便识别，如“送XX”的标识(XX表示受委托实验室)，临床科室需外送受委托实验室检测的标本，按照医院的检验申请、标本采集与送检流程，送达实验室后通过LIS进行签收。 11. 委托标本的交接 实验室签收的标本，由受委托实验室工作人员在通过受委托实验室对接系统或相应对接机制，通过扫描标本条码或登记的方式收取后送受委托实验室检验，所有申请单信息会储存在该系统中可以随时查询。 12. 报告的签收和保存 受委托实验室将检验报告打印后送回委托实验室，实验室人员负责签收，签收流程为每天通过受委托实验室对接系统自动生成并打印已送检标本清单，有报告回送时在该清单上标记确认。实验室工作人员将签收后的检验报告交由负责医院检验标本运送的人员，由其送到相关临床科室。所有外送受委托实验室的检验报告会自动保存在受委托实验室对接系统中，可随时查询。当电子登记系统缺乏时可采用手工登记的方式进行。 【查阅文件】 受委托实验室选择和评审程序，受委托实验室和顾问的合作协议。受委托实验室和顾问选择的评审记录，受委托实验室和顾问是否具有开展相关检验的资质，资质应符合程序文件规定的选择标准。 定期评审受委托实验室和顾问的资质和能力的记录，实验室对受委托实验室或顾问的质量监控结果，以及受委托实验室和顾问的质量保证材料。受委托样品的检验申请单和检验报告。
	委托实验室(而非受委托实验室)应负责确保将受委托实验室的检验结果提供给申请者，除非协议有其他规定。应保存一份所有受委托实验室和顾问的清单。	【标准解读】 实验室应该对样本的TAT进行监控，保证样本在稳定时间区间内完成检测。实验室应考虑TAT、测量准确度、转录过程和解释技巧的要求，采用最适合的方式报告受委托实验室的结果。当需要受委托实验室和委托实验室双方的临床医生和专家

续　表

标　准　条　款		迎　检　思　路
		合作才能对检验结果进行正确解释和应用时，应确保这一过程不受商业或财务的干扰。 经实验室审核和医院批准，通过受委托实验室安装在医生工作站、检验工作站的电子报告系统可以缩短检验报告时间，方便临床医生。 【查阅文件】 受委托实验室和顾问的清单，委托检验项目一览表。 【现场调查】 查阅受委托检验项目登记簿，门诊和病房各选择 3～5 个检验项目查阅检验报告单，查证报告中是否包括受委托实验室或顾问报告结果的所有必需要素，是否有可能影响临床解释的改动，报告单中是否注明由受委托实验室或顾问实施的检验，添加评语的人员是否有明确标识。受委托检验结果的报告方式是否符合委托协议的规定。
6.8.3　外部提供的产品和服务的评审和批准	实验室应制定程序并保存相关记录，用于： a）规定、审查和批准实验室对所有外部提供的产品和服务的要求。 b）规定对外部供应者的资质、选择、表现评价和再评价的标准。 c）样品委托。 d）在使用或直接提供给用户之前，应确保外部提供的产品和服务符合实验室规定的要求，或适用时，本准则的相关要求。 e）根据对外部服务供应者的表现评价结果采取措施。	【标准解读】 1. 制定程序 实验室应制定外部产品和服务的管理程序，明确外部产品和服务的选择标准、工作流程、责任部门和责任人，确保采购流程规范，信息完整，过程公正、合法、合规。定期评价外部产品和服务商的能力和表现，以使其持续满足选择标准。 2. 外部提供的产品和服务的选择和批准 （1）建立设备、试剂和耗材的选择标准：标准制定主要依据产品性能参数、价格、技术支持能力、售后服务、质量保证声明等。 （2）论证和审批：各专业组组长负责本组拟购设备（包括试剂和耗材）的计划、可行性报告填写及本组新仪器设备的验收，技术负责人负责组织拟购仪器设备的可行性论证，经实验室主任批准后向设备或采购管理部门提出仪器设备购置申请。设备管理部门负责申请购置仪器设备的初步审核及小型仪器设备的审批、批准购买设备的采购。大型仪器设备需提交医院设备管理委员会论证通过后报医院办公会议审定，设备管理部门负责采购。

续 表

标准条款		迎检思路
		(3) 仪器设备购置计划：各专业组组长根据本组工作需要，对拟购置的仪器设备向实验室管理层提出申请，并填写可行性报告。可行性报告主要包含以下内容：① 购置理由(为开展新项目需购置新的仪器设备；因业务增长，原有设备已无法满足需要，在原有的基础上增添仪器设备；原有仪器设备使用时间长，故障多，需进行仪器设备的更新)；② 是否具备相应的设施，包括水、电及场地等；③ 人员是否具备操作能力。 (4) 仪器设备的可行性论证：专业组提出仪器设备的购置申请后，由技术负责人组织技术管理层对仪器设备的可行性和仪器设备技术参数进行讨论，并向实验室主任递交论证报告，决定是否同意购置。 (5) 实验室审批：实验室主任审批后同意购置的小型仪器设备，相关专业组组长填写《小型器械申购计划表》；大型仪器设备则填写《大型医用仪器设备配置论证表》；相关表格经实验室主任签字批准后，上交设备管理部门审批。 (6) 设备管理部门审批：通常小型仪器设备由设备管理部门审批，超过一定价格的大型仪器设备由医院设备管理委员会论证后报医院领导班子会批准。 (7) 仪器设备的购买：批准购买的小型仪器设备由设备管理部门根据实验室提供的参数直接购买，大型仪器设备则需招标采购。 (8) 设备安装、调试与验收：由设备管理部门、厂商或供应商联合实验室共同验收。 (9) 建立仪器设备档案：通过验收的仪器设备由设备管理部门建立仪器档案，对设备进行编号，每台设备的编号应具有唯一性。同时实验室也应建立一份仪器设备档案。 3. 外部产品和服务商的评价 (1) 制定标准：实验室应制定外部服务和合格供应商的选择标准，可从资质要求、能力要求、质量要求、服务要求等多个方面进行规定。定期(通常每年)对供应商

续 表

标准条款		迎检思路
		进行评价,确定合格供应商名录。 （2）供应商的选择和评价流程：供应或外部服务的项目→核查相关证件（经营许可证,营业执照,产品注册证,进口产品经营许可证）→质量保证声明（ISO 认证,批检合格证）→IQC 结果→EQA 结果→技术支持能力→售后服务能力→形成合格供应商名录。 （3）评价结果的利用：定期召开与供应商的座谈会,通报供应商评价结果,优秀供应商向招标采购部门推荐,不合格供应商限期整改,必要时重新招标新的供应商;同时,听取供应商对实验室的意见和建议,双方共同努力,提升实验室服务能力和效率。 4. 样品委托 对需要委托至第三方的检验项目应明确样品采集、运输、保存、核收、信息的要求。根据与其他检验结果的相关性、诊断符合性、信息相关性对委托实验室的结果进行评价,必要时与受委托实验室进行沟通,确定准确无误后由委托实验室发布检验报告。 【查阅文件】 外部服务和供应管理的程序性文件,仪器设备采购计划、仪器设备采购可行性论证报告、小型仪器设备审批表、大型仪器设备审批表、仪器设备安装调试验收报告、仪器设备档案。 合格供应商选择和评价标准、合格供应商名录、实验室与供应商沟通记录、会议记录。 【追踪调查】 查阅合格供应商名录,选择 1~3 个合格供应商和 1~3 个不合格供应商,追踪合格供应商的评价过程是否符合文件规定,对不合格供应商所采取的措施。 查阅仪器设备档案,选择 1~3 个仪器设备,追踪仪器设备招标技术参数设置是否合理,流程是否规范。

（张秀明　邱玲　关明）

第五章 过 程 要 求

检验活动包括检验前、检验和检验后过程的各个环节，是实验室建设、管理体系运行和 ISO 15189 认可的核心要求。ISO 15189:2022 在 ISO 15189:2012 技术要求“5.4 检验前过程”“5.5 检验过程”“5.6 检验结果质量的保证”“5.7 检验后过程”“5.8 结果报告”“5.9 结果发布”“5.10 实验室信息管理和管理要求”“4.8 投诉”的基础上进行了优化和整合，并对检验过程风险和机遇的管理提出了总体要求，强调对影响患者医疗的风险和机遇的管理。

ISO 15189:2022 中，7.1 条款对检验过程提出了总体要求，要求实验室应识别在检验前、检验和检验后过程中患者医疗的潜在风险，通过风险管理消除或降低或接受识别的风险，同时对识别出的机遇采取改进措施。7.2 条款是对检验前过程的要求，要求实验室应制定涵盖所有检验前活动的程序，并使相关人员易于获取，这些程序包括提供给患者和用户的信息、检验申请信息和口头申请要求，原始样品采集和处理、样品运送、样品接收和检验前的处理、准备和储存等，过程关注了患者知情同意。7.3 条款是对检验过程的要求，包括检验方法的选择、验证和确认，测量不确定度的评定及应用，生物参考区间和临床决定限的制定，标准操作规程（SOP）的编制，检验结果有效性的保证和检验结果的可比性；该条款突出的变化是把 ISO 15189:2012“5.5 检验过程”和“5.6 检验结果质量的保证”进行了整合，更符合临床检验实际，强调了测量不确定度的应用，要求实验室建立检验方法的目标测量不确定度并进行验证，当室内质控品无法获得时给出了明确的替代方法如患者结果的趋势分析、方法学比较和患者样品留样再测，要求实验室在选择 EQA 时宜考虑靶值的设定类型，给出了无 EQA 时的替代方法如采用相同质控品的实验室间比对，进一步明确了检验结果可比性的具体要求及不可比时应采取的措施。7.4 条款是对检验后过程的要求，包括结果报告和检验后样品的处理；结果报告对 ISO 15189:2012“5.8 结果报告”和“5.9 结果发布”进行了整合，包括结果审核和发布、危急值报告、结果的特殊考虑、结果的自动审核、报告要求、报告的附加信息、修正报告结果等，流程上更加合理。7.5 条款是不符合工作，与“8.7 不符合及纠正措施”类同，该处专指检验活动和检验结果的不符合，可通过日常工作和质量监督识别并采取措施。7.6 条款是数据控制和信息管理，在 ISO 15189:2012“5.10 实验室信息管理”的基础上增加了宕机预案和异地管理的要求。7.7 条款是投诉的管理，与 ISO 15189:2012“4.8 投诉的解决”无明显区别。7.8 条款是连续性和应急预案，要求实验室制定检验活动受限或无法开展等紧急情况时的应急预案，并定期演练，确保检验活动有序进行。

本章对以上要求的每一个条款逐一进行解读，并给出现场评审的审核方法和评审要点，以及医学实验室需要提供的支撑材料的建议。

第一节 总体要求

标准条款		迎检思路
7.1 总体要求	实验室应识别在检验前、检验和检验后过程中患者医疗的潜在风险。应评估并尽可能降低风险。适用时,应将剩余风险告知用户。 应根据对患者潜在危害,监控并评估所识别风险和降低风险过程的有效性。 实验室还应识别患者医疗改进的机遇,并制定方案管理这些机会(8.5)。	【标准解读】 该条款在 ISO 15189:2012“5.4 检验前过程”“5.5 检验过程”“5.6 检验结果质量的保证”“5.7 检验后过程”“5.8 结果报告”“5.9 结果发布”“5.10 实验室信息管理和管理要求”“4.8 投诉”的基础上进行了优化和整合,对检验过程风险和机遇的管理提出了总体要求,特别强调对影响患者医疗的风险和机遇的管理。 检验前、检验和检验后过程的各个环节可能存在诸多风险影响检验结果的准确性,从而对临床诊疗决策产生影响。实验室应识别检验全过程可能存在的风险和机遇,并采取措施进行风险控制和改进。应优先对风险评估中识别出的高风险事项进行控制或改进。实验室应对风险的措施包括识别风险、规避风险、为寻求机遇承担风险、消除风险源、改进风险的可能性或后果、分担风险、在了解相关信息的基础上决定保留风险,采取的措施应尽可能消除或降低风险,若实验室决定保留风险,应将这些风险告知用户。 实验室应根据风险对临床诊疗活动的影响和危害采取控制措施,监控并评估这些措施的有效性。 风险与机遇并存。实验室在识别风险的过程中还应识别改进的机遇,一旦识别出改进的机会,管理层应立即实施改进措施。改进措施应优先针对影响检验结果和患者医疗的高风险事项和机遇。

第二节　检验前过程

标准条款		迎检思路
7.2.1　通用要求	实验室应制定涵盖所有检验前活动的程序，并使相关人员方便获取。 注1：检验前过程可能影响预期检验的结果。 注2：样品采集和运送要求见ISO 20658。 注3：特定来源样品和特定分析物的要求见ISO 20186－1、ISO 20186－2、ISO 20186－3、ISO 20166（所有部分）、ISO 20184（所有部分），ISO 23118和ISO 4307。	【标准解读】 1. 检验前过程的概念 检验前活动是指医生提出检验申请到患者准备、标本采集、标本运送、标本接收、检验前标本处理的全过程。这一过程需要临床医生、患者、标本采集人员（医生、护士或检验人员）、标本运送人员（医院护工或第三方物流配送人员）、标本核收人员和分析前标本处理人员等密切配合，共同完成。其中任何一个环节出现问题都可能影响检验结果的准确性和有效性，因此，实验室应制定检验申请管理程序、临床检验项目手册、检验标本采集手册、患者留取标本指导、标本运送管理程序、标本核收和分析前处理管理程序等，以保证检验结果的准确性和有效性。 2. 制定检验前活动程序 实验室应制定涵盖所有检验前活动的程序性文件，并使相关人员易于获取。实验室应建立以下程序性文件。 （1）供临床医师使用的检验项目手册。 （2）供标本采集人员使用的标本采集手册，标本采集人员可以是具有资质的护理人员或检验人员。 （3）供患者和用户使用的采样前准备信息、便于投诉和咨询的信息等。 （4）供标本运输人员使用的作业指导书。 （5）供标本接收人员使用的标本接收、处理、储存和实验室内传递的作业指导书。 以上程序视各医疗机构的具体实际可以两个或多个合并成册使用，可以是纸质版文件或电子文件，也可以两者并存，实验室应按照文件控制的要求进行管理。 3. 相关人员培训、能力评估与授权 检验前过程可能影响预期检验的结果。相关人员应有从事其活动的资质。实验室应对相关人员进行培训、能力评估和

续 表

标准条款		迎检思路
		授权,必要时再培训。 4. 不断改进检验前质量 实验室建立的检验前质量管理程序应整合检验前过程的各个环节,以符合质量方针和质量目标的要求,并满足用户的需求和要求。 实验室应制定检验前关键环节的质量监测指标,如检验申请合格率、临床医护人员满意度、患者满意度、检验前标本 TAT 及合格率、标本合格率/不合格率等,定期监测并根据预期控制标准进行评估,监测结果与质量目标进行比较,达不到相应标准时应采取改进措施。当监测结果稳定达到目标要求时应修正质量目标,以持续改进分析前质量和服务效率。 实验室应通过医护座谈会/临床沟通会、满意度调查、网络问卷等多种形式广泛征求临床和患者意见,对共同关注的不满意事项应采取改进措施,对征求获得的意见和建议应分析评估,优先改进影响检验前质量和服务的重大建议,通过戴明环(PDCA 循环),使检验前质量和服务效率持续提高。 5. 可供参考的标准和指南性文件 (1) GB/T 42060—2022。 (2) WS/T 348。 (3) WS/T 359。 (4) WS/T 640。 (5) WS/T 661。 (6)《全国临床检验操作规程》(第 4 版)。 (7) GB/T 43279.1—2023。 (8) GB/T 43279.2—2023。 (9) GB/T 43279.3—2023。 (10) GB/T 42216.1—2022。 (11) GB/T 42216.2—2022。 (12) GB/T 42216.3—2022。 (13) GB/T 42080.1—2022。 (14) GB/T 42080.2—2022。 (15) ISO 23118: 2021。 (16) ISO 4307: 2021。 【查阅文件】 实验室制定的检验前管理程序是否包

续　表

标准条款		迎检思路
		含检验申请管理、临床检验项目列表、检验标本采集手册、患者留取标本指导、标本运送管理、标本核收和分析前处理管理等文件化程序和信息。 质量指标管理程序，检验申请单合格率、临床医护人员满意度、患者满意度、检验前标本 TAT 及合格率、标本合格率/不合格率等监测报告和分析记录，持续改进记录。
7.2.2　实验室提供给患者和用户的信息	实验室应备有向用户和患者提供的适当信息。信息应充分以使用户全面了解实验室活动的范围和要求。 适当时，这些信息应包括： a）实验室地址、工作时间和联络方式。 b）检验申请和样品采集的程序。 c）实验室活动的范围和预期可获得结果的时间。 d）咨询服务的获取。 e）患者知情同意要求。 f）已知对检验性能或结果解释有显著影响的因素。 g）实验室处理投诉的流程。	【标准解读】 实验室应为患者和用户提供实验室服务的信息，这些信息可以以项目手册、标本采集手册、患者留取标本指导等不同方式告知患者和用户。这些信息应包括： （1）实验室地址，便于客户送检标本、获取检验报告单和必要的咨询或投诉。 （2）实验室提供的临床服务种类，如实验室开展的检验项目清单、检验套餐、检验程序、检验报告周期、临床危急值、检验后样品保存时间、追加检验或结果复查的时限、委托给其他实验室的检验项目，实验室提供的咨询服务方式和内容。 （3）实验室提供不同临床检验项目服务的时间，包括哪些项目提供 7×24 小时检测服务，哪些特殊项目需预约检测（不能每天采样）等。 （4）实验室提供的检验，包括检验项目目录、检验套餐、新开展的检验项目或套餐等，每个检验项目或套餐标本采集所需的信息、样本类型（采血管的种类）、原始样品的量、特殊注意事项、TAT（可在总目录或检验组合中提供）、检验后样本的保存时间、附加检验或结果复核的时限规定、生物参考区间等，适当时还应包括临床危急值和临床决定限。 （5）检验申请单填写说明，这是对临床医生的要求，可在项目手册中提供，检验申请信息一定要尽可能完整，以便结果复核时利用。 （6）患者准备说明，这是对临床医护人员和患者的要求，可在项目手册和/或标本采集手册中提供，患者应知晓采样前或

续　表

标准条款		迎检思路
		留取标本前的注意事项，医护人员应能够正确指导患者留样或采样前的准备，以保证患者能留取或采集到合格的样品。 （7）患者自采样品的说明，这是对患者和医护人员的要求，可在项目手册和/或标本采集手册中提供，如大便标本、晨尿、中段尿、精液、痰液等自采标本，医护人员应能够正确指导患者自采样本的留取，以确保标本的质量。 （8）样品运送说明，这是对标本运送人员的要求，可在标本采集手册和/或标本运送管理程序中提供，确保标本在规定的时间内，既符合生物安全要求又能保持标本性能稳定地运送到实验室，此外还应包括特殊处理要求。例如，血液标本是否需要离心处理；某些检验项目是否需要避光、冷藏、冷冻、保湿、加防腐剂或保温保存；细菌学检验标本是否需要使用运送培养基运送等。 （9）患者知情同意要求，如需要委托检验时同意向相关医疗专家公开临床信息和家族史，特殊标本采集的知情同意如骨髓穿刺、腰椎穿刺采集脑脊液、组织穿刺等，可在标本采集手册中提供。应向患者和用户提供高风险技术操作的临床适应证、标准操作流程和风险防控措施，有高风险技术操作知情同意书，患者知情并同意。高风险技术操作通常包括腰椎穿刺、胸膜腔穿刺、腹膜腔穿刺、骨髓穿刺、组织穿刺等。当患者做基因检测、遗传代谢病检测、产前筛查和产前诊断时，需要提供患者和家庭的详细信息，以便正确解释检验结果。 （10）实验室接受和拒收样品的标准，可在项目手册和/或标本采集手册中提供，医护人员应知晓这些标准及不合格样品的处理流程。实验室的体系文件中也应有样品接收和拒收的标准，标本接收人员应知晓样品接收和拒收的标准，以及不合格样品的处理流程，定期统计分析不合格样品的类型、分布科室、样品采集人员等，监测结果反馈给实验室管理层和医院职能部门，采取必要措施，并通过 PDCA 循环持续

续 表

标准条款		迎检思路
		提高标本合格率。 (11) 已知对检验性能或结果解释有重要影响的因素的清单,可在项目手册和/或标本采集手册中提供,如饮食、饮酒、吸烟、肥胖、运动、体位、营养保健品、药物、月经周期、家族遗传史等。 (12) 检验申请和检验结果解释方面的临床建议,可在项目手册中提供,如检验项目或检验套餐的临床应用指征,不同疾病建议的检验项目说明,异常结果的解释(临床意义)等,主要供临床医生利用和参考。 (13) 实验室保护个人信息的政策,可在项目手册和/或标本采集手册提供,也可在适当的区域公示,包括保护患者隐私、知情选择和公正性政策或声明。 (14) 实验室处理投诉的程序,可在项目手册和/或标本采集手册中提供,有投诉的受理电话、部门和投诉的处理流程,在实验室和/或医院显要区域公布投诉电话和投诉受理部门,在检验报告单上尽可能有实验室地址和联系电话,方便客户投诉。 【查阅文件】 临床检验项目手册,临床检验标本采集手册,实验室检验前质量管理相关程序,实验室开展的检验项目清单,新项目开展记录与通知,检验报告周期声明,临床危急值项目、报告方式与处理记录,申请单填写说明,患者准备说明,患者自采样品说明,样品运送说明,患者知情同意书,不合格样品判断标准与处理流程,检验结果影响因素清单,检验项目和检验套餐临床应用指征,项目的临床意义,实验室保护个人信息的政策,实验室公正性声明,实验室投诉的受理与处理流程,临床医护人员培训与考核记录。高风险技术操作 SOP 文件,患者知情同意书,基因检测、遗传代谢病检测、产前筛查和产前诊断检验申请单。 查看各类患者提示,如采样指导提示,患者 App 等,了解患者获得的相关信息的便捷度。 【访谈调查】 访谈患者。门诊和病区各至少抽查 5

续 表

标 准 条 款		迎 检 思 路
		名患者,访谈其是否知晓标本留取或采集前的一些注意事项、医护人员是否告知自采标本的留取方法、是否知晓投诉的受理地点和投诉电话等。 访谈临床医生。门诊和病区各至少抽查 5 名临床医生,访谈其是否知晓检验申请的有关要求、患者标本留取和采样前准备的有关要求、影响检验结果常见的因素、追加检验和结果复核的有关规定等。 访谈护士。门诊和病区各至少抽查 5 名护士,访谈其是否接受过有关标本采集的培训,患者留取标本和采样前准备的有关要求,不合格标本的处理流程,投诉的受理和处理流程等。 访谈标本接收人员。抽查 2 名标本接收人员,访谈其是否知晓不合格标本的判断标准及不合格标本的处理流程。 【现场观察】 门诊、病区、门诊检验室是否有检验项目目录、收费、结果报告时间,投诉电话和处理流程,患者标本留取须知,检验项目手册,标本采集手册等指引和信息。
7.2.3 检验申请		
7.2.3.1 通用要求	a) 实验室收到的每份检验申请均应视为协议。 b) 检验申请应提供充分信息,以确保: —申请单和样品可明确追溯至患者。 —可识别申请者的身份及联络方式。 —可识别申请的检验项目。 —可提供临床和技术建议及临床解释。 c) 检验申请信息可以实验室认为适宜且用户可接受的格式和介质提供。 d) 当患者医疗必需时,实验室应与用户或其代表进行沟通,以明确用户申请的内容。	【标准解读】 1. 检验申请单 (1) 实验室收到的每份检验申请均为一份服务协议。申请单的信息和格式应通过服务协议评审确定。 (2) 检验申请单的信息要求:申请者信息、患者识别、患者信息、联系方式、检验项目、临床诊断及相关信息等。 (3) 申请单的格式:可采用纸质申请单或电子申请单,或二者兼而有之。 (4) 实验室应定期评审检验申请单的信息完整性。 2. 申请单信息的具体要求 (1) 患者身份识别:包括姓名、性别、出生日期(不建议使用年龄)、患者地点/详细联系信息(手机或联系电话)、唯一标识(门诊号、住院号、诊疗卡号或身份证号)。 (2) 检验申请者信息:检验申请者的

续　表

标准条款		迎检思路
		姓名或其他唯一识别号(如工号),以及报告的目的地(医院内临床科室、健康管理机构、门诊部、诊所)和详细联系信息(地址和联系电话)。 (3) 原始样品的类型：血液标本如非抗凝静脉血(血清)、加促凝剂的静脉血(血清)、乙二胺四乙酸(ethylene diamine tetraacetic acid, EDTA)抗凝血浆、枸橼酸钠抗凝血浆、肝素抗凝血浆等,尿液标本如晨尿、随机尿、餐后尿、24小时尿等,肺泡灌洗液、胸腹水、泪液等,以及原始解剖部位,如手指末梢血、左侧肘静脉血、膝关节穿刺液等。 (4) 申请的检验项目：应使用国际或国家标准化术语,如尿素(不能是尿素氮)、肌酐(不能是非蛋白氮)、丙氨酸氨基转移酶(alanine aminotransferase, ALT)[不能是谷丙转氨酶(glutamic-pyruvic transaminase, GPT)]。 (5) 与患者和申请项目相关的临床资料：如个人信息(性别、年龄等)、诊疗信息(如诊断、手术、药物等)和其他相关信息(如采样体位、月经周期)等,用于检验操作和解释检验结果。 (6) 原始样品采集日期和采集时间：可以解释检验结果的可靠性,统计分析检验标本TAT。 (7) 样品接收日期和时间：结合原始样品采集日期和时间,获知标本TAT,评估样本有效性。如标本周转超过规定时间,可以根据相关规定拒收,或在结果审核时分析影响结果的可靠性的因素。统计分析检验标本TAT,作为重要质量指标促进持续质量改进。 【查阅文件】 检验申请单格式、信息完整性、送达方式服务协议评审记录,检验申请单合格率定期监测记录及统计分析报告。 【现场观察】 抽查对标本转送保存时间要求比较严格的项目,如血氨、血糖、凝血等常规项目报告单或电子记录不少于10份,重点观察送检时间是否符合实验室规定,同时审核

续 表

标准条款		迎检思路
		申请信息完整性。如适用，抽取遗传学检验、分子检验申请各 3 份，观察申请信息的完整性，统计分析合格率是否达标。
7.2.3.2　口头申请	实验室应制定管理口头申请检验的程序。适用时，包括在规定时限内向实验室提供书面确认的检验申请。	【标准解读】 实验室应制定口头申请检验的程序，规定在什么条件下可以口头申请检验，口头申请检验的流程和责任人，并在规定时限内提供申请单进行确认。 口头申请检验存在一定的风险，不宜常规使用。实验室形成记录，可通过工作日志体现。 【文件查阅】 口头申请检验管理程序，口头申请检验记录表。 【访谈调查】 至少抽查 2 个临床科室或通过医护座谈会了解临床医生对口头申请流程和要求的知晓程度。
7.2.4　原始样品采集和处理		
7.2.4.1　通用要求	实验室应制定采集和处理原始样品的程序。应向样品采集者提供相关信息。 应明确记录任何与既定采集程序的偏离。应评估接受或拒收该样品对患者结果的潜在风险和影响，记录并通知适当人员。 适用时，实验室应定期评审所有类型样品的量、采集器械及保存剂的要求，以确保样品量既不会不足也不会过多，且正确采集样品以保护分析物。	【标准解读】 1. 制定采集和处理原始样品的程序 实验室应制定正确采集和处理原始样品的管理程序，如临床检验标本采集手册。此手册可以是纸质版或电子版，标本采集人员易于获取和使用。标本采集人员可以是护士或实验室人员，并经过适当的培训，考核合格，授权操作。 可在标本采集手册、项目手册、样本采集车、手机微信平台中提供采样信息。 2. 与采样程序偏离的处理 实验室应建立合格标本或不合格标本的标准。当按照用户要求，与标本采集手册的内容发生偏离、省略和增加时，应记录并纳入含检验结果的所有文件中，并通知适当的人员。 实验室应对让步检验做出规定，评估不合格标本和让步检验对临床和患者造成的风险，定期对不合格标本和让步检验进行总结分析，分析结果书面告知临床和管理部门。

续　表

标准条款		迎检思路
		3. 特殊检验的要求 当患者做基因检测、遗传代谢病检测、产前筛查和产前诊断时，需要提供患者和家庭的详细信息，以便正确解释检验结果。 4. 采样量评估 对所有样品类型的样品量进行评估，评估采集器械和保存剂的适用性，制定合并采样管（下称并管）的原则，评估并管后样品的采集量，必要时启用样本前处理系统。 【查阅文件】 临床检验标本采集手册，原始样品采集和处理程序。观察临床使用的标本采集手册是否为受控最新版本。高风险侵入性操作患者知情同意书。 【现场观察】 采集者是否告知住院患者将要采集哪些标本。 【访谈调查】 抽查门诊和住院患者各 5 名，访谈其所做的检验和操作是否知情同意。
7.2.4.2　采集前活动的指导	实验室应为采集前活动提供充分信息和指导，以确保不影响样品的完整性。这些信息包括： a）患者准备（例如，为护理人员、样品采集者和患者提供的指导）。 b）原始样品采集的类型和量，采集容器及必需添加物，样品采集顺序（相关时）。 c）特殊采集时机（相关时）。 d）影响样品采集、检验或结果解释，或与其相关的临床信息（如用药史）。 e）样品标识可明确识别患者和采集部位，以及从同一患者采集的多个样品，包括多块组织或切片。 f）实验室接受或拒收申请的检验所用样品的标准。	【标准解读】 实验室应为采集前活动提供充分信息和指导，如项目手册、标本采集手册、患者准备的指导或说明，以确保样品的质量和样品的完整性。这些信息包括： （1）申请单或电子申请单的填写要求，可以在项目手册中提供。 （2）患者准备，如为护理人员、样品采集者或患者提供的指导，可以在标本采集手册中提供，同时也可以制成简易卡片或患者准备须知宣传页等，方便标本采集人员和患者使用。 （3）原始样品采集的类型和量，原始样品采集所用容器及必需添加物，可以制成相关表格在项目手册和/或样品采集手册中提供。 （4）特殊采集时机，如血液细菌培养应在患者发热期间、未使用抗生素之前采集血液标本，疟原虫检查应在高热期间采集血液标本，丝虫病检查应在凌晨采集血

续 表

标 准 条 款		迎 检 思 路
		液标本检查,可在标本采集手册中提供。 (5) 影响样品采集、检验或结果解释,或与其相关的临床资料如诊断、用药史,可在标本采集手册中提供。 (6) 样品标识可明确识别患者和采集部位,以及从同一患者采集的多个样品,包括多块组织或切片。 (7) 实验室接受和拒绝特定检查样品的标准,如合格标本和不合格标本的判断标准。 【查阅文件】 检验项目手册,标本采集手册,正确标本采集的培训及考核记录。 【访谈调查】 访谈护理人员、样品采集者或患者,了解其是否知晓患者采集标本前的准备及采集前活动的指导。访谈标本接收人员是否知晓不合格标本的判断标准与处理流程。
7.2.4.3 患者知情同意	a) 实验室对患者开展的所有操作均需患者知情同意。 注:对于大多数常规实验室操作,如患者自愿接受样品采集如静脉穿刺,即可表示患者已同意。 b) 特殊操作,包括大多数侵入性操作或可能增加并发症风险的操作,需有更详细的解释,在某些情况下,需要记录知情同意。 c) 紧急情况下不能得到知情同意时,只要对患者最有利,实验室可以执行必需的操作。	【标准解读】 在对患者开展的所有程序,实验室都应获得患者的知情同意。 (1) 对患者执行的所有操作和检验需患者知情同意。对于大多数常规实验室的门诊检验,如患者携带申请单到收费部门缴费或记账后自行到实验室并愿意接受普通的采集程序如静脉穿刺,即可视为患者已知情同意。对住院患者,正常情况下,亦应告知患者和家属某项操作和检验的重要性,患者可以拒绝操作或检验。 (2) 特殊程序,如腰椎穿刺抽取脑脊液、胸骨或髂骨穿刺抽取骨髓、腹膜腔穿刺抽取腹水、胸膜腔穿刺抽取胸水、组织穿刺活检等侵入性程序或有增加并发症风险的程序,应对患者或其家属有更详细的解释,必要时签署知情同意书。 (3) 如果在紧急情况下不可能获得患者同意,实验室可以执行必要的程序,只要这些流程符合患者的最大利益。 【查阅文件】 标本采集手册、患者知情同意书。 【访谈调查】 访谈住院进行特殊检验的患者至少

续　表

标 准 条 款		迎 检 思 路
		5 人,查证是否知情同意,查阅病历是否签署知情同意书。
7.2.4.4　采集活动的指导	为确保样品采集和检验前储存的安全、准确和临床适宜性,实验室应提供以下指导: a）接受原始样品采集的患者身份的确认。 b）确认并记录(相关时)患者符合检验前要求[例如,禁食、用药情况(最后服药时间、停药时间)、在预定时间或时间间隔采集样品等]。 c）原始样品采集说明,包括原始样品容器及必需添加物,以及样品采集顺序(相关时)。 d）以可明确追溯到被采集患者的方式标记原始样品。 e）原始样品采集者身份、采集日期及时间(相关时)的记录。 f）分离或者分装原始样品的要求(必要时)。 g）采集的样品运送到实验室之前的稳定条件和合适的储存条件。 h）采样物品使用后的安全处置。	【标准解读】 采集活动的指导可以在标本采集手册中提供,具体包括以下内容: (1) 患者身份的确认:可通过身份证或医保卡确认,避免仅使用诊疗卡确认患者身份。 (2) 患者准备:通过访谈患者,例如,禁食情况、用药情况、在预先规定的时间或时间间隔采集样品等,确认患者符合检验前要求;若不符合要求,应建议患者重新做标本采集前准备,若患者或申请医生坚持要采集标本,则应在申请中注明,并显示在报告单上。 (3) 血液样品采集说明:如使用的采血管的种类及采血顺序,除了在标本采集手册中提供外,最好在门诊标本采集台或病区护士标本采集车有明确提示。 (4) 非血液原始样品采集说明:应明确说明采集方法、原始样品容器及必需添加物,如 24 小时尿蛋白定量,脑脊液标本常规、生化免疫和微生物检验,细菌培养标本等。 (5) 特殊标本的采集:如骨髓、胸腹水、脑脊液、肺泡灌洗液、组织液、鼻咽分泌物、阴道分泌物、组织标本、脱落细胞、中段尿等需要临床医护人员采集标本,在标本采集手册中应明确采集方法及注意事项、原始样品容器、必需添加物、必需的处理、样品运输条件等相关的信息和说明,同时应对临床医护人员进行适当的培训。 (6) 可追溯性:可明确追溯到被采集患者的原始样品标记方式的说明,通常在 LIS 和 HIS 可利用的情况下首选条码,否则应有具体说明。 (7) 原始样品采集者身份的标识和记录:如姓名或工号和标本采集地点/科室,采集日期和采集时间的记录可在 HIS 和/或 LIS 中通过扫描条码实现。 (8) 检验前样品的储存:样品采集后若不能及时送检,则应有正确储存条件的

续 表

标准条款		迎检思路
		说明,包括储存容器、储存温度、是否避光、标本采集后送达实验室的时间限制等。 (9) 采样物品使用后的安全处置:如采血器具不能直接放在塑料容器中。 【查阅文件】 标本采集手册、临床医护人员培训记录。 【访谈调查】 访谈标本采集人员、医护人员是否知晓采集活动的指导、是否接受了相关培训。 访谈标本采集人员是否知晓多管采血时的血液标本采集顺序。
7.2.5　样品运送	a) 为确保及时和安全运送样品,实验室应提供以下指导: 1) 运送样品的包装方式。 2) 确保从样品采集到实验室接收之间的时间适用于申请的检验。 3) 保持样品采集、处理所需的特定温度范围。 4) 保证样品完整性的任何特殊要求,如使用指定的保存剂。 b) 如样品的完整性受到损害并存在健康风险,应立即通知负责样品运送的机构并采取措施降低风险,防止再次发生。 c) 实验室应建立样品运送系统并定期评估其充分性。	【标准解读】 标本采集手册中应有样品运送条件的明确规定,如储存容器、储存温度、是否避光、标本采集后送达实验室的时间限制、运送人、运送工具、生物安全要求等,病理标本的固定。 实验室应制定样品运送的管理程序,监控样品运送的全过程,确保符合以下要求。 (1) 有效性:运送时间适合于申请检验的性质和实验室专业特点,实验室应结合专业特点和检验项目的稳定性,为每个或每类检验项目确定样品采集后送达实验室的时限。 (2) 完整性:保证收集、处理样品所需的特定温度范围(常温、冷冻、特定温度范围),使用指定的保存剂(抗凝剂类型和量、防腐剂类型和量、采血管类型),以保证样品的完整性(不分解、不变质、不蒸发、性质稳定)。如样品的完整性受到损害并存在健康风险,应立即通知负责样品运送的机构并采取措施降低风险,防止再次发生。 (3) 安全性:确保样品完整性,确保运送者、公众及接收实验室安全,并符合生物安全和院感管理要求。不涉及原始样品采集和运送的实验室,当接收的样品完整性被破坏或已危害到运送者或公众的安全时,立即联系运送者告知应采取的措施以防再次发生,即可视为满足本条款要求。 (4) 实验室应定期评审样品运送系统

续　表

标准条款		迎检思路
		的完整性、安全性和有效性。 【查阅文件】 标本采集手册、样品运送管理程序、样品运送人员培训和考核记录。 【访谈调查】 抽查标本运送人员,查证是否经过标本运送管理程序的培训、是否知晓确保样品完整性的具体方法。 【现场观察】 现场观察标本运送工具和标本包装是否符合样品完整性和生物安全的要求。
7.2.6　样品接收		
7.2.6.1　样品接收程序	实验室应制定样品接收程序,包括: a）样品可通过申请单和标识明确追溯到唯一识别的患者和解剖部位(适用时)。 b）接受或拒收样品的标准。 c）记录接收样品的日期和时间,相关时。 d）记录样品接收者的身份,相关时。 e）由授权人员对接收的样品进行评估,确保其符合与所申请检验相关的接受标准。 f）急诊样品说明,包括需执行的特殊标记、运送、快速处理方法、周转时间和特殊报告标准等详细信息。 g）确保样品的所有部分均可明确追溯到原始样品。	【标准解读】 1. 原始样品和样品 (1) 原始样品即标本,如护士静脉穿刺采集的血液标本,患者留取的尿液标本、大便标本,临床医生采集的脑脊液标本、胸腹水标本等。 (2) 实验室收到标本后进行适当的处理和/或取一部分进行检验,这时称为样品。 (3) 原始样品经适当处理后直接进行检测,如生化标本离心后直接上机检测,这时检测的部分样品直接使用的是经处理的原始样品。 2. 制定原始样品接收程序 实验室应制定样品接收程序,并确保满足以下条件。 (1) 样品可通过申请单和标识明确追溯到确定的患者或地点,可在 LIS 中实现。 (2) 明确规定不合格样品拒收的标准和不合格样品的处理流程,记录不合格样品,定期统计分析,并将结果反馈给医务部门,持续降低样品不合格率。 (3) 应在登记本、工作单、计算机或其他类似系统中记录接收的所有样品;应记录样品接收和/或登记的日期和时间,以及样品接收者的身份;这一过程可通过 LIS 或区域检验信息平台实现,无此条件时可手工记录。 (4) 样品接收人员应按照合格样品/不合格样品标准评估已接收的样品,确保其满足已申请的检验项目需要。

续 表

标准条款		迎检思路
		3. 急诊检验标本的标识和处理 实验室应制定急诊样品的管理程序，包括： （1）急诊样品的标识、接收、处理和报告的相关规定。 （2）检验申请和/或样品上应有明确的急诊标识，如红色或绿色标签，标本接收人员很容易识别出急诊样品并及时处理。 （3）应为急诊样品开辟绿色通道，保证在最短的时间内能送达实验室，如使用气道传输、轨道传输系统，若人工送检则应保证及时性。 （4）实验室收到急诊标本后应建立快速检验机制，及时发出检验报告。 （5）实验室应与医务部门沟通确定急诊检验项目，以防急诊检验滥用，贻误真正急诊患者的救治时机。 （6）急诊检验报告时间应遵循国家的有关规定，原则上三大常规检验小于 30 分钟，凝血检验、生化检验、免疫学检验小于 2 小时。 4. 标本接收后的处理 标本进入实验室后需要分杯、分管或在多个实验室场所进行检测，则必须明确标记，确保这部分样品能够追溯到原始样品。 原始样品进入实验室后使用全自动样品处理系统通过二次生成条码可以很好地解决，但需购置全自动前处理系统，且需要分杯和二次生成条码，又没有额外收费标准，运行成本过高，实验室较难接受。另一种方法是人工处理，运行成本低，但人工工作量大，且易发生差错。此外，可在采集标本时分管采集，如多管采集标本，但增加患者负担和痛苦，不建议使用。 【查阅文件】 标本采集手册、样本管理程序、不合格样本标准、标本接收记录、不合格样本统计分析报告、急诊检验项目清单和急诊检验报告时间。 【访谈调查】 访谈标本接收人员，了解其是否知晓不合格标本的判断标准及处理流程、急诊标本的处理流程。

续　表

<table>
<tr><th colspan="2">标　准　条　款</th><th>迎　检　思　路</th></tr>
<tr><td></td><td></td><td>【现场观察】
抽查检验申请单和检验报告单，查证样本标识、急诊标识、标本采集时间、结果报告时间、不合格样品检验的说明是否符合要求。
取自原始样品的部分样品标记方法，可以观察冰箱、实验台上或仪器上是否有未标记样品，并请实验室说明其用途。重点观察分管、分杯样品的标记规则。
【跟踪核查】
抽查 5 个非原始样品核实能否追溯至最初的原始样品。</td></tr>
<tr><td>7.2.6.2　样品接受特殊情况</td><td>a）样品因以下情况受影响时，实验室应制定考虑患者医疗最佳利益的过程：
1）患者或样品识别不正确。
2）样品不稳定，如运送延迟等原因导致。
3）不正确的储存或处理温度。
4）不适当的容器。
5）样品量不足。
b）在考虑到对患者安全的风险后，接受了对临床很重要或不可替代的不合格样品，应在最终报告中说明问题的性质，适用时，在解释可能受影响的结果时给出建议提示。</td><td>【标准解读】
实验室收到的不合格样品，原则上要退回临床，重新留取。
如果实验室接收了不合格样品，如患者识别或样品识别有问题、运送延迟或容器不适当导致样品不稳定、样品类型错误、样品量不足、样品对临床很重要或样品不可替代，而实验室仍选择处理这些样品，应告知临床或在最终报告中说明问题的性质，并在报告单中给出明确的警示。
提示临床医生结合临床谨慎使用这些结果。
【查阅文件】
标本接收和处理程序，让步检验记录。</td></tr>
<tr><td colspan="3">7.2.7　检验前的处理、准备和储存</td></tr>
<tr><td>7.2.7.1　样品保护</td><td>实验室应制定程序并有适当设施确保样品的完整性，避免样品在处理、制备、储存期间丢失或损坏。</td><td>【标准解读】
这一过程是指实验室收到样本到开始检验之前样本的处理、准备和储存的过程。实验室应建立检验前处理、准备和储存的管理程序，可在样本管理程序中提供。
实验室收到样本后应做适当的处理，如样本的登记、编号、离心等，登记和编号可通过 LIS 完成或手工操作，需要用血清或血浆检验的标本还需要离心处理，离心过程要注意离心速度、时间和温度，严格按 SOP 文件操作，确保样本完整性。离心后的样本不能及时检验时要妥善储存。某些</td></tr>
</table>

续　表

标　准　条　款		迎　检　思　路
		标本还需要做适当的预处理才能保存。 不能及时检验的样本要妥善处理，注意储存条件（常温、冷藏、冷冻、超低温或液氮储存），有专用储存设施和区域，并有明确标识，以防样本变质、遗失或误用。 【查阅文件】 样本管理程序，检验前样本处理流程。 【现场观察】 检验前样本的处理设施、储存设施、环境条件、样本标识、样本处理人员配备等。
7.2.7.2　附加检验申请标准	实验室程序应规定对同一样品申请附加检验的时限。	【标准解读】 实验室应制定程序，规定对同一原始样本申请附加检验的时限，这一时限应考虑样品的储存稳定性，可在样本管理程序中提供，临床医生要知晓这一时限。 【查阅文件】 样本管理程序，附加检验时限规定。 【访谈调查】 抽查临床医生 5 名，访谈其是否知晓附加检验的流程和时限。
7.2.7.3　样品稳定性	考虑到原始样品中分析物的稳定性，应规定和监控从样品采集到检验之间的时间，相关时。	【标准解读】 实验室应为门诊检验、急诊检验、住院检验、健康体检等规定明确的检验前标本TAT；最好精确到每个检验项目或检验组合和不同岗位；定期（每个月）统计分析，做到持续改进。

第三节　检 验 过 程

标　准　条　款		迎　检　思　路
7.3.1　通用要求	a）实验室应选择预期用途经过确认的检验方法，以确保患者检验项目的临床准确度。 注：首选方法可以是体外诊断医疗器械使用说明中规定的程序，公认/权威教科书、同行	【标准解读】 1. 检验方法的选择 （1）检验方法的预期用途：通常是指该方法是用于疾病的筛查、诊断治疗评估，或健康评价。对于定量检验项目就是要满足分析总误差的要求，包括总误差的各个

续　表

标准条款		迎检思路
	审议的文章或杂志发表的，国际和国内公认标准或指南中的，或国家、地区法规中的方法。 b）每一检验程序的性能特征，应与该检验的预期用途及对患者医疗的影响相关。 c）所有程序和支持性文件，如与实验室活动有关的说明、标准、手册和参考数据，应保持最新并易于员工使用（见 8.3）。 d）员工应遵守规定程序，并记录在检验过程中从事重要操作活动的人员身份，包括 POCT 操作人员。 e）授权人员应定期评审实验室提供的检验方法，确保其在临床意义上适合于收到的申请。	分量如随机误差（精密度）、系统误差（正确度）、比例误差、干扰误差、线性偏差、分析测量范围等；对于定性检验项目主要是指满足诊断灵敏度、诊断特异度、诊断准确度（符合率）、阳性预测值、阴性预测值等指标。 （2）检验方法选择：实验室应选择预期用途经过确认的检验程序。即选择的检验方法各项性能参数均经过厂商确认，并在其产品说明书上明确标识，能满足疾病诊疗的需要。 （3）首选的检验方法：首选方法可以是 IVD 使用说明中规定的程序，公认/权威教科书、同行审议的文章或杂志发表的，国际和国内公认标准或指南中的，或国家、地区法规中的方法。 2. 检验方法的验证和确认 （1）检验方法的性能特征：主要包括精密度、正确度、准确度、测量不确定度、分析灵敏度、检出限、分析测量范围、临床可报告范围、分析干扰、携带污染等，每个检验项目其检验程序的性能特征应满足临床诊疗工作的需要。 （2）性能验证：实验室首选的检验程序应当是 IVD 使用说明中规定的程序，公认/权威教科书、国际公认标准或指南中的程序，或《全国临床检验操作规程》（第 4 版）中的程序。这些程序的预期用途非常明确，分析性能均经过生产厂商或权威部门确认，并在其产品说明书中明确标示，实验室选择了这样的检验程序，在做患者标本前只需要对其主要分析性能进行验证，证明满足产品说明书中声称的性能即可使用。 （3）性能确认：如果首选的检验程序不可获得而实验室自行建立检验程序，或对已选择的经过确认的检验程序进行修改，在做患者标本前则必须通过详细完整的实验对其分析性能进行确认，证明这样的检验程序满足了预期用途的要求后方可使用。 3. 作业指导书和支持性文件 作业指导书、仪器和试剂说明书，以及

续 表

标准条款		迎检思路
		与实验室活动有关的外部文件如标准、指南等均应保持最新版本,方便员工使用,并符合“8.3 管理体系文件控制”的要求。 4. 记录检验活动关键操作人员身份 所有员工均应按照管理体系文件开展检验工作,并记录在检验过程中从事重要操作活动的人员身份,包括 POCT 操作人员。 5. 检验程序的定期评审 这是 ISO 15189:2012 评估和审核 4.14.2 的要求,授权人员应定期评审实验室提供的检验方法,确保其在临床意义上适合于收到的申请。 【查阅文件】 检验程序的选择管理程序,检验程序性能验证和确认程序,实验室检验项目和检验程序(方法)一览表,与检验过程有关的外部文件、作业指导书、检验活动人员记录等。 【现场观察】 现场查看各专业组的检验试剂盒和操作过程,了解是否使用没有国家药品监督管理局(National Medical Products Administration, NMPA)或省级药监部门批准文号或产品注册号的试剂,产品说明书的性能参数是否明确,能否满足临床诊疗活动的需要。 【访谈调查】 访谈实验室技术负责人、专业组组长或指定人员,了解检验程序选择的流程、性能验证和确认的方法,查证其资质是否符合检验活动的要求。
7.3.2 检验方法验证	a) 实验室在引入方法前,应制定程序以验证能够适当运用该方法,确保能达到制造商或方法规定的性能要求。 b) 验证过程证实的检验方法的性能指标,应与检验结果的预期用途相关。 c) 实验室应保证检验方法的验证程度足以确保与临床决策相关的结果的有效性。 d) 具有相应授权和能力的	【标准解读】 1. 性能验证的有关概念 (1) 检验:以确定一个特性的值或特征为目的的一组操作。实验室检验也常称为检测或试验。 (2) 定量检验和定性检验:一项检验可能是多项行为、观察或测量的总体活动。通常确定一个特性的值的检验称为定量检验,确定一个特性的特征的检验称为定性检验。 (3) 检验程序:根据给定方法执行检

续　表

标　准　条　款		迎　检　思　路
	人员评审验证结果，并记录验证结果是否满足规定要求。 e）如发布机构修订了方法，实验室应在所需的程度上重新进行验证。 f）应保留以下验证记录： 1）预期达到的性能要求。 2）获得的结果。 3）性能要求是否满足的结论，如不满足，采取的措施。	验时所使用的一组具体操作集的详细描述。在 IVD 行业和许多使用 IVD 的实验室，针对生物样品中某一分析物的检验程序通常被称为分析方法、分析程序或检测程序。 （4）检测系统：完成一个检验项目检测所涉及的仪器、试剂、校准品和测量程序的组合称为检测系统。广义上讲，还包括质控品、消耗品、质控程序、维护保养程序、样品采集器具、检测用水等，若有手工操作步骤，还应包括具体的操作人员。生化分析仪上能同时做多少检验项目，就有多少个项目的检测系统。保持检测系统的完整性和有效性是检验结果质量保证的基础。 （5）性能特征：用于说明 IVD 性能的参数之一。实验室应从制造商或方法开发者获得相关信息，以确定检验程序的性能特征。 1）定量检验的性能特征：包括精密度、正确度、准确度、测量不确定度、分析测量范围（analytic measurement range，AMR）、临床可报告范围（clinical reportable range，CRR），分析灵敏度、检出限、分析干扰、携带污染等。 2）定性检验的性能特征：包括 Cutoff 值和检出限，诊断特异性和诊断灵敏度，假阳性率和假阴性率，诊断效率和符合率，阳性预测值和阴性预测值等。 （6）性能验证：通过提供客观证据证明已满足规定要求，确认其真实性。检验方法的性能验证是指实验室用实验数据证实检验程序的性能特征能达到厂商声明的性能并满足预期用途的要求。 2. 性能验证的有关要求 （1）验证的目的：证实厂商声明的性能，或方法规定的性能要求，并满足临床需要。 （2）验证时机：引入一个新的检测系统在做患者标本前。 （3）验证对象：配套检测系统（即分析仪器、试剂和校准品由同一厂商生产，均获得医疗器械注册批准文号），或未加修改

续 表

标 准 条 款		迎 检 思 路
		的性能已确认的检验程序如厂商试剂盒的检验程序。对于国内部分试剂生产商只生产试剂和校准品,只要与分析仪器形成固定组合,性能指标经过确认,并在其产品说明书中声明,此类检测系统可按配套检测系统对待。 (4) 验证程序:实验室应制定检验程序性能的验证程序,包括目的、厂商声明的性能、预期的质量要求、实验步骤、结果和符合性讨论,记录实验结果,并能提供原始实验数据。 (5) 验证的性能指标:对定量检验主要是精密度、正确度、测量不确定度、分析测量范围和临床可报告范围;对于定性检验主要包括检出限、准确度(符合率)、Cutoff值等。 验证的性能指标主要是厂商声明的性能指标。实验前应认真阅读厂商试剂盒说明书,从中获得主要的性能特征和实验方法。 当产品说明书上的性能指标不明确时,应联系厂商或试剂供应商,获取产品性能指标确认实验方法和数据,以便采用合适的方法验证厂商声明。若不可取时,则应通过确认实验明确其性能。 (6) 验证的执行者:性能验证应在检测系统或检验程序开始进行患者标本检测前由实验室独立完成。可请求厂商帮助,但实验室应审核验证程序、实验数据和验证结果,参与实验全过程,审核验证报告并签字确认。 (7) 评审验证结果:专业组组长或技术负责人应审核验证程序和验证结果,提出意见或建议。 实验室应通过实验数据证实检验程序的性能与厂商声明相符,并满足检验结果预期用途的要求。通常,当实验数据达到厂商声明的性能时,可直接判断验证通过。但未达到厂商声明的性能时也不要急于否定。此时,应通过统计学处理,检验实验数据和厂商声明的数据间有无差异。若没有统计学差异,则验证通过,若有统计学差异,则应联系厂商寻求帮助或更换新的产

续 表

标准条款		迎检思路
		品或厂商。 (8) 保存验证记录：包括预期达到的性能要求、获得的结果、性能要求是否满足的结论，以及不满足时所采取的措施。实验室可以性能验证报告的方式体现。验证结果应由适当的授权人员审核并记录审核过程。 (9) 性能验证方案：由实验室制定，只要有理论依据且能满足质量要求、达到预期目标即可。以下方案可参考(没有注明日期的引用文件，采用最新版本)：WS/T 407、WS/T 408、WS/T 492、WS/T 505、WS/T 807、WS/T 408－2024、CNAS－GL037、CNAS－GL038、CNAS－GL039、CNAS－GL047。 【查阅文件】 现场检查性能验证程序文件，各专业组性能验证 SOP 文件，性能验证报告(包括结果分析与讨论、实验原始资料)，检验项目 SOP 文件的性能指标，专业组组长或技术负责人的审核情况，性能不符合要求时的处理措施等。 【访谈调查】 根据性能验证报告的签字人，抽取实验室员工，访谈了解其在性能验证中的职责，性能验证流程和方法，性能验证通过或不通过时的处理方法。
7.3.3 检验方法确认	a) 实验室应对以下来源的检验方法进行确认： 1) 实验室设计或开发的方法。 2) 超出预定范围使用的方法(如超出制造商的使用说明，或原确认的测量范围；第三方试剂应用于预期外的仪器，且无确认数据)。 3) 修改过的确认方法。 b) 方法确认应尽可能全面，并通过性能要求形式等客观证据证实满足检验预期用途的特定要求。实验室应确保检验方法的确认程度足以确保与临床决策相关结果的有效性。	【标准解读】 1. 性能确认的概念 通过提供规定要求已得到满足的客观证据，对特定预期用途或应用的合理性予以认定。客观证据可通过观察、测量、检验或其他方式获得。 检验程序的性能确认是指实验室选择了非标准的检验程序如非配套检验系统或自行建立的检验程序，则需要用实验室数据证实检验程序的性能能够满足特定临床用途的要求。 2. 确认的目的 确认的目的是证实检验程序的各项性能指标能够满足特定的临床需要。 3. 确认的对象 (1) 非配套检测系统、非标准方法。

续 表

标 准 条 款		迎 检 思 路
	c）具有相应授权和能力的人员评审确认结果，并确认结果是否满足规定要求。 d）当对确认过的检验方法提出变更时，应评审改变对临床所产生的影响，并决定是否使用修改后的方法。 e）应保留以下确认记录： 1）使用的确认程序。 2）预期用途的特定要求。 3）方法性能参数的确定。 4）获得的结果。 5）方法有效性声明，并详述其与预期用途的适宜性。	（2）实验室设计或制定的方法。 （3）超出预定范围使用的标准方法。 （4）使用配套检测系统但实验室改变其检验程序的设置参数。 4. 确认的时机和执行者 与性能验证一样，性能确认应在检测系统或检验程序进行患者标本检测前由实验室独立完成。可请求厂商帮助，但实验室应审核确认程序、实验数据和确认结果，见证确认实验全过程，审核确认报告并签字。 5. 确认的性能特征 确认的性能指标应尽可能全面，用实验室数据证实满足检验预期用途的特定要求。确认的性能包括： （1）定量检验：测量正确度、测量准确度、测量精密度（含测量重复性和测量中间精密度）、测量不确定度、分析特异性（含干扰物）、分析灵敏度、检出限和定量限、测量区间（可报告范围/分析测量范围/临床可报告范围）、携带污染、稀释验证、背景计数等。 （2）定性检验：cutoff 值和检出限，诊断特异性和诊断灵敏度，假阳性率和假阴性率，诊断效率和符合率，阳性预测值和阴性预测值，阳性似然比和阴性似然比，诊断界值和 ROC 曲线等。 6. 制定性能确认程序 实验室应制定检验程序性能的确认程序，包括目的、特定临床用途对分析性能的要求、实验步骤、结果和符合性结论并记录实验结果，能提供原始实验数据。 7. 性能确认所采用的技术文件或方案 与验证不同，通常更加具体和复杂，如精密度实验常采用 EP5－A，正确度实验常采用 EP9－A，分析干扰常采用 EP7－A，检出限实验常采用 EP17－A 等。也可采用国家标准化管理委员会或专业学会推荐的性能确认方案。 8. 检验方法变更 当检验程序的性能确认后应尽可能保持长期稳定，只需定期利用 IQC 数据和 EQA 结果进行性能评估，证实其性能

续　表

标准条款		迎检思路
		稳定并满足临床要求即可，无须反复多次确认。 如果检测系统的组成发生变化，如更换校准品或试剂盒，检验程序的所有性能指标均应重新进行确认。如果仅是检验程序发生变化如改变样品量和/或试剂量，则应通过简单的实验（样本比对）评估检验程序改变所产生的影响。若无影响，则不必进行性能确认，若有影响则应重新进行全面确认。 9. 评审确认结果 专业组组长或技术负责人应审核验证程序和验证结果，提出意见或建议，并确认结果是否满足规定要求。 10. 保存确认记录 确认记录包括：使用的确认程序，预期用途的特定要求，方法性能参数的确定，获得的结果，方法有效性声明，并详述其与预期用途的适宜性。 【查阅文件】 检验方法的性能确认程序，各专业组性能确认 SOP 文件、性能确认报告（包括结果分析与讨论、实验原始资料）、检验项目 SOP 文件的性能指标、专业组组长或技术负责人的审核情况、性能不符合要求时的处理措施等。 【访谈调查】 根据性能确认报告的签字人，抽取实验室员工，访谈了解其在性能确认中的职责，性能确认实验流程和方法，性能确认不能满足特定临床要求时的处理方法。 【追踪核实】 查阅实验室的试剂更换记录，跟踪查证性能确认实施情况及实验记录。
7.3.4　测量不确定度（MU）的评定	a）应评定测量结果量值的测量不确定度，并保持满足预期用途，相关时。测量不确定度应与性能要求进行比较并形成文件。 注：测量不确定度评定及示例见 ISO/TS 20914。 b）应定期评审测量不确定	【标准解读】 1. 测量不确定度的有关概念 实验室应正确理解量、量值和被测量的概念，正确理解和使用测量不确定度。 （1）量（quantity）：是指可用一个数和一个参照对象表示大小的现象、物体或物质的属性。如葡萄糖浓度用 mmol/L 来表示其大小，血红蛋白用 g/L 来度量其大小，

续 表

标准条款		迎检思路
	度的评定结果。 c）对于不能或者无须进行测量不确定度评定的检验程序，应记录未进行测量不确定度评定的理由。 d）当用户有要求时，实验室应向其提供测量不确定度信息。 e）当用户问询测量不确定度时，实验室的回复应考虑不确定度的其他来源，包括但不限于生物学变异。 f）当定性检验结果是基于定量输出数据，并根据阈值判定为阳性或阴性时，应用有代表性的阳性和阴性样品估计输出量值的测量不确定度。 g）对于定性检验结果，产生定量数据的中间测量步骤或室内质量控制结果的不确定度也宜视为此过程中的关键（高风险）部分。 h）进行检验方法性能验证或确认时，宜考虑测量不确定度，相关时。	这里的 mmol/L 和 g/L 即为物质的量。 （2）量值（quantity value）：用数和参照对象共同表达的量的大小。如某一血浆样本中葡萄糖含量 4.8 mmol/L，某一血浆样本中促黄体激素的物质量浓度为 5.0 U/L，这里的 4.8 mmol/L 和 5.0 U/L 即为量值。 （3）被测量（measurand）：是指拟测量的量。被测量至少由系统（system）-组分（component）-量（kind-of-quantity）三部分组成，如测量血清中肌酐浓度时，拟测的被测量是血清（system）中肌酐（component）的物质浓度（kind-of-quantity）。此时，对被测量至少要描述"血清-肌酐，物质量浓度=____μmol/L"或者"血清-肌酐，质量浓度=____mg/L"；测量结果表达为数量乘以单位，在此例中，单位应与量相应，即分别为 μmol/L 和 mg/L。 （4）测量不确定度：根据所用到的信息，表征赋予被测量量值分散性的非负参数。可以从以下几个方面理解： 1）测量不确定度是指一个样本使用特定的检测系统或特定的检验程序所得测量结果的不确定性或不准确性的程度，是表征合理地赋予被测量之值分散性的非负参数。 2）如使用某测量系统测得血清葡萄糖含量为 5.8 mmol/L，这个结果是否准确不得而知，但实验室可以通过评定测量过程中各种因素对测量结果的影响，经统计计算后得出测量结果的波动区间，并以 SD（绝对值）或 CV（相对值）表征其分布区间，这就是测量不确定度。 3）测量误差和测量不确定度均是表达测量结果质量的计量学术语。 4）"不确定度理论"与"误差理论"对测量结果本质的看法有明显差异。 5）目前，医学实验室多使用测量误差理论来表示定量测量结果与真值的偏离程度，计量界则广泛使用测量不确定度来表达定量测量结果的可信程度，并尝试将测量误差中的随机误差和系统误差合并为一个"测量不确定度"概念。

续　表

标准条款		迎检思路
		（5）测量不确定度的A类评定：简称A类评定，是指对在规定测量条件下测得的量值用统计分析的方法进行的测量不确定度分量的评定。 （6）测量不确定度B类评定：简称B类评定，是指用不同于测量不确定度A类评定的方法对测量不确定度分量进行的评定。B类评定基于以下信息。 1）以前测量的数据。 2）对有关技术资料和测量仪器特性的了解和经验。 3）生产厂提供的技术说明书。 4）校准证书或其他文件提供的数据。 5）手册或某些资料给出的参考数据。 6）检定规程、校准规范或测试标准中给出的数据。 7）其他有用的信息。 （7）标准测量不确定度：简称标准不确定度(standard uncertainty)，是指以标准偏差表示的测量不确定度。 （8）相对标准不确定度(relative standard measurement uncertainty)：是指标准不确定度除以测得值的绝对值。 （9）测量不确定度的其他概念：合成标准测量不确定度，合成相对标准测量不确定度，扩展不确定度，包含区间，包含概率，包含因子等可参考CNAS《医学实验室测量不确定度的评定与表达》。 2. 测量不确定度的特点 （1）用来定量表示测量结果的可信程度，表征合理地赋予被测量之值的分散性，与测量结果相关联的参数。 （2）测量不确定度是一个区间，可以用诸如标准偏差或其倍数，也可用说明了置信水平的区间半宽度表示。 （3）按评定方法分类：用测量结果的统计分布评定不确定度的方法称为A类评定方法，并用实验标准偏差表征；用基于经验或其他信息的假定概率分布的评定方法称为B类评定方法，也可用标准偏差表征。 （4）按实验、资料、理论分析和经验等信息进行分析评定，合理确定测量不确定

续 表

标 准 条 款		迎 检 思 路
		度的置信区间和置信概率。 (5) 约定为(置信)区间半宽度,恒为正值。当由方差求得时,取其正平方根值。完整的表达应包括两个部分:测量结果的置信区间(不确定度大小),以及测量结果落在该置信区间内的置信概率。 (6) 当不确定度各个分量彼此独立无关时,用方差和的平方根方法合成,否则要考虑相关项。 (7) 测量不确定度与人们对被测量、影响量,以及测量过程的认识有关。 (8) 在相同条件下进行测量时,合理赋予被测量的任何值,都具有相同的测量不确定度,即测量不确定度与方法有关。 (9) 自由度可作为不确定度评定可靠程度的标准。自由度是与不确定度的相对不确定度有关的参数。 (10) 当了解分布时,可按置信概率给出置信区间。 3. 测量不确定度评定和应用要求 (1) 实验室应为检验过程中用于报告患者样品被测量值的每个测量程序确定测量不确定度,并满足预期用途。 实验室应根据实际评定的测量不确定度和该项目的允许总误差,结合实验室现有的实际水平,为每个检验项目确定测量不确定度性能要求,通过定期评估并与性能要求进行比对,持续改进检验质量。 (2) 应定期评审测量不确定度的评定结果。 (3) 对于不能或者无须进行测量不确定度评定的检验程序,应记录未进行测量不确定度评定的理由。 (4) 当用户有要求时,实验室应向其提供测量不确定度信息。 (5) 当用户问询测量不确定度时,实验室的回复应考虑不确定度的其他来源,包括但不限于生物学变异。 (6) 当定性检验结果是基于定量输出数据,并根据阈值判定为阳性或阴性时,应用有代表性的阳性和阴性样品估计输出量值的测量不确定度。

续 表

标 准 条 款		迎 检 思 路
		(7) 对于定性检验结果,产生定量数据的中间测量步骤或IQC结果的不确定度也宜视为此过程中的关键(高风险)部分。 (8) 进行检验方法性能验证或确认时,宜考虑测量不确定度。 4. 测量不确定度的来源 一个完整的测量过程应包括测量前、测量和测量后3个阶段。理论上这3个阶段均存在测量不确定度。对实验室而言,测量前阶段不确定度的主要来源包括:个体内/间生物学变异;采样和采样技术;样本运输、处理等。测量后阶段的主要来源包括:异常值剔除、数值修约等。测量阶段不确定度大致来源于以下因素:校准、测量重复性、试剂、仪器及环境等,其中校准和测量重复性因素是医学实验室测量阶段最重要的不确定度来源。在ISO 15189认可评审中不要求医学实验室检验前和检验后过程的测量不确定度。 5. 测量不确定度评定方法 (1) 评定方法概述:测量不确定度评定的方法有多种,概括起来可以表示为从上到下的评定方法和从下到上的评定方法两种。临床实验室多采用从上到下的评定方法,具体可参考CNAS－CL01－G003、CNAS－TRL－001:2012、GB/Z 43280—2023,比较实用的方法是利用3~6个月IQC获得的CV或方法学评价获得的CV,以及同期参加国家卫生健康委员会(以下简称“国家卫生健康委”)EQA活动至少6次的PT结果,量化合成某检验项目的标准测量不确定度。 (2) 重复测量的不确定度评定:在测量正确度符合要求(即无偏差)的条件下,测量不确定度可通过质控品连续3~6个月的测量结果进行计算,期间包括了不同批次试剂和校准物、不同操作者和定期仪器维护等常规条件的变化。实验室应为这一过程设定质量目标,通常为允许总误差的1/4,每月对实际测量(评定)结果进行统计分析,未达到质量目标时采取纠正措施。 (3) 测量复现性引入的测量不确定度的评定:实验室内测量复现性引入的测量

续 表

标准条款		迎检思路
		不确定度分量可通过 3 种不同途径评定。按数据来源可靠性次序排列，分别为： 1）根据 IQC 数据评定实验室内测量复现性引入的测量不确定度分量。 2）根据 EQA 数据评定实验室内测量复现性引入测量不确定度分量。 3）根据重复测量常规样本的合并标准偏差方法评定实验室内测量复现性引入的测量不确定度分量。 4）用此种方法评定的测量不确定度仅是测量过程中由重复测量复现性引入的测量不确定度分量，未包括由偏移引入的测量不确定度分量。 （4）测量不确定度评定的简单方法：测量不确定度评定的简单方法是在中间精密度条件下通过测量质控品获得的量值进行计算，这些条件包括使用不同批次试剂和校准物、不同操作者和定期仪器维护，分别以 SD 和 CV 表示测量复现性引入的标准测量不确定度和相对不确定度。 6. 测量不确定度的应用 实验室应关注测量不确定度的应用，在解释测量结果量值时应考虑测量不确定度。若某一检验项目的测量结果符合测量不确定度性能目标，将此结果与生物参考区间、之前的检验结果、临床决定值进行比较，可判断是否有病、病情有无变化或治疗有无效果、疾病的严重程度等。 （1）测量不确定度报告：一般情况下实验室可以按中华人民共和国卫生行业标准《医学实验室-测量不确定度的评定与表达》计算低、中、高浓度值的测量不确定度来表示测量质量。通常，低浓度值（参考区间上限±20%）报告测量不确定度绝对值，中浓度值[2×（参考区间上限±20%）]报告测量不确定度相对值，高浓度值[5×（参考区间上限±20%）]报告测量不确定度相对值。 （2）设定目标测量不确定度：测量不确定度评定后应及时与临床医师沟通，并制定目标不确定度。目标不确定度设定可参考根据生物学变异导出的质量目标，或根据 PT/EQA 的允许总误差，或国家/行业

续　表

标 准 条 款		迎 检 思 路
		标准/专业指南要求的质量目标。 经常及时地向临床提供测量不确定度的信息，可帮助临床改进对患者结果的解释，有助于检验工作者与临床的密切合作。 （3）依据测量不确定度判断疗效：临床医师常需比较两个量值是否有差别以判断治疗效果，如同一人的治疗前、后两次测量结果的比较。此时需要知道此二量值的不确定度信息。如果该患者在同一个实验室测量，通常认为测量不确定度是一样的，医师需要决定二个结果间差异的意义。通过考虑它们的不确定度可以做出合理判断。例如，某患者血浆中钠离子浓度为 142 mmol/L，第 2 次测量时升高为 146 mmol/L，如果标准测量不确定度是 1.2 mmol/L，前后差异 4 mmol/L 是否有意义。 首先假设两次结果按 95%置信概率认为差别有显著意义，则两个测量值之间的差异要大于差异的扩展不确定度。此例，两个测量值之间的差异为 4 mmol/L，两个测量值之间的差异的扩展不确定度为（$2\times\sqrt{1.2^2+1.2^2}=3.4$）mmol/L，两个测量值之间的差异大于两个测量值之间的差异的扩展不确定度，因此该患者血浆中钠离子从 142 mmol/L 增高到 146 mmol/L 按 95%的置信概率计算有显著意义。 （4）依据测量不确定度协助疾病诊断：临床医师常将报告测量量值与生物参考值或临床决定限进行比较对疾病做出诊断。通过测量量值的测量不确定度可判定测量值和规定的量值之间的差异量的分布概率，决定两个量值之间的差异是否有显著意义。如成年男性全血血红蛋白含铁量（Fe）的参考区间为（7.5～9.5）mmol/L，三位患者 A、B、C 的测量量值分别是：7.0 mmol/L、8.2 mmol/L、9.2 mmol/L。已知此 3 个结果的标准不确定度都是 0.2 mmol/L。取置信概率为 95%，上述测量量值可表达为： A：（7.0±0.4）mmol/L，即（6.6～7.4）mmol/L， B：（8.2±0.4）mmol/L，即（7.8～8.6）mmol/L，

续 表

标 准 条 款		迎 检 思 路
		C：(9.2±0.4) mmol/L，即(8.8～9.6) mmol/L。 这样可认为 A 患者结果偏低，B 在参考区间内。虽然患者 C 的结果在参考区间，但无法确定是否正常，因为测量量值加上扩展不确定度，已高于参考区间上限。 (5) 检验结果的测量不确定度表示方法：测量不确定度作为测量量值结果的重要内容应包含于检验报告中，通常包含被测量的最佳估计值、扩展不确定度、计量单位及相应的置信水平四部分内容。如某患者血糖测量结果为：(3.52±0.14) mmol/L (k=2)。此结果应这样理解：3.52 为测量最佳估计值，0.14 为扩展不确定度，使用的包含因子是 2，对应的置信水平大约为 95%，此患者血糖浓度在 3.38～3.66 mmol/L 范围内的可能性为 95%。需要时，实验室应向用户提供测量不确定度评估结果。 【查阅文件】 现场查阅实验室的测量不确定度评定程序和测量不确定度评定报告内容是否完整。有无使用不同方法评定测量不确定度的具体案例。性能验证报告中是否包含了不确定度评定结果，评定结果是否符合目标测量不确定度的要求。 【访谈调查】 现场提问员工对测量不确定度评定的意义、方法、评定结果的表达与应用的掌握程度。现场给出一个检验项目测量结果的完整表达方式，抽查 5 名检验人员，考核对结果的解读是否正确。 【现场观察】 实验室发布的检验报告是否包含了测量不确定度信息。
7.3.5 生物参考区间和临床决定限	当解释检验结果需要时，实验室应制定生物参考区间和临床决定限，并告知用户。 a) 基于患者风险的考虑，实验室应制定反映其服务的患者人群的生物参考区间和临床决定限，并记录其依据。 注：实验室可使用制造商提	【标准解读】 1. 生物参考区间的有关概念 实验室应理解生物参考区间建立的有关概念。 (1) 参考个体(reference individual)：依据临床对某个检验项目的使用要求确定选择原则，以此选择检测参考值的个体。 (2) 参考群体(reference population)：

续　表

标准条款		迎检思路
	供的生物参考值，如其参考值的人群来源经过实验室验证并接受。 b）应定期评审生物参考区间和临床决定限，并将任何改变告知用户。 c）当检验或检验前方法发生改变时，实验室应评审其对相应参考区间和临床决定限的影响，并告知用户，适用时。 d）对于识别某个特征存在与否的检验，生物参考区间即是将鉴别的特征，如基因检验。	所有参考个体的总和。实际上，参考群体中的参考个体数量通常未知，因此它是一个假设的实体。 （3）参考样品组（reference sample group）：被选择用来代表参考群体的足够数量个体。 （4）参考值（reference value）：通过观测或者测量某种特殊类型一定数量的参考个体而获得的值或测量结果。参考值由参考样品组获得。 （5）参考分布（reference distribution）：所有参考样品组的各个参考值的集合即为参考范围。 （6）参考限（reference limit）：依据所有参考值的分布特性及临床使用要求，选择合适的统计方法进行归纳分析后确定的限值，包括参考上限和参考下限。 （7）参考区间（reference interval）：参考区间就是介于参考上限和参考下限之间的值，包括参考上限和参考下限。 （8）建立（确定）参考区间：建立一个参考区间的过程。包括从选择参考个体到分析方法的具体细节，以及对结果做出结论和分析等步骤。随着数据挖掘方法的进步，采用间接法，利用较大样本量真实世界数据建立参考区间的方法也正在被越来越多的实验室所采用，可参考相关文献。 （9）转移参考区间：将一个已经建立的参考区间改变成适应新分析方法或者新地点的过程。 （10）验证参考区间：使用相对较小标本量的参考个体（如每个分组 20 例标本）、合理的置信度，将别处建立的参考区间或者其他研究的参考区间转移应用于本地的过程。当临床例数较少时，可能存在验证的可信度和效度不佳（包括验证不通过或验证通过的方式），随着数据挖掘方法的进步，采用间接法，利用较大样本量真实世界数据进行验证的方法正在被越来越多的实验室所采用。 2. 临床决定限 临床决定限是指表明不良临床结局的风险较高，或可诊断特定疾病存在的检验

续 表

标准条款		迎检思路
		结果。治疗药物的临床决定限称为“治疗范围”。 临床决定限,或称医学决定水平,不同于参考区间,参考区间是基于参考人群参考值在一定置信概率条件下的统计结果,患者检验结果超出参考区间不一定是疾病状态,因为个体测量结果受生物学变异、检验方法等多种因素的影响。而临床决定限要么表明患者有不良临床结局,要么有特定疾病的存在。 例如,血清钙的参考区间为 2.25～2.65 mmol/L,临床决定限有三个:一是 1.75 mmol/L,可诊断低钙血症,低于此值可引起手足抽搐,肌强直等严重情况,应立即采取治疗措施;二是 2.74 mmol/L,提示需要采取治疗措施的界值,大于此值可诊断高钙血症,应及时确定引起血钙升高的原因,可通过其他试验证实或排除甲状旁腺机能亢进;三是危急值 3.37 mmol/L,提示预后或需要紧急处理的界值,超过此值可引起高血钙性昏迷,应及时采取有力的治疗措施。 临床决定限通常包含共识、指南推荐的疾病诊断界值(糖尿病诊断的空腹血糖标准、糖化血红蛋白标准等)、对诊疗决策有影响的其他公认水平如糖尿病治疗的血糖或糖化血红蛋白控制目标,降脂治疗的低密度脂蛋白控制目标等。当文献查阅无法确定适合的临床决定限时,可以和临床共同商定。 3. 制定生物参考区间建立、验证和评审程序 (1) 建立程序:实验室应制定确定生物参考区间的程序,此程序包括参考区间的建立、转移与验证的程序和参考区间评审的方法。 (2) 告知用户:实验室确定的参考区间或临床决定值要以一定的形式通知全院临床科室和医护人员,如书面通知、检验报告单、临床标本采集手册、临床检验项目手册、医院内网、微信平台、医院培训等。要特别注意不同文件上参考区间的一致性。

续 表

标准条款		迎检思路
		(3) 定期评审：应定期评审参考区间来源的支持性文件是否发生变更，如工具书、试剂说明书的版本，指南共识的更新版本等。实验室确立的参考区间，经过一定时间的使用后临床提出修改意见或认为不再适用服务的人群时，应重新进行系统性评审，并将评审形成的改变通知用户。 (4) 服务协议评审：任何生物参考区间或临床决定限在改变前，实验室和医务部门应召集相关临床科室进行讨论，实验室需提出改变的依据及改变后的生物参考区间或临床决定限的具体建议，与会人员进行充分讨论，协商一致后形成服务协议，以一定形式公开发布并进行必要的培训。 临床使用3~6个月后，实验室可以通过问卷形式或再次召开评审会分析讨论其临床适宜性，形成最终的生物参考区间或决定限服务协议，可在较长时间内使用。确系必要，临床实验室可以按照生物参考区间建立的程序建立新的生物参考区间并通知用户。 (5) 制定程序时可参考的标准：WS/T 402—2024，该标准规定了临床实验室检验项目参考区间制定的技术要求及操作过程，间接法建立参考区间，转移法获得参考区间等。 4. 建立参考区间 若为一个新的分析物或以往已检测分析物新的检测方法建立参考区间，应按照以下程序建立参考区间。 (1) 查阅文献，列出该项目的生物变异和分析干扰因素，供选择参考个体时使用。 (2) 建立选择、排除和分组标准，并设计一个适当的调查表，该调查表能在潜在的参考个体中显示这些标准。 (3) 为参考区间研究的参与者编制适当的书面知情同意书，由参考个体完成调查表。 (4) 基于调查表和其他健康评价结果对潜在的参考个体进行分类。 (5) 依据排除标准或其他指示缺乏良

续 表

标 准 条 款		迎 检 思 路
		好健康状况的评价,从参考样品组中排除不符合要求的候选对象。 (6) 设定可信限,确定合适的参考个体数。 (7) 将样品采集前和采集时对受检者的要求详细告诉各个受检参考个体,做好采样前的各项准备工作。 (8) 正确收集和处理标本,处理方式须与为患者进行的实际常规操作一致。 (9) 在良好的控制条件下,用事先指定的方法对处理好的样品进行检测,获得参考值结果。 (10) 检查参考值数据,绘制直方图,了解数据的分布特征。 (11) 检查有无明显的误差或离群值,按事先约定的原则,剔除不符合要求的数据,再补上必需的数据。 (12) 分析参考值,选择一种评估方法,估计参考限和参考区间(如果合适,可对参考区间进行分组)。 (13) 记录以上所有步骤和程序,并归档保存。 5. 参考区间的转移与验证 (1) 转移的条件:要求每个实验室都按照上述方法去建立自己的参考区间是不现实的。在合适的情形下,基于其他实验室或厂商先前建立的、有效的参考区间转移至实验室是可以接受的,而不需要进行新的全程研究。但必须注意,只有待测试的群体和整个方法学(包括从测试个体的准备到分析测量)均是相同的或具有可比性,转移才能被认可和接受。参考区间的转移可采用简单的程序来验证它的有效性。 (2) 参考区间的选择:实验室应优先选择国家标准/行业标准推荐的或试剂盒说明书上声称的参考区间。下列参考区间的行业标准可参考:WS/T 645.1—2018、WS/T 645.2—2018、WS/T 404.3—2012、WS/T 404.4—2018、WS/T 404.5—2015。 6. 参考区间的验证 若服务的人群、检验前程序和使用的检测系统与标准或试剂盒说明书上的相同

续　表

标准条款		迎检思路
		或一致，可参考 CLSI C28－A 文件或国内有关行业标准，用符合入组标准和排除标准的 20 个参考个体进行参考区间的验证，验证通过即可使用。若服务的人群或使用的检测系统或检验前程序不可比，则需要按照 C28－A 文件用 120 个参考个体建立参考区间。限于人力、物力和财力，这对于临床实验室来说是非常困难的。简单的方法是认真分析和研究参考区间提供者的所有文件，召开由相关临床科室参加的生物参考区间评审会，经充分讨论并协商一致后，形成一个能够为临床所接受的参考区间，经过 3~6 个月的临床应用后重新进行评审，充分评估其临床适用性。若满足临床要求则可确定此参考区间在一个较长时间内使用，若不符合临床要求，则修正此参考区间，经 3~6 个月后重新评审。评审全过程形成记录。 参考区间在使用过程中，如果更换试剂盒（检验程序），则需按照参考区间转移和验证的程序重新确定；若仅是改变检验程序的某一环节（如修改测量参数），实验室可采用简单的评审程序，确定新的参考区间和临床决定值；或利用 5 个样品进行简单的比对试验，证实程序修改前后的测量结果无明显差异，则仍可使用先前使用的参考区间和临床决定值。若改变检验前程序（如血清改变为血浆），则需按照 EP 9－A 或 EP 15－A 进行方法学比对，若改变前后的测量结果无明显差异，则可使用先前的参考区间和临床决定值，若有明显差异则需进行参考区间的系统性评审或重新建立。 【查阅文件】 现场查阅确定生物参考区间或临床决定限的程序性文件，生物参考区间和临床决定限一览表，生物参考区间评审记录，生物参考区间验证或评审报告，实验原始资料与数据统计分析，与临床沟通记录，参考区间验证报告、临床标本采集手册、检验报告单、SOP 文件、网络或微信报告等文件中参考区间的一致性评审记录。服务协议及评审记录。

续　表

标准条款		迎检思路
		【访谈调查】 访谈实验室员工，了解实验室确定生物参考区间/临床决定限的过程和方法。 访谈实验室员工和临床医师，了解是否有检验程序或检验前程序改变的情况，改变后生物参考区间重新评审的流程和生物参考区间或决定值获得的途径，以及改变后的生物参考区间在临床使用过程中的适宜性。 【跟踪核查】 每个专业组抽取 1~3 张检验报告单，选择某一个检验项目，跟踪生物参考区间的来源，核实确定参考区间的过程是否符合要求，验证结果与检验报告上的参考区间是否一致。跟踪检查参考区间验证报告、临床标本采集手册、检验报告单、SOP 文件、网络或微信报告的参考区间是否相同。 通过查阅获得的生物参考区间或临床决定值改变信息、评审记录、服务协议等，跟踪核实改变生物参考区间或决定限后的评审流程及通知用户的方式。
7.3.6　检验程序文件化	a）实验室应按需详尽制定检验程序，以确保其活动实施的一致性和结果的有效性。 b）程序应用实验室员工理解的语言书写，且在适当的地点可获取。 c）任何简要形式文件的内容应与其程序对应。 注：只要有程序全文供参考，且总结的信息按需更新，与完整程序的更新保持一致，工作台处可使 用作业指导书、流程图或总结关键信息的类似系统作为快速参考。 d）程序可参考包含足够信息的产品使用说明书。 e）当实验室对检验程序做出经确认的改变，并对结果解释可能产生影响时，应向用户解释其含义。	【标准解读】 实验室应为每个检验项目建立作业指导书或操作规程（SOP 文件），SOP 文件的内容应覆盖标准要求的各项内容，格式可参考 WS/T 227—2024。SOP 文件建立的主要依据是厂商提供的试剂盒说明书或操作程序，可寻求厂商帮助。SOP 文件应由各专业组相应岗位人员自行编写，组长审核确定，技术负责人批准发布。 实验室编制的程序文件应通俗易懂，方便员工查阅和学习。厂商提供的操作说明书或操作手册，可装订成册，作为受控文件，随时供实验室员工进一步查阅。建议实验室制定电子化 SOP 文件，作为受控文件贮存于计算机中，或通过手机 APP 存放于手机中，方便员工随时查阅和学习。 【查阅文件】 现场查阅 SOP 文件清单、具体的 SOP 文件、检验项目目录、简易操作卡、试剂盒说明书或操作程序、SOP 文件培训与考核

续　表

标 准 条 款		迎 检 思 路
	f）所有与检验过程相关的文件均应遵守文件控制要求（见8.3）。	记录。 【访谈调查】 现场访谈员工对 SOP 文件的掌握程度，现场观察员工是否按 SOP 文件规定操作。
7.3.7　检验结果有效性的保证		
7.3.7.1　通用要求	实验室应制定监控结果有效性的程序。记录结果数据的方式应能检查出趋势和漂移，如可行，应采用统计学技术审核结果。实验室应策划和评审此监控。	【标准解读】 实验室应制定监控结果有效性的程序。每个专业组设质量监督员 1 名，监控 IQC、EQA、实验室内部比对等活动和结果的有效性。 【查阅文件】 质量监督管理程序。
7.3.7.2　室内质量控制（IQC）	a）实验室应制定室内质量控制程序，根据规定的标准监测检验结果的持续有效性，以验证达到预期质量，并确保与临床决策相关的有效性。 1）宜考虑检验的预期临床用途，因为同一被测量的性能特征在不同的临床情况下可能不同。 2）质量控制程序宜能监测检验方法的试剂或/和校准品的批号变化；为此，在更换试剂或/和校准品批号的同一天/批时，宜避免改变室内质控品的批号。 3）宜考虑使用第三方室内质控品，作为试剂或仪器制造商提供的质控品的替代或补充。 注：可通过检验结果的定期同行评审，对解释和意见进行监控。 b）实验室应选择符合预期用途的室内质控品。当选择室内质控品时，应考虑以下因素： 1）相关性能的稳定性。 2）基质尽可能接近患者样品。	【标准解读】 1. 建立 IQC 程序 实验室应建立 IQC 程序以验证是否达到质量目标的要求。该程序应对质控品的基质、分析物浓度、分析批长度、质控品检测次数、质控图绘制、均值和 SD 设定的方法、质控规则、失控的处理、上次在控和本次失控之间已发出的检验报告的风险评估方法、恢复检测的标准等进行规定。尽可能通过功效函数图、标准化操作过程规范图或其他质控工具明确所采用的质控规则的特性，验证误差检出概率和假失控率是否满足临床要求。通常误差检出概率应>90%，假失控率<5%。具体可参考 WS/T 641—2018、GB/T 20468—2006 等标准或指南。 2. IQC 目标 质控的主要目的就是控制检验程序的精密度，此处达到预期的结果质量就是达到精密度的质量目标要求。因此，在做 IQC 之前首先应设定每个检验项目精密度的质控目标。通过设计质控程序和质控过程验证是否达到精密度质量目标的要求。 确定检验项目精密度的质量目标可依据生物学变异导出的允许不精密度（CV 或 SD）、国际（或国家）标准/指南/专家共

续 表

标准条款		迎检思路
	3）室内质控品对检验方法的反应方式尽可能接近患者样品。 4）室内质控品满足检验方法的临床适宜用途，其浓度处于临床决定限水平或与其接近，可能时，覆盖检验方法的测量范围。 c）当无法获得合适的室内质控品时，实验室应考虑使用其他方法进行室内质量控制。其他方法的示例包括： 1）患者结果的趋势分析，例如，患者结果的浮动均值，或结果低于或高于特定值的样品的百分比，或结果与诊断相关的样品的百分比。 2）按照规定方案，将患者样品结果与另一替代程序检测结果比较，该程序经确认可计量溯源至 ISO 17511 规定的同级或者更高级别的参考标准。 3）患者样品留样再测。 d）室内质量控制的检测频率应基于检验方法的稳定性和稳健性，以及错误结果对患者危害的风险而确定。 e）记录结果数据的方式应能检查出趋势和漂移，适用时，应采用统计学技术审核结果。 f）应按照规定的可接受标准定期评审室内质量控制数据，在某一时段内能够有效提示当前性能。 g）室内质量控制不符合可接受标准时，实验室应避免发布患者结果。 1）当室内质量控制不符合可接受标准，并提示检验结果可能有明显临床意义的错误时，应拒绝结果，并在纠正错误后重新检验相关患者样品（见 7.5）。 2）实验室应评估最后一次	识确定或建议的允许不精密度、国家卫生行政管理部门如国家卫生健康委临床检验中心建议的允许不精密度、权威专著如《全国临床检验操作规程》（第 4 版）及教科书建议的允许偏倚等，最大限度地满足临床需要。 血液学检验项目建议参考 WS/T 406－2024 规定的允许不精密度，临床化学检验项目建议参考 WS/T 403－2024 规定的允许不精密度，临床免疫定性检验项目建议参考 WS/T 494－2017 规定的质量要求。 实验室应定期分析质量数据，统计每个月的均值、CV 和 SD，验证是否达到质量目标的要求。 3. 室内质控品的选择 只要可能，实验室应选择与检测系统响应方式接近患者样品的质控品，以避免基质效应的影响。 实验室可选择冻干质控品或液体质控品。液体质控品使用方便、不会在配制过程中额外增加新的不精密度，但价格较贵，稳定贮存期较短；冻干质控品可长期保存，但在配制过程中会额外增加新的不精密度。 实验室可选择定值或不定值质控品。定值质控品价格较贵，对配套检测系统该值有参考价值，在一定程度上可检测系统的偏移，但对非配套检测系统该值毫无意义；不定值质控品较为便宜，在使用过程需累积均值，适用于配套和非配套检测系统。 更换质控品批号前，新旧批号质控品应平行检测 20 次，以确定新批号质控品的均值。 4. 定期检测质控品 实验室应定期检测质控品，客观记录检测结果。分析批长度基于检测系统的稳定性和错误结果对患者危害的风险而确定。 通常检测系统稳定，错误结果对患者危害风险较小的检验项目，分析批长度可以较长，如常规生化检验、化学发光免疫检验在检测系统稳定的情况下可以每 24 小时

续　表

标准条款		迎检思路
	在控的室内质控之后的患者样品结果。	做一批质控；而血液细胞分析、凝血检验、尿液检验等建议至少每 8 小时做一批质控；免疫定性检验每块反应板做一批质控（包括阴性、弱阳性和阳性质控）。最好的方法是通过对检测系统的分析性能进行评价如使用六西格玛质控方法、基于风险管理的质控方法、方法性能决定图、分析总误差评价方法等，确定检测系统的分析性能优劣，然后再确定分析批的长度、质控品检测次数和质控规则。 只要可能，实验室应选择接近参考区间两端和医学决定水平的质控品浓度进行质控，以确保关键浓度点的精密度符合要求，因为这些浓度点的检验质量直接影响临床决策。 实验室可以单独使用第三方质控品进行常规质控，也可以单独使用试剂或制造商提供的质控品进行常规质控，二者各有优缺点。二者同时使用可以互补，但质控成本会增加。 5. 制定 IQC 规则 实验室应制定 IQC 规则，当检验结果违反质控规则时应拒发检验报告，停止检验，分析失控原因，并采取相应的纠正措施，跟踪验证有效后重测患者样本，同时还需评估本次失控可能对已发检验报告的影响。 实验室可以利用功效函数图、标准化操作过程规范图等，借助质控规则设计软件设计质控规则。也可以通过对检测系统的分析性能进行评价如使用六西格玛质控方法、基于风险管理的质控方法、方法性能决定图、分析总误差评价方法等确定检测系统的分析性能，根据每个检验项目的分析性能设定个体化的质控规则。 如果某个检验项目的分析性能达到 6σ 的质量，则可以采用单一的 $1_{3.5s}$ 质控规则，质控品测定次数等于 2（N=2），即每天 1 个分析批，每批 2 个水平质控品，或每天 2 个分析批，每批只做 1 个质控品；如果某个检验项目的分析性能达到 5σ～6σ 的质量，则可以采用单一的 1_{3s} 质控规则（N=2）；如果某个检验项目的分析性能达到 4σ～5σ

续 表

标 准 条 款		迎 检 思 路
		的质量，则可以采用单一的 $1_{2.5s}$ 质控规则（N=2），或 $1_{3s}/2_{2s}/R_{4s}/4_{1S}$ 多规则质控规则（N=2）；如果某个检验项目的分析性能达到 3σ～4σ 的质量，则可采用 $1_{3s}/2_{2s}/R_{4s}/4_{1S}/8_X$ 多规则质控规则（N=2）；如果某个检验项目的分析性能在 3σ 以下，则可采用 $1_{3s}/2_{2s}/R_{4s}/4_{1S}/8_X$ 多规则质控规则（N=4），或直接更换新的检测系统。 6. 失控的处理 如果违反上述质控规则则为失控，应立即停止检验，拒发检验报告，分析失控原因，填写失控报告。首先根据质控规则判断是随机误差还是系统误差，依据误差类型从人（人员变化，操作改变）、机（设备故障，主要部件存在问题）、料（试剂变质，更换试剂批号）、法（方法原因，操作过程变化）、环（水质变化，环境条件失控）五个方面查找失控原因，针对失控原因采取相应的纠正措施。 应验证纠正措施的有效性。最简单的方法是重测质控品在控；必要时可用 5 个样本与其他检测系统的结果进行比对，偏差小于 1/2TEa 即判断纠正措施有效，可以恢复检验。 7. 评估失控风险并采取措施 应评估失控对已做检验的影响。评估范围是上次在控和本次失控之间已发出的检验报告。评估方法可采用主观评定或留样重测。主观评定是根据失控的情况，结合专业知识和临床工作经验主观判断有无影响；留样重测是重新检测失控前的 5 个样本，失控前后偏差≤1/4TEa，则判断本次失控对已做检验没有影响。否则，则判断本次失控对已做检验有影响。实验室根据影响的大小，决定是告知临床还是收回检验报告，重测失控样本。若需重测失控样本，则根据失控结果是偏高还是偏低，只需收回参考区间两端、医学决定水平附近的样本重新检验。 8. 失控记录 所有资料收集完整，连同失控报告（组长签字）一起归档保存。

续　表

标 准 条 款		迎 检 思 路
		9. 定期评审质控数据 实验室在剔除 1_{3s} 失控数据后，计算当月质控数据的均值、CV 和 SD，并与上个月的数据和实验室设定的质量目标进行比较，是否存在潜在失控或趋势性变化，若有，应采取预防措施或改进措施并记录。 若当月质控均值与上月的均值发生了明显偏移，提示存在明显的系统误差，当偏移超过该项目 1/4TEa 时应采取预防措施。若 CV 值明显高于上月的 CV 值，提示存在较大的随机误差，也应分析原因，必要时采取预防措施，控制 CV。 IQC 技术系统计学质控，统计学上存在误差不一定有明显的临床意义，实验室应合理设置均值、CV 和 SD，正确分析失控结果。同时，应结合非统计学质控技术如分析质量目标控制方法进行常规质控。 10. 无室内质控品时的替代方案 当无法获得合适的室内质控品时，实验室应考虑使用其他方法进行 IQC。其他方法的示例包括： (1) 患者结果的趋势分析，例如，患者结果的浮动均值，或结果低于或高于特定值的样品的百分比，或结果与诊断相关的样品的百分比。 (2) 按照规定方案，将患者样品结果与另一替代程序检测结果比较，该程序经确认可计量溯源至 ISO 17511 规定的同级或者更高级别的参考标准。 (3) 患者样品留样再测。 【查阅文件】 定量检验 IQC 程序，定性检验 IQC 程序，检验项目的分析质量目标。 质控品使用记录、质控品检测记录、质控品均值和 SD 设定记录、更换新批号质控品均值确定记录、试剂或制造商的质控品使用说明书。 IQC 失控报告包括失控记录、违反规则、原因分析、纠正措施、跟踪验证结果、上次在控和本次失控期间已发报告的风险评估。

续 表

标准条款		迎检思路
		【现场观察】 现场查看各专业组使用的质控品，质控图、质控品检测结果和相关信息。 在 LIS 中至少调取 5 个项目的质控图，观察近半年的质控数据，观察质控品测定结果，数据分布是否合理，质控图信息是否完整，设定均值和 SD、累积均值和 SD、当月均值和 SD 是否符合实际，有无失控表现，实验室能否正确识别。 【访谈调查】 访谈各专业组检验技术人员，了解质控品的定值方法、质控过程，以及对质控品使用的意见和建议，质控失控时的处理措施。 【跟踪核查】 通过查阅文件或现场观察，发现有失控情况，则追踪失控的处理措施是否合理、有效。
7.3.7.3 室间质量评价(EQA)	a) 实验室应通过实验室间比对监控检验方法的性能，包括参加适于检验和检验结果解释的室间质量评价计划，含 POCT 检验方法。 b) 有相应质评计划时，实验室应就其检验方法建立室间质量评价的程序，包括申请、参加和结果评价。 c) 室间质量评价样品应由常规执行检验前，检验和检验后程序的人员进行检验。 d) 实验室选择的室间质量评价计划应尽可能： 1) 具有检查检验前，检验和检验后过程的效果。 2) 满足临床适宜用途的可模拟患者样品的样品。 3) 满足 GB/T 27043/ISO/IEC 17043 要求。 e) 在选择室间质量评价计划时，实验室宜考虑靶值设定类型： 1) 由参考方法独立设定，或。	【标准解读】 1. EQA 的有关概念 (1) EQA：即利用实验室间比对，按照预先制定的准则评价参加者的能力，也称为能力验证(PT)。 (2) 实验室间比对：即按照预先规定的条件，由两个或多个独立的实验室对相同或类似的材料进行测量或检验的组织、实施和评价。 2. 建立 EQA 管理程序 实验室应建立 EQA 程序，包括申请、参加和结果评价。实验室应参加适于检验和检验结果解释的 EQA 计划，含 POCT 检验方法，通过实验室间比对监控检验方法的性能。 规定 EQA 样品检测人员(应由常规执行检验前、检验和检验后程序的人员进行检验)、专业组组长、技术主管、质量主管、实验室主任的职责，参加说明，评价样品的保存和处理，样品检测的说明，数据填报，回报结果总结分析，采取的纠正措施或预防措施，跟踪验证的方法等。 3. 参加 EQA 计划的选择 (1) 选择的原则：实验室选择的室间

续　表

标准条款		迎检思路
	2）由总体公议值设定，和/或。 3）由方法分组的公议值设定，或。 4）由专家组设定。 注1：不能获得不依赖方法的靶值时，可用公议值判断是实验室或方法特定的偏倚。 注2：室间质量评价物质缺乏互换性会影响某些方法间的比较，但在另外一些方法间具备互换性时，仍可用于这些方法间的比较，而非仅依赖于方法内的比较。 f）当室间质量评价计划不可获得或不适用时，实验室应采取替代方法监控检验方法的性能。实验室应判断所选替代方法的合理性，并提供其有效性的证据。 注：可接受的替代方法包括： —与其他实验室交换样品。 —采用相同室内质控品的实验室间进行比对，评估单个实验室的室内质量控制结果与使用相同室内质控品的分组结果进行比较。 —分析不同批号的制造商终端用户校准品，或制造商的正确度质控品。 —至少由两人或两台仪器或两种方法对同一微生物样品进行分割/盲样检测。 —分析与患者样品有互换性的参考物质。 —分析临床相关研究来源的患者样品。 —分析细胞库和组织库的物质。 g）应按规定的可接受标准定期评审室间质量评价数据，在某一时段内能够有效提示当前性能。	质量评价计划应尽可能： 1）具有检查检验前、检验和检验后过程的效果。 2）满足临床适宜用途的可模拟患者样品的样品。 3）满足GB/T 27043“合格评定-能力验证的通用要求”的要求。 （2）EQA计划组织者：实验室应参加国家卫生健康委组织的PT/EQA活动，也可以参加省或区域性PT/EQA活动，原则上实验室开展的检验项目只要有PT或EQA均应参加，以证实实验室的质量和能力。有能力者也可参加美国病理学家协会（College of American Pathologies，CAP）组织的PT，或国际著名的第三方机构组织的实验室间比对计划，但不强制要求。 4. 考虑EQA靶值的设定 实验室在选择EQA计划时，宜考虑靶值设定类型。 （1）由参考方法独立设定。在评价EQA结果时应考虑EQA评价物质的互通性。 （2）由总体公议值设定和/或按方法分组的公议值设定。不能获得不依赖方法的靶值时，可用公议值判断是实验室或方法引起的特定的偏倚。 5. 无EQA时的替代方法 当EQA计划不可获得或不适用时，实验室应采取替代方法监控检验方法的性能。实验室应判断所选替代方法的合理性，并提供其有效性的证据。可接受的替代方法包括： （1）与其他实验室（比较实验室）进行比对。通常至少选择3家实验室进行比对，比较实验室应通过ISO 15189认可，或是区域内的权威实验室，有严格的质控措施，结果可靠。应在分析测量范围内选择5个样品进行比对，结果判断满足实验室制定的标准。 （2）采用相同室内质控品的实验室间进行比对，评估单个实验室的IQC结果与使用相同室内质控品的分组结果进行比较。

续 表

标 准 条 款		迎 检 思 路
	h）当室间质量评价结果超出预定的可接受标准时，应采取适当措施（见 8.7），包括评估与患者样品相关的不符合，是否造成对临床的影响。 i）如确定影响有临床意义，则应复核受影响的患者结果，考虑修改结果的必要性，并告知用户，适当时。	（3）分析不同批号的制造商终端用户校准品，或制造商的正确度质控品。 （4）至少由两人或两台仪器或两种方法对同一微生物样品进行分割/盲样检测。 （5）分析与患者样品有互换性的参考物质，测量结果在规定的标示值不确定度范围内。检验前应评价样品的互通性，最好使用高低两个水平，证实在分析测量范围内检验结果的可靠性。 （6）分析临床相关研究来源的患者样品。 （7）分析细胞库和组织库的物质。 （8）免疫定性检验可使用国家标准血清盘，检验结果符合率≥95%。 6. EQA 评价结果分析 （1）EQA 的可接受标准：即每个检验项目的允许总误差或 EQA 组织者的标准。 （2）结果分析：实验室应对实验室间比对计划的结果进行总结、分析和评价，撰写参加实验室间比对总结报告。 （3）EQA 结果不满意：是指每次 EQA 的 5 份样品中有 2 个以上的失控结果；EQA 结果潜在不符合是指每次 EQA 5 个样品的结果≥80 分，但 5 份样品全部偏向一侧有失控的潜在风险，反映检测系统存在明显的系统误差；或部分结果出现严重的正偏差而其他结果又出现严重的负偏差，反映检测系统存在较大的随机误差；或出现低值到高值的趋势性变化，低值或高值样本存在失控的潜在风险，提示检测系统存在明显的比例误差。 （4）采取措施：当出现不满意（不符合）结果时，实验室应分析失控原因，采取纠正措施，并跟踪验证纠正措施的有效性；当出现潜在不符合时，实验室应分析潜在不符合的原因，采取必要的预防措施，并跟踪验证预防措施的有效性。 不符合或潜在不符合的原因分析应结合 IQC 数据、检测系统重大改变、人员变化等进行。若为系统误差，可通过修正校准品的校准值，再校准检测系统，直到验证结果符合要求；若为随机误差，则应改善

续 表

标准条款		迎检思路
		检测系统的精密度。跟踪验证可用冻存的原比对样品重新测量,或与权威实验室(PT/EQA 合格)进行比对,5 个样品测量结果与靶值的偏倚≤1/2 允许总误差(TEa)即纠正措施或预防措施有效。比对样品的测量结果低值偏倚的判断标准可以放宽到<TEa。 (5) 跟踪验证:跟踪验证可用冻存的原比对样品重新测量,或与权威实验室(PT/EQA 合格)进行比对,5 个样品测量结果与靶值的偏倚≤1/2 允许总误差(TEa)即纠正措施有效。比对样品的测量结果低值偏倚的判断标准可以放宽到<TEa。 (6) 复核受影响的患者结果:如确定影响有临床意义,则应复核受影响的患者结果,考虑修改结果的必要性,并告知用户。 【查阅文件】 参加实验室间比对计划及程序文件,实验室间比对样品的管理程序。实验室检验项目目录,参加实验室间比对项目目录,并计算总体参加率。 选择参加实验室间比对计划的评审记录,比对计划组织者的样品基质和使用说明,特别是微生物学检验、病理学检查和分子诊断项目应尽可能具有检查包括检验前和检验后程序的全部检验过程的功用。 选择参加实验室间比对计划的评审记录,无 EQA 项目的替代方案,实验记录,总结分析报告。 各专业组室间比对样品的检测记录,了解比对样品的检测次数,是否固定人员专门检测 EQA 样品。 查阅实验室考勤表或排班表,各专业组室间比对样品的检测记录,实验室仪器设备目录,EQA 组织者的结果报告,查证是否固定人员专门检测 EQA 样品,是否有实际检测评价样品所用的检验程序和上报的检验程序不一致的情况。 查阅各专业组室间比对样品的原始检测记录和 EQA 组织者的结果报告,查证二者的结果是否一致。 EQA 结果总结分析报告及讨论记录,

续 表

<table>
<tr><th colspan="2">标 准 条 款</th><th>迎 检 思 路</th></tr>
<tr><td></td><td></td><td>会议签到表。EQA 不满意结果原因分析与纠正措施记录,EQA 潜在不符合原因分析与预防措施记录。
【访谈调查】
各专业组至少访谈 1 名员工,查证对实验室间比对计划和流程的知晓程度及实际操作情况,了解出现不满意结果时的处理流程和措施。
各专业组至少访谈 1 名员工,查证对无 EQA 计划项目的替代方案知晓程度及处理程序、实验室的具体操作情况。
各专业组至少访谈 1 名员工,了解 EQA 样品的检验流程、具体操作是否按处理患者样品的方式进行检验、是否重复检测、结果报告方式。</td></tr>
<tr><td>7.3.7.4 检验结果的可比性</td><td>a) 当使用不同方法和/或设备,和/或在不同地点进行检验时,应制定临床适宜区间内患者样品结果可比性的程序。
注:进行不同检验方法的比较时,使用患者样品能避免室内质控品互换性不足带来的问题。当患者 样品不可获得或不适用时,参考室内质量控制和室间质量评价的全部选项。
b) 实验室应记录比对的结果及其可接受性。
c) 实验室应定期评审比对结果。
d) 如识别出差异,应评估该差异对生物参考区间和临床决定限的影响,并采取措施。
e) 实验室应告知用户结果可比性的临床显著差异。</td><td>【标准解读】
1. 建立比对程序
(1) 临床适宜区间是指对临床诊断、管理、预防、治疗或健康评估有意义的测量结果区间。
(2) 实验室应建立实验室内部检验结果可比性的程序,明确可比性的判断标准,规定方法学比较的具体程序,实现同一检验项目使用不同设备/不同方法/不同检测系统/不同地点检验结果的可比性。
(3) 实验室内部结果比对的程序文件应规定比对条件、样品类型及数量、比对方案、判断标准、频次及相关措施,可参考 CNAS-GL047 及相关国家/行业标准,如 WS/T 407。
(4) 应规定由多个人员进行的手工检验项目比对的方法和判断标准。例如,显微镜检查、培养结果判读、抑菌圈测量等,定期(至少每 6 个月 1 次,每次至少 5 份临床样品)进行检验人员的结果比对。
2. 同一检验项目可比性验证要求
同一检验项目存在如下情况时,应验证不同检验程序在临床适宜区间内患者样品检验结果的可比性。
(1) 样品类型不同但临床预期用途相同,且测量单位相同,如血清与血浆葡萄糖含量。</td></tr>
</table>

续　表

标　准　条　款		迎　检　思　路
		（2）使用不同的检测系统。 （3）使用多套相同的检测系统。 （4）使用同一检测系统的多个分析模块。 （5）多场所使用的检测系统，如中心实验室、急诊实验室、发热门诊实验室。 检测的样品类型不同且临床预期用途不同时，不宜进行比对，如动脉血气检验项目与生化常规检验项目。 3. 检验结果可比性的验证时机 （1）检测系统启用前：应进行全面的检测系统间可比性验证。 （2）常规使用期间：可利用日常工作产生的检验和质控数据，或临床医生反馈的意见，定期对检测系统间结果可比性进行评审，如不再满足检验结果预期用途的要求，应根据评估结果，采用适宜的方案，重新进行检测系统间可比性验证。 （3）检测系统改变：现用检测系统的任一要素（仪器、试剂、校准品等）变更，如仪器品牌或型号、试剂原理或成分、校准品溯源性等改变，应分析这些改变对检测系统间结果可比性的影响，需要时，采用适宜的方案，重新进行检测系统间可比性验证。 4. 检验结果可比性的验证方案和流程 （1）制定验证程序文件和/或作业指导书。 （2）明确检验结果可比性的判断标准。 （3）评价检测系统的精密度并符合实验室规定的质量要求。 （4）确定用于结果比对的检测系统。 （5）根据检测系统的多少和实验室条件确定验证方法。 （6）选择比对样本类型和数量。 （7）实验操作和质控过程。 （8）数据处理方法，计算结果与判断标准比较，确定检测系统是否可比。 （9）负责实施结果可比性验证的人员熟悉验证方案，制定验证计划，组织实施。 （10）形成可比性验证报告，不可比时实施纠正措施，有原始记录。 5. 可比性验证前准备 （1）人员：实验操作人员应熟悉检测

续　表

标 准 条 款		迎 检 思 路
		系统的方法原理与日常操作，包括样本处理、校准、维护程序、质控等，确保检测系统工作状态正常。 （2）仪器设备：所用检测系统的关键性能指标应经过验证满足性能要求，对测量结果有重要影响的辅助设备的性能指标应与标称值相符。 （3）试剂和校准品：验证过程中，试剂或校准品不宜更换批号。 （4）比对样本：应使用患者样本（若为抗凝样本，应使用相同的抗凝剂）；样本中被测物浓度、活性等应能覆盖临床适宜区间，重点关注医学决定水平。比对的样本数量应不少于 5 例。使用更多的样本数量，可以增加验证结果的可靠性。 （5）质控品：验证过程中应使用适宜的质控品做好 IQC。 6. 可比性验证方法和使用条件 （1）与参比系统比对的方法 1）实验室使用的检测系统数量≤4 时，可以选用与参比系统比对的方法。 2）实验室应根据检测系统分析性能的确认或验证结果、IQC 和 EQC 的表现、不确定度评估等情况，综合评估后，确定实验室内的参比系统。 3）其他检测系统检测结果与参比系统的测量结果进行比对，计算每个检测系统结果与参比系统检测结果的偏差，并依此评价可比性验证结果。 （2）均值法进行可比性验证：实验室使用检测系统数量>4 时，可以选用均值法。以全部系统结果的均值为参考值，计算全部检测系统结果的极差，并依此评价可比性验证结果。 7. 与参比系统比对的可比性验证方案 （1）检测比对样本：使用不同检测系统检测符合要求的样本，按要求进行校准和 IQC，记录检测结果。 （2）计算比对偏差：分别计算不同检测系统结果与参比系统结果的偏差，并与实验室制定的判断标准进行比较。 （3）可比性判断：5 份样本中有 4 份检验结果的偏差符合实验室制定的判断标

续　表

标准条款		迎检思路
		准，即为可比性验证通过。 必要时，可适当增加检测样本量，如果90%以上的样本检测结果偏差符合实验室制定的判断标准，即为可比性验证通过。 （4）比对不通过时的后续措施：若比对样本量达到20份或以上时，比对结果仍不符合判断标准，实验室应对其他影响结果可比性的因素进行分析并采取相应措施。 8. 均值法可比性验证方案 （1）样本检测：使用不同检测系统检测符合要求的样本，记录检测结果。 （2）统计计算：计算所有检测系统结果的均值（$\overline{X}$）：$\overline{X} = (X1 + X2 + X3 + \cdots Xn)/n$ 计算所有检测系统结果的相对极差（R）：$R = [(Xmax - Xmin)/\overline{X}] \times 100\%$ （3）可比性判断：将相对极差（R）与实验室制定的判断标准进行比较。若R值符合实验室制定的判断标准，即为可比性验证通过。 （4）比对不通过时的后续措施：若R值不符合实验室制定的标准，表明结果差异最大的两个检测系统结果可比性不符合要求，分析并剔除偏差较大的检测系统的结果，重新计算R值，直到剩余检测系统结果符合可比性要求。 （5）考虑精密度的多个检测系统的比对方案：参考WS/T 407。 9. 可比性验证的特殊要求 （1）根据PT/EQA结果、正确度验证结果及临床医生反馈的意见等，评估并确定结果偏离较大的检测系统。 （2）对于具有计量学可比性的检测系统结果，实验室可合理应用修正值或修正因子建立检测系统间结果的可比性，并保留相关记录。 （3）对于符合规定的可比性验证条件，但不具有计量学可比性的检测系统（通常表现为没有可获得的CRM，或检测方法学原理不同，或参考区间不同）、不同样本类型（如血清、血浆、全血）及经过纠正或调整，不同测量系统间的可比性仍不

续 表

标 准 条 款		迎 检 思 路
		满足判断标准时，实验室应采取有效措施避免向临床发出具有不同临床意义或解释的结果，或与用户讨论不可比结果对临床活动的影响，以及如何正确应用不同测量系统的检测结果（包括结果偏倚情况），并记录。 10. 检验结果可比性的判断标准 不同检测系统检验结果可比性是指在临床适宜区间内同一批患者标本测量结果的差异在规定的允许误差（偏倚）内。实验室应确定每一个检验项目偏倚的质量标准，在低值时允许偏倚可以适当增加。确定允许偏倚的质量目标可依据生物学变异导出的允许偏倚、国际或国家标准/指南/专家共识确定或建议的允许偏倚、国家卫生行政管理部门如国家卫生健康委临床检验中心建议的允许偏倚、权威专著如《全国临床检验操作规程》（第 4 版）及教科书建议的允许偏倚等，最大限度地满足临床需要。 血液学检验项目建议参考 WS/T 406—2024 规定的允许偏倚，临床化学检验项目建议参考 WS/T 403—2024 规定的允许偏倚，临床免疫定性检验项目建议参考 WS/T 494—2017 规定的质量要求。 11. 比对结果的利用 当不同测量系统对同一被测量给出不同测量区间、不同参考区间及变更检验方法或改变分析前因素（标本类型）时，如使用迈瑞血细胞分析和 Sysmex 血细胞分析仪进行常规血液学检验、使用强生干式生化分析仪和常规化学分析仪进行生化检验、使用 Sysmex 凝血分析仪和法国 Stago 凝血分析仪进行凝血检验、Roche 电化学发光免疫分析仪和西门子化学发光免疫分析仪进行甲胎蛋白（alpha feroprotein/AFP）检验、使用相同罗氏临床化学分析仪进行血清（病房）和血浆（急诊）生化检验等，均应进行结果比对，了解测量结果的可比性，当发现检验结果不可比时应尽可能采取纠正措施实现检验结果的可比性，并使用相同的参考区间；若无法实现检验结果的可比性，则应将方法间的差异告知临床，并进

续　表

标 准 条 款		迎 检 思 路
		行风险评估,必要时采取风险控制措施,避免临床医生错用或误用检验结果给临床决策带来风险。 控制风险的具体措施可包括临床告知(培训)、明确标识不同的参考区间、检验报告单标识出该项目使用的测量程序,以及分析仪器等。 12. 定期评审比对结果 实验室至少每半年对检验结果的可比性进行评审,评审的方法包括利用室内质控品检测结果和 EQA 数据,至少每半年利用 5 个患者新鲜标本进行比对,样本浓度覆盖可报告范围,定量检验 80%通过可接受,定性检验符合 100%通过可接受。 【查阅文件】 实验室内部不同检测系统的比对程序,检验项目的分析质量目标设定,检验结果的比对实验数据、分析总结报告,以及检验结果不可比时采取的纠正措施及跟踪验证记录等。 实验室的比对报告,仪器设备清单,生物参考区间一览表,多个检测系统检验同一项目的检验报告单,风险评估记录,临床医师培训记录,实验室关于同一检验项目使用不同检测系统进行检验时可比性差异的临床告知等。 所有资料归档保存,条目清晰。比对记录由授权人员审核并签字,并至少保留 2 年。 【访谈调查】 访谈实验室员工,了解实验室同一检验项目使用不同检测系统进行检验的情况,若有,无论是否为申报项目或申报设备均应进行比对。 至少访谈 5 名实验室员工,是否知晓哪些项目、仪器需要比对,如何比对,不可比时如何处理。 【现场观察】 现场查看实验室的各专业组,特别是门急诊组、临检组、生化组、免疫组是否使用不同设备检验同一项目,调阅实验室的检验报告单,了解有无同一检验项目使用不同检测系统进行检验,若有,无论是否为

续 表

标 准 条 款		迎 检 思 路
		申报项目或申报设备均应进行比对。 【跟踪核查】 通过医护座谈会查证对临床检验结果的使用情况,查证临床医师是否知晓实验室使用不同检测系统对同一项目进行检验,对临床决策有无风险,如何控制。 【现场试验】 凡同一检验项目使用不同检测系统进行检验,在分析测量范围内选择5个标本进行现场试验,每个标本只做1次,查证检验结果是否可比。

第四节 检验后过程

标 准 条 款		迎 检 思 路
7.4.1 结果报告		
7.4.1.1 通用要求	a) 每项检验结果均应准确、清晰、明确并依据检验程序的特定说明报告。报告应包括解释检验结果所有必需的信息。 b) 当检验报告延误时,实验室应基于延误对患者的影响制定通知用户的程序。 c) 所有与报告发布有关的信息应按照管理体系要求(见8.4)保存。 注:只要满足本准则的要求,报告可以硬拷贝或电子方式发布。	【标准解读】 1. 检验结果报告要求 检验报告单上的每一项检验结果均应准确、清晰、明确,符合检验程序的特定说明。准确是指检验程序的精密度、正确度、准确度等分析性能经验证或确认符合厂商声明或质量目标要求,有严格的IQC措施,参加PT/EQA结果合格,经授权人员复核并发布。清晰明确是指检验结果描述清晰、准确,表达符合国际/国家标准化术语。检验报告还要符合检验程序的特定说明,特别是样本状态的影响,检出限、临床可报告范围结果的报告。结果描述应符合ISO要求,有效数字使用规范。 2. 解释检验结果所有必需的信息 报告应包括性别、年龄、临床诊断、样本状态等基本信息,实验室应尽可能给出报告的解释和说明,供临床医师参考。 3. 检验报告的格式、介质和报告方式 (1) 服务协议评审:检验报告的格式、介质和报告方式应进行服务协议评审。

续　表

标 准 条 款		迎 检 思 路
		通常是在医务部门的组织下，实验室与临床医师共同讨论决定。 （2）报告单格式和介质：检验报告单一般为A4或A5纸大小，常规检验建议用A5纸，检验结果超过一张时每张都要有申请信息，并标注第几页共几页，避免患者在打印报告时漏打或丢失，特殊报告可以用A4纸，如病理学报告、细胞遗传学报告、分子诊断报告等。报告单上的信息要符合7.4.1.6的要求。报告单可以是电子的，也可以是纸质的，通常是二者共存。 （3）检验报告的发布方式：检验报告的发布方式有多种，早期的纸质报告由专人送达的方式已不多见，目前多采用电子报告单，可通过LIS和HIS发布，患者可通过分布于门诊的自助打印机打印报告，临床医师可通过HIS和病历管理系统及时查阅电子报告单。不建议使用针式打印机打印检验报告。 当实验室通过HIS、Internet、手机、微信等发布检验报告时，应定期验证分析仪器检测结果与LIS、HIS、Internet、手机、微信显示结果的准确性，并记录。 4. 检验结果的转录 当原始检验结果为手工记录然后需录入信息系统时，实验室应制定手工检验结果转录程序，规定转录者和复核者，确保检验结果的转录正确无误。特别是对诊断性检验报告如血型鉴定、病理学报告等要特别注意。 5. 报告迟发 当检验延误可能影响患者医疗时，实验室可通过电话、手机、微信、通知等多种方式通知到检验申请者，并记录。提前通知，变被动为主动，请求患者和用户理解，以免投诉。 6. 检验报告完整性评审 检验申请信息如性别、年龄、临床诊断、用药史等对结果审核至关重要，实验室应定期评价检验报告的完整性，提高检验报告的质量。 【查阅文件】 检验报告程序，检验报告单，检验报告

续 表

标 准 条 款		迎 检 思 路
		完整性评价记录。手工检验结果转录程序,手工检验结果及转录记录。检验延误时通知检验申请者的相关规定和方法。检验报告延误时通知临床医师的记录。 【现场观察】 各专业抽查3张检验报告单,查证检验报告的格式是否符合要求,检验结果描述的准确性、报告信息是否完整,诊断性报告有无解释和说明。 【访谈调查】 访谈实验室员工,了解检验报告的发布方式,有无进行数据准确性验证。访谈患者和临床医师获取检验报告的方式。 访谈实验室员工,了解当检验延误时如何通知临床医师,特别是门诊医师。
7.4.1.2 结果审核和发布	结果在发布前应经过审核和批准。 实验室应确保检验结果在授权者发布前得到审核,适当时,应对照室内质量控制、可利用的临床信息及以前的检验结果进行评估。 应规定发布检验结果报告的职责和程序,包括结果发布者及接收者。	【标准解读】 1. 制定程序 实验室应制定检验结果审核与发布程序,明确规定检验者(操作者)和结果审核(报告)者的资质和职责,以确保发出的检验报告准确可靠,不犯低级错误。 2. 检验者和审核者的资质和职责 实验室应对检验者和审核者的资质和能力进行规定。检验者应有医学检验或相关专业学历,并取得检验执业医师资质或检验技术职称证书,经过适当的岗位培训和能力评估后授权操作,特殊岗位如临床基因扩增、产前筛查与诊断、新生儿代谢遗传病筛查等应取得相应的证书;其主要职责范围是样本的接收与处理、仪器维护保养与维修、检验过程操作、质量保证和结果的初步审核(如结果报警的审核和处理,各项检验结果的逻辑关系错误等)。审核者应具有相应检验项目检验人员的资质要求,最好是具有丰富临床经验的高年资检验医师或中级及以上职称的检验专业技术人员,宜具有检验医师执业资质。 3. 结果审核 实验室应确保检验结果在授权者发布前得到审核。审核者应结合IQC结果(在控方可发出检验报告)、患者的临床信息(如年龄、性别、临床诊断、家族史等)、各

续　表

标 准 条 款		迎 检 思 路
		项检验结果的逻辑关系（如直接胆红素+间接胆红素不能高于总胆红素、白蛋白小于总蛋白等）和以前的检验结果（历史数据比对）综合分析进行评估。必要时咨询临床医护人员，需要时可对检验结果进行复查，确认检验结果的真实性。 *4. 发布检验结果报告的职责和程序* 实验室应制定检验结果发布的文件化程序（如结果报告和发布程序），规定结果发布者（审核者或授权签字人）的资质、职责范围、结果复核和发布的流程。通常检验结果审核者负责发布检验报告。结果接收者通常是检验申请的医师或患者本人，若结果接收者不是申请医师或患者，则应制定通知申请医师或患者的方法，并确保申请医师或患者能够接收到检验结果。诊断性临床报告应由临床检验医师或临床医师发布。 *5. 输血和病理实验室结果审核和发布要求* （1）输血实验室：ABO 血型、Rh 血型和抗体筛查结果应与患者或者献血者以前的结果进行比较，如存在差异，实验室应分析原因，采取相应措施，确保结果准确，并记录相关情况。 （2）病理实验室：应制定并实施病理诊断复核制度和疑难病例讨论制度。 *6. 实行结果报告双签字制度* 检验人员应在医院授权范围内进行检验操作和报告签发。检验报告单应由检验者和审核者共同签发，实验室应明确检验者和审核者的职责和权限。急诊检验和部分特殊岗位只有一人在岗，检验者完成检验操作后直接并发布检验报告，此时检验者应对结果进行认真审核。需要时，实验室管理层应授权相关人员对检验者与审核者为同一人员的检验报告进行二次审核，发现问题及时处理。 【查阅文件】 查阅检验结果审核和发布的程序性文件，有无明确的结果复核流程、检验者和审核者的资质和职责，以及复查检验结果的规定。

续　表

标 准 条 款		迎 检 思 路
		查阅实验室的人力资源管理档案及岗位培训和授权记录，核实检验者和审核者的资质和工作经历是否满足要求。 【访谈调查】 每个专业组至少抽查 2 名审核者，访谈其对复核流程的掌握程度。
7.4.1.3　危急值报告	当检验结果处于规定的危急值限值时： a）根据可获得的临床信息，尽快通知用户或其他授权人。 b）记录所采取的措施，包括日期、时间、责任人、通知的人员、通知的结果、通知准确性的确认，以及在通知时遇到的任何困难。 c）当无法联系到责任人时，应制定实验室人员的逐级上报程序。	【标准解读】 1. 危急值的概念 危急值（critical values）是指某项或某类检验结果出现的极端异常值，当这种极端异常值出现时表明患者正处于生命危险的边缘状态，临床医生需要及时得到检验信息，迅速给予患者有效的干预措施或治疗，就可能挽救患者生命，否则就有可能出现严重后果，失去最佳抢救机会。 2. 危急值的协议评审 实验室应与医务部门、护理部门、门诊管理部门、临床科室通过服务协议评审确定危急值项目、范围和报告方式，并以一定的形式发布。 3. 制定危急值报告程序 实验室应制定危急值报告程序，包括服务协议的相关内容，危急值项目和范围，危急值结果的审核确认，结果复核，危急值报告，危急值记录等。实验室所有员工应熟练掌握危急值报告相关流程，及时报告，实时记录，记录的内容至少应包括日期、时间、报告者、通知的人员（临床医师或护士），以及在通知时遇到的任何困难。 危急值的规范化管理可参考《临床危急值在急危重病临床应用的专家共识》（《中华急诊医学杂志》2013 年第 22 卷第 19 期）（成人）、《医学检验危急值报告规范化专家共识》（《中华检验医学杂志》2016 年第 39 卷第 7 期）、《出血性疾病危急值专家共识》（《中华内科杂志》2023 年第 62 卷第 8 期）。 4. 危急值的报告方式 危急值可通过电话、网络、移动平台、微信平台等多种方式报告。 5. 危急值的确认 检验人员需根据 IQC 结果、患者历史数

续　表

标　准　条　款		迎　检　思　路
		据、患者临床信息、各指标的逻辑关系确定危急值,必要时需与临床进行沟通,或重复检测患者样本,确保危急值结果真实可靠。 6. 危急值的监控 实验室宜建立危急值的监控机制,在发出危急值报告后 10 分钟临床仍未接收危急值,HIS 和 LIS 应能反馈给实验室,此时实验室应采取措施(如电话通知),保证临床在 15 分钟内能够接收到危急值。通过对危急值报告的规范化管理和定期分析评价,持续提高危急值报告及时率。 7. 危急值的处理 临床在接收到危急值后应及时进行处理,并填写危急值病程记录(包括医生和护士)。实验室应设置危急值处理及时率的质量目标,每个月进行统计分析,统计结果上报医务科和护理部。 8. 特殊情况下的危急值处理 实验室应特别关注门诊患者的危急值和非正常工作时间的危急值如中午休息时间和下午下班后,应制定报告流程,规定接收人,并确保能够通知到申请医师。 【查阅文件】 危急值报告程序,临床危急值项目、范围和报告方式协议评审记录,危急值报告及处理记录,危急值通报率、危急值通报及时率、危急值处理及时率的定期分析评价记录、持续改进记录。 【访谈调查】 访谈实验室员工,了解其对危急值项目、范围和报告方式的知晓程度。 访谈护理人员,了解其有无接受危急值报告等相关培训、了解其接收危急值的方式和处理方法、如何通知临床医生。 访谈临床医师,有无接受过临床危急值管理的相关培训,如何接收和处理危急值。 【跟踪核查】 抽查临床危急值报告记录 5 条,跟踪核实临床危急值报告的流程和处理结果。
7.4.1.4　结果的特殊考虑	a）如用户同意,可用简化方式报告结果。未向用户报告的 7.4.1.6~7.4.1.7 中所列的信	【标准解读】 1. 简化方式报告结果 通过服务协议评审,如果用户同意,实

续 表

标 准 条 款		迎 检 思 路
	息,用户应能方便获取。 b) 当结果以初步报告传送时,最终报告应发送给用户。 c) 应保留所有口头提供结果的记录,包括沟通准确性确认的细节(见 7.4.1.3b)。口头提供的结果应补发书面报告。 d) 某些对患者有重要影响(如遗传或某些感染性疾病)的检验结果,可能需要特殊的咨询。实验室管理层宜确保在没有得到充分咨询前,不将结果告知患者。 e) 匿名的实验室检验结果可用于流行病学、人口统计学或其他统计分析等目的,前提是降低了对患者隐私和保密的所有风险,并符合相关法律或/和监管要求。	验室可用简化方式报告结果,如通过手机、微信等,简化方式报告结果通常发生在紧急情况下或门诊患者,报告的内容主要为患者姓名、唯一性识别信息和检验结果,未向用户报告的其他详细信息如完整的申请信息、详细结果、参考区间、检验程序、所用仪器、标本接收时间、结果报告时间、样本状态信息等用户应能方便获取。 2. 初步报告和最终报告 当结果以初步报告传送时,最终报告应发送给用户。如微生物学检验三级报告,待全部检验完成后,实验室出具一份完整的最终报告。 3. 口头报告 实验室发布的电子报告只有申请医师或授权者通过工号和密码登录 HIS 才能接收和处理。当抢救患者等紧急情况下,实验室常通过电话或口头报告检验结果,此时须制定报告流程,确保报告不会错误,并实时记录报告的结果,随后应跟随一份书面报告。 4. 需要特殊咨询的报告 在未经充分咨询之前,实验室不宜直接将有严重含意的结果告知患者,如某些基因检测、分子遗传学检验、细胞遗传学检验、感染性疾病检验(HIV 感染、梅毒感染)、恶性肿瘤检验等,实验室应与临床沟通后,确认检验结果,报告给申请医师或授权接收的人员。 5. 用于流行病学和科研的报告 用于流行病学、人口统计学、其他统计学分析和科学研究的结果须屏蔽患者所有标识,保护患者隐私权,并符合相关法律和/或监管要求。 6. 微生物实验室的报告 血液、脑脊液、国家规定立即上报的法定细菌性传染病显微镜检查及培养阳性结果应按规定立即报告相关管理部门及临床。 【查阅文件】 检验结果报告和发布程序,特殊检验报告单,临时报告流程,口头报告流程和记录,血培养的三级报告流程和记录。

续　表

标 准 条 款		迎 检 思 路
		【访谈调查】 访谈实验室员工，查证其对临时报告流程、口头报告、特殊报告流程的知晓程度。 访谈科研人员，查证其在科研过程中如何利用患者的检验结果及隐私保护。 【跟踪核查】 抽查检验临时报告记录、口头报告记录各 5 份，跟踪核实报告流程和最终报告发布的情况。
7.4.1.5　结果的自动选择、审核、发布和报告	当实验室应用结果的自动选择，审核，发布和报告系统，应制定程序以确保： a）规定自动选择，审核，发布和报告的标准。该标准应经批准、易于获取并被授权负责发布结果的人员理解。 b）标准在使用前进行确认和批准，在报告系统发生变化，并可能影响其正常功能及使患者医疗面临风险时，定期评审和验证这些标准。 c）可识别经自动报告系统选择出需要人工审核的报告，选择的时间和日期，以及审核人的身份均可获取。 d）必要时，可应用快速暂停自动选择、审核、发布和报告功能。	【标准解读】 1. 自动审核的概念 自动审核或称结果的自动选择和报告是指在遵守操作规程的前提下，计算机系统按照临床实验室设置的已通过验证的规则、标准和逻辑，自动对检验结果进行审核并发布检验报告成为医疗记录的行为。在此过程中，与实验室预设的可接受标准相符的结果自动输入到规定规格的患者报告中，无须任何外加干预。如果在自动审核的基础上借助人工智能（artificial intelligence，AI）建立审核模型辅助审核则称为智能审核。 2. 建立结果自动审核和报告程序 实验室如果选择检验结果的自动审核和报告系统，如生化检验结果自动审核和结果报告、血液细胞分析自动审核和结果报告、尿液检验自动审核和结果报告、免疫学检验自动审核和结果报告等，则应制定文件化程序。制定自动审核程序可参考： （1）WS/T 616—2018。 （2）CLSI AUTO 10－A：该标准提供了建立自动审核系统的框架和建议，使得实验室能够设计、实施、验证和基于患者人群的需要自定义检验规则，实现自动审核。标准简要介绍了在分析前、分析中和分析后对自动审核有影响的因素，解释了差值检查的定义和原则，比较了各种数据限制范围的使用，如参考区间、危急值和临床决定限。 （3）CLSI AUTO－15：该标准包括了不同医学实验室和特定项目（包括化学、

续 表

标准条款		迎检思路
		凝血、血液学、免疫学、感染性疾病、毒理学和尿液分析）中使用自动审核的设计、测试、验证、实现和持续改进的详细信息，比 AUTO10 更加细化可执行性。 （4）CLSI EP－33：在自动审核中有专门利用差值检查的规则，该指南提供了对减值检查有用的测量方法，建立检查限值与以前结果进行比对的规则，在 LIS 中如何建立差值报警，并评估审核的有效性。 （5）《血液自动分析审核规则建立与验证的多中心研究》（《中华检验医学杂志》2018 年第 8 期）。 该程序应经实验室技术负责人批准发布，相关员工理解标准内涵，并易于获取和使用。 3. 实施自动审核时需考虑的事项 自动审核规则的制定和验证应由专业组组长负责，组织资深专业技术人员实施，是一个团队的工作和责任。 （1）建立审核规则时应考虑：IQC 结果，与患者历史数据比较超过规定比例时需复核的结果，以及需要实验室人员进行干预的结果，如仪器报警、与临床信息（性别、年龄、诊断）不符、不合理的结果（不符合相关参数间逻辑关系）、超分析测量范围的结果、不可能的结果（定量检验结果为负值等）或危急值。 （2）验证审核规则时应考虑：当实验室选择自动审核并报告结果时，应验证审核规则的有效性，控制假阴性率小于 5%。验证工作一般要持续 3 个月以上或大数据，必要时需做定期验证。 （3）分析系统因素：能对样本质量如溶血、黄疸、脂浊的程度进行监测，能提示和评估样本质量对检验结果产生的影响。分析仪器的警示信息可以自动导入审核规则中。 （4）实验室信息系统：LIS 宜有程序能在计算机发出报告前发现不合理或不可能的结果，数据修改后，原始数据应能显示。LIS 中应能显示患者的历史数据。在发布报告前需要对结果复核时，信息系统应可以识别选择出可自动报告的结果，并

续　表

标准条款		迎检思路
		包括选择的日期和时间。 （5）应急措施：当系统故障或自动审核出现问题时可快速暂停自动审核和报告功能。 4. 自动审核报告签发 自动审核报告通常由仪器操作者作为检验者，专业组组长或授权的专业人员作为报告签发者。 如果实验室没有选择检验结果的自动选择和报告系统则此条款不适用。 【查阅文件】 检验结果自动选择和报告程序，实验室的审核规则和验证记录。 【访谈调查】 若实验室选择了检验结果的自动审核和报告系统，则至少抽查1名员工访谈实验室制定审核规则的过程、标准的内容、验证情况等。
7.4.1.6　报告要求	每份报告应包括下列信息，除非实验室有理由可以省略某些内容并文件化。 a）每页都有患者的唯一标识，原始样品采集日期和报告发布日期。 b）发布报告的实验室的识别。 c）用户姓名或其他唯一识别号。 d）原始样品类型和描述样品的必需信息（例如，来源、取样部位、大体描述）。 e）清晰明确的检验项目识别。 f）相关时，所用检验方法的识别，可能和必要时，包括被测量和测量原理的一致（电子）的识别。 注：观测指标标识符逻辑命名与编码系统（LOINC），命名、属性和单位（NPU、NGC）和SNOMED CT为电子识别的示例。 g）适用时，检验结果的测	【标准解读】 该条款对检验报告单上必须的信息做出了要求，除非实验室有理由可以省略某些内容并文件化： 1. 患者的唯一性标识 检验报告单每页都有患者的唯一标识，唯一性标识可以是门诊号、住院号、身份证号码、诊疗卡号、条码号等。 2. 标本采集和报告发布日期 检验报告单每页都有原始样品采集日期和报告发布日期，这里没有强调原始样品采集时间、标本接收时间和报告发布时间，操作性更强，如门诊除血液标本采集外，其他标本的采集时间和接收时间很难确定。 报告原始样品的采集日期和时间，可以通过标本采集人员在采集标本后扫描条码获得，或患者留取标本后扫描条码获得，标本采集日期和时间有助于分析标本质量和解释检验结果。 3. 发布报告的实验室的识别 发布报告的实验室的具体名称应与组织机构代码或医疗执业许可证上的名称一致，原则上不能使用缩略语。当实验室有

续　表

标 准 条 款		迎 检 思 路
	量单位以国际单位制（SI）或可溯源至 SI，或其他适用的单位报告。 h）生物参考区间、临床决定值，似然比或支持临床决定限的直方图/列线图（诺谟图），必要时。 注：可将生物参考区间清单或表格发给实验室用户。 i）作为研发计划的一部分而开展的，尚无明确的测量性能声明的检验项目识别。 j）审核结果和授权发布报告者的识别（如未包含在报告中，则在需要时随时可用）。 k）需要作为初步结果的识别。 l）危急值提示。 m）将报告中所有部分标记为完整报告一部分的唯一性标识，以及表明结束的清晰标识（如页码和总页数）。	多个院区或场所时，报告应标明每个院区或场所的具体名称和地址，以便使用者识别和咨询。 4. 用户姓名或其他唯一识别号 这里的用户即申请者，每张检验报告单都应有申请者姓名和申请者的详细联系信息如申请的医院、科室和申请者联系电话等，便于患者就诊和咨询。 5. 检验方法和仪器的识别 当同一检验项目使用多个检验方法或仪器进行检验时，报告单上应显示所使用的检验方法和仪器，以控制临床误用带来的风险。 6. 原始样品类型标识 报告应有原始样品类型。原始样品类型不能简单描述为血液、尿液等，应描述为 EDTA 抗凝全血、枸橼酸钠抗凝全血、非抗凝血清、加促凝剂血清、晨尿、随机尿等。 7. 检验项目识别 应有明确、准确的检验项目名称。项目名称以国际/国家标准化术语描述，如丙氨酸氨基转移酶（ALT）不能描述为谷丙转氨酶（GPT），尿素（Urea）不能描述为尿素氮（urea nitrogen，BUN），参考区间不能描述为参考值或参考范围。 8. 被测量和测量原理的一致性识别 （1）被测量的概念：被测量（measurand）是指拟测量的量。被测量至少由系统-组分-量类三部分组成，如测量血清中肌酐浓度时，拟测的被测量是血清（系统）中肌酐（组分）的物质浓度（量类）。此时，对被测量至少要描述“血清肌酐，物质量浓度＝____μmol/L”或者“血清肌酐，质量浓度＝____mg/L”；测量结果表达为数量乘以单位，在此例中，单位应与量相应，即分别为 μmol/L 和 mg/L。 （2）被测量和检测原理：检验报告单应显示被测量和被测量的检测原理，并且二者须保持一致。如肌酸激酶同工酶 MB（creatine kinase MB，CK－MB）检测，免疫抑制法检测的是酶活性浓度，用 U/L 表示；化学发光免疫法检测的是酶质量浓度，

续 表

标准条款		迎检思路
		用 ng/ml 或 μg/L 表示。 (3) 项目命名与被测量表达规范化：检验项目名称应符合观察指标标识逻辑命名与编码系统(Logical Observation Identifiers Names and Codes, LOINC)的要求，命名、属性和单位的表达应符合 NPU、NGC 的要求，临床医学术语应符合医学系统命名法-临床术语(systematized nomenclature of medicine - clinical terms, SNOMED CT)的要求。 9. 检验结果的表达 应优先以国际单位制(SI)或可溯源至 SI 报告检验结果，不适用时可选择国家/行业标准或其他适用单位报告检验结果。 10. 参考区间 报告单应有明确的参考区间，必要时可显示临床决定值，似然比或支持临床决定限的直方图/列线图(诺谟图)，实验室也可将参考区间清单或表格发给实验室用户。 11. 科研项目 科研性检验结果或参数应在报告单中注明，科研报告不宜收取患者任何费用。 12. 检验者和审核者的识别 检验报告应实行检验者和结果审核者(报告者)双签名，一人值夜班或一人一岗时可实行一人二次审核。 13. 危急值识别 若该项目为临床危急值项目，应做出明确标识，以便临床医生识别和处理。 14. 完整报告单的页码识别 当检验报告有多页时，每页(第几页共几页)都要有临床和患者基本信息，如姓名、年龄、性别、临床诊断、申请科室等，以防漏打印检验报告或丢失或误用。 15. 质量指标 实验室应设置检验报告完整性合格率的质量目标，定期评审，持续改进报告单质量。 【跟踪核查】 现场抽查各专业组报告单各 5 张，查证检验报告以上信息的完整性、结果描述的准确性。

续　表

<table>
<tr><th colspan="2">标 准 条 款</th><th>迎 检 思 路</th></tr>
<tr><td>7.4.1.7　报告的附加信息</td><td>a）当患者医疗需要时，应包括原始样品采集时间。
b）报告发布时间（如未包含在报告中），需要时应可获得。
c）全部或部分由受委托实验室完成的检验，包括不加修改的顾问提供意见的识别，以及实施检验的实验室名称。
d）适用时，报告应包含结果解释和注释：
1）影响检验结果临床意义的样品质量和适宜性。
2）采用不同程序（如 POCT）或在不同地点进行检验时产生的差异。
3）当地区或者国家使用不同的测量单位时，错误解释所产生的潜在风险。
4）结果随时间产生的趋势性或显著变化。</td><td>【标准解读】
报告的附加信息需要时在检验报告单上显示，未作强制要求。报告的附加信息主要包括：
（1）当患者医疗需要时，应包括原始样品采集时间。通常，门诊患者的一些检验如手指血常规、尿常规、大便常规、白带常规、精液分析等标本采集后立即或在较短时间内进行检验，且登记标本采集时间存在困难，临床医生也知晓这一情况，因此在检验报告服务协议评审时，可以商定门诊除静脉采血或一些特殊检验外，其他标本可以不记录标本采集时间和标本接收时间。
（2）报告发布时间通常在审核者审核发布报告后会即刻生成，在报告单会自动显示。如果发布时间未包含在报告中，需要时应可获得。
（3）受委托实验室的报告应由委托实验室发布。如果检验报告上的检验项目全部或部分由受委托实验室完成，包括不加修改的顾问提供的意见，以及实施检验的受委托实验室名称应显示在报告单上或作出明确标识。
（4）适用时，报告应包含结果解释和注释：
1）影响检验结果临床意义的样品质量和适宜性，如溶血、脂血、胆红素血等。
2）如果实验室同一检验项目采用不同程序（如 POCT）或在不同地点进行检验，不同程序或不同地点产生的差异应在报告单上做出标识。
3）当地区或者国家使用不同的测量单位时，错误解释所产生的潜在风险。
4）结果随时间产生的趋势性或显著变化。
【查阅文件】
结果报告和发布程序，每个专业领域至少抽查 5 份检验报告，查证报告的附加信息是否完整。
【追踪调查】
在受委托实验室检验记录簿上抽查至少 5 份记录，追踪检验报告上是否显示相关信息。</td></tr>
</table>

续　表

标　准　条　款		迎　检　思　路
7.4.1.8　修正报告结果	修正或修改结果的程序应确保： a）记录修改的原因并在修改的报告中标识（相关时）。 b）修改的报告应仅以追加文件或数据传输的形式发送，明确标记为修订版，并包括参照原报告的日期和患者识别。 c）用户知晓报告的修改。 d）当有必要发布全新报告时，应有唯一性标识，并注明且追溯至所替代的原报告。 e）如报告系统不能显示修改，应保存修改记录。	【标准解读】 1. 制定修改结果的程序 实验室应制定修改结果的程序，包括修改的原因、修改的标识、修改报告的发送、用户知晓和修改记录等。 2. 修改结果的原因 已发布的检验报告出现下列原因之一时需要对结果进行修正或修改： （1）检验报告对应的检测系统出现问题且已影响到该检验报告所涉及的检验结果，如仪器故障、IQC 失控。 （2）有错误的检验报告审核者未认真审核即发布，包括结果错误、患者信息错误和标本状态错误等。 （3）为满足患者和用户的合理要求。 3. 结果修改方法 （1）未用于临床决策的结果：已审核发布的检验报告因某种原因需要修改时，如果该报告未用于临床，直接在 LIS 上取消审核，已打印报告的应将原报告收回，修改正确后重新发布。 （2）已用于临床决策的结果：已用于临床决策的检验报告需要修改时，已发报告不做修改，由实验室授权人员在 LIS 中保留需要修改的原始报告，重新生成一份修改后的检验报告，LIS 中应注明修改原因，批准部门或人员。修改后的检验报告应清晰标记为已修改并详细记录。 修改已用于临床决策的检验报告具有较大的风险，实验室应定期对报告修改原因、责任人进行统计分析，总结经验教训，采取必要措施，提升检验报告质量。 4. 修改结果的具体要求 当原始报告被修改后，应有关于修改的书面说明，包括： （1）将修改后的报告清晰地标记为修订版，修订版的报告日期和患者识别应与原始报告完全相同。 （2）已发出的检验报告修改并重新发布后应立即通知申请医师或结果使用者，使其知晓报告的修改，必要时记录，如在工作日志中记录或填写报告修改记录表。 （3）修改记录或 LIS 可显示修改时间

续 表

标准条款		迎检思路
		和日期、修改人的姓名,以及必要时的修改原因和批准修改者。 (4) 修改后,LIS 能清晰显示原始报告的条目,或在报告修改记录簿中记录。 (5) 用户知晓报告的修改。 5. 结果修改记录 (1) 结果修改标识:HIS 系统和 LIS 系统应能显示报告修改记录,包括原始数据和信息、修改后的数据和信息、修改时间和原因、修改人标识等。HIS 和 LIS 不能显示修改信息时则应在报告修改记录表中记录。 (2) 报告修改记录至少应包括以下内容:修改原因、批准人、修改人、修改时间和日期、修改内容、原始报告、修改后的最终报告、临床告知人。 6. 建立报告修改的质量指标 报告修改频繁提示实验室结果复核程序存在缺陷,或工作人员责任心不强,技术水平不高,实验室应将报告修改率作为重要的质量指标,定期统计分析,并与目标值进行比较,不达标时应采取改进措施,持续提升检验报告的质量。 【查阅文件】 结果报告和发布程序,结果修改记录表,实验室对结果修改的总结分析报告,结果审核者个人技术档案和资质。实验室对检验结果修改的总结分析报告。 【跟踪核查】 抽查 5 份报告修改记录表,查证 LIS 有无修改信息,记录是否完整,修订版报告和原始报告的时期和患者识别是否一致。 现场模拟修改报告,查证 LIS 有无修改记录,内容是否完整。
7.4.2 检验后样品的处理	实验室应规定检验后临床样品的保存时限,以及样品的储存条件。 实验室应确保在检验后: a) 保存样品的患者和来源识别。 b) 明确样品用于附加检验的适宜性。	【标准解读】 1. 检验后样品的保留时限 (1) 服务协议评审:检验后样品的保留时限应纳入服务协议评审,与医务部门、科教部门、临床科室代表等共同评审确定。实验室应规定检验后不同类型样品的保留时限。 (2) 临床样品的保存:保留时限应根

续　表

标准条款		迎检思路
	c）样品保存方式尽可能确保附加检验的适用性。 d）可定位和检索样品。 e）以适宜方式弃置样品。	据检验项目、样品的稳定性、结果复查和附加检验的要求等确定。通常尿液常规检验、粪便常规检验、白带常规检验、微生物培养和鉴定的样品不宜保留，血液常规检验可保留 3 天，生化、免疫学检验分离细胞后的样品可保留一周，血型、HIV、组织学检验、基因诊断、新生儿代谢遗传病筛查、产前诊断等基于法律责任考虑需保留更长时间，具体可参考有关的法律法规、标准指南的要求确定。 （3）科研样品的保存：检验后的样品若用于科学研究则需要符合医学伦理学要求，根据研究项目和内容不同需患者知情同意或免知情，无论如何均需经机构伦理委员会审核批准。 2. 检验后样品的储存条件 检验后样品的保存条件应根据检验项目、需要保存的时限、样品的稳定性、结果复查和追加检验的要求、科研的要求等确定。 3. 保存样品的患者和来源识别 检验后保存的样品要有唯一性识别信息，通常是条码，可以准确追溯到标本来源科室和患者信息。无条码的样品应准确进行标记，如患者姓名、来源科室和门诊号或住院号。储存的标本可定位和检索，以便在需要时可快速查找和利用。全自动流水线后处理系统和智能化的标本处理系统可以很好地满足要求，否则应准确编码和有序存放。 4. 检验后废弃样品处置 根据 GB 19489—2008 的规定，所有样本、培养物和废弃物应被假定含有传染性生物因子，应以生物安全方式处理和处置。《医疗废物管理条例》规定，医疗废物中的培养基、标本和菌种、毒种保存液等高危险性废物在交由医疗废物集中处置单位处置前应就地消毒，如高压蒸汽灭菌或者化学消毒处理，然后按感染性废物收集处理。根据原卫生部发布的《医疗废物分类目录》，病原体的培养基、标本，各种废弃的医学标本，实验室废弃的血液、血清等均为感染性废物。因此，实验室废弃的样品应严格按照感染性废物的处理和处置规定执行。

续 表

标 准 条 款		迎 检 思 路
		实验室应当设置医疗废物和废弃的样品暂时贮存设施，不得露天存放医疗废物和废弃的样品，且医疗废物暂时贮存时间不得超过 2 天。医疗废物暂时贮存设施应达到《医疗卫生机构医疗废物管理办法》的要求。实验室应当对废弃的样本和医疗废物进行登记，登记内容包括医疗废弃物的来源、种类、重量或者数量、交接时间、最终去向及经办人签名等项目。登记资料至少保存 3 年。 【查阅文件】 服务协议评审记录，检验后样品的处置程序，检验后样品的处置记录。样品管理人员的培训记录，高压蒸汽灭菌人员的上岗证书等。 【现场观察】 检验后样品的保存场所和条件、检验后样品的处置设施（如清洁消毒设施）是否符合要求，是否有医疗废物的暂存设施。 【访谈调查】 访谈样品处置人员对医疗废物管理的法律法规、检验后样品的处置流程知晓程度。

第五节 不符合工作

标 准 条 款		迎 检 思 路
7.5 不符合工作	实验室应制定过程，在实验室活动或检验结果不符合自身程序、质量要求或用户要求时（例如，设备或环境条件超出规定限值，监控结果不能满足规定的标准）实施。该过程应确保： a）确定管理不符合工作的职责和权限。 b）基于实验室建立的风险分析过程采取应急和长期措施。	【标准解读】 实验室应制定不符合识别和纠正措施管理程序，在检验活动或检验结果不符合要求时实施。 1. 不符合识别 检验活动中的不符合通常由日常工作人员和质量监督员识别。不符合的来源包括但不限于以下途径。 （1）标本采集、运输与接收：标本采集错误，样本类型错误，样本容器错误，抗

续　表

标　准　条　款		迎　检　思　路
	c）当存在对患者造成危害的风险时，终止检验并停发报告。 d）评价不符合工作的临床意义，包括在识别不符合工作之前可能或已发出的检验结果的影响分析。 e）对不符合工作的可接受性作出决定。 f）必要时，修改检验结果并通知用户。 g）规定批准恢复工作的职责。 实验室应采取与不符合工作（见 8.7）再次发生的风险相符的纠正措施。 实验室应保存不符合工作和 7.5a）~g）中规定措施的记录。	凝标本凝集，严重脂血，严重溶血，标本标签错误，采集时机错误等。 （2）设施和环境条件：温湿度监测失控，水质监测失控，其他环境条件不符合要求。 （3）设备、试剂和耗材：设备未按要求进行校准或检定，未按期维护和保养，设备故障，试剂耗材不良事件。 （4）性能验证：精密度、正确度、准确度、测量不确定度等性能指标不符合规定的标准。 （5）IQC：质控失控，趋势性变化，漂移，质控数据管理，质控指标不达标。 （6）EQA：不满意、不合格、不分析、不处理。 （7）检验结果可比性：同一检验项目使用多个检测系统不比对，比对不合格，不处理。 （8）结果报告：检验结果错误，报告不及时，修改检验报告。 （9）检验后样品处理：保存不当，定位错误，处理不符合院感要求。 2. 采取纠正措施 （1）一般不符合由工作人员及时处理，严重不符合由专业组组长或质量主管或技术负责人处理。 （2）评估不符合给临床诊疗可能造成的风险，基于风险评估结果采取应急和长期措施。 （3）设备故障、IQC 失控存在对患者造成危害的风险时，终止检验并停发报告。 （4）评价不符合工作的临床意义，包括在识别不符合工作之前可能或已发出的检验结果的影响分析，无影响时继续检验活动，有影响时通知用户或召回报告，或重测患者样本。 （5）对不符合工作的可接受性做出决定。 （6）规定批准恢复工作的职责。 （7）填写不符合识别和纠正措施记录，并保存。

第六节 数据控制和信息管理

标准条款		迎检思路
7.6.1 通用要求	实验室应获得开展实验室活动所需的数据和信息。 注 1：本准则“实验室信息系统”中包括计算机化和非计算机化系统中的数据和信息管理。相比非计算机化的系统，有些要求更适用于计算机系统。 注 2：与计算机化实验室信息系统相关的风险见 ISO 22367：2020，A.13。 注 3：确保信息保密性、完整性和可用性的信息安全控制、策略和最佳实践等见 ISO/IEC 27001：2022 附录 A“信息安全控制参考”。	【标准解读】 1. 实验室信息系统的概念 本条款中的实验室信息系统包括计算机系统及非计算机系统保存的数据和信息的管理。计算机系统包括 LIS、作为实验室设备功能组成的计算机系统（仪器设备配套使用的计算机系统）和使用通用软件的独立计算机系统（如生成、核对、报告及存档患者信息和报告的软件、文字处理、电子制表、数据库应用、文件管理系统）。非计算机系统主要包括实验室的各种记录表、统计数据，以及分析报告、统计表、统计图、工作计划、发展规划等。 2. 检验活动所需要的数据和信息 实验室的用户主要是指临床医生、患者和医保部门，用户需要和要求的服务主要是指实验室能出具准确及时的检验报告和咨询服务，为临床决策提供依据和参考。实验室应能访问提供这些服务所需的数据和信息，如患者的唯一性标识、基本信息、临床诊断、家族史、遗传史、过敏史、婚姻史、月经史、药物应用情况等，这些信息只能从 HIS、门诊病历管理系统、急诊病历管理系统等获得，实验室授权人员应能访问这些系统，以便参考有关数据和信息为临床出具准确可靠的检验报告。 3. 制定数据和信息管理程序 实验室应制定信息系统管理的程序性文件，文件中有确保始终能保持患者信息保密性的具体措施，并执行。数据和信息的风险管理可参考 GB/T 43278－2023。数据和信息的保密性、完整性和安全控制可参考 ISO/IEC 27001：2022 附录 A“信息安全控制参考”。 【查阅文件】 实验室数据和信息管理的程序性文件、患者数据和信息的保密性声明、实验室风险管理程序。

续 表

标准条款		迎检思路
		【访谈调查】 现场访谈并观察结果发布人员是否可以访问HIS、门诊病历管理系统、急诊病历管理系统等。 访谈至少3名员工,查证其是否知晓实验室数据和信息管理的制度和要求。重点关注保护患者信息的具体措施。 至少抽查3名员工,访谈其如何保护患者信息。
7.6.2 信息管理的职责和权限	实验室应确保规定信息系统管理的职责和权限,包括可能对患者医疗产生影响的信息系统的维护和修改。实验室最终为实验室信息系统负责。	【标准解读】 1. 各级部门人员职责和权限 医院信息管理部门负责信息系统的采购、安装和调试、网络安全,与LIS供应商一道负责LIS的使用培训、维护、升级改造及故障处理。实验室主任或技术负责人负责工作人员LIS的使用授权,信息管理部门负责实验室外其他科室和人员LIS的使用授权。实验室信息管理员负责日常LIS的管理和维护。各专业组组长负责收集本专业组LIS存在的问题,及时反馈给信息管理员,信息管理员对问题进行梳理汇总上报实验室主任,实验室主任批准后与医院信息管理部门和LIS供应商进行沟通,协商处理相应问题。检验人员按要求使用LIS,在使用过程中发现的问题及时反映给专业组组长。 2. 实验室信息系统培训 所有使用信息系统的人员都必须接受培训和考核,掌握如何使用新系统及修改过的旧系统。培训的时机为新员工开始岗位工作或实验室信息系统发生改变时。可由系统供应商技术工程师或实验室信息管理员进行培训。培训的重点是信息系统的使用说明,信息系统新增功能,信息系统安全防护和信息系统应急预案。可采取授课与操作相结合的方式进行培训。理论和/或操作考核合格后授权使用信息系统。应每年至少1次对使用信息系统人员的能力进行评估,评估的重点是员工的实际操作能力,内容主要是信息系统新增功能,信息系统安全防护措施和执行信息系统应急预案的能力。

续 表

标 准 条 款		迎 检 思 路
		3. 实验室各级人员分层授权 实验室应明确所有使用信息系统人员的职责和权限。信息系统管理人员的职责和权限：LIS 供应商技术人员负责 LIS 的维护和修改，具有操作 LIS 所有功能的权限；实验室主任或技术负责人负责 LIS 使用人员的授权，具有操作 LIS 所有功能的权限；信息管理员负责系统的运维管理，确保信息系统安全运行，具有操作除使用人员权限外其他功能的权限。使用人员必须按 LIS 的操作要求，在个人权限范围内安全使用 LIS，确保信息系统中数据和信息的完整性和保密性。此外，实验室应对不同级别使用人员的权限进行规定，如专业组组长、一般检验人员、标本核收人员、标本运输人员、实验室外部人员（临床医生和护士）等。各级人员分层授权如下： （1）实验室员工均可访问患者的数据和信息，其他人员如信息管理部门实验室信息专员、厂商技术工程师可授权访问，但应签署患者数据和信息保密协议，确保患者数据和信息不泄漏给第三方。 （2）获得技师以上技术资格并授权审核和签发检验报告的技术人员均可输入患者数据和检验结果。 （3）专业组组长可修改患者数据或检验结果，但 LIS 应注明修改原因、修改时间、修改后的结果，并清晰显示修改前的结果；若 LIS 不具这些功能则应手工记录。 （4）原则上获得技师以上技术资格并授权审核和签发检验报告的技术人员均可发布检验结果和报告，特殊岗位如分子诊断、细胞遗传、产前筛查、产前诊断、骨髓细胞分析、分子病理、组织和细胞病理、新生儿代谢遗传病筛查等应按照国家有关法律法规取得相应的资质证书。 【查阅文件】 LIS 管理的程序性文件，信息系统使用人员培训、考核和授权记录，信息系统使用人员定期能力评估记录，不同岗位、不同级别人员使用信息系统授权记录，特殊岗位人员资质证书，LIS 维护和修改记录。

续　表

标　准　条　款		迎　检　思　路
		【追踪核实】 查阅 LIS 授权记录，至少访谈 3 名授权人员，追踪其职责和权限是否符合要求。 【访谈调查】 访谈不同岗位、不同级别人员是否知晓其职责和权限。 【现场考核】 各专业抽查 1 名技术人员，考核其对 LIS 使用的能力，如结果录入、结果审核、报告发布、结果查询、结果备份、报告修改、信息安全措施。
7.6.3　信息系统管理	用于采集、处理、记录、报告、存储或检索检验数据和信息的系统应： a）在引入前，经过供应者确认及实验室的运行验证；在使用前，系统的任何变化，包括实验室软件配置或对商业化软件的修改，均应获得授权、文件化并经验证。 注 1：适用时，确认和验证包括：实验室信息系统和其他系统，如实验室装备、医院患者管理系统及基层医疗系统之间的接口正常运行。 注 2：常用的商业现成软件在其设计的应用范围内使用可被视为已经过充分的确认（例如，文字处理和电子表格软件，以及质量管理软件程序）。 b）形成文件，包括系统日常运行等文件可被授权用户方便获取。 c）考虑网络安全，以防止系统未经授权的访问，并保护数据不被篡改或丢失。 d）在符合供应者规定的环境下操作，或对于非计算机系统，提供保护人工记录和转录准确性的条件。 e）进行维护以保证数据和信息完整，并包括系统故障的记	【标准解读】 1. 制定信息系统管理程序 实验室应制定信息系统管理程序，以确保用于采集、处理、记录、报告、存储或检索检验数据和信息的系统安全高效运行。 2. 信息系统使用前验证 在引入系统前，经过供应商确认及实验室的运行验证；在使用前，系统的任何变化均获得授权、文件化并经验证。以 LIS 为例，具体措施包括： （1）LIS 的安装和验收：由实验室提出使用申请，信息管理部门审核后，由医院组织招标，供应商负责安装和调试。在引入前经过供应商确认及实验室的运行验证，经验证后系统的任何变化均需获得实验室事先的同意和授权，并记录变化的内容，系统的任何改变均需要验证。信息系统的相关验证由信息管理员负责。 （2）软件变更来源：所有员工均有责任和义务对 LIS 存在的问题向信息管理员提出建设性意见，信息管理员负责与信息科和供应商技术人员沟通并制定针对性处理措施，实验室主任批准后由信息科负责实施。 （3）LIS 硬件和软件变更要求：运行 LIS 的计算机因故障或其他原因需要更改硬件或变更软件程序，信息管理员负责做好相关更改记录，并对硬件及软件的更改进行验证，以确保可以接受。 （4）对 LIS 数据修复后的要求：在根据需要恢复数据文件后，信息管理员负责

续 表

标准条款		迎检思路
	录和适当的应急和纠正措施;应对计算和数据传送进行适当和系统检查。	对 LIS 进行检查,确保系统无意外改变。可通过计算机里具有代表性的患者报告,或者通过产生一些测试报告,然后通过评审报告的有效性等方式进行验证。 (5) LIS 故障的处理:当发生 LIS 故障时,实验室应立即通知信息管理部门工作人员修复。在 LIS 数据备份期间,如果检测到错误,信息部门负责采取纠正措施,并告知实验室信息管理员做好相关记录。 (6) LIS 用计算机的监控:每天监测 LIS 服务器计算机机房的温湿度,安装摄像头,实时监控服务器异常报警灯报警情况。LIS 供应商每月对服务器进行检查,内容包括服务器硬盘有无损坏、网卡运行是否正常、硬盘使用率是否正常、CPU 和内存是否正常、系统日志检查中是否发现错误日志、数据盘空间是否足够、服务器补丁和数据库补丁是否正常,并向信息部门提交检查报告。信息部门每周至少检查服务器 1 次,确保正常运行。 3. 外部系统数据和信息的正确性验证 实验室外部信息系统主要是指 HIS、医保管理系统、Inter 网、微信公众平台、参加实验室间比对的网络报告系统、实验室设备内部系统等,这些系统直接从实验室信息系统中获取数据和信息,或实验室通过以上系统发布检验报告以方便临床和患者使用,实验室应建立实验室数据和信息与上述系统显示的数据和信息准确性的验证程序,至少每半年验证 1 次,确保检验数据和信息准确无误。当开展新的检验项目或应用新的自动化注释时,实验室应验证从实验室直接接收信息的外部信息系统再现这些变化的正确性。 4. 记录控制 所有患者信息和数据均形成电子记录,可检索。LIS 每天运行的情况可在系统实时记录和查询。实验室应建立信息运行工作日志,及时记录出现的异常情况及处理措施。 5. 访问控制 防止非授权者访问,保护患者信息。访问 LIS 需通过用户名和用户密码的方式进

续 表

标准条款		迎检思路
		行验证,或使用个人密码锁进行验证。个人 LIS 登录密码,必须自行妥善管理,防止他人盗用,在不使用 LIS 时及时退出。所有经授权进入 LIS 的人员应维护系统中所有患者信息的机密性。 6. 安全控制 安全保护以防止篡改或丢失数据可采取以下措施。 (1) LIS 中的程序可以保护检验数据,实现信息的收集、处理、记录、报告、储存或恢复、防止其被意外或非法获取、修改或破坏。任何人员不得非法修改信息系统中的数据和信息。 (2) 禁止在实验室计算机中非法安装软件,所有计算机不安装光驱,对于因工作需要不能禁用 USB 接口的计算机(如仪器的控制计算机需导入资料或下载原始数据、上报质控数据的计算机、实验室主任办公室的计算机),由信息管理部门统一安装 USB 接口管理软件,授权人员输入密码方能使用 USB 接口,其他连接医院内网的计算机 USB 接口应禁用。 (3) LIS 经过 HIS 供应商授权,仅可以获取患者的基本信息,只有被授权使用 LIS 的人员才可以查阅相关信息。 (4) 其他系统需要获取 LIS 数据和信息,需与 LIS 供应商申请数据连接接口和使用授权,其他系统不能修改 LIS 中的数据。操作人员使用其他系统时需输入个人用户名和密码后方可登录,防止非授权获取 LIS 中的数据。 (5) 保护机构内部和外部通过网络传输的数据,以免被非法接收和拦截。医院内部医生工作站、护士工作站的授权人员具有查询检验结果的功能,不能对检验结果做任何修改。当 LIS 中的数据通过外部网络传输时,由信息部门设置相关程序,避免传输的数据被非法接收或拦截。 (6) 在 LIS 中设置资料修改记录功能模块,自动识别和记录对患者数据进行修改的人员和数据变化信息。 (7) 信息管理部门对 LIS 配置双服务器,采用双机热备的方式储存数据,并设置

续　表

标 准 条 款		迎 检 思 路
		每天零时通过后台处理程序自动备份患者数据,每份备份文件均包括备份时间节点之前系统内的所有数据,文件名用年月日数据组成,系统会自动保存最新4份备份文件,信息管理部门定期检查备份的有效性。 7. 数据转录控制 在符合供应商规定的环境下操作,或对于非计算机系统,提供保护人工记录和转录准确性的条件。具体措施包括: (1) 在LIS手工录入数据时,录入完毕后需与原始数据核对1次,特别关注血型检验、感染性疾病检验、产前筛查、产前诊断、细胞遗传学检验、病理学检查。 (2) 结果报告宜由另一人执行,报告结果前应再次检查原始数据以核对输入数据的正确性。 8. LIS中数据和信息完整性的保证措施 (1) 定期核查在不同系统中维护的表格的多个副本(如LIS和HIS中的生物参考区间),以确保在使用过程中所有副本的一致性。HIS通过图片格式导入LIS中的患者数据,在进行LIS数据传输定期评估时,同时核查HIS中报告单格式与LIS中报告格式是否一样,包括生物参考区间是否一样。 (2) 对计算机处理患者数据的过程及结果进行定期审核,并记录。处理患者数据的过程及结果是指任何根据录入数据对患者记录所做的修改,包括数值计算、逻辑函数和自动核对结果、添加备注。实验室建立程序,对通过计算法得出结果的项目进行审核,审核周期至少每半年1次,每个项目至少选择1份报告。 (3) LIS通过"检验报告查询"功能,可以完全复现存档的检验结果及其他必要的附加信息,包括测量不确定度、生物参考区间、检验结果所附的警示、脚注或解释性备注。 (4) 在LIS中的患者结果数据和信息可通过在服务器计算机增加硬盘的方法与系统使用期限同期保存,因此,在LIS中可以"在线"检索LIS开始使用后的所有数据。

续 表

标准条款		迎检思路
		(5) LIS数据主要存在服务器计算机硬盘中,信息部门应建立备份数据存放目录,并负责对数据存储媒体正确标识、妥善保存,防止数据存储媒体被未授权者使用。 (6) LIS服务器只在需要升级LIS功能时才会关闭,在需要关闭LIS服务器前信息部门应提前告知实验室和临床科室LIS关闭的时间,以便做好相应的应急准备。为确保LIS升级的顺利进行,在执行升级前会进行系统测试,测试通过后方可进行升级,确保重启后系统正常运行。 (7) HIS通过图片格式导入LIS中的患者数据,其后台任务有系统恢复后自动读取系统停机前数据的功能。 (8) 医院病案室应有专人监控病历中患者数据是否齐全,不齐全时可人工再次导入,确保患者数据的完整性。 9. 等级安全保护 实验室应按照《信息安全等级保护管理办法》规范信息安全等级保护管理,提高信息安全保障能力和水平。实验室应积极申请信息安全等级保护评定,至少达到三级以上保护等级。 【查阅文件】 实验室信息系统管理的程序性文件,实验室信息手册,实验室计算机控制清单,LIS验证记录表,实验室信息系统工作日志,LIS故障记录表,计算机故障维修记录表,计算机处理患者数据过程及结果审核记录表,分析仪器、LIS、HIS、检验报告查询终端(手机APP、自助报告打印机)数据一致性验证记录表,新开展检验项目外部信息系统与LIS数据和信息准确性验证记录。 【访谈调查】 访谈医院信息管理人员、实验室信息管理员和至少3名实验室员工,了解其对实验室信息管理具体措施的掌握和执行情况。 【现场观察】 各专业组抽查1名检验人员,各打印3张检验报告单,核实外部信息系统、HIS、LIS、仪器设备原始数据和信息的正确性。

续　表

标　准　条　款		迎　检　思　路
7.6.4　宕机预案	实验室应制定经策划的过程，以便在发生影响实验室提供服务能力的信息系统故障或宕机期间维持运行。该情况还包括自动选择和报告结果。	【标准解读】 1. 宕机的概念 宕机是操作系统无法从一个严重系统错误中恢复过来，或系统硬件层面出问题，以致系统长时间无响应，而不得不重新启动计算机的现象。 2. 制定程序 实验室应建立网络信息系统应急处理程序，保证各种信息系统故障或宕机期间实验室日常工作正常有序。该情况还包括自动选择和报告结果。 3. 成立信息系统安全和运维管理小组 实验室宜成立信息系统安全和运维管理小组，实验室主任为组长，负责信息系统安全管理、组织应急演练实施、信息系统升级改造和运维管理。信息管理员负责制定网络非故障停机和故障停机应急预案，实验室主任批准后实施。 4. 信息系统非故障停机 (1) 非故障停机的概念：信息系统非故障停机通常指事先计划的信息系统停止使用，常用于信息系统功能更新和升级改造。建议安排在零点左右，此时标本量少，容易处理。急诊、住院各临床科室应准备各项检验申请单，以备信息系统非故障停机时使用，手工开单时书写要求应符合规定。非故障停机前各专业组进行演练，确保检验仪器能在无网络情况下正常工作和报告结果。 (2) 非故障停机期间处理措施 1) 临床医生手工开单，急诊患者先交费后检查，住院患者先检查后补收费。 2) 送检标本必须使用信息系统非故障停机检验专用登记本详细记录患者信息、检验项目、送检时间并注明检验编号。 3) 检验申请单、采样试管、仪器检验编号与登记本编号一致。 4) 仪器自动检测项目改为单机模式检测，遇不能采用电脑输入时需先向临床医护人员电话报告检验结果，并在非故障停机检验专用登记本上登记。能够将检验结果输入电脑时，需采用电脑打印报告。 5) 及时通过电话通知值班医生或主

续　表

标 准 条 款		迎 检 思 路
		管医生检验结果。 （3）非故障停机结束后的处理措施 1）非故障停机结束后信息科应及时通知检验科人员，检验科人员及时恢复仪器接口通信，确认网络正常运行后，恢复计算机操作，按正常检验流程进行标本检测。 2）值班的检验人员负责整理非故障停机检验专用登记本、原始数据单，并交由各专业组组长安排专人于24小时内把患者信息、检验结果录入数据库，同时对住院患者补收费。 3）各专业组处理完毕后，把最后处理结果向技术负责人汇报。 4）文档信息管理员负责保存专用登记本，以备下次非故障停机时使用。 5）非故障停机期间的标本特殊标记，妥善保存，以备复查。 5. 信息系统故障停机 （1）故障停机的概念：信息系统故障停机是指意外突然发生的信息系统部分功能丧失或瘫痪，信息系统不能正常运行。实验室首先应根据网络故障发生而影响的业务范围、持续的时间等划分故障的等级，重点保障门诊检验、急诊检验、标本不能长时间保存的检验业务。根据卫生管理部门要求，应急方案应在网络发生故障15分钟内不能恢复的情况下立即启动。 （2）故障信息报告：实验室应建立科室网络故障应急预警系统。各专业组发现网络故障在第一时间向实验室信息管理员和实验室主任汇报，信息管理员立即通知信息科网络人员迅速排查原因，若预计在15分钟内不能排除时，立即向科室信息网络安全故障应急处理小组汇报，下达科室应急预案的启动命令。 （3）处理措施：信息系统故障停机发生在非正常上班期间，值班人员按非故障停机应急处理方案处理。若发生在正常上班期间，按以下流程处理。 1）立即在门诊检验窗口张贴通知、通过电子显示屏等方式，告知患者医院网络出现故障，负责解释和维持秩序。

续 表

标 准 条 款		迎 检 思 路
		2）临床医生用手工开单，门急诊患者先交费后检查，住院患者先检查后补收费。 3）各专业组根据信息系统网络故障应急流程对急诊标本和常规标本进行相应处理，争取所有报告及时、准确发出。 4）科室应急处理小组根据各专业组紧急程度，合理调度人员，保证急诊检验、门诊检验、标本不能长时间保存的检验在规定时间内发报告。 5）急诊检验结果和危急值结果电话及时通知临床医生。 6）常规批量标本不能按时检测的妥善保存，尽快检验。 7）管理层根据情况派专人做好解释工作。 8）故障停机期间实验室应及时与信息科、医务处、护理部等相关科室沟通，协调解决与检验流程相关的问题。 （4）故意恢复后的处理措施 1）信息系统恢复后信息科应立即通知实验室应急处理小组，科室文档信息管理员协助恢复仪器接口通信，确保 LIS 与 HIS 正常对接，系统正常运行。 2）各专业组恢复计算机操作，按原来正常检验流程进行标本检测。 3）各专业组安排专人补录在网络故障停机期间操作产生的各种信息，包括患者信息、检验结果，同时对住院患者补收费。 4）各专业组处理完毕后，及时整理记录，交质量主管审核后报实验室主任，并及时交文档管理员归档保存。 5）故障停机期间的标本特殊标记，妥善保存，以备复查。 6）实验室应急处理小组总结经验教训，制定整改措施。 【查阅文件】 实验室信息系统管理的程序性文件，实验室信息系统故障应急演练预案与实施记录，实验室信息系统故障应急演练总结分析报告，实验室信息系统故障登记与处理记录。 【访谈调查】 至少抽查 3 名员工（包括 1 名急诊员

续　表

标准条款		迎检思路
		工),访谈其在实验室信息系统故障处理中的角色和执行情况,在实验室信息系统应急演练中的作用。
7.6.5　异地管理	当实验室信息管理系统在异地或由外部供应者进行管理和维护时,实验室应确保系统的供应者或运营者符合本准则的所有适用要求。	【查阅文件】 信息系统分包合同,分包供应商信息技术人员资质,分包供应商对实验室运维管理的相关记录,实验室管理层对分包供应商和信息技术人员的考核和评价记录,实验室信息系统问题反馈与改进记录。 无分包时此条款不适用。

第七节　投　　诉

标准条款		迎检思路
7.7.1　过程	实验室应有处理投诉的流程,至少包括: a) 对投诉的接收、确认、调查,以及决定采取处理措施过程的说明。 注:投诉的解决可导致实施纠正措施(见8.7)或作为改进过程的输入(见8.6)。 b) 跟踪并记录投诉,包括为解决投诉所采取的措施。 c) 确保采取适当的措施。 应可公开获取投诉处理过程的说明。	【标准解读】 1. 投诉的定义 此处所称投诉主要是指患者及其家属、临床医护人员及其他相关人员(统称投诉人)对实验室提供的检验质量、服务态度和能力及环境设施等不满意,以来信、来电、来访等方式向医院或实验室反映问题,提出意见和要求的行为。 2. 建立投诉的处理程序 实验室应建立投诉的处理程序,通过及时合理解决客户投诉,持续改进检验质量和服务能力。该程序至少包括: (1) 实验室在患者和用户易于获取的位置公布接收投诉的方式和投诉处理流程,如门诊检验室、标本采集处、标本采集手册、患者准备说明等公布投诉接收电话和处理流程。 (2) 对投诉的接收、确认、调查,以及决定采取处理措施过程的说明,跟踪并记录投诉,包括为解决投诉所采取的措施,并确保采取适当的措施。 (3) 对投诉的根本原因进行分析,如

续　表

标准条款		迎检思路
		果识别出该投诉可能再次发生,则实施纠正措施。 (4) 定期对投诉进行总结分析,若识别出投诉发生的风险和改进机遇,则实施改进措施。 3. 投诉的处理流程与记录 投诉的处理流程如下:投诉的来源→投诉的受理(投诉时间→投诉人与被投诉人→投诉内容)→投诉的处理(调查取证→被投诉人陈述→实验室作出处理意见→将处理结果告知投诉人→采取纠正措施或改进措施→全过程形成记录。 【查阅文件】 投诉的处理程序,投诉的受理和处理记录,纠正措施记录,改进措施记录,投诉分析总结报告,管理评审中投诉的监控和解决情况总结报告。 【访谈调查】 访谈实验室员工至少 3 人,了解其对投诉处理程序的知晓程度。
7.7.2　投诉接收	a) 在接到投诉后,实验室应确认投诉是否与其负责的实验室活动相关,如相关,则应处理该投诉(见 8.7.1)。 b) 接到投诉的实验室应负责收集所有必要的信息,以确认投诉是否属实。 c) 只要可能,实验室应告知投诉人已收到投诉,并向其提供处理结果和进程报告,适用时。	【标准解读】 1. 投诉的来源 患者向医院管理部门表达的投诉或反馈意见,医护人员表达的声明,实验室员工的反馈意见,服务对象表达的不满,问卷和调查中收集的负面信息,重大质量事故的媒体报道等。 2. 实行首诉负责制 实验室接待投诉实行首诉负责制,实验室全体人员均有接收并转达投诉或反馈意见的责任。各专业组组长协助投诉或反馈意见的调查并提出处理意见,经实验室管理层讨论后决定是有效投诉或无效投诉,审定处理意见,实验室主任批准执行。 3. 投诉的受理 无论何时何地,实验室所有员工均有责任接收客户和实验室人员以任何方式(电话、传真、电子邮件、书信或直接面谈)向本部门提出的投诉或反馈意见,对投诉都应热情接待,虚心听取意见,及时填写客户投诉报告或记录,并立即转达相关专业组组长和实验室主任。

续 表

标 准 条 款		迎 检 思 路
		【查阅文件】 投诉的受理和处理记录。
7.7.3 投诉处理	调查和解决投诉不应导致任何歧视行为。 投诉决定应由与投诉事项无关的人员做出或审查和批准。资源不允许时,任何替代方案都不应损害公正性。	【标准解读】 1. 投诉的调查 实验室在接收投诉后,为确保公正性,应及时成立调查小组进行调查,各专业组组长协助投诉的调查,确定是否受理投诉。调查小组一般由实验室管理层成员组成,必要时可增加其他人员。调查和解决投诉过程中不歧视投诉人。被投诉人和相关部门负责人不参与投诉处理决定的讨论、审查和批准。 2. 投诉的处理 (1) 有效投诉的处理:投诉或反馈意见经调查后确认实验室确实存在检验质量或服务态度等方面的差错时,投诉成立,应跟进“纠正”。经评估,需要时,分析所投诉事件发生的根本原因,采取纠正措施,书面通知客户,向客户赔礼道歉,必要时承担赔偿损失的责任。 (2) 无效投诉的处理:投诉或反馈意见经调查后确认事实与投诉人陈述的内容不符,且不是由于实验室检验质量或服务态度等内容引起的,投诉不成立,应向客户做耐心细致的解释,并答复客户,欢迎以后仍多提宝贵意见。 (3) 各专业组组长负责有效投诉的处理,在其能力范围内不能处理者,则上报实验室主任,由实验室主任解决或上报医院相关部门处理。 3. 投诉的记录 所有投诉的接收和处理过程,由相关人员填写客户投诉报告和处理记录,并交文档管理员保管。 4. 投诉解决后的后续措施 定期对实验室发生的投诉进行分析总结,持续改进实验室服务与质量。投诉的监控和解决情况应提交管理评审。 【查阅文件】 投诉的受理和处理记录,纠正措施和改进措施记录,管理评审报告。

第八节　连续性和应急预案

标 准 条 款		迎 检 思 路
7.8　连续性和应急预案	实验室应确保已经识别与紧急情况，或者其他导致实验室活动受限或无法开展等状况有关的风险，并制定协调策略，包括计划、程序和技术措施，以便在中断后继续运行。	【标准解读】 1. 实验室活动的连续性 从医生开出检验申请单至患者或用户拿到检验报告是一个连续的过程，该过程主要包括检验前过程（检验申请、标本采集、标本运输、标本接收）、检验过程和检验后过程（结果报告），其中任何一个环节出现紧急情况或突发故障都有可能导致实验室活动受限或无法开展，检验报告不能按承诺的时间发出，给临床诊疗活动造成影响。这一过程常见的突发事件包括：实验室信息系统突发故障、突发停电、突发仪器故障等。 2. 建立应急预案 实验室针对可能影响检验活动的突发事件建立相应的应急预案，包括计划、程序和技术措施，以便在检验活动中断后尽快恢复运行，把对患者和用户的影响降到最低。 3. 成立突发事件应急工作领导小组 实验室应成立实验室业务连续性应急处置领导小组，实验室主任任组长，技术负责人任副组长，成员包括各专业组组长、信息管理员、设备管理员、安全管理员等。领导小组职责是研究决策并统一指挥实验室业务连续性中断事件的应急处置，保证检验活动的正常进行。 4. 应急处置程序 （1）信息报告：连续性中断突发事件发生后要在 5 分钟内报告给信息管理员（重大信息类故障）和设备管理员（重大设备故障），同时上报给技术负责人，必要时直接报告给实验室主任。应急处置过程中，要及时续报有关情况。 （2）先期处置：突发事件发生后，事发专业组在报告重大突发事件的同时，要根据职责和规定的权限启动相应应急预案，及时、有效地进行处置，控制事态发展。 （3）应急响应：对于先期处置未能有效控制事态的重大突发事件，要及时启动

续　表

标　准　条　款		迎　检　思　路
		相关预案,由技术负责人或实验室主任组织开展处置工作。 （4）应急结束：应急处置工作结束后,技术负责人或实验室主任批准后方可结束应急行动。 5. 业务活动应急处置 突发事件发生后,领导小组应优先考虑组织技术力量对系统进行抢修,尽可能在客户容忍的时间内恢复检验活动,并发出检验报告。在可以容忍的时间内难以修复时,领导小组应上报医院应急处理工作领导小组,启动相应的应急处置预案。信息系统故障较长时间难以修复时,可采用单机版信息系统检测方式,手工发出检验报告。设备故障较长时间难以修复时,可将标本外送其他受委托实验室进行检验,尽可能把对用户的影响降到最低。 【查阅文件】 实验室突发事件应急预案,实验室事件和事故记录。 【访谈调查】 抽查至少 3 名员工,了解其对突发事件应急预案的知晓情况。
	应定期测试预案,并演练响应能力,可行时。 实验室应： a）考虑所有相关实验室人员的需要和能力,制定紧急情况响应方案。 b）向相关实验室人员提供适当的信息和培训。 c）对实际发生的紧急情况作出响应。 d）采取与紧急情况的严重程度和潜在影响相符的措施,预防或减轻紧急情况的后果。 注：详细信息见 CLSI GP36－A。	【标准解读】 1. 应急预案措施 （1）事件预警：各专业组要针对可能发生的突发事件,完善预测预警机制,建立预测预警系统,开展风险分析,做到早发现、早报告、早处理、早恢复。 （2）预警级别：根据预测分析结果,对可能发生和可以预警的突发事件进行预警。预警级别可依据突发事件可能造成的危害程度、紧急程度和发展势态进行分析,一般分为轻、中、重三级。轻度突发事件专业组在 30 分钟内可以恢复,一般不影响检验报告的及时性;中度突发事件在 2 小时内可修复,提前通知影响方,不造成明显后果;重度突发事件,2 小时以内不能修复,影响检验报告的及时性,需要采取紧急措施,把影响降到最低。 （3）预警信息和发布：预警信息包括突发事件的类别、预警级别、起始时间、可

续 表

标准条款		迎检思路
		能影响范围、警示事项、应采取的措施和发布部门等。预警信息的发布、调整和解除可通过信息网络、院内网通知、布告通知、手机微信等方式进行。 2. 后期处置 (1) 调查与评估：实验室要对突发事件的起因、性质、影响、责任、经验教训和恢复处理等问题进行调查评估。 (2) 处置总结：对处置过程中暴露出的问题，进一步修订有关防范手段及应急预案。 (3) 表彰与处罚：对在处置重大突发事件中表现突出、贡献巨大的人员，可按有关规定给予适当的奖励和表彰；对参与处置工作不力，办事不力、扯皮推诿，造成严重后果的人员和部门给予处罚。 3. 进一步参考的文献 实验室对灾难事件的应急处置可参考 CLSI GP36 - A — *Planning for Laboratory Operations During a Disaster; Approved guideline*。 【查阅文件】 实验室突发事件应急预案，实验室事件和事故记录，应急演练总结分析报告。 【访谈调查】 抽查至少 3 名员工，了解其对突发事件应急预案和应急处置的知晓情况。

（张秀明　阚丽娟　欧　铜　崔亚利　刘向祎）

第六章　管理体系要求

本章对 ISO 15189:2022 的 9 个管理要素的每一个条款以标准解读、查阅文件、访谈调查、追踪核实、现场观察等不同方式帮助实验室深刻理解标准内涵。医学实验室通过本书给出的评审要点能够举一反三、科学准确地建立、实施并有效运行管理体系。

ISO 15189:2022 与 ISO 15189:2012 最突出的变化之一就是管理体系要求放在了标准的最后一章，与 ISO 17025 的格式保持一致。本章第一节阐述了管理体系的组成，强调所有员工均要有管理体系意识，这是管理有效运行的基础。第二节和第三节把 ISO 15189:2012 “4.3 文件控制”拆分为“管理体系文件”与“文件控制”，管理体系文件不再强调原来的四个层次，质量手册不再为管理体系所必需，文件控制要求无明显变化。“第四节记录控制”与 ISO 15189:2012 “4.13 记录控制”无明显改变，强调文件和记录可采用任何形式或类型。“第五节应对风险和改进机遇的措施”是 ISO 15189:2012 4.14.6 和 4.12 的整合和优化，强调以患者安全为核心的风险管理，通过识别风险和机遇不断提升实验室质量和能力。“第六节改进”是 ISO 15189:2012 4.14.3、4.14.4 和 4.12 的整合和优化，通过识别患者和用户信息不断改进实验室质量。“第七节不符合和纠正措施”把“ISO 15189:2012 4.9 不符合项识别和控制”及“4.10 纠正措施”整合在一起，编排更加符合实际工作流程，也是 ISO 15189:2022“7.5 不符合工作识别和控制”的基础。“第八节评估”与 ISO 15189:2012 4.14 相对应，表面上看条款由原来的 8 个减少为 3 个，实则对评估和审核的要求并没有降低，而是把部分条款放在了标准的其他章节，更加符合实际工作，本章突出强调质量指标和内部审核在管理体系有效运行中的重要性。“第九节管理评审”等同 ISO 15189:2012 的 4.15，虽然评审输入条款数有所减少，但输入项进行了高度整合，评审要求不减反增。

第一节　总 体 要 求

标 准 条 款		迎 检 思 路
8.1.1　通用要求	实验室应建立、编制、实施和保持管理体系以支持和证明实验室持续满足本准则要求。 实验室管理体系应至少包括： — 职责(8.1)。 — 目标和方针(8.2)。 — 成文信息(8.2、8.3 及 8.4)。	【标准解读】 本条款规定了管理体系的组成，要求实验室应建立和实施管理体系，并有效运行。 1. 管理体系的建立与实施 ISO 15189 是文件化的管理体系，编制管理体系文件是管理体系建设的第一

续 表

标 准 条 款		迎 检 思 路
	— 应对风险和改进机遇的措施(8.5)。 — 持续改进(8.6)。 — 纠正措施(8.7)。 — 评估和内部审核(8.8)。 — 管理评审(8.9)。	步,按文件要求开展检验活动,并能提供相关的记录和支持材料是管理体系运行的直接证据。管理体系文件包括外部文件和内部文件,外部文件包括与检验活动相关的法律法规、标准指南等,内部文件在 ISO 15189:2012 中包括质量手册、程序文件、作业指导书和记录四个层次,但在 ISO 15189:2022 中质量手册未做强制要求。管理体系应有明确的质量方针和目标,组织结构合理,所有人员的职责、权限和相互关系清晰。 2. 管理体系的有效运行与持续改进 管理体系建立和实施后,通过应对风险和改进机遇的措施、持续改进机遇的识别和改进措施、不符合的识别和纠正措施、质量指标监测和持续改进、评估和内部审核、管理评审等保持管理体系的有效运行和持续改进。 【查阅文件】 管理体系文件,管理体系有效运行的相关记录和支持性材料。
8.1.2 满足管理体系要求	实验室可通过建立、实施和保持质量管理体系(如按照 ISO 9001 的要求,见表 B.1)满足 8.1.1 的要求。该质量管理体系应支持和证明持续符合第 4 章~第 7 章,以及 8.2~8.9 规定的要求。	【标准解读】 实验室应提供管理体系建立、实施及有效运行的记录和支持性材料,证明其持续符合管理体系的要求,包括满足公正性、保密性和患者相关的要求,组织和管理要求,资源要求,过程要求及本标准管理体系 8.2~8.9 的要求。 【查阅文件】 管理体系建立、实施和运行的相关记录和支持性材料。
8.1.3 管理体系意识	实验室应确保在实验室控制下从事工作的人员理解以下内容: a) 相关目标和方针。 b) 其对于管理体系有效性的贡献,包括提高绩效的获益。 c) 不符合管理体系要求的后果。	【标准解读】 1. 提高员工的管理体系意识 员工管理体系意识对管理体系的建立、实施和有效运行至关重要。本条款规定了实验室控制下从事工作的人员应有的质量管理意识,包括实验室控制下的 POCT 操作人员。实验室应对所有员工进行管理体系知识的培训,理解管理体系的相关目标和方针,教育员工严格按照管理体系文件开展检验活动的重要性及不符合管理体

续　表

标 准 条 款		迎 检 思 路
		系要求时可能产生的后果。 2. 建立提高管理体系意识的激励机制 实验室应制定政策，对严格按照管理体系要求开展检验工作，在管理体系运行中表现突出、成绩显著的员工给予一定的激励，表现较差的员工给予必要的教育和惩戒，以提高其管理体系意识。 【查阅文件】 管理体系培训和考核记录。 【访谈调查】 至少访谈 5 名员工，了解其对管理体系目标和方针的掌握情况及其管理体系意识。

第二节　管理体系文件

标 准 条 款		迎 检 思 路
8.2.1　通用要求	实验室管理层应建立、编制和保持实现本准则目的的目标和方针，并确保实验室组织的各层级人员理解和实施该目标和方针。 注：管理体系文件可以（但不要求）纳入质量手册。	【标准解读】 本条款规定了管理体系文件的组成，要求实验室管理层应建立、编制和保持管理体系文件并有效运行，持续满足质量方针和目标的要求，实验室所有员工均能按文件要求从事检验活动，自觉理解和实施该目标和方针。 ISO 15189 是文件化的管理体系，编制管理体系文件是管理体系建设的第一步，按文件要求开展检验活动，并能提供相关的记录和支持材料是管理体系运行的直接证据。管理体系文件包括外部文件和内部文件，外部文件包括与检验活动相关的法律法规、标准指南等，内部文件在 ISO 15189:2012 中包括质量手册、程序文件、作业指导书和记录四个层次，但 ISO 15189:2022 的要求管理体系文件可不包括质量手册。 实验室应对所有员工进行管理体系文件的培训，确保每位员工能理解和实施质量目标和方针。

续 表

标 准 条 款		迎 检 思 路
		【查阅文件】 管理体系质量手册(可不包括)、程序文件、作业指导书和记录。 【访谈调查】 至少访谈 5 名员工,了解其对管理体系目标和方针的掌握情况。
8.2.2 能力和质量	目标和方针应能体现实验室的能力、质量和一致运作。	【标准解读】 该条款对目标和方针的制定提出了要求。质量方针(quality policy)是指由实验室管理层正式发布的关于质量方面的实验室宗旨和方向。质量目标依据质量方针而制定,能够体现实验室的能力、质量和一致运作,如标本 TAT、EQA 合格率、不同检测系统检测结果的可比性。
8.2.3 承诺的证据	实验室管理层应提供建立和实施管理体系,以及持续改进其有效性承诺的证据。	【标准解读】 该条款要求实验室管理层应提供建立和实施管理体系,以及持续改进其有效性承诺的证据。承诺的证据包括但不限于: a) 有明确的质量方针和目标。 b) 编制了管理体系文件,并批准发布和实施。 c) 人、机、料、法、环满足管理体系运行要求。 d) 已正确开展检验前、检验和检验后工作。 e) 有完善的 IQC 措施,方法性能和检验质量满足临床需求。 f) EQA 成绩合格。 g) 检验报告准确、及时。 h) 通过风险评估和质量指标监测等多种途径识别改进机会,实施改进措施。 i) 实施了内部审核和管理评审。 【查阅文件】 查阅以上承诺证据的相关记录。
8.2.4 文件	管理体系应包含、引用或链接与满足本准则要求相关的所有文件、过程、系统和记录等。	【标准解读】 该条款规定了管理体系文件的组成。不再强调 ISO 15189:2012 四个层次的文件,取而代之的是与管理体系运行有关的所有文件、过程、系统和记录,包括体系中引用或链接的法律法规、国际标准、国家标准、行业标准和专业指南等。

续　表

标　准　条　款		迎　检　思　路
8.2.5　员工取阅	参与实验室活动的所有员工应可获得适用其职责的管理体系文件和相关信息。	【标准解读】 参与实验室活动的所有员工应随时、随地可获得适用其职责的管理体系文件和相关信息。仪器简易操作卡、项目简易操作卡、流程图、电子文件更易于员工取阅。

第三节　文件控制

标　准　条　款		迎　检　思　路
8.3.1　通用要求	实验室应控制与满足本准则要求有关的内部和外部文件。 注：本准则中，“文件”可以是政策声明、程序及相关辅助工具、流程图、使用说明、规范、制造商说明书、校准表格、生物参考区间及其来源、图表、海报、公告、备忘录、软件、图纸、计划、协议和外源性文件如法律、法规、标准和提供检验程序的教科书，描述员工资质（如岗位说明）的文件等。这些文件可用任何形式或类型的媒介，如硬拷贝或数字形式。	【标准解读】 1. 文件的概念 文件是指所有信息或指令。文件包括：政策声明、教科书、程序、规程、表格、说明、校准表、生物参考区间及其来源、图表、海报、公告、备忘录、软件、图片、计划书和外源性文件（如法规、标准或检验程序）等。 2. 文件控制的目的 文件控制的目的是保证管理体系相关活动的统一性，确保实验室活动的可重复性和可追溯性，为管理体系运行和持续改进提供客观的证据。 3. 建立程序 实验室应建立文件控制的程序性文件，确定和规范实验室各种内部文件的编写要求，对内部文件和外来文件进行控制，保证实验室现场和各部门使用现行有效的文件，防止误用失效或作废的文件。 4. 文件控制范围 文件控制范围为构成管理体系的所有文件和信息。内部文件包括质量手册、程序文件、作业指导书（SOP）、质量和技术记录等。外部文件包括法规、政策、标准、指南、仪器说明书等。 5. 文件控制的内容 文件控制内容包括：① 有效性：经授

续　表

标　准　条　款		迎　检　思　路
		权人员审核批准、使用现行文件、定期评审、修订、文件的无效或废止、及时发布；② 唯一性：唯一标识、文件控制记录、修改、防止误用；③ 溯源性：来源、标识、版本号、修订记录、保存；④ 真实性：来源、标识、文件控制记录。 6. 文件的载体 管理体系文件可用任何形式或类型的媒介，如纸质文件、电子文件、硬拷贝或数字形式。 【查阅文件】 文件控制的程序性文件，受控文件清单或目录（包括内部文件和外部文件）。 【现场观察】 工作地点的文件均为现行有效版本，所有文件符合文件控制要求。
8.3.2　文件控制	实验室应确保： a）文件有唯一性标识。 b）文件发布前，由具备专业知识和能力的授权人员确定其适用性后予以批准。 c）定期审查文件，必要时更新。 d）在使用地点可获得适用文件的相关版本，必要时，控制其发放。 e）识别文件更改和当前修订状态。 f）防止未经授权修改、删除或移除。 g）防止未经授权获取文件。 h）防止误用作废文件，对因需要而保存的作废文件作适当标识。 i）规定期限内或按照适用的规定要求，每份废止的受控文件至少保存一份纸质或电子版文件。	【标准解读】 1. 文件的编写要求和标识 （1）质量手册、程序文件、标本采集手册、生物安全手册、科室管理制度由质量主管组织编写，相关人员依据 ISO 15189:2022 的有关要素及内部运作的具体情况进行编写。 （2）各专业作业指导书（SOP）由技术负责人组织制定统一的格式，由各专业组组长组织实际操作的技术骨干编写，SOP 的编写应遵循制造商的建议。 （3）所有文件应以通俗易懂的语言表述。 （4）所有内部文件均应有统一格式，确保所有文件都能唯一识别，文件每页都有页眉，内容包括：单位名称、文件类别、文件名称、文件编号、页码和总页数、版本号；每个文件的页脚有批准栏，包括编写者、审核者、批准者及批准日期（可手写签名或电脑输入）。 （5）所有构成管理体系的文件编制唯一标识码，一般采用“实验室拼音缩写-文件类别-文件序号”的方式编号。 （6）文件版本号以“版本号/修订次数”的格式编排。

续　表

标准条款		迎检思路
		2. 文件的审批 (1) 组成管理体系的所有文件,包括计算机系统中维护的文件,在发布前经授权人员审核并批准,文件自批准之日起开始生效。 (2) 质量手册、程序文件、标本采集手册、生物安全手册、科室管理制度初稿完成后,提交实验室管理层讨论、修改,授权人员审核批准。 (3) SOP 由各专业组组长负责审核,技术负责人批准。 (4) 外来文件管理类由质量主管审核,技术类由技术负责人审核,实验室主任批准。 3. 文件的发布 (1) 所有受控文件由授权人员批准发布,纸质版文件由文档管理员送至相关部门和人员。 (2) 电子文件经批准后由文档管理员导入电子文件管理系统,并保证导入的文件只能被阅读,经授权人员才能修改,导入后的文件视为受控文件。 (3) 外来受控文件由文档管理员加盖受控标识,及时下发至各专业组,并编写外来文件控制清单;内部编写的电子文件可以通过电子文件管理系统的目录进行检索。 4. 文件的使用 (1) 纸质版文件应便于获取和使用,电子版文件可直接通过电子文件管理系统查阅。外来文件根据工作需要存放于不同场所供工作人员查阅。 (2) 只有经授权的现行文件才能在相关场所使用。 (3) 存档文件和现场文件应安全保管,保证不变质、不涂抹,不破损、不丢失。 (4) 保密性文件未经实验室主任批准不得复制、外传;受控文件需经实验室主任批准方能借阅和复印。 (5) 受控文件可以任何适当的媒介保存,不限定为纸张;文件的保存期限一般为24个月,某些法规性文件根据国家、区域和地方有关规定执行。

续 表

标 准 条 款		迎 检 思 路
		(6) 所有受控文件至少每年评审一次,确保文件的适用性和有效性。 5. 文件的修改 (1) 纸质版文件如果实验室的文件控制程序允许在文件再版前对其手写修改,则规定修改程序和权限;在修改之处清晰标记、签名并注明日期;修订的文件在规定期限内发布;文件的修改可识别。 (2) 电子文件使用人员发现的不适用之处,可提出对文件修改的建议,通过电子文件管理系统完成申请、更改和审批过程,系统应能自动记录修改的内容、修改人、修改日期等信息。 (3) 质量手册和程序文件通常在依据标准更新、实验室最高管理者改变或其他原因需要时改版;作业指导书通常在检验项目依据标准更改、试剂更换或其他原因需要时改版。 (4) 所有文件在修改后,应将修改的内容传达到相关人员,通过集中宣贯的方式进行传达并记录。 6. 文件的作废 (1) 无效或已废止的文件立即撤离使用现场,以防误用。需要存档的作废文件,由文档管理员注上"作废文件"标记,归档保存。应至少保留一份受控的废止的文件。 (2) 各专业组质量监督员应随时监督所使用的文件是否有效,如发现有作废的文件,应通知文档管理员及时处理。 (3) 文档管理员负责收回旧版本文件或已停止执行的文件,及时更新受控文件清单。 (4) 超过保存期限或无保留价值的废止的文件,由文档管理员申请销毁,经实验室主任批准后,由文档管理员组织两人以上负责销毁并记录。 (5) 对于电子文件管理系统中的文件,系统应只显示最新的受控文件内容,废止的内容亦存在于该系统的作废文档中,可被授权人员查阅。 7. 文件控制的其他要求 简易操作卡、实验室壁报、宣传栏、海报、公告等均应纳入文件管理。

续　表

标准条款		迎检思路
		【查阅文件】 文件控制的程序性文件，受控文件清单，受控文件分发管理记录，文件借阅登记表，外来文件受控审批表，文件回收及销毁记录，文件销毁审批表，文件评审记录，文件修改或修订、改版申请，会议记录或会议纪要。 【现场观察】 工作地点的文件均为现行有效版本，所有文件符合文件控制要求。

第四节　记录控制

标准条款		迎检思路
8.4.1　记录建立	实验室应建立和保存清晰的记录以证明满足本准则的要求。	【标准解读】 1. 建立程序 通过对记录的识别、收集、索引、获取、存放、维护、修改及安全处置等各环节进行控制，为管理体系运行的有效性提供客观证据。 2. 记录的内容 记录是管理体系运行的客观证据。记录过少不能证明质量体系运行的充分性和有效性，记录过多耗时过多，员工有抵触情绪，可导致记录不完整，流于形式。实验室应规定哪些活动需要记录、记录的内容和方法、谁来记录，文件要求记录应至少包括以下内容： a）供应商的选择和表现，以及获准供应商清单的更改：供应商评价记录，合格供应商名录，供应商档案，实验室和供应商沟通记录；实验室管理层和各专业组组长完成，通常每年1~2次。 b）员工资格、培训及能力记录：员工技术档案（每季度更新一次，个人完成），轮岗记录（实时记录，个人完成），业务学习、培训和考核记录（实时记录，个人和实验室共同完成），继续教育记录（实时记录，

续表

标准条款		迎检思路
		个人完成），能力评估与考核记录（实时记录，实验室完成）。 c）检验申请：检验申请单（HIS 实时记录，医师完成），临床检验项目目录（定期更新，技术负责人完成），申请单格式和信息评审记录（定期记录，医务部和实验室共同完成，质量主管落实），检验申请和样品要求的适宜性评审记录（定期记录，技术负责人和各专业组组长共同完成），检验程序的评审记录（定期记录，技术负责人和各专业组组长共同完成），新项目评审记录（实时记录，技术负责人和各专业组组长共同完成）。 d）实验室接收样品记录：样品接收记录（LIS 实时记录，标本接收组完成），不合格样品记录（实时记录，标本接收组或各专业组完成），检验前 TAT 评估记录（定期记录，标本接收组完成）。 e）检验用试剂和材料信息（如批次文件、供应品证书、包装插页）：试剂和耗材供应商档案（实时记录，试剂管理员完成），试剂和耗材出入库管理记录（试剂管理系统实时记录，试剂管理员），更换试剂批号性能验证记录（实时记录，各专业组完成），性能验证记录（实时记录，各专业组完成）。 f）实验室工作簿或工作单：工作日志（实时记录，实验室技术人员完成）。 g）仪器打印结果及保留的数据和信息。 h）检验结果和报告。 i）仪器维护记录，包括内部及外部校准记录。 j）校准函数和换算因子。 k）质控记录。 l）事件记录及采取的措施。 m）事故记录及采取的措施。 n）风险管理记录。 o）识别出的不符合及采取的应急或纠正措施。 p）机遇与改进记录。 q）投诉及采取的措施。 r）内部及外部审核记录。

续　表

标　准　条　款		迎　检　思　路
		s）实验室间比对结果。 t）质量改进活动记录。 u）涉及实验室管理体系活动的各类决定的会议纪要。 v）管理评审记录。 3. 记录的方式 （1）工作日志：实验室应对影响检验质量的活动进行记录，不影响检验质量时可以不记录，影响较小的活动可以利用工作日志进行简单记录，如事件记录、电话咨询服务记录、仪器一般故障记录。 （2）表单式记录：日常发生的记录，通常是在较短时间内在同一地点可完成的记录，如交接班记录、会议记录、失控报告等。 （3）流程式记录：通常是在较长时间内在不同地点、由不同的人员按照一定的流程才能完成的记录，如投诉受理与处理记录、仪器维修记录、岗位培训和授权记录等。 【查阅文件】 记录控制的程序性文件，管理体系的所有记录。
	应在执行影响检验质量的每一项活动时进行记录。 注：记录的媒介可采用任何形式或类型。	【标准解读】 1. 记录的要求 在活动发生时客观地将其录入某种媒介，所以记录内容必须具备原始性（第一手的）、真实性（客观描述）、即时性（边做边记）、翔实性（可重现的）；记录应清晰，不能字迹模糊；应能获取记录的修改日期和修改人员的身份识别。记录的内容和表达要明确，不得模棱两可，以便于检索者查阅和准确理解。 2. 检验活动记录 各专业组组长负责本组记录的管理，质量监督员负责记录执行情况的监督，质量主管负责质量记录的收集与归档，文档管理员负责纸质版记录的接收与保存。 3. 实时记录 实验室应对影响检验质量的活动进行记录，不影响检验质量时可以不记录，影响较小的活动可以利用工作日志进行简单记录。记录应及时，应在对影响检验质量的每一项活动产生结果的同时进行记录。

续　表

标准条款		迎检思路
		4. 记录的媒介 记录应易于获取并防止非授权的修改,记录可以使用电子记录或纸质记录,记录可以用各种形式的记录表格或工作日志。 【查阅文件】 记录控制的程序性文件,检验活动记录。
8.4.2　记录修改	实验室应确保修改的记录可追溯到之前的版本或原始记录。应保留原始的和修改后的数据和文档,包括修改的日期,相关时,修改的时间、修改内容和修改人的标识。	【标准解读】 授权人员方可对记录进行修改,并说明修改的原因。纸质版记录修改的方法:采用杠改方式,即在原始记录上划两道横线,在旁边写上正确的记录,同时由修改人盖章或签名,并标明日期时间,而不应该用橡皮将原记录擦掉或涂改,避免原始数据的丢失或改动。电子化记录通过“操作日志”的形式自动记录修改日期、时间和修改人员身份。 【查阅文件】 查阅记录控制的程序性文件是否有关于记录修改的具体规定,记录修改登记表。 【追踪调查】 从记录修改登记表中至少选择 5 个记录,查证是否可追溯到之前的版本或原始数据,能否显示修改的时间、内容和修改人的标识。
8.4.3　记录保存	a) 实验室应实施记录的标识、存放、防止非授权的获取及修改、备份、归档、检索、保存期和处置所需的程序。 b) 应规定记录保存时间。 注 1:除要求外,可基于已识别的风险选择记录保存时间。 c) 报告的检验结果应能在必要或要求的期限内进行检索。 d) 所有记录应在整个保存期间可获取,无论使用何种媒介保存记录,应清晰,并可用于实验室管理评审(见 8.9)。 注 2:从法律责任考虑,特定类型程序(如组织学检验、基因检验、儿科检验等)的记录可能需要比其他记录保存更长时间。	【标准解读】 1. 记录的目的 通过对记录的识别、收集、索引、获取、存放、维护、修改及安全处置等各环节进行控制,为管理体系运行的有效性提供客观证据。 2. 记录的识别 (1) 质量主管、技术负责人和各专业组组长应根据工作情况确定需要哪些记录。 (2) 可使用电子记录,可在电子化的文件管理系统中填写记录;也可手工填写,手工填写时应用签字笔记录,禁用铅笔、圆珠笔填写。 (3) 需要工作人员通过文字描述形成的记录,应做到及时、完整、清晰明确、保持原始性和真实性、不得追记。

续　表

标准条款		迎检思路
		(4) 检验申请、检验结果和报告通过LIS自动生成。 (5) 其他格式的记录应做好相应的标识(见8.3.2文件控制)。 (6) 质量监督员负责监督各专业组的记录是否符合要求。 3. 记录的收集与归档 (1) 应规定记录收集的时限,宜每月初收集上一个月的记录。 (2) 技术记录的归档由各专业组组长或其指定人员执行,质量记录的归档由质量主管执行。 (3) 若有电子化文件管理或记录系统可实时归档,在该系统外形成的记录通过导入电子版文档或图片的形式进行归档。 (4) 对于纸质版的记录,上交实验室文档管理员归档,文档管理员在收到上交的记录后,与记录上交人共同核对记录的类别和数量并存放在指定的位置,填写记录归档登记表,共同签字确认。 4. 记录的索引 在电子化文件管理系统中进行归档的记录,可通过设置"记录归档"模块,自动生成记录的索引;纸质版归档的记录,由文档管理员负责编制归档记录索引,标明各记录的具体位置,方便记录的查找。 5. 记录的获取 若使用电子记录,被授权人员可在"记录归档"模块中点击查看;纸质版归档记录查阅人须经记录所属部门负责人同意后方可向文档管理员借阅。 6. 记录的保存时限 所有技术人员的档案和仪器设备档案应长期保存(除非已从实验室调离或消失),检验报告的保存按7.6数据控制和信息管理的要求执行,其他记录至少保存24个月。 (1) 除法律法规要求外,实验室基于已识别的风险选择记录保存时间。 (2) 组织学检验、细胞遗传学检验、基因检测、儿科检验、产前筛查和产前诊断、新生儿代谢遗传病筛查和诊断、特殊传染

续　表

标准条款		迎检思路
		病检验、组织配型等的记录保存时间应符合法律法规的要求。 7. 记录的存放 （1）存放媒介：记录应易于获取并防止非授权的修改，记录可以使用电子记录或纸质记录，记录可以用各种形式的记录表格或工作日志。 （2）存放地点：记录可存放在电子化的质量体系文件中，纸质版归档的记录保存在实验室文件柜中，未归档的纸质版记录存放在各专业组工作现场，检验报告保存在 HIS 和 LIS 中。 8. 记录的安全防护 （1）各文件柜摆放在防晒、防火、防水、防霉的地方，选用金属材料和能封闭的文件柜，防止虫蛀等非人为破坏。 （2）所有文件柜均上锁防盗，锁匙统一由文档管理员保管。 （3）存放在各专业组现场的未归档记录由各专业组组长负责采取措施防止记录损坏、变质和丢失。 （4）电子形式的记录只有经授权人才能访问。 （5）所有工作人员应对记录上的信息保密，质量记录和技术记录未经实验室主任批准，不得外借、转抄、复印。 9. 记录的评审 实验室应按照文件控制要求对记录的规范性进行定期评审，评审结果提交管理评审，必要时采取改进措施。 10. 记录的安全处置 纸质版记录超过保存期限或其他特殊原因需要销毁，由文档管理员填写《文件销毁审批表》，经实验室主任审核批准，由文档管理员组织两人以上进行记录的销毁，以免出现泄密和造成无可挽回的损失，销毁后填写《记录销毁记录表》。电子版记录需销毁时，由授权人员在相应系统中直接删除。 【查阅文件】 记录控制的程序性文件，文件控制的程序性文件，实验室信息系统管理的程序性文件；记录归档登记表，记录销毁记录表，

续　表

标　准　条　款		迎　检　思　路
		归档记录索引表，文件销毁审批表；管理评审报告，改进措施记录。 【现场观察】 实验室的运行记录和归档记录，记录保存的场所和媒介是否符合要求。

第五节　应对风险和改进机遇的措施

标　准　条　款		迎　检　思　路
8.5.1　识别风险和改进机遇	实验室应识别与实验室活动相关的风险和改进机遇，以： a）预防或减少实验室活动中的不利影响和潜在问题。 b）通过应对机遇实现改进。 c）确保管理体系达到预期结果。 d）减轻患者医疗风险。 c）帮助实现实验室日的和目标。	【标准解读】 1. 风险和机遇的有关概念 （1）风险：在一定环境下和一定期限内客观存在的影响组织目标实现的各种不确定性事件。 （2）机遇：对组织有正面影响的条件和事件，包括某些突发事件等。 （3）风险评估：在风险事件发生之前或之后（但还没有结束），该事件给各个方面造成的影响和损失的可能性进行量化评估的工作，即风险评估就是量化测评某一事件或者事物带来的影响或缺失的可能程度。 （4）风险规避：是风险应对的一种方法，是指通过有计划的变更来消除风险或风险发生的条件，保护目标免受风险的影响；风险规避并不意味着完全消除风险，而是规避风险可能给组织造成的损失：一是要降低损失发生的概率，这是要事先控制措施；二是要降低损失程度，这是要包括事先控制和事后补救两个方面。 （5）风险降低：通过采取措施以达到降低风险的效果。通常，若采取的措施能够有效地降低所遭受的风险，应将采取措施的记录保留或者写入文件归档，以便后期重复发生时作为改善的依据。 （6）风险接受：是指组织承担风险造成的损失；风险接受一般适用于那些造成损失较小、重复性较高的风险。

续 表

标 准 条 款		迎 检 思 路
		（7）风险严重度：风险发生后其所产生的影响的严重程度。 （8）风险发生频度：风险出现的频率或者概率。 （9）风险系数：用于评定是否对已识别的风险采取措施，风险系数 = 风险严重度×风险发生频度。 2. 建立程序 实验室应建立识别风险和改进机遇的管理程序，以： 1）预防或减少实验室活动中的不利影响和潜在问题。 2）通过应对机遇实现改进。 3）确保管理体系达到预期结果。 4）减轻患者医疗风险。 5）帮助实现实验室目的和目标。 3. 识别风险和机遇的途径 实验室可通过以下途径识别风险和机遇：质量监控，通过 IQC、EQA、比对试验和趋势分析；人员素质，对各岗位人员业务工作的资格评定；管理体系内审和管理评审；实验室服务对象反馈信息等；管理体系运行信息及检验活动信息；风险评估；工作程序评审趋势分析及 PT 分析。 4. 识别潜在的风险因素 实验室根据“标本流”，包括分析前、分析中及分析后过程，通过调查问卷、网络、微信、头脑风暴、质量指标监测等多种途径识别所有可能的潜在风险。 5. 风险估计 当识别到潜在风险因素后，估计潜在风险发生的概率、严重程度和实验室的应急或承受能力，为其后的风险评估提供依据。实验室或专业组估计危害的概率时可利用平时的故障记录，而估计严重度时应考虑试验的预期临床用途。 6. 风险评估 结合风险概率和严重程度与实验室临床可接受标准比较来评估风险的可接受性，可接受风险的标准应根据试验的预期临床用途而定。根据风险概率和危害严重度，对照标准，获知该风险的可接受性，以得

续　表

标　准　条　款		迎　检　思　路
		出评估的定量结果,为进一步的风险控制提供依据。 【查阅文件】 识别风险和改进机遇的管理程序,风险和机遇评估记录。
8.5.2　应对风险和改进机遇	实验室应对识别出的风险进行分级并应对。应对风险的措施应与其对实验室检验结果、患者及员工安全的潜在影响相适应。	【标准解读】 1. 应对风险和改进机遇 应对风险和改进机遇的措施是指为了控制风险或消除其他潜在不期望的情况所采取的措施,是事先主动识别改进可能性而采取的措施,并不是对已发现的问题或投诉的反应。它与纠正措施区别的关键在于问题有没有发生,纠正措施是为了防止问题的再发生,而风险和机遇应对措施是防止问题的发生。 2. 风险控制 实验室应对识别出的风险进行分级并应对。对于不可接受的风险,实验室需明确相应的控制措施,降低故障的风险。应对风险的措施应与其对实验室检验结果、患者及员工安全的潜在影响相适应。 3. 风险监测 建立监控系统来监测评价风险控制措施的有效性。不可接受的性能应及时进行调查来识别根本原因,必要时合理的修订风险控制措施,实现持续改进的目标,最大限度地为临床提供可靠而准确的结果,保障患者的安全。监测方法可采取质量指标、六西格玛管理方法等。 4. 有效性评价 在采取针对风险的控制措施后,由质量监督员通过监测质量指标、差错趋势及临床医生抱怨等,在下一次风险管理实施前进行相关措施的有效性的评价,使风险维持在临床可接受水平,实现持续质量改进。
	实验室应记录针对风险和机遇所做的决定及采取的措施。	【查阅文件】 应对风险和改进机遇的程序性文件,风险评估记录,风险控制记录,机遇识别与改进记录。

续　表

标　准　条　款		迎　检　思　路
	实验室应在其管理体系中纳入并实施针对已识别风险和改进机遇的措施，并评审其有效性。 注 1：应对风险的选择可包括：识别和规避威胁，消除某一风险源，降低风险概率或后果，转移风险，为寻求改进机遇承担某一风险，或通过知情决策而接受风险。 注 2：虽然本准则要求实验室识别和应对风险，但并未要求特定的风险管理方法。实验室可使用 ISO 22367 和 ISO 35001 作为指南。 注 3：改进机遇可导致扩展实验室活动范围、应用新技术或产生其他可能性以满足患者和用户需求。	【标准解读】 通常，若采取的措施能够有效地降低所遭受的风险，应将采取措施的记录保留或者写入文件归档，以便后期重复发生时作为改善的依据。 应对风险的选择可包括：识别和规避威胁，消除某一风险源，降低风险概率或后果，转移风险，为寻求改进机遇承担某一风险，或通过知情决策而接受风险。该条款并未要求特定的风险管理方法，实验室可使用 ISO 22367 和 ISO 35001 作为指南。 改进机遇可导致扩展实验室活动范围、应用新技术、产生其他可能性以满足患者和用户需求。 【查阅文件】 风险管理的程序性文件、风险评估报告，并能提供至少 3 个风险管理取得明显成效的案例。

第六节　改　　进

标　准　条　款		迎　检　思　路
8.6.1　持续改进	a) 实验室应按方针和目标声明，持续改进其管理体系的有效性，包括检验前、检验和检验后过程。 b) 实验室应识别和选择改进机遇，研究、制定并采取必要措施；改进活动应针对风险评估和识别出的机遇而确定的重点工作（见 8.5）。 注：可通过风险评估、方针应用、评审操作程序、总体目标、外部评审报告、内审发现、投诉、纠正措施、管理评审、员工建议、患者和用户的建议或反馈、数据和室间质量评价结果分析等，识别改进机遇。	【标准解读】 1. 建立程序 建立持续改进的程序性文件，通过持续改进活动，确保管理体系有效运行，持续改进取得显著成效。 2. 持续改进机遇的识别 （1）搜集外部信息：可通过风险评估、方针应用、评审操作程序、总体目标、外部评审报告、内审发现、投诉、纠正措施、管理评审、员工建议、患者和用户的建议或反馈、数据和 EQA 结果分析、患者和临床满意度调查，实验室对患者医护贡献关键质量指标的监测与评价等。 （2）检验程序的全面评审：识别出检验程序所需改进的领域，提高检测的准确性和可靠性。

续　表

标　准　条　款		迎　检　思　路
	c）实验室应评审采取措施的有效性。 d）实验室管理层应确保实验室参加覆盖患者医疗相关范围和结果的持续改进活动。 e）实验室管理层应将改进计划和相关目标告知员工。	（3）重点是内部审核和管理评审：实际表现与质量目标中规定的预期进行比较。 3. 与目标进行比较 实验室应设定检验前、检验和检验后的质量目标，将质量指标监测过程中的实际表现与质量目标进行比较，通过分析和评价，持续改进检验质量和服务能力。 4. 优先改进事项 改进活动应优先针对风险评估中得出的高风险事项。通过质量指标监测、分析和评价识别出的改进机会可能很多，实验室应启动风险评估，筛选出影响检验质量的高风险事项实施改进措施。 5. 持续改进流程 分析和评价现状以识别改进区域→确定改进目标→寻找可能的解决办法，以实现这些目标→评价这些解决方法并做出选择→实施选定的解决方法→测量、验证、分析和评价实施的结果，以确定这些目标已经实现。 6. 持续改进活动 实验室管理层应确保实验室参加覆盖患者医疗的相关范围及医疗结果的持续改进活动，如临床建议和投诉、检验报告周期、急诊检验报告、临床危急值报告、检验报告的完整性和差错率、检验新项目开展情况等，实验室应能提供这些方面持续改进措施和改进成效的见证材料。 实验室管理层应确保实验室积极参加医院组织的各种提高医疗服务质量的活动。 如果持续改进方案识别出了持续改进机会，则不管其出现在何处，实验室管理层均应着手解决。 7. 告知员工 实验室管理层应就改进计划和相关目标与员工进行沟通，收集员工的意见，决定后通过科务会等形式告知所有员工。员工应参与到持续改进活动中，并能提供相关支持材料。 【查阅文件】 持续改进的程序性文件、质量指标管理的程序性文件，管理评审的程序性文件、管理评审报告（输出决议）、风险评估报告、

续 表

标准条款		迎检思路
		纠正措施记录、预防措施记录、持续改进措施记录、PDCA案例。 【现场观察】 现场查看至少3个持续改进案例,证明实验室能够正确识别和采取适宜的改进措施。 【访谈调查】 至少抽查3名实验室员工,访谈其在实验室持续改进活动中的作用和持续改进成效。
8.6.2 实验室患者、用户和员工的反馈	实验室应向其患者、用户和员工征求反馈意见。应分析和利用这些反馈以改进管理体系、实验室活动和用户服务。	【标准解读】 1. 建立程序 实验室应建立患者、用户和员工的反馈管理程序,明确反馈信息获取的方式方法,如患者(包括门诊和住院患者)、临床和员工满意度调查、定期召开与临床医护人员、员工的沟通会议,通过发放调查问卷、网络、微信等途径广泛征集患者、用户和员工反馈。实验室对这些反馈信息、意见和建议进行风险评估,对识别出的高风险事项优先实施改进措施,跟踪验证改进措施的有效性,并定期总结分析,持续改进管理体系、实验室活动和用户服务。 2. 患者和用户的反馈 (1) 患者和用户需求:实验室用户主要包括临床医师、医疗保险机构、卫生行政管理部门等,患者和用户对实验室的要求:一是开展的检验项目满足需求和要求;二是检验结果准确可靠、报告及时、信息完整;三是咨询服务科学规范。实验室应就其提供的服务是否满足患者、用户需求和要求应采取各种方式广泛征求反馈信息,不断提高检验质量和服务能力。 (2) 反馈信息接收:实验室所有员工均有接收反馈信息的责任;质量主管负责反馈信息的汇总和传达,负责用户反馈评审报告的编写;各专业组组长协助反馈信息的处理;实验室主任负责反馈信息的监督落实;医院医务、质控、纪检监察等部门负责对实验室的表现进行监督。 (3) 用户反馈信息的获取途径:主要包括临床满意度调查,患者满意度调查,医

续 表

标 准 条 款		迎 检 思 路
		护座谈会，设置实验室开放日等，允许医护人员走进实验室深入了解实验室的工作流程，为改进实验室服务提出意见和建议。 (4) 医护人员满意度调查：内容包括电话礼仪和服务态度、填写申请单的便捷性、检测项目满足临床诊疗要求的充分性、标本采集手册的适用性、不合格标本处理的合理性、检验报告单格式的合理性、检验结果与患者病情的符合性、检验报告周期的实际符合性、异常检验结果的临床联系、危急值项目及其标准的适用性、生物参考区间的适用性、急诊检验服务水平、检验服务的总体评价等。 (5) 门诊患者满意度调查：内容包括电话礼仪和服务态度、采集标本的等待时间、采集标本的操作过程、标本采集的设施和环境条件、检验结果的准确性、检验结果的报告时间、检验服务的总体评价等。 (6) 反馈信息的处理和评审方法：问卷、网络、微信等获取信息→评估用户意见和建议→统计分析不满意项，识别出改进机会→采取改进措施→跟踪验证改进措施的有效性→全部过程形成记录。 3. 员工的反馈 (1) 制定激励政策：实验室应制定政策鼓励员工对实验室服务任何方面的改进提出建议。此处特别强调的是“实验室服务”方面的改进建议，主要包括检验质量和服务能力，如员工服务态度，检验前、检验、检验后全过程的流程改进和优化，实验室安全，信息安全，质量管理改进建议等。实验室应广泛收集并评审这些建议，制定实施计划，管理层监督落实，改进成效向员工反馈。取得明显成效的建议应向提出者给予不同形式的激励或奖励。 (2) 员工责任和义务：实验室所有员工有义务就实验室在管理体系运行中存在的问题提出意见和建议，质量主管或指定专人负责员工建议的收集并组织评估，改进计划和实施意见向实验室主任反馈，实验室主任批准后负责组织合理建议的实施。 (3) 员工建议的获取方式：员工座谈会，问卷调查，网络、微信调查，“金点子”

续 表

标准条款		迎检思路
		"银点子"计划等。通过"金点子""银点子"计划等鼓励员工对实验室服务的改进提出建议,员工提出的实验室服务改进意见被评为"金点子""银点子"时给予适当的奖励。 (4) 员工满意度调查:内容可包括科室管理、管理层的表现、个人能力培训机会的提供、个人继续教育机会的提供、实验室工作环境、实验室人员配置、实验室设备配置、工作岗位安排的满意情况,以及对实验室流程优化、检验质量改进、服务能力提升等方面的建议。质量主管或其指定人员负责每年发放一次调查表。 (5) 员工建议的评审方法:获取员工建议→评估员工建议,识别出改进机会→采取改进措施,实施员工建议→验证改进效果→反馈给员工→全部过程形成记录。 【查阅文件】 用户反馈的评审程序,医护人员满意度调查表,门诊患者满意度调查表,反馈信息相关记录,实验室对用户反馈的评审记录,查证记录是否完整,重点是改进措施和成效。 实验室管理层与员工沟通的程序性文件,查阅沟通会议、座谈会会议记录或会议纪要,有会议签到表、沟通的具体内容、输出的主要问题及解决问题的建议或方案,员工满意度调查结果与分析报告,重点是改进措施和成效。 【访谈调查】 住院和门诊至少抽查5名患者,访谈其对实验室质量和服务能力的评价和意见。 至少抽查5名员工,访谈其对实验室服务的满意情况,以及对检验质量和服务能力的改进意见和建议。
	应保存包括所采取措施在内的反馈记录。应将对其反馈所采取的措施告知员工。	【查阅文件】 医护人员满意度调查表,门诊患者满意度调查表,反馈信息相关记录,实验室对用户反馈的评审记录。 实验室管理层与员工沟通会议、座谈会会议记录或会议纪要,有会议签到表、沟通的具体内容、输出的主要问题及解决问题的建议或方案,员工满意度调查结果与分析报告。

第七节　不符合及纠正措施

标 准 条 款		迎 检 思 路
8.7.1　发生不符合时的措施	实验室发生不符合时，应： a）应对不符合，并且适用时： 1）立即采取措施以控制和纠正不符合。 2）处置后果，特别关注患者安全，包括上报给适当人员。 b）确定不符合的原因。 c）评审是否需要采取纠正措施，以消除产生不符合的原因，减少其再次发生或者在其他场合发生的可能性： 1）评审和分析不符合。 2）确定是否存在或可能发生类似不符合。 3）评估若不符合再次发生时的潜在风险和影响。 d）实施所需措施。 e）回顾和评估所采取纠正措施的有效性。 f）需要时，更新风险和改进机遇。 g）必要时，修改管理体系。	【标准解读】 1. 不符合（nonconformity）的概念 又称不符合项，是指未满足要求。常用的其他术语包括事故、不良事件、差错、事件等。 2. 建立程序 实验室应建立不符合识别和实施纠正措施的程序性文件，通过识别和管理体系各方面发生的不符合，及时采取相应措施，保证管理体系有效运行和持续改进。 3. 不符合的识别和控制流程 识别途径（日常工作、质量监督、内部审核、外部审核等）→识别内容（服务对象的投诉及意见、质量指标、检验程序、试剂和耗材、环境条件、仪器校准、数据处理、外部比对实验、人员的差错、员工意见、实验方法学等）→记录不符合（责任组/人、不符合项事实描述、不符合条款、不符合的性质和严重程度、不符合项的提出者及确认者）→评审不符合（不符合的原因、是否存在或可能发生类似不符合）→制定纠正措施（制定的措施要与问题的严重性及其带来的风险大小相适应）→确定纠正措施（质量主管负责对制定的纠正措施进行审核）→实施纠正措施（采取纠正、纠正措施、有效性跟踪验证、不符合检验报告的处理、恢复检验的授权）→形成不符合项报告和纠正措施记录。 4. 评估需采取的纠正措施 工作人员在识别出不符合工作后，应立即记录并汇报给相关部门负责人，共同进行不符合原因分析，提出相应措施并实施，必要时报质量主管审批后实施，相关质量监督员负责措施的跟踪验证，质量主管最后决定不符合项是否能关闭。 5. 实施纠正措施 实施纠正措施时，应将责任落实到人，由相关负责人具体负责，并要求在规定时间内完成。若在规定的时间内不能完成的，

续 表

标准条款		迎检思路
		应说明原因并提交管理层，由管理层商议并决定如何处理。必要时，应实施附加审核或提交管理评审。 6. 活动止发和恢复 当检验过程出现不符合工作并采取纠正后，要恢复所停的检验时，应经专业组组长或技术负责人批准。 当发现的不符合工作对检验结果有影响时，应终止检验，停发报告；对已经发出的不符合检测报告进行评审，当检验结果会影响临床诊疗时收回或适当标识已发出的不符合检验结果，在不符合工作被纠正后重发报告，并记录。 7. 临床影响评估 如果不符合工作有可能误导患者的诊治并会导致一定临床后果，不良影响较轻时由各专业组组长通知申请检验的临床医师，并填写检验结果的临床联系记录。影响严重时，由实验室主任决定如何处理，可以通过发布通知、邮件等方式通知。 8. 识别风险和改进机遇 质量主管负责每年组织一次不符合项评审，以便发现某一不符合项发展的趋势，识别出存在风险和改进机遇，一旦识别出改进机遇，则实施相应的改进措施。 【查阅文件】 不符合报告和实施纠正措施的程序性文件，不符合项识别和纠正措施记录，内部审核不符合项整改报告，工作日志，不符合项评审报告。
8.7.2 纠正措施有效性	纠正措施应与不符合产生的影响相适应，并应减轻识别出的原因。	【标准解读】 1. 实施纠正措施 识别不符合→评审不符合→确定不符合的根本原因→评估纠正措施的需求以确保不符合不再发生→实施所需的纠正措施→记录纠正措施的结果→跟踪验证纠正措施的有效性→全过程形成记录。 2. 纠正措施的适宜性 纠正措施的方案只要可行，可以是多样的，但制定的纠正措施要与问题的严重性及其带来的风险的大小相适应，采用的纠正措施应切实有效，又经济合理，程序最

续 表

标 准 条 款		迎 检 思 路
		简单,环节最少,效果最显著,防止不必要的行动而造成资源浪费。 3. 纠正措施的有效性 质量监督员和/或内审员负责进行具体的跟踪验证和监控;实验室管理层负责监控每一纠正措施所产生的结果。 【查阅文件】 不符合项报告和纠正措施记录,重点关注纠正措施的跟踪验证记录。
8.7.3 不符合和纠正措施记录	实验室应保存记录以证明: a) 不符合的性质、原因和后续所采取的措施。 b) 评估纠正措施有效性。	【标准解读】 1. 不符合的性质 不符合按性质可分为体系性不符合、实施性不符合和效果性不符合。体系性不符合主要是指实验室建立的管理体系没有相应规定,不符合标准要求;实施性不符合是指体系中有规定但没有执行,规定的要求没有遵循,实际工作与规定不符合;效果性不符合是指体系中有规定,实验室也按照规定实施了部分程序,但最终的效果不佳,未实现目标或达到要求。 2. 不符合的严重程度 不符合工作在被纠正的同时或纠正后,对不符合工作进行调查,确定不符合的程度,作出严重性评价。判断不符合工作严重与否,关键看两点,其一是这个问题发展下去会产生什么后果,其二就是出现这种结果的可能性有多大。若经过评价不符合工作仅是偶然过错,不会再次发生或不符合工作对实验室的运作与其政策和程序的符合性没有多大影响,则无须采取纠正措施,仅需纠正即可;经评价表明不符合工作可能会再度发生或对实验室的运作与其政策和程序的符合性产生怀疑时,应进行原因分析,制定纠正措施并实施。 3. 不符合的原因 不符合的发生可能有多种原因,实验室应找出根本原因,实施纠正措施。 4. 后续所采取的措施 不符合发生后采取的措施包括应急措施(或纠正)和纠正措施。当不符合工作发生时,不一定必须采取纠正措施,而应先采取“应急”措施进行纠正。为减轻影响而

续 表

标 准 条 款		迎 检 思 路
		在发现不符合的当时所采取的措施为“应急”措施。 5. 纠正措施的有效性 实验室应评估纠正措施的有效性，通常由质量监督员和/或内审员执行。 【查阅文件】 不符合项识别和纠正措施记录，重点关注不符合的性质、原因和后续所采取措施，以及措施有效性的记录内容。

第八节　评　　估

标 准 条 款		迎 检 思 路
8.8.1　通用要求	实验室应按照计划时限进行评估，以证明其管理、支持服务，检验前、检验、检验后过程满足患者和实验室用户的需求和要求，并确保符合本准则的要求。	【标准解读】 1. 建立程序 实验室应制定以下管理程序，以证实检验全过程符合管理体系要求并持续改进其有效性：检验申请和样品要求适宜性定期评审的程序性文件，检验程序评审的程序性文件，用户反馈收集与评审的程序性文件，员工建议收集与评审的程序性文件，内部审核的程序性文件，风险管理的程序性文件，质量指标管理的程序性文件，外部机构评审的程序性文件。 2. 评估的目的 通过评估和审核用事实和数据说明检验前、检验、检验后全过程按照实验室制定的程序和政策有效运行，用事实和数据说明实验室制定的质量方针和目标、管理体系的各项要求得到实施，符合管理体系文件的要求，证明管理体系在运行过程中得到持续改进。 3. 评估结果输入管理评审 所有评估、审核和改进活动的结果应输入到管理评审，通过管理评审评价评估和改进活动的有效性。 评估和审核发现的问题，按不符合项识别和纠正措施、潜在不符合项识别和风险控

续　表

标　准　条　款		迎　检　思　路
		制措施、持续改进机会的识别和改进措施实施整改，改进效果提交管理评审进行评价。 【查阅文件】 评估和审核有关的程序性文件，评估和审核记录，不符合项识别和纠正措施记录，潜在不符合项识别和风险控制措施记录，持续改进记录，管理评审输入报告。
8.8.2　质量指标	应策划监控质量指标［见(5.5d)］的过程，包括建立目的、方法、解释、限值、措施计划和监控周期。应定期评审质量指标以确保其持续适宜。	【标准解读】 1. 建立程序 实验室应建立质量指标监测和管理的程序性文件。在程序中应明确质量指标的定义、目的、控制目标、意义、计算公式、数据来源和采集方法、措施计划、监测周期、责任人等，做到有监控、总结和分析，能体现持续改进。 2. 明确质量目标 《质量手册》中有明确的质量目标，内容涵盖检验前、检验、检验后、支持服务和安全保障等。各专业组的 SOP 文件中有各自个性化的质量目标。制定的质量目标应满足临床需求和相关法律法规的要求。 3. 制定质量指标 质量指标的制定以卫生行业标准 WS/T 403—2024、WS/T 406—2024、WS/T 496—2017 等为依据，并结合实验室实际，涵盖检验前、检验、检验后、实验室服务和安全。 4. 监测质量指标 质量指标是质量目标的度量，通过质量指标监测反映质量体系的运行情况和实验室的质量改进情况。实验室和各专业组应定期监测质量指标。 (1) 控非检验程序的质量指标：监控非检验程序的质量指标如不良事件发生率、投诉发生率、信息故障发生率、实验室环境监测合格率等实验室安全和环境监测指标，实验室设备完好率，人员能力评估达标率，实验室记录完整率，文件控制有效率等，可以为实验室的持续改进提供有价值信息。 (2) 监控对患者医疗贡献的质量指标：实验室对患者医疗贡献的质量主要表

续　表

标 准 条 款		迎 检 思 路
		现在检验结果的准确性、及时性和服务能力，通过质量指标来表征，如检验项目的精密度、正确度、参考区间的适用性，检验报告周期、临床危急值报告、急诊检验报告，新开展的检验项目、临床咨询服务能力、投诉的处理能力等，评审输入报告应对这些指标的监测结果进行分析，评估其是否适宜。 (3) 重点监控标本 TAT：TAT 即检验报告时间或周期，是重要的质量指标，是临床服务能力的具体表现。每一个检验项目或检验套餐的 TAT 应由实验室与临床通过系统评审形成服务协议。周转时间包括多个时间节点，如检验申请时间，标本采集时间，标本收集和运输时间，实验室的标本接收时间、检验报告时间等，实验室应分别制定检验前、检验和检验后等多个时间段的 TAT，做到定期分析，持续改进。 5. 识别改进机遇 按照程序文件的规定定期监测质量指标，监测结果与目标进行比较，有分析总结，对识别出的改进机会采取改进措施。当质量目标不适于质量体系运行时应及时修正，并通过 PDCA 做到持续改进。 【查阅文件】 质量指标管理的程序性文件，质量指标监测或评审报告。 实验室应至少提供 5 个 PDCA 案例说明通过质量指标监测和采取的改进措施取得明显成效，重点是标本合格率、检验前标本 TAT 达标率、检验报告时间达标率、临床危急值报告及时率、IQC 和 EQA 的相关指标。
8.8.3　内部审核		
8.8.3.1	实验室应按照计划时限进行内部审核，以提供信息证明管理体系是否： a) 符合实验室自己的管理体系要求，包括实验室活动。 b) 符合本准则的要求。 c) 有效实施和保持。	【标准解读】 1. 术语和定义 (1) 审核：为获得审核证据并对其进行客观的评价，以确定满足审核准则的程度所进行的系统的、独立的并形成文件的过程(ISO 9000)。 (2) 内部审核：表示由组织自己实施

续　表

标 准 条 款		迎 检 思 路
		的审核。内部审核又称第一方审核，符合性审核，要覆盖所有要素、所有部门和所有岗位。通过审核确定管理体系的所有活动是否符合准则要求及实验室质量体系文件规定的要求，并有效运行。 (3) 审核员：有能力实施审核的人员(ISO 9000)。 (4) 审核发现：将收集到的审核证据对照审核准则进行评价的结果(ISO 9000)。 (5) 审核证据：与审核准则有关的并且能够证实的记录、事实陈述或其他信息(ISO 9000)。 (6) 不符合(项)：未满足要求。 2. 内审周期 内部审核周期不超过 12 个月，质量体系运行初期可适当缩短内审周期。 3. 内审策划 由质量主管负责组织和策划，由经培训并具有资格的、独立于所审核内容的内审员来实施，对审核发现的问题应采取纠正措施，审核结果提交管理评审。 【查阅文件】 现场查阅全部内审资料，包括年度内审计划、内审实施计划、首末次会议签到表、内审核查表及内审结果说明、不符合项报告表、不符合项分布表、内审报告、不符合项整改报告，重点关注内审报告、不符合项整改报告。
8.8.3.2	实验室应策划、制定、实施和保持内部审核方案，包括： a) 实验室活动对患者风险的优先考虑。 b) 日程表，涵盖识别出的风险、外部评审及之前内部审核的输出、不符合的发生、事件、投诉、影响实验室活动的变化等。 c) 每次审核的具体目标、准则和范围。 d) 经培训、合格并授权的审核员的选择，对实验室质量管理体系的表现进行审核，只要资源允许，审核员独立于被审核的	【标准解读】 1. 建立程序 内部审核程序可参考 CNAS - GL011 制定，主要内容包括内审的策划、内审的启动、实施文件评审、现场内审的准备、现场内审的实施、信息的收集和验证、形成审核发现、准备审核结论、召开末次会议，以及内审报告的编制、批准和发布等。 2. 内审人员职责和分工 (1) 质量主管：负责制定内审计划和内审日程安排，成立内审组并指定内审组组长，监督内审的实施和审核内审报告，整理内审相关资料归档。内审组组长负责制定内审实施计划，组织内审员实施内部审

续 表

标准条款		迎检思路
	活动。 e) 审核过程客观公正的保证。 f) 将审核结果报告给相关员工的保证。 g) 适当纠正和纠正措施的及时实施。 h) 记录的保存,作为审核方案实施和审核结果的证据。 注:审核管理体系相关指南参见 GB/T 19011/ISO 19011。	核,编写内审报告。实验室主任负责内审计划和内审报告的批准。文档管理员负责相关记录的保存。 (2) 内审组组长:应统筹考虑内审员的选择和内审组的组成,内审员若独立于被审核的活动之外,因专业技术知识所限,对要素的审核往往不够深入,建议每个专业组安排 2 名内审员,1 名负责要素,1 名负责技术,既保证了内审活动的客观公正,覆盖到所有要素,又能对每一个要素进行深入审核,能充分评估管理体系的符合性和有效性,更能发现问题,加以改进。 (3) 内审员:每个专业领域至少应有 1 名内审员,大型实验室可有多名内审员。内审员应经过管理体系培训并考核合格,具有审核管理体系中管理和技术要素的能力。培训可以由 CNAS 委托的培训机构培训并获得培训合格证书,也可以经实验室外部或内部的培训,经考核获得培训合格证书。 为确保审核过程的客观公正,只要资源允许,内审员应独立于被审核的活动。 实验室可聘请第三方机构或已通过认可实验室的评审专家对本实验室的质量体系进行带教审核。 内审员负责所审核部门内审核查表的编制,经质量主管批准后对受审部门进行核查,提交所审核部门的不符合项报告,协助内审组组长编写内审报告。负责跟踪验证内审后采取的纠正、风险控制或改进措施及其有效性。 3. 制定内审核查表 内审核查表是内部审核的操作性文件,要覆盖到所有的岗位、人员和要素。内审核查表的编制可参考现场评审核查表。同时应结合实验室具体实际,做到要素全覆盖,又具有可操作性。要特别关注上一次内审不符合的完成情况及跟踪效果。 4. 内部审核的目的、范围和依据 内部审核的目的是确定实验室各管理体系要素是否符合标准要求;范围可以是全面审核,即所有专业组或所有检验活动及实验室提供的各种服务;也可以是部分

续　表

标准条款		迎检思路
		审核，主要是管理重点、管理难点、问题出现的比较集中且频繁的领域或程序等。内审的依据是实验室制定的质量体系文件，实验室合同条款，国家或行业的有关法律、法规或标准，医学实验室认可准则及相关应用说明。 5. 内部审核的策划 （1）内审计划的制定：内审的年度计划制定时间可以结合内部审核实施的具体时间来制定。质量主管负责制定本年度质量体系内审计划，填写《年度质量体系内审计划表》，明确审核时间、频次等。实验室主任批准后实施。 质量主管应根据实验室管理体系运行的情况、各部门的重要性和以往审核的结果，对计划进行修订和补充，如对问题较多的部门、重要部门加大审核力度、增加审核频次等，以确保管理体系的有效性和符合性。 （2）附加审核：出现下列情况时质量主管应及时组织附加审核。 a）质量方针和质量目标有较大改变。 b）实验室组织结构、管理体系发生重大变化。 c）实验室重要工作场所搬迁或环境变更。 d）出现质量事故，或客户对某一环节连续投诉多次。 e）内部质量监督连续多次发现问题。 f）出现对患者医护有重要影响的问题。 g）在接受第二方、第三方审核之前。 （3）针对性审核：在下列情况下也可以进行有针对性的内部审核。 a）希望与服务用户建立服务协议关系时，服务协议评审之际对检验科自身质量体系进行初步评价。 b）在服务协议关系的框架内，验证质量体系持续符合规定的要求，并且正在实施。 c）当结果的准确性、可靠性处于危险中或怀疑处于危险中时。 d）当需要验证已采取了所要求的纠正措施并且有效时。

续　表

标 准 条 款		迎 检 思 路
		6. 内审的启动 指定审核组长→明确审核目的、范围和准则→确定内审的可行性→选择内审员组成内审组。 7. 实施文件评审 ① 评审相关的管理体系文件，包括记录及以前的内审报告，并确定其针对审核依据的适宜性和充分性。② 在实施现场审核前进行文件评审。③ 由内审员对所审核部门的文件进行评审。④ 如果发现文件不适宜、不充分，相关责任人进行修改或补充。内审组组长必须确认有关文件的问题在现场审核前得到解决，必要时可推迟现场审核。 8. 现场内审的准备 （1）编制审核计划：内审组组长制定具体的《质量体系内审实施计划表》，并分发至每个内审员和被审核部门。计划内容包括：审核目的、依据、范围、内审组成员及分组、审核准则、审核报告编写、不符合项相关纠正措施的跟踪检查、审核日程安排等内容。《质量体系审核实施计划表》应在内审前一周通知被审核部门。 （2）准备工作文件：审核组成员应预先评审与其所承担的审核任务有关的信息，并准备必要的工作文件，包括①《内审核查表》，由内审员对照标准和管理体系文件的要求，结合受审核部门的特点制定，核查表经内审组讨论后，由质量主管批准后实施。② 记录表格，如不符合项记录表、会议签到表等。 （3）通知被审核部门：内审组应在审核实施前 3 天，与被审核部门负责人沟通，确认审核具体事宜，包括审核的具体时间、被审核部门的陪同人员等。 9. 现场内审的实施 （1）首次会议：由内审组组长主持召开首次会议，内审组成员、被审核部门负责人及质量主管等相关人员参加。会议内容应包括介绍内审组成员、参会者及其职责；明确审核目的，范围和依据；确认审核准则；确认审核工作所需设备、资源已齐备；说明审核程序，解释相关细节；确定时间安

续　表

标 准 条 款		迎 检 思 路
		排;明确末次会议参会人员。会议由质量主管或由其指定人员负责记录。 (2) 审核中的沟通: ① 根据内审的范围和复杂程度,必要时,内审组组长应为内审组内部及内审组与受审核部门之间的沟通做正式安排。② 内审组应当定期讨论以交换信息,检查审核进展情况,需要时重新分派审核组成员的工作。③ 在审核中,适当时,内审组组长应定期向受审核部门通报审核进展及相关情况。在审核中收集的证据显示有即将发生的重大的风险(如安全、环境或质量方面)可能时,应立即报告受审核部门,适当时向实验室主任报告。对于超出审核范围之外的引起关注的问题,内审员应当指出并向内审组组长报告,可能时,向受审核方通报。④ 当获得的审核证据表明不能达到审核目的时,内审组组长应当向实验室主任和受审核部门报告理由以确定适当的措施。这些措施可以包括重新确认或修改审核计划,改变审核目的及审核范围,甚至终止审核。 (3) 向导的作用和职责: 受审核方指派的向导应当协助内审组并且根据内审组组长的要求行动。其职责包括: 建立联系并安排面谈时间、安排对场所或组织的特定部分的访问、确保内审组成员了解和遵守有关场所的安全要求等、代表受审核方对审核进行见证、在收集信息的过程中做出澄清或提供帮助。 10. 信息的收集和验证 (1) 内审过程控制: 内审组组长控制审核全过程,包括内审计划、进度、气氛和审核结果等,严格执行纪律,确保审核客观公正。内审员按照《质量体系内审实施计划表》和《内审检查表》对被审核部门实施现场审核,调查质量体系执行情况,收集客观证据并做好审核记录。 (2) 现场审核准则 a) 收集客观证据的过程涉及提问、观察活动、检查设施和记录,内审员应检查实际的活动与管理体系的符合性。 b) 以管理体系文件作为参考,将实际活动与其规定作比较。

续　表

标准条款		迎检思路
		c）审核过程中，审核员始终要搜集是否满足管理体系的客观证据。收集的证据应尽可能高效率并且客观有效，不存在偏见，不困扰受审核方。 d）审核员应注明不符合项，并对其进行深入的调查以发现潜在的问题。 e）重点关注对患者医护有关键意义的领域、不符合项的纠正措施结果、持续改进措施的结果。 f）所有审核发现都要记录。 （3）收集客观证据可从以下方面进行 a）提问或与相关工作人员谈话，注意谈话技巧，可采用“5w1h”（即 what、who、where、why、when 及 how）方式提问。 b）查阅相关文件、记录。 c）观察实验现场。 d）对已完成的工作进行重复验证。但要注意收集客观证据时要随机抽样，只有存在的客观事实才可以成为客观证据，主观分析判断、臆测要发生的传闻、与被审核的质量活动无关人员的谈话不能成为客观证据。 11. 形成审核发现 （1）内审员收集到信息后对照审核依据以形成审核发现，内审组根据需要在审核阶段共同评审审核发现，记录符合性和不符合性审核发现及其支持的审核依据。并与受审方一起评审不符合之处，确认审核证据的准确性，使受审核方理解不符合的情况，若有分歧，内审员努力解决对审核证据和审核发现有分歧的问题，记录尚未解决的问题。 （2）内审员在审核中发现的问题以不符合项报告的方式形成正规的书面记录，在此基础上做出内审结论。 （3）判定为不符合项，填写《不符合工作报告和纠正记录》。判定为不符合项应能够找到质量体系文件或标准中的确切条款，且证据应当充分并记录在案。填写不符合报告应注意：写明违反规定的内容，并要注明对应的文件或标准条款号，要有被审核部门人员的签名确认，文字描述应该便于理解、便于阅读。

续 表

标准条款		迎检思路
		12. 准备审核结论 在全部审核工作完成后,内审组组长要召开审核组内部会议,完成下列内容: (1) 审核不符合项报告:在形成审核结论之前,对所有不符合项报告再做一次细致的检查,从以下几方面进行审核:作为证据的事实是否确切、作为准则的选择是否恰当、是否包括了所有必要的细节、判定为严重不符合项的理由是否充分、有无同一事实被多次提及。对缺少必要细节的,要进行补充;证据不确切的,要删除;没有充分理由判定为严重不符合项的,要作为一般不符合项处理;同一事实多次提及,可以合并同类项或要找出最能反映本质问题的来写。 (2) 形成审核结论:末次会议前,审核组讨论以下内容:针对审核目的,评审审核发现及在审核过程中所收集的其他适当信息;考虑审核过程中固有的不确定因素,对审核结论达成一致。审核结论中陈述内容包括:管理体系与审核依据的符合程度;管理体系的有效实施、保持和改进;管理评审在确保管理体系持续的适宜性、充分性、有效性和改进方面的能力。 13. 召开末次会议 由内审组组长主持,全体内审员、受审核部门负责人及质量主管等相关人员参加,必要时可扩大参加人员范围。会议的主要目的是报告审核发现,使最高管理者清楚地了解审核结果。末次会议内容包括: (1) 感谢检验科管理者和各受审部门的支持与合作。 (2) 重申审核目的、范围、准则和方法。 (3) 肯定各部门工作的优点和成绩。 (4) 详细报告不符合项。 (5) 对审核工作进行总结,得出审核结论:指出共涉及多少部门、发现多少不符合项、分布情况如何等,在此基础上,概括出管理体系运行过程中的符合程度、实施效果,并强调重点应予解决的问题和应予以加强的环节。 (6) 征求各部门意见:审核组长应给受审部门机会,让其提出对不符合项报告、

续 表

标准条款		迎检思路
		审核总结和审核结论的意见。审核组成员要有针对性地给予解释和说明,可能时提出对纠正、风险控制或改进措施的要求和建议。对于较为重大的问题,为控制会议时间,约定在总结会后由相关部门进行专题分析。 (7) 请实验室管理者讲话:肯定内部审核的作用,正视发现的问题,提出对于整改的要求,从而强化和巩固内审效果。 14. 内审报告的编制、批准和发布 (1) 内审报告的编制:内审组组长负责编写内审报告,在末次会议后3个工作日内完成,报质量主管审查,上交实验室主任批准后发布,分发给各受审核部门负责人。 (2) 内审报告内容:包括审核日期,审核地点,审核目的,审核方法,审核范围(尤其是应明确受审核的组织单元和职能单元或过程,以及审核所覆盖的时期),审核依据,审核准则,受审核部门及代表,审核组长,内审员,陪同人员,审核发现(可包括被检查的所有区域的详细情况、机构运作中值得肯定的或好的方面、确定的不符合项及其对应的相关文件条款),商定的审核后续活动计划(包括商定的纠正措施及其完成时间,以及负责实施纠正措施的人员),审核过程综述(包括遇到的可能降低审核结论可靠性的不确定因素或障碍,是否达到审核目的,在审核范围内有没有未覆盖到的区域,审核组与受审核部门间没有解决的分歧意见),审核结论,内审报告分发部门。 15. 实施纠正措施 (1) 规定整改期限:对于内审中发现的不符合项,受审核部门负责人提出纠正措施及完成纠正措施的期限,报质量主管批准后实施,并在约定的时间内完成。措施提出后应进行评价,确保措施实施的有效性。措施应满足:针对性强,可操作性好,经济有效,无负面效应,能较好地消除和预防问题的发生。 (2) 跟踪验证:商定的纠正措施期限到期后,内审员应对纠正措施的实施情况及其最终效果进行跟踪验证,确认问题得

续　表

标　准　条　款		迎　检　思　路
		到彻底有效的解决。并提交质量主管裁定。 （3）提交管理：质量主管将内审的实施过程、检查结果、审核后续活动情况，以及建议性结论以报告的形式提交管理评审。 （4）材料归档：内审记录和有关资料由质量主管整理归档，文档管理员保管。 【查阅文件】 内部审核的程序性文件，内审员培训证书，内审核查表及内审结果说明。 全部内审资料，包括年度内审计划、内审实施计划、首末次会议签到表、内审核查表及内审结果说明、不符合项报告表、不符合项分布表、内审报告、不符合项识别及纠正措施记录表、不符合项整改报告。 【访谈调查】 访谈质量主管、了解质量体系内部审核的依据、内审策划和实施方法。访谈内审员，了解内审策划情况，考核内审员是否掌握内审方法，以及对管理要素、所审核专业领域技术要素的掌握情况。访谈各专业组组长，了解内审中发现的不符合项采取的纠正措施及跟踪验证效果。

第九节　管理评审

标　准　条　款		迎　检　思　路
8.9.1　通用要求	实验室管理层应按照策划的时间间隔对实验室的管理体系进行评审，以确保其持续的适宜性、充分性和有效性，包括为满足本准则而声明的方针和目标。	【标准解读】 1. 正确理解管理体系持续的适宜性、充分性和有效性 （1）管理体系持续的适宜性：由于实验室所处的客观环境的不断变化，包括法律法规、市场、新技术出现、质量概念及客户的要求和期望的变化，客观上要求实验室的管理体系也要不断变化，以达到持续的与客观环境变化的情况相适宜。这种适宜性既来自实验室的外部环境变化的要求，也来自实验室的最高管理者为树立实验室的良好形象，达到长期成功的要求，来

续 表

标准条款		迎检思路
		自实验室内部检测/校准方法的要求,来自实验室过程、资源等变化的要求。 (2) 管理体系持续的充分性:实验室从来自内部、外部信息的反馈中总会发现各种改进的需求,只有在整个管理体系的范围内开展持续改进的活动,才能实现实验室的总体目标。为了实现各种持续改进的需求,实验室需通过管理评审识别已建立的管理体系在要素、过程或子过程方面存在的不充分情况,及时增加为实现持续改进而需要的相互关联或相互作用的要素(或过程),使管理体系的要素或过程更齐全。 (3) 管理体系持续的有效性:管理体系的有效性是指通过完成管理体系所需的过程(或活动)而达到质量方针和质量目标的结果。这里包括对达到与体系和检验服务有关的质量目标的符合性,为判定实验室管理体系是否达到预定的目标就必须把客户反馈、检验服务质量要求的符合性等作为评审的输入并与规定的质量目标进行对比以判定管理体系的有效性。 2. 管理评审的策划 (1) 制定管理评审程序。 (2) 管理评审由实验室主任主持,是实验室对管理体系最高层次的全面检查,主要评审实验室质量目标的适宜性及实现情况、体系运作情况、资源配置充分性等。 (3) 实验室最高管理层和各专业组组长、管理员参加管理评审会议,同时,邀请医院领导和职能科室负责人参加,便于形成输出决议和解决重大问题,特别是资源配置。 (4) 管评的年度计划制定时间可以结合管评实施的具体时间来制定。质量主管负责制定计划,填写《管理评审计划表》上交实验室主任审批。宜每 12 个月做一次管理评审。管理体系建立和运行初期,评审间隔宜缩短。当发生重大事故或组织机构、人员发生重大变化或发现工作中质量体系不能有效运行时增加评审次数。 3. 管理评审的流程 质量主管制定管理评审计划(评审目

续　表

标 准 条 款		迎 检 思 路
		的、参会成员、评审时间、评审内容等)→管理评审的准备(预先将涉及评审内容的有关文件或资料分发给参加评审的人员,落实相关的责任人准备有关的材料)→管理评审的实施(会议签到,最高管理者主持管理评审会议,相关责任人宣读评审报告,参加人员对评审内容展开充分的讨论和评价,对出现的问题制定相应的纠正、预防和改进措施)→编制管理评审报告(包括评审概况,对质量体系运行情况及效果的综合评价,质量体系存在的问题与原因,采取纠正措施或预防措施的决定要求,管理评审的结论,以及下一阶段的目标及相应的计划和措施等)→管理评审后续工作(将评审发现和评审输出的决定告知实验室人员,实施纠正措施、预防措施或改进措施,跟踪验证措施的有效性)→编制整改报告→全过程形成记录,归档保存。 【查阅文件】 现场查看管理评审实施计划表、会议签到表、评审输入报告、评审会议纪要、管理评审报告、管理评审输出项整改报告及相关记录。
8.9.2　评审输入	实验室应记录管理评审的输入,并应至少包括以下评审: a) 以往管理评审所采取措施的情况,管理体系内外部因素的变化,实验室活动的量和类型的变化及资源的充分性。 b) 目标实现及方针和程序的适宜性。 c) 近期评审、使用质量指标监控过程、内部审核、不符合分析、纠正措施、外部机构评审等的结果。 d) 患者、用户和员工的反馈及投诉。 e) 结果有效性的质量保证。 f) 实施改进及应对风险和改进机遇措施的有效性。 g) 外部供应者的表现。 h) 参加实验室间比对计划	【标准解读】 1. 管理评审会议组织 实验室主任组织召开管理评审会议,评审计划规定的人员必须参加,必要时可邀请医院领导及医院相关职能部门参加。各评审输入专项报告人负责相关报告的汇报,与会者对汇报的内容进行评审。 2. 管理评审输入的内容 至少应包括以下评估结果信息。 (1) 以往管理评审所采取的措施及跟踪验证情况。 (2) 管理体系内外部因素的变化,包括实验室的组织结构、人员、设施和环境条件、检测系统等。 (3) 实验室活动的量和类型的变化及资源的充分性。 (4) 质量指标监控过程及质量目标的充分性、有效性和适宜性评价。 (5) 检验程序的适宜性。

续 表

标准条款		迎检思路
	的结果。 i) POCT 活动的评审。 j) 其他相关因素,如监控活动和培训。	(6) 内部审核结果及不符合项关闭情况。 (7) 不符合项分析及纠正措施执行情况。 (8) 外部机构评审发现的问题及整改落实情况。 (9) 针对患者、用户和员工的反馈所采取的措施及跟踪验证情况。 (10) 结果有效性的质量保证,包括检验前、检验和检验后过程的质控措施及效果。 (11) 实施改进及应对风险和改进机遇措施的有效性。 (12) 外部供应者的表现,包括提供的产品和服务。 (13) 参加实验室间比对计划的结果,包括 PT/EQA、实验室间比对结果不符合或潜在不符合时所采取的措施及跟踪验证情况。 (14) POCT 活动的评审,包括人员培训与授权、质控、医疗机构内比对和 EQA 结果。 (15) 日常质量监督情况。 (16) 投诉的监控和解决。 3. 对评审输入的要求 (1) 质量主管对评审输入要责任到人,由各责任人负责收集相关信息,统计分析两次管理评审之间的数据,阐明其主要变化及趋势,取得的成效和存在的不足,并提出改进建议,输入到管理评审会议进行讨论。 (2) 相关责任人按《管理评审实施计划表》中的分工,采集管理体系运行情况的信息和资料,写成书面材料向管理评审会议汇报。 (3) 材料要充分,要客观反映实验室在患者医疗护理工作中所提供的服务质量和适宜性。其主要途径是增加与患者和临床医护人员的交流,从中收集意见和建议。 (4) 直接用数据对管理体系的运行情况进行分析,通过不同的管理工具如统计图、统计表、查检表、鱼骨图、柏拉图、雷达

续　表

标 准 条 款		迎 检 思 路
		图、质控图、趋势图等评审分析不符合的原因、提示过程存在问题的趋势和模式的输入信息。 (5) 管理评审不是年度工作总结,各责任人避免用概况性的描述进行报告,一切用数据说话,使用适当的管理工具找出问题的根源;每位责任人的报告要覆盖实验室的各个层面和各专业领域。 (6) 实验室主任根据与会者的讨论结果做出评审结论,提出管理体系改进要求,确定评审输出内容。 【查阅文件】 管理评审实施计划表,管理评审输入报告,管理评审会议签到表。输入报告是否包括输入项总结、不符合分析、采取纠正措施或改进措施的建议等。
8.9.3　评审输出	管理评审的输出应至少是以下相关决定和措施的记录: a) 管理体系及其过程的有效性。 b) 实现本准则要求相关的实验室活动的改进。 c) 所需资源的供应。 d) 对患者和用户服务的改进。 e) 变更的需求。 实验室管理层应确保管理评审提出的措施在规定时限内完成。 管理评审得出的结论和措施应告知实验室员工。	【标准解读】 1. 记录管理评审的输出 主要包括管理体系及其过程有效性的改进、实现本准则要求相关的实验室活动的改进、对患者和用户服务的改进、资源配置需求和变更的需求。 质量主管或其指定人员负责做好评审记录,填写管理评审会议记录。 本次评审输出形成的决议、改进措施和效果评价是下一次管理评审的输入。 2. 制定质量改进计划 质量主管针对管理评审的发现制定质量改进计划,报告实验室主任批准后实施。质量改进计划包括完成管理体系运行改进和/或预防措施项目、质量要求、责任部门、完成时间,还包括对改进措施实施检查、效果验证的责任人。 3. 编制管理评审报告 评审会后,质量主管根据会议记录编制管理评审报告,经实验室主任批准,分发至各专业组和医院相关科室,并填写管理评审报告分发记录。质量主管将管理评审报告中评审的发现和措施以科务会形式告知实验室员工。评审报告的内容包括评审目的、范围、依据、内容、方法、日期、参加人员、评审结论、评审输出等。

续　表

标准条款		迎检思路
		【查阅文件】 管理评审会议记录,管理评审报告。现场查看实验室的管理评审会议记录,管理评审报告分发记录。管理评审报告,有总结分析和输出决议,查看输出项的实施计划、措施和效果评价记录。

(张秀明　吴文娟　胡敏　沈佐君)

第七章　即时检验(POCT)的附加要求

即时检验(point-of-care testing, POCT)又称床旁检验。可理解为在采样现场进行的、利用便携式分析仪器及配套试剂快速得到检测结果的一种检测方式。POCT 含义可从两方面进行理解：空间上，在患者身边进行的检验，即"床旁检验"；时间上，可进行"即时检验"。

ISO 15189:2022 对 POCT 的管理提出了明确要求，具体包括① 在标准第 1 章范围中明确指出本标准包括对 POCT 的要求。② 条款 6.3.1 要求设施和环境条件应适合实验室活动，不应对结果有效性或患者、访客、实验室用户和员工的安全产生不利影响。这应包括在实验室主场所外开展的检验前工作相关的设施与地点，也包括 POCT。③ 条款 6.7.2 要求实验室应与组织内使用实验室支持的 POCT 操作者签署协议，明确规定各自的职责和权限并告知，已建立的多学科 POCT 委员会可管理此服务协议。④ 条款 7.3.7.3 要求 POCT 方法应参加 EQA。⑤ 条款 7.4.1.7 d)要求检验报告附加信息应标注 POCT 检测。⑥ 条款 8.9.2 i)要求管理评审应将 POCT 作为实验室活动的一部分。⑦ 附录 A 即时检验的附加要求(规范性附录)对 POCT 的质量管理、质量保证方案、培训方案提出了明确要求。⑧ ISO 15189:2022 自发布之日起，ISO 22870：2016 被撤销，POCT 安全和风险管理可参考 ISO/TS 22583：2019。

本章将对规范性附录《即时检验(POCT)的附加要求》进行解读，并给出医学实验室迎检要点。

第一节　总体要求

标准条款		迎检思路
A.1　总体要求	本附录是对实验室有关 POCT 的附加要求，与正文要求有区别或增加。这些要求规定了实验室对组织、部门及其员工的责任，包括设备选择、员工培训、质量保证及完整 POCT 过程的管理评审。 本附录不包括患者自测，但本准则的要素可适用。 注 1："无实验室支持的服	【标准解读】 1. ISO 15189:2022 的"适用范围" ISO 15189:2022 的"适用范围"明确规定"包括即时检验(POCT)的要求"，在正文中则明确阐述为"在实验室管理范围内的 POCT"。附录 A 是对实验室有关 POCT 的附加要求，与正文中的有关 POCT 要求有区别或增加。这意味着如果实验室同时开展 POCT 检测，应将 POCT 相关要求纳入实验室管理体系，但患者自测检验不在此要求内。

续 表

<table>
<tr><th colspan="2">标准条款</th><th>迎检思路</th></tr>
<tr><td></td><td>务”的指南见 ISO/TS 22583。
注 2：POCT 安全和风险指南见 ISO 15190 和 ISO 22367。</td><td>2. POCT 的概念
POCT 是指在患者近旁进行的、采用可携带式分析仪器并具有操作简便和能快速得到检测结果的检测方式。具有操作简单，使用方便，可快速得到检测结果等优点，有助于缩短治疗周期、改进治疗效果和提高医疗效率，已得到广泛应用。但如果应用不当，POCT 的使用也可能对患者的医疗效果产生不利的影响，甚至可能造成医疗费用不合理地增加。
3. 有关 POCT 的要求
原来的 POCT 是一个独立的标准（ISO 22870），但是新版标准修订以后，POCT 的要求直接纳入 ISO 15189 的标准里。我国原来是不认可 POCT 的，新版标准出台之后，POCT 的认可是需要去关注和探讨的重要内容，包括认可的基本范围、要求、评审方式等。新标准发布后，ISO 22870 已废止，有关 POCT 的要求可以参照 GB/T 29790—2020。
4. 准则正文中涉及 POCT 的主要条款
（1）5.3.1 通用要求：实验室应规定实验室活动的范围并形成文件，包括在符合本准则要求的主要地点以外开展的实验室活动（如 POCT、样品采集）。实验室应仅在实验室活动范围内声称符合本准则要求，不包括外部持续提供的实验室活动。
（2）6.3.1 通用要求：设施和环境条件应适合实验室活动，不应对结果有效性或患者、访客、实验室用户和员工的安全产生不利影响。这应包括在实验室主场所外开展的检验前工作相关的设施与地点，也包括 POCT。
实验室应规定、监控和记录从事实验室活动所必需的设施及环境条件要求。
（3）6.6.1 通用要求：实验室应建立试剂和耗材的选择、采购、接收、储存、验收试验和库存管理过程。
注：试剂包括商品化或内部制备的物质、参考物质（校准品和质控品）、培养基；消耗品包括移液器吸头、载玻片、POCT 耗材等。</td></tr>
</table>

续　表

标　准　条　款		迎　检　思　路
		(4) 6.7.2 与 POCT 操作者的协议：实验室与组织内使用实验室支持的 POCT 的其他部门的协议,应明确规定各自的职责和权限并告知。 注：已建立的多学科 POCT 委员会可管理此服务协议,见附录 A。 (5) 7.3.1 通用要求：d) 员工应遵守规定程序,并记录在检验过程中从事重要操作活动的人员身份,包括 POCT 操作人员。 (6) 7.3.7.3 室间质量评价(EQA) a) 实验室应通过实验室间比对监控检验方法的性能,包括参加适于检验和检验结果解释的 EQA 计划,含 POCT 检验方法。 (7) 7.4.1.7 报告的附加信息：d) 适用时,报告应包含结果解释和注释： 1) 影响检验结果临床意义的样品质量和适宜性。 2) 采用不同程序(如 POCT)或在不同地点进行检验时产生的差异。 3) 当地区或者国家使用不同的测量单位时,错误解释所产生的潜在风险。 4) 结果随时间产生的趋势性或显著变化。 8.9.2 评审输入：实验室应记录管理评审的输入,并应至少包括以下评审：i) POCT 活动的评审。 5. POCT 管理组 实验室主任或其指定人员应指定一个由多学科人员组成的 POCT 管理组,来自实验室、管理部门及其包括护理的临床活动的代表组成的管理组对 POCT 的实施提出建议。该管理组应确保职责和权力在组织内明确规定并经过沟通。 POCT 管理组应协助评价和选择 POCT 设备和系统。POCT 设备的性能要求宜包括正确度、精密度、检测限、使用范围和干扰等。宜考虑其实用性。 6. POCT 管理程序文件 实验室应建立 POCT 管理程序文件,规定实验室对组织、部门及其员工的责任,包括设备选择、员工培训、质量保证及完整 POCT 过程的管理评审。

续　表

标 准 条 款		迎 检 思 路
		【查阅文件】 POCT 管理程序文件，POCT 管理委员会文件，员工培训和授权记录，风险评估报告，服务协议评审报告。 【访谈调查】 询问 POCT 操作人员是否清楚本岗位职责、权限及质量保证关键点。 【现场观察】 核查 POCT 岗位职责范围内的相关记录及执行情况。

第二节　管 理 要 求

标 准 条 款		迎 检 思 路
A.2　管理	组织的管理机构应最终负责确保有适当措施以监督在组织内开展的 POCT 的准确性和质量。 实验室与所有使用实验室支持 POCT 的场所之间的服务协议，应确保对职责和权限做出规定并在组织内部传达。 这些协议应获得临床同意，适用时，还应有财务批准。 这些服务协议应包含 POCT 范围，并可由一个医疗专业团队（如医学咨询委员会）管理。	【标准解读】 （1）选择 POCT 前应判断快速得到检验结果的临床价值，即假如延迟得到这一检测结果是否可能对提高患者的医疗护理水平和患者安全产生重大影响。采用 POCT 会给临床诊治患者带来哪些影响（有利或不利的），这应该是选择 POCT 的首要考虑因素。同时，采用或接受 POCT 应重视与提高患者的医疗护理水平相关联，与医疗结果的改进相关联，与医疗费用水平相关联。 （2）选择 POCT 时不仅应考虑速度快，更应考虑所在医疗机构的实际需求，适合临床实践应用。合理评估采用 POCT 的必要性和临床应用检验结果之间的关系。例如，这些检验项目是否有必要从中心实验室转移到 POCT 仪器检测；POCT 将在哪里进行；哪些患者将受益；有哪些益处；这些 POCT 是用于诊断还是疗效监测；是危险评估还是人群筛查；采用 POCT 会对患者的医疗费用（单次费用和总费用）产生什么影响等。只有运用得当，POCT 才有助于缩短就诊时间或缩短住院天数，进而减少总的医疗费用。

续　表

标　准　条　款		迎　检　思　路
		(3) 临床医疗机构应用 POCT 时,应加强管理,保证检测质量,减少和避免差错。临床医疗机构可根据工作需要设立 POCT 管理委员会,该组织的组成成员包括医疗单位行政管理(医务、人事、总务、设备等部门)人员,急诊、监护室和其他相关临床科室的医生、护士,以及检验人员等,对医疗单位的 POCT 仪器的购置、数量和分布、操作人员培训、使用、维护和保养等作统一管理。 (4) 医疗机构应规定所有 POCT 系统人员的职责和权限,特别是从事以下活动的人员:访问患者的数据和信息;输入患者数据和检验结果;修改患者数据或检验结果;授权发布检验结果和报告。 (5) 在实验室管理范围内的 POCT 应建立 POCT 服务协议,确定可提供的 POCT 范围,由医疗专业团体(如医学咨询委员会)向管理者负责,POCT 管理委员会管理实验室和其他部门间的服务协议。服务协议应考虑到 POCT 的临床需求、财务事宜、技术可行性,以及实验室满足该需求的能力。 在 ISO 15189:2022 中的 6.7.2"与 POCT 操作者的协议"中规定,实验室与组织内使用实验室支持的 POCT 的其他部门的协议,应明确规定各自的职责和权限并告知。已建立的多学科 POCT 委员会可管理此服务协议。 (6) 结果报告:① POCT 结果报告应可通过电子或者书面病历形式保存;② POCT 结果应完整记录在患者病历中,作为文档记录长时间保存;③ POCT 结果报告具有法律效力,不得随意涂改,不得修改电子记录。若有涂改,应能清晰分辨原始结果,并保存有涂改人、日期等相应记录。 【查阅文件】 POCT 管理委员会文件,POCT 临床服务协议,人员职责和权限,管理评审,结果报告,POCT 试剂和耗材管理记录。

第三节 质量保证方案

标准条款		迎检思路
A.3 质量保证方案	实验室应指定一名接受过适当培训且有经验的人员，负责POCT质量，包括评审其与本准则中POCT相关要求的符合性。	【标准解读】 （1）实验室应指定一名接受过适当培训且有经验的人员，负责POCT质量，包括评审其与本准则中POCT相关要求的符合性。 质量主管应负责设计、实施及运行质控以保证POCT符合中心实验室的质量标准。应建立并公布实验室和POCT数据之间的关系，或需要时可以获得。 质量主管可以指定一位有适当资质的人员负责某一特定的POCT设备/系统的质控。当这些职责被指定后，质量主管仍应就所有POCT的质量对实验室主任或指定人员负责。 （2）质量保证计划应定期评审POCT的相对益处，监测申请状况，实施审核以确认保存的记录，并评审危急值报告。 （3）质控对检测质量的保证起重要作用。应用POCT应有严格有效的质控方式。无论是标本采集、加样方式，还是检测方式，POCT均不等同于其他检测方式。因此，POCT的质控方式不能完全照搬其他检测的质控模式，有必要认真研讨如何科学合理的开展POCT质控，根据POCT的特点设计合适的质控方式。POCT的质量保证要考虑分析前、分析中和分析后3个阶段。 1）分析前质量保证应考虑标本采集前患者的准备不适当会影响检测结果的准确性。影响检测的患者因素包括：营养状况、情绪状态、体力活动、吸烟、服用某些药物（或营养品、添加剂）等。POCT仪器应有适当标注，提醒使用者注意避免影响检测结果的干扰因素。标本的采集方式应适当，应符合POCT的要求。例如，采用外周毛细血管血标本检测时，刺破手指后应立即将血滴在检测纸条上，否则，将可能使血小板或国际标准化指数（international normalized ratio, INR）等检测结果出现假性降低。

续　表

标 准 条 款		迎 检 思 路
		2）分析中质量保证：POCT的质量保证包括完善的操作程序、对操作者进行培训、合适的质控方式等。应用POCT仪器应有完善、合适的操作规程，包括标本采集要求、适用的标本类型、标本储存要求、仪器检测前的准备、质控要求和措施、检测的具体操作步骤和检测后废弃物的处置等。操作规程应符合厂商和管理部门相关规定的要求。实验室应根据POCT的特点制定合适的质控方式，科学合理地开展POCT质控活动。 3）分析后质量保证：应尽快让相关临床医务人员得知POCT的结果(如连接计算机网络系统)，以便及时采取适当的医疗措施。POCT仪器对患者生命安全有重要意义的检验项目的危急值应有警示标志，提醒使用者出现这类情况时应立即进行适当处理。 4）检测结果应有适当的管理和保存方式。实验室应确定、收集并分析恰当的数据以评价实现管理体系持续改进的有效性，所涉及的数据应包括来自监测、测量及其他有关来源的数据。实验室对数据(结果)进行管理应该成为提高POCT质量的一个重要方面。 (4）应对POCT仪器的检验性能进行评价，包括不精密度；准确性或结果与其他方式(中心化检验)的比对；可检测范围；参考区间；可能的检验干扰和抗干扰能力等。还应考虑POCT仪器的操作方式，质量要求，文件要求，政策法规和认可的要求等。由于不同品牌型号的POCT仪器检验性能(包括检查结果)存在一定差异，同一医疗机构检验相同项目需要购置多台POCT仪器时，建议尽量选择品牌型号相一致的仪器。 POCT仪器的定期校准十分重要，尤其是操作者为非检验专业人员时。应该认识到不准确的检验结果比没有结果有时对临床诊治的影响更坏，而校准和定期维护对保证检验结果的准确性至关重要。校准和维护要有一定的专业化知识，要严格按照生产厂商规定的要求和操作程序进行，

续 表

标 准 条 款		迎 检 思 路
		有疑问时应请检验专业人员协助解决。 （5）应参加外部 EQA，在没有 EQA 方案的情况下，实验室主任或其指定人员及 POCT 管理组宜建立一套外部质量评价方案，包括在实验室内进行至少 3 份样品分发或重复检验。应接受并评审外部或内部质量评价数据，由该评审所提出（管理体系）的改进建议应被纳入 POCT 的方针、过程及程序中。 （6）由于 POCT 检验结果的标准化还存在一些技术上的困难，检测项目的不同检测方法（技术）之间存在差异，因此 POCT 仪器检验结果与中心化检验结果之间往往存在差异。临床应用时，POCT 仪器检验结果应定期与中心化检验进行比对，以保持医疗单位内检验结果的一致性。 【查阅文件】 POCT 质量主管的任命和授权，质量保证措施，质控品的管理和使用，IQC 记录，EQA 成绩，人员比对和设备比对记录，检测系统性能验证，POCT 仪器设备校准记录，设备维护保养记录。 【现场观察】 检测系统的性能验证记录、IQC 记录、POCT 设备校准记录，设备维护保养记录、EQA 成绩、人员比对和设备比对记录。核查其他岗位职责范围内的相关记录及执行情况。

第四节　培 训 方 案

标 准 条 款		迎 检 思 路
A.4　培训方案	应指定一名受过适当培训及有经验的人员，对 POCT 操作人员的培训和能力评估进行管理。 培训人员应为所有 POCT 人员制定、实施并保持适当的理	【标准解读】 （1）实验室应确定并提供必要的人力资源：① 实施及维持 POCT 的管理体系并持续改进其有效性。② 保证为所有运行 POCT 的服务、活动及部门的人员提供必要的培训。③ 通过满足顾客的要求提高临

续　表

标 准 条 款		迎 检 思 路
	论和实践培训方案。	床医护人员、患者、客户满意度。 (2) 实验室管理层应指定一名接受过适当培训及有经验的人为质量主管,负责POCT的质量,包括审核有关POCT的要求。① 该主管应为所有的POCT人员制定、实施并维持一个适当的理论和实践的培训计划。该主管可指定一位适合的技术专家或技术人员负责培训某一项特定的POCT设备、系统。② 只有那些已经完成培训并已显示具有相应能力的人员才应从事POCT工作,应保存其培训、考核,再培训、再考核的记录。③ 培训计划的内容及知识、技能水平评价过程应形成文件。 (3) POCT操作人员无须一定是受过专业训练的检验人员。POCT的结果并不一定能够与大、中型检验实验室(中心化检测)的检测结果相一致。有研究表明,POCT的分析误差在相当程度上是由于使用人员引起的。因此,所有检验人员在操作POCT仪器之前都应得到良好的培训并考核合格,使他们有能力正确操作POCT仪器。据国外的一项调查,19%的POCT操作人员未经培训;25%的POCT操作人员未按照生产商的规定要求进行操作;7%未按规定要求定标;32%未按规定要求做质控;6%使用已过期的试剂。国内还缺少这方面的调查研究,在这方面存在的问题可能更多、更严重。国外已有报道,对使用者进行适当培训后,应用POCT的临床效果要明显优于未经有效培训的人员。这类经验值得重视。 (4) POCT操作人员应接受必要和适当的培训,以保证操作正确和检测质量。操作人员检测能力应得到确认。例如,急诊室工作人员、心脏科医生、医院管理人员,以及实验室工作人员应共同合作,建立运用POCT检验心脏标志物评估急性冠状动脉综合征(acute coronary syndromes, ACS)患者的操作规程。该操作规程应便于急诊科或医院其他科室使用POCT检测心脏标志物诊断或排除急性心肌梗死时,适用于ACS患者住院时症状变化时应用。同时采用质量保证措施,以利于ACS患者

续 表

标准条款		迎检思路
		诊断治疗中医疗差错的减少和治疗效果的改进。 (5) POCT 管理委员会应确保识别出不符合要求的 POCT 并加以控制防止其被非预期应用。在文件化的程序中应明确控制及处理不符合的 POCT 的责任和权力。 POCT 管理委员会应采取下列中一种或多种方法来处理不符合的 POCT：① 采取措施消除已发现的不符合。② 授权其使用、发布和接受。③ 采取措施以预防其最初的误用或应用。应保留不符合的性质及后续采取措施的记录。 【查阅文件】 POCT 操作人员的培训和考核记录、人员授权记录、人员比对记录、不符合工作记录。

（邓荣春　关秀茹）

中篇
各专业领域的认可要求与迎检思路

第八章　临床血液学检验认可要求与迎检思路

众所周知,检验医学在临床诊疗、科学研究、健康体检、流病控制中发挥着重要作用,在医学实验室认可领域分类中,检验医学(A)中的临床血液学检验(AA)包括血液一般检查(AAA)、骨髓细胞学检查(AAB)、溶血检验(AAC)、出凝血检验(AAD)、血液流变学检验(AAE)和其他血液学相关的检验,通过以上临床血液学检验可发现外周血红细胞、白细胞、血小板数量与形态异常、发现出凝血机制障碍、发现骨髓造血的异常、发现染色体遗传学异常,进而进行疾病的诊断与鉴别、用药指导与监测、疗效评价与预后评估。因此,作为医学实验室认可中的临床血液学检验,在检验申请的安排、患者准备与识别、标本采集与运送、患者标本的处理、选择符合预期用途的检验、标本检验、标本储存与后续的解释、报告和建议,在包括向患者提供结果、安排急诊检测和通知危急结果等过程中做好检验质量保证、人员能力提升、风险控制管理、检验持续改进是满足临床需求、发挥检验作用的重要保证。

为使检验更好地满足临床需求、提升服务质量,本章按照 CNAS－CL02：2023 和 CNAS－CL02－A001：2023,针对血液学检验领域的认可和迎检,对医学实验室质量和能力认可准则中"4 总体要求""5 结构与管理要求""6 资源要求""7 过程要求""8 管理体系要求"进行了逐条解读,并详细介绍现场评审查阅文件、现场观察、现场核查、现场考核、访谈调查的具体内容,其中融入了可作为血液实验室外来文件控制的国标与卫生行业标准与指南中对血液学领域的技术要求,如 WS/T406、WS/T806、WS/T347、WS/T661、WS/T359、WS/T405、WS/T779、WS/T402、WS/T616、WS/T407、WS/T505、WS/T641、WS/T415、WS/T496、CNAS－GL047,以及《全国临床检验操作规程》(第 4 版)等相关要求和技术指标。

本章可为血液实验室认可准备、申报、迎检、内部审核、现场评审,以及质量管理提供指导和参考,其中共性要求和做法可为其他领域如体液学检验专业提供借鉴。

第一节　结构和管理要求

标 准 条 款	迎 检 思 路
5.1　法律实体	
5.2　实验室主任	
5.3　实验室活动	

续 表

<table>
<tr><th colspan="2">标 准 条 款</th><th>迎 检 思 路</th></tr>
<tr><td>5.3.3 咨询活动</td><td>实验室管理层应确保提供适当的实验室建议和解释,并满足患者和用户的需求。
适用时,实验室应建立协议与实验室用户进行沟通,包括:
a)为选择和使用检验提供意见,包括所需样品类型、检验方法的临床适应证和局限性,以及要求检验的频率。
b)为检验结果的解释提供专业判断。
c)促进实验室检验的有效利用。
d)就科学及事务性工作提供意见。例如,样品不符合可接受标准的情况。</td><td>【标准解读】
实验室的服务包括为临床提供建议和解释,满足临床需求;必要时建立协议与临床沟通。例如,
a)选择检验时的方法学,标本是血清还是血浆,标本采集及送检方式,检验频次。
b)为检验结果的解释提供专业判断,要求检验人员掌握临床知识,发挥检验医师的作用。
c)对临床诊疗活动有帮助有效率的检验服务。
d)提出检验工作建议。如由于各亚专业不同,血液实验室也应对不合格标本及可接受标本的情况给出建议。
【查阅文件】
查阅是否有对临床的咨询活动并查阅记录。
【现场观察】
血液组人员与临床沟通的能力。</td></tr>
<tr><td colspan="3">5.4 结构和权限</td></tr>
<tr><td>5.5 目标和方针</td><td>a)实验室管理层应建立并维持目标和方针(见 8.2),以:
1)满足患者和用户的需要和要求。
2)致力于良好的专业实践。
3)提供满足其预期用途的检验。
4)符合本准则。
b)目标应可测量并与方针一致。实验室应确保该目标和方针在实验室组织的各层级得到实施。
c)在策划和实施管理体系变更时,实验室管理层应确保管理体系的完整性。
d)实验室应建立质量指标以评估检验前、检验和检验后过程的关键环节,并监控与目标相关的性能(见 8.8.2)。
注:质量指标的类型包括收到的样品数中不合格的样品</td><td>【标准解读】
实验室管理层组织建立目标方针,血液实验室有血液学检验领域相关的质量目标,目标要可测量,要与方针保持一致。同时要建立血液学检验领域相关的、能够反映检验前、检验和检验后过程的关键环节的质量指标,每个质量指标均应可计算、有限值,质量指标的完成情况应有目标值的规定。
【查阅文件】
科室的质量方针与目标的规定。
血液实验室目标与指标的规定。
建立形态学相关的质量指标。
目标应可测量并与方针一致。
涵盖检验前、检验和检验后过程的关键环节。
内审及管理评审中是否将质量指标纳入了输入项,是否有针对质量指标的分析、评价和改进。
【现场观察】
血液实验室的指标是否能够反映检验前、检验和检验后过程的关键环节,质量指</td></tr>
</table>

续　表

标　准　条　款		迎　检　思　路
	数,登记和/或样品接收的错误数,更正报告数,指定周转时间的完成率。	标与目标的达标情况,质量指标的来源,科学与适宜性,有无持续改进。 【现场了解】 随机抽查血液实验室人员是否知晓质量方针的内容,各岗位人员对本岗位质量指标的了解。
5.6　风险管理	a）实验室管理层应建立、实施和维护过程,以识别与其检验和活动相关的对患者危害的风险和改进患者医疗的机会,并制定应对风险和改进机遇的措施(见 8.5)。 b）实验室主任应确保对该过程的有效性进行评估,并在确定为无效时进行修改。 注 1：医学实验室风险管理要求见 ISO 22367。 注 2：实验室生物风险管理要求见 ISO 35001。	【标准解读】 血液实验室有针对血液学检验领域检验全过程(前、中、后)和各要素(人、机、料、法、环)质量方面的风险管理,风险管理还包括生物安全、医疗安全的风险管理,风险评估报告可涵盖质量与安全。 【查阅文件】 查阅血液实验室的风险评估报告。 查阅风险管理(风险识别、风险分析、风险评价)中的各种记录。 查阅风险预防演练记录。 查阅措施无效时的改进记录。 【现场了解】 血液实验室员工对风险点的预防措施是否了解、是否能够应对。

第二节　资源要求

标　准　条　款		迎　检　思　路
6.1　总体要求		
6.2　人员		
6.2.1　通用要求	a）实验室应有足够数量有能力的人员开展其活动。 b）所有可能影响实验室活动的内部或外部人员,应行为公正、符合伦理,有能力并按照实验室管理体系要求工作。 注：POCT 设备监督员和操作者指南见 ISO/TS 22583。	【标准解读】 ① 血液实验室应有足够数量有能力的人员开展其活动如各岗位人员的配置数量,特别是形态学人员的配置。② 血液实验室应有岗位职责规定,至少包括组长和/或技术负责人、检验人员(仪器操作、维护保养、形态学检查结果报告等)、结果审核、结果发布,以及体系运行相关的工作职责。

续 表

<table>
<tr><th colspan="2">标 准 条 款</th><th>迎 检 思 路</th></tr>
<tr><td></td><td>c) 实验室应向员工传达满足用户需求和要求,以及满足本准则要求的重要性。
d) 实验室应有程序向员工介绍组织及其将要工作的部门或区域、聘用的条件和期限、员工设施、健康和安全要求,以及职业健康服务。</td><td>③ 所有人员的行为应公正、符合医学伦理、具备岗位职责规定的能力,能够按照实验室管理体系要求从事工作。
【查阅文件】
① 查阅血液实验室人员名单、岗位分工、授权的记录。② 查阅程序性文件中对员工特别是入职新员工或轮岗员工介绍科室情况及将要工作的部门或区域、聘用的条件和期限规定的记录。③ 查阅职业健康服务的记录。
【现场观察】
人员岗位授权与实际工作的一致。
【访谈调查】
了解员工对聘用的条件和期限、员工设施、健康和安全要求的知晓。</td></tr>
<tr><td>6.2.2 能力要求</td><td>a) 实验室应规定影响实验室活动结果的各职能的能力要求,包括教育、资格、培训、再培训、技术知识、技能和经验的要求。
b) 实验室应确保全部员工具备开展其负责的实验室活动的能力。
c) 实验室应有人员能力管理程序,包括能力评估频率要求。
d) 实验室应有记录证实其人员能力。
注:以下能力评估方法可组合使用:
—直接观察活动;
—监控检验结果的记录和报告过程;
—核查工作记录;
—评估解决问题的技能;
—检验特定样品,如已检验过的样品、实验室间比对样品或分割样品。</td><td>【标准解读】
应规定这些岗位的职能、职责,教育,资质,培训和相应的能力的要求。提供的佐证材料可纳入人员档案中保存。血液实验室人员应具备岗位职责分工中规定的能力,能力的体现可通过能力评估的方式,实验室应有人员能力管理程序,在程序中规定① 能力评估相关内容如提供能力评估的规定。能力评估的内容,方式、频率,评估结论及判断依据。② 人员岗位职责。③ 人员岗位授权。
【查阅文件】
查阅的文件至少包括① 查阅人员档案,包括教育证书、资格证书、查健康体检证明(包括颜色视觉检查)、培训和考核记录、教学科研业绩等。② 查阅组长的资质证书(中级以上)和工作年限证明(从事血液学检验至少 3 年)。③ 查阅授权签字人个人技术档案,任职资格、工作经历,继续教育证明,其从事血液学检验领域专业技术工作至少 3 年。④ 查阅 2~3 名员工教育经历,如学历证、学位证,技术职称。⑤ 查阅人员能力管理程序,查程序性文件规定每年对员工进行工作能力评估,并有相应的记录。人员评估报告,对新员工的能力评估,并有相应的记录。对从事血液学形态识别的人员,在最初 6 个月内应至少进行 2 次能力评</td></tr>
</table>

续　表

标 准 条 款		迎 检 思 路
		估。⑥ 查阅反映人员评估过程中相关的记录。⑦ 查阅培训计划，培训实施过程（如讲者、内容、签到表）及培训后考核记录。 【现场核查】 现场观察检验过程中人员的能力水平如新员工的操作、形态学的识别。
6.2.3　授权	实验室应授权人员从事特定的实验室活动，包括但不限于： a）方法选择、开发、修改、确认和验证。 b）结果审核、发布和报告。 c）实验室信息系统使用，特别是患者数据和信息获取、患者数据和检验结果录入、患者数据或检验结果修改。	【标准解读】 准则规定对于人员从事特定的实验室活动应进行授权，并规定了应在但不限于a）~c）方面的授权。如岗位的人员授权、检验结果修改的人员授权、结果审核的人员授权、信息系统患者数据获取的人员授权、设备校准、维护保养的人员授权、定期评审检验方法的人员授权、评审性能验证结果的人员授权、检验方法学评审确认结果的人员授权等。方法学选择、确认和验证的授权，结果审核、发布和报告的授权。 【查阅文件】 查阅血液实验室人员岗位授权书。 【现场核查】 询问工作人员，对授权范围的知晓程度。 抽查性能验证报告、血常规及形态学报告。 核查签字人员的授权和权限。 核查 LIS，看信息录入和数据修改权限等。
6.2.4　继续教育和专业发展	应对从事管理和技术工作的人员提供继续教育计划。全部人员应参加继续教育、常规 专业发展或其他的专业相关活动。 应定期评估计划和活动的适宜性。	【标准解读】 应制定有针对性的、不同层面的人员继续教育计划，计划要考虑人员的岗位胜任，专业发展和素质提升等需求，考虑不同岗位及层次，并要求全覆盖。继续教育实施后，应有适宜性的评估。 【查阅文件】 继续教育程序，是否规定了继续教育计划的制定原则，在不同层级、不同岗位制定有针对性的继续教育计划并实施。保存继续教育适宜性评价记录。 【现场核查】 抽查询问人员接受继续教育、适宜性情况。

续 表

标 准 条 款		迎 检 思 路
6.2.5 人员记录	实验室应制定以下活动的程序,并保存记录: a) 确定 6.2.2a) 中规定的能力要求; b) 岗位描述。 c) 培训和再培训。 d) 人员授权。 e) 人员能力监督。	【标准解读】 制定程序性文件内容包括:各岗位、各职能的能力要求、岗位描述、培训管理、授权做出规定,并有监督程序,保证人员能够持续性满足其所承担的检验相关工作。 制定关于人员的记录,记录内容应包括确定 6.2.2a) 中规定的能力要求、岗位描述、培训和再培训、人员授权、人员能力监督。 【查阅文件】 查阅程序性文件如人力资源管理程序:至少应包含检验相关所有岗位、岗位职责和权限描述、岗位人员的能力要求、培训管理、考核程序、考核不合格的处理、授权及能力评估程序等。 查阅相关记录:人员档案、培训计划、培训记录、考核记录、能力评估记录,尤其是新员工的培训、考核和授权等。 【现场核查】 对照 SOP,观察员工操作演示,了解人员对本岗位的熟练和规范程度;与员工交流,了解人员对本岗位的熟悉程度。 【访谈调查】 与新员工交流,是否接受了培训、考核,是否了解岗位职责;员工对人员能力提升是否有建议。
6.3 设施和环境条件		
6.3.1 通用要求	设施和环境条件应适合实验室活动,不应对结果有效性或患者、访客、实验室用户和员工的安全产生不利影响。这应包括在实验室主场所外开展的检验前工作相关的设施与地点,也包括 POCT。 实验室应规定、监控和记录从事实验室活动所必需的设施及环境条件要求。 注 1:设施和环境条件的要求见 ISO 15190。 注 2:对结果有效性产生不利影响的环境条件,包括但不限	【标准解读】 血液实验室的设施和环境条件与实验室活动相适应,有足够的空间开展检验工作。特别是血细胞形态学检验宜有独立的空间、应避免有噪声等不利影响的环境条件。血液学检验涉及的人流、物流、标本流应符合生物安全和院内感染防控要求。血液样品采集场所有保护患者隐私的措施。 【现场观察】 走访实验室过程中① 查看血液学检验全流程(前、中、后)的设施、地点及其环境条件;② 查看生物安全防护设施、实验室活动必备设施、必要的急救设施和生活设施等;③ 查看血液学检验使用的化学品

续　表

标　准　条　款		迎　检　思　路
	于非特异性扩增的核酸、微生物污染、灰尘、电磁干扰、辐射、照明条件（照度）、湿度、供电、温度、声音和振动。	如二甲苯的保存；④ 查看对周围环境的安全风险控制，保证非实验区与相邻公共区域的环境安全；⑤ 对所有实验室相关人员（如员工、患者、来访者、维修保养人员及清洁工等）的安全风险控制管理；⑥ 确保实验室各专业组之间对不相容的活动进行有效分隔（如高噪声的仪器检测与血细胞形态学的有效分隔）；⑦ 实验室内温度、湿度监控系统及监控范围。 【查阅文件】 查阅风险评估报告，防护措施是否得当，是否有适当的警告。 【访谈调查】 询问员工是否知晓风险评估，有哪些针对性的防护措施。 【现场观察】 现场查看实验室内生物安全标识及警告，观察员工是否按照风险评估中的防护措施操作。
6.3.2　设施控制	应实施、记录、监控、定期评审设施控制，应包括： a）访问控制，考虑安全、保密性、质量，以及医疗信息和患者样品的保护。 b）防止来自能源、照明、通风、噪声、供水和废物处理对实验室活动造成的污染、干扰或不利影响。 c）防止来自因检验程序存在风险或不隔离可能影响、干扰工作时造成的交叉污染。 d）提供适当的安全设施和设备，并定期验证其功能。 示例：应急疏散装置、冷藏或冷冻库中的对讲机和警报系统，便利的应急淋浴和洗眼装置和复苏设备等。 a）保持实验室设施功能正常、状态可靠。	【标准解读】 制定方案，有计划定期评审设施控制，必要时应制定预防措施。制定应急安全设施功能的定期验证的方案。 对温度及湿度计进行定期的校准方案。实验室所用能源、照明、通风、噪音、供水和废物处理等控制活动应做好记录并保存。 【查阅文件】 查阅环境温湿度控制记录，室内温度湿度记录表中应明确实验室规定的温度、湿度范围，如有温湿度失控时的处理措施的记录。 查阅设备运行、试剂储存要求配备的UPS或双路电源。若已配备，需要提供UPS的定期功能检查记录，如充放电记录，和使用记录。如实验室仅机械通风，查阅通风换气记录。 【现场观察】 ① 查看设备如需要控制温度和连续监测的分析仪、冰箱等的正常工作；② 观察实验室环境温度和湿度应能满足实验室内部所有仪器设备、试剂运行的要求，应能满足仪器厂家及试剂说明书的要求；③ 查

续　表

标 准 条 款		迎 检 思 路
		看 UPS 的充放电记录及使用情况、采用冷链系统的温度、湿度记录等；④ 查看标本和试剂冷藏与冷冻的条件与环境；⑤ 检查紧急喷淋和洗眼装置、应急疏散装置、冷藏或冷冻库中的对讲机和警报系统等设施的功能保持正常；⑥ 查看应急安全设施功能的定期验证方案的实施记录。 【现场了解】 随机抽查实验室人员对应急设施使用的掌握。
6.3.3　储存设施		
6.3.4　员工设施		
6.3.5　样品采集设施	样品采集设施应： a）保证样品采集方式不会使结果失效或对检测质量有不利影响。 b）在样品采集期间考虑患者的隐私、舒适度及需求（如残疾人通道、盥洗设施），以及陪伴人员（如监护人或翻译）的安排。 c）提供隔开的患者接待和样品采集区域。 d）维持患者和员工用急救物品。 注：样品采集设施要求见 ISO 20658。	【标准解读】 标本采集设施要求参照 ISO 20658；应保证采集方式如采血时患者的体位不影响检验结果的质量；标本采集时应注意保护患者隐私的条件如采血时的隔断；采血处应有急救物品。 【现场观察】 采血设施功能是否正常，采血时自动叫号系统对患者隐私的保护，观察采血室接待/等候和采集区是否分隔开，采血流程和采血顺序是否与采集手册相一致。采血室是否有对特殊患者的关照如残疾人通道、盥洗设施，急救物品是否处于有效期内。
6.4　设备		
6.4.1　通用要求	实验室应制定设备选择、采购、安装、验收测试（包括可接受标准）、操作、运输、存放、使用、维护，以及停用的程序，以确保其正常运行并防止污染或损坏。 注：实验室设备包括仪器的硬件和软件，测量系统和实验室信息系统，或任何影响实验室活动结果的设备，包括样品运输系统。	【标准解读】 条款解释了实验室设备包括的内容，不仅仅局限于仪器的硬件，也包括软件，测量系统和实验室信息系统，或任何影响实验室活动结果的设备，包括样品运输系统。 实验室制定的设备相关程序应包括上述设备的选择、采购、安装、验收测试（包括可接受标准）、操作、运输、存放、使用、维护，以及停用的程序，以确保其正常运行并防止污染或损坏。 以血液分析仪为例，其程序性文件应

续　表

标　准　条　款		迎　检　思　路
		包括血液分析仪检测系统的选择、采购、安装、验收测试、操作、运输、存放、使用、维护,以及停用的程序,以确保其正常运行并防止污染或损坏。 【查阅文件】 查阅血液实验室设备目录、各种设备包括选择、采购、安装、验收测试(含可接受标准)、操作、运输、存放、使用、维护,以及停用的程序性文件,各种设备的上述环节中的相关记录。尤其关注实验室根据需要自己规定的维护和变更设备是否能够确保检验结果的质量。 【现场观察】 查看血液实验室的设备使用与上述程序性文件要求是否保持一致。
6.4.2　设备要求	a) 实验室应配备检测活动正常进行所需的设备。 b) 在实验室永久控制之外的场所,或超出设备制造商的性能规格使用设备,实验室管理层应确保满足本准则要求。 c) 可影响实验室活动的每件设备应贴唯一标签,标识或其他识别方式并登记在册。 d) 实验室应根据需要维护和更换设备以确保检验结果质量。	【标准解读】 血液实验室按照开展的检验项目配备不同的血液学检验设备如血液分析仪、离心机、自动推染片机和阅片机、凝血分析仪、血沉检测仪、血栓弹力图检测仪、流式细胞仪、血小板聚集仪、血小板黏附功能检测仪、普通光学显微镜、共览显微镜等;按临床需求设置相应的软件功能;设备的数量和种类应能满足临床需求。 血液实验室内所有设备均应具有唯一标识,冰箱、水浴箱、温度计、微量加样器、纯水机、UPS 等与血液学检验相关的设施设备也应具有唯一标识或以其他方式登记在册。 【查阅文件】 实验室设备一览表,查看设备配置及识别方式、登记情况。 【现场观察】 查看所有设备与一览表是否一致,是否均有唯一标识,设备配置与使用情况,是否有远程、分场所或租借在外的设备使用情况。
6.4.3　设备验收程序	当设备投入或重新投入使用前,实验室应验证其符合规定的可接受标准。 用于测量的设备应能达到提供有效结果所需的测量准确	【标准解读】 应制定设备验收程序,当设备投入或重新投入使用前,应验证其符合规定的可接受标准。 保证设备能达到提供有效结果所需的

续 表

标 准 条 款		迎 检 思 路
	度或(和)测量不确定度(见 7.3.3、7.3.4)。 注 1：这包括在实验室使用的设备、租借的设备，或在医护点，以及实验室授权的相关或移动设施中使用的设备。 注 2：如相关，设备验收试验的核查可基于返回设备的校准证书。	测量准确度或(和)测量不确定度，有效结果包括：① 达到仪器说明书规定的指标，达不到时则结果无效；② 达到临床要求，能够做到临床有效。 关注条款备注 1 中设备的验收，也要关注新冠方舱或救护车等移动设施中使用的设备。 【查阅文件】 查阅设备验收程序及验证记录。 【现场观察】 设备验收记录中相应的原始数据。
6.4.4 设备使用说明	a) 实验室应具有适当的防护措施，防止设备意外调整导致检验结果无效。 b) 设备应由经过培训，授权和有能力的人员操作。 c) 设备使用说明，包括制造商提供的说明，应可随时获取。 d) 应按照制造商的规定使用设备，除非已经实验室确认(见 7.3.3)。	【标准解读】 条款规定了设备应由经过培训授权有能力的人使用。 设备使用中严格按照说明书的要求或设备 SOP 操作。对设备使用的要求如使用中的防护措施，意外调整可导致结果无效，防止设备意外调整主要指设备参数的调整，如超线性范围必须经过验证确认，尽量不超范围使用，强调设备参数的调整应符合设备说明书的规定，防止导致检验结果的无效。 【查阅文件】 查阅血液实验室在用设备的 SOP。 人员经过评估确认能力的记录。 设备使用授权记录，保证授权人员操作仪器设备。 【现场观察】 查看仪器说明书是否易于获取、方便阅读，设备使用人员的操作与 SOP 一致，操作人员了解设备性能、了解对培训内容的掌握情况。
6.4.5 设备维护与维修	a) 实验室应根据制造商说明书制定预防性维护程序。应记录与制造商的计划或说明的偏离。 b) 设备维护应在安全的工作条件和工作顺序下进行。应包括电气安全、紧急停机装置，以及授权人员对有害物质的安全处理和处置。 c) 设备故障或超出规定要	【标准解读】 a) 建立设备维护保养程序性文件，应记录与制造商的计划或说明的偏离，如将酸碱液换成了水的做法属于偏离，应说明为什么。 b) 有对设备定期维护，如日保养、周保养、月保养、年度保养等的记录。 c) 发生故障后，应停用并标识，先分析故障原因。故障修复后的验证，可适当选用以下方式：① 使用校准品；② 使用以

续　表

标　准　条　款		迎　检　思　路
	求时，应停止使用，并清晰标识或标记为停用状态，直到经验证可正常运行。实验室应检查故障或偏离规定要求的影响，并在出现不符合工作时采取措施（见7.5）。 d）适用时，实验室应在设备使用、维修或报废前去污染，并提供适于维修的空间和适当的个人防护设备。	前检验过的标本再检验即留样再测；③ 质控品检验；④ 与其他仪器或其他实验室比对。 d）设备使用、维修或报废前进行去污处理。 【查阅文件】 查阅设备维护保养程序，查阅设备维护保养记录，查阅设备故障维修记录，查阅故障修复后验证记录，查阅去污处理记录。 【现场观察】 调阅原始记录。 观察记录的审核与确认。
6.4.6　设备不良事件报告	应调查可直接归因于特定设备的不良事件和事故，并按要求向制造商或（和）供应商，以及相关部门报告。实验室应制定响应制造商召回或其他通知，以及采取制造商建议措施的程序。	【标准解读】 建立设备不良事件报告制度，按实验室制定程序报告相关部门及制造商，并采取相应措施闭环。 【现场观察】 调阅不良事件记录
6.4.7　设备记录	应保存影响实验室活动结果的每台设备的记录。 记录应包括以下相关内容： a）制造商和供应商的详细信息，以及唯一识别每台设备的充分信息，包括软件和硬件。 b）接收、验收试验和投入使用的日期。 c）设备符合规定可接受标准的证据。 d）当前放置地点。 e）接收时的状态（如新设备、二手或翻新设备）。 f）制造商说明书。 g）预防性维护计划。 h）实验室或经批准的外部服务提供商进行的维护活动。 i）设备损坏、故障、改动或修理。 j）设备性能记录，如校准证书或（和）验证报告，包括日期、时间和结果。 k）设备状态，如使用或运行、停用、暂停使用、报废。	【标准解读】 条款规定了影响实验室活动结果的每台设备均应记录及记录的内容（a~k）11个方面。 【查阅文件】 实验室设备清单/记录，性能验证记录，校准记录，设备故障记录，设备比对记录。 【现场观察】 设备校准和性能验证的原始数据，设备故障后的验证。

续　表

标准条款		迎检思路
	设备记录应按 8.4.3 规定要求，在设备使用期或更长时期内保存并易于获取。	【查阅文件】 实验室制订记录保存期限并执行，通常规定保存 2 年。
6.5　设备校准和计量学溯源性		
6.5.1　通用要求	实验室应规定对校准和溯源的要求，以保持检验结果报告的一致性。对分析物测量的定量方法，应包括校准和计量溯源要求。测量表征而不是离散分析物的定性方法和定量方法应规定被评估的特性，以及不同时间再现性所需的要求。 注：定性方法和可能无法进行计量学溯源的定量方法的示例包括红细胞抗体检测、抗生素敏感性评估、基因检测、红细胞沉降率、流式细胞仪标记物染色和肿瘤 HER2 免疫组化染色。	【标准解读】 血液实验室对校准和溯源性要求做出文件化规定。例如， 应建立血液分析仪、凝血分析仪、自动推染片机和阅片机等主要设备的校准程序。 应按国家法规要求对强检设备如显微镜、冰箱、离心机、水浴箱、微量加样器、移液器等主要仪器设施进行检定计划。 【查阅文件】 仪器设备校准/检定管理程序，程序中应规定溯源标准如溯源至国际单位制（SI）或企业标准，仪器设备检定证书，仪器设备校准报告，检验项目/检测系统校准记录。 【现场观察】 分析设备的校准报告是否包含了对加样系统、检测系统和温控系统的校准，核查血液分析仪、用于凝血试验的离心机校准/检定周期是否在 6 个月内，核查提供校准服务人员培训及资质情况。核查校准原始数据及实验室对校准报告签收情况。
6.5.2　设备校准	实验室应制定程序，对直接或间接影响检验结果的设备进行校准。程序应规定： a）使用条件和制造商的校准说明。 b）计量溯源性记录。 c）定期验证要求的测量准确度和测量系统功能。 d）记录校准状态和再校准日期。 e）在重新校准时确保使用的修正因子已更新和记录。 f）校准不合格时的处理，以最大程度降低对服务运行和对患者的风险。	【标准解读】 制定血液学检验设备的校准程序，程序应规定从 a）~ f）7 个方面的内容。校准程序性文件可参照行标、厂家说明书的要求。例如， 1. 血液分析仪的校准应符合 WS/T 347—2024 的要求，包括： a）应对每个检测系统进行校准。 b）应对不同吸样模式（静脉血吸样、末梢血吸样、末梢血预稀释后吸样等）进行校准或结果比对。 c）可使用制造商提供的配套校准物或校准实验室提供的定值新鲜血进行校准。 d）应至少 6 个月进行一次校准。 2. 血液凝固分析仪的校准/定标应符合 WS/T 806—2022 的要求，包括：

续　表

标 准 条 款		迎 检 思 路
		a）校准/定标程序遵循产品说明书的要求。 b）对仪器进行校准且对检测项目进行定标（适用时）。 c）可使用配套定标品或标准物质对适用的检测项目（如纤维蛋白原、D-二聚体、蛋白C、蛋白S、抗凝血酶、凝血因子等）进行定标。 d）以下情况需重新定标：关键试剂的货号、批号发生变化时；IQC检测结果出现异常趋势变化，或超出允许范围时；制造商建议定标时。 e）除上述d）条款所列的情况外，应每6个月定标至少1次。 【查阅文件】 查阅分析设备的校准程序，是否包括校准物来源、名称、校准方法和步骤，校准周期等。 【现场观察】 核查分析设备的校准报告，是否对每一台仪器进行了校准，校准报告是否受控，校准程序和内容是否符合临床需求。
6.5.3　测量结果的计量溯源性	a）实验室应通过形成文件的不间断的校准链，将测量结果与适当的参考对象相关联，建立并保持测量结果的计量溯源性，每次校准均会引入测量不确定度。 注：追溯源至高级别参考物质或参考程序的校准溯源信息可由检验系统的制造商提供。该文件只有在使用未经修改的制造商检验系统和校准程序时才可接受。 b）实验室应通过以下方式确保测量结果溯源到最高可溯源水平和国际单位制（SI）： —具备能力的实验室提供的校准；或 注1：满足ISO/IEC 17025要求的校准实验室被认为有能力进行校准活动。 —具备能力的标准物质生产者提供并声明计量溯源至国	【标准解读】 应制定血液分析和凝血分析的不确定度评估程序，建立并保持测量结果的计量溯源性。应注意① 如果校准程序改变应进行验证；② ISO 15189:2022引用了许多ISO、GB、WS/T外来文件，实验室还应学习培训跟进、按照新版行标实时更新SOP中的限值和判断标准，并将外来文件列入文件控制中。 血细胞形态学检查属于定性实验，不能进行计量学溯源，用其他方式提供结果的可信度，可参加PT/EQA计划且结果合格，与同级别实验室进行比对，结果在规定的允许误差范围内，使用国家标准、行业标准、专业指南、专家共识等推荐的标准和方法。 【查阅文件】 测量不确定度评估程序、不确定度评估记录、实验室检验项目清单、实验室间比对报告、检验程序、性能验证/确认报告。

续 表

标 准 条 款		迎 检 思 路
	际单位制(SI)的有证标准物质的认定值； 注 2：满足 ISO 17034 要求的标准物质生产者被认为是有能力的。 注 3：满足 GB/T 19703/ISO 15194 要求的有证标准物质被认为是合适的。 c）无法依据 6.5.3a）提供溯源性时，应用其他方法提供结果可信性，包括但不限于： —明确描述、视为提供符合预期用途且由适当比对保证测量结果的参考测量程序、指定方法或公议标准的结果； —用另一种程序测量校准品。 注：被测量的计量溯源让步管理见 ISO 17511。 d）基因检验应建立至基因参考序列的溯源性。 e）定性方法可通过检测已知物质或之前样品的结果一致性，适用时，反应强度一致性，证明其溯源性。	【访谈调查】 检验人员对血常规、凝血分析不确定度的理解和应用。
6.6　试剂和耗材		
6.6.1　通用要求	实验室应建立试剂和耗材的选择、采购、接收、储存、验收试验和库存管理过程。 注：试剂包括商品化或内部制备的物质、参考物质(校准品和质控品)、培养基；消耗品包括移液器吸头、载玻片、POCT 耗材等。	【标准解读】 建立针对血液实验室的血液分析、凝血分析试剂选择、采购、接收、安装、验收测试(包括可接受标准)、储存、出入库的管理过程。 条款规定了试剂包括的组成：检测试剂、校准品和质控品，消耗品包括移液器吸头、载玻片。 【查阅文件】 试剂耗材管理程序。 【现场观察】 查看实施与程序性文件规定的一致性。
6.6.2　试剂和耗材-接收和储存	实验室应按照制造商说明储存试剂和耗材，并监测相关的环境条件。当实验室不是接收	【标准解读】 试剂和耗材储存条件均应满足产品说明书的要求，需配置足够的满足要求的储存

续　表

标准条款		迎检思路
	场所时，应核实接收场所是否具备充分的储存和处理能力，以防止供应品损坏和变质。	空间和设施。新购的试剂和耗材送达后，接收时应核对名称、数量、规格、批号、生产日期、外包装、运送储存条件等，做初步质量评价。 【查阅文件】 查阅试剂和耗材接收记录，试剂耗材管理程序。 【现场观察】 查看试剂和耗材保存条件，实验室是否为接收第一场所，各环节的保存条件，当存放有风险时实验室有无风险应对措施。
6.6.3　试剂和耗材-验收试验	组分或试验过程改变的每个试剂或试剂盒新配方，或新批号或新货运号试剂，在投入使用前或结果发布前（适用时）应进行性能验证。 影响检验质量的耗材在投入使用前应进行性能验证。 注1：新批号试剂与旧批号试剂的室内质控品结果可比可作为验收证据（见7.3.7.2）。不同批号试剂比对首选患者样本，以避免室内质控品的物质互换性问题。 注2：有时可基于试剂分析证书进行验证。	【标准解读】 建立血液分析和凝血分析等试剂与耗材的验收程序，规定性能验证方案以确保质量，如新批次采用IQC结果可比性结果，不同批号推荐使用患者样品以避免室内质控品的物质互换性问题，有时可以基于试剂的分析证书。比对方案中的标本应至少包括正常和异常，结果判定以偏差表示，应符合实验室的限值要求。 【查阅文件】 试剂耗材管理程序，批号或货运号更换验证记录。
6.6.4　试剂和耗材-库存管理	实验室应建立试剂和耗材的库存管理系统。 库存管理系统应将已验收的试剂和耗材与未检查或未接受使用的区分开。	【标准解读】 建立血液分析和凝血分析等血液学检验试剂和耗材的库存管理系统。 将未经检查和不合格的试剂和耗材与合格的分开。 【查阅文件】 库存管理系统使用规定。 【现场查看】 库存区域的标识、分区，库存管理系统功能和使用情况。
6.6.5　试剂和耗材-使用说明	试剂和耗材的使用说明，包括制造商提供的使用说明，应易于获取。应按制造商说明使用试剂和耗材。如计划他用，见7.3.3。	【标准解读】 血液实验室将试剂和耗材的使用说明书纳入体系文件控制，使用说明应易于获取。 【现场查看】 查看试剂和耗材的使用说明书的管理和使用的便捷。

续　表

标准条款		迎检思路
6.6.6　试剂和耗材-不良事件报告	应调查可直接归因于特定试剂或耗材的不良事件和事故，并根据要求向制造商或(和)供应商，以及相关部门报告。 实验室应制定程序，响应制造商召回或其他通知及采取制造商建议措施。	【标准解读】 血液实验室建立试剂或耗材的不良事件和事故报告制度。 【现场了解】 有无不良事件的发生和报告。
6.6.7　试剂和耗材-记录	应保存影响检验性能的每一试剂和耗材的记录，包括但不限于： a）试剂或耗材的标识。 b）制造商信息，包括说明书、名称和批次编码或批号。 c）接收日期和接收时的状态、失效日期、首次使用日期。适用时，试剂或耗材的停用日期。 d）试剂或耗材初始和持续准用记录。 当实验室使用自己配制、再悬浮或组合试剂时，除记录上述相关内容外，还应包括配制人、配制日期和有效期。	【标准解读】 制定记录并保存：如血液分析、凝血分析试剂均应有记录。 记录内容包括从 a)～d) 四个方面的准则要求。 外周血细胞形态学检查的染色液，若为自配试剂，除记录上述相关内容外，还应包括配制人、配制日期和有效期。 【查阅文件】 试剂和耗材相关记录，自配试剂 SOP 文件，自配试剂记录表和试剂标签。
6.7　服务协议		
6.7.1　与实验室用户的协议	实验室应制定程序建立并定期评审提供实验室活动的协议。 该程序应确保： a）充分规定了要求。 b）实验室有能力和资源满足要求。 c）适用时，实验室告知用户由受委托实验室和顾问执行的具体活动。应将可能影响检验结果的任何协议变更通知实验室用户。 应保留评审记录，包括任何重大变更。	【标准解读】 血液实验室应建立用户服务协议并定期评审。服务协议应考虑申请、检验和报告，协议应规定申请所需的信息以确保适宜的检验和结果解释。 【查阅文件】 查阅协议评审记录，服务协议的内容是否包括检查申请单/表、细胞学报告、检查周期、知情同意书等。 【现场观察】 服务协议评审中用户对血液实验室的建议是否得到改进。
6.7.2　与 POCT 操作者的协议	实验室与组织内使用实验室支持的 POCT 的其他部门的协议，应明确规定各自的职责和	【标准解读】 实验室与组织内使用实验室支持的 POCT 检测纳入了服务协议，应明确规定各

续 表

标 准 条 款		迎 检 思 路
	权限并告知。 注：已建立的多学科 POCT 委员会可管理此服务协议，见附录 A。	自的职责权限并告知。 【查阅文件】 查阅院内 POCT 管理规定，了解实验室管理的 POCT 是否有服务协议评审，是否有职责权限的规定。查阅相应的工作记录。
6.8　外部提供的产品和服务		
6.8.1　通用要求	实验室应确保由外部提供的、影响实验室活动的产品和服务在以下情况是适宜的： a）预期纳入实验室自身活动。 b）实验室直接向用户提供部分或全部从外部供应者那里获得的产品或服务。 c）用于支持实验室的运作。 可能需要与组织其他部门或职能部门合作以满足以上要求。 注：服务包括样品采集服务、移液器和其他校准服务、设施和设备维护保养服务、室间质量评价计划、受委托实验室和顾问提供的服务。	【标准解读】 条款规定了外部服务的范畴包括样品采集服务、设备及移液器和其他校准服务、设施和设备维护保养服务、EQA 计划、试剂耗材供应服务、受委托实验室和顾问提供的服务、保洁和废物处理服务等。血液实验室应规范外部提供的产品和服务的管理，以满足临床需求。 【查阅文件】 外部服务和供应管理程序，查阅服务清单及评估记录。
6.8.2　受委托实验室和顾问	实验室应将如下要求告知受委托实验室和提供解释和建议的顾问： a）提供的程序、检验、报告和咨询活动。 b）危急结果的管理。 c）所需的人员资格和能力证明。 委托实验室（而非受委托实验室）应负责确保将受委托实验室的检验结果提供给申请者，除非协议有其他规定。应保存一份所有受委托实验室和顾问的清单。	【标准解读】 本条款适用于血液实验室有外送项目时的要求，应制定受委托实验室选择和评估的程序性文件，合理选择与评估受委托实验室和专家顾问，必要时将 a）~c）三方面内容写入协议/合同中。确保实验室外送标本检验结果的质量。 【查阅文件】 查看委托实验室合同，查看协议、清单等。查看委托实验室评估记录。
6.8.3　外部提供的产品和服务的评审和批准	实验室应制定程序并保存相关记录，用于： a）规定、审查和批准实验	【标准解读】 实验室应制定外部提供的产品和服务的要求（资质、技术或质量、服务要求）、评

续　表

标 准 条 款		迎 检 思 路
	室对所有外部提供的产品和服务的要求。 b）规定对外部供应者的资质、选择、表现评价和再评价的标准。 c）样品委托。 d）在使用或直接提供给用户之前，应确保外部提供的产品和服务符合实验室规定的要求，或适用时，本准则的相关要求。 e）根据对外部服务供应者的表现评价结果采取措施。	价标准（质量、态度、及时性）。定期评价供应商的表现，不合格供应商限期整改。 【查阅文件】 外部服务和供应管理的程序性文件，合格供应商选择和评价标准，实验室与供应商沟通记录。

第三节　过 程 要 求

标 准 条 款		迎 检 思 路
7.1　总体要求		
7.2　检验前过程 关注细胞形态学检验前过程：涉及：① 制定检验前活动的程序如标本采集手册；② 细胞学样品应有采集日期、采集和固定时间；③ 制定管理口头申请检验的程序；④ 规定对同一样品申请附加检验的时限；⑤ 规定和监控从样品采集到检验之间的时间；⑥ 患者知情同意。		
7.2.1　通用要求	实验室应制定涵盖所有检验前活动的程序，并使相关人员方便获取。 注 1：检验前过程可能影响预期检验的结果。 注 2：样品采集和运送要求见 ISO 20658。 注 3：特定来源样品和特定分析物的要求见 ISO 20186－1、ISO 20186－2、ISO 20186－3、ISO 20166（所有部分）、ISO 20184（所有部分），ISO 23118 和 ISO 4307。	【标准解读】 血液实验室应制定涵盖所有检验前活动的程序性文件如标本采集手册、检验手册。并使相关人员方便获取。 程序性文件或 SOP 的编写应遵循血液学检验相关国标、行标、指南、共识、教科书、权威杂志刊出的文章等。例如，ISO 20658、WS/T 661—2020、GB/T 42060—2022、WS/T 806—2022（包括标本要求、复检人员配置资质、人员比对、报告等要求）。 【查阅文件】 临床血液标本采集和送检程序，标本采集手册，项目检验相关 SOP 中检验前部分如标本的采集、合格不合格标本的判定等不良事件记录。

续 表

标 准 条 款		迎 检 思 路
		【现场观察】 走访检验前过程,观察采血流程,观察不合格标本判断。
7.2.2　实验室提供给患者和用户的信息	实验室应备有向用户和患者提供的适当信息。信息应充分以使用户全面了解实验室活动的范围和要求。 适当时,这些信息应包括: a）实验室地址、工作时间和联络方式。 b）检验申请和样品采集的程序。 c）实验室活动的范围和预期可获得结果的时间。 d）咨询服务的获取。 e）患者知情同意要求。 f）已知对检验性能或结果解释有显著影响的因素。 g）实验室处理投诉的流程。	【标准解读】 血液实验室向用户和患者提供的信息,通常体现在① 标本采集手册中,手册中应包括检验申请、患者准备、原始样品采集、样品运送、样品接收及样品前处理等信息;② 检验报告单也含有用户和患者提供的信息如实验室地址、工作时间和联络方式,以及对检验结果的解释;③ 知情同意书如骨髓穿刺和淋巴结穿刺。 【查阅文件】 临床血液标本采集和送检程序。 【现场了解】 临床终端和患者知晓上述信息的途径,标本采集手册,信息系统,手机短信等。
7.2.3　检验申请		
7.2.3.1　通用要求	a）实验室收到的每份检验申请均应视为协议。 b）检验申请应提供充分信息,以确保: —申请单和样品可明确追溯至患者。 —可识别申请者的身份及联络方式。 —可识别申请的检验项目。 —可提供临床和技术建议及临床解释。 c）检验申请信息可以实验室认为适宜且用户可接受的格式和介质提供。 d）当患者医疗必需时,实验室应与用户或其代表进行沟通,以明确用户申请的内容。	【标准解读】 应将检验申请视为协议,申请单信息应充分如患者姓名、年龄、性别、标本唯一标识、检验项目、申请者、申请日期,必要时注明申请时间,实验室应将作为协议的申请单的内容纳入服务协议评审。 【查阅文件】 查看服务协议评审中对检验申请的评审记录。 【现场观察】 随机抽检检验申请单,观察信息的完整性。 【现场追踪】 随机抽查检验申请单,从中了解从医生开单到临床接收检验报告的时限,了解不同时间段的 TAT 时间;了解对不合格标本的后续处理;了解追加检验项目的申请、检测与报告。
7.2.3.2　口头申请	实验室应制定管理口头申请检验的程序。适用时,包括在	【标准解读】 实验室应制定管理口头申请检验的程

续 表

标准条款		迎检思路
	规定时限内向实验室提供书面确认的检验申请。	序性文件。 临床应在样本保存稳定的时限内可接受口头申请检测需求，需制定适宜程序保证口头申请的确认方式，如接收者重复口述申请者需求，并要求在检测结果报告前收到书面申请。 【查阅文件】 适用时，查口头申请检验记录表。
7.2.4 原始样品采集和处理		
7.2.4.1 通用要求	实验室应制定采集和处理原始样品的程序。应向样品采集者提供相关信息。	【标准解读】 实验室应制定样品采集和处理原始样品程序，包括血液学检验相关内容。 【查阅文件】 查阅原始样本采集手册，关注手册中标本采集与处理是否符合新版行标要求，如 WS/T 359—2024。 【抽查访谈】 到临床工作站向医护和标本运送人员了解对标本采集手册的培训和掌握，临床在用的标本采集手册是否最新版本。
	应明确记录任何与既定采集程序的偏离。应评估接受或拒收该样品对患者结果的潜在风险和影响，记录并通知适当人员。 适用时，实验室应定期评审所有类型样品的量、采集器械及保存剂的要求，以确保样品量既不会不足也不会过多，且正确采集样品以保护分析物。	【标准解读】 血液实验室应制定不合格标本的判断标准，包括对不合格标本的处理如不合格标本的统计，以及与临床的沟通及改进。 血液实验室应定期评审所有类型样品的量、采集器械及保存剂的要求，以确保样品量既不会不足也不会过多。 【查阅文件】 不合格标本的拒收记录，后续处理。标本量的评估记录。
7.2.4.2 采集前活动的指导	实验室应为采集前活动提供充分信息和指导，以确保不影响样品的完整性。这些信息包括： a）患者准备（例如，为护理人员、样品采集者和患者提供的指导）。 b）原始样品采集的类型和量，采集容器及必需添加物，样品采集顺序（相关时）。	【标准解读】 标本采集手册中应涵盖血液学标本检验前的采集活动指导。包括该条款中从 a）~f）五个方面的信息。如出凝血检验标本凝剂选择、抗凝剂浓度、采血量、患者准备等采集应符合 WS/T 359—2024 的要求。 【查阅文件】 查阅标本采集手册中是否涵盖采集前活动的指导。

续 表

标 准 条 款		迎 检 思 路
	c) 特殊采集时机(相关时)。 d) 影响样品采集、检验或结果解释,或与其相关的临床信息(如用药史)。 e) 样品标识可明确识别患者和采集部位,以及从同一患者采集的多个样品,包括多块组织或切片; f) 实验室接受或拒收申请的检验所用样品的标准。	抽查对某一项目的采集指导如出凝血样品的采集是否符合 WS/T 359 - 2024 的要求。 【现场观察】 样本采集手册是否现行有效,观察样本采集顺序及采集量,止血带扎带时间等;观察实验室内的出凝血标本,其标本量、采血管等是否满足要求。 【现场了解】 是否定期对临床医护人员进行了培训,培训效果如何。
7.2.4.3 患者知情同意	a) 实验室对患者开展的所有操作均需患者知情同意; 注:对于大多数常规实验室操作,如患者自愿接受样品采集如静脉穿刺,即可表示患者已同意。 b) 特殊操作,包括大多数侵入性操作或可能增加并发症风险的操作,需有更详细的解释,在某些情况下,需要记录知情同意。 c) 紧急情况下不能得到知情同意时,只要对患者最有利,实验室可以执行必需的操作。	【标准解读】 血液实验室对患者开展的所有操作如骨髓细胞学穿刺、细针穿刺脱落细胞学由有资质的医生操作,操作前应签署知情同意书。 【查阅文件】 相关文件是否有知情同意的描述、知情同意书。
7.2.4.4 采集活动的指导	为确保样品采集和检验前储存的安全、准确和临床适宜性,实验室应提供以下指导: a) 接受原始样品采集的患者身份的确认; b) 确认并记录(相关时)患者符合检验前要求[例如,禁食、用药情况(最后服药时间、停药时间)、在预定时间或时间间隔采集样品等]。 c) 原始样品采集说明,包括原始样品容器及必需添加物,以及样品采集顺序(相关时)。 d) 以可明确追溯到被采集患者的方式标记原始样品。	【标准解读】 制定标本采集手册中涵盖对采集活动的指导,涵盖该条款中从 a)~h) 八个方面的内容。特别关注对血液、骨髓样本采集的指导。 【查阅文件】 标本采集手册中对采集活动指导的相关内容,对临床医护人员培训记录,查看标本的交接记录。 【现场观察】 走访临床护士工作站或门诊采血室:了解检验标本采集的要求,查看标本采集过程,观察采集血样时患者身份的确认,观察采集时间的记录,观察标本采集时采血管使用的顺序,观察采集后标本的存放与运送。

续 表

标 准 条 款		迎 检 思 路
	e）原始样品采集者身份、采集日期及时间（相关时）的记录。 f）分离或者分装原始样品的要求（必要时）。 g）采集的样品运送到实验室之前的稳定条件和合适的储存条件。 h）采样物品使用后的安全处置。	【访谈调查】 访谈临床医生、护士、标本运送人员以了解对采集活动指导的效果反馈，了解来自临床的建议，了解对检验手册内容的掌握。
7.2.5 样品运送	a）为确保及时和安全运送样品，实验室应提供以下指导。 1）运送样品的包装方式。 2）确保从样品采集到实验室接收之间的时间适用于申请的检验。 3）保持样品采集、处理所需的特定温度范围。 4）保证样品完整性的任何特殊要求，如使用指定的保存剂。 b）如样品的完整性受到损害并存在健康风险，应立即通知负责样品运送的机构并采取措施降低风险，防止再次发生。 c）实验室应建立样品运送系统并定期评估其充分性。	【标准解读】 血液实验室对于血液标本的运送应文件化并给临床标本运送人员以指导。 文件化规定可参照血液学检验领域的行标、指南及共识，如 WS/T 806—2022，血细胞分析的临床标本宜在采集后 8 小时内完成检测。用于血栓与止血常用项目检测的标本宜置于室温（18℃～24℃）条件下，在标本采集后 1 小时内分离血浆，4 小时内完成检测；若标本无法在采集后 4 小时内检测，应分离血浆并移至洁净干燥的不导致接触激活的试管（如聚丙烯材质的试管）中，加可螺旋封口的盖子，冷冻于 -20℃（最多保存 2 周）或 -70℃（最多保存 6 个月）。 【查阅文件】 查阅原始样本采集手册中，是否规定了样品运送的要求。 【追踪核查】 在采血室或护士工作站走访时随机抽查一份标本，记录采血时间和检验项目，在检验科调取该份标本的检验报告，确认标本的接收时间是否与标本采集手册中规定的一致。 跟踪一份出凝血标本，观察采集时间与实验室接收时间是否超过 1 小时，核查未能在采集后 4 小时内检测的标本的处理方式。
7.2.6 样品接收		
7.2.6.1 样品接收程序	实验室应制定样品接收程序，包括： a）样品可通过申请单和标	【标准解读】 血液实验室应有标本接收的程序性文件，文件内容应满足该条款从 a)～g) 七个

续　表

标准条款		迎检思路
	识明确追溯到唯一识别的患者和解剖部位(适用时)。 b) 接受或拒收样品的标准。 c) 记录接收样品的日期和时间,相关时。 d) 记录样品接收者的身份,相关时。 e) 由授权人员对接收的样品进行评估,确保其符合与所申请检验相关的接受标准。 f) 急诊样品说明,包括需执行的特殊标记、运送、快速处理方法、周转时间和特殊报告标准等详细信息。 g) 确保样品的所有部分均可明确追溯到原始样品。	方面的要求,条款中明确规定的内容不能缺少或偏离,否则会产生不符合。 【查阅文件】 标本接收记录,授权人员对已接收标本进行评估的记录;不合格标本的判断标准和分析与改进记录,急诊检验项目清单,急诊检验报告时间的规定。 【现场观察】 抽查检验申请单和检验报告单,查看标本标识、急诊标识、标本采集时间、结果报告时间、不合格样品检验的说明是否符合要求。 【访谈调查】 访谈标本接收人员,了解其是否知晓不合格标本的判断标准及处理流程,急诊标本的处理流程。
7.2.6.2　样品接受特殊情况	a) 样品因以下情况受影响时,实验室应制定考虑患者医疗最佳利益的过程: 1) 患者或样品识别不正确。 2) 样品不稳定,如运送延迟等原因导致。 3) 不正确的储存或处理温度。 4) 不适当的容器。 5) 样品量不足。 b) 在考虑到对患者安全的风险后,接受了对临床很重要或不可替代的不合格样品,应在最终报告中说明问题的性质,适用时,在解释可能受影响的结果时给出建议提示。	【标准解读】 该条款讲述的是对不合格标本的让步检验。对于某些不易获取的标本、对临床很重要的标本、不可替代的不合格标本,检验人员应考虑到对患者安全的风险后,做出是否进行让步检验的决定。对于让步检验应在最终报告中说明,对于可能受影响准确性的检验结果给出建议提示。 【查阅文件】 让步检验的文件规定和记录。
7.2.7　检验前的处理、准备和储存		
7.2.7.1　样品保护	实验室应制定程序并有适当设施确保样品的完整性,避免样品在处理、制备、储存期间丢失或损坏。	【标准解读】 血液实验室应有文件规定标本检验前的处理、准备和储存。 【现场观察】 检验前标本的处理设施。
7.2.7.2　附加检验申请标准	实验室程序应规定对同一样品申请附加检验的时限。	【标准解读】 程序性文件中应有对同一样品申请附

续　表

标　准　条　款		迎　检　思　路
		加检验时限的规定。规定附加检验时限应考虑标本的储存稳定性，如利用血常规检验后标本追加血细胞涂片检查时，附加检验时限规定宜在采集后 8 小时内完成检测，同时不宜大于标本保存时限。 【查阅文件】 追加检验时限文件规定。 【访谈调查】 通过医护座谈会了解临床医生对追加检验时限的知晓。
7.2.7.3　样品稳定性	考虑到原始样品中分析物的稳定性，应规定和监控从样品采集到检验之间的时间，相关时。	【标准解读】 规定和监控从样品采集到检验之间的时间，应考虑到原始样品中分析物的稳定性，可参照行标等相关要求编写 SOP 文件。如参照 WS/T 806—2022，血细胞分析的临床标本宜在采集后 8 小时内完成检测。 【查阅文件】 查阅原始样本采集手册中，是否规定了采集到检验的 TAT 时间。
7.3　检验过程		
7.3.1　通用要求	a）实验室应选择预期用途经过确认的检验方法，以确保患者检验项目的临床准确度。 注：首选方法可以是体外诊断医疗器械使用说明中规定的程序，公认/权威教科书、同行审议的文章或杂志发表的，国际和国内公认标准或指南中的，或国家、地区法规中的方法。 b）每一检验程序的性能特征，应与该检验的预期用途及对患者医疗的影响相关。 c）所有程序和支持性文件，如与实验室活动有关的说明、标准、手册和参考数据，应保持最新并易于员工使用（见 8.3）。 d）员工应遵守规定程序，并记录在检验过程中从事重要操作活动的人员身份，包括 POCT 操作人员。	【标准解读】 血液实验室应制定检验项目方法学的选择与确认的程序性文件。文件应保持最新并易于员工使用， 条款的备注中规定了首选方法的来源依据。授权人员应定期评审实验室提供的检验方法。 【查阅文件】 查阅检验项目方法学选择与确认的程序性文件，方法学定期评审记录，查阅程序性文件培训记录，查阅检验项目和检验方法一览，查阅在检验过程中重要操作活动人员包括 POCT 操作人员的记录。 【访谈调查】 访谈实验室技术负责人、专业组组长、岗位负责人或授权签字人考核中了解检验程序选择、性能验证和确认的方法。 【现场考核】 血液学检验领域授权签字人考核，考核内容包括：

续　表

标准条款		迎检思路
	e）授权人员应定期评审实验室提供的检验方法，确保其在临床意义上适合于收到的申请。	授权签字人职责、义务、权利，对准则和体系文件的了解，检验的方法学、校准、性能验证、不确定度测定、能力水平。
7.3.2　检验方法验证	a）实验室在引入方法前，应制定程序以验证能够适当运用该方法，确保能达到制造商或方法规定的性能要求。 b）验证过程证实的检验方法的性能指标，应与检验结果的预期用途相关。 c）实验室应保证检验方法的验证程度足以确保与临床决策相关的结果的有效性。 d）具有相应授权和能力的人员评审验证结果，并记录验证结果是否满足规定要求。 e）如发布机构修订了方法，实验室应在所需的程度上重新进行验证。 f）应保留以下验证记录。 1）预期达到的性能要求。 2）获得的结果。 3）性能要求是否满足的结论，如不满足，采取的措施。	【标准解读】 血液实验室应制定检验方法验证的程序，确保本实验室的检测系统能达到制造商或方法规定的性能要求； 确保检验方法的性能指标能够满足检验结果的临床需求。 提示方法学有修改后或新的注册证时要进行重新验证。 通常定量检验程序的分析性能验证内容至少应包括正确度、精密度和可报告范围；定性检验程序的分析性能验证内容至少应包括符合率（如方法比对符合率、人员比对符合率等），适用时，还应包括检出限、临界值、重复性、抗干扰能力等。 例如，① 血细胞分析的性能验证遵循产品说明书的要求，同时满足 WS/T 406－2024 的要求。其性能验证内容至少应包括精密度、正确度、可报告范围等，宜参考 WS/T 406－2024，确定性能验证的可接受标准；② 凝血实验的性能验证遵循产品说明书的要求，同时满足 WS/T 406－2024 的要求，可参考国际血液学标准化委员会（ICSH）的指南。 【查阅文件】 查阅血液分析仪、血凝仪的性能验证报告，是否包含了精密度、正确度、可报告范围，其可接受范围是否满足 WS/T 406－2024。 查阅具有相应授权和能力的人员评审验证结果记录，验证结果是否满足规定要求。 【现场观察】 调阅仪器中性能验证的原始数据。
7.3.3　检验方法确认	a）实验室应对以下来源的检验方法进行确认： 1）实验室设计或开发的方法； 2）超出预定范围使用的方法（如超出制造商的使用说明，或原确认的测量范围；第三方试剂应用于预期外的仪器，且无确认数据）。	【标准解读】 实验室应对条款中 1）～3）来源的检验方法进行确认。具有相应授权和能力的人员评审确认结果，当对确认过的检验方法提出变更时，应评审改变对临床所产生的影响，并决定是否使用修改后的方法。 对于血细胞分析检验方法确认应强调建立显微镜复检程序，当血液分析检验结果出现异常计数、警示标志、异常图形等情

续 表

标准条款		迎检思路
	3）修改过的确认方法。 b）方法确认应尽可能全面，并通过性能要求形式等客观证据证实满足检验预期用途的特定要求。实验室应确保检验方法的确认程度足以确保与临床决策相关的结果的有效性。 c）具有相应授权和能力的人员评审确认结果，并确认结果是否满足规定要求。 d）当对确认过的检验方法提出变更时，应评审改变对临床所产生的影响，并决定是否使用修改后的方法。 e）应保留以下确认记录： 1）使用的确认程序。 2）预期用途的特定要求。 3）方法性能参数的确定。 4）获得的结果。 5）方法有效性声明，并详述其与预期用途的适宜性。	况时应进行确认。复检程序建立后应定期进行主要指标的验证如假阴性率至少应≤5%。实验室应在质量提升中不断降低假阴性率。 对于血涂片中微生物检查的检验如对疟疾血涂片评估，也应确认检验方法以提高检出率。 【查阅文件】 查阅血细胞分析的显微镜复检程序、复检规则、规则的验证记录；查阅复检规则记录，查看假阴性率。 【现场观察】 询问检验人员是否知晓本室的复检规则，核查复检记录是否完整，现场了解显微镜复检涂片的保存时限与方法。跟踪1~5份血液分析原始样本的计数、复检、报告过程，查看血涂片质量包括涂片有头体尾、染色是否均匀，无沉淀，细胞分布良好。 【现场观察】 实验室人员对当日血常规结果触及复检规则的标本是否进行了复检。
7.3.4 测量不确定度（MU）的评定	a）应评定测量结果量值的测量不确定度，并保持满足预期用途，相关时。测量不确定度应与性能要求进行比较并形成文件。 注：测量不确定度评定及示例见 ISO/TS 20914。 b）应定期评审测量不确定度的评定结果。 c）对于不能或者无须进行测量不确定度评定的检验程序，应记录未进行测量不确定度评定的理由。 d）当用户有要求时，实验室应向其提供测量不确定度信息。 e）当用户问询测量不确定度时，实验室的回复应考虑不确定度的其他来源，包括但不限于生物学变异。 f）当定性检验结果是基于定量输出数据，并根据阈值判定为阳性或阴性时，应用有代表性	【标准解读】 血液学检验中的定量项目应建立并评定测量结果量值的测量不确定度，并保持满足预期用途，这里的预期用途应充分考虑到临床用途。注释中给出了测量不确定度评定及示例的参照要求是 ISO/TS 20914。 对于不能或者无须进行测量不确定度评定的检验程序，应记录未进行测量不确定度评定的理由，如血细胞形态学。 当临床有要求时，向其提供测量不确定度信息。条款中的 e）~h）也同时规定了对测量不确定度的要求。 测量不确定度计算通常的方法是利用3~6个月 IQC 获得的 CV 或方法学评价获得的 CV，以及同期参加国家卫生健康委临床检验中心 EQA 活动至少 6 次的 PT 结果，量化合成某检验项目的标准测量不确定度。 【查阅文件】 查阅血常规项目、凝血项目的测量不确定度，查阅测量不确定度的评审记录。

续　表

标准条款		迎检思路
	的阳性和阴性样品估计输出量值的测量不确定度。 g）对于定性检验结果，产生定量数据的中间测量步骤或室内质量控制结果的不确定度也宜视为此过程中的关键（高风险）部分。 h）进行检验方法性能验证或确认时，宜考虑测量不确定度，相关时。	
7.3.5　生物参考区间和临床决定限	当解释检验结果需要时，实验室应制定生物参考区间和临床决定限，并告知用户。 a）基于患者风险的考虑，实验室应制定反映其服务的患者人群的生物参考区间和临床决定限，并记录其依据。 注：实验室可使用制造商提供的生物参考值，如其参考值的人群来源经过实验室验证并接受。 b）应定期评审生物参考区间和临床决定限，并将任何改变告知用户。 c）当检验或检验前方法发生改变时，实验室应评审其对相应参考区间和临床决定限的影响，并告知用户，适用时。 d）对于识别某个特征存在与否的检验，生物参考区间即是将鉴别的特征，如基因检验。	【标准解读】 血液实验室应制定涉及成人和儿童血细胞分析的血常规、凝血项目、血沉等检验项目的参考区间及临床决定限。参考区间应参照 WS/T 405—2012 和 WS/T 779—2021 建立和验证；血栓与止血检验项目在更换新批号试剂时，如试剂敏感度差异明显，应重新验证新批号试剂的参考区间；试剂敏感度接近时，使用至少 5 份健康人标本进行结果比对，以明确参考区间的适用性。 参考区间验证方法：确认实验室使用的检测系统与制造商提供参考区间的检测系统相同；确认检测项目针对的人群相同；确认检测前过程和检测程序一致；每组使用至少 20 份健康人标本检测后进行验证。 【查阅文件】 查阅参考区间验证记录，查阅参考区间评审记录，核查凝血检验试剂批号更换验证记录。 【跟踪核查】 核查血常规报告单中儿童参考区间的使用。
7.3.6　检验程序文件化	a）实验室应按需详尽制定检验程序，以确保其活动实施的一致性和结果的有效性。 b）程序应用实验室员工理解的语言书写，且在适当的地点可获取。 c）任何简要形式文件的内容应与其程序对应。	【标准解读】 应制定血液实验室全部检验项目的程序性文件。强调任何简要形式文件的内容应与其程序对应。 程序性文件的建立可参考产品使用说明书。一般说来检验项目的程序性文件（SOP）应包括： a）检验目的。

续　表

标 准 条 款		迎 检 思 路
	注：只要有程序全文供参考，且总结的信息按需更新，与完整程序的更新保持一致，工作台处可使用作业指导书、流程图或总结关键信息的类似系统作为快速参考。 d）程序可参考包含足够信息的产品使用说明书。 e）当实验室对检验程序做出经确认的改变，并对结果解释可能产生影响时，应向用户解释其含义。 f）所有与检验过程相关的文件均应遵守文件控制要求（见 8.3）。	b）检验程序原理和方法。 c）性能特征。 d）样品类型（如血浆、血清、尿液）。 e）患者准备。 f）容器和添加剂类型。 g）所需仪器和试剂。 h）环境和安全控制。 i）校准程序（计量学溯源）。 j）程序性步骤。 k）质控程序。 l）干扰（如脂血、溶血、黄疸、药物）和交叉反应。 m）结果计算程序的原理，包括被测量值的测量不确定度（相关时）。 n）生物参考区间或临床决定值。 o）检验结果的可报告区间。 p）当结果超出测量区间时，对如何确定定量结果的说明。 q）警示或危急值（适当时）。 r）实验室临床解释。 s）变异的潜在来源。 t）参考文献。 SOP 应便于查阅，所有人员的检测应遵循程序性文件并保持一致。 【查阅文件】 查阅检验项目的作业指导书，查阅 SOP 内容的更新，特别是新行标的应用。 【现场观察】 观察检验操作是否与 SOP 相一致，是否摘抄的简易版及文控情况。 【访谈调查】 现场访谈员工对 SOP 文件的使用与掌握。
7.3.7　检验结果有效性的保证		
7.3.7.1　通用要求	实验室应制定监控结果有效性的程序。记录结果数据的方式应能检查出趋势和漂移，如可行，应采用统计学技术审核结果。实验室应策划和评审此监控。	【标准解读】 实验室在质量管理中，应制定监控结果有效性的程序，如 IQC 程序、EQA 程序、实验室间比对程序。在血液学检验领域检验中，还包括形态学的人员考核、人员比对，必要时进行人机比对。 在定量检测的质控分析中，通过结果

续　表

标 准 条 款		迎 检 思 路
		数据监控趋势和漂移,做出必要的纠正。 实验室应对质量管理做出策划、对质控结果进行评审。 【查阅文件】 IQC 程序/方案及记录,参加 EQA 程序及记录,实验室间比对程序及记录。 人员考核、人员比对、人机比对程序及记录。 失控记录及纠正措施。
7.3.7.2　室内质量控制(IQC)	a) 实验室应制定室内质量控制程序,根据规定的标准监测检验结果的持续有效性,以验证达到预期质量,并确保与临床决策相关的有效性。 1) 宜考虑检验的预期临床用途,因为同一被测量的性能特征在不同的临床情况下可能不同。 2) 质量控制程序宜能监测检验方法的试剂或/和校准品的批号变化;为此,在更换试剂或/和校准品批号的同一天/批时,宜避免改变室内质控品的批号。 3) 宜考虑使用第三方室内质控品,作为试剂或仪器制造商提供的质控品的替代或补充。 注:可通过检验结果的定期同行评审,对解释和意见进行监控。 b) 实验室应选择符合预期用途的室内质控品。当选择室内质控品时,应考虑以下因素: 1) 相关性能的稳定性。 2) 基质尽可能接近患者样品。 3) 室内质控品对检验方法的反应方式尽可能接近患者样品。 4) 室内质控品满足检验方法的临床适宜用途,其浓度处于临床决定限水平或与其接近,可能时,覆盖检验方法的测量范围。 c) 当无法获得合适的室内	【标准解读】 血液实验室开展的全部血液学检验项目均应制定 IQC 程序。 依照 WS/T 641—2018 和 GB/T 20468—2006 进行 IQC。 定量检查(如血常规检验)的 IQC 至少使用 2 个浓度水平(正常和异常水平)的质控品,每检测日至少检测 1 次,应至少使用 1－3 s、2－2 s 失控规则。对于血细胞分析,在检测质控品开展 IQC 的基础上,同时使用浮动均值法和历史数据核查法可提高 IQC 的监控效率。 定性检查(如血细胞形态学检查)的 IQC 可以通过人员比对看实验室内人员检测水平的一致性,可以通过人员考核看实验室内人员检测水平的准确性,也可以通过实验室内建立的质量保证措施进行内部质控如形态学报告结论与临床诊断的一致性、与骨髓活检或骨髓病理诊断的一致性。 对于失控数据,在分析中应进行失控的原因分析、制定纠正措施、记录纠正效果;对于质控数据应进行管理,可按质控品批次或至少每月统计 1 次,授权人员应对 IQC 记录进行审查并签字,记录至少保存 2 年。 【查阅文件】 查阅 IQC 方案,看规定。 查阅设备的原始质控数据,看实施。 查阅 IQC 图,看记录。 查阅失控记录,看纠正。 【现场观察】 质控品(批号、浓度水平、日期)。 人员对 IQC 的操作过程。

续 表

标 准 条 款		迎 检 思 路
	质控品时,实验室应考虑使用其他方法进行室内质量控制。其他方法的示例包括: 1) 患者结果的趋势分析,例如,患者结果的浮动均值,或结果低于或高于特定值的样品的百分比,或结果与诊断相关的样品的百分比。 2) 按照规定方案,将患者样品结果与另一替代程序检测结果比较,该程序经确认可计量溯源至 ISO 17511 规定的同级或者更高级别的参考标准。 3) 患者样品留样再测。 d) 室内质量控制的检测频率应基于检验方法的稳定性和稳健性,以及错误结果对患者危害的风险而确定。 e) 记录结果数据的方式应能检查出趋势和漂移,适用时,应采用统计学技术审核结果。 f) 应按照规定的可接受标准定期评审室内质量控制数据,在某一时段内能够有效提示当前性能。 g) 室内质量控制不符合可接受标准时,实验室应避免发布患者结果。 1) 当室内质量控制不符合可接受标准,并提示检验结果可能有明显临床意义的错误时,应拒绝结果,并在纠正错误后重新检验相关患者样品(见 7.5)。 2) 实验室应评估最后一次在控的室内质控之后的患者样品结果。	了解人员对设立均值等 IQC 的理解。 【跟踪核查】 现场调阅当日 IQC,一份既往有失控或漂移的质控数据,请本岗位当日操作人员进行质控结果分析。
7.3.7.3　室间质量评价(EQA)	a) 实验室应通过实验室间比对监控检验方法的性能,包括参加适于检验和检验结果解释的室间质量评价计划,含 POCT 检验方法。 b) 有相应质评计划时,实	【标准解读】 血液实验室开展的全部血液学检验项目均应参加 PT/EQA。应制定 EQA 程序/方案/计划。该条款强调 POCT 检验方法。一个认可周期内至少要参加 1~2 次 EQA,首选 PT 项目。

续　表

标　准　条　款		迎　检　思　路
	验室应就其检验方法建立室间质量评价的程序,包括申请、参加和结果评价。 c）室间质量评价样品应由常规执行检验前、检验和检验后程序的人员进行检验。 d）实验室选择的室间质量评价计划应尽可能： 1）具有检查检验前、检验和检验后过程的效果。 2）满足临床适宜用途的可模拟患者样品的样品。 3）满足 GB/T 27043/ISO/IEC 17043 要求。 e）在选择室间质量评价计划时,实验室宜考虑靶值设定类型： 1）由参考方法独立设定,或 2）由总体公议值设定,和/或 3）由方法分组的公议值设定,或 4）由专家组设定。 注 1：不能获得不依赖方法的靶值时,可用公议值判断是实验室或方法特定的偏倚。 注 2：室间质量评价物质缺乏互换性会影响某些方法间的比较,但在另外一些方法间具备互换性时,仍可用于这些方法间的比较,而非仅依赖于方法内的比较。 f）当室间质量评价计划不可获得或不适用时,实验室应采取替代方法监控检验方法的性能。实验室应判断所选替代方法的合理性,并提供其有效性的证据。 注：可接受的替代方法包括： —与其他实验室交换样品。 —采用相同室内质控品的实验室间进行比对,评估单个实验室的室内质量控制结果与使用相同室内质控品的分组结果进行比较。	依照 WS/T 644—2018 进行 EQA。 对于未开展 PT/EQA 的检测项目,实验室应建立替代方案如通过与其他实验室进行比对的方案。方案中应写入选择其他实验室的原则如选择通过 CNAS 认可的实验室或有质量保证的实验室。同时规定：比对样品数量至少 5 份,包括正常和异常水平;频率为每 6 个月至少 1 次;判定标准一致性或符合率≥80%。 实验室负责人或指定人员应监控 PT/EQA 活动的结果,并在结果报告上签字。参加 PT/EQA 活动的数据结果和证书,保留时限至少 2 年。 【查阅文件】 查阅 EQA 方案看规定。 查阅设备的 EQA 原始质控数据看实施。 查阅 EQA 证书看结论。 查阅 EQA 失控记录看纠正。 查阅实验室 EQA 的替代方案及记录,看替代方案的合理性和一致性。 【现场观察】 当 EQA 结果超出预定的可接受标准时,如连续 10 个值偏移看偏移时超出了多少,是否造成临床影响。 实验室负责人是否在结果报告上签字,对结果不满意/不合格的项目,是否有合理的原因分析、必要的纠正措施及替代评估方案如与其他同级别实验室的比对。核查实验室比对的项目,其方案是否符合要求,结果是否合格。

续 表

标准条款		迎检思路
	—分析不同批号的制造商终端用户校准品,或制造商的正确度质控品。 —至少由两人或两台仪器或两种方法对同一微生物样品进行分割/盲样检测。 —分析与患者样品有互换性的参考物质。 —分析临床相关研究来源的患者样品。 —分析细胞库和组织库的物质。 g)应按规定的可接受标准定期评审室间质量评价数据,在某一时段内能够有效提示当前性能。 h)当室间质量评价结果超出预定的可接受标准时,应采取适当措施(见 8.7),包括评估与患者样品相关的不符合,是否造成对临床的影响。 i)如确定影响有临床意义,则应复核受影响的患者结果,考虑修改结果的必要性,并告知用户,适当时。	
7.3.7.4 检验结果的可比性	a)当使用不同方法或/和设备,和/或在不同地点进行检验时,应制定临床适宜区间内患者样品结果可比性的程序。 注:进行不同检验方法的比较时,使用患者样品能避免室内质控品互换性不足带来的问题。当患者样品不可获得或不适用时,参考室内质量控制和室间质量评价的全部选项。 b)实验室应记录比对的结果及其可接受性。 c)实验室应定期评审比对结果。 d)如识别出差异,应评估该差异对生物参考区间和临床决定限的影响,并采取措施。	【标准解读】 实验室使用两套及以上检测系统检测同一项目时,应建立检验结果的可比性方案;应有比对数据表明其检测结果的可比性;使用不同参考区间的检测系统(如血液凝固分析检测系统)间不宜进行结果比对,但应进行医疗安全风险评估。 血细胞分析检测系统间的结果比对可遵循 WS/T 406—2024 和 WS/T 407—2012,如血细胞分析、凝血常规检测、仪器法白细胞分类计数,比对应至少每 6 个月一次,每次使用至少 20 份标本(包括不同种类细胞、不同浓度水平的正常和异常);对于血细胞形态学的人员比对,应每 6 个月进行一次,每次使用至少 5 份标本(包括正常和异常临床标本),比对结果以符合率或一致性表示,结果至少应≥80%。

续　表

标准条款		迎检思路
	e）实验室应告知用户结果可比性的临床显著差异。	【查阅文件】 查阅设备比对方案看规定。 查阅设备比对的原始数据看实施。 查阅设备比对记录是否一致看纠正。 查阅使用不同参考区间的检测系统（如血液凝固分析检测系统）时是否进行医疗安全风险评估的记录。 【现场观察】 实验室负责人是否在结果报告上签字。对结果不满意/不合格的项目，是否有合理的原因分析、必要的纠正措施。 【现场试验】 多台设备时做设备比对。 单台设备时做留样再测。 白细胞分类做人机比对（必要时）。 白细胞分类做人员比对。 血细胞形态做人员考核。
7.4　检验后过程		
7.4.1　结果报告		
7.4.1.1　通用要求	a）每项检验结果均应准确、清晰、明确并依据检验程序的特定说明报告。报告应包括解释检验结果所有必需的信息。 b）当检验报告延误时，实验室应基于延误对患者的影响制定通知用户的程序。 c）所有与报告发布有关的信息应按照管理体系要求（见8.4）保存。 注：只要满足本准则的要求，报告可以硬拷贝或电子方式发布。	【标准解读】 检验后过程涉及结果的报告和发布，新条款增加了危急值报告、附加检验信息和自动审核三个方面。实验室应将以上三个方面纳入体系管理文件中，程序中规定报告延误时的应对措施，应保存所有与报告发布有关的信息。 对于血液实验室而言，应规定血常规、血细胞形态、凝血等检验结果报告单信息应完整，报告用术语应准确，结果报告的方式应规范，可参照2015年ICSH发布的《外周血细胞形态特征命名与分级的标准化建议》和2020年中华医学会检验医学分会血液体液学专业学组发表的《血细胞分析报告规范化指南》。 【查阅文件】 查阅结果报告程序。 【现场观察】 抽取不同项目的血液学检验报告单，看规范及检验报告完整性评价记录。

续　表

标准条款		迎检思路
7.4.1.2　结果审核和发布	结果在发布前应经过审核和批准。 实验室应确保检验结果在授权者发布前得到审核，适当时，应对照室内质量控制、可利用的临床信息及以前的检验结果进行评估。 应规定发布检验结果报告的职责和程序，包括结果发布者及接收者。	【标准解读】 建立检验报告结果审核和发布程序： 规定检验结果报告发布的流程，包括检验结果复核。 规定血常规、血细胞形态、凝血等检验者、报告者、审核者的资质，检验报告实行双签字制度。 规定检验结果报告的职责并给予授权，包括结果发布者及接收者。 【查阅文件】 查阅检验报告结果审核和发布程序。 查阅血液实验室人员授权。 【现场观察】 观察检验结果报告流程。 抽查检验报告单。
7.4.1.3　危急值报告	当检验结果处于规定的危急值限值时： a）根据可获得的临床信息，尽快通知用户或其他授权人。 b）记录所采取的措施，包括日期、时间、责任人、通知的人员、通知的结果、通知准确性的确认，以及在通知时遇到的任何困难。 c）当无法联系到责任人时，应制定实验室人员的逐级上报程序。	【标准解读】 建立危急值报告程序。内容应包括： （1）规定血常规中白细胞、红细胞、血红蛋白、血小板，以及凝血项目中 PT、APTT、Fib 的危急值，危急值的确定应与临床医生共同确定。 （2）规定危急值报告的流程，其报告流程应与院医务管理部门共同确定。 （3）规定危急值的记录内容，条款要求包括日期、时间、责任人、通知的人员、通知的结果、通知准确性的确认，以及在通知时遇到的任何困难。 规定当无法联系到责任人时，实验室人员对危急值的逐级上报程序。 【查阅文件】 查阅检验报告发布程序。 查阅危急值报告记录。 【跟踪核查】 在医护座谈会中了解临床对危急值制定的参与度和检验对危急值报告的及时性。 在临床工作站核查出自血液实验室的危急值报告，查看实验室 LIS 的危急值是否均已报给临床，核查临床危急值记录与实验室是否相符。
7.4.1.4　结果的特殊考虑	a）如用户同意，可用简化方式报告结果。未向用户报告的 7.4.1.6~7.4.1.7 中所列的信	【标准解读】 结果的特殊考虑可写入检验报告结果审核和发布程序。

续 表

<table>
<tr><th colspan="2">标 准 条 款</th><th>迎 检 思 路</th></tr>
<tr><td></td><td>息,用户应能方便获取。
b) 当结果以初步报告传送时,最终报告应发送给用户。
c) 应保留所有口头提供结果的记录,包括沟通准确性确认的细节(见 7.4.1.3b)。口头提供的结果应补发书面报告。
d) 某些对患者有重要影响(如遗传或某些感染性疾病)的检验结果,可能需要特殊的咨询。实验室管理层宜确保在没有得到充分咨询前,不将结果告知患者。
e) 匿名的实验室检验结果可用于流行病学、人口统计学或其他统计分析等目的,前提是降低了对患者隐私和保密的所有风险,并符合相关法律或/和监管要求。</td><td>血液学检验结果的特殊考虑一般会涉及的是血涂片或骨髓涂片的细胞形态学检查,当细胞形态学检验镜下确定为幼稚细胞,但需要进一步确定幼稚细胞的系列和发育阶段时、当需要进行免疫组化染色或流式细胞分析时,可以口头初步报告临床见到“幼稚细胞”或“疑似急性白血病”,当免疫组化染色或流式细胞分析确认后,以最终报告如见到“原始单核细胞”或“急性单核细胞白血病”补发给临床。
血液学检验中的染色体检查可能对患者有重要影响(如遗传性疾病),其检验结果可能需要特殊的咨询。在确保没有得到充分咨询前不将结果告知患者。
【查阅文件】
查看实验室对结果的特殊考虑的规定。
【访谈调查】
医护座谈会了解血液实验室对血细胞形态学结果的报告方式及特殊考虑下的临床咨询沟通与结果报告。</td></tr>
<tr><td>7.4.1.5 结果的自动选择、审核、发布和报告</td><td>当实验室应用结果的自动选择,审核,发布和报告系统,应制定程序以确保:
a) 规定自动选择,审核,发布和报告的标准。该标准应经批准、易于获取并被授权负责发布结果的人员理解。
b) 标准在使用前进行确认和批准,在报告系统发生变化,并可能影响其正常功能及使患者医疗面临风险时,定期评审和验证这些标准。
c) 可识别经自动报告系统选择出需要人工审核的报告,选择的时间和日期,以及审核人的身份均可获取。
d) 必要时,可应用快速暂停自动选择、审核、发布和报告功能。</td><td>【标准解读】
血液实验室的血常规报告、凝血报告如果是采用结果的自动选择、审核模式,应建立检验结果自动审核规则和验证程序性文件,文件应:
规定自动选择、审核、发布和报告的标准;规定自动审核规则在使用前进行确认和批准;规定可识别经自动报告系统选择出需要人工审核的报告及对拦截检验结果的人工审核,时间、日期,以及审核人;规定应急情况下可应用快速暂停自动选择、审核、发布和报告功能。
自动审核规则的建立与验证方法可参照 WS/T 616—2018 及《全国临床检验操作规程》(第 4 版)。
【查阅文件】
查阅自动审核规则的建立与验证程序。
查阅日常对拦截检验项目人工审核复检的记录。
【现场观察】
访谈岗位人员对自动审核文件的使用情况。</td></tr>
</table>

续 表

标 准 条 款		迎 检 思 路
		观察触及复检规则的检验报告是否人工复检。 考核人员审核复检的能力。
7.4.1.6　报告要求	每份报告应包括下列信息，除非实验室有理由可以省略某些内容并文件化。 a）每页都有患者的唯一标识，原始样品采集日期和报告发布日期。 b）发布报告的实验室的识别。 c）用户姓名或其他唯一识别号。 d）原始样品类型和描述样品的必需信息（如来源、取样部位、大体描述）。 e）清晰明确的检验项目识别。 f）相关时，所用检验方法的识别，可能和必要时，包括被测量和测量原理的一致（电子）的识别。 注：观测指标标识符逻辑命名与编码系统（LOINC），命名、属性和单位（NPU、NGC）和 SNOMED CT 为电子识别的示例。 g）适用时，检验结果的测量单位以国际单位制（SI）或可溯源至 SI，或其他适用的单位报告。 h）生物参考区间、临床决定值，似然比或支持临床决定限的直方图/列线图（诺谟图），必要时。 注：可将生物参考区间清单或表格发给实验室用户。 i）作为研发计划的一部分而开展的，尚无明确的测量性能声明的检验项目识别。 j）审核结果和授权发布报告者的识别（如未包含在报告中，则在需要时随时可用）。	【标准解读】 该条款规定了检验报告单中应具备的信息，如果缺项会产生不符合。以上内容有必要写入检验报告结果审核和发布程序。此外应注意检验报告的项目名称与行业主管部门发布的医疗服务项目目录一致，细胞名称与行标、指南、共识一致，报告单位以国际单位制（SI）单位或可溯源至 SI 或其他适用的单位报告，生物参考区间与行标一致。例如，抗凝治疗监测应使用 INR；D－二聚体检验报告单位 μg/mL DDU 或 FEU，mg/mL DDU 或 FEU，μg/L DDU 或 FEU；红细胞形态和白细胞中毒性颗粒的结果报告采用双级分层报告，即报告半定量（0、1+、2+、3+）和百分比（%）；血细胞形态学及骨髓细胞学报告可采用描述性报告模式。 【查阅文件】 查阅相关程序文件。 核查血液学检验的报告单是否符合要求。 查阅检验报告单信息完整。

续　表

标准条款		迎检思路
	k）需要作为初步结果的识别。 l）危急值提示。 m）将报告中所有部分标记为完整报告一部分的唯一性标识,以及表明结束的清晰标识(如页码和总页数)。	
7.4.1.7　报告的附加信息	a）当患者医疗需要时,应包括原始样品采集时间。 b）报告发布时间(如未包含在报告中),需要时应可获得。 c）全部或部分由受委托实验室完成的检验,包括不加修改的顾问提供意见的识别,以及实施检验的实验室名称。 d）适用时,报告应包含结果解释和注释。 1）影响检验结果临床意义的样品质量和适宜性。 2）采用不同程序(如 POCT)或在不同地点进行检验时产生的差异。 3）当地区或者国家使用不同的测量单位时,错误解释所产生的潜在风险。 4）结果随时间产生的趋势性或显著变化。	【标准解读】 该条款中讲述了从 a)～d)四种情况下检验报告的附加信息：如结果解释和注释;由受委托实验室完成的检验;影响检验结果临床意义的样品质量如标本量不足、乳糜血、溶血;尤其应关注同一检验项目不同测量单位的报告。以上内容也可写入检验报告结果审核和发布程序中。 【查阅文件】 查阅对报告附加信息的文件规定。 有程序规定报告发送的方式。 【现场核查】 核查报告单查阅终端当病理结果与临床诊断明显不符合,应有文件规定如何发布结果;细胞病理学诊断复核和疑难病例讨论制度;报告的规范。(血涂片检验疟原虫阳性时应同时报告鉴定结果;形态学检验项目应只报告确认后的正确结果,必要时可另附相关说明。 【访谈调查】 通过医护座谈会了解检验结果附加信息的必要与需求。
7.4.1.8　修正报告结果	修正或修改结果的程序应确保： a）记录修改的原因并在修改的报告中标识(相关时)。 b）修改的报告应仅以追加文件或数据传输的形式发送,明确标记为修订版,并包括参照原报告的日期和患者识别。 c）用户知晓报告的修改。 d）当有必要发布全新报告时,应有唯一性标识,并注明且追溯至所替代的原报告。 e）如报告系统不能显示修	【标准解读】 建立修正或修改结果程序,应注意修正或修改已发布的报告结果产生的风险,患者和医生已获取报告后重新修正或修改检验结果产生的医疗风险较大,对此应在检验结果发布前认真审核,慎重修改。修正或修改结果程序中应详细规定相关事宜。例如, 1）规定具有修正或修改报告人员的资质。 2）规定哪些情况下需要修正或修改检验结果,修正或修改后原报告的处理方式如收回以重新发布。 3）规定修正或修改记录应具有的唯

续　表

标 准 条 款		迎 检 思 路
	改,应保存修改记录。	一性标识。 4）规定修正或修改者或实验室 LIS 可显示修改时间和日期、修改人的姓名,以及必要时的修改原因和批准修改者。 【查阅文件】 查阅结果报告修正或修改程序;结果修改记录;对结果审核者的授权。 【跟踪核查】 各专业组至少抽查 3 份报告修改记录表,查证实验室 LIS 有无修改信息,记录是否完整,修订版报告和原始报告的时期和患者识别是否一致。
7.4.2　检验后样品的处理	实验室应规定检验后临床样品的保存时限,以及样品的储存条件。 实验室应确保在检验后: a）保存样品的患者和来源识别。 b）明确样品用于附加检验的适宜性。 c）样品保存方式尽可能确保附加检验的适用性。 d）可定位和检索样品。 e）以适宜方式弃置样品。	【标准解读】 建立标本储存与保留管理程序。规定检验后临床样品的保存时限,以及样品的储存条件。 由于检验后标本主要用于附加检验,因此应规定不同检测目的标本的保存时限。 【查阅文件】 查阅标本储存与保留管理程序。 【现场观察】 细胞学检查剩余的样品应保存至细胞病理学报告发出后,阳性病例应至少保存至报告发出后 2 周。 可定位和检索样品的功能情况;待检样品和未检样品是否有明确标识和分区;检验后样品的保存地点和条件。
7.5　不符合工作	实验室应制定过程,在实验室活动或检验结果不符合自身程序、质量要求或用户要求时(例如,设备或环境条件超出规定限值,监控结果不能满足规定的标准)实施。该过程应确保: a）确定管理不符合工作的职责和权限。 b）基于实验室建立的风险分析过程采取应急和长期措施。 c）当存在对患者造成危害的风险时,终止检验并停发报告。 d）评价不符合工作的临床	【标准解读】 建立血液实验室不符合识别和控制程序。 不符合主要是以下三个方面的不满足① 不符合准则的要求,② 不符合过程与实施,③ 不符合体系文件要求。不符合的产生① 有的是现行有效的体系文件没有涵盖认可准则的要求,② 有的是写了但做得不对,③ 还有的是既没写也没做。 ISO 15189:2022 中没有提及不符合分级,内审可以对不符合项不进行分级,但认可规则中依然有程度和整改时限的要求。 不符合项可发生在检验全过程的人、

续　表

标　准　条　款		迎　检　思　路
	意义，包括在识别不符合工作之前可能或已发出的检验结果的影响分析。 e）对不符合工作的可接受性作出决定。 f）必要时，修改检验结果并通知用户。 g）规定批准恢复工作的职责。 实验室应采取与不符合工作（见 8.7）再次发生的风险相符的纠正措施。 实验室应保存不符合工作和 7.5a）~g）中规定措施的记录。	机、料、法、环等各方面，通过日常工作、质量监督、内部审核、管理评审、外部审核等途径识别；不符合项识别的依据是认可文件、相关法律法规及行业标准、管理体系文件；不符合识别后对可接受性做出决定；分析不符合项产生的原因、采取必要的纠正措施、并跟踪验证纠正措施的有效性；形成不符合项报告记录，报告内容可包括责任组/人、不符合项事实描述、不符合条款、不符合项的类型、不符合项的提出者及确认者、建议的纠正措施、完成时间、完成情况及跟踪验证等，记录保存 2 年。 不符合评审的要点：① 现场观察体系文件的完整性与适宜性，② 不符合项整改报告中原因分析的合理性和及时性，对不符合严重程度的界定，③ 识别不符合项的充分性与有效性，④ 不符合项纠正的及时性与合理性。 【查阅文件】 查阅不符合项识别和控制程序。 查阅内审、投诉、外部评审等发现的不符合项整改记录。 【现场观察】 现场观察检验过程中有无与准则、体系文件、SOP 等不符的操作。
7.6　数据控制和信息管理		
7.6.1　通用要求	实验室应获得开展实验室活动所需的数据和信息。 注 1：本准则“实验室信息系统”中包括计算机化和非计算机化系统中的数据和信息管理。相比非计算机化的系统，有些要求更适用于计算机系统。 注 2：与计算机化实验室信息系统相关的风险见 ISO 22367：2020，A.13。 注 3：确保信息保密性、完整性和可用性的信息安全控制、策略和最佳实践等见 ISO/IEC 27001：2022 附录 A“信息安全控制参考”。	【标准解读】 建立实验室数据控制和信息管理程序。按要求对 LIS 的使用、数据管理、访问权限、信息保密性、完整性和可用性的信息安全控制等内容作出规定。 【查阅文件】 实验室数据控制和信息管理程序中内容的规定。 【访谈调查】 访谈临床医护对信息功能的需求和要求。访谈工人、检验者和 LIS 管理员对职责和权限的知晓。

续　表

标准条款		迎检思路
7.6.2　信息管理的职责和权限	实验室应确保规定信息系统管理的职责和权限,包括可能对患者医疗产生影响的信息系统的维护和修改。实验室最终为实验室信息系统负责。	【标准解读】 实验室数据控制和信息管理程序中规定信息系统管理的职责和权限,包括可能对患者医疗产生影响的信息系统的维护和修改。 【查阅文件】 实验室数据控制和信息管理程序中内容的规定。
7.6.3　信息系统管理	用于采集、处理、记录、报告、存储或检索检验数据和信息的系统应: a) 在引入前,经过供应者确认,以及实验室的运行验证;在使用前,系统的任何变化,包括实验室软件配置或对商业化软件的修改,均应获得授权、文件化并经验证。 注 1:适用时,确认和验证包括:实验室信息系统和其他系统,如实验室装备、医院患者管理系统及基层医疗系统之间的接口正常运行。 注 2:常用的商业现成软件在其设计的应用范围内使用可被视为已经过充分的确认(如文字处理和电子表格软件,以及质量管理软件程序)。 b) 形成文件,包括系统日常运行等文件可被授权用户方便获取。 c) 考虑网络安全,以防止系统未经授权的访问,并保护数据不被篡改或丢失。 d) 在符合供应者规定的环境下操作,或对于非计算机系统,提供保护人工记录和转录准确性的条件。 e) 进行维护以保证数据和信息完整,并包括系统故障的记录和适当的应急和纠正措施;应对计算和数据传送进行适当和系统检查。	【标准解读】 信息系统使用前、升级,需进行确认和验证,内容包括:软件功能符合实际需求的测试和确认,实验室数据一致性验证。 【查阅文件】 LIS 新增功能(如自动审核、危急值闭环管理)的验证报告。 检验数据信息传递验证记录。 【现场观察】 抽查 5 张检验报告单,调取仪器原始数据、数据接收终端、LIS 数据,观察数据的一致性。

续　表

标准条款		迎检思路
7.6.4　宕机预案	实验室应制定经策划的过程，以便在发生影响实验室提供服务能力的信息系统故障或宕机期间维持运行。该情况还包括自动选择和报告结果。	【标准解读】 应制定宕机预案，包括制定书面应急和演练计划。 对某些突发事件如信息系统、服务器、中间件等系统故障时演练。 【查阅文件】 宕机预案及信息系统应急演练记录。
7.6.5　异地管理	当实验室信息管理系统在异地或由外部供应者进行管理和维护时，实验室应确保系统的供应者或运营者符合本准则的所有适用要求。	【标准解读】 实验室数据控制和信息管理程序中规定相关内容，即当信息系统的管理和维护在异地或分包给其他供应商时，应负责确保系统的供应商或操作者符合本手册的所有适用要求。 【查阅文件】 实验室数据控制和信息管理程序中内容的规定。
7.7　投诉		
7.7.1　过程	实验室应有处理投诉的流程，至少包括： a）对投诉的接收、确认、调查，以及决定采取处理措施过程的说明； 注：投诉的解决可导致实施纠正措施（见8.7）或作为改进过程的输入（见8.6）。 b）跟踪并记录投诉，包括为解决投诉所采取的措施； c）确保采取适当的措施。 应可公开获取投诉处理过程的说明。	【标准解读】 血液实验室应建立投诉处理程序，也可按照科室整体的投诉处理程序执行。 投诉处理至少应包括：① 对投诉的接收、确认、调查，以及决定采取处理措施过程的说明；② 跟踪并记录投诉，包括为解决投诉所采取的措施；③ 确保采取适当的措施。 应针对上述内容制定投诉处理记录表，投诉的处理应作为改进过程的输入管理评审。 发生的投诉应列入下一年度风险要素中，上一年度风险识别并有预防措施但依然发生投诉时，本年度风险评估中应提高风险程度并改进预防措施。 【查阅文件】 查阅投诉处理程序，查阅投诉记录，查阅风险评估报告，查阅风险评估记录，查阅管理评审输入。
7.7.2　投诉接收	a）在接到投诉后，实验室应确认投诉是否与其负责的实验室活动相关，如相关，则应处	【标准解读】 投诉处理程序中应包含投诉接收从a）~c）三个方面的内容。

续 表

标 准 条 款		迎 检 思 路
	理该投诉(见 8.7.1)。 b) 接到投诉的实验室应负责收集所有必要的信息,以确认投诉是否属实。 c) 只要可能,实验室应告知投诉人已收到投诉,并向其提供处理结果和进程报告,适用时。	【查阅文件】 查阅投诉处理程序,查阅投诉记录。
7.7.3 投诉处理	调查和解决投诉不应导致任何歧视行为。 投诉决定应由与投诉事项无关的人员做出或审查和批准。资源不允许时,任何替代方案都不应损害公正性。	【标准解读】 投诉处理程序中应包含投诉处理的流程,注意公正性、不受歧视,如投诉决定应由与投诉事项无关的人员做出或审查和批准,无论通过调查核实确定的投诉性质是有效投诉还是无效投诉,均应做好记录。 【查阅文件】 查阅投诉处理程序,查阅投诉记录。
7.8 连续性和应急预案	实验室应确保已经识别与紧急情况,或者其他导致实验室活动受限或无法开展等状况有关的风险,并制定协调策略,包括计划、程序和技术措施,以便在中断后继续运行。 应定期测试预案,并演练响应能力,可行时。 实验室应: a) 考虑所有相关实验室人员的需要和能力,制定紧急情况响应方案; b) 向相关实验室人员提供适当的信息和培训; c) 对实际发生的紧急情况作出响应; d) 采取与紧急情况的严重程度和潜在影响相符的措施,预防或减轻紧急情况的后果。 注: 详细信息见 CLSI GP36－A。	【标准解读】 实验室建立应急预案,定期测试预案并演练响应能力。 血液实验室按照科室的应急预案定期进行演练并做好记录,对演练中发现的措施不当进行完善补充、对演练中人员流程不熟练给予再培训。 应急情况可以是仪器故障、断网、断电、断水,火灾地震等不可抗拒原因。如仪器故障,启用备用仪器或送第三方实验室检测,断网超过 1 h 时启用手工工作模式,断电时启用 UPS 电源,断水时用生活纯净水代替等。 应急预案的培训和演练记录应归档保存。 【查阅文件】 连续性和应急预案文件,应急演练记录。

第四节　管理体系要求

<table>
<tr><th colspan="2">标 准 条 款</th><th>迎 检 思 路</th></tr>
<tr><td colspan="3">8.1　总体要求</td></tr>
<tr><td colspan="3">8.2　管理体系文件</td></tr>
<tr><td colspan="3">8.3　管理体系文件控制</td></tr>
<tr><td colspan="3">【评审要点】
血液实验室按照科室管理体系要求做好内部文件和外部文件的文件控制。</td></tr>
<tr><td colspan="3">8.4　记录控制</td></tr>
<tr><td colspan="3">【评审要点】
血液实验室应按照科室管理体系中记录的内容进行记录,修改记录应保留原始的和修改后的数据和文档,按照科室管理体系要求保存记录。</td></tr>
<tr><td colspan="3">8.5　应对风险和改进机遇的措施</td></tr>
<tr><td colspan="3">8.6　改进</td></tr>
<tr><td colspan="3">8.7　不符合及纠正措施</td></tr>
<tr><td colspan="3">8.8　评估</td></tr>
<tr><td colspan="3">8.8.1　通用要求</td></tr>
<tr><td>8.8.2　质量指标</td><td>应策划监控质量指标[见5.5d)]的过程,包括建立目的、方法、解释、限值、措施计划和监控周期。应定期评审质量指标以确保其持续适宜。</td><td>【标准解读】
在血液实验室层面应策划监控质量指标的过程,包括建立目的、方法、解释、限值、措施计划和监控周期。
血液实验室应重点关注以下质量指标:人员比对符合率,人员考核合格率,诊断正确率,实验室间比对符合率,报告及时率,投诉处理率等。参考 WS/T 406－2024《临床血液学检验常用项目分析质量标准》。
管理评审中输入血液实验室质量指标进行评审,以确保其持续适宜。
【查阅文件】
血液实验室的质量指标监测与改进记录。</td></tr>
<tr><td colspan="3">8.8.3　内部审核</td></tr>
<tr><td colspan="3">8.9　管理评审</td></tr>
</table>

（续薇　曲林琳　王文娟）

第九章 临床体液学检验认可要求与迎检思路

ISO 15189:2022 与 ISO 15189:2012 比较，基于 ISO/CASCO 将 5 章改为 8 章，纳入风险（ISO 22367）、安全（ISO 15190）、样本（ISO 20658）等标准及法规要求。通过策划和实施应对风险的措施，强化对患者健康的关注，鼓励持续改进。临床体液学检验领域要通过 ISO 15189:2022 认可，迎检思路是组织员工学习培训，进行差距分析，完成文件修订，全员参与实施，加强风险管理和持续改进。

依据 ISO 15189:2022 准则及应用说明、相关标准和指南等要求，结合体液实验室当前制度、过程、程序、管理体系，遵循 ISO 15189:2022 要求的差距分析，修订程序文件和仪器及项目标准操作规程，制定内部行动计划和整改措施，以符合新标准要求。风险管理可能成为今后评审的重点，参照 ISO 22367 建立一个系统来识别和应对风险及改进机遇，统筹管理体系在体液实验室的运行和改进。

本章对 ISO 15189:2022 在临床体液学专业领域应用的相关条款逐一进行解读，不增加或减少条款的要求，并给出现场评审的审核方法和评审要点，以及医学实验室需要提供的支撑材料的建议。

第一节 结构和管理要求

标 准 条 款		迎 检 思 路
5.1 法律实体		
5.2 实验室主任		
5.3 实验室活动		
5.3.3 咨询活动	实验室管理层应确保提供适当的实验室建议和解释，并满足患者和用户的需求。 适用时，实验室应建立协议与实验室用户进行沟通，包括： a）为选择和使用检验提供意见，包括所需样品类型、检验方法的临床适应证和局限性，以	【标准解读】 体液实验室提供适当的检验建议和解释，包括为选择检验和使用服务提供建议；为临床病例的诊疗提供建议；为检验结果解释提供专业判断；推动实验室服务的有效利用。 【查阅文件】 咨询活动的相关记录，如报告单解释

续　表

标　准　条　款		迎　检　思　路
	及要求检验的频率。 b）为检验结果的解释提供专业判断。 c）促进实验室检验的有效利用。 d）就科学及事务性工作提供意见。例如，样品不符合可接受标准的情况。	性注释、临床病例讨论记录。 【现场观察】 咨询活动途径，如网站、公众号、小程序、宣传栏、实验室窗口等。
5.4　结构和权限		
5.4.2　质量管理	实验室应配备具有履行其职责所需的权限和资源的人员，无论其是否还被赋予其他职责。所履行职责包括： a）实施、保持和改进管理体系。 b）识别与管理体系或执行实验室活动的程序的偏离。 c）采取措施以预防或最大程度减少这类偏离。 d）向实验室管理层报告管理体系运行状况和改进需求。 e）确保实验室活动的有效性。 注：这些责任可分配给一人或多人。	【标准解读】 体液实验室应配备一人或多人负责质量管理，其职责包括： a）依据认可准则、规则、应用要求、指南，适用的法律、法规、标准，参照临床体液学相关的教材、专著、指南、专家共识等建立体液学检验领域管理体系，实施、维持和改进管理体系文件，有效运行管理体系。 b）通过质量指标监测、用户或员工投诉、不良事件报告、内部审核、外部检查、风险管理、管理评审等识别体液学检验领域管理体系或实验室活动的不符合或偏离。 c）采取培训考核、降低风险、改进流程或技术等措施，必要时作为改进机遇启动专项的持续改进活动，以预防或最大程度减少管理体系的不符合或偏离。 d）不定期向实验室管理层通过口头汇报、会议报告、书面材料、信息系统等方式报告体液实验室管理体系运行情况和改进需求。 e）体液实验室员工有责任并确保实验室活动的有效性，满足管理体系的要求。 【查阅文件】 查阅岗位职责，核实是否有一人或多人负责质量管理，核实履行职责的效果和评价。
5.5　目标和方针	a）实验室管理层应建立并维持目标和方针（见 8.2），以： 1）满足患者和用户的需要和要求。 2）致力于良好的专业实践。 3）提供满足其预期用途的检验。 4）符合本准则。	【标准解读】 体液实验室宜参考相关标准建立适宜的质量目标。例如，标本量不合格率：<0.1%，IQC 项目开展率：100%，IQC CV 合格率：>99%，EQA 项目覆盖率：100%，实验室间比对率：100%，实验室内 TAT：中位数<1 小时，患者满意度：>90%，实验室投诉数：<5 件/年，员工培训次数：

续　表

标 准 条 款		迎 检 思 路
	b）目标应可测量并与方针一致。实验室应确保该目标和方针在实验室组织的各层级得到实施。 c）在策划和实施管理体系变更时，实验室管理层应确保管理体系的完整性。 d）实验室应建立质量指标以评估检验前、检验和检验后过程的关键环节，并监控与目标相关的性能（见 8.8.2）。 注：质量指标的类型包括收到的样品数中不合格的样品数，登记或/和样品接收的错误数，更正报告数，指定周转时间的完成率。	>12 次/年等。 【查阅文件】 查阅相关体液学检验的质量指标及目标值，查阅指标完成情况的月或季度或年度统计分析及评估审核。
5.6　风险管理	a）实验室管理层应建立、实施和维护过程，以识别与其检验和活动相关的对患者危害的风险和改进患者医疗的机会，并制定应对风险和改进机遇的措施（见 8.5）。 b）实验室主任应确保对该过程的有效性进行评估，并在确定为无效时进行修改。 注 1：医学实验室风险管理要求见 ISO 22367。 注 2：实验室生物风险管理要求见 ISO 35001。	【标准解读】 体液实验室应识别检验前、检验、检验后过程中的医疗质量安全风险，以及生物安全风险，评估风险危害程度（严重程度和发生频次），制定应对风险和改进机遇的措施。 注：风险管理过程：风险计划、风险分析、风险评价、风险控制、风险管评、风险监控。 【查阅文件】 体液实验室的风险管理计划及实施情况。

第二节　资 源 要 求

标 准 条 款		迎 检 思 路
6.1　总体要求		
6.2　人员		
6.2.1　通用要求	a）实验室应有足够数量有能力的人员开展其活动。	【标准解读】 临床体液实验室人员配置宜满足要求：

续　表

标　准　条　款		迎　检　思　路
	b）所有可能影响实验室活动的内部或外部人员，应行为公正、符合伦理，有能力并按照实验室管理体系要求工作。 注：POCT 设备监督员和操作者指南见 ISO/TS 22583。 c）实验室应向员工传达满足用户需求和要求，以及满足本准则要求的重要性。 d）实验室应有程序向员工介绍组织及其将要工作的部门或区域、聘用的条件和期限、员工设施、健康和安全要求，以及职业健康服务。	每日 1~200 份体液标本量时至少配备 2 人；每日 200~500 份体液标本量时至少配备 3~4 人；若采用自动化仪器进行有形成分筛检，可适当减少人员数量。 所有人员应符合准入要求，参加培训和考核，参与实验室活动并接受监督，应秉持公正、负责并有能力按照实验室的管理制度进行工作。 应通过会议、文件、培训等方式向实验室人员传达满足用户需求及要求的重要性，以及认可准则、法律法规、行业标准、专家共识等要求。 【查阅文件】 体液实验室人员一览表和岗位。仪器设备一览表。人员相关培训和考核记录。 【现场观察】 实验室人员配备是否足够。是否采用自动化仪器进行有形成分筛检。
6.2.2　能力要求	a）实验室应规定影响实验室活动结果的各职能的能力要求，包括教育、资格、培训、再培训、技术知识、技能和经验的要求。 b）实验室应确保全部员工具备开展其负责的实验室活动的能力。 c）实验室应有人员能力管理程序，包括能力评估频率要求。 d）实验室应有记录证实其人员能力。 注：以下能力评估方法可组合使用： —直接观察活动。 —监控检验结果的记录和报告过程。 —核查工作记录。 —评估解决问题的技能。 —检验特定样品，如已检验过的样品、实验室间比对样品或分割样品。	【标准解读】 体液实验室人员资质要求：医学检验专业毕业，取得医师执照和/或检验专业技术职称证书的任职资格，经专业岗位培训考核合格并有授权，颜色视觉辨色正常。体液实验室技术负责人应具备足够的能力，从事医学检验（检查）工作至少 3 年（可依据适当的教育、培训、经历、职称或所需技能证明等进行能力评价）。认可的授权签字人应具有中级及以上技术职称任职资格，从事申请认可授权签字领域专业技术工作至少 3 年。 对员工能力，尤其重视对新员工能力的评估。当某些原因导致工作变化时，尤其发生可能影响检验结果质量的变化时，应对员工进行再培训、再评估、考核通过才可继续上岗。 【查阅文件】 抽查员工档案，包括教育证书、资格证书、查健康体检证明（包括颜色视觉检查）、培训和考核记录、教学科研业绩等。查阅组长的资质证书（中级以上）和工作年限证明（从事体液学检验至少 3 年）。查阅授权签字人人员档案，职称的任职资

续 表

标 准 条 款		迎 检 思 路
		格、工作经历，继续教育证明，从事体液学检验领域专业技术工作至少 3 年。 查程序性文件规定每年对员工进行工作能力评估，并有相应的记录。对新员工的能力评估，并有相应的记录。对从事体液学形态识别的人员，在最初 6 个月内应至少进行 2 次能力评估。 【访谈调查】 了解组长及授权签字人对职责权限范围的理解及认可知识的掌握。是否对新员工进行培训，并对培训内容进行针对性的考核。是否对离岗 6 个月及以上的员工进行再培训和再评估。 【现场观察】 员工培训、考核、评估记录表。尤其关注对新员工、离岗员工返岗后的培训、考核、授权与评估。
6.2.3 授权	实验室应授权人员从事特定的实验室活动，包括但不限于： a）方法选择、开发、修改、确认和验证。 b）结果审核、发布和报告。 c）实验室信息系统使用，特别是患者数据和信息获取、患者数据和检验结果录入、患者数据或检验结果修改。	【标准解读】 对从事体液实验室活动的人员进行岗位、仪器、信息系统等授权。 【现场观察】 员工的授权情况、对本岗位职责的知晓情况、是否能胜任本岗位工作。
6.2.4 继续教育和专业发展	应对从事管理和技术工作的人员提供继续教育计划。全部人员应参加继续教育、常规专业发展或其他的专业相关活动。 应定期评估计划和活动的适宜性。	【标准解读】 对体液学检验不同岗位、不同职称的人员应制定不同的继续教育计划，涉及专业知识要求、认可体系、质控和管理知识的培训。教育方式可包括学术会议、进修学习、专题讲座等。 【查阅文件】 查询继续教育培训记录及适宜性评审报告。
6.2.5 人员记录	实验室应制定以下活动的程序，并保存记录： a）确定 6.2.2a）中规定的能力要求。 b）岗位描述。	【标准解读】 体液实验室应保存人员的相关教育和专业资质、培训、经历和能力评估的记录。 【查阅文件】 抽查 10%的员工档案。

续　表

标 准 条 款		迎 检 思 路
	c）培训和再培训。 d）人员授权。 e）人员能力监督。	
6.3　设施和环境条件		
6.3.1　通用要求	设施和环境条件应适合实验室活动，不应对结果有效性或患者、访客、实验室用户和员工的安全产生不利影响。这应包括在实验室主场所外开展的检验前工作相关的设施与地点，也包括 POCT。 实验室应规定、监控和记录从事实验室活动所必需的设施及环境条件要求。 注 1：设施和环境条件的要求见 ISO 15190。 注 2：对结果有效性产生不利影响的环境条件，包括但不限于非特异性扩增的核酸、微生物污染、灰尘、电磁干扰、辐射、照明条件（照度）、湿度、供电、温度、声音和振动。	【标准解读】 体液实验室的空间宜相对独立，配备通风设施，有足够的空间开展检验工作。人流、物流、标本流符合生物安全和院内感染防控要求。体液样品采集场所宜靠近实验室，有保护患者隐私措施。 【现场观察】 现场查看实验室布局、分区和流程是否符合生物安全、院内感染防控的需要。现场查看标本采集和送检是否符合生物安全、院内感染防控、工作流程的需要。
6.3.2　设施控制	应实施、记录、监控、定期评审设施控制，应包括： a）访问控制，考虑安全、保密性、质量，以及医疗信息和患者样品的保护。 b）防止来自能源、照明、通风、噪音、供水和废物处理对实验室活动造成的污染、干扰或不利影响。 c）防止来自因检验程序存在风险或不隔离可能影响、干扰工作时造成的交叉污染。 d）提供适当的安全设施和设备，并定期验证其功能。 示例：应急疏散装置、冷藏或冷冻库中的对讲机和警报系统，便利的应急淋浴和洗眼装置和复苏设备等。	【标准解读】 体液实验室应依据所用分析设备和实验过程的要求，有加强的通风系统，制定环境温湿度控制要求并记录。应有温湿度失控时的处理措施并记录。必要时，实验室可配置不间断电源（UPS）和/或双路电源以保证关键设备（如需要控制温度和连续监测的分析仪、冰箱等）的正常工作。 【查阅文件】 文件规定实验室对环境温度、湿度监控的要求。实验室环境温度和湿度应能满足实验室内部所有仪器设备、试剂运行的要求，应能满足仪器厂家及试剂说明书的要求。设备运行、试剂储存的要求宜配备 UPS 或双路电源。若已配备，需要提供 UPS 的定期功能检查记录，如充放电记录，和使用记录。

续　表

标准条款		迎检思路
	e）保持实验室设施功能正常、状态可靠。	【现场观察】 室内温度湿度记录表中应明确实验室规定的温度、湿度范围，如有失控发生时应做好失控处理，必要时应提供预防措施。UPS 的充放电及使用情况。 注 1：建议采用冷链系统记录温度、湿度等。同时关注温度及湿度计的校准。 注 2：手工记录温、湿度时，建议每天至少记录两次温、湿度。
6.3.3　储存设施	a）应提供储存空间，其条件应确保样品、设备、试剂、耗材、文件和记录的持续完整性。 b）应以防止交叉污染和损坏的方式储存检验过程使用的患者样品和材料。 c）有害物质和生物废物的储存和处置设施应符合相关法律法规规定的材料分类要求。	【标准解读】 如使用尿干化学试纸条，其存放条件（如湿度）应符合要求。用以保存临床样品和试剂的设施应设置目标温度和允许范围并记录。应有温度湿度失控时的处理措施，并记录。有专门的危化品存放柜。 【查阅文件】 文件规定尿干化学试纸条的存放条件（如湿度），并符合厂家要求。规定临床样品和试剂的目标温度和允许范围。有环境温度和湿度记录。 【现场观察】 检查实验室温度湿度是否在控，是否如实记录，是否出现过失控，重点关注处理措施和改进措施。
6.3.4　员工设施	应有足够的盥洗设施、饮水处，以及储存个人防护装备和衣物的设施。 宜提供员工活动空间，如会议室、学习室和休息区。	【标准解读】 体液实验室应有足够的洗手间，宜设置饮水处、更衣室及学习活动空间。 【现场观察】 实验室洗手间、饮水处、更衣间、会议室、学习室、休息间等配备情况，布局和流程是否符合院感要求。
6.3.5　样品采集设施	样品采集设施应： a）保证样品采集方式不会使结果失效或对检测质量有不利影响。 b）在样品采集期间考虑患者的隐私、舒适度及需求（如残疾人通道、盥洗设施），以及陪伴人员（如监护人或翻译）的安排。 c）提供隔开的患者接待和	【标准解读】 体液样品采集区域宜靠近实验室。同时，样品采集设施也应满足国家法律法规及医院伦理委员会对患者隐私保护的要求。有急救物品箱并定期检查和更换。 【查阅文件】 检查样品采集手册是否有关于样品采集的要求，是否满足国家法律法规对保护患者隐私的规定。

续　表

标　准　条　款		迎　检　思　路
	样品采集区域。 d）维持患者和员工用急救物品。 注：样品采集设施要求见 ISO 20658。	【现场观察】 患者采样区厕所清洁卫生，急救箱内物品是否齐全及是否在有效期内等。
6.4　设备		
6.4.1　通用要求	实验室应制定设备选择、采购、安装、验收测试（包括可接受标准）、操作、运输、存放、使用、维护，以及停用的程序，以确保其正常运行并防止污染或损坏。 注：实验室设备包括仪器的硬件和软件，测量系统和实验室信息系统，或任何影响实验室活动结果的设备，包括样品运输系统。	【标准解读】 依据科室仪器设备管理程序文件，制定体液学检验涉及的仪器和设备的全生命周期的管理程序。 【查阅文件】 临床体液专业设备管理程序。
6.4.2　设备要求	a）实验室应配备检测活动正常进行所需的设备。 b）在实验室永久控制之外的场所，或超出设备制造商的性能规格使用设备，实验室管理层应确保满足本准则要求。 c）可影响实验室活动的每件设备应贴唯一标签，标识或其他识别方式并登记在册。 d）实验室应根据需要维护和更换设备以确保检验结果质量。	【标准解读】 依据体液学检验的范围、性质、类型和工作量的要求，配备尿干化学分析仪、尿有形成分分析仪、粪便自动分析仪、阴道分泌物分析仪、显微镜、离心机等仪器设备，有唯一的设备标识。当出现仪器老化、故障频繁、分析性能不能满足临床要求时，需要更换设备。 【现场观察】 仪器配置是否满足需要，设备标签是否满足要求，设备周期性维护记录是否满足制造商要求。
6.4.3　设备验收程序	当设备投入或重新投入使用前，实验室应验证其符合规定的可接受标准。 用于测量的设备应能达到提供有效结果所需的测量准确度或（和）测量不确定度（见 7.3.3 和 7.3.4）。 注 1：这包括在实验室使用的设备、租借的设备，或在医护点，以及实验室授权的相关或移动设施中使用的设备。	【标准解读】 体液实验室的设备投入或重新投入使用前，应完成安装验收、仪器校准、性能验证、比对（PT）试验、培训及授权、LIS 数据一致性验证、编写仪器或设备标准操作规程等工作。 【查阅文件】 抽查设备验收相关记录。

续 表

标准条款		迎检思路
	注2：如相关，设备验收试验的核查可基于返回设备的校准证书。	
6.4.4 设备使用说明	a）实验室应具有适当的防护措施，防止设备意外调整导致检验结果无效。 b）设备应由经过培训，授权和有能力的人员操作。 c）设备使用说明，包括制造商提供的说明，应可随时获取。 d）应按照制造商的规定使用设备，除非已经实验室确认（见7.3.3）。	【标准解读】 设备应设置不同的用户权限，防止意外修改系统参数。仪器设备均应有能力的人员，经过培训和考核，授权后进行操作。仪器设备的SOP文件应易于理解和获取。不允许超范围使用设备，如尿有形分析仪检测胸腹水等体液标本的细胞计数。 【查阅文件】 仪器设备授权人员考核和授权记录。 【现场观察】 抽查1台仪器和2名员工，现场观察操作能力，核实人员是否经过培训、考核和授权。
6.4.5 设备维护与维修	a）实验室应根据制造商说明书制定预防性维护程序。应记录与制造商的计划或说明的偏离。 b）设备维护应在安全的工作条件和工作顺序下进行。应包括电气安全、紧急停机装置，以及授权人员对有害物质的安全处理和处置。 c）设备故障或超出规定要求时，应停止使用，并清晰标识或标记为停用状态，直到经验证可正常运行。实验室应检查故障或偏离规定要求的影响，并在出现不符合工作时采取措施（见7.5）。 d）适用时，实验室应在设备使用、维修或报废前去污染，并提供适于维修的空间和适当的个人防护设备。	【标准解读】 1）体液实验室基于制造商的说明来建立预防性维护计划。设备故障后，应首先分析故障原因，如果设备故障可能影响了方法学性能，故障修复后，依据故障类型采用合适的方式进行检测和验证：① 可校准的项目实施校准验证，必要时实施校准；② 质控品检验；③ 与其他仪器或方法比对；④ 以前检验过的样品再检验。 2）制定单台设备故障时风险评估及应急措施的程序。 【查阅文件】 仪器设备故障及维修记录，包括仪器设备故障发生的时间、原因、维修人员、维修情况，是否影响仪器设备的方法学性能等内容。 【现场观察】 仪器故障是否有记录；是否对仪器故障的原因进行评估；如果故障会影响检验结果质量，是否在仪器修复后要进行必要的检测和验证。 现场询问单台设备故障时的处理程序及查看相应记录。
6.4.6 设备不良事件报告	应调查可直接归因于特定设备的不良事件和事故，并按要求向制造商或（和）供应商，以及	【标准解读】 按不良事件报告的要求处理设备的不良事件、事故和召回。

续　表

标　准　条　款		迎　检　思　路
	相关部门报告。实验室应制定响应制造商召回或其他通知，以及采取制造商建议措施的程序。	【查阅文件】 适用时，查不良事件报告和处理记录。
6.4.7　设备记录	应保存影响实验室活动结果的每台设备的记录。 记录应包括以下相关内容： a）制造商和供应商的详细信息，以及唯一识别每台设备的充分信息，包括软件和硬件。 b）接收、验收试验和投入使用的日期。 c）设备符合规定可接受标准的证据。 d）当前放置地点。 e）接收时的状态（如新设备、二手或翻新设备）。 f）制造商说明书。 g）预防性维护计划。 h）实验室或经批准的外部服务提供商进行的维护活动。 i）设备损坏、故障、改动或修理。 j）设备性能记录，如校准证书或（和）验证报告，包括日期、时间和结果。 k）设备状态，如使用或运行、停用、暂停使用、报废。	【标准解读】 体液实验室每台仪器应建立仪器设备管理档案，保存从仪器安装验收到报废过程中所有重要信息及证明材料，尤其是直接影响检验性能的相关记录。 【查阅文件】 仪器设备档案及相关记录。
	设备记录应按 8.4.3 规定要求，在设备使用期或更长时期内保存并易于获取。	【标准解读】 按照程序文件规定，至少不低于 2 年。可使用电子记录，便于员工或相关人员获取。 【查阅文件】 仪器设备档案及相关记录。
6.5　设备校准和计量学溯源性		
6.5.1　通用要求	实验室应规定对校准和溯源的要求，以保持检验结果报告的一致性。对分析物测量的定量方法，应包括校准和计量溯源要求。测量表征而不是离散分析物的定性方法和定量方法应	【标准解读】 体液实验室应对分析测量的校准和溯源性要求做出文件化规定，以保持检验结果报告的一致性。 【查阅文件】 仪器设备校准/检定管理程序，仪器设

续　表

标准条款		迎检思路
	规定被评估的特性，以及不同时间再现性所需的要求。 注：定性方法和可能无法进行计量学溯源的定量方法的示例包括红细胞抗体检测、抗生素敏感性评估、基因检测、红细胞沉降率、流式细胞仪标记物染色和肿瘤 HER2 免疫组化染色。	备检定证书，仪器设备校准报告，检验项目/检测系统校准记录。
6.5.2　设备校准	实验室应制定程序，对直接或间接影响检验结果的设备进行校准。程序应规定： a）使用条件和制造商的校准说明。 b）计量溯源性记录。 c）定期验证要求的测量准确度和测量系统功能。 d）记录校准状态和再校准日期。 e）在重新校准时确保使用的修正因子已更新和记录。 f）校准不合格时的处理，以最大程度降低对服务运行和对患者的风险。	【标准解读】 体液实验室应对分析设备的加样系统、检测系统、温控系统进行校准（适用时）。用于尿液有形成分分析的水平离心机应有盖，应能提供 400 g 的相对离心力（RCF），应每 6～12 个月对离心机进行校准。 【查阅文件】 离心机、移液器、量筒、温湿度计有检定记录或报告。抽查仪器的校准报告和原始记录。 【现场观察】 水平式离心机是否能提供 400 g 离心力，离心力校准报告至少应包括 400 g。校准报告是否受控等。
6.5.3　测量结果的计量溯源性	a）实验室应通过形成文件的不间断的校准链，将测量结果与适当的参考对象相关联，建立并保持测量结果的计量溯源性，每次校准均会引入测量不确定度。 注：追溯源至高级别参考物质或参考程序的校准溯源信息可由检验系统的制造商提供。该文件只有在使用未经修改的制造商检验系统和校准程序时才可接受。 b）实验室应通过以下方式确保测量结果溯源到最高可溯源水平和国际单位制（SI）： —具备能力的实验室提供的校准；或 注 1：满足 ISO/IEC 17025 要求的校准实验室被认为有能	【标准解读】 尿液形态学检查、大便常规检查红白细胞和寄生虫等不可能进行计量学溯源，用其他方式提供结果的可信度，可参加 PT/EQA 计划且结果合格，与同级别实验室进行比对，结果在规定的允许误差范围内，使用国家标准、行业标准、专业指南、专家共识等推荐的标准和方法。 【查阅文件】 实验室检验项目清单，实验室间比对报告，检验程序，性能验证/确认报告。

续　表

标准条款		迎检思路
	力进行校准活动。 —具备能力的标准物质生产者提供并声明计量溯源至国际单位制(SI)的有证标准物质的认定值。 注2：满足ISO 17034要求的标准物质生产者被认为是有能力的。 注3：满足GB/T 19703/ISO 15194要求的有证标准物质被认为是合适的。 c）无法依据6.5.3a）提供溯源性时，应用其他方法提供结果可信性，包括但不限于： —明确描述、视为提供符合预期用途且由适当比对保证测量结果的参考测量程序、指定方法或公议标准的结果。 —用另一种程序测量校准品。 注：被测量的计量溯源让步管理见ISO 17511。 d）基因检验应建立至基因参考序列的溯源性。 e）定性方法可通过检测已知物质或之前样品的结果一致性，适用时，反应强度一致性，证明其溯源性。	
6.6　试剂和耗材		
6.6.1　通用要求	实验室应建立试剂和耗材的选择、采购、接收、储存、验收试验和库存管理过程。 注：试剂包括商品化或内部制备的物质、参考物质(校准品和质控品)、培养基；消耗品包括移液器吸头、载玻片、POCT耗材等。	【标准解读】 体液实验室制定试剂和耗材的管理程序，规范试剂和耗材接收、储存、验收和库存管理，以及自配试剂的管理。 【查阅文件】 试剂和耗材管理程序。
6.6.2　试剂和耗材-接收和储存	实验室应按照制造商说明储存试剂和耗材，并监测相关的环境条件。当实验室不是接收场所时，应核实接收场所是否具备充分的储存和处理能力，以防止供应品损坏和变质。	【标准解读】 无论试剂在何处暂存，均应满足制造商声明的保存条件，需配置足够的满足要求的储存空间和设施。新购的试剂和耗材送达后，接收时应核对名称、数量、规格、批号、生产日期、外包装、运送储存条件等，做

续 表

标 准 条 款		迎 检 思 路
		初步质量评价,如不符合要求,应当场拒收。 【查阅文件】 试剂和耗材接收记录表。
6.6.3 试剂和耗材-验收试验	组分或试验过程改变的每个试剂或试剂盒新配方,或新批号或新货运号试剂,在投入使用前或结果发布前(适用时)应进行性能验证。 影响检验质量的耗材在投入使用前应进行性能验证。 注 1:新批号试剂与旧批号试剂的室内质控品结果可比可作为验收证据(见 7.3.7.2)。不同批号试剂比对首选患者样本,以避免室内质控品的物质互换性问题。 注 2:有时可基于试剂分析证书进行验证。	【标准解读】 体液实验室新批/货次采用 IQC 结果可比作为验收通过,不同批号推荐使用患者样本,有时可以基于试剂的分析证书。比对方案应至少利用一份已知阳性、一份弱阳性样品和一份已知阴性的患者样品。 【查阅文件】 更改试剂批号或货运号的性能验证记录。
6.6.4 试剂和耗材-库存管理	实验室应建立试剂和耗材的库存管理系统。 库存管理系统应将已验收的试剂和耗材与未检查或未接受使用的区分开。	【标准解读】 将未经检查和不合格的试剂和耗材与合格的分开。按“先进先用”的原则使用,过期后不得使用。用三区划分,将未经检查区、不合格区与合格区域明确分开,防止误用。 【现场观察】 库存区域的标识、分区、5S 管理。
6.6.5 试剂和耗材-使用说明	试剂和耗材的使用说明,包括制造商提供的使用说明,应易于获取。应按制造商说明使用试剂和耗材。如计划他用,见 7.3.3。	【标准解读】 关注试剂或耗材说明书的版本变化,当发生较大的内容变更时,应及时修订项目 SOP。 【现场观察】 现场查看 SOP 文件和厂商说明书。
6.6.6 试剂和耗材-不良事件报告	应调查可直接归因于特定试剂或耗材的不良事件和事故,并根据要求向制造商或(和)供应商,以及相关部门报告。 实验室应制定程序,响应制造商召回或其他通知及采取制造商建议措施。	【标准解读】 按不良事件报告的要求处理试剂的不良事件、事故和召回。 【查阅文件】 适用时,查不良事件报告和处理记录。

续　表

标　准　条　款		迎　检　思　路
6.6.7　试剂和耗材-记录	应保存影响检验性能的每一试剂和耗材的记录，包括但不限于： a）试剂或耗材的标识。 b）制造商信息，包括说明书、名称和批次编码或批号。 c）接收日期和接收时的状态、失效日期、首次使用日期；适用时，试剂或耗材的停用日期。 d）试剂或耗材初始和持续准用记录。 当实验室使用自己配制、再悬浮或组合试剂时，除记录上述相关内容外，还应包括配制人、配制日期和有效期。	【标准解读】 体液实验室应保存影响检验性能的每一试剂和耗材的记录。使用自配试剂时，应注明试剂名称、浓度、储存要求、配制日期、有效期和配制人等。 【查阅文件】 试剂和耗材相关记录。自配试剂 SOP 文件，自配试剂记录表和试剂标签。
6.7　服务协议		
6.7.1　与实验室用户的协议	实验室应制定程序建立并定期评审提供实验室活动的协议。 该程序应确保： a）充分规定了要求。 b）实验室有能力和资源满足要求。 c）适用时，实验室告知用户由受委托实验室和顾问执行的具体活动。应将可能影响检验结果的任何协议变更通知实验室用户。 应保留评审记录，包括任何重大变更。	【标准解读】 体液实验室的服务协议应考虑申请、检验和报告，协议应规定申请所需的信息以确保适宜的检验和结果解释。 【查阅文件】 服务协议的评审记录。
6.7.2　与 POCT 操作者的协议	实验室与组织内使用实验室支持的 POCT 的其他部门的协议，应明确规定各自的职责和权限并告知。 注：已建立的多学科 POCT 委员会可管理此服务协议，见附录 A。	【标准解读】 适用时，体液实验室与 POCT 相关主管部门及科室签订的服务协议，应明确规定实验室对组织、部门及人员在设备选择、人员培训、操作者水平、质量保证、检验费用和完整 POCT 过程管理方面的责任和权限。 【查阅文件】 POCT 服务协议。
6.8　外部提供的产品和服务		
6.8.1　通用要求	实验室应确保由外部提供的、影响实验室活动的产品和服务在以下情况是适宜的：	【标准解读】 体液实验室应规范外部提供的产品和服务的管理，以满足要求。

续 表

标 准 条 款		迎 检 思 路
	a）预期纳入实验室自身活动； b）实验室直接向用户提供部分或全部从外部供应者那里获得的产品或服务； c）用于支持实验室的运作。 可能需要与组织其他部门或职能部门合作以满足以上要求。 注：服务包括样品采集服务、移液器和其他校准服务、设施和设备维护保养服务、室间质量评价计划、受委托实验室和顾问提供的服务。	【查阅文件】 外部服务和供应管理程序。
6.8.2　受委托实验室和顾问	实验室应将如下要求告知受委托实验室和提供解释和建议的顾问： a）提供的程序、检验、报告和咨询活动。 b）危急结果的管理。 c）所需的人员资格和能力证明。 委托实验室（而非受委托实验室）应负责确保将受委托实验室的检验结果提供给申请者，除非协议有其他规定。应保存一份所有受委托实验室和顾问的清单。	【标准解读】 适用时，体液实验室应制定受委托实验室选择和评估的程序性文件，合理选择与评估受委托实验室和专家顾问，确保实验室外送标本检验结果的质量。 【查阅文件】 委托实验室合同。
6.8.3　外部提供的产品和服务的评审和批准	实验室应制定程序并保存相关记录，用于： a）规定、审查和批准实验室对所有外部提供的产品和服务的要求。 b）规定对外部供应者的资质、选择、表现评价和再评价的标准。 c）样品委托。 d）在使用或直接提供给用户之前，应确保外部提供的产品和服务符合实验室规定的要求，或适用时，符合本准则的相关要求。 e）根据对外部服务供应者的表现评价结果采取措施。	【标准解读】 体液实验室应制定外部提供的产品和服务的要求（资质、技术或质量、服务要求）、评价标准（质量、态度、及时性）。定期评价供应商的表现，不合格供应商限期整改。 【查阅文件】 外部服务和供应管理的程序性文件，合格供应商选择和评价标准，实验室与供应商沟通记录。

第三节　过 程 要 求

标 准 条 款		迎 检 思 路
7.1　总体要求		
7.2　检验前过程		
7.2.1　通用要求	实验室应制定涵盖所有检验前活动的程序，并使相关人员方便获取。 注 1：检验前过程可能影响预期检验的结果。 注 2：样品采集和运送要求见 ISO 20658。 注 3：特定来源样品和特定分析物的要求见 ISO 20186－1、ISO 20186－2、ISO 20186－3、ISO 20166（所有部分）、ISO 20184（所有部分），ISO 23118 和 ISO 4307。	【标准解读】 依据 WS/T 662—2020 等要求，制定临床体液学检验（尿液、脑脊液、浆膜腔积液、关节腔积液、粪便、精液和阴道分泌物等）检验申请、患者准备、原始样品采集、样品运送、样品接收及样品前处理等流程，以供患者或临床人员获取、使用。 【查阅文件】 体液标本采集和送检程序。
7.2.2　实验室提供给患者和用户的信息	实验室应备有向用户和患者提供的适当信息。信息应充分以使用户全面了解实验室活动的范围和要求。 适当时，这些信息应包括： a）实验室地址、工作时间和联络方式。 b）检验申请和样品采集的程序。 c）实验室活动的范围和预期可获得结果的时间。 d）咨询服务的获取。 e）患者知情同意要求。 f）已知对检验性能或结果解释有显著影响的因素。 g）实验室处理投诉的流程。	【标准解读】 体液实验室提供实验室地址、开放时间及联系方式，提供体液标本的检验申请、标本采集、患者自采集程序，提供检验项目清单、性能参数及报告时间，提供患者知情同意要求及处理投诉的流程。 体液实验室高风险技术操作包括腰穿、胸穿、腹穿等，由临床医生执行。操作前患者签署高风险技术操作知情同意书。 【查阅文件】 检验信息和检验申请管理程序。 【现场观察】 门诊、病区、急诊检验室是否有检验项目、收费、结果报告时间，投诉电话和处理流程，患者标本留取须知，检验项目手册，标本采集手册等指引和信息。
7.2.3　检验申请		
7.2.3.1　通用要求	a）实验室收到的每份检验申请均应视为协议。 b）检验申请应提供充分信息，以确保： —申请单和样品可明确追	【标准解读】 体液实验室应与临床协商，共同确定申请单或电子申请单的格式和信息。 【查阅文件】 检验申请单格式、信息完整性、送达方

续 表

标准条款		迎检思路
	溯至患者。 —可识别申请者的身份及联络方式。 —可识别申请的检验项目。 —可提供临床和技术建议及临床解释。 c）检验申请信息可以实验室认为适宜且用户可接受的格式和介质提供。 d）当患者医疗必需时，实验室应与用户或其代表进行沟通，以明确用户申请的内容。	式服务协议评审记录，检验申请单合格率定期监测记录及统计分析报告。
7.2.3.2　口头申请	实验室应制定管理口头申请检验的程序。适用时，包括在规定时限内向实验室提供书面确认的检验申请。	【标准解读】 体液实验室在标本未丢弃前可口头申请检验，在报告发布前提供申请单进行确认。 【文件查阅】 适用时，查阅口头申请检验记录表。
7.2.4　原始样品采集和处理		
7.2.4.1　通用要求	实验室应制定采集和处理原始样品的程序。应向样品采集者提供相关信息。	【标准解读】 应制定正确采集和处理原始样品的管理程序，如临床检验标本采集手册，宜采用电子版，方便标本采集人员获取和查询。 【查阅文件】 临床检验标本采集手册，原始样品采集和处理程序。观察临床使用的标本采集手册是否最新版本。
	应明确记录任何与既定采集程序的偏离。应评估接受或拒收该样品对患者结果的潜在风险和影响，记录并通知适当人员。 适用时，实验室应定期评审所有类型样品的量、采集器械及保存剂的要求，以确保样品量既不会不足也不会过多，且正确采集样品以保护分析物。	【标准解读】 当标本采集过程不符合标本采集手册要求时，如不适当体液标本容器、体液标本采集次序错误、未采集中段尿等，应评估患者结果的潜在风险并记录。 应定期评审尿液、粪便等样品的采样量、采集器械，以及保存剂的要求，采集量适宜，尿量不足会影响检测可行性，粪便量过多会影响自动化分析仪操作，造成标本溢洒污染环境。评估抗凝剂的选择和尿液防腐剂的使用。 样品要求是否适宜主要根据临床科室的反映意见和实验室在检测过程发现的不

续　表

标　准　条　款		迎　检　思　路
		适用情况进行评审。样品采样量的评审依据为仪器方法要求、制造商的建议和常规工作需要(如预留作项目复查的样品量是多少等)。 【查阅文件】 检验申请和样品要求适宜性评审的程序性文件及评审记录。 【访谈调查】 抽查标本采集人员 2 人、标本接收人员 1 人,访谈各种样本采样量、采集器械及保存剂的要求,并管原则和实施情况。 【现场观察】 门诊和病区护理人员的标本采集情况。
7.2.4.2　采集前活动的指导	实验室应为采集前活动提供充分信息和指导,以确保不影响样品的完整性。这些信息包括: a) 患者准备(例如,为护理人员、样品采集者和患者提供的指导)。 b) 原始样品采集的类型和量,采集容器及必需添加物,样品采集顺序(相关时)。 c) 特殊采集时机(相关时)。 d) 影响样品采集、检验或结果解释,或与其相关的临床信息(如用药史)。 e) 样品标识可明确识别患者和采集部位,以及从同一患者采集的多个样品,包括多块组织或切片。 f) 实验室接受或拒收申请的检验所用样品的标准。	【标准解读】 应针对不同类型的体液样品规定不同的采集方法和要求。对自行采集样品的患者,应指导其正确采集样品。有特殊采集要求的样品,应在医生或护士的协助下完成采集。所有体液样品应用密闭容器运送。 患者自采样品的说明,可在标本采集手册或小程序中提供,如大便标本、晨尿、中段尿、精液、痰液等自采标本,临床医护人员应能够正确指导患者自采样品的留取,以确保标本的质量。 【查阅文件】 原始样品采集手册,规定不同类型体液样品的采集方法和要求。卫生间张贴可指导患者或医护人员正确采集样品的宣传图。 【现场观察】 原始样品的采集是否符合采集的要求。原始样品采集手册是否定期更新,确保所有检测项目和标本采集方法现行有效。检验科是否定期对临床医护人员进行培训,确保标本采集人员能够正确采集标本。检验科能否定期召开医护沟通会,尤其要加强与不合格标本较多的科室进行沟通,从而降低不合格标本的比率。所有尿管和便盒是否有盖。
7.2.4.3　患者知情同意	a) 实验室对患者开展的所有操作均需患者知情同意。 注:对于大多数常规实验室操作,如患者自愿接受样品采	【标准解读】 如腰穿抽取脑脊液、腹穿抽取腹水、胸穿抽取胸水等侵入性程序或有增加并发症风险的程序,应给患者或其家属有更详细

续　表

标 准 条 款		迎 检 思 路
	集如静脉穿刺,即可表示患者已同意。 b）特殊操作,包括大多数侵入性操作或可能增加并发症风险的操作,需有更详细的解释,在某些情况下,需要记录知情同意。 c）紧急情况下不能得到知情同意时,只要对患者最有利,实验室可以执行必需的操作。	的解释,并签署知情同意书。 【查阅文件】 标本采集手册,高风险侵入性操作患者知情同意书。
7.2.4.4　采集活动的指导	为确保样品采集和检验前储存的安全、准确和临床适宜性,实验室应提供以下指导: a）接受原始样品采集的患者身份的确认。 b）确认并记录(相关时)患者符合检验前要求[如禁食、用药情况(最后服药时间、停药时间)、在预定时间或时间间隔采集样品等]。 c）原始样品采集说明,包括原始样品容器及必需添加物,以及样品采集顺序(相关时)。 d）以可明确追溯到被采集患者的方式标记原始样品。 e）原始样品采集者身份、采集日期及时间(相关时)的记录。 f）分离或者分装原始样品的要求(必要时)。 g）采集的样品运送到实验室之前的稳定条件和合适的储存条件。 h）采样物品使用后的安全处置。	【标准解读】 体液实验室的采集活动指导可以在标本采集手册中提供,具体包括以下内容: a）接受原始样品采集的患者,至少采用姓名、病历号(扫描腕带)等 2 种以上方式确认患者身份。 b）非血液原始样品应明确说明采集方法、原始样品容器及必需添加物,如 24 小时尿蛋白定量,脑脊液标本常规、生化免疫和微生物检验等。 c）标本如胸腹水、脑脊液、肺泡灌洗液、阴道分泌物等需要临床医护人员采集标本,在标本采集手册中应明确采集方法及注意事项、原始样品容器、必需添加物、必需的处理、样品运输条件等相关的信息和说明,同时应对临床医护人员进行适当的培训。 d）采用条形码追溯到被采集患者的原始样品,每份样品需张贴条形码标签。 e）采用 PDA 或自动扫码确认原始样品采集者身份和采集日期。 f）样品采集后若不能及时送检,则应有正确储存条件的说明,包括储存容器、储存温度、是否避光、标本采集后送达实验室的时间限制等。 g）采样物品使用后按医疗废物进行安全处置。 【查阅文件】 标本采集手册,临床医护人员培训记录。 【访谈调查】 访谈标本采集人员、临床医护人员是否知晓采集活动的指导,是否接受了相关培训。

续 表

标 准 条 款		迎 检 思 路
		【现场观察】 跟踪尿液等体液的原始样本过程,包括患者教育、标本留取、采集时间确认等关键过程。
7.2.5 样品运送	a) 为确保及时和安全运送样品,实验室应提供以下指导: 1) 运送样品的包装方式。 2) 确保从样品采集到实验室接收之间的时间适用于申请的检验。 3) 保持样品采集、处理所需的特定温度范围。 4) 保证样品完整性的任何特殊要求,如使用指定的保存剂。 b) 如样品的完整性受到损害并存在健康风险,应立即通知负责样品运送的机构并采取措施降低风险,防止再次发生。 c) 实验室应建立样品运送系统并定期评估其充分性。	【标准解读】 参照《临床检验样本转运及保存规范化专家共识》制定样本运送管理程序,规定转运人员资质和培训、样本包装和时限、样本交接和验收、自动化物流系统、意外时应急处理、样本保存和应用等具体要求,并跟踪和监测整个运输过程,提高标本运送管理的质量和效率。 【查阅文件】 标本采集手册,样品运送管理程序,样品运送人员培训和考核记录。样品运送系统评估报告。 【访谈调查】 抽查标本运送人员,查证是否经过标本运送管理程序的培训,是否知晓确保样品完整性的具体方法。 【现场观察】 现场观察标本运送工具和标本包装是否符合样品完整性和生物安全的要求。
7.2.6 样品接收		
7.2.6.1 样品接收程序	实验室应制定样品接收程序,包括: a) 样品可通过申请单和标识明确追溯到唯一识别的患者和解剖部位(适用时)。 b) 接受或拒收样品的标准。 c) 记录接收样品的日期和时间,相关时。 d) 记录样品接收者的身份,相关时。 e) 由授权人员对接收的样品进行评估,确保其符合与所申请检验相关的接受标准。 f) 急诊样品说明,包括需执行的特殊标记、运送、快速处理方法、周转时间和特殊报告标	【标准解读】 应制定样品接收程序,并确保满足以下条件。 a) 样品通过条形码来追溯到确定的患者或地点。 b) 规定不合格样品拒收的标准和不合格样品的处理流程,记录不合格样品,定期统计分析。 c) LIS 中记录样本的多次交接和转运程序。 d) 样本接收人员应按照合格样本/不合格样本标准评估已接收的样品,确保其满足已申请的检验项目需要。 e) 制定急诊/绿通样品的管理程序,包括急诊样品的标识、接收、处理和报告的相关规定。建立快速检验机制,第一时间

续 表

标准条款		迎检思路
	准等详细信息。 g）确保样品的所有部分均可明确追溯到原始样品。	做出处理，及时发出检验报告。 f）对于采集后分杯标本应通过唯一标识确保其可明确追溯到原始样品。 【查阅文件】 不合格标本标准，标本接收记录，不合格标本统计分析报告，急诊检验项目清单和急诊检验报告时间。 【访谈调查】 访谈标本接收人员，了解其是否知晓不合格标本的判断标准及处理流程，急诊标本的处理流程。 【现场观察】 抽查检验申请单和检验报告单，查证样本标识、急诊标识、标本采集时间、结果报告时间、不合格样品检验的说明是否符合要求。
7.2.6.2　样品接受特殊情况	a）样品因以下情况受影响时，实验室应制定考虑患者医疗最佳利益的过程： 1）患者或样品识别不正确。 2）样品不稳定，如运送延迟等原因导致。 3）不正确的储存或处理温度。 4）不适当的容器。 5）样品量不足。 b）在考虑到对患者安全的风险后，接受了对临床很重要或不可替代的不合格样品，应在最终报告中说明问题的性质，适用时，在解释可能受影响的结果时给出建议提示。	【标准解读】 制定让步检查程序。如果接收了不合格样品，如患者识别或样品识别有问题、运送延迟或容器不适当导致样品不稳定、样品类型错误、样品量不足、样品对临床很重要或样品不可替代，而临床仍选择处理这些样品，应在最终报告中说明问题的性质，并在报告单中给出明确的警示。 【查阅文件】 让步检验记录。
7.2.7　检验前的处理、准备和储存		
7.2.7.1　样品保护	实验室应制定程序并有适当设施确保样品的完整性，避免样品在处理、制备、储存期间丢失或损坏。	【标准解读】 体液实验室收到样本后应做适当的处理，如样本登记、编号等。不能及时检验的样本要妥善处理，注意储存条件，有专用储存设施和区域，并有明确标识，以防样本变质、遗失或误用。 【现场观察】 检验前样本的处理设施、储存设施、环境条件、样本标识、样本处理人员配备等。

续　表

标　准　条　款		迎　检　思　路
7.2.7.2　附加检验申请标准	实验室程序应规定对同一样品申请附加检验的时限。	【标准解读】 应制定程序，规定对同一原始样本申请追加检验的时限，这一时限应考虑样品的储存稳定性，可在样本管理程序中提供，临床医生要知晓这一时限。 【查阅文件】 追加检验时限规定。
7.2.7.3　样品稳定性	考虑到原始样品中分析物的稳定性，应规定和监控从样品采集到检验之间的时间，相关时。	【标准解读】 依据 WS/T805—2022 规定检验项目的样本运输时限要求，如尿液<2 小时，冷藏 24 小时；精液、阴道分泌物常规检查<30 分钟；体液（脑脊液、浆膜腔积液、关节腔积液）常规检查<1 小时。 【查阅文件】 项目 SOP。
7.3　检验过程		
7.3.1　通用要求	a）实验室应选择预期用途经过确认的检验方法，以确保患者检验项目的临床准确度。 注：首选方法可以是体外诊断医疗器械使用说明中规定的程序，公认/权威教科书、同行审议的文章或杂志发表的、国际和国内公认标准或指南中的或国家、地区法规中的方法。 b）每一检验程序的性能特征，应与该检验的预期用途及对患者医疗的影响相关。 c）所有程序和支持性文件，如与实验室活动有关的说明、标准、手册和参考数据，应保持最新并易于员工使用（见 8.3）。 d）员工应遵守规定程序，并记录在检验过程中从事重要操作活动的人员身份，包括 POCT 操作人员。 e）授权人员应定期评审实验室提供的检验方法，确保其在临床意义上适合于收到的申请。	【标准解读】 体液实验室应选择预期用途经过确认的主流的检验程序，各项性能参数均经过厂商确认，并在其产品说明书上明确标识，能满足疾病诊疗的需要。提供仪器、项目标准操作规程，定期更新并易于员工随时使用。在整个检验过程中应记录各种检验活动的人员身份。授权技术骨干定期评估检验方法的适宜性。 【查阅文件】 检验程序的选择管理程序，检验程序性能验证和确认管理程序，实验室检验项目和检验程序（方法）一览表，员工岗位职责，员工个人技术档案。 【访谈调查】 访谈实验室技术负责人、专业组组长或指定人员，了解检验程序选择的流程、性能验证和确认的方法，查证其资质是否符合检验活动的要求。

续 表

标 准 条 款		迎 检 思 路
7.3.2 检验方法验证	a）实验室在引入方法前，应制定程序以验证能够适当运用该方法，确保能达到制造商或方法规定的性能要求。 b）验证过程证实的检验方法的性能指标，应与检验结果的预期用途相关。 c）实验室应保证检验方法的验证程度足以确保与临床决策相关的结果的有效性。 d）具有相应授权和能力的人员评审验证结果，并记录验证结果是否满足规定要求。 e）如发布机构修订了方法，实验室应在所需的程度上重新进行验证。 f）应保留以下验证记录： 1）预期达到的性能要求。 2）获得的结果。 3）性能要求是否满足的结论，如不满足，采取的措施。	【标准解读】 体液实验室尿液干化学分析仪性能验证的内容至少应包括阴性和阳性符合率；尿液有形成分分析仪性能验证的内容至少应包括精密度、携带污染率和可报告范围。 【查阅文件】 尿液干化学分析仪、尿液有形成分分析仪的性能验证报告，验证内容应符合要求，结果符合制造商的标准。
7.3.3 检验方法确认	a）实验室应对以下来源的检验方法进行确认： 1）实验室设计或开发的方法。 2）超出预定范围使用的方法（如超出制造商的使用说明，或原确认的测量范围；第三方试剂应用于预期外的仪器，且无确认数据）。 3）修改过的确认方法。 b）方法确认应尽可能全面，并通过性能要求形式等客观证据证实满足检验预期用途的特定要求。实验室应确保检验方法的确认程度足以确保与临床决策相关的结果的有效性。 c）具有相应授权和能力的人员评审确认结果，并确认结果是否满足规定要求。 d）当对确认过的检验方法提出变更时，应评审改变对临床	【标准解读】 体液实验室如可行，尿液样品应全部进行显微镜有形成分检查；如使用自动化仪器做有形成分筛检，实验室应制定尿液有形成分分析的显微镜复检程序，并进行确认：① 明确显微镜复检程序制定的依据、方法；② 规定验证方法及标准，对复检程序进行验证，假阴性率应≤5%。 【查阅文件】 尿沉渣复检 SOP、尿沉渣复检规则、尿沉渣复检规则验证方法 SOP，假阴性率≤5%、尿沉渣复检记录。 【现场观察】 尿沉渣复检的执行情况；检验人员对尿沉渣复检规则的了解和掌握情况；尿沉渣复检程序制定的依据和方法，以及定期评审记录。

续　表

标准条款		迎检思路
	所产生的影响,并决定是否使用修改后的方法。 e）应保留以下确认记录： 1）使用的确认程序。 2）预期用途的特定要求。 3）方法性能参数的确定。 4）获得的结果。 5）方法有效性声明,并详述其与预期用途的适宜性。	
7.3.4　测量不确定度(MU)的评定	a）应评定测量结果量值的测量不确定度,并保持满足预期用途,相关时。测量不确定度应与性能要求进行比较并形成文件。 注：测量不确定度评定及示例见 ISO/TS 20914。 b）应定期评审测量不确定度的评定结果。 c）对于不能或者无须进行测量不确定度评定的检验程序,应记录未进行测量不确定度评定的理由。 d）当用户有要求时,实验室应向其提供测量不确定度信息。 e）当用户问询测量不确定度时,实验室的回复应考虑不确定度的其他来源,包括但不限于生物学变异。 f）当定性检验结果是基于定量输出数据,并根据阈值判定为阳性或阴性时,应用有代表性的阳性和阴性样品估计输出量值的测量不确定度。 g）对于定性检验结果,产生定量数据的中间测量步骤或室内质量控制结果的不确定度也宜视为此过程中的关键(高风险)部分。 h）进行检验方法性能验证或确认时,宜考虑测量不确定度,相关时。	【标准解读】 体液实验室可参考 CNAS－CL01－G003 和 ISO/TS 20914—2019,可利用 3～6 个月 IQC 获得的 CV 或方法学评价获得的 CV,以及同期参加国家卫生健康委 EQA 活动至少 6 次的 PT 结果,量化合成某检验项目的标准测量不确定度。 【查阅文件】 现场查阅实验室的测量不确定度评定程序和测量不确定度评定报告内容是否完整。有无使用不同方法评定测量不确定度的具体案例。 【访谈调查】 现场提问员工对测量不确定度评定的意义、方法、评定结果的应用和掌握程度。
7.3.5　生物参考区间和临床决定限	当解释检验结果需要时,实验室应制定生物参考区间和临	【标准解读】 参考区间验证方法：确认实验室使用

续 表

标 准 条 款		迎 检 思 路
	床决定限，并告知用户。 a）基于患者风险的考虑，实验室应制定反映其服务的患者人群的生物参考区间和临床决定限，并记录其依据。 注：实验室可使用制造商提供的生物参考值，如其参考值的人群来源经过实验室验证并接受。 b）应定期评审生物参考区间和临床决定限，并将任何改变告知用户。 c）当检验或检验前方法发生改变时，实验室应评审其对相应参考区间和临床决定限的影响，并告知用户，适用时。 d）对于识别某个特征存在与否的检验，生物参考区间即是将鉴别的特征，如基因检验。	的检测系统与制造商提供参考区间的检测系统相同；确认检测项目针对的人群相同；确认检测前过程和检测程序一致；每组使用至少 20 份健康人标本检测后进行验证。 体液实验室应至少使用 20 份健康人尿样品验证尿液有形成分分析仪检验项目的生物参考区间。参考区间适用于其服务的患者人群，尿有形成分（白细胞、上皮细胞、细菌等）宜按性别分组设置参考区间。 【查阅文件】 尿液有形成分分析仪生物参考区间的验证报告、评审报告或记录。
7.3.6　检验程序文件化	a）实验室应按需详尽制定检验程序，以确保其活动实施的一致性和结果的有效性。 b）程序应用实验室员工理解的语言书写，且在适当的地点可获取。 c）任何简要形式文件的内容应与其程序对应。 注：只要有程序全文供参考，且总结的信息按需更新，与完整程序的更新保持一致，工作台处可使用作业指导书、流程图或总结关键信息的类似系统作为快速参考。 d）程序可参考包含足够信息的产品使用说明书。 e）当实验室对检验程序做出经确认的改变，并对结果解释可能产生影响时，应向用户解释其含义。 f）所有与检验过程相关的文件均应遵守文件控制要求（见8.3）。	【标准解读】 应为每个检验项目建立标准操作规则（SOP 文件），SOP 文件的内容应覆盖标准要求的各项内容。SOP 文件建立的主要依据是厂商提供的试剂盒说明书或操作程序。SOP 文件应由各专业组相应岗位人员自行编写，组长审核确定，技术负责人批准发布。 实验室编制的程序文件应通俗易懂，方便员工查阅和学习。厂商提供的操作说明书或操作手册，可装订成册，作为受控文件，随时供实验室员工进一步查阅。 【查阅文件】 现场查阅 SOP 文件清单，具体的 SOP 文件，简易操作卡，试剂说明书，SOP 文件培训与考核记录。 【访谈调查】 现场访谈员工对 SOP 文件的掌握程度，现场观察员工是否按 SOP 文件规定操作。

续　表

标 准 条 款		迎 检 思 路
7.3.7　检验结果有效性的保证		
7.3.7.1　通用要求	实验室应制定监控结果有效性的程序。记录结果数据的方式应能检查出趋势和漂移,如可行,应采用统计学技术审核结果。实验室应策划和评审此监控。	【查阅文件】 应制定 IQC 程序、EQA 管理程序、实验室内部比对程序。 【现场查看】 实验室布局与分区,实验室设备,查阅实验室质控、质评工作计划或记录。
7.3.7.2　室内质量控制(IQC)	a) 实验室应制定室内质量控制程序,根据规定的标准监测检验结果的持续有效性,以验证达到预期质量,并确保与临床决策相关的有效性。 1) 宜考虑检验的预期临床用途,因为同一被测量的性能特征在不同的临床情况下可能不同。 2) 质量控制程序宜能监测检验方法的试剂或/和校准品的批号变化;为此,在更换试剂或/和校准品批号的同一天/批时,宜避免改变室内质控品的批号。 3) 宜考虑使用第三方室内质控品,作为试剂或仪器制造商提供的质控品的替代或补充。 注:可通过检验结果的定期同行评审,对解释和意见进行监控。 b) 实验室应选择符合预期用途的室内质控品。当选择室内质控品时,应考虑以下因素: 1) 相关性能的稳定性。 2) 基质尽可能接近患者样品。 3) 室内质控品对检验方法的反应方式尽可能接近患者样品。 4) 室内质控品满足检验方法的临床适宜用途,其浓度处于临床决定限水平或与其接近,可能时,覆盖检验方法的测量范围。 c) 当无法获得合适的室内质控品时,实验室应考虑使用其他方法进行室内质量控制。其他方法的示例包括:	【标准解读】 1) 尿液有形成分分析仪红细胞、白细胞计数检验项目,可参照 GB/T 20468—2006《临床实验室定量测定室内质量控制指南》进行 IQC。应至少使用 2 个浓度水平(正常和异常水平)的质控品,每检测日至少检测 1 次,应至少使用 1－3 s、2－2 s 失控规则。定性体液学检验项目应至少使用阴性和阳性质控品进行 IQC,每工作日至少检测 1 次,偏差不超过 1 个等级,且阴性不可为阳性,阳性不可为阴性。 2) 自制质控品应有制备程序,包括稳定性和均一性的评价方案,以及配制和评价记录。 【查阅文件】 尿液有形成分分析仪 IQC 的 SOP 和记录;如有失控应提供失控报告;每个月应对当月室内情况进行总结,以便及时发现问题,及时改进。 【现场观察】 尿液有形成分分析仪 IQC 水平至少应 2 个水平,即正常和异常。IQC 的实际执行情况、失控、纠正情况。IQC 覆盖率、失控率及改进措施。

续 表

标 准 条 款		迎 检 思 路
	1）患者结果的趋势分析，例如，患者结果的浮动均值，或结果低于或高于特定值的样品的百分比，或结果与诊断相关的样品的百分比。 2）按照规定方案，将患者样品结果与另一替代程序检测结果比较，该程序经确认可计量溯源至 ISO 17511 规定的同级或者更高级别的参考标准。 3）患者样品留样再测。 d）室内质量控制的检测频率应基于检验方法的稳定性和稳健性，以及错误结果对患者危害的风险而确定。 e）记录结果数据的方式应能检查出趋势和漂移，适用时，应采用统计学技术审核结果。 f）应按照规定的可接受标准定期评审室内质量控制数据，在某一时段内能够有效提示当前性能。 g）室内质量控制不符合可接受标准时，实验室应避免发布患者结果。 1）当室内质量控制不符合可接受标准，并提示检验结果可能有明显临床意义的错误时，应拒绝结果，并在纠正错误后重新检验相关患者样品（见 7.5）。 2）实验室应评估最后一次在控的室内质控之后的患者样品结果。	
7.3.7.3 室间质量评价（EQA）	a）实验室应通过实验室间比对监控检验方法的性能，包括参加适于检验和检验结果解释的室间质量评价计划，含 POCT 检验方法。 b）有相应质评计划时，实验室应就其检验方法建立室间质量评价的程序，包括申请、参加和结果评价。	【标准解读】 应按照 CNAS－RL02 的要求参加相应的 PT/EQA（应涵盖 POCT 检验方法）。应保留参加 PT/EQA 活动的结果和证书。实验室负责人或指定人员应监控 PT/EQA 的结果，并在结果报告上签字。 对没有开展 PT/EQA 的检验项目（如尿有形成分检查、胸腹水细胞计数、阴道分泌物常规检查），应通过与其他实验室（如

续　表

标准条款		迎检思路
	c）室间质量评价样品应由常规执行检验前、检验和检验后程序的人员进行检验。 d）实验室选择的室间质量评价计划应尽可能： 1）具有检查检验前、检验和检验后过程的效果。 2）满足临床适宜用途的可模拟患者样品的样品。 3）满足 GB/T 27043/ISO/IEC 17043 要求。 e）在选择室间质量评价计划时，实验室宜考虑靶值设定类型： 1）由参考方法独立设定，或 2）由总体公议值设定，和/或 3）由方法分组的公议值设定，或 4）由专家组设定。 注 1：不能获得不依赖方法的靶值时，可用公议值判断是实验室或方法特定的偏倚。 注 2：室间质量评价物质缺乏互换性会影响某些方法间的比较，但在另外一些方法间具备互换性时，仍可用于这些方法间的比较，而非仅依赖于方法内的比较。 f）当室间质量评价计划不可获得或不适用时，实验室应采取替代方法监控检验方法的性能。实验室应判断所选替代方法的合理性，并提供其有效性的证据。 注：可接受的替代方法包括： —与其他实验室交换样品。 —采用相同室内质控品的实验室间进行比对，评估单个实验室的室内质量控制结果与使用相同室内质控品的分组结果进行比较。 —分析不同批号的制造商终端用户校准品，或制造商的正确度质控品。	已获认可的实验室或其他使用相同检测方法的同级别或高级别实验室）比对的方式确定检验结果的可接受性时，应满足如下要求：① 规定比对实验室的选择原则；② 样品数量：至少 5 份，包括正常和异常水平；③ 频率：至少每年 2 次；④ 判定标准：应有≥80%的结果符合要求。 【查阅文件】 参加 PT 检测结果的原始数据；PT/EQA 证书；实验室负责人在 PT/EQA 结果报告上签字；替代评估相关程序文件；本实验室及比对实验室的原始数据和比对记录表。 【现场观察】 不论成绩是否合格，均应对每一次 PT/EQA 结果进行分析。如果出现失控，应查找原因，积极纠正，必要时采取替代评估，以保证该失控项目检验结果的质量。比对频次是否为每 6 个月 1 次；比对标本是否 5 份，覆盖正常和异常水平；判断比对合格的标准是否符合行标，且应有≥80%的结果符合比对要求。

续 表

标准条款		迎检思路
	—至少由两人或两台仪器或两种方法对同一微生物样品进行分割/盲样检测。 —分析与患者样品有互换性的参考物质。 —分析临床相关研究来源的患者样品。 —分析细胞库和组织库的物质。 g) 应按规定的可接受标准定期评审室间质量评价数据,在某一时段内能够有效提示当前性能。 h) 当室间质量评价结果超出预定的可接受标准时,应采取适当措施(见 8.7),包括评估与患者样品相关的不符合,是否造成对临床的影响。 i) 如确定影响有临床意义,则应复核受影响的患者结果,考虑修改结果的必要性,并告知用户,适当时。	
7.3.7.4 检验结果的可比性	a) 当使用不同方法或/和设备,和/或在不同地点进行检验时,应制定临床适宜区间内患者样品结果可比性的程序。 注:进行不同检验方法的比较时,使用患者样品能避免室内质控品互换性不足带来的问题。当患者样品不可获得或不适用时,参考室内质量控制和室间质量评价的全部选项。 b) 实验室应记录比对的结果及其可接受性。 c) 实验室应定期评审比对结果。 d) 如识别出差异,应评估该差异对生物参考区间和临床决定限的影响,并采取措施。 e) 实验室应告知用户结果可比性的临床显著差异。	【标准解读】 实验室使用两套及以上检测系统检测同一项目时,应有比对数据表明其检测结果的可比性;使用不同品牌及原理的尿液干化学分析仪和尿有形成分分析仪间不宜进行结果比对,但应进行医疗安全风险评估。 体液实验室内部结果比对应符合如下要求:① 检验同一项目的不同方法、不同检测系统应至少 6 个月进行结果的比对:尿液分析仪的比对应在确认分析系统的有效性及其性能指标符合要求后,至少使用 20 份临床样品(含正常和异常水平)进行比对;定性检测偏差应不超过 1 个等级,且阴性不可为阳性,阳性不可为阴性;尿液干化学分析仪、尿液有形成分分析仪如型号不同,则不宜比对;② 对于尿液中有形成分检查,尿液干化学分析仪、尿液有形成分分析仪、尿液沉渣显微镜检查之间不宜进行比对;③ 应定期(至少每 6 个月 1 次,每次至少 20 份临床样品)进行形态学检验人

续　表

标　准　条　款		迎　检　思　路
		员的结果比对、考核并记录；④ 比对记录应由实验室负责人审核并签字，并应保留至少 2 年。 【查阅文件】 至少每 6 个月 1 次的比对数据和记录；比对通过的判断标准(可依据厂家标准或行业标准，也可以依据实验室自己制定的标准)；每 6 个月 1 次的形态学人员比对、考核记录。 【现场观察】 虽然“尿液干化学分析仪、尿液有形成分分析仪如型号不同，则不宜比对”，然而若使用相同的参考区间，也应进行临床一致性比对。 【现场实验】 尿液干化学分析仪、尿液有形成分分析仪的仪器间比对：实验室留取 5 个临床标本，做尿沉渣检测应涵盖红细胞(RBC)、白细胞(WBC)、管型(CAST)、上皮细胞(EC)、细菌(BACT)，包括正常和异常标本。做尿液化学的标本应涵盖葡萄糖(GLU)、蛋白(PRO)、尿胆原(UBG)、胆红素(BIL)、隐血(BLD)、白细胞酯酶(LEU)、酮体(KET)、亚硝酸盐(NIT)、尿比重(SG)、酸碱度(pII)，包括正常和异常标本。人员实验室自定。判断标准：尿液有形成分的比对结果应满足制造商要求。≥80%标本的比对结果在此范围内。 尿沉渣(便)形态的人员比对：选取 5 份临床样本，涵盖数量及形态异常。以组长或授权签字人的结果为判断的允许范围。所有报告人员均参加。判断标准：80%的检验人员的镜检结果在此范围内时为比对合格。 另外比对考核不可用多媒体图片，多媒体图片可以用于人员的培训、考核。
7.4　检验后过程		
7.4.1　结果报告		
7.4.1.1　通用要求	a) 每项检验结果均应准确、清晰、明确并依据检验程序的特定说明进行报告。报告应包括解释检验结果所有必需的信息。	【标准解读】 体液学检验报告单上的每一项检验结果均应准确、清晰、明确，符合检验程序的特定说明。实验室应定期评价检验报告的完整性。

续　表

标 准 条 款		迎 检 思 路
	b）当检验报告延误时，实验室应基于延误对患者的影响制定通知用户的程序。 c）所有与报告发布有关的信息应按照管理体系要求（见8.4）保存。 注：只要满足本准则的要求，报告可以用拷贝或电子方式发布。	【查阅文件】 检验报告单，检验报告完整性评价记录。 【跟踪查证】 各专业组随机抽查 2 张检验报告单，查证检验结果描述的准确性。
7.4.1.2　结果审核和发布	结果在发布前应经过审核和批准。 实验室应确保检验结果在授权者发布前得到审核，适当时，应对照室内质量控制、可利用的临床信息及以前的检验结果进行评估。 应规定发布检验结果报告的职责和程序，包括结果发布者及接收者。	【标准解读】 应制定检验结果复核程序，以确保发出的检验报告准确可靠，不犯低级错误；实行双签字制度，明确规定检验者（操作者）和结果审核（报告）者的资质和职责。 审核者应结合 IQC 结果、患者的临床信息、各项检验结果的逻辑关系和以前的检验结果综合分析进行评估。必要时可对检验结果进行复查，确认检验结果的真实性。 【查阅文件】 查阅检验结果复核程序，有无明确的结果复核流程、检验者和审核者的资质和职责，以及复查检验结果的规定。 查阅实验室的员工档案，以及岗位培训和授权记录，核实检验者和审核者的资质和工作经历是否满足要求。 【访谈调查】 每个专业组至少抽查 2 名审核者，访谈其对复核流程的掌握程度。
7.4.1.3　危急值报告	当检验结果处于规定的危急值限值时： a）根据可获得的临床信息，尽快通知用户或其他授权人。 b）记录所采取的措施，包括日期、时间、责任人、通知的人员、通知的结果、通知准确性的确认，以及在通知时遇到的任何困难。 c）当无法联系到责任人时，应制定实验室人员的逐级上报程序。	【标准解读】 体液学检验危急值报告依据临床需要决定，如泥棕色管型的危急值报告。泥棕色管型可作为急性肾损伤和急性肾小管坏死的敏感性发现指标，当每个低倍视野中发现超过 10 个时，建议结合临床表现，选择作为危急值方式，报告给临床。

续　表

标准条款		迎检思路
7.4.1.4　结果的特殊考虑	a）如用户同意，可用简化方式报告结果。未向用户报告的 7.4.1.6～7.4.1.7 中所列的信息，用户应能方便获取。 b）当结果以初步报告传送时，最终报告应发送给用户。 c）应保留所有口头提供结果的记录，包括沟通准确性确认的细节（见 7.4.1.3b）。口头提供的结果应补发书面报告。 d）某些对患者有重要影响（如遗传或某些感染性疾病）的检验结果，可能需要特殊的咨询。实验室管理层宜确保在没有得到充分咨询前，不将结果告知患者。 e）匿名的实验室检验结果可用于流行病学、人口统计学或其他统计分析等目的，前提是降低了对患者隐私和保密的所有风险，并符合相关法律或/和监管要求。	【标准解读】 体液实验室不涉及结果的特殊考虑。
7.4.1.5　结果的自动选择、审核、发布和报告	当实验室应用结果的自动选择，审核，发布和报告系统，应制定程序以确保： a）规定自动选择，审核，发布和报告的标准。该标准应经批准、易于获取并被授权负责发布结果的人员理解。 b）标准在使用前进行确认和批准，在报告系统发生变化，并可能影响其正常功能及使患者医疗面临风险时，定期评审和验证这些标准。 c）可识别经自动报告系统选择出需要人工审核的报告，选择的时间和日期，以及审核人的身份均可获取。 d）必要时，可应用快速暂停自动选择、审核、发布和报告功能。	【标准解读】 需要时，依据 WS/T616—2018 等文件制定体液学检验的自动审核，审核规则包括：患者有关资料、IQC 结果、历史数据比较、相关结果分析，需要实验室人员进行干预的结果，如仪器报警、不合理的结果、超过分析测量范围的结果、不可能的结果。 审核规则和程序应主任批准发布。应定期验证审核规则的有效性，控制假阴性率<5%。验证工作一般要持续 3 个月以上或大数据验证。 当系统故障或自动审核出现问题时可快速暂停自动审核和报告功能。 自动审核报告通常由仪器操作者作为检验者，专业组组长或授权的专业人员作为报告签发者。 【查阅文件】 检验结果自动选择和报告程序，实验室的审核规则和验证记录。

续 表

标 准 条 款		迎 检 思 路
		【访谈调查】 若实验室选择了检验结果的自动审核和报告系统,则至少抽查 1 名员工访谈实验室制定审核规则的过程、标准的内容、验证情况等。
7.4.1.6 报告要求	每份报告应包括下列信息,除非实验室有理由可以省略某些内容并文件化: a) 每页都有患者的唯一标识,原始样品采集日期和报告发布日期。 b) 发布报告的实验室的识别。 c) 用户姓名或其他唯一识别号。 d) 原始样品类型和描述样品的必需信息(如来源、取样部位、大体描述)。 e) 清晰明确的检验项目识别。 f) 相关时,所用检验方法的识别,可能和必要时,包括被测量和测量原理的一致(电子)的识别。 注:观测指标标识符逻辑命名与编码系统(LOINC),命名、属性和单位(NPU、NGC)和 SNOMEDCT 为电子识别的示例。 g) 适用时,检验结果的测量单位以国际单位制(SI)或可溯源至 SI,或其他适用的单位报告。 h) 生物参考区间、临床决定值,似然比或支持临床决定限的直方图/列线图(诺谟图),必要时。 注:可将生物参考区间清单或表格发给实验室用户。 i) 作为研发计划的一部分而开展的,尚无明确的测量性能声明的检验项目识别。 j) 审核结果和授权发布报告者的识别(如未包含在报告中,则在需要时随时可用)。	【标准解读】 报告单应包含完整必要信息。检验报告中的形态学检验项目,应只报告筛查后的最终唯一结果,必要时可另附相关说明。尿液沉渣显微镜检查宜以每高/低倍视野中的形态数量报告结果。 【查阅文件】 尿常规检验报告单。 【现场观察】 尿常规报告单必要信息是否完整。形态学检验项目,只报告筛查确认后的最终唯一结果。尿沉渣显微镜检查报告每高/低倍视野中的形态数量。

续　表

标　准　条　款		迎　检　思　路
	k）需要作为初步结果的识别。 l）危急值提示。 m）将报告中所有部分标记为完整报告一部分的唯一性标识，以及表明结束的清晰标识（如页码和总页数）。	
7.4.1.7　报告的附加信息	a）当患者医疗需要时，应包括原始样品采集时间。 b）报告发布时间（如未包含在报告中），需要时应可获得。 c）全部或部分由受委托实验室完成的检验，包括不加修改的顾问提供意见的识别，以及实施检验的实验室名称。 d）适用时，报告应包含结果解释和注释： 1）影响检验结果临床意义的样品质量和适宜性。 2）采用不同程序（如POCT）或在不同地点进行检验时产生的差异。 3）当地区或者国家使用不同的测量单位时，错误解释所产生的潜在风险。 4）结果随时间产生的趋势性或显著变化。	【标准解读】 体液样本宜记录采集时间，住院患者可自助扫码确认、门诊患者在采集区域接收确认。适用时，可对检验报告进行解释和注释。 【查阅文件】 核查报告单的附加信息是否正确。
7.4.1.8　修正报告结果	修正或修改结果的程序应确保： a）记录修改的原因并在修改的报告中标识（相关时）。 b）修改的报告应仅以追加文件或数据传输的形式发送，明确标记为修订版，并包括参照原报告的日期和患者识别。 c）用户知晓报告的修改。 d）当有必要发布全新报告时，应有唯一性标识，并注明且追溯至所替代的原报告。 e）如报告系统不能显示修改，应保存修改记录。	【标准解读】 已审核发布的检验报告因某种原因需要修改时，如果该报告未用于临床，直接在LIS上取消审核，已打印报告的应将原报告收回，修改正确后重新发布。修改记录或实验室LIS可显示修改时间和日期、修改人的姓名，以及必要时的修改原因和批准修改者。 【查阅文件】 结果报告程序，结果修改记录，结果审核者个人技术档案和资质。 【跟踪核查】 各专业组至少抽查3份报告修改记录表，查证实验室LIS有无修改信息，记录是否完整，修订版报告和原始报告的时期和患者识别是否一致。

续　表

标 准 条 款		迎 检 思 路
7.4.2　检验后样品的处理	实验室应规定检验后临床样品的保存时限，以及样品的储存条件。 实验室应确保在检验后： a）保存样品的患者和来源识别。 b）明确样品用于附加检验的适宜性。 c）样品保存方式尽可能确保附加检验的适用性。 d）可定位和检索样品。 e）以适宜方式弃置样品。	【标准解读】 通常体液样本，如尿液常规检验、粪便常规检验、白带常规检验等报告后样本不再保留。 【现场观察】 待检样品和已检样品是否有明确标识和分区，检验后样品的保存地点和条件是否符合要求。 实验室应当设置医疗废物和废弃的样品暂时贮存设施。
7.5　不符合工作	实验室应制定过程，在实验室活动或检验结果不符合自身程序、质量要求或用户要求时（如设备或环境条件超出规定限值，监控结果不能满足规定的标准）实施。该过程应确保： a）确定管理不符合工作的职责和权限。 b）基于实验室建立的风险分析过程采取应急和长期措施。 c）当存在对患者造成危害的风险时，终止检验并停发报告。 d）评价不符合工作的临床意义，包括在识别不符合工作之前可能或已发出的检验结果的影响分析。 e）对不符合工作的可接受性作出决定。 f）必要时，修改检验结果并通知用户。 g）规定批准恢复工作的职责。 实验室应采取与不符合工作（见 8.7）再次发生的风险相符的纠正措施。 实验室应保存不符合工作和 7.5a）~g）中规定措施的记录。	【标准解读】 体液实验室不符合的识别和控制流程：识别途径（日常工作、质量监督、内部审核、管理评审、外部审核等）→识别依据（认可文件、管理体系文件、相关法律法规）→识别内容（服务对象的投诉及意见、质量指标、检验程序、试剂和耗材、环境条件、仪器校准、数据处理、外部比对实验、人员差错、员工建议、实验方法学等）→采取纠正或纠正措施（分析产生不符合的原因、采取纠正措施、有效性跟踪验证、不符合检验报告的处理、恢复检验的授权）→形成不符合项报告（责任组/人、不符合项事实描述、不符合条款、不符合项的类型、不符合项的提出者及确认者、建议的纠正措施、完成时间、完成情况及跟踪验证等方面形成记录）。 【查阅文件】 查阅 2 个不符合工作案例，处理过程、纠正措施及记录是否满足要求。
7.6　数据控制和信息管理		
7.6.1　通用要求	实验室应获得开展实验室活动所需的数据和信息。	【标准解读】 LIS 至少还能访问门诊和住院电子病

续 表

标 准 条 款		迎 检 思 路
	注 1：本准则“实验室信息系统”中包括计算机化和非计算机化系统中的数据和信息管理。相比非计算机化的系统，有些要求更适用于计算机系统。 注 2：与计算机化实验室信息系统相关的风险见 ISO 22367：2020，A.13。 注 3：确保信息保密性、完整性和可用性的信息安全控制、策略和最佳实践等见 ISO/IEC 27001：2022 附录 A“信息安全控制参考”。	历，用于标本的检测、审核和临床解释。LIS 功能需实现实验室检验前、检验、检验后的信息化、智能化管理，有授权与控制对患者信息的保密性措施。 【员工访谈】 访谈用户对信息功能的需求和要求，是否满足实验室活动所需。
7.6.2 信息管理的职责和权限	实验室应确保规定信息系统管理的职责和权限，包括可能对患者医疗产生影响的信息系统的维护和修改。实验室最终为实验室信息系统负责。	【标准解读】 使用系统的人员包括访问者、患者数据和检验结果输入、修改、报告发布者、维护和修改系统者，需根据工作岗位的角色进行授权管理。 【查阅文件】 核查工人、检验者和 LIS 管理员的职责和权限。
7.6.3 信息系统管理	用于采集、处理、记录、报告、存储或检索检验数据和信息的系统应： a）在引入前，经过供应者确认，以及实验室的运行验证；在使用前，系统的任何变化，包括实验室软件配置或对商业化软件的修改，均应获得授权、文件化并经验证； 注 1：适用时，确认和验证包括：实验室信息系统和其他系统，如实验室装备、医院患者管理系统及基层医疗系统之间的接口正常运行。 注 2：常用的商业现成软件在其设计的应用范围内使用可被视为已经过充分的确认（如文字处理和电子表格软件，以及质量管理软件程序）。 b）形成文件，包括系统日	【标准解读】 信息系统使用前、调整后，需进行确认和验证，内容包括：软件功能符合实际需求的测试和确认，实验室数据一致性验证。 【查阅文件】 LIS 新增功能（如自动审核、危急值闭环管理）的验证报告，仪器、数据接收终端与 LIS 数据一致性报告。

续 表

标准条款		迎检思路
	常运行等文件可被授权用户方便获取。 c）考虑网络安全，以防止系统未经授权的访问，并保护数据不被篡改或丢失。 d）在符合供应者规定的环境下操作，或对于非计算机系统，提供保护人工记录和转录准确性的条件。 e）进行维护以保证数据和信息完整，并包括系统故障的记录和适当的应急和纠正措施；应对计算和数据传送进行适当和系统检查。	
7.6.4 宕机预案	实验室应制定经策划的过程，以便在发生影响实验室提供服务能力的信息系统故障或宕机期间维持运行。该情况还包括自动选择和报告结果。	【标准解读】 应制定标准操作规程，应对信息系统、服务器、中间件等系统故障时，来验证系统停机和恢复后数据和信息，以确保患者数据的完整性。 应制定书面应急和演练计划，以应对某些突发事件，确保在发生计算机或其他信息系统故障时，能快速有效地发出患者结果报告。 【查阅文件】 信息系统应急演练记录。
7.6.5 异地管理	当实验室信息管理系统在异地或由外部供应者进行管理和维护时，实验室应确保系统的供应者或运营者符合本准则的所有适用要求。	【标准解读】 当信息系统的管理和维护在异地或分包给其他供应商时，实验室管理层应负责确保系统的供应商或操作者符合本手册的所有适用要求。
7.7 投诉		
7.7.1 过程	实验室应有处理投诉的流程，至少包括： a）对投诉的接收、确认、调查，以及决定采取处理措施过程的说明。 注：投诉的解决可导致实施纠正措施（见 8.7）或作为改进过程的输入（见 8.6）。	【标准解读】 应建立投诉的管理程序，通过及时合理解决客户投诉或反馈意见，持续改进检验质量和服务能力。 【查阅文件】 查阅投诉及处理记录。

续　表

标 准 条 款		迎 检 思 路
	b）跟踪并记录投诉，包括为解决投诉所采取的措施。 c）确保采取适当的措施。 应可公开获取投诉处理过程的说明。	
7.7.2　投诉接收	a）在接到投诉后，实验室应确认投诉是否与其负责的实验室活动相关，如相关，则应处理该投诉（见 8.7.1）。 b）接到投诉的实验室应负责收集所有必要的信息，以确认投诉是否属实。 c）只要可能，实验室应告知投诉人已收到投诉，并向其提供处理结果和进程报告，适用时。	【标准解读】 任何员工有责任接受服务对象以任何方式提出的投诉，只要与实验室活动相关，均应详细问明情况并做好记录。
7.7.3　投诉处理	调查和解决投诉不应导致任何歧视行为。 投诉决定应由与投诉事项无关的人员做出或审查和批准。资源不允许时，任何替代方案都不应损害公正性。	【标准解读】 通过调查核实，分析研究，确定投诉性质是有效投诉或是无效投诉，然后依据情况采取具体相应措施。调查和解决投诉不应导致对员工或用户的任何歧视行为。参与投诉的调查、解决、审查和批准等活动的人员原则上应该是本投诉不涉及的人员，以免在处理过程中有失公允。 【查阅文件】 查阅投诉及处理记录。
7.8　连续性和应急预案	实验室应确保已经识别与紧急情况，或者其他导致实验室活动受限或无法开展等状况有关的风险，并制定协调策略，包括计划、程序和技术措施，以便在中断后继续运行。 应定期测试预案，并演练响应能力，可行时。 实验室应： a）考虑所有相关实验室人员的需要和能力，制定紧急情况响应方案。 b）向相关实验室人员提供适当的信息和培训。 c）对实际发生的紧急情况作出响应。	【标准解读】 为减少因仪器故障、断网、断电、断水等对检验工作的影响，体液实验室应制定适宜的应急预案。通过应急情况的识别，预判应急类型和时长，采取不同的措施。如仪器故障，启用备用仪器或送第三方实验室检测，断网超过 1 小时启用手工工作模式，断电时启用 UPS 电源，断水时用生活纯净水代替等。宜每年对人员进行应急预案的培训和演练。 【查阅文件】 连续性和应急预案文件；应急演练报告。

续　表

标 准 条 款		迎 检 思 路
	d）采取与紧急情况的严重程度和潜在影响相符的措施，预防或减轻紧急情况的后果。 注：详细信息见 CLSI GP36 - A。	

第四节　管理体系要求

标 准 条 款		迎 检 思 路
8.1　总体要求		
8.2　管理体系文件		
8.3　管理体系文件控制		
8.3.1　通用要求		
8.3.2　文件控制	实验室应确保： a）文件有唯一性标识。 b）文件发布前，由具备专业知识和能力的授权人员确定其适用性后予以批准。 c）定期审查文件，必要时更新。 d）在使用地点可获得适用文件的相关版本，必要时，控制其发放。 e）识别文件更改和当前修订状态。 f）防止未经授权修改、删除或移除。 g）防止未经授权获取文件。 h）防止误用作废文件，对因需要而保存的作废文件作适当标识。 i）规定期限内或按照适用的规定要求，每份废止的受控文件至少保存一份纸质或电子版文件。	【标准解读】 体液实验室按管理体系文件化程序流程要求修订和管理外来文件和管理、仪器及项目 SOP 文件。 【查阅文件】 查阅受控文件清单，文件修改或修订示例。

续　表

标 准 条 款		迎 检 思 路
8.4　记录控制		
8.4.1　记录建立		
8.4.2　记录修改	实验室应确保修改的记录可追溯到之前的版本或原始记录。应保留原始的和修改后的数据和文档，包括修改的日期，相关时，修改的时间、修改内容和修改人的标识。	【标准解读】 依据记录控制程序文件执行，检验和质控结果保留原始的和修改后的数据。 【追踪调查】 查 3 个修改的记录，是否可追溯到之前的版本或原始数据，能否显示修改的时间、内容和修改人的标识。
8.4.3　记录保存	a）实验室应实施记录的标识、存放、防止非授权的获取及修改、备份、归档、检索、保存期和处置所需的程序。 b）应规定记录保存时间。 注 1：除要求外，可基于已识别的风险选择记录保存时间。 c）报告的检验结果应能在必要或要求的期限内进行检索； d）所有记录应在整个保存期间可获取，无论使用何种媒介保存记录，应清晰，并可用于实验室管理评审（见 8.9）。 注 2：从法律责任考虑，特定类型程序（如组织学检验、基因检验、儿科检验等）的记录可能需要比其他记录保存更长时间。	【标准解读】 依据记录控制程序文件执行，检验结果和工作日志可采用电子或纸质媒介保存。 【现场观察】 实验室员工培训、考核、授权记录，环境温湿度记录，设备维护、保养、维修、校准记录，试剂验收试验记录，样本全过程记录，复检记录等。
8.5　应对风险和改进机遇的措施		
8.5.1　识别风险和改进机遇	实验室应识别与实验室活动相关的风险和改进机遇，以： a）预防或减少实验室活动中的不利影响和潜在问题。 b）通过应对机遇实现改进。 c）确保管理体系达到预期结果。 d）减轻患者医疗风险。 e）帮助实现实验室目的和目标。	【标准解读】 根据体液实验室的活动范围来制定和实施风险管理计划，系统地收集和采纳风险点，采用潜在失效与效应分析进行风险评分和审核，识别不可接受的风险。 【查阅文件】 风险评估报告，中高风险点评估记录。 【访谈调查】 抽查员工，访谈其在风险管理的角色，工作中常见风险点，采取的预防和控制措施。

续 表

标准条款		迎检思路
8.5.2 应对风险和改进机遇	实验室应对识别出的风险进行分级并应对。应对风险的措施应与其对实验室检验结果、患者及员工安全的潜在影响相适应。 实验室应记录针对风险和机遇所做的决定及采取的措施。 实验室应在其管理体系中纳入并实施针对已识别风险和改进机遇的措施,并评审其有效性; 注 1: 应对风险的选择,可包括识别和规避威胁,消除某一风险源,降低风险概率或后果,转移风险,为寻求改进机遇承担某一风险,或通过知情决策而接受风险。 注 2: 虽然本准则要求实验室识别和应对风险,但并未要求特定的风险管理方法。实验室可使用 ISO 22367 和 ISO 35001 作为指南。 注 3: 改进机遇可导致扩展实验室活动范围、应用新技术或产生其他可能性以满足患者和用户需求。	【标准解读】 依据风险涉及事件发生的可能性及其后果的严重性确定风险等级。风险的应对措施包括规避威胁、消除某一风险源、改变风险发生的概率、改变风险发生的可能后果、转移风险、分担风险、通过知情决策而接受风险等。对于轻微或一般风险,只对其进行监控。对于中等风险,应制定措施降低风险,并对措施的有效性进行评估。对于严重或非常严重风险,应立即停止相关活动。 在选择风险控制措施时,实验室应在确定剩余风险是否可接受之前,选择能够尽可能合理地降低风险的风险控制措施。在实验室的管理体系中将风险管理纳入相应的条款。应建立基于风险的警报和行动触发器,以确保对任何已确定的不良事件或趋势及时做出反应。应对风险的措施作为风险监测一部分内容进行评估,以确保风险控制仍然有效,风险仍然可接受。 【查阅文件】 中高风险点的控制措施示例。
8.6 改进		
8.6.1 持续改进	a) 实验室应按方针和目标声明,持续改进其管理体系的有效性,包括检验前、检验和检验后过程。 b) 实验室应识别和选择改进机遇,研究、制定并采取必要措施;改进活动应针对风险评估和识别出的机遇而确定的重点工作(见 8.5)。 注:可通过风险评估、方针应用、评审操作程序、总体目标、外部评审报告、内审发现、投诉、纠正措施、管理评审、员工建议、患者和用户的建议或反馈、数据和室间质量评价结果分析等,识别改进机遇。	【标准解读】 体液实验室依据持续改进管理程序,通过管理评审、内部审核、风险评估、检验程序评审、用户反馈、EQA 和 IQC、文献等信息和数据,识别改进的机遇确定重点高风险工作。制定持续改进措施,并告知员工。 【查阅文件】 持续改进措施记录,PDCA 或品管圈(quality control circle, QCC)或 6S 等管理案例。 【访谈调查】 抽查员工,访谈其在实验室持续改进活动中的角色和持续改进成效。

续 表

标准条款		迎检思路
	c）实验室应评审采取措施的有效性。 d）实验室管理层应确保实验室参加覆盖患者医疗相关范围和结果的持续改进活动。 e）实验室管理层应将改进计划和相关目标告知员工。	
8.6.2　实验室患者、用户和员工的反馈	实验室应向其患者、用户和员工征求反馈意见。应分析和利用这些反馈以改进管理体系、实验室活动和用户服务。 应保存包括所采取措施在内的反馈记录。应将对其反馈所采取的措施告知员工。	【标准解读】 按实验室患者、用户和员工反馈管理程序，涉及体液实验室的反馈信息、意见和建议进行风险评估，对识别出的中高风险事项实施改进措施，跟踪验证改进措施的有效性，并定期总结分析，持续改进管理体系、实验室活动和用户服务。 【查阅文件】 涉及体液学检验的反馈及整改措施记录。
8.7　不符合及纠正措施		
8.8　评估		
8.8.1　通用要求		
8.8.2　质量指标	应策划监控质量指标[见5.5d)]的过程，包括建立目的、方法、解释、限值、措施计划和监控周期。应定期评审质量指标以确保其持续适宜。	【标准解读】 参照科室的质量目标，选择和建立体液实验室的质量指标，可包括：标本不合格率、实验室间比对率、实验室内 TAT 中位数、检验报告不正确率。质量指标按质量指标的策划与评估程序文件进行管理。 【查阅文件】 质量指标监测报告及数据应用情况。 【访谈调查】 查阅体液实验室质量指标的设定标准及定期评审记录，确定其是否持续适宜自身发展和用户需求。
8.8.3　内部审核		
8.9　管理评审		

（杨大干　韩呈武）

第十章　临床化学检验认可要求与迎检思路

实验室质量管理是实验室工作的重要组成部分，实验室应建立完善的管理体系，确保检验结果的准确性和可靠性。本章根据 CNAS－CL02：2023 及 CNAS－CL02－A001 中的标准条款，详细介绍了临床化学检验专业在 ISO 15189：2022 认可迎检中需要重点关注的工作内容。本章从结构和管理要求、资源要求、过程要求、管理体系要求四大方面，根据临床化学检验专业工作的实际内容，结合临床化学检验工作的特点，针对认可准则及应用要求的每一项条款都进行了详细说明包括标准解读、查阅文件、访谈调查、现场观察等，本章都进行了详尽的阐述和说明。特别是在人员职责、设备管理、试剂和耗材管理、样品运送与处理、测量不确定度评定、室内质量控制、室间质量评价、结果审核与发布、运营管理、人员配置、风险管理等重点方面进行了详细解读，很好地解答了医学实验室在执行认可准则中遇到的难点问题。本章主要 ISO 15189：2022 和应用要求，并参考有关法律法规、标准指南、专家共识及相关专著编写而成，可为医学实验室质量管理提供全面的指导，帮助医学实验室在建立 ISO 15189 管理体系的过程中更好地理解和执行认可准则及应用要求。

第一节　结构和管理要求

标准条款或应用要求		迎　检　思　路
5.1　法律实体		
	1）实验室或者其所属医疗机构应有医疗机构执业许可、血站执业许可或相应资格许可，许可的诊疗科目中应有相应设置。 2）自获准执业之日起，开展医学检验（检查）工作至少 1 年。	【标准解读】 独立医学实验室，又称为第三方医学实验室，一般具有独立法人单位；隶属于医院或医学院校等机构的医学实验室一般为非独立法人单位，其法人是母体组织医院或相关机构。具备有效期内的单位法人证书（统一社会信用代码），有效期内的执业许可证（执业范围含申请认可的所有项目相关学科）。 【查阅文件】 查阅医疗机构执业许可证，是否在有

续　表

标准条款或应用要求		迎　检　思　路
		效期内;查看诊疗科目中是否有医学检验科;同时关注自获准执业之日起,申请认可的实验室开展医学检验工作是否满 1 年。
5.2　实验室主任		
5.3　实验室活动		
5.3.3　咨询活动	实验室管理层应确保提供适当的实验室建议和解释,并满足患者和用户的需求。适用时,实验室应建立协议与实验室用户进行沟通,包括: a) 为选择和使用检验提供意见,包括所需样品类型、检验方法的临床适应证和局限性,以及要求检验的频率。 b) 为检验结果的解释提供专业判断。 c) 促进实验室检验的有效利用。 d) 就科学及事务性工作提供意见,如样本不可接受标准的情况。	【标准解读】 临床化学实验室提供适当的检验建议和解释,包括为选择检验和使用服务提供建议;为检验结果解释提供专业判断;推动实验室服务的有效利用。 【查阅文件】 咨询活动的相关记录,如报告单注释、临床病例讨论记录。 【现场观察】 查看咨询活动途径,如网站、公众号、小程序、宣传栏、实验室窗口等。
5.4　结构和权限		
5.4.2　质量管理	实验室应配备具有履行其职责所需的权限和资源的人员,无论其是否还被赋予其他职责。所履行职责包括: a) 实施、保持和改进管理体系。 b) 识别与管理体系或执行实验室活动的程序的偏离。 c) 采取措施以预防或最大程度减少这类偏离。 d) 向实验室管理层报告管理体系运行状况和改进需求。 e) 确保实验室活动的有效性。 注:这些责任可分配给一人或多人。	【标准解读】 临床化学实验室应配备一人或多人负责质量管理,其职责包括: a) 依据认可准则、应用要求、适用的法律、法规、标准、教材、专著、指南、专家共识等建立化学检验管理体系,实施、维持和改进管理体系文件,有效运行管理体系。 b) 通过质量指标监测、用户或员工投诉、不良事件报告、内部审核、外部检查、风险管理、管理评审等识别化学检验领域管理体系或实验室活动的不符合或偏离。 c) 采取培训考核、改进流程或技术等措施,最大程度减少管理体系不符合或偏离。 d) 不定期向实验室管理层通过口头、书面材料等方式报告管理体系运行情况和

续　表

标准条款或应用要求		迎　检　思　路
		改进需求。 e）确保实验室活动的有效性。 【查阅文件】 查阅岗位职责，核实履行职责的效果和评价。
5.5　目标和方针		
	a）实验室管理层应建立并维持目标和方针（见 8.2），以： 1）满足患者和用户的需要和要求。 2）致力于良好的专业实践。 3）提供满足其预期用途的检验。 4）符合本准则。 b）目标应可测量并与方针一致。实验室应确保该目标和方针在实验室组织的各层级得到实施。 c）在策划和实施管理体系变更时，实验室管理层应确保管理体系的完整性。 d）实验室应建立质量指标以评估检验前、检验和检验后过程的关键环节，并监控与目标相关的性能（见 8.8.2）。 注：质量指标的类型包括收到的样品数中不合格的样品数，登记或/和样品接收的错误数，更正报告数，指定周转时间的完成率。	【标准解读】 临床化学实验室宜参考相关标准建立适宜的质量指标。例如，标本量不正确率、IQC 项目开展率、IQC CV 合格率、EQA 项目覆盖率、实验室间比对率、实验室内 TAT、患者满意度、实验室投诉数、员工培训次数等。 【查阅文件】 查阅化学相关检验的质量指标及目标值，查阅指标完成情况的月或季度或年度统计分析及评估审核。
5.6　风险管理		
	a）实验室管理层应建立、实施和维护过程，以识别与其检验和活动相关的对患者危害的风险和改进患者医疗的机会，并制定应对风险和改进机遇的措施（见 8.5）。 b）实验室主任应确保对该过程的有效性进行评估，并在确	【标准解读】 临床化学实验室应识别检验前、检验、检验后过程中的医疗质量安全风险，以及生物安全风险，评估风险危害程度（严重程度和发生频次），制定应对风险和改进机遇的措施。 注：风险管理过程：识别风险、评定风险、控制风险、评估效果。

续　表

标准条款或应用要求		迎　检　思　路
	定为无效时进行修改。 注1：医学实验室风险管理要求见ISO 22367。 注2：实验室生物风险管理要求见ISO 35001。	【查阅文件】 查阅临床化学实验室风险评估报告。

第二节　资源要求

标准条款或应用要求		迎　检　思　路
6.1　总体要求		
6.2　人员		
6.2.1　通用要求	a）实验室应有足够数量有能力的人员开展其活动。 b）所有可能影响实验室活动的内部或外部人员，应行为公正、符合伦理，有能力并按照实验室管理体系要求工作。 注：POCT设备监督员和操作者指南见ISO/TS 22583。 c）实验室应向员工传达满足用户需求和要求，以及满足本准则要求的重要性。 d）实验室应有程序向员工介绍组织及其将要工作的部门或区域、聘用的条件和期限、员工设施、健康和安全要求，以及职业健康服务。	【标准解读】 临床化学实验室人员配置宜满足临床生化检验要求：每日1~200份标本量时至少配备2人；每日200~500份标本量时至少配备3人。所有人员应符合准入要求，参加培训和考核，应秉持公正、负责并有能力按照实验室制度进行工作。应通过会议、文件、培训等方式向实验室人员传达满足用户需求及要求的重要性，以及认可准则、法律法规、行业标准、专家共识等要求。 【查阅文件】 查阅临床化学实验室人员一览表和岗位、仪器设备一览表、人员相关培训和考核记录。 查阅临床化学实验室员工健康记录。
6.2.2　能力要求	1）有颜色视觉障碍的人员不应从事涉及辨色的相关检验（检查）项目，如微生物学检查、细胞形态学检验、流式细胞分析、组织病理学检查、细胞病理学检查及免疫组化染色等。 2）特殊岗位技术人员（如抗HIV抗体初筛、产前筛查、新	【标准解读】 临床化学实验室人员需要具有颜色辨别能力，对溶血、脂血、黄疸等标本状态进行适当的判断。 从事临床质谱检验等复杂程度比较高的项目检测的新上岗员工，包括从其他岗位转到临床质谱检验等岗位的高年资员工，需要在其最初6个月内进行2次能力评估。

续 表

标准条款或应用要求		迎 检 思 路
	生儿疾病筛查、分子生物学检验等)应按行业规范要求接受培训取得相应资质。 3) 从事复杂程度高的项目检测(如形态学检查、微生物检验、质谱、流式细胞分析等)的新上岗员工,在最初 6 个月内应至少进行 2 次能力评估。 4) 基因变异检测报告签发人员应通过参加相关领域的培训或学术交流等继续教育活动,熟悉行业规范、指南,以及专家共识,了解基因变异检测技术和临床应用的最新进展。 5) 实验室技术负责人应具备中级及以上专业技术职务资格,从事医学检验(检查)工作至少 3 年。 6) 认可的授权签字人应具备中级及以上专业技术职务资格,从事申请认可授权签字领域专业检验(检查)工作至少 3 年。 7) 实验室应制定员工能力评估的内容、方法、频次和评估标准。评估间隔不宜超过 1 年。	从事产前筛查项目(如游离雌三醇等唐筛项目)的技术人员需要取得相应的资质。 临床化学实验室技术负责人应具备中级及以上专业技术职务资格,从事医学检验工作至少 3 年。 实验室的相关程序文件中需要制定相关的员工培训和能力评估的内容、方法、频次和评估标准。最小的评估间隔不能超过 1 年。 【查阅文件】 查阅实验室人员颜色辨别能力的检查记录。 查阅产前筛查人员、临床化学实验室负责人的相应资质。 查阅新上岗从事临床质谱检验等复杂程度比较高的项目人员的能力评估记录。 查阅授权签字人一览表,查阅临床化学授权签字人申请表及相关的技术档案。 查阅实验室相关程序文件,是否规定了员工能力评估的内容、方法、频次和评估标准,以及相关的内容。 【现场考核】 考核临床化学实验室人员对仪器的常见故障处理、仪器维护保养内容是否知晓。
6.2.3 授权	实验室应授权人员从事特定的实验室活动,包括但不限于: a) 方法选择、开发、修改、确认和验证。 b) 结果审核、发布和报告。 c) 实验室信息系统使用,特别是患者数据和信息获取、患者数据和检验结果录入、患者数据或检验结果修改。	【标准解读】 对从事临床化学实验室活动的人员进行岗位、仪器、信息系统等授权。 【现场观察】 查看员工的授权情况、对本岗位职责的知晓情况、是否能胜任本岗位工作。
6.2.4 继续教育和专业发展	应对从事管理和技术工作的人员提供继续教育计划。全部人员应参加继续教育、常规专业发展或其他的专业相关活动。应定期评估计划和活动的适宜性。	【标准解读】 对临床化学实验室不同岗位、不同职称的人员应制定不同的继续教育计划,涉及专业知识要求、认可体系、质量管理知识。教育方式可包括学术会议、进修学习、专题讲座等。

续　表

标准条款或应用要求		迎　检　思　路
		【查阅文件】 查询继续教育培训计划和记录及适宜性评估报告。
6.2.5　人员记录	实验室应制定以下活动的程序，并保存记录： a）确定 6.2.2a）中规定的能力要求。 b）岗位描述。 c）培训和再培训。 d）人员授权。 e）人员能力监督。	【标准解读】 临床化学实验室应保存人员的相关教育和专业资质、培训、经历和能力评估的记录。 【查阅文件】 抽查员工档案。
6.3　设施和环境条件		
6.3.1　通用要求	设施和环境条件应适合实验室活动，不应对结果有效性或患者、访客、实验室用户和员工的安全产生不利影响。这应包括在实验室主场所外开展的检验前工作相关的设施与地点，也包括 POCT。 实验室应规定、监控和记录从事实验室活动所必需的设施及环境条件要求。 注 1：设施和环境条件的要求见 ISO 15190。 注 2：对结果有效性产生不利影响的环境条件，包括但不限于非特异性扩增的核酸、微生物污染、灰尘、电磁干扰、辐射、照明条件（照度）、湿度、供电、温度、声音和振动。	【标准解读】 临床化学实验室的空间宜相对独立，配备通风设施，有足够空间开展工作。人流、物流和标本流符合生物安全要求。 实验室应实施安全风险评估，针对生物、化学、物理等危害有防护措施及合适的警告。 【现场观察】 现场查看实验室布局、分区和流程是否符合生物安全需要。 观察人员对口罩、帽子和手套使用是否规范。
6.3.2　设施控制	1）应依据所用检测设备和检测过程的要求，制定环境条件（含温、湿度）控制要求并记录；如果失控，应有处理措施并记录。不同类型的设备置于同一区域时，如环境控制要求有差异，则控制条件应满足该区域所有设备的要求。 2）应依据用途（如试剂用	【标准解读】 分析设备应该在适宜的温湿度环境下工作，具体要求可参照厂家仪器说明书中对温湿度的规定。 水质标准可按照 WS/T 574—2018 标准规定。电阻率应≥10 MΩ·cm（25℃），或者电导率≤0.1 μS/cm（25℃），按照 GB/T 11446.3～11446.10—1997 测定。电导仪需定期校准，校准频率每年 1 次。总有机碳

续　表

标准条款或应用要求		迎　检　思　路
	水、分析仪用水、RNA 检测用水），参考国家/行业标准如 WS/T 574，制定适宜的水质检测要求（如电导率或电阻率、微生物含量、除 RNase 等），并定期监测。 3）必要时，实验室应配置不间断电源（UPS）和/或双路电源以保证关键设备（如需要控制温度和连续监测的分析仪、培养箱、冰箱、实验室信息系统（LIS）服务器和数据处理有关的计算机等）的正常工作。	TOC<500 ng/g（ppb），按 GB/T 11446.8 测定，每年 1 次。微生物总数<10 CFU/mL。按 GB/T 11446.10 测定。 【查阅文件】 查阅实验室是否对分析设备和环境温湿度有相关规定。对生化检测水质标准要求的相关规定和记录。电导仪是否有定期校准。 查阅实验室是否有 UPS 的相关规定。是否定期执行 UPS 的充放电并记录。 查看环境温湿度记录、水质记录。 【现场观察】 如果关键设备（生化分析仪器、存放试剂的冰箱）没有配置 UPS 和/或双路电源，要查看是否制定了应急预案。 查看冷库操作规程中是否有体现应急系统等。
6.3.3　储存设施	1）应依据临床样品、试剂和耗材的保存要求，制定温度（必要时，包括湿度）控制要求并记录。若失控，应有温（湿）度失控时的处理措施并记录。 2）易燃易爆、强腐蚀性等危险品、特殊传染病阳性样品按有关规定分别设库，单独贮存，双人双锁，并有完善的登记和管理制度。	【查阅文件】 查阅实验室对保存临床样品和试剂的设施是否设置目标温度和允许范围。 查阅易燃易爆、强腐蚀性等危险品的管理制度及出入库记录。 【现场观察】 核查存放临床样品和试剂的冰箱或试剂库温度记录表（或冷链系统），检查超出范围时是否有相应处理措施记录。 核查易燃易爆、强腐蚀性等危险品双人双锁情况。
6.3.4　员工设施	应有足够的盥洗设施、饮水处，以及储存个人防护装备和衣物的设施。 宜提供员工活动空间，如会议室、学习室和休息区。	【标准解读】 应有足够的洗手间，宜设置饮水处、更衣室及学习活动空间。 【现场观察】 查看实验室洗手间、饮水处、更衣间、会议室、学习室、休息间等配备情况。
6.3.5　样品采集设施	样品采集设施应： a）保证样品采集方式不会使结果失效或对检测质量有不利影响。 b）在样品采集期间考虑患者的隐私、舒适度及需求（如残疾人通道、盥洗设施），以及陪伴	【标准解读】 样品采集设施也应满足国家法律法规及对患者隐私保护的要求。有急救物品箱并定期检查和更换。 【查阅文件】 检查样品采集手册是否有关于样品采集的要求，是否满足国家法律法规对保护

续　表

标准条款或应用要求		迎　检　思　路
	人员（如监护人或翻译）的安排。 c）提供隔开的患者接待和样品采集区域。 d）维持患者和员工用急救物品。 注：样品采集设施要求见 ISO 20658。	患者隐私的规定。 【现场观察】 患者采样区隐私保护设施及急救箱内物品是否在有效期内等。
6.4　设备		
6.4.2　设备要求	a）实验室应配备检测活动正常进行所需的设备。 b）在实验室永久控制之外的场所，或超出设备制造商的性能规格使用设备，实验室管理层应确保满足本准则要求。 c）可影响实验室活动的每件设备应贴唯一标签，标识或其他识别方式并登记在册。 d）实验室应根据需要维护和更换设备以确保检验结果质量。	【标准解读】 依据临床化学检验的范围、性质、类型和工作量的要求，配备相应分析仪、离心机等设备，有唯一的设备标识。 【现场观察】 查看仪器配置是否满足需要，设备标签是否满足要求，设备周期性维护记录是否满足制造商要求。
6.4.3　设备验收程序	当设备投入或重新投入使用前，实验室应验证其符合规定的可接受标准。 用于测量的设备应能达到提供有效结果所需的测量准确度或（和）测量不确定度（见 7.3.3 和 7.3.4）。 注 1：这包括在实验室使用的设备、租借的设备，或在医护点，以及实验室授权的相关或移动设施中使用的设备。 注 2：如相关，设备验收试验的核查可基于返回设备的校准证书。	【标准解读】 临床化学实验室的设备投入或重新投入使用前，应完成安装验收、仪器校准、性能验证、培训和编写设备标准操作规程等工作。 【查阅文件】 抽查设备验收相关记录。
6.4.4　设备使用说明	a）实验室应具有适当的防护措施，防止设备意外调整导致检验结果无效。 b）设备应由经过培训、授权和有能力的人员操作。 c）设备使用说明，包括制造商提供的说明，应可随时获取。	【标准解读】 设备应设置不同的用户权限，防止意外修改系统参数。设备均应由有能力的人员，经过培训、考核、授权后进行操作。仪器设备的 SOP 文件应易于获取。 【查阅文件】 仪器设备授权人员考核和授权记录。

续 表

标准条款或应用要求		迎 检 思 路
	d）应按照制造商的规定使用设备，除非已经实验室确认（见 7.3.3）。	【现场观察】 抽查 1 台仪器和 2 名员工，观察操作能力，问询常见故障处理流程。
6.4.5　设备维护与维修	设备发生故障后，应首先分析故障原因，如设备故障可能影响了方法学性能，故障修复后，可通过以下合适的方式进行相关检测，验证相应的性能已满足要求： a）可校准的项目实施校准验证，必要时，实施校准。 b）质控品检测。 c）存留样品的检测。 d）与其他仪器或方法比对。	【标准解读】 设备发生了影响检测性能的故障（如涉及光源、光路、比色杯（池）、加样针、试剂针、管道等）修复后应进行性能评估，表明其达到规定的可接受标准后才能重新使用，检验者应在设备维修记录表中记录。 设备故障修复后的性能验证方式。设备故障修复后还应对故障前标本的检验结果进行评估。若不正确结果对临床决策有影响则立即告知临床、召回有影响的检测报告，重新检测等。 【查阅文件】 查阅实验室是否对设备故障修复后有合适的检测、验证措施的相关规定。 【跟踪核查】 抽查 1 份维修记录表，维修记录是否完整，是否更换关键部件，性能评估和影响评估记录是否符合要求。
6.4.6　设备不良事件报告	应调查可直接归因于特定设备的不良事件和事故，并按要求向制造商或（和）供应商，以及相关部门报告。实验室应制定响应制造商召回或其他通知，以及采取制造商建议措施的程序。	【标准解读】 实验室明确设备不良事件定义，规定不良事件报告的记录内容和处置。 【查阅文件】 查不良事件报告和处理记录。
6.4.7　设备记录	应保存影响实验室活动结果的每台设备的记录。记录应包括以下相关内容： a）制造商和供应商的详细信息，以及唯一识别每台设备的充分信息，包括软件和硬件。 b）接收、验收试验和投入使用的日期。 c）设备符合规定可接受标准的证据。 d）当前放置地点。 e）接收时的状态（如新设备、二手或翻新设备）。 f）制造商说明书。	【标准解读】 临床化学实验室每台仪器应建立仪器设备管理档案，保存从仪器安装验收到报废过程中所有重要信息及证明材料，尤其是直接影响检验性能的相关记录。可使用电子记录，便于员工或相关人员获取。 【查阅文件】 查阅仪器设备档案及相关记录。

续　表

标准条款或应用要求		迎　检　思　路
	g）预防性维护计划。 h）实验室或经批准的外部服务提供商进行的维护活动。 i）设备损坏、故障、改动或修理。 j）设备性能记录，如校准证书或（和）验证报告，包括日期、时间和结果。 k）设备状态，如使用或运行、停用、暂停使用、报废。设备记录应按 8.4.3 规定要求，在设备使用期或更长时期内保存并易于获取。	
6.5　设备校准和计量溯源性		
6.5.1　通用要求	实验室应规定对校准和溯源的要求，以保持检验结果报告的一致性。对分析物测量的定量方法，应包括校准和计量溯源要求。测量表征而不是离散分析物的定性方法和定量方法应规定被评估的特性，以及不同时间再现性所需的要求。 注：定性方法和可能无法进行计量学溯源的定量方法的示例包括红细胞抗体检测、抗生素敏感性评估、基因检测、红细胞沉降率、流式细胞仪标记物染色和肿瘤 HER2 免疫组化染色。	【标准解读】 临床化学实验室应对分析测量的校准和溯源性要求作出文件化规定，以保持检验结果报告的一致性。 【查阅文件】 查阅仪器设备校准/检定管理程序，仪器设备检定证书，仪器设备校准报告，检验项目/检测系统校准记录等。
6.5.2　设备校准	实验室应制定程序，对直接或间接影响检验结果的设备进行校准。程序应规定： a）使用条件和制造商的校准说明。 b）计量溯源性记录。 c）定期验证要求的测量准确度和测量系统功能。 d）记录校准状态和再校准日期。 e）在重新校准时确保使用的修正因子已更新和记录。	【标准解读】 实验室应定期对关键设备如生化分析仪、加样枪、温度计等设备进行校准。生化分析仪的校准方法可参照 YY/T 0654—2017。 全自动发光免疫分析仪的校准方法可参照 YY/T 1155—2019。 温度计校准选取的校准点应该涵盖目标温度允许范围内的温度。 【查阅文件】 查阅实验室对生化分析仪、加样枪、温度计等设备进行校准的相关规定。

续 表

标准条款或应用要求		迎 检 思 路
	f）校准不合格时的处理，以最大程度降低对服务运行和对患者的风险。 应用要求：应进行外部校准的设备，可参考 ISO 17511，以及相关专业领域国家/行业标准的要求，并符合 CNAS－CL01－G002 的要求，至少对测量结果有重要影响的设备性能进行校准，如加样、检测、温控等。	查阅校准报告，内容是否完整、原始记录能否提供。 查看实验室仪器设备校准证书、加样枪、温度计校准证书内容是否符合程序文件的规定。
6.5.3 测量结果的计量溯源性	应遵循行业标准或制造商说明书要求对检验项目进行校准，如血细胞分析的项目校准可参考 WS/T 347；在试剂批号改变、室内质控失控处理需要时、仪器重要部件更换后应进行项目再校准。	【标准解读】 检验项目的校准需要遵循制造商说明书的建议，包括使用的校准品、校准的频次、校准结果是否可接受的判断标准等。 【查阅文件】 查阅实验室各检验项目的校准品使用、校准的频次等是否遵循制造商的建议，特别关注 IQC 和 PT 失控频率高的项目。 【现场观察】 查看实验室校准品的使用情况，特别是关注复溶、分装后校准品的保存条件和保存期限。
6.6 试剂和耗材		
6.6.1 通用要求	1）实验室制定的试剂和耗材的管理程序，应有明确的判断符合性的方法和质量标准。实验室应选用由相关部门批准或者备案的试剂，并保留制造商提供的试剂性能参数。 2）自制质控品应有制备程序，包括稳定性和均一性的评价方案，以及配制和评价记录。	【标准解读】 实验室应有相应试剂和耗材的要求。 【查阅文件】 查阅实验室试剂和耗材的管理程序，内容是否包括了相关试剂和耗材的质量评估方法和标准。 如实验室存在使用自制质控品的情况，查阅是否制定了制备质控品程序和评价方案，以及配制和评价记录。 【现场观察】 使用的试剂是否为相关部门批准。分析中的项目参数，是否与制造商提供的试剂参数一致。 查看实验室校准品的使用情况，特别是关注复溶、分装后校准品的保存条件和保存期限。

续　表

标准条款或应用要求		迎　检　思　路
6.6.2　试剂和耗材-接收和储存	实验室应按照制造商说明储存试剂和耗材，并监测相关的环境条件。当实验室不是接收场所时，应核实接收场所是否具备充分的储存和处理能力，以防止供应品损坏和变质。	【标准解读】 试剂暂存应满足制造商声称的保存条件，需配置足够的满足要求的储存空间和设施。新购的试剂和耗材接收时应核对名称、规格、批号、外包装、运送储存条件等，做初步质量评价。如不符合要求，应当场拒收。 【查阅文件】 试剂和耗材接收记录表。
6.6.3　试剂和耗材-验收试验	组分或试验过程改变的每个试剂或试剂盒新配方，或新批号或新货运号试剂，在投入使用前或结果发布前（适用时）应进行性能验证。 影响检验质量的耗材在投入使用前应进行性能验证。 注1：新批号试剂与旧批号试剂的室内质控品结果可比作为验收证据（见7.3.7.2）。不同批号试剂比对首选患者样本，以避免室内质控品的物质互换性问题。 注2：有时可基于试剂分析证书进行验证。不同批号试剂盒组分不应混用，如混用则实验室应提供混用的方法及确认程序和结果。	【标准解读】 新批号或新货运号试剂，在投入使用前或结果发布前（适用时）应进行性能验证。 不同批号试剂盒混用是指试剂盒中的各种成分不宜混用。 【查阅文件】 试剂和耗材性能验证规定和记录。 【现场观察】 现场核查实验室是否存在不同批号试剂盒组分混用的情况。
6.6.4　试剂和耗材-库存管理	实验室应建立试剂和耗材的库存管理系统。 库存管理系统应将已验收的试剂和耗材与未检查或未接受使用的区分开。	【标准解读】 将未经检查和不合格的试剂和耗材与合格的分开。按“先进先用”的原则使用，过期后不得使用。分区明确分开，防止误用。 【现场观察】 查看库存区域的标识、分区。
6.6.5　试剂和耗材-使用说明	试剂和耗材的使用说明，包括制造商提供的使用说明，应易于获取。应按制造商说明使用试剂和耗材。如计划他用，见7.3.3。	【标准解读】 关注试剂或耗材说明书的版本变化，当发生较大的内容变更时，应及时修订项目SOP。 【现场观察】 查阅SOP文件和厂商说明书。

续 表

标准条款或应用要求		迎检思路
6.6.6　试剂和耗材-不良事件报告	应调查可直接归因于特定试剂或耗材的不良事件和事故，并根据要求向制造商或(和)供应商，以及相关部门报告。实验室应制定程序，响应制造商召回或其他通知及采取制造商建议措施。	【标准解读】 明确特定试剂或耗材的不良事件，调查并报告。 【查阅文件】 适用时，查阅不良事件报告和处理记录。
6.6.7　试剂和耗材-记录	应保存影响检验性能的每一试剂和耗材的记录，包括但不限于： a) 试剂或耗材的标识。 b) 制造商信息，包括说明书、名称和批次编码或批号。 c) 接收日期和接收时的状态、失效日期、首次使用日期；适用时，试剂或耗材的停用日期。 d) 试剂或耗材初始和持续准用记录。当实验室使用自己配制、再悬浮或组合试剂时，除记录上述相关内容外，还应包括配制人、配制日期和有效期。	【标准解读】 临床化学实验室应保存影响检验性能的每一试剂和耗材的记录。使用自配试剂时，应注明试剂名称、储存要求、配制日期、有效期和配制人等。 【查阅文件】 试剂和耗材相关记录。自配试剂 SOP 文件，自配试剂记录表和试剂标签。
6.7　服务协议		
6.7.1　与实验室用户的协议	实验室应制定程序建立并定期评审提供实验室活动的协议。该程序应确保： a) 充分规定了要求。 b) 实验室有能力和资源满足要求。 c) 适用时，实验室告知用户由受委托实验室和顾问执行的具体活动。应将可能影响检验结果的任何协议变更通知实验室用户。应保留评审记录，包括任何重大变更。	【标准解读】 临床化学实验室的服务协议应考虑申请、检验和报告，协议应规定申请所需的信息以确保适宜的检验和结果解释。 【查阅文件】 查阅临床化学实验室服务协议及评审记录。
6.7.2　与 POCT 操作者的协议	实验室与组织内使用实验室支持的 POCT 的其他部门的协议，应明确规定各自的职责和权限并告知。 注：已建立的多学科 POCT 委员会可管理此服务协议，见附录 A。	【标准解读】 适用时，临床化学实验室与实验室支持的 POCT 部门签订服务协议，应明确规定实验室和其他部门职责和权限。 【查阅文件】 查阅 POCT 服务协议。

续　表

标准条款或应用要求		迎　检　思　路
6.8　外部供应的产品和服务		
6.8.1　通用要求	实验室应确保由外部提供的、影响实验室活动的产品和服务在以下情况是适宜的： a）预期纳入实验室自身活动。 b）实验室直接向用户提供部分或全部从外部供应者那里获得的产品或服务。 c）用于支持实验室的运作。 可能需要与组织其他部门或职能部门合作以满足以上要求。 注：服务包括样品采集服务、移液器和其他校准服务、设施和设备维护保养服务、室间质量评价计划、受委托实验室和顾问提供的服务。	【标准解读】 临床化学实验室应规范外部提供的产品和服务的一览表及其管理要求，以满足体系要求。 【查阅文件】 查阅外部服务供应的产品和服务相关规定。
6.8.2　受委托实验室和顾问	实验室应将如下要求告知受委托实验室和提供解释和建议的顾问： a）提供的程序、检验、报告和咨询活动。 b）危急结果的管理。 c）所需的人员资格和能力证明。委托实验室（而非受委托实验室）应负责确保将受委托实验室的检验结果提供给申请者，除非协议有其他规定。应保存一份所有受委托实验室和顾问的清单。	【标准解读】 适用时，实验室应制定受委托实验室和顾问选择和评估的文件，合理选择与评估受委托实验室和专家顾问，确保实验室外送标本检验结果的质量。 【查阅文件】 查阅受委托实验室和顾问选择要求和记录。受委托实验室、项目和顾问清单。
6.8.3　外部提供的产品和服务的评审和批准	实验室应制定程序并保存相关记录，用于： a）规定、审查和批准实验室对所有外部提供的产品和服务的要求。 b）规定对外部供应者的资质、选择、表现评价和再评价的标准。 c）样品委托。 d）在使用或直接提供给用户之前，应确保外部提供的产品	【标准解读】 实验室应制定外部提供的产品和服务的要求（资质、质量、服务要求）、评价标准（质量、态度、及时性）。定期评价供应商的表现。 【查阅文件】 外部供应的产品和服务的程序性文件，合格供应商选择和评价标准及记录。处理不合格外部供应的措施记录。

续 表

标准条款或应用要求		迎 检 思 路
	和服务符合实验室规定的要求，或适用时，本准则的相关要求。 e）根据对外部服务供应者的表现评价结果采取措施。	

第三节 过 程 要 求

标准条款和应用要求		迎 检 思 路
7.1 总体要求		
7.2 检验前过程		
7.2.1 通用要求	实验室应制定涵盖所有检验前活动的程序，并使相关人员方便获取。 注 1：检验前过程可能影响预期检验的结果。 注 2：样品采集和运送要求见 ISO 20658。 注 3：特定来源样品和特定分析物的要求见 ISO 20186－1、ISO 20186－2、ISO 20186－3、ISO 20166(所有部分)、ISO 20184(所有部分)，ISO 23118 和 ISO 4307。 应用要求：检验申请、样品采集、运送、储存等检验前活动宜参考《全国临床检验操作规程》及相关国家/行业标准的要求，如 GB/T 42060、WS/T 348、WS/T359、WS/T 402、WS/T 640、WS/T 661、WS/T794 等。	【查阅文件】 查阅实验室制定的检验前管理程序是否完整，是否包含检验申请、样品采集、样品运送、样品储存等内容。并核查相关内容是否符合《全国临床检验操作规程》(第 4 版)及相关国家/行业标准的要求。
7.2.2 实验室提供给患者和用户的信息	实验室活动的范围和要求。适当时，这些信息应包括： a）实验室地址、工作时间和联络方式。 b）检验申请和样品采集的程序。	【标准解读】 临床化学实验室提供实验室地址、工作时间及联系方式，提供标本的检验申请、标本采集程序，提供检验项目清单及报告时间，提供患者知情同意要求及处理投诉的流程。

续　表

标准条款和应用要求		迎　检　思　路
	c）实验室活动的范围和预期可获得结果的时间。 d）咨询服务的获取。 e）患者知情同意要求。 f）已知对检验性能或结果解释有显著影响的因素。 g）实验室处理投诉的流程。	【查阅文件】 检验报告、报告时限和检验医嘱申请管理程序等。 【现场观察】 门诊、病区、急诊检验室患者标本留取须知，检验项目手册，标本采集手册等指引和信息。
7.2.3　检验申请		
7.2.3.1　通用要求	a）实验室收到的每份检验申请均应视为协议。 b）检验申请应提供充分信息，以确保： —申请单和样品可明确追溯至患者。 —可识别申请者的身份及联络方式。 —可识别申请的检验项目。 —可提供临床和技术建议及临床解释。 c）检验申请信息可以实验室认为适宜且用户可接受的格式和介质提供。 d）当患者医疗必需时，实验室应与用户或其代表进行沟通，以明确用户申请的内容。	【标准解读】 临床化学实验室应与临床协商，共同确定申请单或电子申请单的格式和内容。尤其是非常规项目。 【查阅文件】 检验申请、检验报告评语、送达方式等服务协议及评审记录。
7.2.3.2　口头申请	实验室应制定管理口头申请检验的程序。适用时，包括在规定时限内向实验室提供书面确认的检验申请。	【标准解读】 临床化学实验室在标本未丢弃前可口头申请检验，明确项目、时限。 【文件查阅】 适用时，查口头申请检验记录表。
7.2.4　原始样品采集和处理		
7.2.4.1　通用要求	实验室应制定采集和处理原始样品的程序。应向样品采集者提供相关信息。 应明确记录任何与既定采集程序的偏离。应评估接受或拒收该样品对患者结果的潜在风险和影响，记录并通知适当人员。	【标准解读】 临床化学实验室处理标本要求明确，偏离后处置，拒收后的风险评估。 【查阅文件】 检验申请和样品要求适宜性评审的程序性文件及评审记录。

续 表

标准条款和应用要求		迎 检 思 路
	适用时,实验室应定期评审所有类型样品的量、采集器械及保存剂的要求,以确保样品量既不会不足也不会过多,且正确采集样品以保护分析物。	【访谈调查】 抽查标本采集人员 1 人、访谈各种样本采样量、采集器及保存剂的要求。 【现场观察】 门诊和病区护理人员标本采集情况。
7.2.4.2 采集前活动的指导	实验室应为采集前活动提供充分信息和指导,以确保不影响样品的完整性。这些信息包括: a) 患者准备(如为护理人员、样品采集者和患者提供的指导)。 b) 原始样品采集的类型和量,采集容器及必需添加物,样品采集顺序(相关时)。 c) 特殊采集时机(相关时)。 d) 影响样品采集、检验或结果解释,或与其相关的临床信息(如用药史)。 e) 样品标识可明确识别患者和采集部位,以及从同一患者采集的多个样品,包括多块组织或切片。 f) 实验室接受或拒收申请的检验所用样品的标准。	【标准解读】 应针对不同类型样品规定不同的采集方法和要求。对自行采集样品的患者,应指导其正确采集样品。所有样品应用密闭容器运送。 【查阅文件】 标本采集手册,指导患者正确采集样品的宣传图。定期对临床医护人员培训的记录。 【现场观察】 原始样品采集手册是否定期更新,确保所有检测项目和标本采集方法现行有效。所有尿管是否有盖。
7.2.4.3 患者知情同意	对于大多数常规实验室操作,如患者自愿接受样品采集如静脉穿刺,即可表示患者已同意。	无。
7.2.4.4 采集活动的指导	应用要求:应包括特殊患者身份的识别,如昏迷患者、新生儿、没有监护人在场的婴幼儿和儿童患者。	【标准解读】 实验室应规定特殊患者身份识别的方式,如没有家属的昏迷患者等。 【查阅文件】 查阅实验室的相关程序文件,是否包括特殊患者身份识别的内容及相应的员工培训记录。 【现场观察】 现场抽查实验室工作人员,是否了解实验室对特殊患者身份识别的要求。
7.2.5 样品运送		
7.2.5	a) 为确保及时和安全运送样品,实验室应提供以下指导:	【标准解读】 参照《临床检验样本转运及保存规范

续　表

标准条款和应用要求		迎　检　思　路
	1）运送样品的包装方式。 2）确保从样品采集到实验室接收之间的时间适用于申请的检验。 3）保持样品采集、处理所需的特定温度范围。 4）保证样品完整性的任何特殊要求，如使用指定的保存剂。 b）如样品的完整性受到损害并存在健康风险，应立即通知负责样品运送的机构并采取措施降低风险，防止再次发生。 c）实验室应建立样品运送系统并定期评估其充分性。	化专家共识》制定样本运送管理程序，规定转运人员资质和培训、样本包装和时限、样本交接和验收、自动化物流系统、意外时应急处理等具体要求。 【查阅文件】 标本采集手册，样品运送管理程序，样品运送人员培训和考核记录，样品运送系统评估报告。 【访谈调查】 抽查标本运送人员，查证是否经过标本运送管理程序的培训，是否知晓确保样品完整性的具体方法。 【现场观察】 现场观察标本运送工具和标本包装是否符合样品完整性和生物安全要求。
7.2.6　样品接收		
7.2.6.1　样品接收程序	实验室应制定样品接收程序，包括： a）样品可通过申请单和标识明确追溯到唯一识别的患者和解剖部位（适用时）。 b）接受或拒收样品的标准。 c）记录接收样品的日期和时间，相关时。 d）记录样品接收者的身份，相关时。 e）由授权人员对接收的样品进行评估，确保其符合与所申请检验相关的接受标准。 f）急诊样品说明，包括需执行的特殊标记、运送、快速处理方法、周转时间和特殊报告标准等详细信息。 g）确保样品的所有部分均可明确追溯到原始样品。	【标准解读】 应制定样品接收程序，并确保满足以下条件： a）通过条形码来追溯患者。 b）规定不合格样品拒收的标准和不合格样品的处理流程，记录不合格样品，定期统计分析。 c）记录样本交接和转运程序。 d）样本接收人员应按照合格样本/不合格样本标准评估已接收的样品，确保其满足已申请的检验项目需要。 e）制定急诊/绿色通道样品管理程序。 f）分杯标本应通过唯一性标识确保其可明确追溯到原始样品。 【查阅文件】 不合格标本标准，标本接收记录，不合格标本统计分析报告，急诊检验项目清单和急诊检验报告时间。 【访谈调查】 访谈标本接收人员，了解其是否知晓不合格标本的标准及处理流程，急诊标本的处理流程。 【现场观察】 抽查检验申请单和检验报告单，查证样本标识、急诊标识、标本采集时间、结果报告时间、不合格样品检验的说明是否符合要求。

续 表

标准条款和应用要求		迎检思路
7.2.6.2 样品接受特殊情况	a) 样品因以下情况受影响时,实验室应制定考虑患者医疗最佳利益的过程: 1) 患者或样品识别不正确。 2) 样品不稳定,如运送延迟等原因导致。 3) 不正确的储存或处理温度。 4) 不适当的容器。 5) 样品量不足。 b) 在考虑到对患者安全的风险后,接受了对临床很重要或不可替代的不合格样品,应在最终报告中说明问题的性质,适用时,在解释可能受影响的结果时给出建议提示。	【标准解读】 制定让步检验程序。如果接收了不合格样品,如患者识别或样品识别有问题、运送延迟或容器不适当导致样品不稳定、样品类型错误、样品量不足,应在最终报告中说明问题的性质,并在报告单中给出明确的警示。 【查阅文件】 让步检验规定和记录。
7.2.7 检验前的处理、准备和储存		
7.2.7.1 样品保护	实验室应制定程序并有适当设施确保样品的完整性,避免样品在处理、制备、储存期间丢失或损坏。	【标准解读】 临床化学实验室收到样本后应做适当的处理,如样本登记、编号等。不能及时检验的样本要妥善处理,注意储存条件,有专用储存设施和区域,并有明确标识,以防样本变质、遗失或误用。 【现场观察】 检验前样本的处理设施、储存设施、环境条件、样本标识等。
7.2.7.2 附加检验申请标准	实验室程序应规定对同一样品申请附加检验的时限。	【标准解读】 应规定对同一样本申请追加检验的时限,临床医生要知晓这一时限。 【查阅文件】 查阅追加检验时限规定。
7.2.7.3 样品稳定性	考虑到原始样品中分析物的稳定性,应规定和监控从样品采集到检验之间的时间,相关时。	【标准解读】 规定检验项目的样本运输时限要求。 【查阅文件】 检验项目 SOP 文件。
7.3 检验过程		
7.3.1 通用要求	a) 实验室应选择预期用途经过确认的检验方法,以确保患	【标准解读】 实验室应选择预期用途经过确认的检

续　表

标准条款和应用要求		迎　检　思　路
	者检验项目的临床准确度。 注：首选方法可以是体外诊断医疗器械使用说明中规定的程序，公认/权威教科书、同行审议的文章或杂志发表的，国际和国内公认标准或指南中的，或国家、地区法规中的方法。 b）每一检验程序的性能特征，应与该检验的预期用途及对患者医疗的影响相关。 c）所有程序和支持性文件，如与实验室活动有关的说明、标准、手册和参考数据，应保持最新并易于员工使用（见 8.3）。 d）员工应遵守规定程序，并记录在检验过程中从事重要操作活动的人员身份，包括 POCT 操作人员。 e）授权人员应定期评审实验室提供的检验方法，确保其在临床意义上适合于收到的申请。	验程序，能满足疾病诊疗的需要。提供仪器、项目标准操作规程。在整个检验过程中应记录各种检验活动的人员身份。授权技术骨干定期评估检验方法的适宜性。 【查阅文件】 检验程序管理程序，检验项目和检验程序（方法）一览表。 【访谈调查】 访谈实验室技术负责人、专业组组长或指定人员，了解检验程序选择的流程、性能验证和确认的方法。
7.3.2　检验方法验证	a）实验室在引入方法前，应制定程序以验证能够适当运用该方法，确保能达到制造商或方法规定的性能要求。 b）验证过程证实的检验方法的性能应与检验结果的预期用途相关。 c）实验室应保证检验方法的验证程度足以确保与临床决策相关的结果的有效性。 d）具有相应授权和能力的人员评审验证结果，并记录验证结果是否满足规定要求。 e）如发布机构修订了方法，实验室应在所需的程度上重新进行验证。 f）应保留以下验证记录： 1）预期达到的性能要求。 2）获得的结果。 3）性能要求是否满足的结论，如不满足，采取的措施。	【标准解读】 实验室应制定检验项目性能验证的程序及 SOP 文件，记录实验结果，并能提供实验原始数据。 验证的对象可以是配套检测系统（分析仪器、试剂和校准品均由同一厂商提供）。国产试剂和校准品来自相同厂家，但与分析仪器形成固定组合，且性能指标经过厂家确认。 对于定量检验性能验证的指标主要包括精密度、正确度、分析测量范围（AMR）、临床可报告范围（CCR），必要时还包括检出限和携带污染等。 性能验证常用的技术方案参考 CNAS－GL037：2019，也可以根据国家或卫生行业相关技术标准或《全国临床检验操作规程》（第 4 版）或全国高等医学院校教科书推荐的方法。 【查阅文件】 查阅实验室性能验证和方法确认程序，核查实验室性能验证报告，是否保留原始数据。

续　表

标准条款和应用要求		迎 检 思 路
	应用要求：1）检验/检查程序的验证宜参考卫生行业标准，如 WS/T 406、WS/T 408、WS/T 492、WS/T 494、WS/T 505、WS/T 807 等，以及 CNAS 相关指南要求，如 CNAS－GL037、CNAS－GL038、CNAS－GL039。 2）定量检验程序的分析性能验证内容至少应包括正确度、精密度和可报告范围；定性检验程序的分析性能验证内容至少应包括符合率（如方法比对符合率、人员比对符合率等），适用时，还应包括检出限、临界值、重复性、抗干扰能力等。	【访谈调查】 访谈实验室员工，了解其是否掌握性能验证的方案和验证方法，性能验证如果不通过时的处理方法。
7.3.3　检验方法确认	a）实验室应对以下来源的检验方法进行确认： 1）实验室设计或开发的方法。 2）超出预定范围使用的方法（如超出制造商的使用说明，或原确认的测量范围；第三方试剂应用于预期外的仪器，且无确认数据）。 3）修改过的确认方法。 b）方法确认应尽可能全面，并通过性能要求形式等客观证据证实满足检验预期用途的特定要求。实验室应确保检验方法的确认程度足以确保与临床决策相关的结果的有效性。 c）具有相应授权和能力的人员评审确认结果，并确认结果是否满足规定要求。 d）当对确认过的检验方法提出变更时，应评审改变对临床所产生的影响，并决定是否使用修改后的方法。 e）应保留以下确认记录： 1）使用的确认程序。 2）预期用途的特定要求。 3）方法性能参数的确定。	【标准解读】 临床化学实验室对于扩大样本类型，或者扩充检测范围的临床需求，有程序制定依据、方法。 【查阅文件】 临床化学实验室相关检验方法确认规定。 【现场观察】 查阅验证和确认报告及定期评审记录。

续　表

标准条款和应用要求		迎　检　思　路
	4）获得的结果。 5）方法有效性声明，并详述其与预期用途的适宜性。	
7.3.4　测量不确定度（MU）的评定	a）应评定测量结果量值的测量不确定度，并保持满足预期用途，相关时。测量不确定度应与性能要求进行比较并形成文件。 注：测量不确定度评定及示例见 ISO/TS 20914。 b）应定期评审测量不确定度的评定结果。 c）对于不能或者无须进行测量不确定度评定的检验程序，应记录未进行测量不确定度评定的理由。 d）当用户有要求时，实验室应向其提供测量不确定度信息。 e）当用户问询测量不确定度时，实验室的回复应考虑不确定度的其他来源，包括但不限于生物学变异。 f）当定性检验结果是基于定量输出数据，并根据阈值判定为阳性或阴性时，应用有代表性的阳性和阴性样品估计输出量值的测量不确定度。 g）对于定性检验结果，产生定量数据的中间测量步骤或室内质量控制结果的不确定度也宜视为此过程中的关键（高风险）部分。 h）进行检验方法性能验证或确认时，宜考虑测量不确定度，相关时。	【标准解读】 临床生化实验室可参考 CNAS 有关测量不确定度的要求，比较实用的方法是利用 3~6 个月 IQC CV 及同期参加 EQA 活动至少 6 次的 PT 结果，量化合成测量不确定度。 【查阅文件】 现场查阅实验室测量不确定度评定程序和测量不确定度评定报告内容是否完整。 【访谈调查】 现场提问员工对测量不确定度评定的意义、方法、评定结果的应用和掌握程度。
7.3.5　生物参考区间和临床决定限	当解释检验结果需要时，实验室应制定生物参考区间和临床决定限，并告知用户。 a）基于患者风险的考虑，实验室应制定反映其服务的患者人群的生物参考区间和临床决定限，并记录其依据。 注：实验室可使用制造商提	【标准解读】 应定期评审生物参考区间。如果临床反馈某一参考区间对参考人群不再适用，则需进行调查，如必要，应采取纠正措施。在实验室更改检验程序或检验前程序时，如需要，也应对生物参考区间进行评审。参考区间的建立应遵循 WS/T 402—2024。

续　表

标准条款和应用要求		迎 检 思 路
	供的生物参考值,如其参考值的人群来源经过实验室验证并接受。 b）应定期评审生物参考区间和临床决定限,并将任何改变告知用户。 c）当检验或检验前方法发生改变时,实验室应评审其对相应参考区间和临床决定限的影响,并告知用户,适用时。 d）对于识别某个特征存在与否的检验,生物参考区间即是将鉴别的特征,如基因检验。 应用要求： 1）实验室建立或转移使用参考区间时,宜参考相关卫生行业标准,如 WS/T 402、WS/T 405、WS/T 779、WS/T 780 等。 2）生物参考区间评审内容应包括：参考区间来源、检测系统结果可比性、参考人群适用性等,评审过程应有临床医生参加。需要时,宜根据性别、年龄等划分参考区间。	【查阅文件】 查阅实验室对生物参考区间来源及其评审的相关规定。 查阅实验室参考区间适用性的定期评审记录,评审过程是否有临床医生参加。 【跟踪核查】 现场调取 1~3 张检验报告单,选择某一个检验项目,评审结果与检验报告上的参考区间是否一致。检验报告参考区间与 LIS、HIS、门诊自助打印端、网络或微信端参考区间是否一致。 对于肌酐、尿酸、碱性磷酸酶等男女之间或者不同年龄差异明显的检验项目,是否根据性别、年龄等划分参考区间,验证记录是否完整。
7.3.6　检验程序文件化	a）实验室应按需详尽制定检验程序,以确保其活动实施的一致性和结果的有效性。 b）程序应用实验室员工理解的语言书写,且在适当的地点可获取。 c）任何简要形式文件的内容应与其程序对应。 注：只要有程序全文供参考,且总结的信息按需更新,与完整程序的更新保持一致,工作台处可使用作业指导书、流程图或总结关键信息的类似系统作为快速参考。 d）程序可参考包含足够信息的产品使用说明书。 e）当实验室对检验程序做出经确认的改变,并对结果解释可能产生影响时,应向用户解释	【标准解读】 应为每个检验项目建立标准操作规程（SOP 文件）,内容应覆盖标准要求的各项内容。厂商提供的操作说明书或操作手册,可装订成册,作为受控文件,随时供实验室员工进一步查阅。 【查阅文件】 现场查阅 SOP 文件清单,具体的 SOP 文件、简易操作卡、试剂说明书、SOP 文件培训与考核记录。 【访谈调查】 现场访谈员工对 SOP 文件的掌握程度,现场观察员工是否按 SOP 文件操作。

续　表

标准条款和应用要求		迎　检　思　路
	其含义。 f）所有与检验过程相关的文件均应遵守文件控制要求（见8.3）。	
7.3.7　检验结果有效性的保证		
7.3.7.1　通用要求	实验室应制定监控结果有效性的程序。记录结果数据的方式应能检查出趋势和漂移，如可行，应采用统计学技术审核结果。实验室应策划和评审此监控。	【查阅文件】 应制定结果报告管理程序、实验室内部比对程序等。
7.3.7.2　室内质量控制（IQC）	a）实验室应制定室内质量控制程序，根据规定的标准监测检验结果的持续有效性，以验证达到预期质量，并确保与临床决策相关的有效性。 1）宜考虑检验的预期临床用途，因为同一被测量的性能特征在不同的临床情况下可能不同。 2）质量控制程序宜能监测检验方法的试剂或/和校准品的批号变化；为此，在更换试剂或/和校准品批号的同一天/批时，宜避免改变室内质控品的批号。 3）宜考虑使用第三方室内质控品，作为试剂或仪器制造商提供的质控品的替代或补充。 注：可通过检验结果的定期同行评审，对解释和意见进行监控。 b）实验室应选择符合预期用途的室内质控品。当选择室内质控品时，应考虑以下因素： 1）相关性能的稳定性。 2）基质尽可能接近患者样品。 3）室内质控品对检验方法的反应方式尽可能接近患者样品。 4）室内质控品满足检验方法的临床适宜用途，其浓度处于临床决定限水平或与其接近，可能时，覆盖检验方法的测量范围。	【标准解读】 实验室应建立内部质控程序，以保证检验结果达到预期的质量标准。该程序应对质控品的性能与选择、质控品的正确使用与保存、质控品测量的频次、质控图绘制、均值和SD设定的方法、质控规则、失控的处理、对失控前已发检验报告的风险评估方法等进行规定。通过Levey-Jennings控制图和Z分数图等质控图评价实验室质量。 IQC程序，可参照WS/T 641—2018、GB/T 20468—2006等标准或指南。 参考WS/T 403—2024规定的允许不精密度，建立临床化学检验项目精密度的质量目标。 实验室应建立程序，对失控进行分析，对发生失控的情况有明确的纠正措施。 【查阅文件】 查阅实验室质量保证控制程序对IQC程序的规定。 查看实验室使用的失控规则、质控品的类型、浓度及检测频率是否和程序文件中的规定一致。 现场查看使用的质控品、质控图、质控检测结果和相关信息。 查阅实验室对室内质控图绘制的规定是否符合应用说明的要求。 查阅实验室失控报告、月总结报告，核查检验项目发生失控时，实验室是否对之前患者样品检测结果进行回顾分析。

续　表

标准条款和应用要求		迎　检　思　路
	c）当无法获得合适的室内质控品时，实验室应考虑使用其他方法进行室内质量控制。其他方法的示例包括： 1）患者结果的趋势分析。例如，患者结果的浮动均值，或结果低于或高于特定值的样品的百分比，或结果与诊断相关的样品的百分比。 2）按照规定方案，将患者样品结果与另一替代程序检测结果比较，该程序经确认可计量溯源至 ISO 17511 规定的同级或者更高级别的参考标准。 3）患者样品留样再测。 d）室内质量控制的检测频率应基于检验方法的稳定性和稳健性，以及错误结果对患者危害的风险而确定。 e）记录结果数据的方式应能检查出趋势和漂移，适用时，应采用统计学技术审核结果。 f）应按照规定的可接受标准定期评审室内质量控制数据，在某一时段内能够有效提示当前性能。 g）室内质量控制不符合可接受标准时，实验室应避免发布患者结果。 1）当室内质量控制不符合可接受标准，并提示检验结果可能有明显临床意义的错误时，应拒绝结果，并在纠正错误后重新检验相关患者样品（见 7.5）。 2）实验室应评估最后一次在控的室内质控之后的患者样品结果。 应用要求： 1）宜参考相关国家/行业标准建立质量控制程序，如 WS/T 641，内容包括：质控规则（质控规则应确保试验的稳定性和检验结果的可靠性）；质控品的类	【现场观察】 查看实验室质控品靶值和 SD 的设定是否与程序文件的规定一致。 访谈组员，了解其是否掌握质控定值方法、质控过程。 在 LIS 系统中调取 2 个项目质控图，观察近半年来的质控数据，观察数据分布是否合理，质控图信息是否完整，设定的均值和 SD、累积均值和 SD、当月均值和 SD 是否符合实际，有无失控现象，失控的处理有无及时记录。 访谈组员，了解其是否知晓失控时的处理措施。 【跟踪核查】 通过查阅质控图，发现有失控情况，则追踪失控的处理措施是否合理、有效。

续　表

标准条款和应用要求		迎　检　思　路
	型、浓度和检测频度；质控记录。 2）质控品可为商品化或自制质控品。 3）定量检测项目：应至少使用两个浓度水平（正常和异常水平）的质控品。可利用质控图对质控数据进行统计分析，包括失控时的分析处理程序和纠正措施等。	
7.3.7.3　室间质量评价（EQA）	a）实验室应通过实验室间比对监控检验方法的性能，包括参加适于检验和检验结果解释的室间质量评价计划，含 POCT 检验方法。 b）有相应质评计划时，实验室应就其检验方法建立室间质量评价的程序，包括申请、参加和结果评价。 c）室间质量评价样品应由常规执行检验前、检验和检验后程序的人员进行检验。 d）实验室选择的室间质量评价计划应尽可能： 1）具有检查检验前、检验和检验后过程的效果。 2）满足临床适宜用途的可模拟患者样品的样品。 3）满足 GB/T 27043/ISO/IEC 17043 要求。 e）在选择室间质量评价计划时，实验室宜考虑靶值设定类型： 1）由参考方法独立设定，或 2）由总体公议值设定，和/或 3）由方法分组的公议值设定，或 4）由专家组设定。 注 1：不能获得不依赖方法的靶值时，可用公议值判断是实验室或方法特定的偏倚。 注 2：室间质量评价物质缺乏互换性会影响某些方法间的比	【标准解读】 实验室应按照 CNAS－RL02 的要求参加相应的 PT/EQA。相关检测结果及回报表和证书应该保留。 实验室应对参加比对计划的结果进行总结、分析。当结果不满意时应分析原因，实施纠正措施，跟踪验证纠正措施的有效性，持续改进检验质量。 若无实验室间比对计划可利用时，实验室应采取合适实验室间的比对方案，并提供客观证据确定检验结果的可接受性。 【查阅文件】 查阅实验室对 PT/EQA 的相关规定。 查看实验室自上一个评审周期以来的 PT/EQA 成绩、检测相关数据及回报表和原始记录。EQA 样品是否按照处理患者标本的方式进行操作。 查阅实验室对没有开展 PT/EQA 的检验项目替代方案的规定。 查看实验室间比对报告中比对实验室的选择、比对样本数量、比对频率及判定标准是否符合要求。 【访谈调查】 访谈 1 名员工，查证对实验室间比对计划和流程的知晓程度及实际操作情况，是否知晓出现不满意结果时的处理流程和措施。 至少访谈 1 名员工，查证对无 EQA 计划项目的替代方案及处理程序的知晓程度。 访谈 1 名员工，查证对 EQA 样品的检验流程、具体操作是否按处理患者样品的方式进行检验。

续 表

标准条款和应用要求		迎检思路
	较,但在另外一些方法间具备互换性时,仍可用于这些方法间的比较,而非仅依赖于方法内的比较。 f) 当室间质量评价计划不可获得或不适用时,实验室应采取替代方法监控检验方法的性能。实验室应判断所选替代方法的合理性,并提供其有效性的证据。 注:可接受的替代方法包括: —与其他实验室交换样品。 —采用相同室内质控品的实验室间进行比对,评估单个实验室的室内质量控制结果与使用相同室内质控品的分组结果进行比较。 —分析不同批号的制造商终端用户校准品,或制造商的正确度质控品。 —至少由两人或两台仪器或两种方法对同一微生物样品进行分割/盲样检测。 —分析与患者样品有互换性的参考物质。 —分析临床相关研究来源的患者样品。 —分析细胞库和组织库的物质。 g) 应按规定的可接受标准定期评审室间质量评价数据,在某一时段内能够有效提示当前性能。 h) 当室间质量评价结果超出预定的可接受标准时,应采取适当措施(见 8.7),包括评估与患者样品相关的不符合,是否造成对临床的影响。 i) 如确定影响有临床意义,则应复核受影响的患者结果,考虑修改结果的必要性,并告知用户,适当时。 应用要求: 1) 实验室应满足卫生行政管理部门对室间质量评价的相	

续　表

标准条款和应用要求		迎检思路
	关规定,应按照 CNAS－RL02 的要求参加相应的室间质量评价,只要存在可获得的能力验证活动,医学实验室参加能力验证活动的频次应满足如下要求: a）对于申请初次认可和扩大认可范围的实验室,基于可获得的能力验证活动开展频次,申请认可的每个检验(检查)项目,从申请认可之日计算,前 1 年内应至少参加 1~2 次能力验证活动。 b）对于监督评审和复评审的实验室,基于可获得的能力验证活动开展频次,获准认可的每个检验(检查)项目在 1 个认可周期内应至少参加 1~2 次能力验证活动。 c）如可获得的能力验证活动开展频次≥2 次/年,获准认可的每个检验(检查)项目,每年应至少参加 2 次能力验证活动。 2）应保留参加室间质量评价的结果和证书。实验室负责人或指定人员应监控室间质量评价活动的结果,并在结果报告上签字。 3）室间质量评价不可获得的检验(检查)项目,可参考 WS/T 415 通过与其他实验室比对的方式确定检验结果的可接受性,并规定比对实验室的选择原则(如使用相同检测系统/检测方法的已获认可的实验室或其他同级别、高级别实验室)、比对样品数量、比对频次(宜参考 7.3.7.3)参加室间质量评价的频次要求)、判断标准等。	
7.3.7.4　检验结果的可比性	a）当使用不同方法或/和设备,和/或在不同地点进行检验时,应制定临床适宜区间内患者样品结果可比性的程序。 注:进行不同检验方法的比	【标准解读】 实验室用两套及以上检测系统检测同一项目时,可参考 CNAS－GL047 及相关国家/行业标准,如 WS/T406、WS/T407 制定比对程序。

续　表

标准条款和应用要求		迎　检　思　路
	较时，使用患者样品能避免室内质控品互换性不足带来的问题。当患者样品不可获得或不适用时，参考室内质量控制和室间质量评价的全部选项。 b）实验室应记录比对的结果及其可接受性。 c）实验室应定期评审比对结果。 d）如识别出差异，应评估该差异对生物参考区间和临床决定限的影响，并采取措施。 e）实验室应告知用户结果可比性的临床显著差异。 应用要求： 1）实验室内部结果比对的程序文件应规定比对条件、样品类型及数量、比对方案、判断标准、频次及相关措施，可参考 CNAS - GL047 及相关国家/行业标准，如 WS/T 406、WS/T 407。 2）应规定由多个人员进行的手工检验项目比对的方法和判断标准。例如，显微镜检查、培养结果判读、抑菌圈测量等，定期（至少每 6 个月 1 次，每次至少 5 份临床样品）进行检验人员的结果比对。 3）比对记录应由授权人员审核并签字，并至少保留 2 年。	【查阅文件】 查阅实验室程序文件中对于实验室内比对的规定及比对记录保存的规定。 查看实验室内设备间比对频次、样本量、浓度、比对标准是否符合程序文件规定。 【现场观察】 现场查看实验室内是否使用不同设备检测同一项目，调阅实验室的检验报告单，了解有无同一检验项目使用不同检测系统进行检验。若有，查看实验室比对记录审核人是否有签字，保留时限是否符合要求。
7.4　检验后过程		
7.4.1　结果报告		
7.4.1.1　通用要求	a）每项检验结果均应准确、清晰、明确并依据检验程序的特定说明报告。报告应包括解释检验结果所有必需的信息。 b）当检验报告延误时，实验室应基于延误对患者的影响制定通知用户的程序。 c）所有与报告发布有关的	【标准解读】 危急值可通过电话、计算机网络、短信、微信等多种方式报告。 【查阅文件】 查阅实验室负责人对实验室报告的内容和格式进行审核、批准的记录，以及征求临床医护人员意见的记录。 查阅实验室信息系统管理程序，是否

续　表

标准条款和应用要求		迎　检　思　路
	信息应按照管理体系要求（见8.4）保存。 注：只要满足本准则的要求，报告可以硬拷贝或电子方式发布。 应用要求： 1）如报告单使用认可标识，应符合 CNAS－R01 的要求。 2）实验室负责人应对 LIS 中实验室报告的内容和格式进行审核、批准，并征求临床医护人员的意见。 3）应有防止数据传输错误的程序文件和记录，并核查报告单查阅终端（如 HIS、报告查询客户端）等和 LIS 内的最终检验报告结果与原始输入数据（包括复检数据）是否一致。应定期核查数据在处理及存储过程中是否出现错误。当计算机系统出现变更时，如 HIS 和 LIS 软件升级或者更换数据中心服务器等，应再核查。 5）产前筛查报告应由两个以上相关技术人员核对后方可签发。 7）LIS 应有程序能在计算机发出报告前发现危急值结果并发出预警。应通过相关程序及时通知临床（如医师、护士工作站闪屏）并记录（包括患者相关信息，危急值的接收者、接收的日期和时间，以及实验室通知者、通知的日期和时间）。	具有防止数据传输错误的文件规定。查阅 LIS 验证记录表及报告单查阅终端等和 LIS 内的最终检验报告结果与原始输入数据（包括复检数据）是否一致的验证记录表。当计算机系统出现变更时，如 HIS 和 LIS 软件升级或者更换数据中心服务器等情况下的再核查记录。 查阅实验室的危急值报告记录，记录中是否包括患者相关信息，危急值的接收者、接收的日期和时间，以及实验室通知者、通知的日期和时间。 【现场观察】 现场核验 LIS 能否在计算机发出报告前发现危急值结果并发出预警，并核查危急值的报告方式。 【跟踪查证】 随机抽查 5 张检验报告单，查看是否使用了认可标识。 现场核验实验室是否开展产前筛查，如开展，产前筛查的报告是否由两个以上的相关技术人员核对后签发。
7.4.1.2　结果审核和发布	结果在发布前应经过审核和批准。 实验室应确保检验结果在授权者发布前得到审核，适当时，应对照室内质量控制、可利用的临床信息及以前的检验结果进行评估。 应规定发布检验结果报告	【标准解读】 应制定检验结果审核、复核程序，以确保发出的检验报告准确可靠；实行双签字制度。 【查阅文件】 查阅检验结果有无明确的复核流程、检验者和审核者的资质和职责，以及复查检验结果的规定。

续 表

标准条款和应用要求		迎 检 思 路
	的职责和程序,包括结果发布者及接收者。	【访谈调查】 每个专业组至少抽查 2 名审核者,访谈其对复核流程的掌握程度。
7.4.1.3 危急值报告	当检验结果处于规定的危急值限值时: a) 根据可获得的临床信息,尽快通知用户或其他授权人。 b) 记录所采取的措施,包括日期、时间、责任人、通知的人员、通知的结果、通知准确性的确认,以及在通知时遇到的任何困难。 c) 当无法联系到责任人时,应制定实验室人员的逐级上报程序。	【标准解读】 临床化学实验室应制定危急值报告程序,规定危急值项目并制作危急值一览表,需定期召开临床沟通会对危急值相关内容进行评审并记录。 【查阅文件】 查阅危急值相关文件和危急值记录表。
7.4.1.4 结果的特殊考虑	a) 如用户同意,可用简化方式报告结果。未向用户报告的 7.4.1.6~7.4.1.7 中所列的信息,用户应能方便获取。 b) 当结果以初步报告传送时,最终报告应发送给用户。 c) 应保留所有口头提供结果的记录,包括沟通准确性确认的细节(见 7.4.1.3b)。口头提供的结果应补发书面报告。 d) 某些对患者有重要影响(如遗传或某些感染性疾病)的检验结果,可能需要特殊的咨询。实验室管理层宜确保在没有得到充分咨询前,不将结果告知患者。 e) 匿名的实验室检验结果可用于流行病学、人口统计学或其他统计分析等目的,前提是降低了对患者隐私和保密的所有风险,并符合相关法律或/和监管要求。	【标准解读】 实验室应有口头报告的规定,注意保护患者隐私。 【查阅文件】 查阅实验室有关规定。
7.4.1.5 结果的自动选择、审核、发布和报告	当实验室应用结果的自动选择,审核,发布和报告系统,应制定程序以确保: a) 规定自动选择,审核,发	【标准解读】 实验室可以参考 WS/T 616—2018 文件制定检验结果的自动选择、审核程序。

续 表

标准条款和应用要求		迎检思路
	布和报告的标准。该标准应经批准、易于获取并被授权负责发布结果的人员理解。 b）标准在使用前进行确认和批准，在报告系统发生变化，并可能影响其正常功能及使患者医疗面临风险时，定期评审和验证这些标准。 c）可识别经自动报告系统选择出需要人工审核的报告，选择的时间和日期，以及审核人的身份均可获取。 d）必要时，可应用快速暂停自动选择、审核、发布和报告功能。 应用要求： 1）实验室制定程序时可参考相关卫生行业标准，如 WS/T 616《临床实验室定量检验结果的自动审核》。 2）LIS 宜有程序能在计算机发出报告前发现不合理或不可能的结果，数据修改后，原始数据应能显示。LIS 中应能显示患者的历史数据。	【查阅文件】 查阅实验室有关检验结果自动审核的程序文件。 【现场观察】 现场核验当检测出现不合理的结果时（如不应该为负数的结果出现、直接胆红素大于总胆红素，高密度脂蛋白胆固醇与低密度脂蛋白胆固醇之和大于总胆固醇），LIS 系统是否能够识别并报警。 现场核验数据修改后，原始数据是否能显示。 现场核验 LIS 系统中是否能显示患者的历史数据。
7.4.1.6 报告要求	每份报告应包括下列信息，除非实验室有理由可以省略某些内容并文件化。 a）每页都有患者的唯一标识，原始样品采集日期和报告发布日期。 b）发布报告的实验室的识别。 c）用户姓名或其他唯一识别号。 d）原始样品类型和描述样品的必需信息（如来源、取样部位、大体描述）。 e）清晰明确的检验项目识别。 f）相关时，所用检验方法的识别，可能和必要时，包括被	【标准解读】 报告单应包含完整必要信息。必要时可添加备注。 【查阅文件】 查阅生化报告单。

续　表

标准条款和应用要求		迎　检　思　路
	测量和测量原理的一致(电子)的识别。 注:观测指标标识符逻辑命名与编码系统(LOINC),命名、属性和单位(NPU、NGC)和SNOMED CT为电子识别的示例。 g) 适用时,检验结果的测量单位以国际单位制(SI)或可溯源至SI,或其他适用的单位报告。 h) 生物参考区间、临床决定值,似然比或支持临床决定限的直方图/列线图(诺谟图),必要时。 注:可将生物参考区间清单或表格发给实验室用户。 i) 作为研发计划的一部分而开展的,尚无明确的测量性能声明的检验项目识别。 j) 审核结果和授权发布报告者的识别(如未包含在报告中,则在需要时随时可用)。 k) 需要作为初步结果的识别。 l) 危急值提示。 m) 将报告中所有部分标记为完整报告一部分的唯一性标识,以及表明结束的清晰标识(如页码和总页数)。	
7.4.1.7　报告的附加信息	a) 当患者医疗需要时,应包括原始样品采集时间。 b) 报告发布时间(如未包含在报告中),需要时应可获得。 c) 全部或部分由受委托实验室完成的检验,包括不加修改的顾问提供意见的识别,以及实施检验的实验室名称。 d) 适用时,报告应包含结果解释和注释。 1) 影响检验结果临床意义的样品质量和适宜性。 2) 采用不同程序(如POCT)或在不同地点进行检验时产生	【标准解读】 样本宜记录采集时间。适用时,可对检验报告进行解释和注释。 【查阅文件】 核查报告单的附加信息是否正确。

续　表

标准条款和应用要求		迎　检　思　路
	的差异。 3）当地区或者国家使用不同的测量单位时，错误解释所产生的潜在风险。 4）结果随时间产生的趋势性或显著变化。	
7.4.1.8　修正报告结果	修正或修改结果的程序应确保： a）记录修改的原因并在修改的报告中标识（相关时）。 b）修改的报告应仅以追加文件或数据传输的形式发送，明确标记为修订版，并包括参照原报告的日期和患者识别。 c）用户知晓报告的修改。 d）当有必要发布全新报告时，应有唯一性标识，并注明且追溯至所替代的原报告。 e）如报告系统不能显示修改，应保存修改记录。	【标准解读】 已审核发布的检验报告因某种原因需要修改时，如果该报告未用于临床，直接在LIS上取消审核，已打印报告的应将原报告收回，修改正确后重新发布。修改记录或实验室LIS可显示修改时间和日期、修改人的姓名，以及必要的修改原因和批准修改者。 【查阅文件】 查阅结果报告程序、检验报告修改记录。
7.4.2　检验后样品的处理	实验室应规定检验后临床样品的保存时限，以及样品的储存条件。实验室应确保在检验后： a）保存样品的患者和来源识别。 b）明确样品用于附加检验的适宜性。 c）样品保存方式尽可能确保附加检验的适用性。 d）可定位和检索样品。 e）以适宜方式弃置样品。	【标准解读】 通常生化样本保留时限应符合相关要求。 【现场观察】 待检样品和未检样品是否有明确标识和分区，检验后样品的保存地点和条件是否符合要求。 应当设置医疗废物和废弃的样品暂时贮存设施。
7.5　不符合工作		
7.6　数据控制和信息管理		
7.7　投诉		
7.8　连续性和应急预案		

第四节　管理体系要求

标准条款		迎检思路
8.1　总体要求		
8.2　管理体系文件		
8.3　管理体系文件控制		
8.4　记录控制		
8.5　应对风险和改进机遇的措施		
8.6　改进		
8.7　不符合及纠正措施		
8.8　评估		
8.8.2　质量指标	应策划监控质量指标[见5.5d)]的过程，包括建立目的、方法、解释、限值、措施计划和监控周期。应定期评审质量指标以确保其持续适宜。 应用要求： 1）实验室可参考相关标准建立适宜的质量指标，如 WS/T 406、WS/T 496。 2）病理实验室：应包括标本规范化固定率、病理制片优片率、常规诊断质控符合率、术中快速诊断与石蜡切片诊断符合率、报告及时率、投诉处理率等。	【标准解读】 实验室可以参考 WS/T 496—2017 制定相关的质量指标，如标本容器错误率、标本溶血率、检验前 TAT 达标率、IQC CV 不合格率、实验室内 TAT 达标率、危急值通报率、危急值通报及时率等。 【查阅文件】 查阅实验室有关质量指标的相关文件，是否制定了相关质量指标及其计算方式，以及具体目标。 查阅实验室质量指标评估记录，质量指标的结果是否达到了目标，不满意时是否进行了原因分析与整改。
8.9　管理评审		

（刘向祎　程歆琦）

第十一章　临床免疫学检验认可要求与迎检思路

CNAS 按照 CNAS－CL02：2023 和 GB/T 22576.5《医学实验室质量和能力的要求 第 5 部分：临床免疫学检验领域的要求》、WS/T 804《临床化学检验基本技术标准》等系列标准的要求，制定了 CNAS－CL02－A001：2023，对相关条款在免疫学专业领域的具体实施要求做出了明确的规定，同时要求遵守医学实验室相关的法律法规要求。

本章根据 CNAS－CL02－A001：2023 的规定，在结构和管理要求、资源要求、过程要求和管理体系要求等具体条款的各个层面，结合临床免疫学检验的特点，对每一个评审条款都作出了标准解读、现场评审方法、评审要点及实验室在现场评审中需要准备和提供材料的阐述，特别在实验室管理体系文件的建立、仪器设备的检定或校准、检测系统的性能验证（包含定量项目和定性项目）、全程的质量管理和风险管理等方面进行了重点地解读。

第一节　结构和管理要求

<table>
<tr><th colspan="2">标 准 条 款</th><th>迎 检 思 路</th></tr>
<tr><td colspan="3">5.1　法律实体</td></tr>
<tr><td colspan="3">5.2　实验室主任</td></tr>
<tr><td colspan="3">5.3　实验室活动</td></tr>
<tr><td>5.3.3　咨询活动</td><td>实验室管理层应确保提供适当的实验室建议和解释，并满足患者和用户的需求。
适用时，实验室应建立协议与实验室用户进行沟通，包括：
a）为选择和使用检验提供意见，包括所需样品类型、检验方法的临床适应证和局限性，以及要求检验的频率。
b）为检验结果的解释提供专业判断。</td><td>【标准解读】
免疫组应针对特殊的检验项目（如梅毒抗体、HIV 抗体筛查试验、抗核抗体及新开展的免疫学检验项目等）提供适当的实验室建议和解释，以满足患者和用户的需求。免疫组应针对以下的活动与实验室的用户建立协议并进行沟通和咨询：
a）免疫组应根据实验室用户的要求进行检验项目的选择和使用，并告知实验室用户选择的检验项目所需的样本类型、检验方法的临床适应证和局限性，以及要</td></tr>
</table>

续 表

标 准 条 款		迎 检 思 路
	c）促进实验室检验的有效利用。 d）就科学及事务性工作提供意见，如样品不符合可接受标准的情况。	求检验的频率。 b）应对检验结果的解释提供专业判断。 c）应促进免疫组所开展项目的有效利用。 d）应针对科学及事务性的工作提供专业的建设性意见，如样品不符合可接受标准的情况等。 【现场交谈】 免疫组诸多项目如梅毒抗体、自身抗体检测结果阳性后进一步检测的建议；提问这些项目的专业结果解释；免疫学检验新项目开展后如何提高临床知晓度和临床有效应用；免疫组所有检测项目在用检验程序的局限性和影响因素等。 【查阅文件】 查阅临床咨询服务记录，是否涵盖了关注 HIV 抗体检测、梅毒螺旋体抗体（特异性+非特异性）检测、自身抗体检测结果解释和进一步检验的建议是否完善。
5.4　结构和权限		
5.4.2　质量管理	实验室应配备具有履行其职责所需的权限和资源的人员，无论其是否还被赋予其他职责。所履行职责包括： a）实施、保持和改进管理体系。 b）识别与管理体系或执行实验室活动的程序的偏离。 c）采取措施以预防或最大程度减少这类偏离。 d）向实验室管理层报告管理体系运行状况和改进需求。 e）确保实验室活动的有效性。 注：这些责任可分配给一人或多人。	【标准解读】 免疫实验室管理体系文件中应对免疫组组长、技术负责人和各类管理员的职责和工作范围进行规定，上述人员应履行如下职责。 a）实施、保持和改进管理体系以确保临床免疫学检验专业开展的服务满足临床需求。 b）能够识别与管理体系或执行实验室活动的程序的偏离以进行专业组内的持续改进。 c）能够采取措施以预防或最大程度减少这类偏离。 d）应根据临床免疫学检验专业运行的实际情况向实验室管理层报告管理体系运行状况和改进需求。 e）应确保免疫组所有活动的有效性。 【查阅文件】 查阅负责临床免疫学检验专业技术管理工作人员的档案，判断其是否具备从事临床免疫学检验专业技术管理工作的能力；

续　表

标　准　条　款		迎　检　思　路
		临床免疫学检验专业开展的活动是否满足管理体系持续改进的要求；实际工作中是否能够识别与管理体系程序的偏离并采取措施进行预防或最大程度予以减少；是否有向实验室管理层报告临床免疫学检验专业领域管理体系的运行情况和需要改进的需求以确保实验室活动的有效性。
5.5　目标和方针	a）实验室管理层应建立并维持目标和方针（见 8.2），以： 1）满足患者和用户的需要和要求。 2）致力于良好的专业实践。 3）提供满足其预期用途的检验。 4）符合本准则。 b）目标应可测量并与方针一致。实验室应确保该目标和方针在实验室组织的各层级得到实施。 c）在策划和实施管理体系变更时，实验室管理层应确保管理体系的完整性。 d）实验室应建立质量指标以评估检验前、检验和检验后过程的关键环节，并监控与目标相关的性能（见 8.8.2）。 注：质量指标的类型包括收到的样品数中不合格的样品数，登记或/和样品接收的错误数，更正报告数，指定周转时间的完成率。	【标准解读】 本条款对质量方针、质量目标和质量指标的建立提出了总体要求。 质量方针（quality policy）：是指由实验室管理层正式发布的关于质量方面的实验室宗旨和方向； 质量目标（quality objective）：是指实验室在质量方面所追求的目的。质量目标通常依据实验室的质量方针制定。实验室应对相关职能和层次分别规定质量目标； 质量指标（quality indicator）：是指一组内在特征满足要求的程度的度量。质量指标是质量目标的度量指标，质量指标可测量一个机构满足用户需求的程度和所有运行过程的质量。 质量方针和质量目标应满足患者和实验室用户的需要和要求，并能在实际工作中得到体现，同时实验室能够提供满足临床用途的检验，最终要符合本准则的要求。 质量目标通常是具体的、可测量的、动态的、实验室通过努力可以达到的，并要和质量方针保持一致，质量方针与组织的总方针一致并为制定质量目标提供框架。临床免疫学检验专业应制定有个性化的质量目标，并与管理层面的质量方针和质量目标相适应。 质量指标的制定应结合实验室的实际情况，涵盖检验前、检验和检验后的关键环节，临床免疫学检验专业应定期监测质量指标，监测结果与目标进行比较，有分析总结，对识别出的改进机会采取改进措施。 在策划和实施管理体系变更时，实验室管理层应确保管理体系的完整性。 【查阅文件】 质量方针、质量目标和质量指标管理的程序性文件，质量指标监测或评审报告；

续　表

标 准 条 款		迎 检 思 路
		重点查阅标本不合格率、分析前 TAT 达标率、检验 TAT 达标率、临床危急值报告及时率、室内质控和 EQA 的相关指标。
5.6　风险管理	a）实验室管理层应建立、实施和维护过程，以识别与其检验和活动相关的对患者危害的风险和改进患者医疗的机会，并制定应对风险和改进机遇的措施（见 8.5）。 b）实验室主任应确保对该过程的有效性进行评估，并在确定为无效时进行修改。 注 1：医学实验室风险管理要求见 ISO 22367。 注 2：实验室生物风险管理要求见 ISO 35001。	【标准解读】 免疫组应根据识别风险和改进机遇的管理程序进行风险评估以预防或减少实验室活动中的不利影响和潜在问题，通过应对机遇实现改进，确保管理体系达到预期结果，减轻患者医疗风险，帮助实现实验室的目的和目标。 应对风险和改进机遇的措施是指为了控制风险或消除其他潜在不期望的情况的原因所采取的措施，是事先主动识别改进可能性而采取的措施，并不是对已发现的问题或投诉的反应。 实验室主任应确保对免疫组的风险进行有效评估，发现评估无效时应对相应的程序和评估过程进行相应的修改，直至评估有效。 【查阅文件】 查阅识别风险和改进机遇的管理程序，风险和机遇评估记录，实验室主任在审核免疫组风险评估报告的记录及发现评估无效时对相应的程序和评估过程进行相应修改的记录。

第二节　资源要求

标 准 条 款		迎 检 思 路
6.1　总体要求		
6.2　人员		
6.2.1　通用要求	a）实验室应有足够数量有能力的人员开展其活动。 b）所有可能影响实验室活动的内部或外部人员，应行为公	【标准解读】 免疫组人员配置要与所开展的检验项目和检测量相匹配。免疫组特殊岗位（如 HIV 抗体初筛、产前筛查、新生儿疾病筛查

续　表

标　准　条　款		迎　检　思　路
	正、符合伦理，有能力并按照实验室管理体系要求工作。 注：POCT 设备监督员和操作者指南见 ISO/TS 22583。 c）实验室应向员工传达满足用户需求和要求，以及满足本准则要求的重要性。 d）实验室应有程序向员工介绍组织及其将要工作的部门或区域、聘用的条件和期限、员工设施、健康和安全要求，以及职业健康服务。	等）工作人员应取得相应上岗证。 所有可能影响免疫组活动的内部或外部人员（包括 POCT 设备监督员和操作人员），应行为公正、符合伦理，并有相应的能力按照管理体系要求从事岗位工作。 免疫组应向员工传达满足用户需求和要求，以及满足本准则要求的重要性。 免疫组应制定员工培训制度程序并向员工介绍组织及其将要工作的部门或区域、聘用的条件和期限、员工设施、健康和安全要求，以及职业健康服务。 【查阅文件】 查阅特殊岗位（如 HIV 抗体初筛、产前筛查、新生儿疾病筛查等）工作人员的档案，确认是否取得相应上岗证。 查阅实验室人员签署的公正性、保密性声明及各岗位人员（包括 POCT 的设备监督员和操作者）的培训及能力考核记录。 免疫组应向员工传达满足用户需求和要求，以及满足本准则要求的重要性。 免疫组向员工介绍组织及其将要工作的部门或区域、聘用的条件和期限、员工设施、健康和安全要求，以及职业健康服务的记录。
6.2.2　能力要求	a）实验室应规定影响实验室活动结果的各职能的能力要求，包括教育、资格、培训、再培训、技术知识、技能和经验的要求。 b）实验室应确保全部员工具备开展其负责的实验室活动的能力。 c）实验室应有人员能力管理程序，包括能力评估频率要求。 d）实验室应有记录证实其人员能力。 注：以下能力评估方法可组合使用： —直接观察活动。 —监控检验结果的记录和报告过程。 —核查工作记录。	【标准解读】 免疫组应有人员能力管理程序，规定影响实验室结果的各职能岗位的能力要求，包括教育、资格、培训、再培训、技术知识、技能和经验的要求，并包括能力评估频率的要求。 具体的能力要求： 1）有颜色视觉障碍的人员不应从事涉及辨色的相关检验（检查）项目，免疫组涉及的抗核抗体荧光检测等。 2）特殊岗位技术人员（如 HIV 抗体初筛）应按行业规范要求接受培训取得相应资质。 3）从事复杂程度高的项目检测（如抗核抗体荧光检测等）的新上岗员工，在最初 6 个月内应至少进行 2 次能力评估。 4）实验室技术负责人应具备中级及以上专业技术职务资格，从事医学检验（检

续 表

标准条款		迎检思路
	—评估解决问题的技能。 —检验特定样品，如已检验过的样品、实验室间比对样品或分割样品。	查）工作至少 3 年。 5）认可的授权签字人应具备中级及以上专业技术职务资格，从事申请认可授权签字领域专业检验（检查）工作至少 3 年。 对全部员工进行上述能力培训及能力评估后，应确保其具备开展所负责的实验室活动的能力。 实验室应制定员工能力评估的内容、方法、频次和评估标准。评估间隔不宜超过 1 年。 可采用以下的能力评估方法（可组合使用）来证实人员具备相应的能力：直接观察活动；监控检验结果的记录和报告过程；核查工作记录；评估解决问题的技能；检验特定样品，如已检验过的样品、实验室间比对样品或分割样品。 【查阅文件】 查阅免疫组人员能力管理程序，是否对能力要求及能力评估频率进行了相应的规定； 查阅所有员工的能力评估记录是否满足其负责的实验室活动；能力评估记录是否完整且满足要求； 查阅员工档案，是否有颜色视觉障碍体检报告、特殊岗位技术人员（如 HIV 抗体初筛）应按行业规范要求接受培训取得相应资质、从事复杂程度高的项目检测（如抗核抗体荧光检测等）的新上岗员工，在最初 6 个月内是否进行了 2 次能力评估。 查阅实验室负责人的档案，是否具备中级及以上专业技术职务资格，从事医学检验（检查）工作至少 3 年。 查阅认可的授权签字人是否具备中级及以上专业技术职务资格，从事申请认可授权签字领域专业检验（检查）工作至少 3 年。
6.2.3 授权	实验室应授权人员从事特定的实验室活动，包括但不限于： a）方法选择、开发、修改、确认和验证。 b）结果审核、发布和报告。	【标准解读】 免疫组应对从事以下特定的实验室活动进行授权：方法选择、开发、修改、确认和验证；结果审核、发布和报告；实验室信息系统使用，特别是患者数据和信息获取、患者数据和检验结果录入、患者数据或检

续　表

标　准　条　款		迎　检　思　路
	c）实验室信息系统使用，特别是患者数据和信息获取、患者数据和检验结果录入、患者数据或检验结果修改。	验结果修改等。 【查阅文件】 查阅免疫组人员从事特定实验室活动的授权记录及访谈员工对本岗位职责的知晓情况。
6.2.4　继续教育和专业发展	应对从事管理和技术工作的人员提供继续教育计划。全部人员应参加继续教育、常规专业发展或其他的专业相关活动。 应定期评估计划和活动的适宜性。	【标准解读】 免疫组应对从事管理和技术工作的人员提供继续教育计划。全部人员应参加计划中规定的继续教育、常规专业发展或其他的专业相关活动。 要对继续教育计划和相关的活动进行定期的评估以确保其适宜性。 【查阅文件】 查阅从事管理和技术工作的人员继续教育计划和参加继续教育、常规专业发展或其他专业活动的记录。 查阅继续教育计划和相关的活动进行定期评估的记录。
6.2.5　人员记录	实验室应制定以下活动的程序，并保存记录： a）确定 6.2.2a）中规定的能力要求。 b）岗位描述。 c）培训和再培训。 d）人员授权。 e）人员能力监督。	【标准解读】 免疫组应制定能力要求、岗位描述、培训与再培训、人员授权、人员能力监督的程序，并保存相应的记录。 【查阅文件】 查阅能力要求、岗位描述、培训与再培训、人员授权、人员能力监督的程序，以及满足上述程序文件要求的人员记录。
6.3　设施和环境条件		
6.3.1　通用要求	设施和环境条件应适合实验室活动，不应对结果有效性或患者、访客、实验室用户和员工的安全产生不利影响。这应包括在实验室主场所外开展的检验前工作相关的设施与地点，也包括 POCT。 实验室应规定、监控和记录从事实验室活动所必需的设施及环境条件要求。 注 1：设施和环境条件的要求见 ISO 15190。	【标准解读】 免疫组的设施和环境条件应适合本专业组的活动，不应对检测结果有效性或患者、访客、实验室用户和员工的安全产生不利影响。本准则规定的实验室设施和环境条件还应包括实验室主场所外开展的检验前工作相关的设施与地点，特别应包括 POCT。 免疫组应根据 ISO 15190 和开展的实验室活动情况规定设施和环境条件要求，同时要对所从事的实验室活动所必需的设施和环境条件要求进行监控和记录。 实验室应实施安全风险评估，如设置

续 表

标 准 条 款		迎 检 思 路
	注 2：对结果有效性产生不利影响的环境条件，包括但不限于非特异性扩增的核酸、微生物污染、灰尘、电磁干扰、辐射、照明条件（照度）、湿度、供电、温度、声音和振动。	了不同的控制区域，应制定针对生物、化学、放射及物理等危害的防护措施及合适的警告［微生物污染、灰尘、电磁干扰、辐射、照明条件（照度）、湿度、供电、温度、声音和振动等］；适用时，应配备必要的安全设施如生物安全柜、通风设施，以及口罩、帽子、手套等个人防护用品。 ISO 15190 主要对确保与评估的风险水平相适应的安全的环境、所有实验室利益相关者的安全、确保设计过程满足实验室生物安全的法律法规、有效隔离、防止交叉污染、空气循环系统、工作空间的完全分离的通道、无障碍空间、工作环境、专用洗手池、自然或人工照明等方面进行了规定。 【查阅文件】 查阅免疫组规定的设施和环境条件要求，并对其进行监控的状况和相应的监控记录。同时对结果有效性产生不利影响的环境条件也应该进行关注。
6.3.2 设施控制	应实施、记录、监控、定期评审设施控制，应包括： a）访问控制，考虑安全、保密性、质量，以及医疗信息和患者样品的保护。 b）防止来自能源、照明、通风、噪声、供水和废物处理对实验室活动造成的污染、干扰或不利影响。 c）防止来自因检验程序存在风险或不隔离可能影响、干扰工作时造成的交叉污染。 d）提供适当的安全设施和设备，并定期验证其功能。 示例：应急疏散装置、冷藏或冷冻库中的对讲机和警报系统，便利的应急淋浴和洗眼装置和复苏设备等。保持实验室设施功能正常、状态可靠。	【标准解读】 免疫组应实施、记录、监控、定期评审设施控制，包括： a）实验室应考虑安全、保密性、质量，以及医疗信息和患者样品的保护，对设施的访问进行控制，包括进行必要的访问授权。 b）实验室应定期评估来自能源、照明、通风、噪音、供水和废物处理对实验室活动造成的污染、干扰或不利影响。 c）防止来自因检验程序存在风险或不隔离可能影响、干扰工作时造成的交叉污染。 d）应为实验室活动提供适当的安全设施和设备，并定期验证其功能（如应急疏散装置、冷藏或冷冻库中的对讲机和警报系统，便利的应急淋浴和洗眼装置和复苏设备等）。 e）保持实验室设施功能正常、状态可靠。 f）应依据所用检测设备和检测过程的要求，制定环境条件（含温、湿度）控制要求并记录；如果失控，应有处理措施并记录。不同类型的设备置于同一区域时，如

续　表

标准条款		迎检思路
		环境控制要求有差异，则控制条件应满足该区域所有设备的要求。 g）应依据用途（如试剂用水、分析仪用水），参考国家/行业标准如 WS/T 574—2018，制定适宜的水质检测要求（如电导率或电阻率、微生物含量等），并定期监测。 h）必要时，实验室应配置 UPS 和/或双路电源以保证关键设备（如需要控制温度和连续监测的分析仪、培养箱、冰箱、LIS 服务器和数据处理有关的计算机等）的正常工作。 【查阅文件】 查阅设施访问的授权记录；来自能源、照明、通风、噪音、供水和废物处理对实验室活动造成的污染、干扰或不利影响的定期评估记录；检验程序存在风险或不隔离可能影响、干扰工作时造成的交叉污染的记录；适当的安全设施和设备的定期评估记录；查阅环境条件（含温、湿度）控制要求、记录及失控后的处理措施和记录；查阅实验室用水的标准规定和定期进行水质检测的记录；实验室配置 UPS 和/或双路电源以保证实验室活动正常进行的记录。
6.3.3　储存设施	a）应提供储存空间，其条件应确保样品、设备、试剂、耗材、文件和记录的持续完整性。 b）应以防止交叉污染和损坏的方式储存检验过程使用的患者样品和材料。 有害物质和生物废物的储存和处置设施应符合相关法律法规规定的材料分类要求。	【标准解读】 免疫组应确保样品、设备、试剂、耗材、文件和记录的持续完整性的储存空间，应依据临床样品、试剂和耗材的保存要求，制定温度（必要时，包括湿度）控制要求并记录。若失控，应有温（湿）度失控时的处理措施并记录。 应以防止交叉污染和损坏的方式储存检验过程使用的患者样品和材料。 有害物质和生物废物的储存和处置设施应符合相关法律法规规定的材料分类要求；易燃易爆、强腐蚀性等危险品、特殊传染病阳性样品按有关规定分别设库，单独贮存，双人双锁，并有完善的登记和管理制度。 【查阅文件】 查阅样品、设备、试剂、耗材、文件和记录的持续完整性的储存空间是否足够，储

续 表

标准条款		迎检思路
		存温湿度是否满足储存要求,温(湿)度失控时的处理措施和相应的记录;储存检验过程使用的患者样品和材料过程中采取的防止交叉污染和损坏的措施规定;易燃易爆、强腐蚀性等危险品及特殊传染病阳性样品是否符合相关法律法规规定分别设库,单独贮存,双人双锁,并有相应的管理制度和完善的登记记录。
6.3.4 员工设施	应有足够的盥洗设施、饮水处,以及储存个人防护装备和衣物的设施。 宜提供员工活动空间,如会议室、学习室和休息区。	【标准解读】 实验室应为员工提供足够的盥洗设施、饮水处,以及储存个人防护装备和衣物的设施;提供员工活动空间,如会议室、学习室和休息区等。 【核查要点】 现场查看员工的洗手间、饮水处、更衣间、会议室和休息室的配备情况是否能够满足员工的要求。
6.3.5 样品采集设施	样品采集设施应: a) 保证样品采集方式不会使结果失效或对检测质量有不利影响。 b) 在样品采集期间考虑患者的隐私、舒适度及需求(如残疾人通道、盥洗设施)及陪伴人员(如监护人或翻译)的安排。 c) 提供隔开的患者接待和样品采集区域。 d) 维持患者和员工用急救物品。 *注:样品采集设施要求见 ISO 20658。*	【标准解读】 免疫组对样品采集措施应做到: a) 保证样品采集方式不会使结果失效或对检测质量有不利影响。 b) 在样品采集期间考虑患者的隐私、舒适度及需求(如残疾人通道、盥洗设施)及陪伴人员(如监护人或翻译)的安排。 c) 提供隔开的患者接待和样品采集区域。 d) 维持患者和员工用急救物品。 【查阅文件】 查阅样品采集方式是否满足要求;门诊采血处采取的患者隐私保护措施、舒适度及需求(如残疾人通道、盥洗设施)及陪伴人员(如监护人或翻译)的安排是否符合要求;患者接待和样品采集区域是否有效隔开;现场抽查患者和员工用急救物品的维持情况。
6.4 设备		
6.4.1 通用要求	实验室应制定设备选择、采购、安装、验收测试(包括可接受标准)、操作、运输、存放、使用、维护,以及停用的程序,以确保其	【标准解读】 免疫组应根据实验室制定的与设备相关的程序,规定设备选择、采购、安装、验收测试(包括可接受标准)、操作、运输、存放、

续　表

标准条款		迎检思路
	正常运行并防止污染或损坏。 注：实验室设备包括仪器的硬件和软件，测量系统和实验室信息系统，或任何影响实验室活动结果的设备，包括样品运输系统。	使用、维护，以及停用等，以确保设备的正常运行并防止污染或损坏。 实验室设备包括仪器的硬件和软件，测量系统和实验室信息系统，或任何影响实验室活动结果的设备，包括样品运输系统。 【查阅文件】 查阅设备管理程序，是否全面地规定了设备选择、采购、安装、验收测试(包括可接受标准)、操作、运输、存放、使用、维护，以及停用等方面的内容，同时查阅设备管理是否包含了实验室信息系统和样品运输系统。
6.4.2　设备要求	a）实验室应配备检测活动正常进行所需的设备。 b）在实验室永久控制之外的场所，或超出设备制造商的性能规格使用设备，实验室管理层应确保满足本准则要求。 c）可影响实验室活动的每件设备应贴唯一标签，标识或其他识别方式并登记在册。 d）实验室应根据需要维护和更换设备以确保检验结果质量。	【标准解读】 免疫组应配备本专业开展检测活动所需的设备以保证其正常进行。 在实验室永久控制之外的场所（如POCT）或超出设备制造商的性能规格而使用的设备，管理层应确保其满足本准则的要求。 可影响实验室活动的每件设备应贴唯一标签，标识或其他识别方式并登记在册。 实验室应根据需要维护和更换设备以确保检验结果质量。 【查阅文件】 查阅免疫组配备的检测设备是否和所开展的检测活动相匹配；POCT 及超出制造商性能规格使用的设备的使用情况；查阅设备的唯一性标识及设备的登记在册情况是否满足要求；实验室是否对设备进行必要的维护和更换。
6.4.3　设备验收程序	当设备投入或重新投入使用前，实验室应验证其符合规定的可接受标准。 用于测量的设备应能达到提供有效结果所需的测量准确度或（和）测量不确定度（见 7.3.3 和 7.3.4）。 注 1：这包括在实验室使用的设备、租借的设备，或在医护点，以及实验室授权的相关或移动设施中使用的设备。 注 2：如相关，设备验收试验的核查可基于返回设备的校准证书。	【标准解读】 免疫组应根据实验室制定的设备验收程序，规定在设备投入或重新投入使用前的可接受标准，并对其性能进行验证。 用于测量的设备应能达到提供有效结果所需的测量准确度或（和）测量不确定度（见 7.3.3 和 7.3.4）。 【查阅文件】 查阅免疫组设备的验收报告，其性能是否达到规定的可接受标准，用于测量的设备是否能提供有效结果所需的测量准确度或（和）测量不确定度。

续　表

标准条款		迎检思路
6.4.4　设备使用说明	a) 实验室应具有适当的防护措施,防止设备意外调整导致检验结果无效。 b) 设备应由经过培训,授权和有能力的人员操作。 c) 设备使用说明,包括制造商提供的说明,应可随时获取。 d) 应按照制造商的规定使用设备,除非已经实验室确认(见 7.3.3)。	【标准解读】 免疫组应编写每台设备的使用说明,规定适当的防护措施,防止设备意外调整导致检验结果无效。 设备操作人员应经过培训和有相应的授权以证明其有能力进行操作。 应按照制造商的规定进行设备的使用,设备使用的说明,包括制造商的说明应可随时获取。 【查阅文件】 查阅设备的使用说明,是否有规定适当的防护措施以防止设备意外调整导致检验结果无效;设备操作员的培训记录和操作授权;操作岗位是否有设备的使用说明。
6.4.5　设备维护与维修	a) 实验室应根据制造商说明书制定预防性维护程序。应记录与制造商的计划或说明的偏离。 b) 设备维护应在安全的工作条件和工作顺序下进行。应包括电气安全、紧急停机装置,以及授权人员对有害物质的安全处理和处置。 c) 设备故障或超出规定要求时,应停止使用,并清晰标识或标记为停用状态,直到经验证可正常运行。实验室应检查故障或偏离规定要求的影响,并在出现不符合工作时采取措施(见 7.5)。 d) 适用时,实验室应在设备使用、维修或报废前去污染,并提供适于维修的空间和适当的个人防护设备。	【标准解读】 免疫组应根据制造商说明书制定设备的预防性维护程序;记录设备维护程序中规定的与制造商的计划或说明的偏离; 设备维护应在安全的工作条件和工作顺序下进行。应包括电气安全、紧急停机装置,以及授权人员对有害物质的安全处理和处置; 设备故障或超出规定要求时,应停止使用,并清晰标识或标记为停用状态,直到经验证可正常运行。实验室应检查故障或偏离规定要求的影响,并在出现不符合工作时采取措施; 实验室应在设备使用、维修或报废前去污染,并提供适于维修的空间和适当的个人防护设备。 设备发生故障后,应首先分析故障原因,如设备故障可能影响了方法学性能,故障修复后,可通过以下合适的方式进行相关检测,验证相应的性能已满足要求: a) 可校准的项目实施校准验证,必要时,实施校准。 b) 质控品检测。 c) 存留样品的检测。 d) 与其他仪器或方法比对。 【查阅文件】 查阅实验室是否制定了设备故障处理相关程序,如果设备故障影响了方法学性

续　表

标　准　条　款		迎　检　思　路
		能,是否制定了相应措施证明设备恢复正常,相应措施是否包含标本选择及结果判断标准,比如与其他仪器的检测结果比较,以及使用留样再测结果进行判断的标本选择及结果判断标准。查阅设备维修记录表,特别关注故障影响了方法学性能的处理记录,看实验室是否对设备故障的原因进行分析,故障修复后的验证是否符合要求。
6.4.6　设备不良事件报告	应调查可直接归因于特定设备的不良事件和事故,并按要求向制造商或(和)供应商,以及相关部门报告。实验室应制定响应制造商召回或其他通知,以及采取制造商建议措施的程序。	【标准解读】 免疫组应制定响应制造商召回或其他通知,以及采取制造商建议措施的程序,用于调查可直接归因于特定设备的不良事件和事故,并按要求向制造商或(和)供应商,以及相关部门报告。 【查阅文件】 查阅与免疫组相关的设备不良事件报告程序与记录。
6.4.7　设备记录	应保存影响实验室活动结果的每台设备的记录。 记录应包括以下相关内容: a) 制造商和供应商的详细信息,以及唯一识别每台设备的充分信息,包括软件和硬件。 b) 接收、验收试验和投入使用的日期。 c) 设备符合规定可接受标准的证据。 d) 当前放置地点。 e) 接收时的状态(如新设备、二手或翻新设备)。 f) 制造商说明书。 g) 预防性维护计划。 h) 实验室或经批准的外部服务提供商进行的维护活动。 i) 设备损坏、故障、改动或修理。 j) 设备性能记录,如校准证书或(和)验证报告,包括日期、时间和结果。 k) 设备状态,如使用或运行、停用、暂停使用、报废。	【标准解读】 标准规定了实验室应保存的,影响实验室活动结果的每台设备的记录的详细内容。 【查阅文件】 查阅与免疫组相关的设备档案及相关记录。

续 表

标 准 条 款		迎 检 思 路
	设备记录应按 8.4.3 规定要求,在设备使用期或更长时期内保存并易于获取。	【标准解读】 标准规定了设备记录的保存时间。 【查阅文件】 查阅设备自接收启用以来的所有记录。
6.5 设备校准和计量学溯源性		
6.5.1 通用要求	实验室应规定对校准和溯源的要求,以保持检验结果报告的一致性。对分析物测量的定量方法,应包括校准和计量溯源要求。测量表征而不是离散分析物的定性方法和定量方法应规定被评估的特性,以及不同时间再现性所需的要求。 注:定性方法和可能无法进行计量学溯源的定量方法的示例包括红细胞抗体检测、抗生素敏感性评估、基因检测、红细胞沉降率、流式细胞仪标记物染色和肿瘤 HER2 免疫组化染色。	【标准解读】 标准规定了对分析物测量的定量方法应包括校准和计量溯源要求,而测量表征而不是离散分析物的定性方法和定量方法应包括被评估的特性及不同时间再现性所需的要求。 【查阅文件】 查阅定量方法的校准和计量溯源要求和测量表征而不是离散分析物的定性方法和定量方法的特性评估和不同时间再现性所需的要求。
6.5.2 设备校准	实验室应制定程序,对直接或间接影响检验结果的设备进行校准。程序应规定: a)使用条件和制造商的校准说明。 b)计量溯源性记录。 c)定期验证要求的测量准确度和测量系统功能。 d)记录校准状态和再校准日期。 e)在重新校准时确保使用的修正因子已更新和记录。 f)校准不合格时的处理,以最大程度降低对服务运行和对患者的风险。	【标准解读】 实验室应制定对直接或间接影响检验结果的设备进行校准的程序,并规定相应的校准内容。 【查阅文件】 查阅对直接或间接影响检验结果的设备的校准程序、校准记录及校准的原始记录。
6.5.3 测量结果的计量溯源性	a)实验室应通过形成文件的不间断的校准链,将测量结果与适当的参考对象相关联,建立并保持测量结果的计量溯源性,每次校准均会引入测量不确定度。	【标准解读】 免疫组对于测量结果的计量溯源性要求,实验室应通过形成文件的不间断校准链,将测量结果与适当的参考对象相关联,每次校准均会引入测量不确定度。

续　表

标准条款		迎检思路
	注：追溯源至高级别参考物质或参考程序的校准溯源信息可由检验系统的制造商提供。该文件只有在使用未经修改的制造商检验系统和校准程序时才可接受。 b）实验室应通过以下方式确保测量结果溯源到最高可溯源水平和国际单位制（SI）： —具备能力的实验室提供的校准；或 注 1：满足 ISO/IEC 17025 要求的校准实验室被认为有能力进行校准活动； —具备能力的标准物质生产者提供并声明计量溯源至 SI 的有证标准物质的认定值。 注 2：满足 ISO 17034 要求的标准物质生产者被认为是有能力的。 注 3：满足 GB/T 19703/ISO 15194 要求的有证标准物质被认为是合适的。 c）无法依据 6.5.3a）提供溯源性时，应用其他方法提供结果可信性，包括但不限于： —明确描述、视为提供符合预期用途且由适当比对保证测量结果的参考测量程序、指定方法或公议标准的结果； —用另一种程序测量校准品。 注：被测量的计量溯源让步管理见 ISO 17511。 d）基因检验应建立至基因参考序列的溯源性。 e）定性方法可通过检测已知物质或之前样品的结果一致性，适用时，反应强度一致性，证明其溯源性。	实验室可以通过以下的方式确保测量结果溯源到最高溯源水平和国际单位。 a）具备能力的实验室提供的校准，如满足 ISO/IEC 17025 要求的校准实验室提供的校准活动。 b）具备能力的标准物质生产者提供并声明计量溯源至国际单位制（SI）的 CRM 的认定值，如满足 ISO 17034 要求的标准物质生产者或满足 GB/T 19703/ISO 15194 要求的 CRM。 c）当无法依据 6.5.3a）提供溯源性时，应用其他方法提供结果可信性，包括但不限于：① 明确描述、视为提供符合预期用途且由适当比对保证测量结果的参考测量程序、指定方法或公议标准的结果；② 用另一种程序测量校准品。 被测量的计量溯源让步管理见 ISO 17511。 定性方法可通过检测已知物质或之前样品的结果一致性，适用时，反应强度一致性，证明其溯源性。 【查阅文件】 查阅免疫组定量方法的计量溯源性要求，其校准链是否完整，结果是否能溯源到最高水平或国际单位；定性方法是否与已知物质或之前的样品进行比对来表明结果的一致性记录，以及用以证明其溯源性反应强度的一致性记录。
6.6　试剂和耗材		
6.6.1　通用要求	实验室应建立试剂和耗材的选择、采购、接收、储存、验收	【标准解读】 免疫组应当建立试剂和耗材的选择、

续 表

标准条款		迎检思路
	试验和库存管理过程。 注：试剂包括商品化或内部制备的物质、参考物质（校准品和质控品）、培养基；消耗品包括移液器吸头、载玻片、POCT耗材等。	采购、接收、储存、验收试验和库存管理的程序。 【查阅文件】 查阅试剂和耗材的管理程序。
6.6.2 试剂和耗材-接收和储存	实验室应按照制造商说明储存试剂和耗材，并监测相关的环境条件。当实验室不是接收场所时，应核实接收场所是否具备充分的储存和处理能力，以防止供应品损坏和变质。	【标准解读】 实验室应按照制造商说明对储存试剂和耗材的环境条件进行规定和监测。当在实验室以外的场所接收试剂和耗材，应核实接收场所是否具备充分的储存和处理能力。 【查阅文件】 查阅实验室对储存试剂和耗材的环境条件进行的规定及相应的监测记录。
6.6.3 试剂和耗材-验收试验	组分或试验过程改变的每个试剂或试剂盒新配方，或新批号或新货运号试剂，在投入使用前或结果发布前（适用时）应进行性能验证。 影响检验质量的耗材在投入使用前应进行性能验证。 注1：新批号试剂与旧批号试剂的室内质控品结果可比可作为验收证据（见7.3.7.2）。不同批号试剂比对首选患者样本，以避免室内质控品的物质互换性问题。 注2：有时可基于试剂分析证书进行验证。	【标准解读】 免疫组应规定试剂投入使用前或结果发布前进行性能验证的情况：组分或试验过程改变的每个试剂或试剂盒新配方，或新批号或新货运号试剂。 【查阅文件】 查阅实验室制定的试剂质检程序，确认实验室是否对新批号试剂和/或新到同批号不同货号试剂都需要进行性能验证，所使用的评价方案是否至少含有一份已知阳性、一份弱阳性样品和一份已知阴性的患者样品，以及是否有评价标准。 查看实验室试剂出入库记录，随机选择一到两个新批号试剂和/或新到同批号不同货号试剂，查看性能验证记录是否符合要求，常出现的问题是未使用弱阳性样品。
6.6.4 试剂和耗材-库存管理	实验室应建立试剂和耗材的库存管理系统。 库存管理系统应将已验收的试剂和耗材与未检查或未接受使用的区分开。	【标准解读】 实验室应建立试剂和耗材管理程序，包括库存管理系统，应规定将已验收的试剂和耗材与未检查或未接受使用的区分开。 【查阅文件】 查阅试剂和耗材管理程序、出入库记录。现场查看未经检查和不合格的试剂和耗材与合格的是否分开放置。

续　表

标　准　条　款		迎　检　思　路
6.6.5　试剂和耗材-使用说明	试剂和耗材的使用说明，包括制造商提供的使用说明，应易于获取。应按制造商说明使用试剂和耗材。如计划他用，见7.3.3。	【标准解读】 应易于获取试剂和耗材的使用说明，包括制造商提供的使用说明，并按照说明书使用试剂和耗材。查阅项目SOP文件中有关项目校准内容，关注项目校准的时机，核对项目的校准周期是否与说明书一致，如果不一致是否进行相关评估。 【查阅文件】 现场查看项目的校准周期是否在SOP规定的时间内。常出现的问题是项目的校准周期超过SOP规定的时间。有些厂家如罗氏的产品有批定标和盒定标（对于检测标本少的项目需特别关注）的时间规定，有些实验室不能满足要求。
6.6.6　试剂和耗材-不良事件报告	应调查可直接归因于特定试剂或耗材的不良事件和事故，并根据要求向制造商或（和）供应商，以及相关部门报告。 实验室应制定程序，响应制造商召回或其他通知及采取制造商建议措施。	【标准解读】 免疫组应制定响应制造商召回或其他通知，以及采取制造商建议措施的程序，用于调查可直接归因于特定试剂或耗材的不良事件和事故，并按要求向制造商或（和）供应商，以及相关部门报告。 【查阅文件】 查阅与免疫组相关的试剂和耗材不良事件报告。
6.6.7　试剂和耗材-记录	应保存影响检验性能的每一试剂和耗材的记录，包括但不限于： a）试剂或耗材的标识。 b）制造商信息，包括说明书、名称和批次编码或批号。 c）接收日期和接收时的状态、失效日期、首次使用日期；适用时，试剂或耗材的停用日期。 d）试剂或耗材初始和持续准用记录。 当实验室使用自己配制、再悬浮或组合试剂时，除记录上述相关内容外，还应包括配制人、配制日期和有效期。	【标准解读】 标准规定了实验室应保存的，影响检验性能的每一试剂和耗材的记录的详细内容。 【查阅文件】 查阅实验室制定的试剂和耗材检查、接收或拒收、贮存和使用的程序性文件，关注试剂和耗材检查、接收或拒收、贮存的标准是否符合要求。 查看试剂和耗材的接收和拒收记录。 如果实验室有自配试剂（如ELISA试验的洗液、消毒液等），查看是否有配制的SOP文件；查看配制记录中是否含有规定的内容。 【访谈调查】 现场查看较少检测的试剂是否有标注启用日期，询问操作人员某些试剂启用后的有效期，判断其回答是否与文件规定相符。

续　表

<table>
<tr><th colspan="2">标 准 条 款</th><th>迎 检 思 路</th></tr>
<tr><td></td><td></td><td>【现场观察】
现场查看试剂和耗材的贮存条件是否符合要求。
查看自配试剂的标签标注是否符合要求。</td></tr>
<tr><td colspan="3">6.7　服务协议</td></tr>
<tr><td>6.7.1　与实验室用户的协议</td><td>实验室应制定程序建立并定期评审提供实验室活动的协议。
该程序应确保：
a）充分规定了要求。
b）实验室有能力和资源满足要求。
c）适用时，实验室告知用户由受委托实验室和顾问执行的具体活动。
应将可能影响检验结果的任何协议变更通知实验室用户。
应保留评审记录，包括任何重大变更。</td><td>【标准解读】
实验室应建立定期评审提供实验室活动的协议的程序，应确保：充分规定了要求；实验室有能力和资源满足要求；适用时，实验室告知用户由受委托实验室和顾问执行的具体活动。应将可能影响检验结果的任何协议变更通知实验室用户。
同时要保留所进行的所有协议评审的记录，包括任何重大变更。
【查阅文件】
查阅服务协议评审程序及服务协议评审的记录。</td></tr>
<tr><td>6.7.2　与 POCT 操作者的协议</td><td>实验室与组织内使用实验室支持的 POCT 的其他部门的协议，应明确规定各自的职责和权限并告知。
注：已建立的多学科 POCT 委员会可管理此服务协议，见附录 A。</td><td>【标准解读】
实验室应制定 POCT 服务协议，以明确实验室与组织内使用实验室支持的 POCT 的其他部门之间的职责和权限。
【查阅文件】
POCT 服务协议。</td></tr>
<tr><td colspan="3">6.8　外部提供的产品和服务</td></tr>
<tr><td>6.8.1　通用要求</td><td>实验室应确保由外部提供的、影响实验室活动的产品和服务在以下情况是适宜的：
a）预期纳入实验室自身活动。
b）实验室直接向用户提供部分或全部从外部供应者那里获得的产品或服务。
c）用于支持实验室的运作。
可能需要与组织其他部门或职能部门合作以满足以上要求。</td><td>【标准解读】
实验室应当制定外部提供的产品和服务程序，以确保由外部提供的、影响实验室活动的产品和服务是适宜的：预期纳入实验室自身活动；实验室直接向用户提供部分或全部从外部供应者那里获得的产品或服务；用于支持实验室的运作。
【查阅文件】
查阅外部提供的产品和服务程序，是否对服务内容进行了规定，是否包括与组织其他部门或职能部门合作的规定。</td></tr>
</table>

续　表

标　准　条　款		迎　检　思　路
	注：服务包括样品采集服务、移液器和其他校准服务、设施和设备维护保养服务、室间质量评价计划、受委托实验室和顾问提供的服务。	
6.8.2　受委托实验室和顾问	实验室应将如下要求告知受委托实验室和提供解释和建议的顾问： a）提供的程序、检验、报告和咨询活动。 b）危急结果的管理。 c）所需的人员资格和能力证明。 委托实验室（而非受委托实验室）应负责确保将受委托实验室的检验结果提供给申请者，除非协议有其他规定。应保存一份所有受委托实验室和顾问的清单。	【标准解读】 实验室应制定受委托实验室和顾问的选择和评估程序，规定将如下要求告知受委托实验室和提供解释和建议的顾问：提供的程序、检验、报告和咨询活动；危急结果的管理；所需的人员资格和能力证明。 委托实验室（而非受委托实验室）应负责确保将受委托实验室的检验结果提供给申请者，除非协议有其他规定。应保存一份所有受委托实验室和顾问的清单。 【查阅文件】 受委托实验室和顾问的选择和评估记录：是否提供了相应的程序、检验、报告和咨询活动；危急值的管理情况，以及所需的人员资格和能力证明情况。尤其是受委托实验室相关免疫学检验检验项目PT成绩合格情况、委托检验的结果报告提供方式、委托检验结果报告方式（直接给医生还是联系患者）、委托检验的结果使用情况（是否还有很多报告留存在我们自己实验室）。
6.8.3　外部提供的产品和服务的评审和批准	实验室应制定程序并保存相关记录，用于： a）规定、审查和批准实验室对所有外部提供的产品和服务的要求。 b）规定对外部供应者的资质、选择、表现评价和再评价的标准。 c）样品委托。 d）在使用或直接提供给用户之前，应确保外部提供的产品和服务符合实验室规定的要求，或适用时，本准则的相关要求。 e）根据对外部服务供应者的表现评价结果采取措施。	【标准解读】 免疫组应当制定外部提供的产品和服务程序，以评审所有外部服务是否满足实验室规定的要求。 【查阅文件】 查阅外部提供的产品和服务程序，是否规定、审查和批准实验室对所有外部提供的产品和服务的要求；是否规定对外部供应者的资质、选择、表现评价和再评价的标准；是否规定了样品委托；是否规定在使用或直接提供给用户之前，应确保外部提供的产品和服务符合实验室规定的要求，或适用时，本准则的相关要求；是否规定根据对外部服务供应者的表现评价结果采取措施。

第三节 过程要求

标准条款		迎检思路
7.1 总体要求		
7.2 检验前过程		
7.2.1 通用要求	实验室应制定涵盖所有检验前活动的程序,并使相关人员方便获取。 注1:检验前过程可能影响预期检验的结果。 注2:样品采集和运送要求见 ISO 20658。 注3:特定来源样品和特定分析物的要求见 ISO 20186-1、ISO 20186-2、ISO 20186-3、ISO 20166(所有部分)、ISO 20184(所有部分)、ISO 23118 和 ISO 4307。	【标准解读】 免疫组应制定涵盖所有检验前活动的程序,包括可能影响预期检验结果的检验前过程、样品采集和运送要求和特定来源样品和特定分析物的要求等,并能使相关人员方便获取。 【查阅文件】 查阅检验前活动的程序文件,内容是否涵盖了可能影响预期检验结果的检验前过程、样品采集和运送要求和特定来源样品和特定分析物的要求等。
7.2.2 实验室提供给患者和用户的信息	实验室应备有向用户和患者提供的适当信息。信息应充分以使用户全面了解实验室活动的范围和要求。 适当时,这些信息应包括: a) 实验室地址、工作时间和联络方式。 b) 检验申请和样品采集的程序。 c) 实验室活动的范围和预期可获得结果的时间。 d) 咨询服务的获取。 e) 患者知情同意要求。 f) 已知对检验性能或结果解释有显著影响的因素。 g) 实验室处理投诉的流程。	【标准解读】 免疫组应有提供给用户和患者适当信息的资料,使用户能全面了解实验室活动的范围和要求。 【查阅文件】 查阅提供给用户和患者适当信息情况,是否涵盖了实验室地址、工作时间和联络方式;检验申请和样品采集的程序;实验室活动的范围和预期可获得结果的时间;咨询服务的获取;患者知情同意要求;已知对检验性能或结果解释有显著影响的因素;实验室处理投诉的流程等。
7.2.3 检验申请		
7.2.3.1 通用要求	a) 实验室收到的每份检验申请均应视为协议。 b) 检验申请应提供充分信	【标准解读】 免疫组应当制定检验申请的程序以满足患者和实验室用户进行检验申请。实验

续　表

标　准　条　款		迎　检　思　路
	息，以确保： —申请单和样品可明确追溯至患者。 —可识别申请者的身份及联络方式。 —可识别申请的检验项目。 —可提供临床和技术建议及临床解释。 c）检验申请信息可以实验室认为适宜且用户可接受的格式和介质提供。 d）当患者医疗必需时，实验室应与用户或其代表进行沟通，以明确用户申请的内容。	室收到的每份检验申请都视为协议，应定期进行服务协议的评审来满足用户的需求；同时检验申请也应该为实验室提供充分的信息以确保申请单和样品可明确追溯至患者、可识别申请者的身份及联络方式、可识别申请的检验项目、可提供临床和技术建议及临床解释；检验申请提供的格式和介质可以实验室认为适宜且用户可接受的；当患者医疗必需时，实验室应与用户或其代表进行沟通，以明确用户申请的内容。 【查阅文件】 查阅检验申请程序和检验申请的信息内容、格式和介质和相应的咨询服务是否满足要求。
7.2.3.2　口头申请	实验室应制定管理口头申请检验的程序。适用时，包括在规定时限内向实验室提供书面确认的检验申请。	【标准解读】 免疫组应制定管理口头申请检验的程序。口头申请检验存在一定的风险，不宜常规使用。实验室应规定在什么条件下可以口头申请检验，口头申请检验的流程和责任人，并在规定时限内提供申请单进行确认。 【查阅文件】 查阅口头申请检验管理程序，口头申请检验记录表。
7.2.4　原始样品采集和处理		
7.2.4.1　通用要求	实验室应制定采集和处理原始样品的程序。应向样品采集者提供相关信息。	【标准解读】 免疫组应制定正确采集和处理原始样品的管理程序，如临床检验标本采集手册。此手册可以是纸质版或电子版，标本采集人员易于获取和使用。标本采集人员可是医护人员或实验室人员，并经过适当的培训，考核合格，授权操作。 无论采用何种方式发放标本采集手册，都应有相应的程序保证临床使用最新受控版本。 【查阅文件】 查阅临床检验标本采集手册，原始样品采集和处理程序。观察临床使用的标本采集手册是否受控最新版本。

续 表

标 准 条 款		迎 检 思 路
	应明确记录任何与既定采集程序的偏离。应评估接受或拒收该样品对患者结果的潜在风险和影响，记录并通知适当人员。 适用时，实验室应定期评审所有类型样品的量、采集器械及保存剂的要求，以确保样品量既不会不足也不会过多，且正确采集样品以保护分析物。	【标准解读】 只要与既定的采集程序有偏离的任何采集活动都应当有明确的记录。实验室应评估接受或拒收该样品对患者结果的潜在风险和影响，并进行记录，同时有通知相关人员的记录。 实验室应定期评审所有类型样品的量、采集器械及保存剂的要求，以确保样品量既不会不足也不会过多，且正确采集样品以保护分析物。 【查阅文件】 查阅与既定的采集程序有偏离的任何采集活动的记录，并有相应的评估记录和通知相关人员的记录，同时查阅样品量、采集器械和保存剂的定期评估记录。
7.2.4.2　采集前活动的指导	实验室应为采集前活动提供充分信息和指导，以确保不影响样品的完整性。这些信息包括： a）患者准备（例如，为护理人员、样品采集者和患者提供的指导）。 b）原始样品采集的类型和量，采集容器及必需添加物，样品采集顺序（相关时）。 c）特殊采集时机（相关时）。 d）影响样品采集、检验或结果解释，或与其相关的临床信息（如用药史）。 e）样品标识可明确识别患者和采集部位，以及从同一患者采集的多个样品，包括多块组织或切片。 f）实验室接受或拒收申请的检验所用样品的标准。	【标准解读】 免疫组对采集前活动的指导应包括以下内容： a）患者准备，如为护理人员、样品采集者或患者提供的指导，可以在标本采集手册中提供。也可以同时制成简易卡片或患者准备须知宣传页等，方便标本采集人员和患者使用。 b）原始样品采集的类型和量，原始样品采集所用容器及必需添加物，可以制成相关表格在项目手册和/或样品采集手册中提供。 c）特殊采集时机，ACTH 和皮质醇等有特殊时间要求的，可在标本采集手册中提供。 d）影响样品采集、检验或结果解释，或与其相关的临床资料如诊断、用药史，可在标本采集手册中提供。 e）样品标识要清晰明了，能明确识别患者和采集部位，以及能识别从同一患者采集的多个样品。 f）实验室可在样本管理程序中明确规定不合格样品拒收的标准和不合格样品的处理流程，并有相应的记录和定期统计分析的反馈给到医务部门以持续提高样本合格率。 【查阅文件】 查阅标本采集手册，是否涵盖了患者

续　表

标准条款		迎检思路
		准备，原始样品采集的类型和量，特殊采集时机、影响样品采集，检验或结果解释，样品标识，不合格样品拒收的标准和不合格样品的处理流程等。
7.2.4.3　患者知情同意	a）实验室对患者开展的所有操作均需患者知情同意。 注：对于大多数常规实验室操作，如患者自愿接受样品采集如静脉穿刺，即可表示患者已同意。 b）特殊操作，包括大多数侵入性操作或可能增加并发症风险的操作，需有更详细的解释，在某些情况下，需要记录知情同意。 c）紧急情况下不能得到知情同意时，只要对患者最有利，实验室可以执行必需的操作。	【标准解读】 对患者执行的所有操作和检验需患者知情同意。对于大多数常规实验室的门诊检验，如患者携带申请单到收费部门缴费或记账后自行到实验室并愿意接受普通的采集程序如静脉穿刺，即可推断患者已知情同意。对住院患者，正常情况下，也应告知患者和家属某项操作和检验的重要性，患者可以拒绝操作或检验。 特殊程序，如腰穿抽取脑脊液等侵入性程序或有增加并发症风险的程序，应给患者或家属更详细的解释，必要时要签署知情同意书。 紧急情况下如急危重症患者、昏迷患者，为紧急诊疗或挽救患者生命所进行的必要技术操作，不可能得到患者的同意，此时，只要对患者有利，可以进行必要的技术操作，获取患者样本进行检验。 【查阅文件】 采集者是否告知住院患者将要采集的标本；查阅标本采集手册，高风险侵入性操作患者知情同意书。
7.2.4.4　采集活动的指导	为确保样品采集和检验前储存的安全、准确和临床适宜性，实验室应提供以下指导： a）接受原始样品采集的患者身份的确认。 b）确认并记录（相关时）患者符合检验前要求［例如，禁食、用药情况（最后服药时间、停药时间）、在预定时间或时间间隔采集样品等］。 c）原始样品采集说明，包括原始样品容器及必需添加物，以及样品采集顺序（相关时）。 d）以可明确追溯到被采集患者的方式标记原始样品。	【标准解读】 采集活动的指导可以在标本采集手册中体现，具体内容包括： a）接受原始样品采集的患者身份的确认，可通过身份证或医保卡确认，避免仅使用诊疗卡确认患者身份。 b）标本采集人员通过访谈患者，如禁食情况、用药情况（最后服药时间、停药时间）、在预先规定的时间或时间间隔采集样品等，确认患者符合检验前要求。若不符合要求，应建议患者重新做标本采集前准备，若患者或申请医生坚持要采集标本，则应在申请中注明，并显示在报告单上。 c）血液样品采集说明，如使用的采血管的种类及采血顺序，除了在标本采集手

续 表

标 准 条 款		迎 检 思 路
	e）原始样品采集者身份、采集日期及时间（相关时）的记录。 f）分离或者分装原始样品的要求（必要时）。 g）采集的样品运送到实验室之前的稳定条件和合适的储存条件。 h）采样物品使用后的安全处置。	册中提供外，最好在门诊标本采集台或病区护士标本采集车有明确提示；非血液原始样品应明确说明采集方法、原始样品容器及必需添加物，如 24 小时尿蛋白定量，脑脊液标本常规检验等。 d）很多标本如脑脊液、中段尿等需要临床医护人员采集标本，在标本采集手册中应明确采集方法及注意事项、原始样品容器、必需添加物、必需的处理、样品运输条件等相关的信息和说明，同时应对临床医护人员进行适当的培训。 e）可明确追溯到被采集患者的原始样品标记方式的说明，通常在 LIS 和 HIS 可利用的情况下首选条形码，否则应有具体说明。 f）原始样品采集者身份的标识和记录，如姓名或工号和标本采集地点/科室，采集日期和采集时间的记录可在 HIS 和/或 LIS 中通过扫描条形码实现。 g）样品采集后若不能及时送检，则应有正确储存条件的说明，包括储存容器、储存温度、是否避光、标本采集后送达实验室的时间限制等。 h）采样物品使用后的安全处置，如采血器具不能直接放在塑料容器中。 【查阅文件】 查阅标本采集手册，临床医护人员标本采集培训记录。
7.2.5 样品运送	a）为确保及时和安全运送样品，实验室应提供以下指导： 1）运送样品的包装方式。 2）确保从样品采集到实验室接收之间的时间适用于申请的检验。 3）保持样品采集、处理所需的特定温度范围。 4）保证样品完整性的任何特殊要求，如使用指定的保存剂。 b）如样品的完整性受到损害并存在健康风险，应立即通知负责样品运送的机构并采取措施降低风险，防止再次发生。	【标准解读】 a）实验室应在标本采集手册中规定以下内容并给临床提供指导。 1）样品运送条件的明确规定，如储存容器、储存温度、是否避光、运送人、运送工具、生物安全要求等，病理标本的固定。 2）标本采集后送达实验室的时间限制，应结合专业特点和检验项目的稳定性来确定。 3）保证收集、处理样品所需的特定温度范围（常温、冷冻、特定温度范围），使用指定的保存剂（抗凝剂类型和量、防腐剂类型和量、采血管类型），以保证样品的完整性（不分解、不变质、不蒸发、性质稳定）。

续　表

标　准　条　款		迎　检　思　路
	c）实验室应建立样品运送系统并定期评估其充分性。	b）如样品的完整性受到损害并存在健康风险，应立即通知负责样品运送的机构并采取措施降低风险，防止再次发生。 c）实验室应建立样本运送系统，并应定期对其充分性进行评估。 【查阅文件】 现场观察标本运送工具、运送人员、标本包装等是否符合要求。 查阅实验室样品运送系统充分性的评估报告记录。
7.2.6　样品接收		
7.2.6.1　样品接收程序	实验室应制定样品接收程序，包括： a）样品可通过申请单和标识明确追溯到唯一识别的患者和解剖部位（适用时）。 b）接受或拒收样品的标准。 c）记录接收样品的日期和时间，相关时。 d）记录样品接收者的身份，相关时。 e）由授权人员对接收的样品进行评估，确保其符合与所申请检验相关的接受标准。 f）急诊样品说明，包括需执行的特殊标记、运送、快速处理方法、周转时间和特殊报告标准等详细信息。 g）确保样品的所有部分均可明确追溯到原始样品。	【标准解读】 实验室应制定样品接收程序，包括： a）样品可通过申请单和标识明确追溯到唯一识别的患者和解剖部位，可在LIS中实现。 b）在样本管理程序中明确规定不合格样品拒收的标准和不合格样品的处理流程，记录不合格样品，定期统计分析，并将结果反馈给医务部门，持续提升样本合格率。 c）应在登记本、工作单、计算机或其他类似系统中记录接收的所有样品；应记录样品接收和/或登记的日期和时间，以及样品接收者的身份；这一过程可通过LIS或区域检验信息平台实现。 d）样本接收人员应按照合格样本/不合格样本标准评估已接收的样品，确保其满足已申请的检验项目需要。 e）实验室应制定急诊样品的管理程序，包括急诊样品的标识、接收、处理和报告的相关规定。检验申请和/或样品上应有明确的急诊标识，如红色或绿色标签，标本接收人员很容易识别出急诊样本并及时处理。应为急诊样品开辟绿色通道，保证在最短的时间内能送达实验室，如使用气道传输、轨道传输系统，若人工送检则应保证及时性。实验室收到急诊标本后应建立快速检验机制，第一时间做出处理，及时发出检验报告。实验室应与医务部门沟通确定急诊检验项目，以防急诊检验被滥用，贻误真正急诊患者的救治时机。急诊检验报

续 表

标准条款		迎检思路
		告时间应遵循国家的有关规定。原则上免疫学检验小于2小时。 f）原始样品即通常所说的标本，在送到实验室前未做任何处理，实验室收到标本后进行适当的处理或取自一部分进行检验，这时称为样品，有时又叫样本。原始样品经适当处理后直接进行检测，如大部分免疫学检验标本离心后直接上机检测，这时检测的部分样品直接使用的是经处理的原始样品，可溯源性不存在任何问题。但当原始样品进入实验室后需要分杯、分管或在多个实验室场所进行检测，则必须明确标记，确保这部分样品能够追溯到原始样品。 【查阅文件】 标本采集手册、样品管理程序、不合格样品标准、标本接收记录、不合格样本统计分析报告、急诊检验项目清单和急诊检验报告时间、重点观察分管、分杯样品的标记规则。
7.2.6.2 样品接受特殊情况	a）样品因以下情况受影响时，实验室应制定考虑患者医疗最佳利益的过程： 1）患者或样品识别不正确。 2）样品不稳定，如运送延迟等原因导致。 3）不正确的储存或处理温度。 4）不适当的容器。 5）样品量不足。 b）在考虑到对患者安全的风险后，接受了对临床很重要或不可替代的不合格样品，应在最终报告中说明问题的性质，适用时，在解释可能受影响的结果时给出建议提示。	【标准解读】 实验室应制定检验前处理、准备和储存的管理程序，当样品因以下情况受影响时，也能考虑到患者最佳的医疗利益。 患者或样品识别不正确；样品不稳定，如运送延迟等原因导致；不正确的储存或处理温度；不适当的容器；样品量不足。 在考虑到对患者安全的风险后，接受了对临床很重要或不可替代的不合格样品，应在最终报告中说明问题的性质，适用时，在解释可能受影响的结果时给出建议提示。 【查阅文件】 样本管理程序、检验报告中样品问题的说明及解释。
7.2.7 检验前的处理、准备和储存		
7.2.7.1 样品保护	实验室应制定程序并有适当设施确保样品的完整性，避免样品在处理、制备、储存期间丢失或损坏。	【标准解读】 这一过程是指实验室收到样本到开始检验之前样本的处理、准备和储存的过程。实验室应建立检验前处理、准备和储存的管理程序，可在样本管理程序中提供。

续　表

标准条款		迎检思路
		实验室收到样本后应做适当的处理，如样本的登记、编号、离心等，登记和编号可通过 LIS 完成或手工操作，需要用血清或血浆检验的标本还需要离心处理，离心过程要注意离心速度、时间和温度，严格按 SOP 文件操作，确保样本完整性。离心后的样本不能及时检验时要妥善储存。某些标本还需要做适当的预处理才能保存。 不能及时检验的样本要妥善处理，注意储存条件（常温、冷藏、冷冻、超低温或液氮储存），有专用储存设施和区域，并有明确标识，以防样本变质、遗失或误用。 【查阅文件】 样品管理程序、检验前样品处理程序及相关的记录。
7.2.7.2　附加检验申请标准	实验室程序应规定对同一样品申请附加检验的时限。	【标准解读】 实验室应制定程序，规定对同一原始样品申请附加检验的时限，这一时限应考虑样品的储存稳定性，可在样品管理程序中提供，临床医生要知晓这一时限规定。 【查阅文件】 样品管理程序，附加检验时限规定。
7.2.7.3　样品稳定性	考虑到原始样品中分析物的稳定性，应规定和监控从样品采集到检验之间的时间，相关时。	【标准解读】 实验室应制定程序，规定和监控从样品采集到检验之间的时间，以保证原始样品中分析物的稳定。 【查阅文件】 查阅样品管理程序，样品采集到检验之间的时间规定。
7.3　检验过程		
7.3.1　通用要求	a）实验室应选择预期用途经过确认的检验方法，以确保患者检验项目的临床准确度。 注：首选方法可以是体外诊断医疗器械使用说明中规定的程序，公认/权威教科书、同行审议的文章或杂志发表的，国际和国内公认标准或指南中的，或国家、地区法规中的方法。	【标准解读】 a）免疫组应建立检验程序的选择管理程序。对于定量的免疫学检验项目，要满足分析总误差的要求，包括总误差的各个分量如随机误差（精密度）、系统误差（正确度）、比例误差、干扰误差、线性偏差、分析测量范围等；对于定性的免疫学检验项目，要满足诊断灵敏度、诊断特异性、诊断正确度（符合率）、阳性预测值、阴性预测值等。

续 表

标准条款		迎检思路
	b）每一检验程序的性能特征,应与该检验的预期用途及对患者医疗的影响相关。 c）所有程序和支持性文件,如与实验室活动有关的说明、标准、手册和参考数据,应保持最新并易于员工使用(见 8.3)。 d）员工应遵守规定程序,并记录在检验过程中从事重要操作活动的人员身份,包括 POCT 操作人员。 e）授权人员应定期评审实验室提供的检验方法,确保其在临床意义上适合于收到的申请。	注：在国内,实验室首选的检验程序应当是 IVD 使用说明中规定的程序,公认/权威教科书、国际公认标准或指南中的程序,或《全国临床检验操作规程》(第 4 版)中的程序。这些程序的预期用途分析性能均经过生产厂商或权威部门确认,并在其产品说明书中明确标示,实验室选择了这样的检验程序,在做患者标本前只需要对其主要分析性能进行验证,证明满足产品说明书中声称的性能即可使用。 b）每个临床免疫学检验项目检验程序的性能特征应满足临床诊疗工作的需要。如果首选的检验程序不可获得而实验室自行建立检验程序或对已选择的经过确认的检验程序进行修改,在检测患者标本前必须通过详细完整的实验对其分析性能进行确认以满足预期用途的要求。 c）免疫组应保持最新版本的程序文件和支持性文件,包括与实验室活动相关的说明、标准、手册和参考数据,并易于员工使用。 d）免疫组所有员工均应遵守规定程序,同时应记录在检验过程中从事重要操作活动的人员身份。 e）授权人员应定期评审实验室提供的检验方法,确保其在临床意义上适合于收到的申请。 【查阅文件】 检验程序的选择管理程序,每个临床免疫学检验项目检验程序的性能特征是否满足临床诊疗工作的需要,免疫组使用的文件是否是最新版本,检验过程中从事重要操作活动的人员身份记录,以及实验室提供的检验方法的定期评审记录。
7.3.2　检验方法验证	a）实验室在引入方法前,应制定程序以验证能够适当运用该方法,确保能达到制造商或方法规定的性能要求。 b）验证过程证实的检验方法的性能指标,应与检验结果的预期用途相关。 c）实验室应保证检验方法	【标准解读】 检验程序的分析性能验证仅适用于实验室采用的经确认的检验程序。 性能验证的时机包括：新检验程序常规应用前;任何严重影响检验程序分析性能的情况发生后;现用检验程序的任一要素(仪器、试剂、校准品等)变更,如试剂升级、仪器更新、校准品溯源性改变。

续　表

标准条款		迎检思路
	的验证程度足以确保与临床决策相关的结果的有效性。 d）具有相应授权和能力的人员评审验证结果，并记录验证结果是否满足规定要求。 e）如发布机构修订了方法，实验室应在所需的程度上重新进行验证。 f）应保留以下验证记录： 1）预期达到的性能要求。 2）获得的结果。 3）性能要求是否满足的结论，如不满足，采取的措施。	性能验证指标的选择应满足该项目的预期用途（如筛查、诊断、确认），临床定性免疫检验程序的分析性能参数一般包括：符合率、精密度（重复性）、检出限、临界值、抗干扰能力、血清与血浆结果一致性等。实验室应根据不同检验项目的预期用途，选择对检验结果质量有重要影响的参数进行验证。本条款所列验证指标仅是最低要求。各性能参数如何验证可参考 CNAS－GL038：2019。常出现的问题是有的实验室使用质控品或临床标本作为检出限的标本；有的实验室同时使用血清和血浆作为标本，但未评价血清与血浆结果一致性。 【查阅文件】 查阅免疫组检验项目性能验证报告是否符合要求。
7.3.3　检验方法确认	a）实验室应对以下来源的检验方法进行确认： 1）实验室设计或开发的方法。 2）超出预定范围使用的方法（如超出制造商的使用说明，或原确认的测量范围；第三方试剂应用于预期外的仪器，且无确认数据）。 3）修改过的确认方法。 b）方法确认应尽可能全面，并通过性能要求形式等客观证据证实满足检验预期用途的特定要求。实验室应确保检验方法的确认程度足以确保与临床决策相关的结果的有效性。 c）具有相应授权和能力的人员评审确认结果，并确认结果是否满足规定要求。 d）当对确认过的检验方法提出变更时，应评审改变对临床所产生的影响，并决定是否使用修改后的方法。 e）应保留以下确认记录： 1）使用的确认程序。 2）预期用途的特定要求。	【查阅文件】 如免疫组存在此条款中的检验程序，查阅检验程序性能确认记录。

续　表

标　准　条　款		迎　检　思　路
	3）方法性能参数的确定。 4）获得的结果。 5）方法有效性声明，并详述其与预期用途的适宜性。	
7.3.4　测量不确定度（MU）的评定	a）应评定测量结果量值的测量不确定度，并保持满足预期用途，相关时。测量不确定度应与性能要求进行比较并形成文件。 注：测量不确定度评定及示例见 ISO/TS 20914。 b）应定期评审测量不确定度的评定结果。 c）对于不能或者无须进行测量不确定度评定的检验程序，应记录未进行测量不确定度评定的理由。 d）当用户有要求时，实验室应向其提供测量不确定度信息。 e）当用户问询测量不确定度时，实验室的回复应考虑不确定度的其他来源，包括但不限于生物学变异。 f）当定性检验结果是基于定量输出数据，并根据阈值判定为阳性或阴性时，应用有代表性的阳性和阴性样品估计输出量值的测量不确定度。 g）对于定性检验结果，产生定量数据的中间测量步骤或室内质量控制结果的不确定度也宜视为此过程中的关键（高风险）部分。 h）进行检验方法性能验证或确认时，宜考虑测量不确定度，相关时。	【标准解读】 实验室应评定测量结果量值的测量不确定度，以满足预期用途。 实验室应根据检测项目的允许总误差，结合实验室的实际水平，为每个检验项目确定测量不确定度性能要求，通过对测量不确定度的评定结果进行定期的评审并与性能要求进行比对，持续改进检验质量。 对于不能或者无须进行测量不确定度评定的检验程序，应记录未进行测量不确定度评定的理由。 实验室应及时向临床提供检验项目的测量不确定度的信息，特别是测量不确定度在检验结果临界值处的解释，有助于临床医生更好地利用检验数据；当实验室用户问询测量不确定度时，实验室的回复应考虑不确定度的其他来源，如生物学变异带来的不确定度。 当定性检验结果是基于定量输出数据，并根据阈值判定为阳性或阴性时，应用有代表性的阳性和阴性样品估计输出量值的测量不确定度；对于定性检验结果，也应该考虑产生定量数据的中间测量步骤（如 ELISA 法测定过程中给出的 S/Co 值）或 IQC 结果的不确定度的风险情况。 进行检验方法性能验证或确认时，宜考虑测量不确定度。 【查阅文件】 查阅实验室的测量不确定度评定程序和测量不确定度评定报告内容是否完整；有无使用不同方法（定性和定量方法）评定测量不确定度的记录；性能验证或确认报告中是否有测量不确定度的内容。
7.3.5　生物参考区间和临床决定限	当解释检验结果需要时，实验室应制定生物参考区间和临床决定限，并告知用户。 a）基于患者风险的考虑，实验室应制定反映其服务的患	【标准解读】 实验室应建立或转移反映其服务的患者人群的生物参考区间和临床决定限，记录其来源和依据，并对其进行定期评审；实验室在更改检验程序或检验前程序时，也

续　表

标　准　条　款		迎　检　思　路
	者人群的生物参考区间和临床决定限，并记录其依据。 注：实验室可使用制造商提供的生物参考值，如其参考值的人群来源经过实验室验证并接受。 b）应定期评审生物参考区间和临床决定限，并将任何改变告知用户。 c）当检验或检验前方法发生改变时，实验室应评审其对相应参考区间和临床决定限的影响，并告知用户，适用时。 d）对于识别某个特征存在与否的检验，生物参考区间即是将鉴别的特征，如基因检验。	应对生物参考区间和临床决定限进行评审。可以参考相关卫生行业标准，如 WS/T 402—2024、WS/T 780—2021 等。 生物参考区间评审内容应包括：参考区间来源、检测系统结果可比性、参考人群适用性等，评审过程应有临床医生参加。需要时，宜根据性别、年龄等划分参考区间。 【查阅文件】 查阅生物参考区间控制程序对生物参考区间和临床决定限评审的相关规定是否符合要求；验证记录、定期评审记录及报告单上的生物参考区间与 LIS、HIS、门诊自助打印端、网络或微信报告的生物参考区间是否一致。
7.3.6　检验程序文件化	a）实验室应按需详尽制定检验程序，以确保其活动实施的一致性和结果的有效性。 b）程序应用实验室员工理解的语言书写，且在适当的地点可获取。 c）任何简要形式文件的内容应与其程序对应。 注：只要有程序全文供参考，且总结的信息按需更新，与完整程序的更新保持一致，工作台处可使用作业指导书、流程图或总结关键信息的类似系统作为快速参考。 d）程序可参考包含足够信息的产品使用说明书。 e）当实验室对检验程序做出经确认的改变，并对结果解释可能产生影响时，应向用户解释其含义。 f）所有与检验过程相关的文件均应遵守文件控制要求（见 8.3）。	【标准解读】 免疫组应为每一个检验项目建立作业指导书（SOP 文件）；编制的程序文件应通俗易懂，方便员工查阅和学习，简易操作卡一定要与其程序相对应；当检验程序发生改变而对结果解释产生影响时，实验室应向用户解释其变化的含义；所有检验程序文件都要遵守文件控制要求。 【查阅文件】 查阅文件 SOP 文件清单，具体的 SOP 文件，检验项目目录，简易操作卡，SOP 文件培训及考核记录。
7.3.7　检验结果有效性的保证		
7.3.7.1　通用要求	实验室应制定监控结果有效性的程序。记录结果数据的方	【标准解读】 实验室应制定监控检验结果有效性的

续　表

标　准　条　款		迎　检　思　路
	式应能检查出趋势和漂移，如可行，应采用统计学技术审核结果。实验室应策划和评审此监控。	程序，记录结果数据的方式应能检查出趋势和漂移，并用统计学技术审核结果。实验室应对此监控过程进行策划和评审。 【查阅文件】 查阅监控结果有效性的程序文件及评审记录。
7.3.7.2　室内质量控制（IQC）	a）实验室应制定室内质量控制程序，根据规定的标准监测检验结果的持续有效性，以验证达到预期质量，并确保与临床决策相关的有效性。 1）宜考虑检验的预期临床用途，因为同一被测量的性能特征在不同的临床情况下可能不同。 2）质量控制程序宜能监测检验方法的试剂或/和校准品的批号变化；为此，在更换试剂或/和校准品批号的同一天/批时，宜避免改变室内质控品的批号。 3）宜考虑使用第三方室内质控品，作为试剂或仪器制造商提供的质控品的替代或补充。 注：可通过检验结果的定期同行评审，对解释和意见进行监控。 b）实验室应选择符合预期用途的室内质控品。当选择室内质控品时，应考虑以下因素： 1）相关性能的稳定性。 2）基质尽可能接近患者样品。 3）室内质控品对检验方法的反应方式尽可能接近患者样品。 4）室内质控品满足检验方法的临床适宜用途，其浓度处于临床决定限水平或与其接近，可能时，覆盖检验方法的测量范围。 c）当无法获得合适的室内质控品时，实验室应考虑使用其他方法进行室内质量控制。其他方法的示例包括： 1）患者结果的趋势分析，例如，患者结果的浮动均值，或	【标准解读】 1）宜参考相关国家/行业标准建立质控程序如 WS/T 641—2018，内容包括：质控规则（质控规则应确保试验的稳定性和检验结果的可靠性）；质控品的类型、浓度和检测频度；质控品位置（如酶联免疫试验，适用时，质控品应随机放置且应覆盖检测孔位）；质控记录。 2）质控品可为商品化质控品或自制质控品。 3）定量检测项目：应至少使用两个浓度水平（正常和异常水平）的质控品。可利用质控图对质控数据进行统计分析，包括失控时的分析处理程序和纠正措施等。 4）定性检测项目：每次实验应设置阴性、弱阳性和/或阳性质控品，并对质控数据进行分析，包括阴性、弱阳性和/或阳性结果是否符合预期。 5）无法获得合适的室内质控品时，实验室可以考虑使用下列方法进行 IQC：患者结果的趋势分析；按照规定方案，将患者样品结果与另一替代程序检测结果比较；患者样品留样再测。 6）记录结果数据的方式应能检查出趋势和漂移，应按照规定的可接受标准定期评审 IQC 数据，当 IQC 不符合可接受标准时，则应避免发布患者的结果。 【查阅文件】 现场查看质控品的保存是否符合要求。 现场查看是否每检测日或分析批都有质控，每次质控是否使用弱阳性（如通过 S/Co 值或滴度确认）和阴性质控品。需关注以下情况：有些实验室为了减少出现失控的情况会使用强阳性的质控标本；有些厂家配套的质控品不是弱阳性水平；有些实验室将试剂盒的阴性对照和阳性对照当

续　表

标准条款		迎检思路
	结果低于或高于特定值的样品的百分比,或结果与诊断相关的样品的百分比。 2）按照规定方案,将患者样品结果与另一替代程序检测结果比较,该程序经确认可计量溯源至 ISO 17511 规定的同级或者更高级别的参考标准。 3）患者样品留样再测。 d）室内质量控制的检测频率应基于检验方法的稳定性和稳健性,以及错误结果对患者危害的风险而确定。 e）记录结果数据的方式应能检查出趋势和漂移,适用时,应采用统计学技术审核结果。 f）应按照规定的可接受标准定期评审室内质量控制数据,在某一时段内能够有效提示当前性能。 g）室内质量控制不符合可接受标准时,实验室应避免发布患者结果。 1）当室内质量控制不符合可接受标准,并提示检验结果可能有明显临床意义的错误时,应拒绝结果,并在纠正错误后重新检验相关患者样品(见 7.5)。 2）实验室应评估最后一次在控的室内质控之后的患者样品结果。	作阴性和阳性质控品;有些实验室将内对照(如 ENA 条带上的质控带)作为质控品;ELISA 法测定项目如果使用统计学质控规则,要关注是否至少使用一个偶然误差及一个系统误差规则。 观察 ELISA 法检测时质控品的位置是否固定。 查看实验室使用的质控规则与文件规定是否相符。 查看质控图的记录是否完整,如有失控,是否有失控分析报告。
7.3.7.3　室间质量评价(EQA)	a）实验室应通过实验室间比对监控检验方法的性能,包括参加适于检验和检验结果解释的室间质量评价计划,含 POCT 检验方法。 b）有相应质评计划时,实验室应就其检验方法建立室间质量评价的程序,包括申请、参加和结果评价。 c）室间质量评价样品应由常规执行检验前,检验和检验后程序的人员进行检验。	【标准解读】 1）实验室应满足卫生行政管理部门对 EQA 的相关规定,应按照 CNAS－RL02 的要求参加相应的 EQA,只要存在可获得的 PT 活动,医学实验室参加 PT 活动的频次应满足如下要求。 a）对于申请初次认可和扩大认可范围的实验室,基于可获得的 PT 活动开展频次,申请认可的每个检验(检查)项目,从申请认可之日计算,前 1 年内应至少参加 1~2 次 PT 活动。 b）对于监督评审和复审的实验室,基

续　表

标准条款		迎检思路
	d）实验室选择的室间质量评价计划应尽可能： 1）具有检查检验前、检验和检验后过程的效果。 2）满足临床适宜用途的可模拟患者样品的样品。 3）满足 GB/T 27043/ISO/IEC 17043 要求。 e）在选择室间质量评价计划时，实验室宜考虑靶值设定类型： 1）由参考方法独立设定，或 2）由总体公议值设定，和/或 3）由方法分组的公议值设定，或 4）由专家组设定。 注 1：不能获得不依赖方法的靶值时，可用公议值判断是实验室或方法特定的偏倚。 注 2：室间质量评价物质缺乏互换性会影响某些方法间的比较，但在另外一些方法间具备互换性时，仍可用于这些方法间的比较，而非仅依赖于方法内的比较。 f）当室间质量评价计划不可获得或不适用时，实验室应采取替代方法监控检验方法的性能。实验室应判断所选替代方法的合理性，并提供其有效性的证据。 注：可接受的替代方法包括： —与其他实验室交换样品。 —采用相同室内质控品的实验室间进行比对，评估单个实验室的室内质量控制结果与使用相同室内质控品的分组结果进行比较。 —分析不同批号的制造商终端用户校准品，或制造商的正确度质控品。 —至少由两人或两台仪器或两种方法对同一微生物样品进行分割/盲样检测。	于可获得的 PT 活动开展频次，获准认可的每个检验（检查）项目在 1 个认可周期内应至少参加 1~2 次 PT 活动。 c）如可获得的 PT 活动开展频次≥2 次/年，获准认可的每个检验（检查）项目，每年应至少参加 2 次 PT 活动。 2）应保留参加 EQA 的结果和证书。实验室负责人或指定人员应监控 EQA 活动的结果，并在结果报告上签字。 3）EQA 不可获得的检验（检查）项目，可参考 WS/T 415－2024 通过与其他实验室比对的方式确定检验结果的可接受性，并规定比对实验室的选择原则（如使用相同检测系统/检测方法的已获认可的实验室或其他同级别、高级别实验室）、比对样品数量、比对频次参加 EQA 的频次要求）、判断标准等。 4）如与其他实验室的比对不可行，实验室应制定评价检验（检查）结果与临床诊断一致性的方法，判断检验结果的可接受性，并记录。 【查阅文件】 查阅实验室的管理体系文件，应有参加 PT 的程序和记录要求，包括参加 PT 工作计划和不满意结果的处理措施等内容。关注实验室对 PT/EQA 提供者的选择、频次，以及参加 PT/EQA 的检测系统的选择是否符合要求。 查阅申请认可项目参加 PT/EQA 的检测结果的原始记录、回报表和证书，关注原始记录与上报结果的一致性，检测次数是否与患者标本检测次数相同；核实实验室填写的《附表 4　能力验证计划/实验室间比对汇总表》的内容是否正确；关注对不满意结果的处理是否符合要求。 免疫组有两个及以上测量系统检测同一项目时，如果没有全部参加 PT，那么应关注实验室选择参加 PT 的检验方法是否具有代表性。

续　表

标准条款		迎检思路
	—分析与患者样品有互换性的参考物质。 —分析临床相关研究来源的患者样品。 —分析细胞库和组织库的物质。 g）应按规定的可接受标准定期评审室间质量评价数据，在某一时段内能够有效提示当前性能。 h）当室间质量评价结果超出预定的可接受标准时，应采取适当措施（见 8.7），包括评估与患者样品相关的不符合，是否造成对临床的影响。 i）如确定影响有临床意义，则应复核受影响的患者结果，考虑修改结果的必要性，并告知用户，适当时。	
7.3.7.4　检验结果的可比性	a）当使用不同方法或/和设备，和/或在不同地点进行检验时，应制定临床适宜区间内患者样品结果可比性的程序。 注：进行不同检验方法的比较时，使用患者样品能避免室内质控品互换性不足带来的问题。当患者样品不可获得或不适用时，参考室内质量控制和室间质量评价的全部选项。 b）实验室应记录比对的结果及其可接受性。 c）实验室应定期评审比对结果。 d）如识别出差异，应评估该差异对生物参考区间和临床决定限的影响，并采取措施。 e）实验室应告知用户结果可比性的临床显著差异。	【标准解读】 1）实验室内部结果比对的程序文件应规定比对条件、样品类型及数量、比对方案、判断标准、频次及相关措施，可参考 CNAS-GL047 及相关国家/行业标准如 WS/T 407-2012。 2）应规定由多个人员进行的手工检验项目比对的方法和判断标准。例如，抗核抗体荧光强度和核型的识别等，定期（至少每 6 个月 1 次，每次至少 5 份临床样品）进行检验人员的结果比对。 3）比对记录应由授权人员审核并签字，并至少保留 2 年。 【查阅文件】 查阅实验室内部比对程序文件中的规定是否满足要求；内部比对的记录及比对不通过时采取的措施。
7.4　检验后过程		
7.4.1　结果报告		
7.4.1.1　通用要求	a）每项检验结果均应准确、清晰、明确并依据检验程序的	【标准解读】 1）如报告单使用认可标识，应符合

续 表

标准条款		迎检思路
	特定说明报告。报告应包括解释检验结果所有必需的信息。 b）当检验报告延误时，实验室应基于延误对患者的影响制定通知用户的程序。 c）所有与报告发布有关的信息应按照管理体系要求（见 8.4）保存。 注：只要满足本准则的要求，报告可以硬拷贝或电子方式发布。	CNAS－R01 的要求。 2）实验室负责人应对 LIS 中实验室报告的内容和格式进行审核、批准，并征求临床医护人员的意见。 3）应有防止数据传输错误的程序文件和记录，并核查报告单查阅终端［如医院信息管理系统（HIS）、报告查询客户端］等和 LIS 内的最终检验报告结果与原始输入数据（包括复检数据）是否一致。应定期核查数据在处理及存储过程中是否出现错误。当计算机系统出现变更时，如 HIS 和 LIS 软件升级或者更换数据中心服务器等，应再核查。 4）免疫组：特殊检验项目的结果报告应符合相关规范及标准要求，如《全国艾滋病检测技术规范（2020 年修订版）》、WS/T 573—2018 等。 5）当检验报告延误时，实验室应基于延误对患者的影响制定通知用户的程序。 【查阅文件】 查阅实验室制定的结果报告程序，是否有对特殊检验项目的结果报告作出具体的规定且符合相关法律法规的要求； 查看 HIV 抗体筛查试验呈阳性反应时的报告单，只能报告为“HIV 感染待确定”，不能报告为阳性或有反应性；自身抗体检测结果解释和进一步检验的建议是否完善； 查阅 LIS 中实验室报告的内容和格式的审核记录，以及报告单查阅终端与 LIS 内的最终检验报告结果的一致性核查记录； 检验报告延误后如何通知用户的程序及通知记录。
7.4.1.2 结果审核和发布	结果在发布前应经过审核和批准。 实验室应确保检验结果在授权者发布前得到审核，适当时，应对照室内质量控制、可利用的临床信息及以前的检验结果进行评估。 应规定发布检验结果报告的职责和程序，包括结果发布者及接收者。	【标准解读】 实验室应制定检验结果审核与发布的程序文件，规定检验结果在授权者发布前得到审核和批准，规定发布检验结果报告的职责和程序。 【查阅文件】 查阅检验结果审核与发布的程序中的条款、检验结果发布的流程是否满足要求。

续　表

标准条款		迎检思路
7.4.1.3　危急值报告	当检验结果处于规定的危急值限值时： a）根据可获得的临床信息，尽快通知用户或其他授权人。 b）记录所采取的措施，包括日期、时间、责任人、通知的人员、通知的结果、通知准确性的确认，以及在通知时遇到的任何困难。 c）当无法联系到责任人时，应制定实验室人员的逐级上报程序。	【标准解读】 免疫组应制定危急值报告的程序文件，包括危急值项目、范围、报告方式和逐级上报制度等。 【查阅文件】 查阅危急值报告程序、危急值报告记录是否齐全，传达方式是否及时有效，当无法联系到责任人时，实验室的逐级上报记录是否完整。
7.4.1.4　结果的特殊考虑	a）如用户同意，可用简化方式报告结果。未向用户报告的 7.4.1.6~7.4.1.7 中所列的信息，用户应能方便获取。 b）当结果以初步报告传送时，最终报告应发送给用户。 c）应保留所有口头提供结果的记录，包括沟通准确性确认的细节（见 7.4.1.3b）。口头提供的结果应补发书面报告。 d）某些对患者有重要影响（如遗传或某些感染性疾病）的检验结果，可能需要特殊的咨询。实验室管理层宜确保在没有得到充分咨询前，不将结果告知患者。 e）匿名的实验室检验结果可用于流行病学、人口统计学或其他统计分析等目的，前提是降低了对患者隐私和保密的所有风险，并符合相关法律或/和监管要求。	【标准解读】 检验结果报告程序中应包括结果的特殊考虑： a）在征得用户同意的情况下，可以用简化的方式报告结果，其他未报告的信息应能方便获取。 b）当结果以初步报告传送时，最终报告应发送给用户。 c）应保留所有口头提供结果的记录，如危急值报告过程中沟通准确性确认的细节问题。口头提供的结果应补发书面报告。 d）某些对患者有重要影响（如 HIV 感染）的检验结果，可能需要特殊的咨询。实验室管理层宜确保在没有得到充分咨询前，不将结果告知患者。 e）实验室在充分降低对患者隐私和保密的所有风险，并符合相关法律或/和监管要求的前提下，匿名的实验室检验结果可用于流行病学、人口统计学或其他统计分析等目的。 【查阅文件】 查阅检验结果报告程序中是否包括结果的特殊考虑等内容。口头报告结果记录的完整性。
7.4.1.5　结果的自动选择、审核、发布和报告	当实验室应用结果的自动选择，审核，发布和报告系统，应制定程序以确保： a）规定自动选择，审核，发布和报告的标准。该标准应经批准、易于获取并被授权负责发布结果的人员理解。	【标准解读】 免疫组如应用结果的自动选择，审核，发布和报告系统，应制定相应的程序以确保： a）免疫组应规定自动审核和报告的标准，具体可以参考有关行业标准、指南或专家共识，如 WS/T 616—2018。制定好的

续　表

标准条款		迎检思路
	b）标准在使用前进行确认和批准，在报告系统发生变化，并可能影响其正常功能及使患者医疗面临风险时，定期评审和验证这些标准。 c）可识别经自动报告系统选择出需要人工审核的报告，选择的时间和日期，以及审核人的身份均可获取。 d）必要时，可应用快速暂停自动选择、审核、发布和报告功能。	标准应经技术负责人批准发布，并对授权发布结果的人员进行培训和考核。 b）标准在使用前要进行确认和批准，并定期进行评审和验证。 c）可识别经自动报告系统选择出需要人工审核的报告，选择的时间和日期，以及审核人的身份。 d）当系统故障或自动审核出现问题时，可快速暂停自动审核和报告功能。 【查阅文件】 查阅免疫组检验自动审核和报告程序，自动审核和报告的规则、确认和批准记录、定期评审记录，暂停功能。
7.4.1.6　报告要求	每份报告应包括下列信息，除非实验室有理由可以省略某些内容并文件化： a）每页都有患者的唯一标识，原始样品采集日期和报告发布日期。 b）发布报告的实验室的识别。 c）用户姓名或其他唯一识别号。 d）原始样品类型和描述样品的必需信息（如来源、取样部位、大体描述）。 e）清晰明确的检验项目识别。 f）相关时，所用检验方法的识别，可能和必要时，包括被测量和测量原理的一致（电子）的识别。 注：观测指标标识符逻辑命名与编码系统（LOINC），命名、属性和单位（NPU、NGC）和 SNOMED CT 为电子识别的示例。 g）适用时，检验结果的测量单位以国际单位制（SI）或可溯源至 SI，或其他适用的单位报告。 h）生物参考区间、临床决定值，似然比或支持临床决定限的直方图/列线图（诺谟图），必要时。	【标准解读】 实验室应在检验结果报告程序中规定每份检验报告中应该包含的信息。 【查阅文件】 查阅检验结果报告单，信息是否齐全。

续　表

标　准　条　款		迎　检　思　路
	注：可将生物参考区间清单或表格发给实验室用户。 i）作为研发计划的一部分而开展的，尚无明确的测量性能声明的检验项目识别。 j）审核结果和授权发布报告者的识别（如未包含在报告中，则在需要时随时可用）。 k）需要作为初步结果的识别。 l）危急值提示。 m）将报告中所有部分标记为完整报告一部分的唯一性标识，以及表明结束的清晰标识（如页码和总页数）。	
7.4.1.7　报告的附加信息	a）当患者医疗需要时，应包括原始样品采集时间。 b）报告发布时间（如未包含在报告中），需要时应可获得。 c）全部或部分由受委托实验室完成的检验，包括不加修改的顾问提供意见的识别，以及实施检验的实验室名称。 d）适用时，报告应包含结果解释和注释： 1）影响检验结果临床意义的样品质量和适宜性。 2）采用不同程序（如POCT）或在不同地点进行检验时产生的差异。 3）当地区或者国家使用不同的测量单位时，错误解释所产生的潜在风险。 4）结果随时间产生的趋势性或显著变化。	【标准解读】 实验室应在检验结果报告程序中规定检验报告中可能的附加信息：如免疫自身抗体检测结果解释和进一步检验的建议等。 【查阅文件】 查阅免疫自身抗体报告单，是否包含了检测结果解释和进一步检验的建议等。
7.4.1.8　修正报告结果	修正或修改结果的程序应确保： a）记录修改的原因并在修改的报告中标识（相关时）。 b）修改的报告应仅以追加文件或数据传输的形式发送，明确标记为修订版，并包括参照原	【标准解读】 实验室应在检验结果报告程序中规定对检验结果进行修改的步骤，并保存修改记录。 【查阅文件】 查阅有修改的检验报告单，是否对修改的检验项目有明确的标识。

续　表

标　准　条　款		迎　检　思　路
	报告的日期和患者识别。 c）用户知晓报告的修改。 d）当有必要发布全新报告时，应有唯一性标识，并注明且追溯至所替代的原报告。 e）如报告系统不能显示修改，应保存修改记录。	
7.4.2　检验后样品的处理	实验室应规定检验后临床样品的保存时限，以及样品的储存条件。 实验室应确保在检验后： a）保存样品的患者和来源识别。 b）明确样品用于附加检验的适宜性。 c）样品保存方式尽可能确保附加检验的适用性。 d）可定位和检索样品；且 e）以适宜方式弃置样品。	【标准解读】 免疫组应制定检验后程序以规定检验后临床样品的保存时限和储存条件，以确保实验室能够识别保存样品的患者和来源，用于附加检验的适宜性，同时可以定位和检索样本及以适宜方式弃置样品。 免疫组：为便于追溯，凝胶图像和斑点杂交条带和/或通过扫描、拍照等方式保留的结果应作为技术记录保存，保存期限可参照相关行业要求。 【查阅文件】 查阅检验后程序对样品保存及附加检验适宜性的规定，免疫组原始技术记录的保存情况。
7.5　不符合工作	实验室应制定过程，在实验室活动或检验结果不符合自身程序、质量要求或用户要求时（如设备或环境条件超出规定限值，监控结果不能满足规定的标准）实施。该过程应确保： a）确定管理不符合工作的职责和权限。 b）基于实验室建立的风险分析过程采取应急和长期措施。 c）当存在对患者造成危害的风险时，终止检验并停发报告。 d）评价不符合工作的临床意义，包括在识别不符合工作之前可能或已发出的检验结果的影响分析。 e）对不符合工作的可接受性作出决定。 f）必要时，修改检验结果并通知用户。	【标准解读】 免疫组应根据科室制定的不符合工作程序，识别出相应的不符合。要基于实验室建立的风险分析过程采取应急和长期措施，当存在对患者造成危害的风险时，终止检验并停发报告。评价不符合工作的临床意义，包括在识别不符合工作之前已发出或本来可以发出的检验结果的影响分析；对不符合工作的可接受性作出决定；必要时，修改检验结果并通知用户；规定批准恢复工作的职责。 【查阅文件】 查阅实验室不符合工作程序文件，查看规定是否满足上述条款要求；查看不符合工作及采取措施的记录。

续　表

标准条款		迎检思路
	g）规定批准恢复工作的职责。 实验室应采取与不符合工作（见 8.7）再次发生的风险相符的纠正措施。 实验室应保存不符合工作和 7.5a）~g）中规定措施的记录。	
7.6　数据控制和信息管理		
7.6.1　通用要求	实验室应获得开展实验室活动所需的数据和信息。 注 1：本准则“实验室信息系统”中包括计算机化和非计算机化系统中的数据和信息管理。相比非计算机化的系统，有些要求更适用于计算机系统。 注 2：与计算机化实验室信息系统相关的风险见 ISO 22367：2020，A.13。 注 3：确保信息保密性、完整性和可用性的信息安全控制、策略和最佳实践等见 ISO/IEC 27001：2022 附录 A“信息安全控制参考”。	【标准解读】 实验室应制定数据控制和信息管理程序，规定应获得开展实验室活动所需的数据和信息。 实验室信息系统的使用宜经过确认，确认程度宜与正在进行的检验、报告的检验结果，以及系统及其数据的完整性相适应。通常，此类系统是实验室工作流程的组成部分，并可能主要在患者照护的检验前和检验后阶段存在潜在风险。 确保信息保密性、完整性和可用性的信息安全控制、策略和最佳实践等。 【查阅文件】 查阅数据控制和信息管理程序；与计算机化实验室信息系统相关的风险评估记录。
7.6.2　信息管理的职责和权限	实验室应确保规定信息系统管理的职责和权限，包括可能对患者医疗产生影响的信息系统的维护和修改。实验室最终为实验室信息系统负责。	【标准解读】 实验室应规定信息系统管理的职责和权限，包括可能对患者医疗产生影响的信息系统的维护和修改。同时实验室应最终为实验室信息系统负责。 【查阅文件】 查阅数据控制和信息管理程序是否规定了相应的管理职责和权限，实验室信息系统的维护和修改记录。
7.6.3　信息系统管理	用于采集、处理、记录、报告、存储或检索检验数据和信息的系统应： a）在引入前，经过供应者确认，以及实验室的运行验证；在使用前，系统的任何变化，包括实验室软件配置或对商业化软件的修改，均应获得授权、文	【标准解读】 实验室信息系统的运行确认和验证的内容包括：实验室信息系统和其他系统，如实验室装备、医院患者管理系统及基层医疗系统之间的接口正常运行，并进行记录。 所有患者信息和数据均形成电子记录，可检索。LIS 每天运行的情况可在系统实时记录和查询。实验室应建立信息运

续 表

标准条款		迎检思路
	件化并经验证； 注 1：适用时，确认和验证包括：实验室信息系统和其他系统，如实验室装备、医院患者管理系统及基层医疗系统之间的接口正常运行。 注 2：常用的商业现成软件在其设计的应用范围内使用可被视为已经过充分的确认（例如，文字处理和电子表格软件，以及质量管理软件程序）。 b）形成文件，包括系统日常运行等文件可被授权用户方便获取。 c）考虑网络安全，以防止系统未经授权的访问，并保护数据不被篡改或丢失。 d）在符合供应者规定的环境下操作，或对于非计算机系统，提供保护人工记录和转录准确性的条件。 e）进行维护以保证数据和信息完整，并包括系统故障的记录和适当的应急和纠正措施；应对计算和数据传送进行适当和系统检查。	行工作日志，及时记录出现的异常情况及处理措施。 防止非授权访问，保护患者信息。所有经授权进入 LIS 的人员应维护系统中所有患者信息的机密性。 免疫组进行人工记录和转录数据时应双人审核报告，录入完毕后需与原始数据核对 1 次，结果报告宜由另一人报告，报告结果前应再次检查原始数据以核对输入数据的准确性。 定期核查在不同系统中维护的表格的多个副本，以确保在使用过程中所有副本的一致性。 【查阅文件】 实验室信息系统管理的程序性文件，实验室信息手册，实验室计算机控制清单，LIS 验证记录表，实验室信息系统工作日志，LIS 故障记录表，计算机故障维修记录表，计算机处理患者数据过程及结果审核记录表，分析仪器、LIS 和 HIS、检验报告查询终端（手机应用、自助报告打印机）数据一致性验证记录表。
7.6.4 宕机预案	实验室应制定经策划的过程，以便在发生影响实验室提供服务能力的信息系统故障或宕机期间维持运行。该情况还包括自动选择和报告结果。	【标准解读】 实验室应建立网络信息系统的应急处理程序，保证各种故障原因造成的停机或瘫痪时检验科日常工作正常有序。 【查阅文件】 实验室信息系统管理程序文件，实验室信息系统故障应急演练预案和实施记录。
7.6.5 异地管理	当实验室信息管理系统在异地或由外部供应者进行管理和维护时，实验室应确保系统的供应者或运营者符合本准则的所有适用要求。	【标准解读】 实验室信息管理系统管理程序中应规定在异地或由外部供应者进行管理和维护时，系统的供应者或运营者应符合要求。 【查阅文件】 信息系统分包合同，分包商对实验室运维管理记录，实验室对分包商的考核评价记录。

续 表

<table>
<tr><th colspan="2">标 准 条 款</th><th>迎 检 思 路</th></tr>
<tr><td colspan="3">7.7 投诉</td></tr>
<tr><td>7.7.1 过程</td><td>实验室应有处理投诉的流程,至少包括:
a）对投诉的接收、确认、调查,以及决定采取处理措施过程的说明。
注:投诉的解决可导致实施纠正措施(见 8.7)或作为改进过程的输入(见 8.6)。
b）跟踪并记录投诉,包括为解决投诉所采取的措施。
c）确保采取适当的措施。
应可公开获取投诉处理过程的说明。</td><td>【标准解读】
实验室应制定处理投诉的流程,包括:对投诉的接收、确认、调查,以及决定采取处理措施过程;跟踪并记录投诉,包括为解决投诉所采取的措施;确保采取适当的措施。
【查阅文件】
投诉的管理程序及相关记录。</td></tr>
<tr><td>7.7.2 投诉接收</td><td>a）在接到投诉后,实验室应确认投诉是否与其负责的实验室活动相关,如相关,则应处理该投诉(见 8.7.1)。
b）接到投诉的实验室应负责收集所有必要的信息,以确认投诉是否属实。
c）只要可能,实验室应告知投诉人已收到投诉,并向其提供处理结果和进程报告,适用时。</td><td>【标准解读】
实验室应建立投诉的管理程序,通过及时合理解决客户投诉,持续改进检验质量和服务能力。
投诉经调查后确认实验室确实存在检验质量或服务态度等方面的问题时,投诉成立;同时要分析投诉是否属实;经评估,需要时,分析投诉事件发生的根本原因,采取纠正措施,并将处理结果和进程提供给投诉人。
【查阅文件】
查阅投诉的管理程序,投诉的受理和处理记录,年度投诉分析总结报告,管理评审中投诉的监控和解决情况总结报告。</td></tr>
<tr><td>7.7.3 投诉处理</td><td>调查和解决投诉不应导致任何歧视行为。
投诉决定应由与投诉事项无关的人员做出或审查和批准。资源不允许时,任何替代方案都不应损害公正性。</td><td>【标准解读】
投诉的管理程序中应规定调查和解决投诉要确保公正性,不应导致任何歧视行为。
【查阅文件】
查阅投诉的管理程序中关于调查和解决投诉过程中公正性的规定,投诉的受理和处理记录。</td></tr>
<tr><td>7.8 连续性和应急预案</td><td>实验室应确保已经识别与紧急情况,或者其他导致实验室活动受限或无法开展等状况有关的风险,并制定协调策略,包</td><td>【标准解读】
实验室应制定识别导致实验室活动受限或无法开展的风险而制定协调策略的应急预案程序,以便在中断后能继续运行。</td></tr>
</table>

续　表

标 准 条 款		迎 检 思 路
	括计划、程序和技术措施，以便在中断后继续运行。 应定期测试预案，并演练响应能力，可行时。 实验室应： a）考虑所有相关实验室人员的需要和能力，制定紧急情况响应方案。 b）向相关实验室人员提供适当的信息和培训。 c）对实际发生的紧急情况作出响应。 d）采取与紧急情况的严重程度和潜在影响相符的措施，预防或减轻紧急情况的后果。 注：详细信息见 CLSI GP36－A。	应定期测试预案，并演练响应能力。 实验室制定的应急预案要考虑所有相关实验室人员的需要和能力，并提供适当的信息和培训；对实际发生的紧急情况作出响应，采取与紧急情况的严重程度和潜在影响相符的措施，预防或减轻紧急情况的后果。 参见 CLSI GP36－A planning for laboratory operations during a disaster。 【查阅文件】 查阅应急预案程序及定期的应急预案演练记录。

第四节　管理体系要求

标 准 条 款		迎 检 思 路
8.1　总体要求		
8.1.1　通用要求		
8.1.2　满足管理体系要求		
8.1.3　管理体系意识	实验室应确保在实验室控制下从事工作的人员理解以下内容： a）相关目标和方针。 b）其对于管理体系有效性的贡献，包括提高绩效的获益。 c）不符合管理体系要求的后果。	【标准解读】 实验室应对所有员工进行管理体系知识的培训，理解管理体系的相关目标和方针，教育员工严格按照管理体系文件开展检验活动的重要性及不符合管理体系要求时可能产生的后果。 【查阅文件】 查阅管理体系培训和考核记录。
8.2　管理体系文件		
8.3　管理体系文件控制		

续　表

标　准　条　款		迎　检　思　路
8.3.1　通用要求		
8.3.2　文件控制	实验室应确保： a）文件有唯一性标识。 b）文件发布前，由具备专业知识和能力的授权人员确定其适用性后予以批准。 c）定期审查文件，必要时更新。 d）在使用地点可获得适用文件的相关版本，必要时，控制其发放。 e）识别文件更改和当前修订状态。 f）防止未经授权修改、删除或移除。 g）防止未经授权获取文件。 h）防止误用作废文件，对因需要而保存的作废文件作适当标识。 i）规定期限内或按照适用的规定要求，每份废止的受控文件至少保存一份纸质或电子版文件。	【标准解读】 免疫组组长应按照科室层面规定的统一格式组织编写组室的管理SOP、项目SOP、仪器SOP，SOP的编写要遵循制造商的建议。 文件的编写、审批、发布、使用、修改、作废等要满足科室层面文件控制程序的要求。 【查阅文件】 查阅免疫组的管理SOP、项目SOP、仪器SOP是否为现行有效版本，所有文件是否符合文件控制要求。
8.4　记录控制		
8.4.1　记录建立	实验室应建立和保存清晰的记录以证明满足本准则的要求。 应在执行影响检验质量的每一项活动时进行记录。 注：记录的媒介可采用任何形式或类型。	【标准解读】 免疫组应根据其开展的检验活动进行记录的识别、收集、索引、获取、存放、维护、修改及安全处置。 【查阅文件】 记录控制的程序性文件，检验活动的所有记录。
8.4.2　记录修改	实验室应确保修改的记录可追溯到之前的版本或原始记录。应保留原始的和修改后的数据和文档，包括修改的日期，相关时，修改的时间、修改内容和修改人的标识。	【标准解读】 实验室只有授权人员才能对记录进行修改，并说明修改的原因。纸质版和电子化记录的修改符合科室层面对记录修改的要求。 【查阅文件】 查阅记录控制的程序性文件是否有关于记录修改的具体规定；记录修改登记表。

续　表

标准条款		迎检思路
8.4.3　记录保存	a）实验室应实施记录的标识、存放、防止非授权的获取及修改、备份、归档、检索、保存期和处置所需的程序。 b）应规定记录保存时间。 注 1：除要求外，可基于已识别的风险选择记录保存时间。 c）报告的检验结果应能在必要或要求的期限内进行检索； d）所有记录应在整个保存期间可获取，无论使用何种媒介保存记录，应清晰，并可用于实验室管理评审（见 8.9）。 注 2：从法律责任考虑，特定类型程序（如组织学检验、基因检验、儿科检验等）的记录可能需要比其他记录保存更长时间。	【标准解读】 免疫组所有记录的标识、存放、防止非授权的获取及修改、备份、归档、检索、保存期和处置都要满足科室层面的要求。 【查阅文件】 查阅记录控制的程序文件，记录保存的场所和媒介是否符合要求。
8.5　应对风险和改进机遇的措施		
8.6　改进		
8.7　不符合及纠正措施		
8.8　评估		
8.8.2　质量指标	应策划监控质量指标［见 5.5d）］的过程，包括建立目的、方法、解释、限值、措施计划和监控周期。应定期评审质量指标以确保其持续适宜。	【标准解读】 免疫组应根据科室制定的质量指标和管理的程序文件制定组室质量目标和涵盖检验前、检验和检验后、实验室服务和安全的质量指标，并定期监测质量指标，同时识别出改进机遇。 【查阅文件】 查阅质量指标管理的程序性文件，质量指标的监测或评审报告。
8.8.3　内部审核		
8.9　管理评审		

（吴敏良　陶志华）

第十二章　临床微生物学检验认可要求与迎检思路

临床微生物学检验是通过系统的检验方法，及时、准确地对临床标本作出病原学诊断和抗微生物药物敏感性的报告，为临床感染性疾病的诊断、治疗和预防提供科学依据。检验结果的真实可靠直接影响到临床的正确诊断和有效治疗，也直接关系到患者的生命安全。临床微生物学检验以病原体形态、成分、生长特征、生化活性或代谢产物作为检测靶标，可通过显微镜检查、细菌真菌培养、生化鉴定、血清学检验、药敏试验和分子生物学检验等多种方法联合应用来为感染性疾病提供微生物学诊断。临床微生物学检验程序中应特别关注检验前标本的采集、运送、保存及处理等提高病原微生物检出率的重要环节。同时，选择各种感染性疾病病原体的最佳检验方法，对分离鉴定程序和快速诊断技术进行性能验证和风险管理是提供正确检验结果的必要前提。在临床沟通方面，了解特定病原微生物感染后患者的特殊症状和体征，有利于对引起感染的病原微生物作初步判断，促进检验结果报告和发布的正确性和及时性。生物安全管理要求也是临床微生物学检验领域认可的重要关注点。本章遵循 CNAS CL02：2023 准则对临床微生物学检验领域的认可要求进行解读，以促进临床微生物实验室运行中在质量和技术能力上的符合性和有效性。

第一节　结构和管理要求

标 准 条 款		迎 检 思 路
5.1　法律实体		
5.2　实验室主任		
5.3　实验室活动		
5.3.3　咨询活动	实验室管理层应确保提供适当的实验室建议和解释，并满足患者和用户的需求。 适用时，实验室应建立协议与实验室用户进行沟通，包括： a）为选择和使用检验提供意见，包括所需样品类型、检验方法的临床适应证和局限性，以	【标准解读】 微生物检验人员和检验医师应熟悉微生物学检验项目的样品类型、检验方法的临床适应证和局限性，为临床提供标本采集指导、标本拒收标准及让步检验结果解读、检验的频率等信息，积极参与临床会诊、查房或检验门诊，提供检验结果的解释和专业判断。

续 表

标准条款		迎检思路
	及要求检验的频率。 b）为检验结果的解释提供专业判断。 c）促进实验室检验的有效利用。 d）就科学及事务性工作提供意见。例如，样品不符合可接受标准的情况。	定期对医院常见病原菌分布和耐药监测报告进行发布和解读，促进检验结果的有效利用。 【现场交谈】 微生物学检验新项目是否为临床所知、如何进行临床推广和提高临床应用度，微生物组提供的药敏报告临床是否满意，是否定期向临床科室提供细菌监测和药敏分析，微生物组是否参与临床会诊或查房。
5.4 结构和权限		
5.4.1 质量管理	实验室应配备具有履行其职责所需的权限和资源的人员，无论其是否还被赋予其他职责。所履行职责包括： a）实施、保持和改进管理体系。 b）识别与管理体系或执行实验室活动的程序的偏离。 c）采取措施以预防或最大程度减少这类偏离。 d）向实验室管理层报告管理体系运行状况和改进需求。 e）确保实验室活动的有效性。 注：这些责任可分配给一人或多人。	【标准解读】 申请认可的医学实验室应至少有 1 名符合条件的人员负责临床微生物学检验专业技术管理工作，也可由熟悉临床微生物学专业的实验室技术负责人担任。 【查阅文件】 查阅负责临床微生物学专业技术管理工作人员的档案，查看是否有副高及以上专业技术职称证书，从事医学检验工作是否满 5 年，特别关注其专业背景、工作经历，判断其是否具备从事临床微生物学专业技术管理工作的能力。查询微生物组内各种岗位的分工、职责、权限和相互关系的文件化内容。
5.5 目标和方针	a）实验室管理层应建立并维持目标和方针（见 8.2），以： 1）满足患者和用户的需要和要求。 2）致力于良好的专业实践。 3）提供满足其预期用途的检验。 4）符合本准则。 b）目标应可测量并与方针一致。实验室应确保该目标和方针在实验室组织的各层级得到实施。 c）在策划和实施管理体系变更时，实验室管理层应确保管理体系的完整性。	【标准解读】 在检验科总体质量目标和质量指标架构下，微生物实验室应建立本专业领域的个体化质量指标和目标，包括但不限于：血培养污染率、血培养采血量、血培养阳性率、尿培养污染率、急诊血培养检验前 TAT 等。 【现场交谈】 随机提问微生物组有无对血培养采血量进行评估或分析，有则查看记录，无则现场查看血培养瓶内采血量情况，有无过多或过少等；询问员工建议有何渠道，是否畅通。 查看不合格标本记录及反馈，纠正措施效果。

续　表

标　准　条　款		迎　检　思　路
	d）实验室应建立质量指标以评估检验前、检验和检验后过程的关键环节，并监控与目标相关的性能（见 8.8.2）。 注：质量指标的类型包括收到的样品数中不合格的样品数，登记或/和样品接收的错误数，更正报告数，指定周转时间的完成率。	
5.6　风险管理	a）实验室管理层应建立、实施和维护过程，以识别与其检验和活动相关的对患者危害的风险和改进患者医疗的机会，并制定应对风险和改进机遇的措施（见 8.5）。 b）实验室主任应确保对该过程的有效性进行评估，并在确定为无效时进行修改。 注 1：医学实验室风险管理要求见 ISO 22367。 注 2：实验室生物风险管理要求见 ISO 35001。	【标准解读】 微生物组制定应对风险和改进机遇的措施，新项目开展前进行风险评估，运行后实施持续改进。一旦识别出了相关持续改进机会，不管出现在任何环节或过程，均应采取相关措施进行解决。 【查阅文件】 如管理评审时，微生物组应将本组监控的质量指标实际表现与微生物相关质量目标进行比较，如血培养污染率、血培养危急值报告及时率、不合格标本率、职业暴露发生率。无论是满足/超越预期要求，还是不满足预期要求，均应进行相关原因分析或采取相应措施，以持续改进质量管理体系的有效性。

第二节　资 源 要 求

标　准　条　款		迎　检　思　路
6.1　总体要求		
6.2　人员		
6.2.1　通用要求	a）实验室应有足够数量有能力的人员开展其活动。 b）所有可能影响实验室活动的内部或外部人员，应行为公正、符合伦理，有能力并按照实验室管理体系要求工作。	【标准解读】 微生物组应根据医院规模、临床服务性质和需求，配备足够数量和岗位的技术人员及咨询人员（如检验医师）。 专业技术人员能力范围宜包括：细菌、真菌、结核分枝杆菌和非典型病原体的检验。

续 表

标 准 条 款		迎 检 思 路
	注：POCT 设备监督员和操作者指南见 ISO/TS 22583。 c）实验室应向员工传达满足用户需求和要求，以及满足本准则要求的重要性。 d）实验室应有程序向员工介绍组织及其将要工作的部门或区域、聘用的条件和期限、员工设施、健康和安全要求，以及职业健康服务。	建立员工培训和能力评估程序、计划，并实施、记录。 【查阅文件】 查阅微生物组负责人的人员档案，查看其教育和工作经历是否有医学或医学检验专业相关背景；是否取得相应职称，有无进行相关培训。 从事临床微生物学检验工作的年限和疑难病例会诊经历等。
6.2.2 能力要求	a）实验室应规定影响实验室活动结果的各职能的能力要求，包括教育、资格、培训、再培训、技术知识、技能和经验的要求。 b）实验室应确保全部员工具备开展其负责的实验室活动的能力。 c）实验室应有人员能力管理程序，包括能力评估频率要求。 d）实验室应有记录证实其人员能力。 注：以下能力评估方法可组合使用： —直接观察活动。 —监控检验结果的记录和报告过程。 —核查工作记录。 —评估解决问题的技能。 —检验特定样品，如已检验过的样品、实验室间比对样品或分割样品。	【标准解读】 临床微生物学检验中有大量进行辨色和形态学辨别的工作，颜色视觉障碍者无法完成该部分工作。因此微生物组工作人员应定期进行色盲色弱检查，一旦出现颜色视觉障碍应调离微生物学检验工作岗位。 从事复杂程度高的项目检测（如形态学检查、微生物学检验、临床质谱检验等）的新上岗员工，在最初 6 个月内应至少进行 2 次能力评估。 微生物基因检测报告签发人员应通过参加相关领域的培训或学术交流等继续教育活动，熟悉行业规范、指南，以及专家共识，了解基因检测技术和临床应用的最新进展。 微生物实验室技术负责人应具备高级及以上专业技术职务资格，从事医学检验（检查）工作至少 3 年。 认可的授权签字人应具备中级及以上专业技术职务资格，从事申请认可授权签字领域专业检验（检查）工作至少 3 年。 微生物实验室应制定员工能力评估的内容、方法、频次和评估标准。评估间隔不宜超过 1 年。 【查阅文件】 查阅微生物组工作人员健康档案或体检记录，是否进行色盲色弱的相关检查，有无检查记录。 查看微生物组年度培训计划，是否按照计划实施培训；关注接受培训人员的覆盖面，查看培训内容及相关记录。 查看微生物组员工能力评估程序，关注

续　表

标准条款		迎检思路
		能力评估的内容、方法、频次和评估标准是否合理，针对不同类型的人员评估内容是否有侧重，评估是否具有可操作性。 抽查新进员工，查看其在最初 6 个月内是否接受过 2 次能力评估，评估内容是否与正从事的检验工作相符。同时也应询问是否有离岗 6 个月以上再上岗，以及转岗的员工，并查看其能力评估结果。 查阅新的检测系统如质谱、mNGS 启用时相关人员的培训记录和能力评估记录。 查阅授权签字人的档案，查看是否有中级及以上专业技术职称证书，查看从事该签字领域专业技术工作是否满 3 年。 【访谈调查】 通过与新进员工、离岗 6 个月以上再上岗，以及转岗的员工交流，判断实验室对他们的能力评估是否真实和有效。 【现场试验】 现场试验应尽可能安排以上人员参加，观察他们在关键步骤时的操作是否符合要求，从而判断能力评估是否有效。
6.2.3　授权	实验室应授权人员从事特定的实验室活动，包括但不限于： a）方法选择、开发、修改、确认和验证。 b）结果审核、发布和报告。 c）实验室信息系统使用，特别是患者数据和信息获取、患者数据和检验结果录入、患者数据或检验结果修改。	【标准解读】 应在人员资质、培训经历、能力评估结果的基础上，授权人员从事特定的实验室活动。授权岗位宜明确具体，如涂片镜检、培养鉴定、血清学检测、临床质谱检验和基因检测岗位等。 依据人员技术能力，对授权岗位进行分层，如标本签收、技术操作、审核、报告解读等。 信息系统的授权与岗位技术授权应一致，分级权限设置。 【查阅文件】 随机抽查 3 个关键岗位的人员授权文件。 【现场演示】 观察实验室现场关键步骤时的操作是否符合授权要求。
6.2.4　继续教育和专业发展	应对从事管理和技术工作的人员提供继续教育计划。全部人员应参加继续教育、常规专	【标准解读】 此条款明确规定了员工培训计划的制定和具体培训内容。培训内容包括且不限

续　表

标 准 条 款		迎 检 思 路
	业发展或其他的专业相关活动。 应定期评估计划和活动的适宜性。	于专业岗位技能还应包括新技术新理论、质量管理知识、学科发展趋势等方面。 【查阅文件】 查看微生物组年度培训计划，是否按照计划实施培训；关注接受培训人员的覆盖面，查看培训内容及相关记录。
6.2.5　人员记录	实验室应制定以下活动的程序，并保存记录： a）确定 6.2.2a）中规定的能力要求。 b）岗位描述。 c）培训和再培训。 d）人员授权。 e）人员能力监督。	【标准解读】 此条款明确规定了员工个人技术档案的内容。 【查阅文件】 抽查不同技术职称和工龄的岗位人员，查看档案文件的完整性。
6.3　设施和环境条件		
6.3.1　通用要求	设施和环境条件应适合实验室活动，不应对结果有效性或患者、访客、实验室用户和员工的安全产生不利影响。这应包括在实验室主场所外开展的检验前工作相关的设施与地点，也包括 POCT。 实验室应规定、监控和记录从事实验室活动所必需的设施及环境条件要求。 注 1：设施和环境条件的要求见 ISO 15190。 注 2：对结果有效性产生不利影响的环境条件，包括但不限于非特异性扩增的核酸、微生物污染、灰尘、电磁干扰、辐射、照明条件（照度）、湿度、供电、温度、声音和振动。	【标准解读】 微生物实验室应依据《人间传播的病原微生物目录（2023 年版）》实施安全风险评估，如设置了不同的控制区域，应制定针对生物、化学、放射及物理等危害的防护措施及合适的警告。 微生物实验室属于生物安全二级实验室，应配备必要的安全设施如生物安全柜、通风设施，以及口罩、帽子、手套等个人防护用品。 开展微生物分子诊断的实验室，在满足生物安全前提下，各工作区域的设置、进入方向及气流控制等应符合《医疗机构临床基因扩增检验实验室管理办法》及《医疗机构临床基因扩增检验实验室工作导则》的要求。 【查阅文件】 查看实验室制定的《安全风险评估报告》，是否对微生物实验室的生物安全、质控、人员管理、仪器管理、过程管理（检验前、检验和检验后）、LIS 管理及实验室安全等方面进行风险评估。是否通过分析了实验室目前的运行状况，发现可能存在风险的环节并对风险可能性、严重性和综合等级进行分析，必要时是否采取了预防措

续　表

标准条款		迎检思路
		施。关注如果发生实验室搬迁、实验室内部进行区域调整、开展新检验项目、旧项目撤销时是否进行再评估。 【现场观察】 现场查看微生物实验室的不同控制区域警告标识是否清楚。 【访谈调查】 是否知晓实验室安全的等级及依据，是否了解实验室关于高致病性病原微生物的处理流程等。
6.3.2　设施控制	应实施、记录、监控、定期评审设施控制，应包括： a）访问控制，考虑安全、保密性、质量，以及医疗信息和患者样品的保护。 b）防止来自能源、照明、通风、噪声、供水和废物处理对实验室活动造成的污染、干扰或不利影响。 c）防止来自因检验程序存在风险或不隔离可能影响、干扰工作时造成的交叉污染。 d）提供适当的安全设施和设备，并定期验证其功能。 示例：应急疏散装置、冷藏或冷冻库中的对讲机和警报系统，便利的应急淋浴和洗眼装置和复苏设备等。 e）保持实验室设施功能正常、状态可靠。	【标准解读】 微生物菌落观察需要照明充足，手工药敏测量需要不同的光线，因此需有充足的照明且具备适合不同药敏平板观察的光源。
6.3.3　储存设施	a）应提供储存空间，其条件应确保样品、设备、试剂、耗材、文件和记录的持续完整性。 b）应以防止交叉污染和损坏的方式储存检验过程使用的患者样品和材料。 c）有害物质和生物废物的储存和处置设施应符合相关法律法规规定的材料分类要求。	【标准解读】 检验前标本和检验后患者样品均需配备满足质量要求和生物安全防护的储存条件。 易燃易爆、强腐蚀性等危险品、特殊传染病阳性样品按有关规定分别设库，单独贮存，双人双锁，并有完善的登记和管理制度。 【现场观察】 现场查看病区和实验室微生物检验标本储存设施是否符合要求。

续 表

标准条款		迎检思路
6.3.4 员工设施	应有足够的盥洗设施、饮水处，以及储存个人防护装备和衣物的设施。 宜提供员工活动空间，如会议室、学习室和休息区。	【标准解读】 临床微生物实验室操作环境严禁存放个人物品、进食饮水。应在清洁区设置盥洗设施、饮水处，以及储存个人防护装备和衣物的设施。 【现场观察】 现场查看设施是否符合要求，员工是否在规定区域从事相应活动。
6.3.5 样品采集设施	样品采集设施应： a）保证样品采集方式不会使结果失效或对检测质量有不利影响。 b）在样品采集期间考虑患者的隐私、舒适度及需求（如残疾人通道、盥洗设施）及陪伴人员（如监护人或翻译）的安排。 c）提供隔开的患者接待和样品采集区域。 d）维持患者和员工用急救物品。 注：样品采集设施要求见 ISO 20658。	【标准解读】 门诊和病区应保证样品采集方式不会使结果失效或对检测质量有不利影响；如门诊中段尿培养标本的留取应确保无菌操作。 门诊应提供隔开的患者接待和样品采集区域，患者隐私保护的措施是否满足要求应由实验室所在单位伦理委员会作出评估。 【查阅文件】 查阅实验室对患者隐私保护的相关程序性文件。 查阅是否有实验室所在伦理委员会对样品采集时患者隐私保护措施的评估资料。 【现场观察】 现场查看门诊采血处采取的患者隐私保护措施是否符合要求。
6.4 设备		
6.4.1 通用要求	实验室应制定设备选择、采购、安装、验收测试（包括可接受标准）、操作、运输、存放、使用、维护，以及停用的程序，以确保其正常运行并防止污染或损坏。 注：实验室设备包括仪器的硬件和软件，测量系统和实验室信息系统，或任何影响实验室活动结果的设备，包括样品运输系统。	【标准解读】 微生物实验室设备管理程序应包含设备选择、采购、安装、验收测试（包括可接受标准）、操作、运输、存放、使用、维护，以及停用等规定。 【查阅文件】 查看检验科设备管理程序和微生物组设备管理程序中是否对微生物学检验特定设备包括标本转运系统进行了相关规定。
6.4.2 设备要求	a）实验室应配备检测活动正常进行所需的设备。 b）在实验室永久控制之外的场所，或超出设备制造商的性能规格使用设备，实验室管理层应确保满足本准则要求。	【标准解读】 微生物实验室设备的类型和安装应满足工作要求；培养箱的数量和种类（如特殊温度范围和气体要求）、冰箱应满足诊断需要；无菌体液的显微镜检查应配备细胞离心机。

续　表

标准条款		迎检思路
	c）可影响实验室活动的每件设备应贴唯一标签,标识或其他识别方式并登记在册。 d）实验室应根据需要维护和更换设备以确保检验结果质量。	根据不同微生物组是否具备处理结核菌、丝状真菌等生物危害较大病原体的能力情况,应配备不同类型的生物安全柜,且安装地点应符合生物安全的要求。 【现场观察】 查看微生物组是否安装符合生物安全要求的不同级别安全柜,是否配备不同温度、气体条件的培养箱,是否配备细胞离心机。
6.4.3　设备验收程序	当设备投入或重新投入使用前,实验室应验证其符合规定的可接受标准。 用于测量的设备应能达到提供有效结果所需的测量准确度或(和)测量不确定度(见 7.3.3 和 7.3.4)。 *注 1:这包括在实验室使用的设备、租借的设备,或在医护点,以及实验室授权的相关或移动设施中使用的设备。* *注 2:如相关,设备验收试验的核查可基于返回设备的校准证书。*	【标准解读】 新进设备使用前必须进行性能验证,满足性能要求方可投入临床使用。 如果设备故障影响了方法学性能,在设备修复、校准后,实验室可通过检测质控菌株或已知结果的样品的方式进行性能验证。 如果有影响抗菌药物敏感性试验(AST)结果的软件更新或设备维修,需按照要求进行质控。 【查阅文件】 查阅新进检测系统的性能验证报告;查阅实验室是否制定了设备故障处理相关程序,如果设备故障影响了方法学性能,是否有制定相应措施证明设备恢复正常,相应措施是否包含质控菌株或临床菌株的选择及结果判断标准。 查阅设备维修记录表,特别关注故障影响了方法学性能的处理记录,看实验室是否对设备故障的原因进行分析,故障修复后的验证是否符合要求。 【访谈调查】 现场询问设备操作人员发生设备故障后应采取哪些处理措施。
6.4.4　设备使用说明	a）实验室应具有适当的防护措施,防止设备意外调整导致检验结果无效。 b）设备应由经过培训,授权和有能力的人员操作。 c）设备使用说明,包括制造商提供的说明,应可随时获取。 d）应按照制造商的规定使用设备,除非已经实验室确认(见 7.3.3)。	【标准解读】 微生物组内各种温度依赖设备、气体装置、无菌设备、消毒灭菌设备都对微生物的培养结果产生重大的影响,因此必须定期监测其运转是否正常。应保存仪器功能监测记录的设备至少应包括:温度依赖设施(冰箱、培养箱、水浴箱、加热块等每日记录温度)、CO_2培养箱(每日记录 CO_2浓度)、超净工作台(定期做无菌试验)、压力灭菌器(至少每个灭菌包外贴化学指示胶带、内

续 表

标准条款		迎检思路
		置化学指示卡,定期进行生物监测)。 【查阅文件】 查看微生物组各种孵箱、冰箱、CO_2培养箱的每日温度及CO_2浓度监控记录;查看超净工作台或生物安全柜的无菌检测记录、紫外灯管强度监测记录;查看压力灭菌器化学指示卡及定期生物监测记录。
6.4.5 设备维护与维修	a) 实验室应根据制造商说明书制定预防性维护程序。应记录与制造商的计划或说明的偏离。 b) 设备维护应在安全的工作条件和工作顺序下进行。应包括电气安全、紧急停机装置,以及授权人员对有害物质的安全处理和处置。 c) 设备故障或超出规定要求时,应停止使用,并清晰标识或标记为停用状态,直到经验证可正常运行。实验室应检查故障或偏离规定要求的影响,并在出现不符合工作时采取措施(见 7.5)。 d) 适用时,实验室应在设备使用、维修或报废前去污染,并提供适于维修的空间和适当的个人防护设备。	【标准解读】 应制定预防性维护计划并记录的设备至少应包括:生物安全柜、CO_2培养箱、自动化鉴定仪、血培养仪、压力灭菌器、超净工作台、显微镜和离心机。 实验室应掌握微生物学检验设备的使用情况,编写仪器维护程序,制定仪器维护计划。 【查阅文件】 查阅实验室的设备管理程序中有关设备维护的有关内容,查看实验室的仪器维护计划和完成记录。
6.4.6 设备不良事件报告	应调查可直接归因于特定设备的不良事件和事故,并按要求向制造商或(和)供应商,以及相关部门报告。实验室应制定响应制造商召回或其他通知,以及采取制造商建议措施的程序。	【标准解读】 此条款明确规定了实验室应执行不良事件上报和设备召回程序。 【查阅文件】 抽查相应的记录和告知。
6.4.7 设备记录	应保存影响实验室活动结果的每台设备的记录。 记录应包括以下相关内容: a) 制造商和供应商的详细信息,以及唯一识别每台设备的充分信息,包括软件和硬件。 b) 接收、验收试验和投入使用的日期。	【标准解读】 此条款明确规定了设备档案的记录内容。血培养仪、微生物鉴定药敏等大型专业设备应独立建立设备档案;冰箱等通用设备可合并建档。 【查阅文件】 抽查微生物学检验使用中血培养仪、质谱仪等大型设备档案,核查记录的完整性。

续　表

标　准　条　款		迎　检　思　路
	c）设备符合规定可接受标准的证据。 d）当前放置地点。 e）接收时的状态（如新设备、二手或翻新设备）。 f）制造商说明书。 g）预防性维护计划。 h）实验室或经批准的外部服务提供商进行的维护活动。 i）设备损坏、故障、改动或修理。 j）设备性能记录，如校准证书或（和）验证报告，包括日期、时间和结果。 k）设备状态，如使用或运行、停用、暂停使用、报废。	
	设备记录应按 8.4.3 规定要求，在设备使用期或更长时期内保存并易于获取。	【查阅文件】 抽查报废设备的文档存放。
6.5　设备校准和计量学溯源性		
6.5.1　通用要求	实验室应规定对校准和溯源的要求，以保持检验结果报告的一致性。对分析物测量的定量方法，应包括校准和计量溯源要求。测量表征而不是离散分析物的定性方法和定量方法应规定被评估的特性，以及不同时间再现性所需的要求。 注：定性方法和可能无法进行计量学溯源的定量方法的示例包括红细胞抗体检测、抗生素敏感性评估、基因检测、红细胞沉降率、流式细胞仪标记物染色和肿瘤 HER2 免疫组化染色。	【标准解读】 实验室应掌握设备的校准情况，应编写校准清单，制定校准计划，实时掌握设备的校准状态。不要出现设备超过校准周期仍在使用。 【查阅文件】 查阅实验室的设备管理程序中有关设备校准的有关内容，关注校准时机、校准机构选择及校准周期是否符合要求。 查看实验室的校准计划，仪器校准清单。 在实验室提供的主要设备清单中随机选择一台设备查看校准报告，校准报告应由授权人员评定签字。
6.5.2　设备校准	实验室应制定程序，对直接或间接影响检验结果的设备进行校准。程序应规定： a）使用条件和制造商的校准说明。	【标准解读】 本条款规定了微生物组各类仪器设备的校准要求： 自动化鉴定仪、血培养仪的校准应满足制造商建议。

续　表

标准条款		迎检思路
	b）计量溯源性记录。 c）定期验证要求的测量准确度和测量系统功能。 d）记录校准状态和再校准日期。 e）在重新校准时确保使用的修正因子已更新和记录。 f）校准不合格时的处理，以最大程度降低对服务运行和对患者的风险。	每6个月进行检定或校准的设备至少应包括浊度仪。 每12个月进行检定或校准的设备至少应包括：生物安全柜（高效过滤器、气流、负压等参数）、CO_2浓度检测仪、细胞离心机、压力灭菌器、游标卡尺、培养箱、温度计、移液器、微量滴定管或自动分配器。 【查阅文件】 查看微生物组关于自动化鉴定仪、血培养仪校准的相关规定性文件，查阅最近一次校准报告。
6.5.3　测量结果的计量溯源性	a）实验室应通过形成文件的不间断的校准链，将测量结果与适当的参考对象相关联，建立并保持测量结果的计量溯源性，每次校准均会引入测量不确定度。 注：追溯源至高级别参考物质或参考程序的校准溯源信息可由检验系统的制造商提供。该文件只有在使用未经修改的制造商检验系统和校准程序时才可接受。 b）实验室应通过以下方式确保测量结果溯源到最高可溯源水平和国际单位制（SI）： —具备能力的实验室提供的校准；或 注1：满足 ISO/IEC 17025 要求的校准实验室被认为有能力进行校准活动。 —具备能力的标准物质生产者提供并声明计量溯源至 SI 的有证标准物质的认定值。 注2：满足 ISO 17034 要求的标准物质生产者被认为是有能力的。 注3：满足 GB/T 19703/ISO 15194 要求的有证标准物质被认为是合适的。 c）无法依据 6.5.3a）提供溯源性时，应用其他方法提供结果可信性，包括但不限于：	【标准解读】 一般微生物学检验项目为定性方法，可通过检测已知物质或之前样品的结果一致性，适用时，比较反应强度一致性如药敏试验的 MIC，证明其溯源性。 【查阅文件】 检验程序性能验证报告中的符合性验证。

续　表

标　准　条　款		迎　检　思　路
	—明确描述、视为提供符合预期用途且由适当比对保证测量结果的参考测量程序、指定方法或公议标准的结果。 —用另一种程序测量校准品。 注：被测量的计量溯源让步管理见 ISO 17511。 d）基因检验应建立至基因参考序列的溯源性。 e）定性方法可通过检测已知物质或之前样品的结果一致性，适用时，反应强度一致性，证明其溯源性。	
6.6　试剂和耗材		
6.6.1　通用要求	实验室应建立试剂和耗材的选择、采购、接收、储存、验收试验和库存管理过程。 注：试剂包括商品化或内部制备的物质、参考物质（校准品和质控品）、培养基；消耗品包括移液器吸头、载玻片、POCT 耗材等。	【标准解读】 实验室制定的试剂和耗材的管理程序，应有明确的判断符合性的方法和质量标准。实验室应选用由相关部门批准或者备案的试剂，并保留制造商提供的试剂性能参数。 自制微生物培养基、质控品应有制备程序，包括稳定性和均一性的评价方案，以及配制和评价记录。
6.6.2　试剂和耗材-接收和储存	实验室应按照制造商说明储存试剂和耗材，并监测相关的环境条件。当实验室不是接收场所时，应核实接收场所是否具备充分的储存和处理能力，以防止供应品损坏和变质。	【标准解读】 微生物试剂库或冰箱应符合试剂说明书要求；存放环境有温湿度记录；对储存条件有要求的试剂如培养基、药敏卡等，供应商应具备充分的储存和处理能力，以防止损坏和变质。 【查阅文件】 查阅实验室制定的试剂接收和储存程序，确认实验室试剂储存条件是否与厂家说明书一致。 【访谈调查】 现场询问工作人员工作日常规试剂的接收流程和特殊应急情况下如何接收试剂。
6.6.3　试剂和耗材-验收试验	组分或试验过程改变的每个试剂或试剂盒新配方，或新批号或新货运号试剂，在投入使用前或结果发布前（适用时）应进	【标准解读】 微生物学检验相关的新批号或新货运号试剂，在投入使用前应使用质控菌株或已知临床标本进行性能验证。影响检验质

续　表

标准条款		迎检思路
	行性能验证。 影响检验质量的耗材在投入使用前应进行性能验证。 注 1：新批号试剂与旧批号试剂的室内质控品结果可比可作为验收证据(见 7.3.7.2)。不同批号试剂比对首选患者样本，以避免室内质控品的物质互换性问题。 注 2：有时可基于试剂分析证书进行验证。	量的耗材在投入使用前应进行性能验证。 【查阅文件】 查阅实验室制定的鉴定试剂质检程序，确认实验室是否对新批号鉴定试剂进行阴性和阳性的验证。如培养基生长试验、无菌试验、生长抑制试验等。 查阅实验室制定的药敏纸片质检程序，确认实验室是否对新到货次或新批号药敏纸片进行平行验证。 【访谈调查】 现场询问工作人员在验证药敏纸片性能时应如何选择菌株，以及结果的判断标准。
6.6.4　试剂和耗材-库存管理	实验室应建立试剂和耗材的库存管理系统。 库存管理系统应将已验收的试剂和耗材与未检查或未接受使用的区分开。	【标准解读】 实验室应规定将已验收的试剂和耗材与未检查或未接受使用的区分开存放，避免误用。 【现场观察】 现场查看商品化试剂、自配试剂是否具备独立的验收前后存放区域。
6.6.5　试剂和耗材-使用说明	试剂和耗材的使用说明，包括制造商提供的使用说明，应易于获取。应按制造商说明使用试剂和耗材。如计划他用，见 7.3.3。	【标准解读】 应保存试剂说明书，对各种自配试剂或培养基的制备过程进行详细记录，以保证不同工作人员都可以顺利使用。 【现场观察】 现场查看商品化试剂、自配试剂的使用说明是否易于获取。
6.6.6　试剂和耗材-不良事件报告	应调查可直接归因于特定试剂或耗材的不良事件和事故，并根据要求向制造商或(和)供应商，以及相关部门报告。 实验室应制定程序，响应制造商召回或其他通知及采取制造商建议措施。	【标准解读】 此条款明确规定了实验室应执行特定试剂或耗材不良事件上报程序。 【查阅文件】 抽查相应的记录和告知。
6.6.7　试剂和耗材-记录	应保存影响检验性能的每一试剂和耗材的记录，包括但不限于： a）试剂或耗材的标识。 b）制造商信息，包括说明书、名称和批次编码或批号。	【标准解读】 实验室应对各种自配试剂或培养基的制备过程进行详细记录，以保证不同工作人员都可以顺利使用。 【现场观察】 现场查看自配试剂或自制培养基是否

续　表

标　准　条　款		迎　检　思　路
	c）接收日期和接收时的状态、失效日期、首次使用日期；适用时，试剂或耗材的停用日期。 d）试剂或耗材初始和持续准用记录。 当实验室使用自己配制、再悬浮或组合试剂时，除记录上述相关内容外，还应包括配制人、配制日期和有效期。	具备以上基本内容。
6.7　服务协议		
6.7.1　与实验室用户的协议	实验室应制定程序建立并定期评审提供实验室活动的协议。 该程序应确保： a）充分规定了要求。 b）实验室有能力和资源满足要求。 c）适用时，实验室告知用户由受委托实验室和顾问执行的具体活动。应将可能影响检验结果的任何协议变更通知实验室用户。 应保留评审记录，包括任何重大变更。	【标准解读】 实验室标本采集手册、检验项目手册等均为用户服务协议；定期评审提供实验室活动的协议的适合性。 【现场交谈】 涉及微生物学检验相关项目服务协议评审记录，如提供的微生物组检验项目种类、临床意义及各检验程序的选择、委托第三方检验的说明记录等。
6.7.2　与POCT操作者的协议	实验室与组织内使用实验室支持的POCT的其他部门的协议，应明确规定各自的职责和权限并告知。 注：已建立的多学科POCT委员会可管理此服务协议，见附录A。	【标准解读】 鉴于微生物学检验的特殊性，甲乙流抗原、CRE筛查、新冠核酸快检等应明确规定非检验人员只能采样或检测，不能审核报告。
6.8　外部提供的产品和服务		
6.8.1　通用要求	实验室应确保由外部提供的、影响实验室活动的产品和服务在以下情况是适宜的： a）预期纳入实验室自身活动。 b）实验室直接向用户提供部分或全部从外部供应者那里	【标准解读】 微生物实验室的外部服务包括，检验试剂耗材的供应商、血培养等样品采集服务、移液器和其他校准服务、生物安全柜、高压灭菌器等设施和设备维护保养服务、EQA计划、药敏试验参考实验室检测等。

续　表

标准条款		迎检思路
	获得的产品或服务。 c）用于支持实验室的运作。 可能需要与组织其他部门或职能部门合作以满足以上要求。 注：服务包括样品采集服务、移液器和其他校准服务、设施和设备维护保养服务、室间质量评价计划、受委托实验室和顾问提供的服务。	【查阅文件】 科室程序文件、专业组合格供应商目录和评价记录。
6.8.2　受委托实验室和顾问	实验室应将如下要求告知受委托实验室和提供解释和建议的顾问： a）提供的程序、检验、报告和咨询活动。 b）危急结果的管理。 c）所需的人员资格和能力证明。 委托实验室（而非受委托实验室）应负责确保将受委托实验室的检验结果提供给申请者，除非协议有其他规定。应保存一份所有受委托实验室和顾问的清单。	【查阅文件】 受委托实验室的选择和评估记录。尤其是受委托实验室微生物相关检验项目PT成绩合格情况、委托检验的结果报告方式、委托检验报告单提供方式（直接给医生还是联系患者）、委托检验的结果使用情况等。
6.8.3　外部提供的产品和服务的评审和批准	实验室应制定程序并保存相关记录，用于： a）规定、审查和批准实验室对所有外部提供的产品和服务的要求。 b）规定对外部供应者的资质、选择、表现评价和再评价的标准。 c）样品委托。 d）在使用或直接提供给用户之前，应确保外部提供的产品和服务符合实验室规定的要求，或适用时，本准则的相关要求。 e）根据对外部服务供应者的表现评价结果采取措施。	【查阅文件】 供应商评价记录、大型仪器设备/大批量试剂耗材购置参数设置、三家或以上同性能品牌比对记录，合格供应商目录等。 【访谈调查】 如何选择供应商，是否有指导性程序文件（具体文件名称）；供应商评价具体指标有哪些，不合格供应商如何确定。

第三节　过 程 要 求

标 准 条 款		迎 检 思 路
7.1　总体要求		
7.2　检验前过程		
7.2.1　通用要求	实验室应制定涵盖所有检验前活动的程序，并使相关人员方便获取。 注 1：检验前过程可能影响预期检验的结果。 注 2：样品采集和运送要求见 ISO 20658。 注 3：特定来源样品和特定分析物的要求见 ISO 20186－1、ISO 20186－2、ISO 20186－3、ISO 20166(所有部分)、ISO 20184(所有部分)，ISO 23118 和 ISO 4307。	【标准解读】 微生物标本应严格遵循采集运送基本原则，包括合适的采集时机、采集容器、采集量、适宜的运送培养基等。可参照行业标准 WS/T 640—2018、WS/T 503—2017、WS/T 499—2017 等编制标本采集手册。明确规定微生物标本的采集运送标准，并告知检验前如无菌操作等可能影响预期检验的结果。 【查阅文件】 查阅在用标本采集手册，核对血液、尿液、脑脊液和呼吸道微生物标本的采集与送检规定是否符合 WS/T 640—2018 要求。
7.2.2　实验室提供给患者和用户的信息	实验室应备有向用户和患者提供的适当信息。信息应充分以使用户全面了解实验室活动的范围和要求。 适当时，这些信息应包括： a）实验室地址、工作时间和联络方式。 b）检验申请和样品采集的程序。 c）实验室活动的范围和预期可获得结果的时间。 d）咨询服务的获取。 e）患者知情同意要求。 f）已知对检验性能或结果解释有显著影响的因素。 g）实验室处理投诉的流程。	【标准解读】 检验科可采用发布标本采集手册及公示栏或公示屏等，向用户和患者提供相关的信息。至少包括采样时间、TAT、咨询投诉电话等。 【现场观察】 观察（不限于）门急诊抽血窗口等是否有信息告知。
7.2.3　检验申请		
7.2.3.1　通用要求	a）实验室收到的每份检验申请均应视为协议。	【标准解读】 微生物学检验申请单应包括临床诊断，

续 表

标准条款		迎检思路
	b) 检验申请应提供充分信息,以确保: —申请单和样品可明确追溯至患者。 —可识别申请者的身份及联络方式。 —可识别申请的检验项目。 —可提供临床和技术建议及临床解释。 c) 检验申请信息可以实验室认为适宜且用户可接受的格式和介质提供。 d) 当患者医疗必需时,实验室应与用户或其代表进行沟通,以明确用户申请的内容。	必要时说明感染类型和/或目标微生物,宜提供抗菌药物使用信息。 临床诊断对细菌室判断可能的病原菌,所生长细菌是否病原菌,标本是否污染具有一定的指导作用,最好予以注明。当同时送检不同无菌部位标本时,应注明采集部位。如果有怀疑的目标微生物宜在标本注明,以便细菌室采取最适合的培养方案。如果已使用抗生素,宜提供相应信息。 【现场观察】 查阅微生物学检验报告中申请栏是否注明临床诊断、采集部位等信息。
7.2.3.2 口头申请	实验室应制定管理口头申请检验的程序。适用时,包括在规定时限内向实验室提供书面确认的检验申请。	【查阅文件】 查阅标本采集手册中是否有对附加检验口头申请的方式,以及后续书面确认的要求。
7.2.4 原始样品采集和处理		
7.2.4.1 通用要求	实验室应制定采集和处理原始样品的程序。应向样品采集者提供相关信息。	【标准解读】 制定标本采集手册。
	应明确记录任何与既定采集程序的偏离。应评估接受或拒收该样品对患者结果的潜在风险和影响,记录并通知适当人员。 适用时,实验室应定期评审所有类型样品的量、采集器械及保存剂的要求,以确保样品量既不会不足也不会过多,且正确采集样品以保护分析物。	【标准解读】 实验室应制定微生物标本接收/拒收标准,并建立不合格标本拒收程序。 【查阅文件】 查看细菌室有无制定标本采集相关的作业指导书或采集手册,有无标本接收标准和不合格标本拒收程序等,并抽查不合格标本拒收记录。
7.2.4.2 采集前活动的指导	实验室应为采集前活动提供充分信息和指导,以确保不影响样品的完整性。这些信息包括:	【标准解读】 行业标准 WS/T 503—2017 中明确对血培养采集指征、检验信息、采血时间、采集套数、采血量、采集方法做出了明确规定,

续　表

标准条款		迎检思路
	a）患者准备（如为护理人员、样品采集者和患者提供的指导）。 b）原始样品采集的类型和量，采集容器及必需添加物，样品采集顺序（相关时）。 c）特殊采集时机（相关时）。 d）影响样品采集、检验或结果解释，或与其相关的临床信息（如用药史）。 e）样品标识可明确识别患者和采集部位，以及从同一患者采集的多个样品，包括多块组织或切片。 f）实验室接受或拒收申请的检验所用样品的标准。	因此微生物组应根据此标准编写详细的 SOP 或标本采集手册。 分枝杆菌抗酸染色和培养阳性率均较低，连续 3 天送检清晨第一口痰可有效提高阳性率，因此应制定相应采集手册并及时与临床科室沟通交流采集方法。 【查阅文件】 查阅细菌室关于血培养及分枝杆菌检查相关的标准操作程序。 【现场观察】 现场抽查当天送检血培养采血量及血瓶采集数量是否符合要求。
7.2.4.3　患者知情同意	a）实验室对患者开展的所有操作均需患者知情同意。 注：对于大多数常规实验室操作，如患者自愿接受样品采集如静脉穿刺，即可表示患者已同意。 b）特殊操作，包括大多数侵入性操作或可能增加并发症风险的操作，需有更详细的解释，在某些情况下，需要记录知情同意。 c）紧急情况下不能得到知情同意时，只要对患者最有利，实验室可以执行必需的操作。	【标准解读】 患者自行留取送检的微生物标本，即视为知情同意。 患者自愿接受静脉穿刺即可表示患者已同意。 支气管镜、插管等侵入性操作，由操作医师告知并签署知情同意书。
7.2.4.4　采集活动的指导	为确保样品采集和检验前储存的安全、准确和临床适宜性，实验室应提供以下指导。 a）接受原始样品采集的患者身份的确认。 b）确认并记录（相关时）患者符合检验前要求［如禁食、用药情况（最后服药时间、停药时间）、在预定时间或时间间隔采集样品等］。 c）原始样品采集说明，包括原始样品容器及必需添加物，以及样品采集顺序（相关时）。	【标准解读】 制定标本采集手册，包括各种类型微生物标本采集活动的指导。 如需明确说明并执行血培养标本采集的消毒技术、样品量、标本采集时机、不能按时送检时的储存条件等。用于诊断成人不明原因发热、血流细菌感染时，应在不同部位抽血至少 2 套，每套 2 瓶（需氧、厌氧各一瓶）；脑脊液第一管不能用于微生物培养等要求。 WS 288—2017 分枝杆菌细菌学检查痰标本的采集方法如下： a）即时痰为患者就诊时深呼吸后咳

续 表

标准条款		迎检思路
	d）以可明确追溯到被采集患者的方式标记原始样品。 e）原始样品采集者身份、采集日期及时间（相关时）的记录。 f）分离或者分装原始样品的要求（必要时）。 g）采集的样品运送到实验室之前的稳定条件和合适的储存条件。 h）采样物品使用后的安全处置。	出的痰液，清晨痰为清晨晨起立即用清水漱口后深咳出的痰液，夜间痰为送痰前一日夜间咳出的痰液；合格的痰标本应是脓样、干酪样或脓性黏液样性质的痰液，痰量以 3~5 mL 为宜。 b）痰标本应由检验人员或经培训合格的专人验收，痰液不合格者，要求重新送检；当难以获得合格标本时，也应进行细菌学检查，但应注明标本性状，以便分析结果时参考。 c）留取痰标本的容器应采用国际通用螺旋盖痰瓶，或选用直径 40 mm、高 20 mm 有螺旋盖可密封的塑料盒，容器上应注明患者姓名、编号、检查项目、痰标本序号及送检日期。 当天不能检查的痰标本应置 4℃ 冰箱内保存。 【查阅文件】 查阅微生物标本的采集指南是否信息完整。
7.2.5　样品运送	a）为确保及时和安全运送样品，实验室应提供以下指导。 1）运送样品的包装方式。 2）确保从样品采集到实验室接收之间的时间适用于申请的检验。 3）保持样品采集、处理所需的特定温度范围。 4）保证样品完整性的任何特殊要求，如使用指定的保存剂。 b）如样品的完整性受到损害并存在健康风险，应立即通知负责样品运送的机构并采取措施降低风险，防止再次发生。 c）实验室应建立样品运送系统并定期评估其充分性。	【标准解读】 微生物标本采集后应尽快送检，当不能及时送检时，应采取适宜的方法如血培养、脑脊液等宜室温保存，尿液、痰等应冷藏保存标本。 【查阅文件】 查阅实验室是否编写微生物标本的采集手册，尤其关注是否制定针对延迟运送时的标本保存方法。
7.2.6　样品接收		
7.2.6.1　样品接收程序	实验室应制定样品接收程序，包括：	【标准解读】 合格的微生物标本是准确报告的前提，

续　表

标 准 条 款		迎 检 思 路
	a）样品可通过申请单和标识明确追溯到唯一识别的患者和解剖部位（适用时）。 b）接受或拒收样品的标准。 c）记录接收样品的日期和时间，相关时。 d）记录样品接收者的身份，相关时。 e）由授权人员对接收的样品进行评估，确保其符合与所申请检验相关的接受标准。 f）急诊样品说明，包括需执行的特殊标记、运送、快速处理方法、周转时间和特殊报告标准等详细信息。 g）确保样品的所有部分均可明确追溯到原始样品。	因此应及时评估标本质量，如血培养标本采血量、采血次数、血培养污染率等指标，并及时反馈给临床，以提高临床对微生物标本质量的重视。不合格的标本，如唾液污染的痰标本、污染的尿标本应予以退回并电话通知临床及时重新送检。 【查阅文件】 查看实验室有无微生物标本质量评估的相关文件，如血培养标本采血量统计、污染率统计、不合格痰标本统计等；查看不合格标本的退检登记。
7.2.6.2　样品接受特殊情况	a）样品因以下情况受影响时，实验室应制定考虑患者医疗最佳利益的过程： 1）患者或样品识别不正确。 2）样品不稳定，如运送延迟等原因导致。 3）不止确的储存或处理温度。 4）不适当的容器。 5）样品量不足。 b）在考虑到对患者安全的风险后，接受了对临床很重要或不可替代的不合格样品，应在最终报告中说明问题的性质，适用时，在解释可能受影响的结果时给出建议提示。	【标准解读】 所有微生物标本采集后均应尽快送检，对重要的临床标本，如脑脊液、心包积液、手术组织等，在考虑到对患者安全的风险后接受让步检验时，需记录临床沟通信息，在最终报告中说明问题的性质，适用时，在解释可能受影响的结果时给出建议提示。 【查阅文件】 查阅实验室是否编写微生物标本的采集手册，尤其关注是否制定针对延迟运送或不合格重要标本时的处理方法。
7.2.7　检验前的处理、准备和储存		
7.2.7.1　样品保护	实验室应制定程序并有适当设施确保样品的完整性，避免样品在处理、制备、储存期间丢失或损坏。	【标准解读】 所有微生物标本采集后均应尽快送检，特殊标本应使用转运培养基，确保样品的完整性，避免样品在处理、制备、储存期间丢失或损坏。不同的运送培养基对不同的病原体有一定的筛选或抑制作用，因此需要根据不同的标本类型及其所进行的微

续 表

标准条款		迎检思路
		生物检验项目，选用不同的转运培养基。如细菌学检验可采用 Amies 或 Stuart 转运培养基、Cary－Blair 转运培养基等；病毒学检验可采用 VTM 保存液等。 由于微生物标本中可能存在对人类高度致病的病原体，如布鲁菌、霍乱弧菌等，因此在转运过程中应严格注意生物安全，按照国家有关生物安全标准标识、包装标本，运送过程符合《病原微生物实验室生物安全通用准则》要求。 【查阅文件】 查看细菌室标本采集手册是否对运送培养基转运标本进行相关规定。 【现场观察】 现场查看病区微生物标本采集后储存及运送是否符合要求。 微生物组是否向临床提供转运培养基，询问工作人员是否了解转运培养基的适用范围及优缺点等。
7.2.7.2 附加检验申请标准	实验室程序应规定对同一样品申请附加检验的时限。	【标准解读】 微生物培养标本，如果分离出病原菌，可附加申请药敏试验或追加目标菌检测等。
7.2.7.3 样品稳定性	考虑到原始样品中分析物的稳定性，应规定和监控从样品采集到检验之间的时间，相关时。	【标准解读】 微生物生长速度和活性会随采样后时间延长而降低，因此微生物标本应尽快检测，尤其血液、脑脊液标本应遵循卫生行业标准要求。对不能及时送检的标本保存及运送条件进行规定。
7.3 检验过程		
7.3.1 通用要求	a）实验室应选择预期用途经过确认的检验方法，以确保患者检验项目的临床准确度。 注：首选方法可以是体外诊断医疗器械使用说明中规定的程序，公认/权威教科书、同行审议的文章或杂志发表的，国际和国内公认标准或指南中的，或国家、地区法规中的方法。 b）每一检验程序的性能特	【标准解读】 微生物学检验程序应至少符合国家标准或卫生行业标准，抗菌药物敏感性试验方法及结果判断至少应遵循上一年 CLSI 的标准。例如，WS/T 805—2022、WS/T 639—2018、WS/T 503—2017、WS/T 486—2016、WS/T 497—2017、WS/T 498—2017、WS/T 499—2017 等。当培养过程中发现法定传染病病原微生物时应按相关法规要求进行处理并及时上报，若发现的检验程序

续　表

标准条款		迎检思路
	征，应与该检验的预期用途及对患者医疗的影响相关。 c）所有程序和支持性文件，如与实验室活动有关的说明、标准、手册和参考数据，应保持最新并易于员工使用（见 8.3）。 d）员工应遵守规定程序，并记录在检验过程中从事重要操作活动的人员身份，包括 POCT 操作人员。 e）授权人员应定期评审实验室提供的检验方法，确保其在临床意义上适合于收到的申请。	应至少符合国家标准或卫生行业标准，当培养过程中发现人间传染的高致病性病原微生物［依据《人间传染的病原微生物目录》（国卫科教发〔2023〕24 号）］时，应按相关法规要求进行处理，或还应送至相应级别的生物安全实验室进行检验。 a）所选择的涂片、染色技术培养基应能从样品中分离识别相应病原菌；鉴定方法应符合要求，如通过血清学、革兰染色、菌落形态、生长条件、代谢反应、生化和酶活性抗菌药物耐谱等进行鉴定；有处理组织样品的能力。 b）应明确伤口样品培养程序，深部伤口感染应至少包括样品采集、需氧菌及厌氧菌的培养及鉴定。如果不具备厌氧培养条件，则应将样品置合格的运送系统迅速送有条件的实验室。应有适当的检测苛养菌（如放线菌，快速生长的分枝杆菌等）的方法。 c）厌氧菌培养时间与样品类型、诊断有关，在第一次培养评估之前应有足够的培养时间（至少 48 小时）。应有合适的液体培养基及适当的鉴定方法（适用时）。 d）应制定常规药敏试验方法（纸片扩散法、琼脂稀释法、微量肉汤稀释法、E 试验或其他）的操作程序（含各类病原体和/或样品的检测药物、质控标准、结果解释等）。 e）抗菌药物敏感性试验方法包括纸片扩散法、稀释法（琼脂稀释法、肉汤稀释法）、浓度梯度扩散法（E 试验）或自动化仪器检测；实验室应提供与服务相适应的抗菌药物敏感性试验。 f）分枝杆菌样品应置密闭的防渗漏容器内；某些样品（如尿液、脑脊液）抗酸染色应浓缩，所有样品培养前应浓缩。应以密闭试管置密封的离心架内离心。 g）真菌培养宜使用含和不含抗菌药物的两类培养基。经空气传播有高度感染性的真菌样品、含菌丝体的真菌应在生物安全柜内处理。若采用平皿培养，应封盖。 h）病毒培养时，应详细记录细胞类型、

续 表

标 准 条 款		迎 检 思 路
		传代数、细胞来源、培养基及生长状况;应检测并记录培养基和稀释剂的无菌试验和 pH;应监测细胞病变效应,以优化培养的最佳时间。应比较未经接种或接种无菌物质的单层细胞与接种临床样品的培养物。 【访谈调查】 现场询问微生物组工作人员临床标本分离培养程序、关键步骤及质控要求等。
	a) 实验室在引入方法前,应制定程序以验证能够适当运用该方法,确保能达到制造商或方法规定的性能要求。 b) 验证过程证实的检验方法的性能指标,应与检验结果的预期用途相关。 c) 实验室应保证检验方法的验证程度足以确保与临床决策相关的结果的有效性。 d) 具有相应授权和能力的人员评审验证结果,并记录验证结果是否满足规定要求。 e) 如发布机构修订了方法,实验室应在所需的程度上重新进行验证。 f) 应保留以下验证记录: 1) 预期达到的性能要求。 2) 获得的结果。 3) 性能要求是否满足的结论,如不满足,采取的措施。	【标准解读】 微生物学检验程序的性能验证,仅适用于实验室采用的经确认的检验程序,包括显微镜检查、分离培养和鉴定、药物敏感试验等。 实验室应根据分析类型和用途进行验证程序的设计、验证结果的统计学分析、建立新检验程序的可接受性能标准。验证结果应证明该检验程序可用于检测或准确分析待测物的特点,通常验证计划和可接受标准应在验证开始前确定。 验证计划和可接受标准应与该分析物相关的国家/行业标准/权威出版物等保持一致(如 WS/T 807—2022 等)。 验证时机包括:新检验程序或新检验仪器常规应用前;任何严重影响检验程序分析性能的情况发生后;现用检验程序的任一要素(仪器、试剂等)变更时。 【查阅文件】 查阅细菌室是否制定检验项目性能验证程序;查阅性能验证报告的检验项目和验证菌株是否符合要求。
7.3.3 检验方法确认	a) 实验室应对以下来源的检验方法进行确认: 1) 实验室设计或开发的方法。 2) 超出预定范围使用的方法(如超出制造商的使用说明,或原确认的测量范围;第三方试剂应用于预期外的仪器,且无确认数据)。 3) 修改过的确认方法。	【标准解读】 微生物鉴定系统如果扩展应用范围,如标本类型、检测病原谱等,或使用非配套试剂用于检测设备时,应参考制造商或方法开发者获得相关信息,以确定检验程序的性能特征再进行性能确认,以证实检验程序的性能与预期目的相符。 【查阅文件】 查阅微生物组是否存在非配套试剂(如血培养仪使用非原厂血培养瓶),或自

续　表

标　准　条　款		迎　检　思　路
	b）方法确认应尽可能全面，并通过性能要求形式等客观证据证实满足检验预期用途的特定要求。实验室应确保检验方法的确认程度足以确保与临床决策相关的结果的有效性。 c）具有相应授权和能力的人员评审确认结果，并确认结果是否满足规定要求。 d）当对确认过的检验方法提出变更时，应评审改变对临床所产生的影响，并决定是否使用修改后的方法。 e）应保留以下确认记录： 1）使用的确认程序。 2）预期用途的特定要求。 3）方法性能参数的确定。 4）获得的结果。 5）方法有效性声明，并详述其与预期用途的适宜性。	建方法，审核其性能确认报告是否符合行业（CLSI、国家标准）要求。
7.3.4　测量不确定度（MU）的评定	a）应评定测量结果量值的测量不确定度，并保持满足预期用途，相关时。测量不确定度应与性能要求进行比较并形成文件。 注：测量不确定度评定及示例见 ISO/TS 20914。 b）应定期评审测量不确定度的评定结果。 c）对于不能或者无须进行测量不确定度评定的检验程序，应记录未进行测量不确定度评定的理由。 d）当用户有要求时，实验室应向其提供测量不确定度信息。 e）当用户问询测量不确定度时，实验室的回复应考虑不确定度的其他来源，包括但不限于生物学变异。 f）当定性检验结果是基于定量输出数据，并根据阈值判定	【标准解读】 微生物学检验中药敏结果为定性检验结果，当依据 MIC 或抑菌圈直径界值判定为敏感或耐药时，应用有代表性的标准菌株、质控菌株或已知临床菌株估计 MIC 或抑菌圈直径的测量不确定度。 当微生物学检验输出定性检验结果，产生定量数据的中间测量步骤或 IQC 结果的不确定度也宜视为此过程中的关键（高风险）部分。

续 表

标准条款		迎检思路
	为阳性或阴性时,应用有代表性的阳性和阴性样品估计输出量值的测量不确定度。 g）对于定性检验结果,产生定量数据的中间测量步骤或室内质量控制结果的不确定度也宜视为此过程中的关键(高风险)部分。 h）进行检验方法性能验证或确认时,宜考虑测量不确定度,相关时。	
7.3.5　生物参考区间和临床决定限	当解释检验结果需要时,实验室应制定生物参考区间和临床决定限,并告知用户。 a）基于患者风险的考虑,实验室应制定反映其服务的患者人群的生物参考区间和临床决定限,并记录其依据。 注：实验室可使用制造商提供的生物参考值,如其参考值的人群来源经过实验室验证并接受。 b）应定期评审生物参考区间和临床决定限,并将任何改变告知用户。 c）当检验或检验前方法发生改变时,实验室应评审其对相应参考区间和临床决定限的影响,并告知用户,适用时。 d）对于识别某个特征存在与否的检验,生物参考区间即是将鉴别的特征,如基因检验。	【标准解读】 微生物学检验一般输出定性检验结果,药敏报告折点应报告给临床。 【查阅文件】 药敏报告单上是否列出折点和敏感性判断依据。
7.3.6　检验程序文件化	a）实验室应按需详尽制定检验程序,以确保其活动实施的一致性和结果的有效性。 b）程序应用实验室员工理解的语言书写,且在适当的地点可获取。 c）任何简要形式文件的内容应与其程序对应。 注：只要有程序全文供参	【标准解读】 微生物组所有检验活动均制定作业指导书,可以纸质或电子受控的形式便于员工获取。 简易操作卡的内容和文件编号均应与程序文件一致。 【查阅文件】 从受控管理体系文件清单中随机调取5份微生物学检验SOP。

续　表

标准条款		迎检思路
	考，且总结的信息按需更新，与完整程序的更新保持一致，工作台处可使用作业指导书、流程图或总结关键信息的类似系统作为快速参考。 d）程序可参考包含足够信息的产品使用说明书。 e）当实验室对检验程序做出经确认的改变，并对结果解释可能产生影响时，应向用户解释其含义。 f）所有与检验过程相关的文件均应遵守文件控制要求（见8.3）。	
7.3.7　检验结果有效性的保证		
7.3.7.1　通用要求	实验室应制定监控结果有效性的程序。记录结果数据的方式应能检查出趋势和漂移，如可行，应采用统计学技术审核结果。实验室应策划和评审此监控。	【标准解读】 建立微生物实验室日常质控方案，监控检测结果有效性。 【查阅文件】 查阅微生物组内质控 SOP。
7.3.7.2　室内质量控制（IQC）	a）实验室应制定室内质量控制程序，根据规定的标准监测检验结果的持续有效性，以验证达到预期质量，并确保与临床决策相关的有效性。 1）宜考虑检验的预期临床用途，因为同一被测量的性能特征在不同的临床情况下可能不同。 2）质量控制程序宜能监测检验方法的试剂或/和校准品的批号变化；为此，在更换试剂或/和校准品批号的同一天/批时，宜避免改变室内质控品的批号。 3）宜考虑使用第三方室内质控品，作为试剂或仪器制造商提供的质控品的替代或补充。 注：可通过检验结果的定期同行评审，对解释和意见进行监控。	【标准解读】 微生物实验室应至少对使用中的染色剂、凝固酶、过氧化氢酶、氧化酶及抗菌药物敏感性试验等进行质控。应贮存与诊断相配套的质控品，以便在染色、试剂、试验、鉴定系统和抗菌药物敏感性试验中使用。药敏试验用标准菌株种类和数量应满足工作要求，保存其来源、传代等记录，并有证据表明标准菌株性能满足要求。 实验室采用的抗菌药物敏感性试验方法应以质控标准菌株连续检测 20～30 天，每一组药物/细菌超出参考范围（抑菌圈直径或 MIC）的频率应不超过（≤）1/20 或 3/30；也可采用替代质控方案，即连续 5 天，每天对每一组药物/细菌重复测定 3 次，每次单独制备接种物，15 个数据超出参考范围（抑菌圈直径或 MIC）的结果应不超过（≤）1 个，若失控结果为 2～3 个，则如前述，再进行 5 天，每天 3 次重复试验，30 个数据失控结果应不超过（≤）3 个。此

续 表

标 准 条 款		迎 检 思 路
	b）实验室应选择符合预期用途的室内质控品。当选择室内质控品时，应考虑以下因素： 1）相关性能的稳定性。 2）基质尽可能接近患者样品。 3）室内质控品对检验方法的反应方式尽可能接近患者样品。 4）室内质控品满足检验方法的临床适宜用途，其浓度处于临床决定限水平或与其接近，可能时，覆盖检验方法的测量范围。 c）当无法获得合适的室内质控品时，实验室应考虑使用其他方法进行室内质量控制。其他方法的示例包括： 1）患者结果的趋势分析。例如，患者结果的浮动均值，或结果低于或高于特定值的样品的百分比，或结果与诊断相关的样品的百分比。 2）按照规定方案，将患者样品结果与另一替代程序检测结果比较，该程序经确认可计量溯源至 ISO 17511 规定的同级或者更高级别的参考标准。 3）患者样品留样再测。 d）室内质量控制的检测频率应基于检验方法的稳定性和稳健性，以及错误结果对患者危害的风险而确定。 e）记录结果数据的方式应能检查出趋势和漂移，适用时，应采用统计学技术审核结果。 f）应按照规定的可接受标准定期评审室内质量控制数据，在某一时段内能够有效提示当前性能。 g）室内质量控制不符合可接受标准时，实验室应避免发布患者结果。 1）当室内质量控制不符合可接受标准，并提示检验结果可	后，应每周使用标准菌株进行质控。若检测频率小于每周 1 次，则每个检测日应进行质控。采用自动或半自动仪器检测 MIC 时，应按照制造商的要求进行质控。 在微生物学检验 IQC 中需要使用不同种属的标准菌株供检测，因此细菌室应保存足够种类和数量的标准菌株，以满足染色质控、试剂验收、鉴定和药敏试验质控所需。 【查阅文件】 查看抗菌药物敏感性试验的 IQC 记录。记录中是否有手工和仪器药敏试验质控频次；有无失控；失控后如何处理；是否找到造成失控的根本原因；是否采取纠正措施等。 EQA 计划是否包括本地区常见耐药菌和耐药机制的检测。

续　表

标准条款		迎检思路
	能有明显临床意义的错误时,应拒绝结果,并在纠正错误后重新检验相关患者样品(见7.5)。 2)实验室应评估最后一次在控的室内质控之后的患者样品结果。	
7.3.7.3　室间质量评价(EQA)	a)实验室应通过实验室间比对监控检验方法的性能,包括参加适于检验和检验结果解释的室间质量评价计划,含POCT检验方法。 b)有相应质评计划时,实验室应就其检验方法建立室间质量评价的程序,包括申请、参加和结果评价。 c)室间质量评价样品应由常规执行检验前、检验和检验后程序的人员进行检验。 d)实验室选择的室间质量评价计划应尽可能: 1)具有检查检验前、检验和检验后过程的效果。 2)满足临床适宜用途的可模拟患者样品的样品。 3)满足GB/T 27043/ISO/IEC 17043要求。 e)在选择室间质量评价计划时,实验室宜考虑靶值设定类型: 1)由参考方法独立设定,或 2)由总体公议值设定,和/或 3)由方法分组的公议值设定,或 4)由专家组设定。 注1:不能获得不依赖方法的靶值时,可用公议值判断是实验室或方法特定的偏倚。 注2:室间质量评价物质缺乏互换性会影响某些方法间的比较,但在另外一些方法间具备互换性时,仍可用于这些方法间的比较,而非仅依赖于方法内的比较。	【标准解读】 实验室应优先选择参加获认可的PTP的PT计划;当无获认可PTP提供的PT计划时,优先参加卫生系统权威机构(省部级)提供的实验室间比对(EQA);当没有可供利用的PT/EQA项目时,实验室应采取其他方式(如室间比对)评价该检验项目,由CNAS组织技术评估后可予承认。 申请认可和获准的每个项目年至少参加2次PT活动。 不同标本类型或相同标本类型不同目标微生物的室间比对样品,不具备互换性;如脑脊液细菌培养检出肺炎克雷伯菌,不能代表其检测流感嗜血杆菌的技术能力。 【查阅文件】 查阅实验室的管理体系文件,应有参加PT的程序和记录要求,包括参加PT工作计划和不满意结果的处理措施等内容。关注实验室对PT/EQA提供者的选择、频次,以及参加PT/EQA的检测系统的选择是否符合要求。 查阅申请认可项目参加PT/EQA的检测结果的原始记录、回报表和证书,关注原始记录与上报结果的一致性,检测流程是否与患者标本检测流程相同。 核实实验室填写的《附表4　能力验证计划/实验室间比对汇总表》的内容是否正确。 关注对不满意结果的处理是否符合要求。

续 表

标准条款		迎检思路
	f）当室间质量评价计划不可获得或不适用时，实验室应采取替代方法监控检验方法的性能。实验室应判断所选替代方法的合理性，并提供其有效性的证据。 注：可接受的替代方法包括： —与其他实验室交换样品。 —采用相同室内质控品的实验室间进行比对，评估单个实验室的室内质量控制结果与使用相同室内质控品的分组结果进行比较。 —分析不同批号的制造商终端用户校准品，或制造商的正确度质控品。 —至少由两人或两台仪器或两种方法对同一微生物样品进行分割/盲样检测。 —分析与患者样品有互换性的参考物质。 —分析临床相关研究来源的患者样品。 —分析细胞库和组织库的物质。 g）应按规定的可接受标准定期评审室间质量评价数据，在某一时段内能够有效提示当前性能。 h）当室间质量评价结果超出预定的可接受标准时，应采取适当措施（见 8.7），包括评估与患者样品相关的不符合，是否造成对临床的影响。 i）如确定影响有临床意义，则应复核受影响的患者结果，考虑修改结果的必要性，并告知用户，适当时。	
7.3.7.4　检验结果的可比性	a）当使用不同方法或/和设备，和/或在不同地点进行检验时，应制定临床适宜区间内患者样品结果可比性的程序。	【标准解读】 应规定由多个人员进行的手工检验项目比对的方法和判断标准。例如，显微镜检查、培养结果判读、抑菌圈测量等，定期（至

续　表

标准条款		迎检思路
	注：进行不同检验方法的比较时，使用患者样品能避免室内质控品互换性不足带来的问题。当患者样品不可获得或不适用时，参考室内质量控制和室间质量评价的全部选项。 b）实验室应记录比对的结果及其可接受性。 c）实验室应定期评审比对结果。 d）如识别出差异，应评估该差异对生物参考区间和临床决定限的影响，并采取措施。 e）实验室应告知用户结果可比性的临床显著差异。	少每6个月1次，每次至少5份临床样品）进行检验人员的结果比对。 比对记录应由授权人员审核并签字，并至少保留2年。 在临床微生物学专业，特别关注显微镜检查、培养结果判读、细菌鉴定、抑菌圈测量、仪器法药敏检测的比对；如果有，还应关注质谱仪鉴定的比对等。另一个关注点是实验室选择比对标本的范围，为了符合认可申请中多种标本类型的阳性结果报告，实验室宜在比对中覆盖不常见标本类型的阳性结果，如血培养检出流感嗜血杆菌、脑脊液标本检出脑膜炎奈瑟菌等项目的比对。 【查阅文件】 查阅实验室制定的内部比对程序，关注程序中查阅实验室内部比对材料，是否都符合以上规定，特别关注比对不一致的项目。 关注：① 年度人员比对记录原始数据的体现。② 年度比对记录是否完整：时间、地点、人物、仪器、样本、方法学、结果评价、评价人、总结日期等。 【现场试验】 现场试验是确认实验室是否具备相关检验技术能力的重要手段。对于微生物学检验，现场评审时一般会采用现场试验的方式对分离接种、细菌培养鉴定、药敏试验、显微镜检查、诊断血清学试验进行技术能力确认。如果有质谱仪的实验室，还应选择适当的菌株在质谱仪和另一细菌鉴定系统进行比对。鉴定评审员在进入现场评审前会和实验室人员沟通现场试验的相关事宜，包括确定需要进行现场试验的项目，准备相关标本，确定试验要求，确定判断标准。
7.4　检验后过程		
7.4.1　结果报告		
7.4.1.1　通用要求	a）每项检验结果均应准确、清晰、明确并依据检验程序的特定说明报告。报告应包括解释检验结果所有必需的信息。 b）当检验报告延误时，实验室应基于延误对患者的影响	【标准解读】 实验室负责人应对LIS中实验室微生物鉴定和药敏报告的内容和格式进行审核、批准，并征求临床医护人员的意见。 应有防止数据传输错误的程序文件和记录，并核查报告单查阅终端（如HIS、报告

续 表

标 准 条 款		迎 检 思 路
	制定通知用户的程序。 c) 所有与报告发布有关的信息应按照管理体系要求(见8.4)保存。 注:只要满足本准则的要求,报告可以硬拷贝或电子方式发布。	查询客户端)等和 LIS 内的最终检验报告结果与原始输入数据(包括复检数据)是否一致。应定期核查数据在处理及存储过程中是否出现错误。当计算机系统出现变更时,如 HIS 和 LIS 软件升级或者更换数据中心服务器等,应再核查。 结果报告应与检验的内容一致,如粪便沙门菌、志贺菌培养,报告为“未检出沙门菌、志贺菌”。血培养阴性结果报告应注明培养时间。 血液、脑脊液样品的培养鉴定应及时发送分级报告,如样品直接涂片或湿片直接镜检、培养结果的判读等阳性发现; 其他无菌部位来源样品宜报告直接涂片镜检的阳性结果; 应保存抗菌药物敏感性试验资料,至少每年向临床医师报告流行病学分析结果。 【查阅文件】 查阅实验室制定的结果报告程序,看是否对不同检验项目的结果报告作出具体规定且符合要求。 【访谈调查】 现场询问结果报告岗位的工作人员应如何进行不同标本类型、不同微生物学检验项目的报告。 【查阅文件】 现场抽查若干检验报告单,从报告特性、报告内容等方面考察报告的准确性、清晰性和信息的完整性。
7.4.1.2　结果审核和发布	结果在发布前应经过审核和批准。 实验室应确保检验结果在授权者发布前得到审核,适当时,应对照室内质量控制、可利用的临床信息及以前的检验结果进行评估。 应规定发布检验结果报告的职责和程序,包括结果发布者及接收者。	【标准解读】 实验室应确保微生物学检验结果在授权者发布前得到授权审核人员的审核。建议可利用的临床信息及以前的检验结果进行综合评估。 应规定发布药敏监测报告的职责和程序,包括结果发布者及接收者。
7.4.1.3　危急值报告	当检验结果处于规定的危急值限值时:	【标准解读】 血液、脑脊液、国家规定立即上报的法

续　表

标　准　条　款		迎　检　思　路
	a）根据可获得的临床信息，尽快通知用户或其他授权人。 b）记录所采取的措施，包括日期、时间、责任人、通知的人员、通知的结果、通知准确性的确认，以及在通知时遇到的任何困难。 c）当无法联系到责任人时，应制定实验室人员的逐级上报程序。	定细菌性传染病显微镜检查及培养阳性结果应立即报告临床。应在收到样品 24 小时内报告分枝杆菌抗酸或荧光染色结果。 【查阅文件】 查看血培养危急值结果通知临床的记录、查阅脑脊液涂片结果等危急值报告。 抽查 5 份抗酸/荧光染色检验报告单，查看标本报告时间是否在 24h 内。
7.4.1.4　结果的特殊考虑	a）如用户同意，可用简化方式报告结果。未向用户报告的 7.4.1.6～7.4.1.7 中所列的信息，用户应能方便获取。 b）当结果以初步报告传送时，最终报告应发送给用户。 c）应保留所有口头提供结果的记录，包括沟通准确性确认的细节（见 7.4.1.3b）。口头提供的结果应补发书面报告。 d）某些对患者有重要影响（如遗传或某些感染性疾病）的检验结果，可能需要特殊的咨询。实验室管理层宜确保在没有得到充分咨询前，不将结果告知患者。 e）匿名的实验室检验结果可用于流行病学、人口统计学或其他统计分析等目的，前提是降低了对患者隐私和保密的所有风险，并符合相关法律或/和监管要求。	【标准解读】 根据中华人民共和国卫生行业标准 WS/T 503—2017，血培养阳性应立即涂片和革兰染色，尽量在 1 小时内报告给临床医师，包括：患者姓名、阳性血培养瓶类型，瓶数、报警时间、革兰染色特性及形态，询问患者目前感染情况和使用抗生素情况并记录，还应记录报告时间、报告人、记录人等信息。 实验室根据自身医疗需求，决定是否基于涂片染色结果用培养液进行直接药敏试验或质谱鉴定；如果进行此步骤，应将初步鉴定结果和直接药敏结果报告临床医生作为二级报告。 三级报告内容包括菌种鉴定、血培养阳性时间（以小时计算）、标准药敏试验结果。 脑脊液培养可以直接腰椎穿刺后培养，也可以注入儿童血培养瓶增菌培养：如果直接培养，标本还应直接涂片镜检，阳性发现立即报告临床；如果增菌培养，培养瓶阳性报警以后立即涂片革兰染色，并将镜检结果及时报告临床并做好记录。 其他无菌部位来源样本，如胸腹水、关节液、心包积液等，处理流程同脑脊液。 【查阅文件】 查阅细菌室血培养三级报告记录，关注一级报告内容及形式，如电话报告还是 LIS 报告；记录是否完整等。查阅脑脊液涂片结果的危急值报告。
7.4.1.5　结果的自动选择、审核、发布和报告	当实验室应用结果的自动选择，审核，发布和报告系统，应制定程序以确保：	微生物学检验程序较为复杂，暂未实现自动审核、发布。

续 表

标准条款		迎检思路
	a）规定自动选择，审核，发布和报告的标准。该标准应经批准、易于获取并被授权负责发布结果的人员理解。 b）标准在使用前进行确认和批准，在报告系统发生变化，并可能影响其正常功能及使患者医疗面临风险时，定期评审和验证这些标准。 c）可识别经自动报告系统选择出需要人工审核的报告，选择的时间和日期，以及审核人的身份均可获取。 d）必要时，可应用快速暂停自动选择、审核、发布和报告功能。	
7.4.1.6 报告要求	每份报告应包括下列信息，除非实验室有理由可以省略某些内容并文件化。 a）每页都有患者的唯一标识，原始样品采集日期和报告发布日期。 b）发布报告的实验室的识别。 c）用户姓名或其他唯一识别号。 d）原始样品类型和描述样品的必需信息（如来源、取样部位、大体描述）。 e）清晰明确的检验项目识别。 f）相关时，所用检验方法的识别，可能和必要时，包括被测量和测量原理的一致（电子）的识别。 注：观测指标标识符逻辑命名与编码系统（LOINC），命名、属性和单位（NPU、NGC）和SNOMEDCT为电子识别的示例。 g）适用时，检验结果的测量单位以国际单位制（SI）或可溯源至SI，或其他适用的单位报告。	【标准解读】 微生物学检验报告内容应遵循行业标准和指南要求，信息完整。 【查阅文件】 查看细菌真菌检验报告，核对培养、鉴定及药敏结果的正确性，相关信息的唯一性和溯源性。

续　表

标　准　条　款		迎　检　思　路
	h）生物参考区间、临床决定值，似然比或支持临床决定限的直方图/列线图（诺谟图），必要时。 注：可将生物参考区间清单或表格发给实验室用户。 i）作为研发计划的一部分而开展的，尚无明确的测量性能声明的检验项目识别。 j）审核结果和授权发布报告者的识别（如未包含在报告中，则在需要时随时可用）。 k）需要作为初步结果的识别。 l）危急值提示。 m）将报告中所有部分标记为完整报告一部分的唯一性标识，以及表明结束的清晰标识（如页码和总页数）。	
7.4.1.7　报告的附加信息	a）当患者医疗需要时，应包括原始样品采集时间。 b）报告发布时间（如未包含在报告中），需要时应可获得。 c）全部或部分由受委托实验室完成的检验，包括不加修改的顾问提供意见的识别，以及实施检验的实验室名称。 d）适用时，报告应包含结果解释和注释。 1）影响检验结果临床意义的样品质量和适宜性。 2）采用不同程序（如POCT）或在不同地点进行检验时产生的差异。 3）当地区或者国家使用不同的测量单位时，错误解释所产生的潜在风险。 4）结果随时间产生的趋势性或显著变化。	【标准解读】 医疗机构每季度或每年的抗菌药物敏感性试验结果经统计分析后可形成耐药分析监控资料，可以作为医疗机构住院患者耐药情况总结，也可以为临床医生治疗院内感染的经验用药提供数据支持。 【查阅文件】 查看细菌室有无定期向全院、感控相关部门提供耐药监测分析，内容应包括：主要细菌分布、常见院内感染菌的耐药情况、重点科室细菌分布及耐药情况、不同标本细菌分布及耐药情况等。
7.4.1.8　修正报告结果	修正或修改结果的程序应确保： a）记录修改的原因并在修	【标准解读】 由于操作因素、检验人员阅片经验、细菌本身染色特性等原因，血培养、脑脊液标

续　表

标准条款		迎检思路
	改的报告中标识(相关时)。 b) 修改的报告应仅以追加文件或数据传输的形式发送,明确标记为修订版,并包括参照原报告的日期和患者识别。 c) 用户知晓报告的修改。 d) 当有必要发布全新报告时,应有唯一性标识,并注明且追溯至所替代的原报告。 e) 如报告系统不能显示修改,应保存修改记录。	本直接涂片结果和培养结果有时候会出现不一致的情况,应第一时间通知临床正确的检测结果,并与临床沟通了解有无造成不良影响。 需记录不一致及修订、沟通情况,细菌室应定期对不一致的情况进行汇总,分析总结原因。 【查阅文件】 查阅细菌室血培养、脑脊液培养分级报告间的结果不一致登记表,有无定期总结分析原因并针对原因进行纠正。
7.4.2　检验后样品的处理	实验室应规定检验后临床样品的保存时限,以及样品的储存条件。 实验室应确保在检验后: a) 保存样品的患者和来源识别。 b) 明确样品用于附加检验的适宜性。 c) 样品保存方式尽可能确保附加检验的适用性。 d) 可定位和检索样品。 e) 以适宜方式弃置样品。	【标准解读】 微生物学检验后临床样品的保存时限,以及样品的储存条件应符合卫生行业标准 WS 233—2017 的规定。 在微生物学检验报告发出前,原始标本宜妥善保存,实验室应规定储存地点、设施、温度、包装及时限等,对于科研需要留存的标本也应规定相应的储存要求以尽可能确保检验标本的完整性。 【现场观察】 查看实验室检验后标本的储存条件和高压灭菌记录。
7.5　不符合工作	实验室应制定过程,在实验室活动或检验结果不符合自身程序、质量要求或用户要求时(例如,设备或环境条件超出规定限值,监控结果不能满足规定的标准)实施。该过程应确保: a) 确定管理不符合工作的职责和权限。 b) 基于实验室建立的风险分析过程采取应急和长期措施。 c) 当存在对患者造成危害的风险时,终止检验并停发报告。 d) 评价不符合工作的临床意义,包括在识别不符合工作之前可能或已发出的检验结果的影响分析。 e) 对不符合工作的可接受性作出决定。	【标准解读】 不符合的识别和控制流程应遵循检验科不符合项识别程序。 特别关注在生物安全防护和手工操作、结果报告和发布方面的不符合。 【查阅文件】 查阅 2 个不符合工作案例,处理过程、纠正措施及记录是否满足要求。

续　表

标　准　条　款		迎　检　思　路
	f）必要时，修改检验结果并通知用户。 g）规定批准恢复工作的职责。 实验室应采取与不符合工作（见 8.7）再次发生的风险相符的纠正措施。 实验室应保存不符合工作和 7.5a）~g）中规定措施的记录。	
7.6　数据控制和信息管理		
7.6.1　通用要求	实验室应获得开展实验室活动所需的数据和信息。 注 1：本准则"实验室信息系统"中包括计算机化和非计算机化系统中的数据和信息管理。相比非计算机化的系统，有些要求更适用于计算机系统。 注 2：与计算机化实验室信息系统相关的风险见 ISO 22367：2020，A.13。 注 3：确保信息保密性、完整性和可用性的信息安全控制、策略和最佳实践等见 ISO/IEC 27001：2022 附录 A"信息安全控制参考"。	【标准解读】 LIS 至少能访问门诊和住院电子病历，可抓取信息用于标本的检测、审核和临床解释。 LIS 功能需实现实验室检验前、检验和检验后的信息化、智能化管理，有授权与控制对患者信息的保密性措施。 【员工访谈】 访谈用户对信息功能的需求和要求，是否满足实验室活动所需。
7.6.2　信息管理的职责和权限	实验室应确保规定信息系统管理的职责和权限，包括可能对患者医疗产生影响的信息系统的维护和修改。实验室最终为实验室信息系统负责。	【标准解读】 信息访问、患者数据和检验结果输入、修改、报告发布、维护和修改系统等信息管理的职责和权限，需根据工作岗位的角色进行授权管理。 【查阅文件】 核查工人、技术人员、检验医师和 LIS 管理员的职责和权限。
7.6.3　信息系统管理	用于采集、处理、记录、报告、存储或检索检验数据和信息的系统应： a）在引入前，经过供应者确认，以及实验室的运行验证；在使用前，系统的任何变化，包	【标准解读】 LIS、微生物一体化流程管理系统、WHONET 药敏系统，以及其他中间件信息系统使用前、调整后，需进行确认和验证，内容包括：软件功能符合实际需求的测试和确认，实验室和 HIS、医院公众号发布数

续 表

标 准 条 款		迎 检 思 路
	括实验室软件配置或对商业化软件的修改，均应获得授权、文件化并经验证； 注 1：适用时，确认和验证包括：实验室信息系统和其他系统，如实验室装备、医院患者管理系统及基层医疗系统之间的接口正常运行。 注 2：常用的商业现成软件在其设计的应用范围内使用可被视为已经过充分的确认（例如，文字处理和电子表格软件，以及质量管理软件程序）。 b）形成文件，包括系统日常运行等文件可被授权用户方便获取。 c）考虑网络安全，以防止系统未经授权的访问，并保护数据不被篡改或丢失。 d）在符合供应者规定的环境下操作，或对于非计算机系统，提供保护人工记录和转录准确性的条件。 e）进行维护以保证数据和信息完整，并包括系统故障的记录和适当的应急和纠正措施；应对计算和数据传送进行适当和系统检查。	据一致性验证。 【查阅文件】 LIS 新增功能、中间件的验证报告，仪器、数据接收终端与 LIS 数据一致性验证记录和数据。
7.6.4　宕机预案	实验室应制定经策划的过程，以便在发生影响实验室提供服务能力的信息系统故障或宕机期间维持运行。该情况还包括自动选择和报告结果。	【标准解读】 遵循检验科信息系统应急管理程序或应急预案，应对信息系统、服务器、中间件等系统故障或被病毒攻击时，能快速有效地发出患者结果报告。 【查阅文件】 信息系统应急演练记录。
7.6.5　异地管理	当实验室信息管理系统在异地或由外部供应者进行管理和维护时，实验室应确保系统的供应者或运营者符合本准则的所有适用要求。	【标准解读】 异地管理信息系统与本地信息系统管理应具有一致性，包括定期的数据核查。 【查阅文件】 信息系统管理程序文件中是否有相关规定及远程数据核查记录。

续　表

标准条款		迎检思路
7.7　投诉		
7.8　连续性和应急预案	实验室应确保已经识别与紧急情况，或者其他导致实验室活动受限或无法开展等状况有关的风险，并制定协调策略，包括计划、程序和技术措施，以便在中断后继续运行。 应定期测试预案，并演练响应能力，可行时。 实验室应： a）考虑所有相关实验室人员的需要和能力，制定紧急情况响应方案。 b）向相关实验室人员提供适当的信息和培训。 c）对实际发生的紧急情况作出响应。 d）采取与紧急情况的严重程度和潜在影响相符的措施，预防或减轻紧急情况的后果。 注：详细信息见 CLSI GP36－A。	【查阅文件】 如发生生物安全紧急事件的应急预案演练记录。

第四节　管理体系要求

标准条款		迎检思路
8.1　总体要求		
8.2　管理体系文件		
8.3　文件控制		
8.4　记录控制		
8.5　应对风险和改进机遇的措施		
8.5.1　识别风险和改进机遇	实验室应识别与实验室活动相关的风险和改进机遇，以： a）预防或减少实验室活动	【标准解读】 实验室应制定风险评估计划，明确风险识别、风险分析和风险评价的要求和范

续 表

标准条款		迎检思路
	中的不利影响和潜在问题。 b）通过应对机遇实现改进。 c）确保管理体系达到预期结果。 d）减轻患者医疗风险。 e）帮助实现实验室目的和目标。	围。如技术和管理过程,检验前、检验和检验后的具体环节、由特定的检测系统执行的一个或多个检验、由实验室开发的特殊检验或由实验室执行的所有检验。 微生物实验室潜在导致重大风险的不符合情况主要有(不限于)： 1. 检验前阶段 未拒收标记不正确的样品;未拒收量不足、已不稳定或在不适当温度下运送/贮存的样品;未拒绝类型或来源不适当的检测标本;未能提供样品采集和运送符合要求的说明;未能确保分子检测的单向工作流程;丢失样品。 2. 检验阶段 未能确保适当的 TAT;未能将患者样品交叉污染的风险降至最低;未能对病原体检测反应的抑制进行识别和控制;未能对微生物染色反应的适当性能进行控制;未能确保培养基和微生物检测试剂和/或系统中无微生物靶标;未能对新批号和新货号试剂进行质控;未能检测到药敏试验中抗菌药物纸片效价的损失。 3. 检验后阶段 发布了与给定菌株或标本类型(如脑脊液)不适当的抗菌药物敏感性试验结果;未能确保及时通知危急试验结果(“危急电话”);未能确保传递正确结果;未能将数据录入不正确或转录错误的风险降至最低;未能将错误解释实验结果的风险降至最低;未能及时纠正错误结果并通知正确结果。 【查阅文件】 风险评估报告的完整性和有效性。
8.5.2　应对风险和改进机遇	实验室应对识别出的风险进行分级并应对。应对风险的措施应与其对实验室检验结果、患者及员工安全的潜在影响相适应。 实验室应记录针对风险和机遇所做的决定及采取的措施。 实验室应在其管理体系中纳入并实施针对已识别风险和改进机遇的措施,并评审其有效性。	【标准解读】 实验室依据风险等级制定应对风险的措施,并定期监控应对措施的有效性及风险等级的变化。 微生物实验室应特别关注生物安全风险,并制定相应的预防措施。 记录实验室因此获得的改进。

续 表

标准条款		迎检思路
	注 1：应对风险的选择可包括：识别和规避威胁，消除某一风险源，降低风险概率或后果，转移风险，为寻求改进机遇承担某一风险，或通过知情决策而接受风险。 注 2：虽然本准则要求实验室识别和应对风险，但并未要求特定的风险管理方法。实验室可使用 ISO 22367 和 ISO 35001 作为指南。 注 3：改进机遇可导致扩展实验室活动范围、应用新技术或产生其他可能性以满足患者和用户需求。	
8.6　改进		
8.7　不符合及纠正措施		
8.8　评估		
8.8.1　通用要求		
8.8.2　质量指标	应策划监控质量指标［见 5.5d)］的过程，包括建立目的、方法、解释、限值、措施计划和监控周期。应定期评审质量指标以确保其持续适宜。	【标准解读】 质量指标的建立可参考国家卫生健康委和地方临床检验中心要求，结合本实验室基线和目标制定。 在检验科总体质量目标和质量指标架构下，微生物实验室应建立本专业领域的个体化质量指标和目标，包括但不限于：血培养污染率、血培养采血量、血培养阳性率、尿培养污染率、急诊血培养检验前 TAT、危急值报告 TAT 等。 质量指标的改进可考虑：患者识别的准确性、样本信息的充足性和准确性、样本容器的适当性、样本储存条件、正确的样本标签、检验申请的准确性和适合性、患者标本采集的准备、医嘱录入的正确性、标本运输时间、标本完整性、标本数量、耐药菌分离率、苛养菌检出率、报告时间、数据传输、报告正确性和临床价值等。 安全方面：职业暴露或实验室事故、标

续　表

标准条款		迎检思路
		本污染、检验标本保存期限及生物安全适宜性等。 加强微生物学检验全过程质量保证措施，确定检验流程中的关键质量指标并进行风险控制。质量指标的监控周期和评审周期应确保其持续适宜。若出现某项质量指标不符合管理体系的既定目标时，应立即分析原因，采取纠正措施，以降低风险。 【查阅文件】 是否建立了本专业组的质量指标，是否对质量指标进行监控，是否评审质量指标的合理性和有效性。如某月度血培养污染率超过3%，是否反馈临床并采取措施，采取措施后污染率是否下降。
8.8.3　内部审核		
8.9　管理评审		

（吴文娟　袁军）

第十三章　临床输血检验认可要求与迎检思路

本章结合了《中华人民共和国献血法》(中华人民共和国主席令第93号)、《血站管理办法》(卫生部令第44号)、《医疗机构临床用血管理办法》(卫生部令第85号)、《临床输血技术规范》(卫医发〔2000〕184号)、《血站基本标准》(卫医发〔2000〕448号)、《血站质量管理规范》(卫医发〔2006〕167号)、《血站实验室质量管理规范》(卫医发〔2006〕183号)等国家法律法规和部门规章,以及GB/T 22576.7—2021《医学实验室质量和能力的要求 第7部分:输血医学领域的要求》和《血站技术操作规程(2019版)》(国卫医函〔2019〕98号附件)内容,对照ISO 15189:2022的"6资源要求""7过程要求""8管理体系要求"编写本章,重点是相关条款在临床输血检验专业领域的应用要求、标准解读和现场评审要点(查阅文件、现场观察、访谈调查、现场试验、现场考核等)。

第一节　总体要求

标准条款		迎检思路
4.1　公正性		
4.2　保密性		
4.2.1　信息管理	实验室应通过作出具有法律效力的承诺,对在实验室活动中获得或产生的所有患者信息承担管理责任。患者信息的管理应包括隐私和保密。实验室应将其准备公开的信息事先通知用户和/或患者。除非用户和/或患者公开的信息,或实验室与患者有约定(例如,为回应投诉的目的),其他所有信息都作为专有信息并应视为保密信息。	【标准解读】 本条款规定: (1)实验室应作出具有法律效力的承诺,对在实验室活动中获得或产生的所有患者信息承担管理责任。 1)医疗机构输血科/血库:应能访问与实验室服务用途相关的信息和数据,包括但不限于医疗机构LIS和HIS内患者的病程,以及药物使用情况等信息、血液成分出入库相关信息等。 a)计算机系统:除了LIS和HIS外,还包括但不限于自动化血型分析仪、自动化血栓弹力图仪的主控电脑,患者和献血者标本精确定位管理软件、流水线的主控软件和轨道的控制软件、试剂管理软件等。

续 表

标 准 条 款		迎 检 思 路
		b）非计算机系统：用于统计和保存数据和信息的软件或程序。例如，通常使用 EXCEL 表格处理和保存的检验数据和信息等。 2）采供血机构实验室： a）建立和使用血液检测计算机信息管理系统，对从标本接收到检测报告发出整个血液检测过程实行计算机管理程序。必须采取措施保证数据安全，严格控制非授权人员进（侵）入血液检测计算机管理系统，非法查询、录入和更改数据或检测程序。 b）血液检测计算机管理软件供应商应具备国家规定的资质，并负责安装、使用、维护方面的培训，提供血液检测计算机管理系统的操作和维护说明书。 （2）应建立和实施计算机管理系统使用的风险分析、培训、确认、使用，以及使用后的评估程序性文件。 （3）应建立和实施计算机管理系统发生意外事件的应急预案和恢复程序性文件，确保实验室活动正常进行。 （4）应建立和实施患者和/或献血者信息隐私和保密管理程序性文件，确保信息安全。 【查阅文件】 （1）查阅实验室活动中接触所有信息系统的患者和/或献血者信息应有保密性程序性文件。 （2）查阅实验室程序性文件应对计算机系统，以及非计算机系统中患者和/或献血者信息与数据确保始终保密性规定。 （3）查阅实验室人员对患者和/或献血者隐私及结果保密的声明及签字。 【现场核查】 （1）核查 LIS 应有检验医嘱和报告单查询功能。 （2）核查应有满足临床医生需求的证据，如问卷调查或其他满足临床医生对信息系统需求的证据。 （3）核查实验室检验前、检验和检验后过程是否信息化。 （4）核查实验室能否信息化监控与分析质量指标。

续　表

标 准 条 款		迎 检 思 路
4.2.2　信息发布	实验室按法律要求或合同授权透露保密信息时，应将发布的信息通知到相关患者，除非法律禁止。实验室应对从患者以外渠道（如投诉人、监管机构）获取的有关患者信息保密。除非信息提供方同意，实验室应为信息来源保密，且不应告知患者。	【标准解读】 本条款规定实验室按法律规定或合同授权透露保密信息时，可将发布的信息通知到相关患者和/或献血者。 （1）除信息提供方同意外，实验室应对从患者和/或献血者以外渠道获取的有关患者信息保密。 （2）除非信息提供方同意，实验室应为信息来源保密，且不应告知患者和/或献血者。 【查阅文件】 查阅实验室信息管理程序性文件相关条款与培训记录。 【访谈调查】 现场询问实验室人员，了解落实实验室信息管理程序性文件相关条款情况。
4.2.3　人员职责	人员，包括委员会委员、合同方、外部机构人员或代表实验室的能获取实验室信息的个人，应对实验室活动实施过程中获得或产生的所有信息保密。	【跟踪核查】 现场核查实验室活动中相关人员对实验室活动实施过程中获得或产生的所有信息保密情况。
4.3　患者相关的要求	实验室管理层应确保将患者的健康、安全和权利作为首要考虑因素。实验室应建立并实施以下过程： a）患者和实验室用户有途径提供有用信息，以协助实验室选择检验方法和解释检验结果。 b）向患者和实验室用户提供有关检验过程的公开信息，包括费用（适用时）和预期得到结果的时间。 c）定期评审实验室提供的检验，以确保这些检验在临床上是适当和必要的。 d）适当时，向患者、用户及其他相关人员披露导致或可能导致患者危害的事件，并记录为减轻这些危害而采取的措施。 e）以应有的谨慎和尊重对待患者、标本或剩余物。	【标准解读】 本条款规定实验室应确保患者和/或献血者健康、安全和权利，建立相关程序性文件。 1. 医疗机构输血科/血库 （1）应建立咨询服务窗口或服务点，便于患者进行输血和献血相关知识咨询与沟通。 （2）应按照《临床输血技术规范》要求：决定输血治疗前，应向患者或其家属说明输血的不良反应和经血传播疾病的可能性，征得患者或家属的同意，并在《输血治疗同意书》上签字。 2. 采供血机构实验室 （1）应按照《血站管理办法》《血站质量管理规范》要求执行。 a）血站开展献血者招募，应当为献血者提供安全、卫生、便利的条件和良好的服务。血站采集血液应当遵循自愿和知情同意的原则，并对献血者履行规定的告知义

续 表

标 准 条 款		迎 检 思 路
	f) 在需要时获得知情同意。 g) 在实验室关闭、收购或合并的情况下,确保留存的患者标本和记录的持续可用性和完整性。 h) 应患者和其他代表患者的医务提供者的要求提供相关信息。 i) 维护患者不受歧视地获得医疗服务的权利。	务。建立献血者信息保密制度,为献血者保密。应当建立对有易感染经血液传播疾病危险行为的献血者献血后的报告工作程序、献血屏蔽和淘汰制度。 b) 建立和实施献血者招募指南,以自愿无偿的低危人群作为征募对象,确保献血者教育、动员和招募工作的实效性,鼓励自愿定期无偿献血。 c) 由接受过培训的医护人员对献血者进行健康征询和评估,保证不影响献血者健康,以及血液的安全性和有效性。检查者应做出献血者是否能够献血的判断。 d) 建立和实施献血者献血后回告受理和保密性弃血的处理程序性文件。建立和实施对有易感染经血液传播疾病危险行为的献血者献血后的报告工作程序性文件、献血屏蔽和淘汰制度。 e) 建立和实施临床咨询的管理程序性文件。实验室应由经过培训和授权的人员为医疗机构提供咨询服务。 【查阅文件】 查阅实验室患者和/或献血者相关要求程序性文件相关条款,查阅培训记录和执行记录。 【访谈调查】 现场询问实验室人员是否熟悉患者和/或献血者相关要求条款和执行情况。

第二节 结构和管理要求

标 准 条 款		迎 检 思 路
5.1 法律实体	实验室或其所属组织应是能为其活动承担法律责任的实体。 注:基于本准则的目的,政府实验室基于其政府地位被视为法律实体。	【标准解读】 本条款规定申请认可的医学实验室必须有清晰的法律地位,有明确的法律主体资格和权利能力,实验室或其所在组织能为其活动承担法律责任。 医学实验室为独立法人单位的,应有

续　表

标准条款		迎检思路
		医疗执业许可证；实验室为非独立法人单位的，其所属医疗机构的执业许可证书的诊疗科目中应有医学实验室；自获准执业之日起，实验室开展医学检验工作至少2年。 第三方实验室一般是独立法人单位；隶属于医院或医学院校等机构的医学实验室一般为非独立法人单位，其法人是母体组织医院或相关机构。 无论是何种性质的医疗机构，必须合法从事诊疗工作：有效期内的单位法人证书（统一社会信用代码），有效期内的执业许可证（执业范围含申请认可的所有项目相关学科）。 【查阅文件】 查阅母体组织或独立实验室执业许可证，是否在有效期内；查阅诊疗科目中是否有医学实验室（检验科或输血科/血库）；申请认可的临床输血检验专业是否在执业范围内。同时应关注自获准执业之日起，申请认可的实验室开展输血检验工作是否满2年。
5.2　实验室主任		
5.2.1　实验室主任能力	实验室应由一名或多名具有规定任职资格、能力、授权、责任和资源的人员领导，以满足本准则的要求。	【标准解读】 本条款规定医疗机构输血科/血库负责人应具有中级及以上技术职称，所有专业技术人员应有本专业的教育经历或相关专业背景，经过医学检验培训、从事相关工作至少3年。采供血机构实验室负责人的资质应满足国家卫生健康委颁布的《血站质量管理规范》《血站实验室质量管理规范》中相关要求。实验室负责人应具有高等学校医学或者相关专业大学本科以上学历，高级专业技术职务任职资格，5年以上血液实验室的工作经历，接受过血液实验室管理培训，具有医学检验专业知识及组织领导能力，能有效地组织和实施血液检测业务工作。对血液检测中有关问题能做出正确判断和处理，并能对血液检测过程、检测结果和检测结论承担全面责任。

续 表

标准条款		迎检思路
		【查阅文件】 查阅医疗机构输血科/血库和采供血机构实验室负责人技术档案,重点查看其职称、教育经历、专业培训、工作经历等是否符合要求。
5.2.3 职责分派	实验室主任可将选定的职责和/或责任分派给有资质且有能力的员工,并形成文件。但实验室主任应对实验室的整体运行负有最终责任。	【标准解读】 本条款规定医疗机构输血科/血库负责人应满足国家卫生健康委颁布的《医疗机构用血管理办法》《临床输血技术规范》中相关职责要求;采供血机构实验室负责人应满足国家卫生健康委颁布的《血站质量管理规范》《血站实验室质量管理规范》中相关职责要求。其负责人是血液检测质量的具体责任人,对血液检测全过程负责,并具体负责实验室质量体系的建立、实施、监控和持续改进。 【查阅文件】 查阅医疗机构输血科/血库和采供血机构检测实验室负责人技术档案,是否符合要求。
5.3 实验室活动		
5.3.3 咨询活动	实验室管理层应确保提供适当的实验室建议和解释,并满足患者和用户的需求。 适用时,实验室应建立协议与实验室用户进行沟通,包括: a) 为选择和使用检验提供意见,包括所需标本类型、检验方法的临床适应证和局限性,以及要求检验的频率。 b) 为检验结果的解释提供专业判断。 c) 促进实验室检验的有效利用。 d) 就科学及事务性工作提供意见。例如,标本不符合可接受标准的情况。	【标准解读】 本条款规定实验室为了确保提供适当的实验室建议和解释,应建立和实施咨询的管理程序性文件,满足患者和/或献血者、医护人员等需求,内容包括但不限于疑难血型鉴定、疑难交叉配血、抗体筛查阳性后的专业结果解释和临床输血的建议,血液免疫学检验新项目开展后如何提高临床知晓度和临床有效应用,相关检测项目在应用血型血清学检测的局限性和影响因素等。 实验室应由经过培训和授权的人员为患者和/或献血者、医护人员等提供咨询服务。 【查阅文件】 查阅临床咨询的管理程序性文件和相关记录。 【访谈调查】 现场询问实验室人员,了解疑难血型鉴定、疑难交叉配血、抗体筛查阳性后的专

续 表

<table>
<tr><th colspan="2">标 准 条 款</th><th>迎 检 思 路</th></tr>
<tr><td></td><td></td><td>业结果解释内容和临床输血建议是否正确；血液免疫学检验新项目开展后如何提高临床知晓度和临床有效应用情况；输血相容性检测程序的局限性和影响因素等与临床沟通情况。</td></tr>
<tr><td colspan="3">5.4 结构和权限</td></tr>
<tr><td>5.4.2 质量管理</td><td>实验室应配备具有履行其职责所需的权限和资源的人员，无论其是否还被赋予其他职责。所履行职责包括：
a）实施、保持和改进管理体系。
b）识别与管理体系或执行实验室活动的程序的偏离。
c）采取措施以预防或最大程度减少这类偏离。
d）向实验室管理层报告管理体系运行状况和改进需求。
e）确保实验室活动的有效性。
注：这些责任可分配给一人或多人。</td><td>【标准解读】
本条款规定了实验室应建立和持续改进实验室质量体系，并负责组织实施和严格监控。
质量体系应符合国家法律、法规、标准和规范的要求。规范包括但不限于医疗机构输血科/血库应符合《医疗机构临床用血管理办法》《临床输血技术规范》；采供血机构实验室应符合《血站管理办法》《血站质量管理规范》《血站实验室质量管理规范》。
质量体系应覆盖实验室血液检测和相关服务的所有过程。应定期报告管理体系运行状况和改进需求，确保实验室活动的有效性。
【查阅文件】
查阅医疗机构输血科/血库输血相容性检测、采供血机构实验室输血相容性检测和病毒性传染病血液学检验各种工作程序性文件、参加 EQA 活动、各种手工操作过程及凝集结果判断的比对活动、试剂耗材验收等有无建立指导实际工作的体系文件；各种记录表格是否按实际检测工作设计，尤其是疑难血型和配血检测手工项目检测记录、手工项目 IQC 记录等表格的文件化。
查阅内审会议和管理评审会议记录，管理评审报告。管理评审报告是否有总结分析和输出决议，查看输出项的实施计划、措施和效果评价记录。
【现场观察】
现场查看医疗机构输血科/血库输血相容性检测、采供血机构实验室输血相容性检测和病毒性传染病血液学检验及相关服务的所有过程情况。</td></tr>
</table>

续 表

标准条款		迎检思路
5.5 目标和方针	a）实验室管理层应建立并维持目标和方针(见 8.2),以: 1）满足患者和用户的需要和要求。 2）致力于良好的专业实践。 3）提供满足其预期用途的检验。 4）符合本准则。 b）目标应可测量并与方针一致。实验室应确保该目标和方针在实验室组织的各层级得到实施。 c）在策划和实施管理体系变更时,实验室管理层应确保管理体系的完整性。 d）实验室应建立质量指标以评估检验前、检验和检验后过程的关键环节,并监控与目标相关的性能(见 8.8.2)。 注:质量指标的类型包括收到的标本数中不合格的标本数,登记或/和标本接收的错误数,更正报告数,指定周转时间的完成率。	【标准解读】 本条款规定医疗机构输血科/血库应确保临床输血安全和有效;采供血机构实验室应确保血液安全。 实验室应建立并维持质量目标和方针,保持管理体系文件并有效运行,持续满足质量目标和方针的要求,实验室所有员工均能按文件要求从事血液学检验活动,自觉理解和实施该目标和方针。 【查阅文件】 查阅实验室制定的质量目标和方针,以及质量指标合理性;评估检验前、检验和检验后过程的关键环节,并监控与目标相关的性能情况与记录。 【访谈调查】 现场询问实验室人员,是否熟悉实验室质量目标和方针,落实质量指标以评估检验前、检验和检验后过程的关键环节,并监控与目标相关的性能情况。
5.6 风险管理	a）实验室管理层应建立、实施和维护过程,以识别与其检验和活动相关的对患者危害的风险和改进患者医疗的机会,并制定应对风险和改进机遇的措施(见 8.5)。 b）实验室主任应确保对该过程的有效性进行评估,并在确定为无效时进行修改。 注 1:医学实验室风险管理要求见 ISO 22367。 注 2:实验室生物风险管理要求见 ISO 35001。	【标准解读】 本条款规定实验室通过识别风险和机遇,包括但不限于质量监控:IQC、EQA、比对试验和趋势分析;人员素质:对各岗位人员业务工作的资格评定;质量体系内审和管理评审;实验室服务对象反馈信息等;质量体系运行信息及检验活动信息;风险评估;工作程序评审趋势分析及 PT 分析等,进行综合评估后制定相应措施,杜绝或降低风险。 实验室主任应确保对该过程的有效性进行评估,并在确定为无效时及时进行修改。 【查阅文件】 查阅实验室风险管理程序性文件,评估记录,包括但不限于实验室是否采取纠正措施来消除产生不符合的原因;相同类型的 IQC 失控、相同类型的客户不满意/投诉等不符合现象是否持续重复发生;纠正

续 表

标 准 条 款		迎 检 思 路
		措施是否到位;是否有效果评价。 【访谈调查】 现场询问实验室人员,了解是否具有风险管控意识,是否存在风险识别不到位,如患者和/或献血者识别、标本采集和接收、ABO 血型正反不一致、抗体筛查阳性、交叉配血不相合、病毒性传染病血液学检验异常的处理、检测结果报告、IQC 分析等,发现系统偏倚后是否采取相应措施等。

第三节 资源要求

标 准 条 款		迎 检 思 路
6.1 总体要求		
6.2 人员		
6.2.1 通用要求	a) 实验室应有足够数量有能力的人员开展其活动。 b) 所有可能影响实验室活动的内部或外部人员,应行为公正、符合伦理,有能力并按照实验室管理体系要求工作。 注:POCT 设备监督员和操作者指南见 ISO/TS 22583。 c) 实验室应向员工传达满足用户需求和要求,以及满足本准则要求的重要性。 d) 实验室应有程序向员工介绍组织及其将要工作的部门或区域、聘用的条件和期限、员工设施、健康和安全要求,以及职业健康服务。	【标准解读】 本条款规定实验室应建立人员管理程序性文件,并保持所有人员记录,以证明满足要求。 (1) 应配备适当的管理人员和具有相应专业能力的技术人员开展实验室活动。 (2) 实验室应对所有人员的岗位进行描述,包括职责、权限和任务。 (3) 实验室所有人员应按照实验室管理体系要求工作,其行为公正、符合伦理规范。 (4) 实验室所有员工应知晓和贯彻用户需求的重要性,确保实验室活动符合要求。 (5) 实验室应确保所有人员知晓管理体系的范围涵盖持续满足人员管理的要求。 【查阅文件】 (1) 查阅实验室管理体系中人员配置文件和记录。

续　表

标准条款		迎检思路
		（2）查阅实验室相关程序性文件，是否有每个岗位的职责、权限和任务的描述。 【访谈调查】 （1）现场询问实验室人员是否了解管理体系中岗位与人员配置、资质和培训等情况，以及对检测流程和结果判断的掌握情况。 （2）现场询问实验室人员是否了解对自己岗位的职责、权限和义务的熟悉程度。
6.2.2　能力要求	a）实验室应规定影响实验室活动结果的各职能的能力要求，包括教育、资格、培训、再培训、技术知识、技能和经验的要求。 b）实验室应确保全部员工具备开展其负责的实验室活动的能力。 c）实验室应有人员能力管理程序，包括能力评估频率要求。 d）实验室应有记录证实其人员能力。 注：以下能力评估方法可组合使用： —直接观察活动。 —监控检验结果的记录和报告过程。 —核查工作记录。 —评估解决问题的技能。 —检验特定标本，如已检验过的标本、实验室间比对标本或分割标本。	【标准解读】 本条款规定实验室人员能力要求。 1. 教育与技术资质 （1）实验室应至少有 1 名具有副高以上专业技术职称，从事输血检验工作至少 5 年以上的人员负责技术管理工作。 （2）负责对疑难血型血清学试验检测结果进行审核和专业判断的人员应至少具有 5 年本岗位工作经验和中级及以上技术职称。 （3）实验室检测人员： a）医疗机构输血科/血库：应具备医学检验专业知识和技能，并具备医学检验技术人员资格者方可从事实验室活动。 b）采供血机构：血液检测技术人员应具备医学检验专业知识和技能。具备检验技术人员资格者方可从事血液检测的技术工作。 高、中、初级专业技术职务任职资格的检验技术人员比例要与血液检测业务相适应。 新增加的血液检测人员应具备高等学校医学或者相关专业大学专科以上学历，其中大学本科以上学历的应占新增人数的 70%以上。 2. 培训 （1）实验室应对所有人员的岗位进行描述，包括职责、权限和任务。应为所有员工提供培训，应定期评估培训效果，包括以下内容。 a）管理体系。 b）所分派的工作过程和程序。 c）适用的实验室信息系统。 d）健康与安全：包括防止或控制不良事件的影响。

续　表

标准条款		迎检思路
		e）伦理。 f）患者信息的保密。 （2）实验室应对新进人员入岗前介绍和从事岗位相关内容培训，包括但不限于管理体系、LIS、伦理要求、所分派工作的过程和程序性文件等。 3. 能力评估 （1）应制定人员能力评估的内容和方法，每年评估实验室人员的工作能力；对新进人员培训结束后在6个月内应至少进行2次能力评估，保存评估记录。 （2）当职责变更时，或离岗6个月以上再上岗时，或政策、程序、技术有变更时，应对人员进行再培训和再评估，合格后才可继续上岗，并记录。 （3）实验室除技术能力评估外，应确保对员工表现的评估考虑了实验室和个体的需求，以保持和改进对用户的服务质量，激励富有成效的工作关系。 （4）实验室输血前相容性检测项目因抗-A、抗-B标准血清，微柱凝集卡的抗-A、抗-B孔等均有颜色标记，颜色视觉障碍的人员在操作时可能引起加样或识别错误。因此，有颜色视觉障碍的人员不应从事涉及辨色的检测工作。 （5）传染病患者和经血传播疾病病原体携带者，不得从事采血、血液成分制备、供血等业务工作。 【查阅文件】 （1）查阅医疗机构输血科/血库和采供血机构实验室负责技术管理人员、负责疑难血型血清学试验检测结果审核人员技术档案，重点查看其职称、教育经历、专业培训、工作经历是否符合要求。 查阅医疗机构输血科/血库和采供血机构实验室人员技术档案，是否符合要求。 查阅申请认可的授权签字人的《授权签字人申请表》及人员技术档案，包括但不限于专业技术职称资格证书，教育、工作和培训经历，是否符合要求。特别需要关注从事认可授权签字领域专业技术工作是否满3年，是否接受过ISO 15189相关知识培训。

续　表

标 准 条 款		迎 检 思 路
		（2）查阅实验室体系文件，如人员管理程序文件，是否有人员培训内容方面的要求，特别是质量管理体系、LIS、伦理要求、所分派工作的过程和程序等。 查阅实验室人员能力评估程序性文件，关注能力评估的内容、方法、频次和评估标准是否合理，针对不同类型（职称、岗位性质等）的人员评估内容是否有侧重，评估是否具有可操作性。通过实验室提供人员一览表选择 1 名新员工查阅在最初 6 个月内是否接受过 2 次能力评估，评估内容是否与所从事的检验工作相符。 查阅实验室的人员能力评估程序，关注职责变更，或离岗 6 个月以上再上岗时，或政策、程序、技术有变更时，培训和评估是否具有可操作性。查阅相关人员对实验室新增检测系统的培训记录和能力评估记录。 （3）查阅医疗机构输血科/血库、采供血机构实验室人员培训和评估记录是否符合要求。 （4）查阅《人员技术档案》中健康体检记录，是否包含颜色视觉辨识的内容；是否有传染病患者和经血传播疾病病原体携带者，从事采血、血液成分制备、供血等业务工作情况 【访谈调查】 （1）现场询问实验室人员，了解科室每年为实验室人员提供的培训内容是否涵盖人员管理程序文件的规定，培训后的考核和评估情况。 通过与新进人员交流，判断实验室对他们的培训和能力评估是否真实和有效，也可以通过现场试验时观察他们在关键步骤时的操作进一步进行验证。 通过与转岗或离岗 6 个月以上再上岗的员工交流，判断实验室对他们的培训和能力评估是否真实和有效，也可以通过现场试验时观察他们在关键步骤时的操作进一步进行验证。 随机访谈医疗机构输血科/血库、采供血机构实验室人员，了解实验室如何对员工工作表现进行评估。 （2）通过现场询问实验室人员，了解

续　表

标准条款		迎检思路
		技术负责人对实验室活动管理工作情况。 （3）通过现场询问实验室人员，了解疑难血型检测人员资质和培训情况，以及对检测流程和结果判断的掌握情况。 （4）通过现场询问实验室授权签字人，了解是否按照《授权签字人评审记录表》中的内容对检测/校准/检定/不确定度/溯源性/认可规则/认可标识的使用等内容进行考核。
6.2.3　授权	实验室应授权人员从事特定的实验室活动，包括但不限于： a）方法选择、开发、修改、确认和验证。 b）结果审核、发布和报告。 c）实验室信息系统使用，特别是患者数据和信息获取、患者数据和检验结果录入、患者数据或检验结果修改。	【标准解读】 本条款规定实验室应根据不同的教育背景和培训经历授权实验室工作人员从事相应的实验室活动。包括检验前、检验和检验后过程各项工作。例如，标本的接收和处理、仪器设备的使用、室内质量管理和EQA的开展、临床咨询与沟通、检验结果的审核和报告等。 【查阅文件】 查阅实验室人员的培训、能力评估和授权的记录。实验室人员的活动是否都经过上级授权。 【访谈调查】 通过现场询问实验室人员是否知晓自己的授权内容，实验室授权的流程。
6.2.4　继续教育和专业发展	应对从事管理和技术工作的人员提供继续教育计划。全部人员应参加继续教育、常规专业发展或其他的专业相关活动。 应定期评估计划和活动的适宜性。	【标准解读】 实验室应对从事管理和技术工作的人员提供继续教育计划。员工应参加继续教育。应定期评估继续教育计划的有效性。员工应参加常规专业发展或其他的专业相关活动。 采供血机构实验室员工每人每年应当接受不少于75学时的岗位继续教育。 【查阅文件】 查阅每年员工参加继续教育和专业发展考核和评估记录。 【访谈调查】 通过现场询问实验室人员，了解实验室是否制订继续教育计划，执行情况怎样，是否有效。在实验室工作后，是否定期参加继续教育，对自己的专业发展是否有帮助作用。

续 表

标 准 条 款		迎 检 思 路
6.2.5　人员记录	实验室应制定以下活动的程序,并保存记录: a) 确定 6.2.2a) 中规定的能力要求; b) 岗位描述。 c) 培训和再培训。 d) 人员授权。 e) 人员能力监督。	【标准解读】 本条款规定实验室应保存对所有人员相关教育和专业资质、培训、工作经历和岗位能力评估的记录。 【查阅文件】 查阅个人技术档案,是否包含教育、工作、轮岗经历,是否包含培训、考核、评估资料,个人免疫状态等。 随机查阅实验室 1 名员工的实验室活动相关记录。 【访谈调查】 通过现场询问实验室人员,了解实验室活动相关程序的记录落实情况。
6.3　设施和环境条件		
6.3.1　通用要求	设施和环境条件应适合实验室活动,不应对结果有效性或患者、访客、实验室用户和员工的安全产生不利影响。这应包括在实验室主场所外开展的检验前工作相关的设施与地点,也包括 POCT。 实验室应规定、监控和记录从事实验室活动所必需的设施及环境条件要求。 注 1:设施和环境条件的要求见 ISO 15190。 注 2:对结果有效性产生不利影响的环境条件,包括但不限于非特异性扩增的核酸、微生物污染、灰尘、电磁干扰、辐射、照明条件(照度)、湿度、供电、温度、声音和振动。	【标准解读】 本条款规定实验室建筑与设施应符合 GB 19489—2008、ISO 15190 中的规定。 (1) 医疗机构输血科/血库 1) 根据院感的相关要求,洁净区和污染区应分开,应有独立的贮血室、发血室、检测区,以及污物处理区等。 2) 通信设备宜有通话录音功能。 (2) 采供血机构实验室 1) 实验室的实验用房、辅助用房应满足血液检测工作的需求,以保证安全有效地实施血液检测。 2) 应设有包括但不限于: a) 应有血液入库处置区域(适用时)。 b) 应有标本接收、处理和储存区域。 c) 应有独立检测区,不同类型检测项目作业区,应采取措施防止交叉污染。 d) 应有试剂储存区。 e) 宜有污物处理区:污物存放区、洗消区。 3) 对于易燃、易爆、剧毒和有腐蚀性等危险品,应有安全可靠的存放场所。库存量及库存条件应符合相关规定,并对储存危险化学品编制化学品安全数据简表。 (3) 实验室应配置 UPS 和/或双路电源以保证关键设备(如需要控制温度的血

续　表

<table>
<tr><th colspan="2">标 准 条 款</th><th>迎 检 思 路</th></tr>
<tr><td></td><td></td><td>型检测仪和连续监测的储血冰箱等）的正常工作。
（4）实验室消防、污水处理、医疗废物处理等设施符合国家的有关规定。
【查阅文件】
查阅实验室设施和环境条件控制程序性文件与相关记录，实验室环境条件监测记录如水质监测记录、温湿度监测记录、环境微生物监测记录等。
【现场观察】
现场查看各区的设置和空间是否满足要求，实验室布局、分区和流程是否符合生物安全、感染防控和工作流程的需要。</td></tr>
<tr><td>6.3.2　设施控制</td><td>应实施、记录、监控、定期评审设施控制，应包括：
a）访问控制，考虑安全、保密性、质量，以及医疗信息和患者标本的保护。
b）防止来自能源、照明、通风、噪声、供水和废物处理对实验室活动造成的污染、干扰或不利影响。
c）防止来自因检验程序存在风险或不隔离可能影响、干扰工作时造成的交叉污染。
d）提供适当的安全设施和设备，并定期验证其功能。
示例：应急疏散装置、冷藏或冷冻库中的对讲机和警报系统，便利的应急淋浴和洗眼装置和复苏设备等。
e）保持实验室设施功能正常、状态可靠。</td><td>【标准解读】
本条款规定实验室应建立设施控制程序性文件。
（1）实验室应保持卫生和整洁，应根据所有设备对环境温度和湿度的要求，制定出适合同一个环境下所有设备的温湿度范围，有保证环境温度和湿度的设施，持续监控并记录环境条件。有安全防护与急救设施及相关工作安全标识。
实验室对血型血清学项目检测适宜温度 20~24℃。
（2）实验室应对结果有效性产生不利影响的环境条件进行监测、控制和记录，包括但不限于：非特异性扩增的核酸、微生物污染、灰尘、电磁干扰、辐射、照明条件（照度）、湿度、供电、温度、声音和振动等。
（3）实验室应对不同的控制区域实施安全风险评估，应制定针对性的防护措施及合适的警告。适用时，应配备必要的安全设施和口罩、帽子、手套等个人防护。
【查阅文件】
查阅实验室设施和环境条件控制程序性文件，水质监测和控制程序；消防安全、生物安全、危化品管理应急预案及培训、演练记录；水质监测仪检定或校准记录，温湿度监测仪检定或校准记录，仪器设备安装调试与验收记录，环境监测记录；工作流程图；与环境条件控制相关的外来文件。</td></tr>
</table>

续 表

标 准 条 款		迎 检 思 路
		查阅实验室制定的《安全风险评估报告》，是否包含输血检测实验室生物安全等方面进行风险评估。是否通过分析实验室目前的运行状况，发现可能存在风险的环节并对风险可能性、严重性和综合等级进行分析，必要时是否采取了预防措施。 查阅实验室制定的有关检测环境要求的文件是否符合要求，以及环境要求不符合时的处理程序是否合理。 【现场观察】 （1）现场查看实验室的洁净区、半污染区和污染区的标识是否清楚，是否配备必要的安全设施和口罩、帽子、手套等个人防护等。 （2）现场查看温湿度监测记录，以及失控时采取纠正措施是否有效。 （3）现场查看实验室需要控制温度和连续监测的血型分析仪、贮血冰箱、血小板振荡箱、试剂冰箱等关键设备是否配置 UPS 和/或双路电源。如果以上设备没有配置 UPS 和/或双路电源，要查看实验室是否制定了相应的应急预案。
6.3.3　储存设施	a）应提供储存空间，其条件应确保标本、设备、试剂、耗材、文件和记录的持续完整性。 b）应以防止交叉污染和损坏的方式储存检验过程使用的患者标本和材料。 c）有害物质和生物废物的储存和处置设施应符合相关法律法规规定的材料分类要求。	【标准解读】 本条款规定实验室血液成分（红细胞、血小板、冰冻血浆等）的贮存应满足 WS399－2023《血液储存标准》要求，血液和血液成分应储存于专用的血液储存设备。 血液储存设备应有可视温度显示，应有温度超限声、光报警装置。监控血液储存设备的自动温度监测管理系统应有温度超限声、光报警装置，有 24 小时连续温度监测电子记录。血液储存设备使用人工监控时，应至少每 4 小时监测记录温度 1 次；血液储存设备使用自动温度监测管理系统时，应至少每日人工记录温度 2 次，2 次记录间隔 8 小时以上。 血液储存设备的温度监控记录至少应保存到血液发出后 1 年，以保证可追溯性。 实验室检测试剂质量是保证检测结果准确可靠的基本条件，检验后血液标本对于输血反应的调查至关重要。实验室所有

续　表

标准条款		迎检思路
		血型相关检测试剂和血液标本的储存设备的温度应有连续的记录，确保温度变化不会超出可接受的温度范围（自动温控记录或人工记录，实验室应规定温度人工记录频次）。如果使用自动除霜冰箱保存标本、试剂，实验室应确保其在制冷过程中的温度波动在允许范围内。保证储存设备的温度符合要求。 【查阅文件】 查阅实验室是否制定文件，规定保存血液成分、血液标本和试剂的设备的温度允许范围，是否有应对温度失控时的处理措施，以及处理措施是否合理，是否具有可操作性。查阅相应设施的温控记录、保存时限，以及温度失控时的处理记录。 【现场访谈和观察】 现场询问实验室人员是否知晓相关设施的目标温度和允许范围，以及温度失控时的处理措施。 现场查看保存临床标本或试剂的设施的温度是否符合要求。
6.3.4　员工设施	应有足够的盥洗设施、饮水处，以及储存个人防护装备和衣物的设施。 宜提供员工活动空间，如会议室、学习室和休息区。	【标准解读】 本条款规定实验室员工生活区应配备适宜的生活设施，包括卫生、休息、更衣等场所和设施。员工休息区与作业区应相对独立。 a）宜有夜间值班休息室。 b）宜有支持性空间：用于档案存取、库房、示教、参考书籍的存放。 c）宜有员工生活区：个人物品放置区、进餐区、卫生间、浴室。 【现场观察】 现场查看实验室员工卫生间、饮水处等基本生活设施，以及危急情况下的个人防护装备的配置是否符合要求。
6.3.5　标本采集设施	标本采集设施应： a）保证标本采集方式不会使结果失效或对检测质量有不利影响。 b）在标本采集期间考虑患者的隐私、舒适度及需求（如残	【标准解读】 本条款规定实验室患者和/或献血者血液标本采集方式应不会使检测结果失效或对检测质量造成影响。 患者和/或献血者血液标本采集设施应将接待/等候和采集区分隔开。同时，实

续　表

标　准　条　款		迎　检　思　路
	疾人通道、盥洗设施）及陪伴人员（如监护人或翻译）的安排。 c）提供隔开的患者接待和标本采集区域。 d）维持患者和员工用急救物品。 注：标本采集设施要求见 ISO 20658。	验室的血液标本采集设施应满足国家法律法规及伦理委员会对患者和/或献血者隐私保护的要求。 在患者和/或献血者生命受到损害时，应在第一时间得到基本救治，应配备基本急救物品。 【查阅文件】 查阅实验室对患者隐私保护的相关程序性文件。查阅是否有实验室所在伦理委员会对血液标本采集时患者和/或献血者隐私保护措施的评估资料。 【现场观察】 现场查看样本采集手册，标本采集人员培训与考核记录。 现场查看患者和/或献血者血液标本采集和采取的患者隐私保护措施是否符合要求。 现场查看配备基本急救物品。
6.4　设备		
6.4.1　通用要求	实验室应制定设备选择、采购、安装、验收测试（包括可接受标准）、操作、运输、存放、使用、维护，以及停用的程序，以确保其正常运行并防止污染或损坏。 注：实验室设备包括仪器的硬件和软件，测量系统和实验室信息系统，或任何影响实验室活动结果的设备，包括标本运输系统。	【标准解读】 本条款规定实验室应建立仪器设备管理程序性文件，以确保其正常运行并防止污染或损坏。 【查阅文件】 查阅实验室是否制定程序性文件。
6.4.2　设备要求	a）实验室应配备检测活动正常进行所需的设备。 b）在实验室永久控制之外的场所，或超出设备制造商的性能规格使用设备，实验室管理层应确保满足本准则要求。 c）可影响实验室活动的每件设备应贴唯一标签，标识或其他识别方式并登记在册。 d）实验室应根据需要维护和更换设备以确保检验结果质量。	【标准解读】 本条款规定实验室设备配置应满足血液检测的需求，以保证输血安全有效。 （1）实验室血液检测所需的设备包括各种检验仪器设备，标本采集、处理，以及检验后标本储存的设备。 （2）设备采购应分计划性采购和应急采购，也可分为新购置或报废更新，但均需进行充分论证。 （3）实验室设备应使用统一且唯一性标识编码。 （4）实验室应有全部仪器设备的名录和基本信息，为每台设备建立管理档案。

续　表

标准条款		迎检思路
		（5）设备维护应按照厂商说明书和法律法规的要求对设备进行维护保养。 （6）当实验室设备出现以下情况时应及时更换，包括但不限于超过法定使用期限或制造商声称使用期限，故障频繁；分析性能不能满足临床要求；发生严重不良事件，直接影响员工或患者安全；存在重大电器安全隐患，无法修复；经供应商评价确定为不合格厂商或供应商；法律法规规定不能再继续使用。设备更新应符合国家及医院资产管理的相关规定。 （7）非永久控制的设备如长期租赁的仪器设备、与第三方合作使用的仪器设备应统一管理。 【查阅文件】 实验室仪器设备管理程序性文件，仪器设备采购需求分析与论证记录，仪器设备维护保养记录，仪器设备维修记录，管理评审记录，仪器设备档案，仪器设备一览表。 【现场观察】 仪器设备唯一性标识，设备状态标识。 【跟踪核查】 查阅实验室最新购买的和非永久性控制的仪器设备各 1 台件，进行追踪核实相关内容。
6.4.3　设备验收程序	当设备投入或重新投入使用前，实验室应验证其符合规定的可接受标准。 用于测量的设备应能达到提供有效结果所需的测量准确度或（和）测量不确定度（见 7.3.3 和 7.3.4）。 注 1：这包括在实验室使用的设备、租借的设备，或在医护点，以及实验室授权的相关或移动设施中使用的设备。 注 2：如相关设备验收试验的核查可基于返回设备的校准证书。	【标准解读】 本条款规定实验室设备安装和使用前应完成安装验收、仪器校准、性能验证、比对（PT）试验、培训及授权、LIS 数据一致性验证、编写仪器或设备标准操作规程等工作。 【查阅文件】 查阅医疗机构输血科/血库、采供血机构实验室相关文件是否规定新安装仪器的校准和验证记录。 【现场观察】 查看相关设备初装时的性能验证记录，是否满足厂商和相关行业标准的要求。
6.4.4　设备使用说明	a）实验室应具有适当的防护措施，防止设备意外调整导致	【标准解读】 实验室设备应始终由经过培训且考核

续 表

标准条款		迎检思路
	检验结果无效。 b）设备应由经过培训，授权和有能力的人员操作。 c）设备使用说明，包括制造商提供的说明，应可随时获取。 d）应按照制造商的规定使用设备，除非已经实验室确认（见 7.3.3）。	合格的授权人员操作。设备使用、安全和维护的最新说明，包括由设备制造商提供的相关手册和使用指南，应便于理解和获取。原则上不允许超范围使用设备。 实验室应有设备安全操作、运输、储存和使用的程序，以防止设备污染或损坏。 【现场观察】 查看实验室相关设备的说明书和/或使用指南，是否在现场或容易获得。查看新设备的培训、考核和授权记录。
6.4.5　设备维护与维修	a）实验室应根据制造商说明书制定预防性维护程序。应记录与制造商的计划或说明的偏离。 b）设备维护应在安全的工作条件和工作顺序下进行。应包括电气安全、紧急停机装置，以及授权人员对有害物质的安全处理和处置。 c）设备故障或超出规定要求时，应停止使用，并清晰标识或标记为停用状态，直到经验证可正常运行。实验室应检查故障或偏离规定要求的影响，并在出现不符合工作时采取措施（见 7.5）。 d）适用时，实验室应在设备使用、维修或报废前去污染，并提供适于维修的空间和适当的个人防护设备。	【标准解读】 本条款规定实验室应建立设备维护与维修文件化程序，规定设备发生故障时的处理流程，明确故障影响到方法学性能时，经维修后证明设备已恢复正常的具体方法。应建立单台设备故障时风险评估及应急措施的程序性文件。 实验室设备故障修复后，应首先分析故障原因，如果设备故障影响了方法学性能，故障修复后，可通过以下合适的方式进行相关的检测和验证，包括但不限于可校准的项目实施校准验证；IQC；与其他仪器或方法比对；以前留样再测。 【查阅文件】 查阅实验室是否制定了设备故障处理程序，如设备故障影响到方法学性能，是否有制定相应措施证明设备恢复正常。 查阅实验室设备维修记录表，特别关注故障影响方法学性能的处理记录；实验室是否对设备故障的原因进行分析，故障修复后的验证是否符合要求。 【访谈调查】 现场询问工作人员是否熟悉仪器故障处理流程，是否了解故障后性能验证方式。
6.4.6　设备不良事件报告	应调查可直接归因于特定设备的不良事件和事故，并按要求向制造商或（和）供应商，以及相关部门报告。实验室应制定响应制造商召回或其他通知，以及采取制造商建议措施的程序。	【标准解读】 本条款规定由实验室设备直接引起的不良事件和事故，应按要求进行调查并向相关部门报告。 【查阅文件】 实验室有无由设备引起的不良事件和事故记录，如有，如何处理的，与程序性文

续　表

标准条款		迎检思路
		件规定的是否相符。 【访谈调查】 现场询问实验室人员是否有设备直接引起的不良事件和事故,以及如何处置等。
6.4.7　设备记录	应保存影响实验室活动结果的每台设备的记录。 记录应包括以下相关内容: a) 制造商和供应商的详细信息,以及唯一识别每台设备的充分信息,包括软件和硬件。 b) 接收、验收试验和投入使用的日期。 c) 设备符合规定可接受标准的证据。 d) 当前放置地点。 e) 接收时的状态(如新设备、二手或翻新设备)。 f) 制造商说明书。 g) 预防性维护计划。 h) 实验室或经批准的外部服务提供商进行的维护活动。 i) 设备损坏、故障、改动或修理。 j) 设备性能记录,如校准证书或(和)验证报告,包括日期、时间和结果。 k) 设备状态,如使用或运行、停用、暂停使用、报废。	【标准解读】 本条款规定实验室应保存影响检验性能的每台设备的记录管理档案,从仪器安装验收到报废过程中所有重要信息及证明材料,包括但不限于设备标识;制造商名称、型号和序列号或其他唯一标识;供应商或制造商的联系方式;接收日期和投入使用日期。尤其是直接影响检验性能的相关记录。 【现场观察】 现场查阅医疗机构输血科/血库、采供血机构实验室设备一览表,是否包含相关基本信息与记录。
	设备记录应按 8.4.3 规定要求,在设备使用期或更长时期内保存并易于获取。	【标准解读】 本条款规定实验室设备记录应符合国家卫生健康委颁布的《医疗机构用血管理办法》《临床输血技术规范》中相关要求;采供血机构实验室应符合国家卫生健康委颁布的《血站质量管理规范》《血站实验室质量管理规范》中相关要求。 【查阅文件】 查阅实验室设备记录相关程序性文件。 【现场观察】 现场查看实验室使用期限内相关设备保存记录和现场获取情况。

续 表

标 准 条 款		迎 检 思 路
6.5 设备校准和计量学溯源性		
6.5.1 通用要求	实验室应规定对校准和溯源的要求,以保持检验结果报告的一致性。对分析物测量的定量方法,应包括校准和计量溯源要求。测量表征而不是离散分析物的定性方法和定量方法应规定被评估的特性,以及不同时间再现性所需的要求。 注:定性方法和可能无法进行计量学溯源的定量方法的示例包括红细胞抗体检测、抗生素敏感性评估、基因检测、红细胞沉降率、流式细胞仪标记物染色和肿瘤 HER2 免疫组化染色。	【标准解读】 本条款规定实验室应建立仪器设备校准/检定程序性文件,按国家法规要求对强检设备进行定期校准。应进行外部校准的设备,如果符合检测目的和要求,可按制造商校准程序进行。应至少对分析设备的加样系统、检测系统、温控系统进行校准(适用时),以保持检验结果报告的一致性。 【查阅文件】 现场查阅实验室仪器设备校准/检定程序性文件,仪器设备检定证书,仪器设备校准报告,检验项目/检测系统校准记录。
6.5.2 设备校准	实验室应制定程序,对直接或间接影响检验结果的设备进行校准。程序应规定: a) 使用条件和制造商的校准说明。 b) 计量溯源性记录。 c) 定期验证要求的测量准确度和测量系统功能。 d) 记录校准状态和再校准日期。 e) 在重新校准时确保使用的修正因子已更新和记录。 f) 校准不合格时的处理,以最大程度降低对服务运行和对患者的风险。	【标准解读】 本条款规定医疗机构输血科/血库、采供血机构检测实验室使用的温度计、天平、压力表等国家法规规定的强检设备需由计量机构进行检定,合格后才能使用,并应将检定报告存档。 血型分析仪(全自动和半自动)、酶标仪(全自动和半自动)、血型血清学检测离心机、血标本离心机、孵育器、移液器、贮血冰箱、融浆机、血小板振荡箱等需要外部校准的,应按相关标准及要求进行校准,校准可由第三方计量机构进行,如有制造商标准的,需参考制造商要求;没有制造商标准的,参考国家法律法规及行业标准的相关要求。 血型血清学检测离心机应每 6 个月校准一次,校准包括定时器和离心力/转速等。酶标仪、移液器应每年校准一次。 贮血冰箱应每年校准一次,校准包括但不限于温度和报警等。 血型分析仪(全自动/半自动)应每年校准一次。一般计量机构不具有校准资质,需由厂家工程师按照制造商程序进行校准,适用时校准内容应涉及分析设备的加样系统、检测系统和温控系统。对于加样系统的校准,需要校准所有的加样针(包括试剂针和样本针);在加样针校准的参数

续 表

标准条款		迎检思路
		上，需包含检测过程中的最低吸样量和最大吸样量（合适时检测所有加样量程）；重复使用的加样针应评估携带污染情况。检测系统对于血型分析仪主要包括离心机和照相机系统，离心机需校准离心力/转速和时间。温控系统的校准应考虑试剂仓、加样区、孵育区的温度校准。 【查阅文件】 查阅实验室设备一览表及校准计划表，查阅相关强检设备检定报告及常规设备的校准报告。 查阅程序性文件中关于血型血清学离心机、移液器、贮血冰箱、血型分析仪（全自动/半自动）和酶标仪（全自动和半自动）校准要求，查阅校准报告及校准周期是否符合要求。 【访谈调查】 现场检查实验室仪器唯一性标签或计量标签是否有校准状态和再校准日期，询问工作人员是否了解设备校准/检定要求。 现场询问实验室人员是否熟悉血型血清学检测离心机定时器和离心力/转速标准，是否知晓校准周期。 现场询问实验室人员是否熟悉贮血冰箱、血型分析仪（全自动/半自动）和酶标仪（全自动和半自动）校准要求，是否知晓校准周期。
6.5.3　测量结果的计量溯源性	a）实验室应通过形成文件的不间断的校准链，将测量结果与适当的参考对象相关联，建立并保持测量结果的计量溯源性，每次校准均会引入测量不确定度。 注：追溯源至高级别参考物质或参考程序的校准溯源信息可由检验系统的制造商提供。该文件只有在使用未经修改的制造商检验系统和校准程序时才可接受。 b）实验室应通过以下方式确保测量结果溯源到最高可溯源水平和国际单位制（SI）：	【标准解读】 本条款规定实验室应建立设备与仪器测量结果的计量溯源性程序性文件。 （1）实验室血液检测项目检测建立并保持测量结果的计量溯源性。 1）病毒性传染病血液学检验应按照国家卫生健康委颁布的《血站管理办法》《血站质量管理规范》《血站实验室质量管理规范》中相关要求，确保测量结果溯源性。 2）血型血清学项目检测包括但不限于血型鉴定、抗体筛查和交叉配血可通过检测已知物质或之前标本的结果一致性和反应强度一致性，证明其溯源性。可参加PT/EQA计划且结果合格，与同级别实验室进行比对。

续 表

标 准 条 款		迎 检 思 路
	—具备能力的实验室提供的校准;或 注 1:满足 ISO/IEC 17025 要求的校准实验室被认为有能力进行校准活动。 —具备能力的标准物质生产者提供并声明计量溯源至 SI 的有证标准物质的认定值; 注 2:满足 ISO 17034 要求的标准物质生产者被认为是有能力的。 注 3:满足 GB/T 19703/ISO 15194 要求的有证标准物质被认为是合适的。 c) 无法依据 6.5.3a) 提供溯源性时,应用其他方法提供结果可信性,包括但不限于: —明确描述、视为提供符合预期用途且由适当比对保证测量结果的参考测量程序、指定方法或公议标准的结果。 —用另一种程序测量校准品。 注:被测量的计量溯源让步管理见 ISO 17511。 d) 基因检验应建立至基因参考序列的溯源性。 e) 定性方法可通过检测已知物质或之前标本的结果一致性,适用时,反应强度一致性,证明其溯源性。	(2) 实验室应制定常规温(湿)度计与检定/校准温(湿)度计的比对程序,明确比对周期、方法、标准和结果判断,明确修正值的使用方式。自动温度监控系统应定期由计量机构校准监测点准确性。 常规使用的温(湿)度计应定期(至少 1 次/年)与检定/校准温(湿)度计进行比对,记录并使用修正值。自动温度监测系统应定期(至少 1 次/年)校准监测点的准确性。 【查阅文件】 查阅实验室血液检测项目检测建立并保持测量结果的计量溯源性程序。 查阅血液检测项目清单,实验室间比对报告,检验程序,性能验证/确认报告。 查阅温(湿)度计比对程序及相关记录,修正值有无使用。如有自动温度检测系统的,需查阅检测点的校准报告。 【现场访谈和观察】 现场询问实验室人员是否熟悉血液检测项目检测建立并保持测量结果的计量溯源性程序。 现场询问实验室人员是否熟悉使用修正值,修正值是如何体现在日常记录中。
6.6 试剂和耗材		
6.6.1 通用要求	实验室应建立试剂和耗材的选择、采购、接收、储存、验收试验和库存管理过程。 注:试剂包括商品化或内部制备的物质、参考物质(校准品和质控品)、培养基;消耗品包括移液器吸头、载玻片、POCT 耗材等。	【标准解读】 本条款规定实验室应建立程序性文件用于血液检测试剂和耗材的接收、储存、验收试验和库存管理。 实验室使用血液检测试剂与耗材的生产商和供应商应具有国家法律、法规所规定的相应资质。选用的试剂与耗材应符合国家相关标准,具有充分的外部供给和质量保证服务,并对外部服务质量进行定期评审。

续　表

标准条款		迎检思路
		【查阅文件】 查阅实验室的血液检测试剂管理程序，是否包含试剂接收、储存、验收和库存管理的相关规定。
6.6.2　试剂和耗材-接收和储存	实验室应按照制造商说明储存试剂和耗材，并监测相关的环境条件。当实验室不是接收场所时，应核实接收场所是否具备充分的储存和处理能力，以防止供应品损坏和变质。	【标准解读】 本条款规定实验室应建立试剂和耗材-接收和储存程序性文件。无论试剂和耗材在何处暂存，均应满足制造商声称的保存条件，需配置足够的满足要求的储存空间和设施。新购的试剂和耗材送达后，接收时应核对名称、数量、规格、批号、生产日期、外包装、运送储存条件等，做初步质量评价，如不符合要求，应当场拒收。 【现场观察】 现场查看实验室的试剂和耗材的接收和储存是否符合厂商及 SOP 的要求。
6.6.3　试剂和耗材-验收试验	组分或试验过程改变的每个试剂或试剂盒新配方，或新批号或新货运号试剂，在投入使用前或结果发布前（适用时）应进行性能验证。 影响检验质量的耗材在投入使用前应进行性能验证。 注 1：新批号试剂与旧批号试剂的室内质控品结果可比可作为验收证据（见 7.3.7.2）。不同批号试剂比对首选患者样本，以避免室内质控品的物质互换性问题。 注 2：有时可基于试剂分析证书进行验证。	【标准解读】 本条款规定实验室应建立试剂和耗材验收程序性文件，包括但不限于实施验收的人员、方法、接收标准。每批试剂投入使用前应进行确认。 实验室自制质控品应有规范操作程序，对于输血相容性检测的自制质控品，应至少包括质控品的均一性和稳定性的评价方案，以及配制和评价记录。 【查阅文件】 查阅试剂的验收程序和相关记录。 如有自制质控品，应查阅自制质控品的 SOP，文件中是否规定质控品均一性和稳定性的评价方案；查阅自制质控品配置记录和评价记录，是否符合要求。 查看更改试剂批号或货运号的性能验证记录。 【现场访谈和观察】 现场询问实验室人员是否熟悉实施验收方法、质控方法、验收标准等。 现场询问实验室人员是否熟悉自配质控品的评价方案。
6.6.4　试剂和耗材-库存管理	实验室应建立试剂和耗材的库存管理系统。	【标准解读】 本条款规定实验室应建立试剂和耗材

续　表

标 准 条 款		迎 检 思 路
	库存管理系统应将已验收的试剂和耗材与未检查或未接受使用的区分开。	库存管理程序性文件,确保试剂和耗材的库存系统性管理,包括但不限于试剂和耗材的储存条件和库存量的监控;应将未经检查和不合格的试剂和耗材与合格的区分开,按"先进先用"的原则使用,过期后不得使用;试剂和耗材应在有效期内使用。 【查阅文件】 查阅实验室是否制定试剂和耗材的库存管理的程序性文件和记录。 【现场访谈和观察】 现场查看有无验收不合格的试剂和耗材。询问工作人员是否了解不合格试剂盒耗材的管理方法。 查看不合格试剂盒耗材与不合格分区存放情况。
6.6.5　试剂和耗材-使用说明	试剂和耗材的使用说明,包括制造商提供的使用说明,应易于获取。应按制造商说明使用试剂和耗材。如计划他用,见 7.3.3。	【标准解读】 本条款规定实验室试剂和耗材的使用说明包括制造商提供的说明书,应易于获取。 【现场观察】 医疗机构输血科/血库、采供血机构检测实验室能否提供所使用试剂和耗材的说明书,是否能易于获取。
6.6.6　试剂和耗材-不良事件报告	应调查可直接归因于特定试剂或耗材的不良事件和事故,并根据要求向制造商或(和)供应商,以及相关部门报告。 实验室应制定程序,响应制造商召回或其他通知及采取制造商建议措施。	【标准解读】 本条款规定实验室应建立试剂和耗材-不良事件报告和处置程序性文件。血液检测试剂或耗材直接引起的不良事件和事故,应按国家法律法规要求进行调查并向制造商和相应的监管部门报告。 【查阅文件】 查阅实验室试剂或耗材直接引起的不良事件和事故报告与处置程序性文件和相应记录。 【访谈调查】 现场访谈实验室员工有无由试剂或耗材直接引起的不良事件和事故。如有,应如何处理。
6.6.7　试剂和耗材-记录	应保存影响检验性能的每一试剂和耗材的记录,包括但不限于: a) 试剂或耗材的标识。	【标准解读】 本条款规定实验室应保存影响检验性能的每一试剂和耗材的记录。 实验室自配试剂记录应包括但不限于

续　表

标准条款		迎检思路
	b）制造商信息，包括说明书、名称和批次编码或批号。 c）接收日期和接收时的状态、失效日期、首次使用日期。适用时，试剂或耗材的停用日期。 d）试剂或耗材初始和持续准用记录。 当实验室使用自己配制、再悬浮或组合试剂时，除记录上述相关内容外，还应包括配制人、配制日期和有效期。	试剂名称或成分、规格、储存要求、配制或复溶的日期、有效期、配制人。 【查阅文件】 查阅实验室是否有自配试剂（如反定细胞浓度调整、生理盐水分装、清洗液等），是否有配制试剂程序性文件；查阅配制记录中是否含有规定的内容。 【现场访谈和观察】 随机抽查自配试剂记录是否符合要求，试剂是否在有效期内。询问实验室人员是否熟悉自配试剂有效期及储存要求。
6.7　服务协议		
6.7.1　与实验室用户的协议	实验室应制定程序建立并定期评审提供实验室活动的协议。 该程序应确保： a）充分规定了要求。 b）实验室有能力和资源满足要求。 c）适用时，实验室告知用户由受委托实验室和顾问执行的具体活动。应将可能影响检验结果的任何协议变更通知实验室用户。 应保留评审记录，包括任何重大变更。	【标准解读】 本条款规定实验室应建立程序性文件，用于建立提供实验室服务的协议并对其进行评审。实验室收到的每份检验申请均应视为协议。实验室服务协议应包括申请、检验和报告。服务协议应规定申请所需的信息以确保适宜的检验和结果解释。 【查阅文件】 查阅实验室相应程序性文件和评审记录。 【现场交谈】 涉及医疗机构输血科/血库、采供血机构检测实验室相关的项目服务协议评审记录，如输血相容性检测项目检验程序的选择、输血申请单和输血治疗知情同意书的格式和内容、疑难血型和配血的报告流程、特殊情况紧急抢救输血方案、委托第三方检验的说明记录等。
6.7.2　与POCT操作者的协议	实验室与组织内使用实验室支持的POCT的其他部门的协议，应明确规定各自的职责和权限并告知。 注：已建立的多学科POCT委员会可管理此服务协议，见附录A。	【标准解读】 本条款规定实验室与组织内使用实验室支持的POCT的其他部门的协议，应明确规定实验室对组织、部门及人员在设备选择、人员培训、操作者能力、质量保证、检验费用和完整POCT过程管理方面的责任和权限。 【查阅文件】 查看实验室与组织内使用实验室支持

续 表

标 准 条 款		迎 检 思 路
		的 POCT 的其他部门的协议。 【访谈调查】 现场询问实验室人员是否熟悉实验室与组织内使用实验室支持的 POCT 的其他部门的协议，是否熟悉职责和权限等情况。
6.8　外部提供的产品和服务		
6.8.1　通用要求	实验室应确保由外部提供的、影响实验室活动的产品和服务在以下情况是适宜的： a) 预期纳入实验室自身活动。 b) 实验室直接向用户提供部分或全部从外部供应者那里获得的产品或服务。 c) 用于支持实验室的运作。 可能需要与组织其他部门或职能部门合作以满足以上要求。 注：服务包括标本采集服务、移液器和其他校准服务、设施和设备维护保养服务、室间质量评价计划、受委托实验室和顾问提供的服务。	【标准解读】 实验室应建立选择与评估受委托实验室管理程序性文件，以确保受委托实验室的技术能力符合实验室和实验室服务对象的要求，保证委托检验项目的质量和受委托实验室有能力承担相应的责任。 医疗机构输血科/血库疑难血型鉴定、意外抗体特异性鉴定、疑难交叉配血、库存血液成分不能满足需要等项目送外检均视为委托检验（采供血机构实验室或其他医疗机构输血科/血库）。 采供血机构实验室疑难血型鉴定、意外抗体特异性鉴定、疑难交叉配血，以及病毒性传染病血液学检验阳性确认等项目送外检均视为委托检验（上一级采供血机构实验室或其他所在辖区疾病控制预防中心）。 【查阅文件】 查阅受委托实验室选择与评估管理程序文件，有无明确的选择和评估标准，对受委托实验室的权利、责任有无明确规定，是否签订委托协议。 查阅管理程序性文件中是否包括样本运送要求、报告时限、报告单格式及所有必须要素是否满足等。 查阅《受委托实验室能力评估表》，是否含有检验资格、人员资质、IQC 及 EQA 等情况。 查阅委托检验的报告单，是否符合实验室及客户的要求。 【访谈调查】 现场询问实验室人员是否熟悉委托检验标本的送检、结果接收、报告等情况。

续　表

标准条款		迎检思路
6.8.2　受委托实验室和顾问	实验室应将如下要求告知受委托实验室和提供解释和建议的顾问： a）提供的程序、检验、报告和咨询活动。 b）危急结果的管理。 c）所需的人员资格和能力证明。 委托实验室（而非受委托实验室）应负责确保将受委托实验室的检验结果提供给申请者，除非协议有其他规定。应保存一份所有受委托实验室和顾问的清单。	【查阅文件】 查看受委托实验室的选择和评估记录，包括但不限于提供的程序、检验、报告和咨询活动；危急结果的管理；所需的人员资格和能力证明。 尤其是应查看受委托实验室相关检验项目，包括但不限于血型鉴定、抗体筛查、交叉配血，以及病毒性传染病血液学检验PT/EQA合格情况、委托检验的结果报告提供方式、委托检验结果报告方式（直接给医生还是联系患者）、委托检验的结果使用情况。确保实验室外送标本检验结果的质量。 【访谈调查】 现场询问实验室人员是否熟悉受委托检验的结果报告提供方式、委托检验结果报告方式、委托检验的结果使用情况。
6.8.3　外部提供的产品和服务的评审和批准	实验室应制定程序并保存相关记录，用于： a）规定、审查和批准实验室对所有外部提供的产品和服务的要求。 b）规定对外部供应者的资质、选择、表现评价和再评价的标准。 c）标本委托。 d）在使用或直接提供给用户之前，应确保外部提供的产品和服务符合实验室规定的要求，或适用时，本准则的相关要求。 e）根据对外部服务供应者的表现评价结果采取措施。	【标准解读】 本条款规定实验室应按照国家卫生健康委颁布的《医疗机构用血管理办法》《临床输血技术规范》中相关要求；采供血机构实验室应符合国家卫生健康委颁布的《血站质量管理规范》《血站实验室质量管理规范》中相关要求，选择和批准有能力稳定供应外部服务、设备、试剂和耗材的供应商，应建立选择标准。 实验室应建立维持选择和批准的设备、试剂和耗材的供应商清单。购买信息应说明所需购买的产品或服务的要求。定期评价供应商的表现，不合格供应商限期整改。 实验室应监控供应商的表现以确保购买的服务或物品持续满足规定标准。 【查阅文件】 查看实验室外部提供的产品和服务的评审和批准程序及相关记录。 【访谈调查】 现场询问实验室人员是否熟悉购买的服务或物品持续满足规定标准等情况。

第四节 过 程 要 求

标 准 条 款		迎 检 思 路
7.1 总体要求		
7.2 检验前过程		
7.2.1 通用要求	实验室应制定涵盖所有检验前活动的程序,并使相关人员方便获取。 注 1:检验前过程可能影响预期检验的结果。 注 2:标本采集和运送要求见 ISO 20658。 注 3:特定来源标本和特定分析物的要求见 ISO 20186 - 1、ISO 20186 - 2、ISO 20186 - 3、ISO 20166(所有部分)、ISO 20184(所有部分)、ISO 23118 和 ISO 4307。	【标准解读】 本条款规定实验室应建立血液检测申请、患者和/或献血者准备、原始标本采集、标本运送、标本接收及标本前处理等程序性文件和信息,以保证检验结果的有效性和供相关人员获取、使用。 【查阅文件】 查阅实验室程序文件中是否包含申请、患者和/或献血者准备、采集、运送、接收、处理等方面内容。
7.2.2 实验室提供给患者和用户的信息	实验室应备有向用户和患者提供的适当信息。信息应充分以使用户全面了解实验室活动的范围和要求。 适当时,这些信息应包括: a) 实验室地址、工作时间和联络方式。 b) 检验申请和标本采集的程序。 c) 实验室活动的范围和预期可获得结果的时间。 d) 咨询服务的获取。 e) 患者知情同意要求。 f) 已知对检验性能或结果解释有显著影响的因素。 g) 实验室处理投诉的流程。	【标准解读】 本条款规定实验室应有向用户和患者和/或献血者提供的适当信息,使用户全面了解实验室活动的范围和要求。 输血前患者或家属应签署输血知情同意书。 献血前献血者应签署无偿献血同意书。 【现场观察】 现场观察实验室能否为患者和献血者提供适当信息,包括但不限于检验申请、患者和献血者知情同意要求、患者和献血者准备、TAT、结果解释等。
7.2.3 检验申请		
7.2.3.1 通用要求	a) 实验室收到的每份检验申请均应视为协议。 b) 检验申请应提供充分信	【标准解读】 本条款规定申请单包括检验申请单、输血申请单、无偿献血登记表等。除了通

续　表

标　准　条　款		迎　检　思　路
	息,以确保: —申请单和标本可明确追溯至患者。 —可识别申请者的身份及联络方式。 —可识别申请的检验项目。 —可提供临床和技术建议及临床解释。 c) 检验申请信息可以实验室认为适宜且用户可接受的格式和介质提供。 d) 当患者医疗必需时,实验室应与用户或其代表进行沟通,以明确用户申请的内容。	用要求外,还应符合输血相关国家法律法规要求。 检验申请单信息通用要求包括患者和/或献血者身份识别、申请者、原始标本类型、申请的检验项目、与申请项目相关的临床诊断信息等。 输血申请单因其特殊,除通用要求外还需符合《临床输血技术规范》要求,包括输血目的,既往输血史、妊娠史,预定输血成分和输血量,受血者相关检验结果(血型、血红蛋白、红细胞比积、血小板、ALT、乙肝五项、抗-HCV、抗-HIV1/2、梅毒抗体),申请医生和审核医生,申请日期等内容。 实验室应制定针对紧急情况下的申请输血相关检验和输血申请的程序性文件,包括在规定时限内提供纸质申请单(或电子申请单)进行确认。 【查阅文件】 查阅输血申请单是否符合要求,实验室是否有紧急情况下申请输血相关检验和输血申请检验的程序性文件。 【现场观察】 现场抽查输血申请单以确认是否符合输血相关国家法律法规的要求。
7.2.3.2　口头申请	实验室应制定管理口头申请检验的程序。适用时,包括在规定时限内向实验室提供书面确认的检验申请。	【标准解读】 本条款规定实验室应建立除血型鉴定、抗体筛查和交叉配血外检测项目口头申请检验的程序。 【查阅文件】 查阅实验室是否有口头申请检验的程序性文件。 【访谈调查】 现场询问工作人员对于口头申请检验的处理流程。
7.2.4　原始标本采集和处理		
7.2.4.1　通用要求	实验室应制定采集和处理原始标本的程序。应向标本采集者提供相关信息。	【标准解读】 本条款规定实验室应制定正确采集和处理原始标本的程序性文件。应供负责原始标本采集者使用,不论其是否为实验室的员工。宜采用电子版,方便标本采集人

续　表

标　准　条　款		迎　检　思　路
		员获取和查询。 【查阅文件】 查阅采集和处理原始标本的程序性文件。
	应明确记录任何与既定采集程序的偏离。应评估接受或拒收该标本对患者结果的潜在风险和影响,记录并通知适当人员。 适用时,实验室应定期评审所有类型标本的量、采集器械及保存剂的要求,以确保标本量既不会不足也不会过多,且正确采集标本以保护分析物。	【标准解读】 本条款规定实验室应建立正确采集和处理原始标本的程序性文件。文件化程序应可供负责原始标本采集者使用,不论其是否为实验室的员工。 应建立妥协标本处置程序。对妥协标本(部分不符合标准但继续检测的标本)的有关信息反馈给申请人和标本采集人员以便持续改进标本的质量。应评估患者结果的潜在风险并记录。 实验室应定期评审血液检测采样量、采集器械,以及保存剂的要求,采集量不足会影响检测可行性;评估抗凝剂的选择。标本采样量的评审依据为仪器方法要求、制造商的建议和常规工作需要(如项目复查的样品量是多少等)。 【查阅文件】 查阅采集和处理原始标本的程序性文件。查阅妥协标本的有关信息反馈记录。 【现场访谈和观察】 现场询问实验室人员是否熟悉妥协标本处置流程。现场观察标本采集情况。临床科室有无最新版的标本采集手册,有无分发号,旧版的标本采集手册是否回收。
7.2.4.2　采集前活动的指导	实验室应为采集前活动提供充分信息和指导,以确保不影响标本的完整性。这些信息包括: a) 患者准备(如为护理人员、标本采集者和患者提供的指导)。 b) 原始标本采集的类型和量,采集容器及必需添加物,标本采集顺序(相关时)。 c) 特殊采集时机(相关时)。 d) 影响标本采集、检验或结果解释,或与其相关的临床信息(如用药史)。 e) 标本标识可明确识别患	【标准解读】 本条款规定实验室应对采集前活动进行指导,应针对不同类型血液检测而规定不同的采集方法和要求。包括但不限于申请单或电子申请单的填写;患者准备(如为护理人员、采血者、标本采集者或患者提供的指导);原始标本采集的类型和量,原始标本采集所用容器及必需添加物;特殊采集时机(需要时);影响标本采集、检验或结果解释,或与其相关的临床资料(如用药史)。 【查阅文件】 查看标本采集手册中是否包含申请单

续　表

标　准　条　款		迎　检　思　路
	者和采集部位,以及从同一患者采集的多个标本,包括多块组织或切片; f) 实验室接受或拒收申请的检验所用标本的标准。	填写、患者准备、标本采集类型、所用容器及添加物等要求。
7.2.4.3　患者知情同意	a) 实验室对患者开展的所有操作均需患者知情同意。 注:对于大多数常规实验室操作,如患者自愿接受标本采集如静脉穿刺,即可表示患者已同意。 b) 特殊操作,包括大多数侵入性操作或可能增加并发症风险的操作,需有更详细的解释,在某些情况下,需要记录知情同意。 c) 紧急情况下不能得到知情同意时,只要对患者最有利,实验室可以执行必需的操作。	【标准解读】 实验室对患者输血前或献血者献血前开展的所有操作均需得到患者或献血者知情同意,应建立患者或献血者知情同意程序性文件。 医疗机构输血科/血库应建立紧急情况相容性输血和特殊血型患者(RhD 阴性)输血程序、患者知情同意程序。 确保抢救患者生命为第一原则,患者知情同意程序应包括但不限于紧急输血利与弊。 确保抢救患者生命为第一原则,应建立无家属陪伴无法签署知情同意或有家属陪伴且不签署知情同意时,紧急输血流程。 【查阅文件】 查阅患者知情同意程序,其中应包括紧急情况下输血患者知情同意相关事宜。 【现场观察】 现场询问实验室人员是否熟悉患者知情同意和紧急输血时特殊情况等。
7.2.4.4　采集活动的指导	为确保标本采集和检验前储存的安全、准确和临床适宜性,实验室应提供以下指导: a) 接受原始标本采集的患者身份的确认。 b) 确认并记录(相关时)患者符合检验前要求[如禁食、用药情况(最后服药时间、停药时间)、在预定时间或时间间隔采集标本等]。 c) 原始标本采集说明,包括原始标本容器及必需添加物,以及标本采集顺序(相关时)。 d) 以可明确追溯到被采集患者的方式标记原始标本。 e) 原始标本采集者身份、采	【标准解读】 本条款规定实验室应建立程序性文件,对采集活动进行指导,包括如何进行身份识别(特殊患者等)、采集标本符合检验前要求、必要的采集说明、储存条件和采样物品使用后的生物安全等。同时还需制定标本采集过程中的不良反应处理程序。应对标本采集人员进行培训和考核。 实验室对接受原始标本采集的患者,至少采用姓名、病历号(扫描腕带)等 2 种以上方式确认患者身份。采用条形码追溯到被采集患者的原始标本,每份标本需张贴条形码标签与申请单条形码标签一致。采用 PDA 或自动扫码确认原始样品采集者身份和采集日期。 献血者身份识别应符合国家相关法规

续 表

标 准 条 款		迎 检 思 路
	集日期及时间(相关时)的记录。 f) 分离或者分装原始标本的要求(必要时)。 g) 采集的标本运送到实验室之前的稳定条件和合适的储存条件。 h) 采样物品使用后的安全处置。	规定,献血前应出示真实有效的身份证件。应防止标本登记和标识发生错误。标本的标识、样本采集、登记和保存过程均应实施有效控制,确保样本质量。 特殊患者身份识别可通过床头卡和腕带进行双识别;儿童应通过父母或监护人进行识别。 对标本采集过程中所使用的材料进行安全处置。 【查阅文件】 查阅实验室制定的标本采集手册,特别关注是否有特殊患者识别和不良反应的处理流程,是否有相关培训记录。 【访谈调查】 现场询问实验室人员如何识别特殊患者,如何进行不良反应处理。
7.2.5 标本运送	a) 为确保及时和安全运送标本,实验室应提供以下指导: 1) 运送标本的包装方式。 2) 确保从标本采集到实验室接收之间的时间适用于申请的检验。 3) 保持标本采集、处理所需的特定温度范围。 4) 保证标本完整性的任何特殊要求,如使用指定的保存剂。 b) 如标本的完整性受到损害并存在健康风险,应立即通知负责标本运送的机构并采取措施降低风险,防止再次发生。 c) 实验室应建立标本运送系统并定期评估其充分性。	【标准解读】 本条款规定实验室应建立程序性文件,用于监控标本运送全过程。为了确保血液检测安全性,标本运送应包括但不限于患者或献血者身份的唯一性标识、检测委托方的标识与联系方式、标本类型、标本容器要求、包装要求、采集和接收时间、申请检测项目、缓急的状态、检测结果送达地点等。应跟踪和监测整个运输过程,提高标本运送管理的质量和效率及符合生物安全。 实验室应对运送人员进行培训且合格。建立标本运送记录。 【查阅文件】 查阅标本运送程序性文件及培训记录。 【访谈调查】 现场询问实验室人员是否熟悉有关标本运送的要求,判断是否符合文件化程序。
7.2.6 标本接收		
7.2.6.1 标本接收程序	实验室应制定标本接收程序,包括: a) 标本可通过申请单和标识明确追溯到唯一识别的患者和解剖部位(适用时)。	【标准解读】 本条款规定实验室应建立标本接收的程序性文件,应包括但不限于标本通过条形码追溯到确定的患者或地点;规定不合格标本拒收的标准和不合格标本的处理流

续　表

标准条款		迎检思路
	b）接受或拒收标本的标准。 c）记录接收标本的日期和时间，相关时。 d）记录标本接收者的身份，相关时。 e）由授权人员对接收的标本进行评估，确保其符合与所申请检验相关的接受标准。 f）急诊标本说明，包括需执行的特殊标记、运送、快速处理方法、周转时间和特殊报告标准等详细信息。 g）确保标本的所有部分均可明确追溯到原始标本。	程，记录不合格标本，定期统计分析；LIS 中记录标本的多次交接和转运程序；标本接收人员应按照合格标本/不合格标本标准评估已接收的标本，确保其满足已申请的检验项目需要。 实验室应建立急诊用血绿色通道标本的管理程序性文件和紧急预案，包括急诊标本的标识、接收、处理和报告、与临床沟通相关规定。建立快速检验机制，第一时间做出处理，及时发出检验报告。对特殊血型标本进行标识。 从事实验室人员接收相关工作需经过培训与考核。 实验室经过培训的人员在标本接收和检测工作前核对标本与患者或献血者的信息，确保一致，同时应核实患者的既往输血资料。 建立样本接收和处理记录。 【查阅文件】 查阅标本记录是否符合文件要求，必要时检查相关记录。 查阅接收标本和血液核对管理制度，查阅血液成分接收记录是否包含标识、数量、质量及状态等。 查阅急诊用血绿色通道和紧急预案，如有启动，查阅相关记录。 【访谈调查】 现场询问实验室人员标本处理流程，判断是否符合文件要求。询问急诊用血紧急预案，模拟相关环节确认可执行性。检查稀有血型标本标识（包括患者和献血者）。
7.2.6.2　标本接受特殊情况	a）标本因以下情况受影响时，实验室应制定考虑患者医疗最佳利益的过程： 1）患者或标本识别不正确。 2）标本不稳定，如运送延迟等原因导致。 3）不正确的储存或处理温度。 4）不适当的容器。 5）标本量不足。 b）在考虑到对患者安全的	【标准解读】 实验室应建立妥协标本接收的程序性文件。对仍选择使用这些标本进行检测，应在最终报告中说明问题的性质，并在报告单中给出明确的警示。 应将妥协标本（部分不符合标准但继续检测的标本）的有关信息反馈给申请人和样本采集人员以便持续改进样本的质量。 【查阅文件】 查阅妥协标本记录是否符合文件要求，必要时检查相关记录。查阅妥协标本

续 表

标 准 条 款		迎 检 思 路
	风险后,接受了对临床很重要或不可替代的不合格标本,应在最终报告中说明问题的性质,适用时,在解释可能受影响的结果时给出建议提示。	检验报告单是否有相关提示信息。 【访谈调查】 现场询问实验室人员妥协标本处理流程,判断是否符合文件要求。
7.2.7 检验前的处理、准备和储存		
7.2.7.1 标本保护	实验室应制定程序并有适当设施确保标本的完整性,避免标本在处理、制备、储存期间丢失或损坏。	【标准解读】 本条款规定实验室应有保护标本程序性文件和适当的设施,避免标本在检验前活动中,以及处理、准备、储存期间发生变质、遗失或损坏。 实验室建立程序性文件中应规定对同一原始标本申请附加检验或进一步检验的时限。建立标本的保存记录。 (1) 医疗机构输血科/血库的血液发出后,患者和献血者的标本保存于2~6℃标本冰箱,至少7天,以便对输血不良反应追查原因。 (2) 采供血机构实验室检测后标本的保存时间应符合国家有关规定。 【查阅文件】 查阅建立保护患者样本的程序性文件。 【现场访谈和观察】 现场询问实验室人员是否熟悉检验前有哪些措施防止标本变质、遗失或损坏;并与SOP对比是否一致。 现场查看建立保护患者样本相关设备设施,相关记录是否符合文件要求。
7.2.7.2 附加检验申请标准	实验室程序应规定对同一标本申请附加检验的时限。	【标准解读】 本条款规定应建立程序性文件,规定对同一原始样本申请追加检验的时限,这一时限应考虑样品的储存稳定性,可在样本管理程序中提供,临床医生要知晓这一时限。 【访谈调查】 现场询问实验室人员是否熟悉交叉配血的附加申请对样本的时限要求,并与SOP对比是否一致。
7.2.7.3 标本稳定性	考虑到原始标本中分析物的稳定性,应规定和监控从标本采集到检验之间的时间,相关时。	【标准解读】 本条款应按照《临床输血技术规范》要求医疗机构输血科/血库的患者配血试

续　表

标　准　条　款		迎　检　思　路
		验的标本必须是输血前 3 天之内。 【现场观察】 现场查看患者配血试验的标本使用时间期限。
7.3　检验过程		
7.3.1　通用要求	a）实验室应选择预期用途经过确认的检验方法，以确保患者检验项目的临床准确度。 注：首选方法可以是体外诊断医疗器械使用说明中规定的程序，公认/权威教科书、同行审议的文章或杂志发表的，国际和国内公认标准或指南中的，或国家、地区法规中的方法。 b）每一检验程序的性能特征，应与该检验的预期用途及对患者医疗的影响相关。 c）所有程序和支持性文件，如与实验室活动有关的说明、标准、手册和参考数据，应保持最新并易于员工使用（见 8.3）。 d）员工应遵守规定程序，并记录在检验过程中从事重要操作活动的人员身份，包括 POCT 操作人员。 e）授权人员应定期评审实验室提供的检验方法，确保其在临床意义上适合于收到的申请。	【标准解读】 医疗机构输血科/血库应按照《临床输血技术规范》要求选择输血前相容性检测项目、采供血机构实验室应按照国家规定选择血型鉴定和病毒性传染病血液学检验项目。 在常规血液检测前，应由实验室对未加修改而使用的已确认的检验程序进行独立验证，应包括但不限于人员、设备、试剂、检测条件、检测结果判读和检验结论判定，确保其符合预期的要求。 严格遵从既定的检测程序。对检测过程进行监控，确保检测条件、人员、操作、设备运行、结果判读，以及检测数据传输等符合既定要求。 在整个检测过程中应记录各种检测活动的人员身份。授权技术骨干定期评估检验方法的适宜性。 【查阅文件】 查阅项目检测程序性文件，尤其应查阅检测项目验证程序与相应记录，是否符合相关要求。 查阅实验室检验项目和检验程序（方法）一览表，员工岗位职责，员工个人技术档案。 【访谈调查】 现场询问实验室人员是否熟悉检测项目验证相关情况。
7.3.2　检验方法验证	a）实验室在引入方法前，应制定程序以验证能够适当运用该方法，确保能达到制造商或方法规定的性能要求。 b）验证过程证实的检验方法的性能指标，应与检验结果的预期用途相关。 c）实验室应保证检验方法的验证程度足以确保与临床决	【标准解读】 本条款规定实验室应对输血相容性检测项目进行符合性验证。 （1）医疗机构输血科/血库输血前相容性检测包括但不限于 ABO 血型鉴定（正定型、反定型）、RhD 血型鉴定、不规则抗体筛查和交叉配血。 可通过国家卫生健康委临床检验中心 PT 成绩、实验室间比对、实验室内部比对（留样再测）、

续 表

标准条款		迎检思路
	策相关的结果的有效性。 d）具有相应授权和能力的人员评审验证结果，并记录验证结果是否满足规定要求。 e）如发布机构修订了方法，实验室应在所需的程度上重新进行验证。 f）应保留以下验证记录： 1）预期达到的性能要求。 2）获得的结果。 3）性能要求是否满足的结论，如不满足，采取的措施。	既往结果回顾、输血后效果分析等多种不同方式进行符合性验证。 （2）采供血机构实验室血型鉴定和病毒性传染病血液学检验项目应按照国家相关规定执行。 【查阅文件】 查阅实验室有无相关检测项目的符合性验证报告。
7.3.3 检验方法确认	a）实验室应对以下来源的检验方法进行确认： 1）实验室设计或开发的方法。 2）超出预定范围使用的方法（如超出制造商的使用说明，或原确认的测量范围；第三方试剂应用于预期外的仪器，且无确认数据）。 3）修改过的确认方法。 b）方法确认应尽可能全面，并通过性能要求形式等客观证据证实满足检验预期用途的特定要求。实验室应确保检验方法的确认程度足以确保与临床决策相关的结果的有效性。 c）具有相应授权和能力的人员评审确认结果，并确认结果是否满足规定要求。 d）当对确认过的检验方法提出变更时，应评审改变对临床所产生的影响，并决定是否使用修改后的方法。 e）应保留以下确认记录： 1）使用的确认程序。 2）预期用途的特定要求。 3）方法性能参数的确定。 4）获得的结果。 5）方法有效性声明，并详述其与预期用途的适宜性。	【标准解读】 本条款规定实验室应对以下来源的检验程序进行确认。 a）非标准方法。 b）实验室设计或制定的方法。 c）超出预定范围使用的标准方法。 d）修改过的确认方法。 方法确认应尽可能全面，并通过客观证据（以性能特征形式）证实满足检验预期用途的特定要求。 【查阅文件】 查阅检验程序中是否对来源的检验方法进行确认阐述。 【访谈调查】 实验室内用于输血前相容性检测的检测系统是否有修改（重点查看是否使用原厂配套的反定型红细胞、抗体筛查谱细胞、稀释液等），如有更改，能否提供检验程序的确认报告。

续　表

标　准　条　款		迎　检　思　路
7.3.4　测量不确定度(MU)的评定	a）应评定测量结果量值的测量不确定度,并保持满足预期用途,相关时。测量不确定度应与性能要求进行比较并形成文件。 注：测量不确定度评定及示例见 ISO/TS 20914。 b）应定期评审测量不确定度的评定结果。 c）对于不能或者无须进行测量不确定度评定的检验程序,应记录未进行测量不确定度评定的理由。 d）当用户有要求时,实验室应向其提供测量不确定度信息。 e）当用户问询测量不确定度时,实验室的回复应考虑不确定度的其他来源,包括但不限于生物学变异。 f）当定性检验结果是基于定量输出数据,并根据阈值判定为阳性或阴性时,应用有代表性的阳性和阴性标本估计输出量值的测量不确定度。 g）对于定性检验结果,产生定量数据的中间测量步骤或室内质量控制结果的不确定度也宜视为此过程中的关键(高风险)部分。 h）进行检验方法性能验证或确认时,宜考虑测量不确定度,相关时。	【标准解读】 本条款规定实验室血液检测应达到要求。 （1）输血前相容性检测项目均为定性检测。 1）ABO 血型鉴定应是正反定型一致。 2）抗体筛查结果：阴性应是未检出血型意外抗体;阳性应进一步检测以明确抗体特异性。 3）交叉配血结果：阴性应是无凝集无溶血;阳性应进一步检测明确其原因。 （2）病毒性传染病血液学检验项目为定量检测,应根据《血站实验室质量管理规范》规定： 1）应建立初次反应性标本进一步复检的程序和结果判定规则。 2）应将艾滋病病毒抗体(抗-HIV)检测呈反应性的血液标本送交艾滋病病毒抗体检测确证实验室进一步确证。 （3）国家 EQA 活动 PT 结果。 【查阅文件】 查阅实验室的测量不确定度评定程序和测量不确定度评定报告内容是否完整。有无使用不同方法评定测量不确定度的具体案例。 【访谈调查】 现场询问实验室人员是否熟悉相关检测项目测量不确定度(MU)的评定。
7.3.5　生物参考区间和临床决定限	当解释检验结果需要时,实验室应制定生物参考区间和临床决定限,并告知用户。 a）基于患者风险的考虑,实验室应制定反映其服务的患者人群的生物参考区间和临床决定限,并记录其依据。 注：实验室可使用制造商提供的生物参考值,如其参考值的人群来源经过实验室验证并接受。	【标准解读】 本条款规定实验室应根据《血站实验室质量管理规范》要求,规定生物参考区间或临床决定值,将此规定的文件化。 【查阅文件】 查阅检验程序中生物参考区间和临床决定限是否正确阐述。 【访谈调查】 现场询问实验室人员病毒性传染病血液学检验项目结果的参考区间或临床决定值应如何规定。

续 表

标 准 条 款		迎 检 思 路
	b）应定期评审生物参考区间和临床决定限，并将任何改变告知用户。 c）当检验或检验前方法发生改变时，实验室应评审其对相应参考区间和临床决定限的影响，并告知用户，适用时。 d）对于识别某个特征存在与否的检验，生物参考区间即是将鉴别的特征，如基因检验。	
7.3.6 检验程序文件化	a）实验室应按需详尽制定检验程序，以确保其活动实施的一致性和结果的有效性。 b）程序应用实验室员工理解的语言书写，且在适当的地点可获取。 c）任何简要形式文件的内容应与其程序对应。 注：只要有程序全文供参考，且总结的信息按需更新，与完整程序的更新保持一致，工作台处可使用作业指导书、流程图或总结关键信息的类似系统作为快速参考。 d）程序可参考包含足够信息的产品使用说明书。 e）当实验室对检验程序做出经确认的改变，并对结果解释可能产生影响时，应向用户解释其含义。 f）所有与检验过程相关的文件均应遵守文件控制要求（见8.3）。	【标准解读】 本条款规定实验室应建立检验程序性文件，文件的内容应覆盖标准要求的各项内容。实验室编制的程序文件应通俗易懂，方便员工查阅和学习。厂商提供的操作说明书或操作手册，可装订成册，作为受控文件，随时供实验室员工进一步查阅。 任何简要形式文件（如卡片文件或类似应用的系统）的内容应与文件化检验程序相对应。 【查阅文件】 查阅实验室是否有输血前相容性检测和/或病毒性传染病血液学检验的 SOP 文件，对实际操作是否有指导性。 【访谈调查】 现场查看实验室工作场所输血前相容性检测和/或病毒性传染病血液学检验程序性文件是否便于获取，以及简要形式文件（如卡片文件或类似应用的系统）的内容是否与文件化检验程序相对应。
7.3.7 检验结果有效性的保证		
7.3.7.1 通用要求	实验室应制定监控结果有效性的程序。记录结果数据的方式应能检查出趋势和漂移，如可行，应采用统计学技术审核结果。实验室应策划和评审此监控。	【标准解读】 本条款规定实验室应建立制定 IQC 程序、EQA 管理程序、实验室内部比对程序，以验证达到预期的结果质量。 【查阅文件】 查阅实验室质控、质评工作计划或记录。

续　表

标准条款		迎检思路
7.3.7.2　室内质量控制（IQC）	a）实验室应制定室内质量控制程序，根据规定的标准监测检验结果的持续有效性，以验证达到预期质量，并确保与临床决策相关的有效性。 1）宜考虑检验的预期临床用途，因为同一被测量的性能特征在不同的临床情况下可能不同。 2）质量控制程序宜能监测检验方法的试剂或/和校准品的批号变化；为此，在更换试剂或/和校准品批号的同一天/批时，宜避免改变室内质控品的批号。 3）宜考虑使用第三方室内质控品，作为试剂或仪器制造商提供的质控品的替代或补充。 注：可通过检验结果的定期同行评审，对解释和意见进行监控。 b）实验室应选择符合预期用途的室内质控品。当选择室内质控品时，应考虑以下因素： 1）相关性能的稳定性； 2）基质尽可能接近患者标本； 3）室内质控品对检验方法的反应方式尽可能接近患者标本； 4）室内质控品满足检验方法的临床适宜用途，其浓度处于临床决定限水平或与其接近，可能时，覆盖检验方法的测量范围。 c）当无法获得合适的室内质控品时，实验室应考虑使用其他方法进行室内质量控制。其他方法的示例包括： 1）患者结果的趋势分析。例如，患者结果的浮动均值，或结果低于或高于特定值的标本的百分比，或结果与诊断相关的标本的百分比。 2）按照规定方案，将患者标本结果与另一替代程序检测结果比较，该程序经确认可计量	【标准解读】 本条款规定实验室 IQC 是监控检测系统是否正常运行的重要的措施之一。实验室应制定 IQC 管理程序，内容应包括 IQC 频次、质控品选择、可接受范围、质控数据分析、质控失控的识别及处理等。 1. 质控品 可为商品化质控品或自制质控品。如实验室自制质控品，需对自制的质控品进行验证，评估其质量和预期结果是否符合，并完成相应的验证报告。 2. 质控数据 实验室应制定程序以防止在质控失控时发出患者结果。当违反质控规则并提示检验结果可能有明显临床错误时，应拒绝接受结果，并在纠正错误情况并验证性能合格后重新检验患者标本。实验室还应评估最后一次成功质控活动之后患者和/或献血者标本的检验结果。 应定期评审质控数据，以发现可能提示检验系统问题的检验性能变化趋势。发现此类趋势时应采取预防措施并记录。 【查阅文件】 查阅《室内质控月总结报告》《室内质控失控及处理报告》。如有自制质控品，需查看《自制质控品验证报告》。 【访谈调查】 现场询问实验室人员是否开展 IQC；开展 IQC 的质控品常规使用前确认；实施质控的频次；质控品检测数据的适当分析方法；质控规则的选定；试验有效性判断的标准；失控的判定标准、调查分析、处理和记录等。

续 表

标 准 条 款		迎 检 思 路
	溯源至ISO 17511规定的同级或者更高级别的参考标准。 3) 患者标本留样再测。 d) 室内质量控制的检测频率应基于检验方法的稳定性和稳健性,以及错误结果对患者危害的风险而确定。 e) 记录结果数据的方式应能检查出趋势和漂移,适用时,应采用统计学技术审核结果。 f) 应按照规定的可接受标准定期评审室内质量控制数据,在某一时段内能够有效提示当前性能。 g) 室内质量控制不符合可接受标准时,实验室应避免发布患者结果。 1) 当室内质量控制不符合可接受标准,并提示检验结果可能有明显临床意义的错误时,应拒绝结果,并在纠正错误后重新检验相关患者标本(见 7.5)。 2) 实验室应评估最后一次在控的室内质控之后的患者标本结果。	
7.3.7.3 室间质量评价(EQA)	a) 实验室应通过实验室间比对监控检验方法的性能,包括参加适于检验和检验结果解释的室间质量评价计划,含 POCT 检验方法。 b) 有相应质评计划时,实验室应就其检验方法建立室间质量评价的程序,包括申请、参加和结果评价。 c) 室间质量评价标本应由常规执行检验前、检验和检验后程序的人员进行检验。 d) 实验室选择的室间质量评价计划应尽可能: 1) 具有检查检验前、检验和检验后过程的效果。 2) 满足临床适宜用途的可	【标准解读】 本条款规定实验室 PT/EQA 是国际公认的临床实验室全面质量管理的重要组成部分,可以用来评定实验室开展特定检验的能力及监测实验室检验能力的保持情况,是反映认可项目检测能力的非常重要的手段。因此,应按照《能力验证规则》的要求参加相应的 PT/EQA。 (1) 医疗机构输血科/血库应按照《临床输血技术规范》的要求选择输血前相容性检测项目、采供血机构实验室应按照国家规定选择输血前相容性检测项目和病毒性传染病血液学检验项目,只要存在可获得的 PT,实验室均应积极参加国家卫生健康委或各省市临床检验中心组织的 EQA 活动。 (2) 实验室负责人或指定人员应保留

续　表

标　准　条　款		迎　检　思　路
	模拟患者标本的标本。 3）满足 GB/T 27043/ISO/IEC 17043 要求。 e）在选择室间质量评价计划时，实验室宜考虑靶值设定类型： 1）由参考方法独立设定，或 2）由总体公议值设定，和/或 3）由方法分组的公议值设定，或 4）由专家组设定。 注 1：不能获得不依赖方法的靶值时，可用公议值判断是实验室或方法特定的偏倚。 注 2：室间质量评价物质缺乏互换性会影响某些方法间的比较，但在另外一些方法间具备互换性时，仍可用于这些方法间的比较，而非仅依赖于方法内的比较。 f）当室间质量评价计划不可获得或不适用时，实验室应采取替代方法监控检验方法的性能。实验室应判断所选替代方法的合理性，并提供其有效性的证据。 注：可接受的替代方法包括： —与其他实验室交换标本。 —采用相同室内质控品的实验室间进行比对，评估单个实验室的室内质量控制结果与使用相同室内质控品的分组结果进行比较。 —分析不同批号的制造商终端用户校准品，或制造商的正确度质控品。 —至少由两人或两台仪器或两种方法对同一微生物标本进行分割/盲样检测。 —分析与患者标本有互换性的参考物质。 —分析临床相关研究来源的患者标本。	参加 PT/EQA 的结果和证书，并监控 EQA 活动的结果，识别质量问题。对不合格结果，或明显偏离靶值线的结果，应分析原因并启动改进措施，在结果报告上签字，不断提高检验质量水平。 （3）实验室间检测质量比对 1）替代方案：对输血专业没有开展 PT/EQA 的检验项目进行实验室间比对的替代方案。 可通过与其他实验室（如已获认可的实验室、使用相同检测方法的实验室、使用配套系统的实验室）比对的方式确定检验结果的可接受性时，应满足如下要求。 （a）规定比对实验室的选择原则。 （b）标本数量：至少 5 份，包括正常和异常水平。 （c）频率：至少每年 2 次。 （d）判定标准：除血型鉴定和交叉配血应达到 100%结果符合要求外，其他检测项目应有≥80%的结果符合要求。 当实验室间比对不可行或不适用时，实验室应制定评价检验结果与临床诊断一致性的方法，判断检验结果的可接受性。每年评价不少于 2 次，并记录。 2）实验室室间比对标本：实验室应尽量按日常处理患者标本的方式处理实验室间比对标本。实验室间比对标本应由检测常规检验患者标本的人员用检验患者标本的相同程序进行检验。实验室在提交实验室间比对数据日期之前，不应与其他参加者互通数据。 3）实验室表现的评价：应评价实验室在参加实验室间比对中的表现，并与相关人员讨论。当实验室表现未达到预定标准（即存在不符合）时，员工应参与实施并记录纠正措施。应监控纠正措施的有效性。应及时评价参加实验室间比对的结果，如显示出存在潜在不符合的趋势，应采取预防措施。 （4）实验室开展的特殊认可项目（如 Duffy 血型系统抗原鉴定等），本地区无已获认可的实验室，也无使用相同检测方法的实验室，实验室间比对不可行，此时，实

续　表

标准条款		迎检思路
	—分析细胞库和组织库的物质。 g) 应按规定的可接受标准定期评审室间质量评价数据,在某一时段内能够有效提示当前性能。 h) 当室间质量评价结果超出预定的可接受标准时,应采取适当措施(见 8.7),包括评估与患者标本相关的不符合,是否造成对临床的影响。 i) 如确定影响有临床意义,则应复核受影响的患者结果,考虑修改结果的必要性,并告知用户,适当时。	验室应制定评价方法,评价检验结果的准确性或可接受性,或与临床诊断一致性。 【查阅文件】 (1) 查阅实验室 PT/EQA 管理程序,有无对项目选择、标本接收和分发、检测、结果上报、结果总结等内容进行相应的规定。 查阅《能力验证/室间质评总结报告表》,对于不合格项目是否进行原因分析及采取纠正措施,必要时需做出预防措施;对于合格项目,是否进行偏差或趋势等分析。是否有实验室负责人或指定人员的签字确认。 (2) 查阅实验室制定的实验室间比对程序,特别关注比对实验室的选择原则,比对标本数量、频率、判定标准,以及比对结果不一致时如何采取纠正措施等方面。 (3) 查阅实验室间比对记录,关注标本数量、频率、判定标准及比对结果不一致时原因分析的合理性,以及采取纠正措施的有效性等方面是否符合要求。较常见出现的问题是每年比对次数不足,抗体筛查或交叉配血试验无弱阳性标本等。 (4) 查阅实验室是否制定 PT/室间比对管理程序或类似管理文件。 【访谈调查】 现场询问至少 2 名实验室人员,对 EQA 标本接收、检测、结果上报和结果总结流程的掌握程度;其对实验室间比对替代方案的掌握程度;实验室有无 PT/室间比对不可行的认可项目;调查 PT/室间比对检测结果的原始数据;实验室间比对是否有不合格的情况,是否采取纠正措施,纠正措施是否有效。实验室有无组织员工讨论参加实验室间比对的情况。
7.3.7.4　检验结果的可比性	a) 当使用不同方法或/和设备,和/或在不同地点进行检验时,应制定临床适宜区间内患者标本结果可比性的程序。 注:进行不同检验方法的比较时,使用患者标本能避免室内质控品互换性不足带来的问	【标准解读】 本条款规定实验室应建立临床适宜区间内患者标本结果可比性的程序。 (1) 对输血相关检测室内比对的具体要求,实验室程序性文件应根据本实验室的情况设定比对的项目和结果可接受性范围。结果的可接受范围应包括最终结果判

续　表

标准条款		迎检思路
	题。当患者标本不可获得或不适用时，参考室内质量控制和室间质量评价的全部选项。 b）实验室应记录比对的结果及其可接受性。 c）实验室应定期评审比对结果。 d）如识别出差异，应评估该差异对生物参考区间和临床决定限的影响，并采取措施。 e）实验室应告知用户结果可比性的临床显著差异。	断和反应凝集强度。 （2）使用两套及以上检测系统检测同一项目时，应有比对数据表明其检测结果的可比性。 （3）应至少每年1次进行实验室内部比对，包括人员和不同方法/检测系统间的比对，至少选择2份阴性、2份弱阳性、1份阳性标本进行比对，评价比对结果的可接受性。 （4）比对报告审核和保存时效应由实验室负责人审核比对记录并签字，并保留至少2年。 【查阅文件】 查阅实验室内部比对管理程序，查阅实验室2年内实验室内部比对报告，重点查看室内比对标本是否符合要求；有无结果分析及实验室负责人审核、签字。 【访谈调查】 现场询问实验室人员实验室内部比对开展情况。
7.4　检验后过程		
7.4.1　结果报告		
7.4.1.1　通用要求	a）每项检验结果均应准确、清晰、明确并依据检验程序的特定说明报告。报告应包括解释检验结果所有必需的信息。 b）当检验报告延误时，实验室应基于延误对患者的影响制定通知用户的程序。 c）所有与报告发布有关的信息应按照管理体系要求（见8.4）保存。 注：只要满足本准则的要求，报告可以硬拷贝或电子方式发布。	【标准解读】 本条款规定实验室检测报告单上的每一项检验结果均应准确、清晰、明确，符合检验程序的特定说明。实验室应定期评价检验报告的完整性。 【查阅文件】 现场随机抽查2张检验报告单，查证检验结果描述的准确性。 询问实验室人员稀有血型、抗体筛查阳性等特殊情况如何体现和如何报告，查阅核实相关记录。
7.4.1.2　结果审核和发布	结果在发布前应经过审核和批准。 实验室应确保检验结果在授权者发布前得到审核，适当时，	【标准解读】 本条款规定实验室应建立检验结果复核程序，以确保发出的检验报告准确可靠；实行双签字制度，明确规定检验者（操作者）

续 表

标 准 条 款		迎 检 思 路
	应对照室内质量控制、可利用的临床信息及以前的检验结果进行评估。 应规定发布检验结果报告的职责和程序,包括结果发布者及接收者。	和结果审核(报告)者的资质和职责。 (1) 程序性文件应对检测报告的责任人及其职责、检测结果分析、检测结论判定标准和检测报告的时间、方式和内容等做出明确规定。 检测结果的分析和检测结论的判定应由经过培训和评估可以胜任并得到授权的技术人员进行。 签发报告前,应对签发的每批标本的检验过程及关键控制点进行检查,以确定该批检测的正确性和有效性。以包含完整质控的一次检测为一批。 应根据既定的检验结论判定标准,对每一份检测标本做出检测结论的判定。 应对检测报告进行最后审核和签发,以保证检测报告正确和完整。 (2) 患者和/或献血者的 ABO 血型、RhD 血型结果一般情况下终身不变。ABO 血型、RhD 血型和抗体筛查结果应与患者或者献血者以前的结果进行比较,如存在差异,实验室应分析原因,可能是出现标本采集或检测错误。采取相应措施,确保结果准确,并记录相关情况。 患者和/或献血者的抗体筛查结果如果与以前存在差异,则需要查找原因,是标本问题导致,还是由于输血或其他免疫因素而产生意外抗体。 (3) 医疗机构输血科/血库两人值班时,交叉配血试验由两人互相核对;一人值班时,操作完毕后自己复核,并填写交叉配血试验结果。 【查阅文件】 查阅实验室检验结果审核和发布程序与相关记录。 【访谈调查】 现场询问实验室人员是否熟悉检验结果审核和发布情况。
7.4.1.3 危急值报告	当检验结果处于规定的危急值限值时: a) 根据可获得的临床信息,尽快通知用户或其他授权人。 b) 记录所采取的措施,包括日期、时间、责任人、通知的人	【标准解读】 本条款规定实验室应建立危急值报告程序性文件。确保临床输血及时性和安全性。 (1) 输血科/血库在输血前相容性检测过程中,遇到下列情况均应及时通知临床医师和告知实验室技术负责人:

续　表

标准条款		迎检思路
	员、通知的结果、通知准确性的确认,以及在通知时遇到的任何困难。 c）当无法联系到责任人时,应制定实验室人员的逐级上报程序。	1）ABO 血型正反定型不符。 2）RhD 阴性。 3）抗体筛查阳性。 4）交叉配血主次侧不相合等。 (2) 采供血机构实验室遇到艾滋病病毒抗体(抗-HIV)检测呈反应性的血液标本送交艾滋病病毒抗体检测确认实验室需进一步确认。 【查阅文件】 查阅实验室对血型、抗体筛查和交叉配血等结果不一致的处理程序。查阅《血型、抗体筛查结果不一致登记表》等记录。 查阅艾滋病病毒抗体(抗-HIV)检测呈反应性的血液标本送交艾滋病病毒抗体检测确认实验室需进一步确证记录。 【访谈调查】 现场询问实验室人员是否熟悉相关处置流程。
7.4.1.4　结果的特殊考虑	a）如用户同意,可用简化方式报告结果。未向用户报告的 7.4.1.6~7.4.1.7 中所列的信息,用户应能方便获取。 b）当结果以初步报告传送时,最终报告应发送给用户。 c）应保留所有口头提供结果的记录,包括沟通准确性确认的细节(见 7.4.1.3b)。口头提供的结果应补发书面报告。 d）某些对患者有重要影响(如遗传或某些感染性疾病)的检验结果,可能需要特殊的咨询。实验室管理层宜确保在没有得到充分咨询前,不将结果告知患者。 e）匿名的实验室检验结果可用于流行病学、人口统计学或其他统计分析等目的,前提是降低了对患者隐私和保密的所有风险,并符合相关法律或/和监管要求。	【标准解读】 本条款规定实验室应建立血液检测结果的特殊考虑相关程序性文件,确保下述报告特性能够有效表述检验结果并满足用户要求: (1) 对可能影响血液检测结果的标本质量的评估。 (2) 按标本接受/拒收标准得出的标本适宜性的评估。 (3) 危急值。 (4) 结果解释,包括但不限于最终报告中对自动选择和报告结果的解释的验证,可见于患者 ABO、RhD 血型相容性输血、抗体筛查阳性患者输血、直接抗人球蛋白试验阳性患者输血等。 【查阅文件】 查阅血液检测结果的特殊考虑相关程序性文件和记录。 【访谈调查】 现场询问实验室人员,在哪些情况下需要在检测报告中进行备注,或附加结果解释。 对于 RhD 血型阴性,抗体筛查阳性,或交叉配血不相合的报告,实验室人员应该如何处理及与临床医生沟通。

续 表

标准条款		迎检思路
7.4.1.5 结果的自动选择、审核、发布和报告	当实验室应用结果的自动选择,审核,发布和报告系统,应制定程序以确保: a) 规定自动选择,审核,发布和报告的标准。该标准应经批准、易于获取并被授权负责发布结果的人员理解。 b) 标准在使用前进行确认和批准,在报告系统发生变化,并可能影响其正常功能及使患者医疗面临风险时,定期评审和验证这些标准。 c) 可识别经自动报告系统选择出需要人工审核的报告,选择的时间和日期,以及审核人的身份均可获取。 d) 必要时,可应用快速暂停自动选择、审核、发布和报告功能。	【标准解读】 本条款规定医疗机构输血科/血库应按照《医疗机构用血管理办法》《临床输血技术规范》、采供血机构实验室按照《血站实验室质量管理规范》要求建立检测结果的自动选择,审核,(内部)发布和报告程序性文件和信息管理系统,确保血液检测结果的可靠性。 【查阅文件】 查阅检测结果的自动选择,审核,(内部)发布和报告程序性文件。 【查阅文件】 现场查看实验室检测结果的自动选择、审核(内部)、发布和报告信息管理系统。
7.4.1.6 报告要求	每份报告应包括下列信息,除非实验室有理由可以省略某些内容并文件化: a) 每页都有患者的唯一标识,原始标本采集日期和报告发布日期。 b) 发布报告的实验室的识别。 c) 用户姓名或其他唯一识别号。 d) 原始标本类型和描述标本的必需信息(例如,来源、取样部位、大体描述)。 e) 清晰明确的检验项目识别。 f) 相关时,所用检验方法的识别,可能和必要时,包括被测量和测量原理的一致(电子)的识别。 注:观测指标标识符逻辑命名与编码系统(LOINC),命名、属性和单位(NPU、NGC)和SNOMEDCT为电子识别的示例。 g) 适用时,检验结果的测量单位以国际单位制(SI)或可	【标准解读】 本条款规定实验室应建立检测报告程序性文件,报告应包括但不限于以下内容: (1) 清晰明确的检验项目识别,适当时,还包括检验程序。 (2) 发布报告的实验室的识别。 (3) 所有由受委托实验室完成的检验的识别。 (4) 每页都有患者的识别和地点。 (5) 检验申请者姓名或其他唯一识别号和申请者的详细联系信息等。 医疗机构输血科/血库还应按照《医疗机构用血管理办法》《临床输血技术规范》、采供血机构实验室按照《血站实验室质量管理规范》要求,包括但不限于检测实验室名称、标本信息、标本送检日期、检测项目、检测日期、检测方法、检测结果、检测结论、检测者、复核者和检测报告者的签名和日期。应对检测报告进行最后审核和签发,以保证检测报告正确和完整。签发者应签署姓名和日期。 【查阅文件】 实验室检测报告程序性文件和相关报告单模板。

续　表

标　准　条　款		迎　检　思　路
	溯源至 SI,或其他适用的单位报告。 h）生物参考区间、临床决定值,似然比或支持临床决定限的直方图/列线图(诺谟图),必要时。 注：可将生物参考区间清单或表格发给实验室用户。 i）作为研发计划的一部分而开展的,尚无明确的测量性能声明的检验项目识别。 j）审核结果和授权发布报告者的识别(如未包含在报告中,则在需要时随时可用)。 k）需要作为初步结果的识别。 l）危急值提示。 m）将报告中所有部分标记为完整报告一部分的唯一性标识,以及表明结束的清晰标识(如页码和总页数)。	【现场查看】 现场查看实验室血型、抗体筛查和交叉配血报告单,是否包含实验室名称、地址、联系信息、检验方法、检验设备等重要信息。
7.4.1.7　报告的附加信息	a）当患者医疗需要时,应包括原始标本采集时间。 b）报告发布时间(如未包含在报告中),需要时应可获得。 c）全部或部分由受委托实验室完成的检验,包括不加修改的顾问提供意见的识别,以及实施检验的实验室名称。 d）适用时,报告应包含结果解释和注释: 1）影响检验结果临床意义的标本质量和适宜性。 2）采用不同程序(如 POCT)或在不同地点进行检验时产生的差异。 3）当地区或者国家使用不同的测量单位时,错误解释所产生的潜在风险。 4）结果随时间产生的趋势性或显著变化。	【访谈调查】 现场询问实验室人员,在哪些情况下需要在检测报告中进行备注,或附加结果解释。 现场查看实验室血型、抗体筛查和交叉配血异常报告单附加信息情况。
7.4.1.8　修正报告结果	修正或修改结果的程序应确保:	【标准解读】 本条款规定实验室应建立和实施检测

续 表

标 准 条 款		迎 检 思 路
	a）记录修改的原因并在修改的报告中标识（相关时）。 b）修改的报告应仅以追加文件或数据传输的形式发送，明确标记为修订版，并包括参照原报告的日期和患者识别。 c）用户知晓报告的修改。 d）当有必要发布全新报告时，应有唯一性标识，并注明且追溯至所替代的原报告。 e）如报告系统不能显示修改，应保存修改记录。	报告收回、更改和重新签发程序性文件，明确规定应收回、更改和重新签发的检测报告和责任人，以及补救程序和差错处理程序。 【查阅文件】 查阅实验室检测报告收回、更改和重新签发的程序性文件。 查阅实验室修改报告相关规定，如何保存修改记录，原报告是否收回等。
7.4.2 检验后标本的处理	实验室应规定检验后临床标本的保存时限，以及标本的储存条件。 实验室应确保在检验后： a）保存标本的患者和来源识别。 b）明确标本用于附加检验的适宜性。 c）标本保存方式尽可能确保附加检验的适用性。 d）可定位和检索标本。 e）以适宜方式弃置标本。	【标准解读】 本条款规定实验室应建立标本进行识别、收集、保留、检索、访问、储存、维护和安全处置程序性文件。 （1）医疗机构输血科/血库应按照《临床输血技术规范》要求：血液发出后，受血者和供血者的标本保存于 2～6℃冰箱，至少 7 天，以便对输血不良反应追查原因。建立和实施标本的销毁程序，并有相应记录。 （2）采供血机构实验室应按照《血站实验室质量管理规范》要求：检测后标本的保存时间应符合国家有关规定。建立标本的保存记录。建立和实施标本的销毁程序，规定可销毁的样本和销毁方式、审批程序和相应责任人。建立标本的销毁记录。 【查阅文件】 查阅实验室检验后标本的处理程序是否符合规定要求，以及落实情况。 【现场调查】 现场询问实验室人员是否熟悉查看实验室检验后标本的处理程序。 现场随机抽取至少 3 份检测报告，跟踪标本检测后处理情况。
7.5 不符合工作	实验室应制定过程，在实验室活动或检验结果不符合自身程序、质量要求或用户要求时（如设备或环境条件超出规定限值，监控结果不能满足规定的标准）实施。该过程应确保： a）确定管理不符合工作的	【标准解读】 本条款规定实验室应建立检验前、检验和检验后过程不符合工作识别和控制程序性文件。应采取纠正措施以消除产生不符合的原因。纠正措施应与不符合的影响相适应。应确定措施消除潜在不符合的原因以预防其发生。预防措施应与潜在问题

续　表

标　准　条　款		迎　检　思　路
	职责和权限。 b）基于实验室建立的风险分析过程采取应急和长期措施。 c）当存在对患者造成危害的风险时，终止检验并停发报告。 d）评价不符合工作的临床意义，包括在识别不符合工作之前可能或已发出的检验结果的影响分析。 e）对不符合工作的可接受性作出决定。 f）必要时，修改检验结果并通知用户。 g）规定批准恢复工作的职责。 实验室应采取与不符合工作（见 8.7）再次发生的风险相符的纠正措施。 实验室应保存不符合工作和 7.5a）~g）中规定措施的记录。	的影响相适应。 实验室不符合的识别和控制流程：识别途径（日常工作、质量监督、内部审核、管理评审、外部评审等）→识别依据（认可文件、管理体系文件、相关法律法规）→识别内容（服务对象的投诉及意见、质量指标、检验程序、试剂和耗材、环境条件、仪器校准、数据处理、外部比对实验、人员差错、员工建议、实验方法学等）→采取纠正或纠正措施（分析产生不符合的原因、采取纠正措施、有效性跟踪验证、不符合检验报告的处理、恢复检验的授权）→形成不符合项报告（责任组/人、不符合项事实描述、不符合条款、不符合项的类型、不符合项的提出者及确认者、建议的纠正措施、完成时间、完成情况及跟踪验证等方面形成记录）。 【查阅文件】 查阅实验室不符合工作识别和控制程序性文件，包括但不限于纠正措施、预防措施。 查阅 2 个不符合工作案例，处理过程、纠正措施及记录是否满足要求。 【访谈调查】 现场询问实验室人员： （1）通过哪些途径识别采供血机构检测实验室、医疗机构输血科/血库组的不符合，实验室处理不符合的职责和权限，不符合的程度如何确定，EQA 成绩不合格是否作为不符合项来处理。 （2）实验室是否采取纠正措施来消除产生不符合的原因，相同类型的 IQC 失控、相同类型的客户不满意/投诉等不符合现象是否持续重复发生，纠正措施是否到位，是否有效果评价。 （3）实验室是否具有风险管控意识，是否存在风险识别不到位，如患者识别、标本采集和接收、ABO 血型正反不一致的处理、血型结果报告、IQC 分析等，发现系统偏倚后是否采取相应措施。
7.6　数据控制和信息管理		
7.6.1　通用要求	实验室应获得开展实验室活动所需的数据和信息。	【标准解读】 本条款规定实验室应能访问满足用户

续　表

标准条款		迎检思路
	注 1：本准则"实验室信息系统"中包括计算机化和非计算机化系统中的数据和信息管理。相比非计算机化的系统，有些要求更适用于计算机系统。 注 2：与计算机化实验室信息系统相关的风险见 ISO 22367：2020，A.13。 注 3：确保信息保密性、完整性和可用性的信息安全控制、策略和最佳实践等见 ISO/IEC 27001：2022 附录 A"信息安全控制参考"。	需要和要求的服务所需的数据和信息。应建立程序性文件，确保始终能保持患者和/或献血者信息的保密性。 【查阅文件】 查阅实验室相关程序性文件。 【现场查看】 现场查看自动化血型检测分析仪和结果能否自动传输到 LIS，微柱法凝集卡图像是否能传输到 LIS 中及保存情况。 采供血机构实验室还应现场查看病毒性传染病血液检测仪结果传输到 LIS 中及保存情况。
7.6.2　信息管理的职责和权限	实验室应确保规定信息系统管理的职责和权限，包括可能对患者医疗产生影响的信息系统的维护和修改。实验室最终为实验室信息系统负责。	【标准解读】 本条款规定实验室应建立血液检测计算机信息系统管理的职责和权限规定。必须采取措施保证数据安全，严控非授权人员进(侵)入血液检测计算机管理系统，非法查询、录入和更改数据或检测程序。 【查阅文件】 查阅实验室血液检测计算机信息系统管理的职责和权限规定，以及考核记录。 【访谈调查】 现场查看实验室是否规定信息系统管理的职责和权限，谁具有权限对信息系统的维护和修改，何类人员能修改患者和/或献血者数据或检验结果等。
7.6.3　信息系统管理	用于采集、处理、记录、报告、存储或检索检验数据和信息的系统应： a) 在引入前，经过供应者确认，以及实验室的运行验证；在使用前，系统的任何变化，包括实验室软件配置或对商业化软件的修改，均应获得授权、文件化并经验证； 注 1：适用时，确认和验证包括：实验室信息系统和其他系统，如实验室装备、医院患者管理系统及基层医疗系统之间的接口正常运行。	【标准解读】 本条款规定实验室应建立信息系统管理程序性文件和相关记录表单。 实验室信息系统使用前、调整后，需进行确认和验证，内容包括：软件功能符合实际需求的测试和确认，实验室数据一致性验证。 建立和使用血液检测计算机信息管理系统，对从标本接收到检测报告发出整个血液检测过程实行计算机管理程序。血液检测计算机管理软件供应商应具备国家规定的资质，并负责安装、使用、维护方面的培训，提供血液检测计算机管理系统的操作和维护说明书。应建立和实施计算机管

续 表

标准条款		迎检思路
	注 2：常用的商业现成软件在其设计的应用范围内使用可被视为已经过充分的确认（例如，文字处理和电子表格软件，以及质量管理软件程序）。 b）形成文件，包括系统日常运行等文件可被授权用户方便获取。 c）考虑网络安全，以防止系统未经授权的访问，并保护数据不被篡改或丢失。 d）在符合供应者规定的环境下操作，或对于非计算机系统，提供保护人工记录和转录准确性的条件。 e）进行维护以保证数据和信息完整，并包括系统故障的记录和适当的应急和纠正措施；应对计算和数据传送进行适当和系统检查。	理系统使用的风险分析、培训、确认、使用，以及使用后的评估程序。 【查阅文件】 查阅实验室信息系统管理程序性文件，包括但不限于实验室信息手册，实验室计算机控制清单，LIS 验证记录表，实验室信息系统工作日志，LIS 故障记录表，计算机故障维修记录表，计算机处理患者数据过程及结果审核记录表，LIS 和 HIS 数据一致性验证记录表。 【访谈调查】 现场询问实验室人员如何防止信息系统非授权者访问；安全保护以防止篡改或丢失数据。
7.6.4 宕机预案	实验室应制定经策划的过程，以便在发生影响实验室提供服务能力的信息系统故障或宕机期间维持运行。该情况还包括自动选择和报告结果。	【标准解读】 本条款规定实验室应建立和实施血液检测计算机管理系统发生意外事件的应急预案和恢复程序性文件，确保血液检测正常进行。 应验证系统停机和恢复后数据和信息一致性，以确保患者数据的完整性。 应制定书面应急和演练计划，以应对某些突发事件，确保在发生计算机或其他信息系统故障时，能快速有效地发出患者或献血者结果报告。 【查阅文件】 实验室信息系统故障应急演练预案与实施记录，实验室信息系统故障应急演练总结分析报告，实验室信息系统故障登记与处理记录等。 【访谈调查】 现场询问实验室人员在遇到信息系统故障时，医疗机构输血科/血库如何紧急配血和发血；采供血机构实验室如何紧急实施血液检测等情况。

续 表

标准条款		迎检思路
7.6.5 异地管理	当实验室信息管理系统在异地或由外部供应者进行管理和维护时，实验室应确保系统的供应者或运营者符合本准则的所有适用要求。	不适用。
7.7 投诉		
7.7.1 过程	实验室应有处理投诉的流程，至少包括： a）对投诉的接收、确认、调查，以及决定采取处理措施过程的说明； 注：投诉的解决可导致实施纠正措施（见 8.7）或作为改进过程的输入（见 8.6）。 b）跟踪并记录投诉，包括为解决投诉所采取的措施； c）确保采取适当的措施。 应可公开获取投诉处理过程的说明。	【标准解读】 本条款规定实验室应建立投诉处理程序性文件，用于处理来自临床医师、患者、献血者、实验室员工或其他方的投诉或反馈意见；应保存所有投诉、调查，以及采取措施的记录。 【查阅文件】 查阅实验室投诉处理程序性文件和相关记录。
7.7.2 投诉接收	a）在接到投诉后，实验室应确认投诉是否与其负责的实验室活动相关，如相关，则应处理该投诉（见 8.7.1）。 b）接到投诉的实验室应负责收集所有必要的信息，以确认投诉是否属实。 c）只要可能，实验室应告知投诉人已收到投诉，并向其提供处理结果和进程报告，适用时。	【访谈调查】 现场询问实验室人员接到投诉后，如何确认投诉的有效性，如何告知投诉人已收到投诉，以及回复时限。
7.7.3 投诉处理	调查和解决投诉不应导致任何歧视行为。 投诉决定应由与投诉事项无关的人员做出或审查和批准。资源不允许时，任何替代方案都不应损害公正性。	【现场查看】 现场查看实验室本周期内输血检验结果、临床输血流程的有效投诉，如有，查阅原因分析和纠正措施是否到位，有无投诉者对投诉处理过程满意的最终确认。
7.8 连续性和应急预案	实验室应确保已经识别与紧急情况，或者其他导致实验室活动受限或无法开展等状况有	【标准解读】 本条款规定实验室应建立项目检验连续性和应急预案，确保已经识别与紧急情

续　表

标准条款		迎检思路
	关的风险，并制定协调策略，包括计划、程序和技术措施，以便在中断后继续运行。 应定期测试预案，并演练响应能力，可行时。 实验室应： a）考虑所有相关实验室人员的需要和能力，制定紧急情况响应方案。 b）向相关实验室人员提供适当的信息和培训。 c）对实际发生的紧急情况作出响应。 d）采取与紧急情况的严重程度和潜在影响相符的措施，预防或减轻紧急情况的后果。 注：详细信息见 CLSI GP36－A。	况，或者其他导致实验室活动受限或无法开展等状况有关的风险。制定协调策略，包括但不限于计划、程序和技术措施，以便在中断后继续进行项目检测。每年应有定期进行应急演练记录等。 【查阅文件】 查阅实验室项目检验连续性和应急预案及相关记录。 【访谈调查】 现场询问实验室人员如何进行项目检验连续性和应急预案情况。

第五节　管理体系要求

标准条款		迎检思路
8.1　总体要求		
8.2　管理体系文件		
8.3　管理体系文件控制		
8.4　记录控制		
8.4.1　记录建立	实验室应建立和保存清晰的记录以证明满足本准则的要求。 应在执行影响检验质量的每一项活动时进行记录。 注：记录的媒介可采用任何形式或类型。	【标准解读】 本条款规定实验室应依据记录控制程序文件执行。 【查阅文件】 查阅医疗机构输血科/血库、采供血机构检测实验室所有代表性质量和技术记录，考察其及时性、真实性、准确性、完整性、可追溯性。

续　表

标准条款		迎检思路
		【访谈调查】 现场随机询问实验室员工某项检测工作有哪些记录、具体记录哪些内容,再与记录表格核对是否一致。
8.4.2　记录修改	实验室应确保修改的记录可追溯到之前的版本或原始记录。应保留原始的和修改后的数据和文档,包括修改的日期,相关时,修改的时间、修改内容和修改人的标识。	【标准解读】 本条款规定实验室应依据记录控制程序文件执行,检验和质控结果保留原始的和修改后的数据。 【现场观察】 现场抽查 3 个修改的记录,是否可追溯到之前的版本或原始数据,能否显示修改的时间、内容和修改的标识。
8.4.3　记录保存	a) 实验室应实施记录的标识、存放、防止非授权的获取及修改、备份、归档、检索、保存期和处置所需的程序。 b) 应规定记录保存时间。 注 1:除要求外,可基于已识别的风险选择记录保存时间。 c) 报告的检验结果应能在必要或要求的期限内进行检索。 d) 所有记录应在整个保存期间可获取,无论使用何种媒介保存记录,应清晰,并可用于实验室管理评审(见 8.9)。 注 2:从法律责任考虑,特定类型程序(如组织学检验、基因检验、儿科检验等)的记录可能需要比其他记录保存更长时间。	【标准解读】 本条款规定实验室应依据记录控制程序文件执行,检验结果和工作日志可采用电子或纸质媒介保存。 【现场观察】 实验室员工培训、考核、授权记录,环境温湿度记录,设备维护、保养、维修、校准记录,试剂验收试验记录,样本全过程记录,复检记录等。
8.5　应对风险和改进机遇的措施		
8.5.1　识别风险和改进机遇	实验室应识别与实验室活动相关的风险和改进机遇,以: a) 预防或减少实验室活动中的不利影响和潜在问题。 b) 通过应对机遇实现改进。 c) 确保管理体系达到预期结果。 d) 减轻患者医疗风险。	【标准解读】 本条款规定实验室应根据血液检测范围来制定和实施风险管理计划,系统地收集和采纳风险点,采用潜在失效与效应分析进行风险评分和审核,识别不可接受的风险。 【查阅文件】 查阅血液检测风险评估报告,中高风险点评估记录。

续　表

标准条款		迎检思路
	e）帮助实现实验室目的和目标。	【访谈调查】 现场抽查实验室员工，询问在风险管理中所承担的角色，工作中常见风险点，采取的预防和控制措施。
8.5.2　应对风险和改进机遇	实验室应对识别出的风险进行分级并应对。应对风险的措施应与其对实验室检验结果、患者及员工安全的潜在影响相适应。 实验室应记录针对风险和机遇所做的决定及采取的措施。 实验室应在其管理体系中纳入并实施针对已识别风险和改进机遇的措施，并评审其有效性。 注1：应对风险的选择可包括：识别和规避威胁，消除某一风险源，降低风险概率或后果，转移风险，为寻求改进机遇承担某一风险，或通过知情决策而接受风险。 注2：虽然本准则要求实验室识别和应对风险，但并未要求特定的风险管理方法。实验室可使用 ISO 22367 和 ISO 35001 作为指南。 注3：改进机遇可导致扩展实验室活动范围、应用新技术或产生其他可能性以满足患者和用户需求。	【标准解读】 本条款规定实验室应依据血液检测风险涉及事件发生的可能性及其后果的严重性确定风险等级。 （1）血液检测风险的应对措施包括规避威胁、消除某一风险源、改变风险发生的概率、改变风险发生的可能后果、转移风险、分担风险、通过知情决策而接受风险等。 （2）对于轻微或一般风险，只对其进行监控。对于中等风险，应制定措施降低风险，并对措施的有效性进行评估。对于严重或非常严重风险，应立即停止相关活动。 （3）在选择血液检测风险控制措施时，实验室应在确定剩余风险是否可接受之前，选择能够尽可能合理地降低风险的风险控制措施。 （4）在实验室的管理体系中将血液检测风险管理纳入相应的条款。 （5）应建立基于血液检测风险的警报和行动触发器，以确保对任何已确定的不良事件或趋势及时做出反应。 （6）应对血液检测风险的措施作为风险监测一部分内容进行评估，以确保风险控制仍然有效，风险仍然可接受。 【查阅文件】 查阅实验室血液检测中高风险点的控制措施示例。
8.6　改进		
8.7　不符合及纠正措施		
8.8　评估		
8.8.2　质量指标	应策划监控质量指标［见5.5d）］的过程，包括建立目的、方法、解释、限值、措施计划和监	【标准解读】 本条款规定实验室应按照国家相关规定，选择和建立实验室的质量指标，可包括

续 表

标准条款		迎检思路
	控周期。应定期评审质量指标以确保其持续适宜。	标本不合格率、实验室间比对率、实验室内TAT中位数、检验报告不正确率。质量指标按质量指标的策划与评估程序文件进行管理。 【查阅文件】 查阅实验室质量指标监测报告及数据应用情况。 【访谈调查】 现场询问实验室员工,是否熟悉实验室质量指标的设定标准及定期评审记录,确定其是否持续适应自身发展和用户需求。
8.9 管理评审		

（李志强）

第十四章　组织病理学检查认可要求与迎检思路

组织病理学检验领域大多为涉及人工操作和主观判读的定性检测，质量体系运行过程中一些环节的质量保证和质控活动也是通过主观判读的方式实现，因此相关的质量保证和质控活动有较大的难度和复杂性，医学实验室在质量目标和质量指标的策划过程中需着重考虑这一特点。组织病理实验室的另一个特殊之处是存在检查前、检查和检查后三个阶段重复进行的特点，常规结果发布后有时又返回到检查过程，即特殊染色、免疫组化染色和分子病理检测等，从而进一步增加了 IQC 的难度和复杂程度。由于上述的专业特质，在资源和过程中所存在的风险点也与其他专业有所不同，其一，人员的操作和判读对于结果的影响非常之大，包括标本取材、包埋、切片和最终的切片判读或诊断，因此人员的能力必定是风险所在；其二，人员和设备的交互对于结果的影响，诸如切片机，其性能一方面是通过相应的参数体现，并通过维护和校准确保其性能，但最终的切片质量在一定程度上会受到切片机操作技术人员的影响，最终通过主观的判断去评估切片的质量，在这一过程中需同时考虑仪器设备和操作人员对结果的影响因素；其三，病理实验室具有特定的环境设施，不同环境的风险识别不尽相同，诸如取材室和常规技术室，在生物危害和化学危害的防控方面具有不同的侧重点；其四，病理标本的规范化固定和手术切除标本的预处理对于病理检查结果的质量保证而言是非常关键和重要的环节，同时也是容易失控的环节，在风险评估中需重点关注，并制定相对应的措施；其五，常规诊断、术中冰冻诊断和肿瘤标本的靶向分子检测等内容也属于具有专业特质的风险环节，实验室需要给予高度关注；最后，病理实验室与临床和/或用户的沟通和合作对于病理实验室的服务更好的被利用，以及改进服务质量和降低风险是必不可少的重要环节。

第一节　总 体 要 求

<table>
<tr><th colspan="2">标　准　条　款</th><th>现场评审方法与评审要点</th></tr>
<tr><td colspan="3">4.1　公正性</td></tr>
<tr><td colspan="3">4.2　保密性</td></tr>
<tr><td>4.2.1　信息管理</td><td>实验室应通过作出具有法律效力的承诺，对在实验室活动</td><td>【标准解读】
组织病理实验室所有人员均应签署患</td></tr>
</table>

续　表

标　准　条　款		现场评审方法与评审要点
	中获得或产生的所有患者信息承担管理责任。患者信息的管理应包括隐私和保密。实验室应将其准备公开的信息事先通知用户和/或患者。除非用户和/或患者公开的信息,或实验室与患者有约定(例如,为回应投诉的目的),其他所有信息都作为专有信息并应视为保密信息。	者隐私和信息保密协议。实验室在日常工作中应建立患者隐私和信息保密的具体措施,包括计算机系统和非计算机系统中的相关信息。 【查阅文件】 保密协议、信息系统程序文件和 SOP 文件。 【现场观察】 报告发放流程中是否涉及患者隐私和信息的泄露,自助打印系统的功能设置,信息系统使用过程中是否涉及患者信息泄露的风险,抽查工作人员对患者信息保密的知晓程度。
4.2.2　信息发布	实验室按法律要求或合同授权透露保密信息时,应将发布的信息通知到相关患者,除非法律禁止。实验室应对从患者以外渠道(如投诉人、监管机构)获取的有关患者信息保密。除非信息提供方同意,实验室应为信息来源保密,且不应告知患者。	【标准解读】 病理报告及相关的告知内容(诸如知情同意书等)只能由患者本人或患者本人授权的人员接收,但不包括法律要求的特定情况。实验室因投诉、行政监管等原因获得的患者相关信息应作为保密信息,除非信息提供者同意将这些信息提供给患者。 【查阅文件】 病理报告发放和信息系统管理相关的程序文件和 SOP 文件。 【现场观察】 病理报告的发放和知情同意书的签署流程。
4.3　患者相关的要求	实验室管理层应确保将患者的健康、安全和权利作为首要考虑因素。实验室应建立并实施以下过程: a) 患者和实验室用户有途径提供有用信息,以协助实验室选择检验方法和解释检验结果; b) 向患者和实验室用户提供有关检验过程的公开信息,包括费用(适用时)和预期得到结果的时间; c) 定期评审实验室提供的检验,以确保这些检验在临床上是适当和必要的;	【标准解读】 实验室所有的活动中均应将患者健康、安全和权利相关的内容作为基本出发点。 实验室应建立患者和用户提供信息的途径和方式,诸如电话、电子邮件、自媒体、窗口接待等,并通过所获得的信息决定或改进实验室的服务。 实验室应给患者和用户提供其需要知晓的有关病理检查过程中的相关信息,以及法律法规要求的信息做到公开透明,包括检查项目、方法、方法的局限性、收费、报告时间等。 定期评审上述信息的准确性和有效性。 适当时应告知患者、用户及相关人员

续 表

标 准 条 款		现场评审方法与评审要点
	d）适当时，向患者、用户及其他相关人员披露导致或可能导致患者危害的事件，并记录为减轻这些危害而采取的措施； e）以应有的谨慎和尊重对待患者、样品或剩余物； f）在需要时获得知情同意； g）在实验室关闭、收购或合并的情况下，确保留存的患者样品和记录的持续可用性和完整性； h）应患者和其他代表患者的医务提供者的要求提供相关信息； i）维护患者不受歧视地获得医疗服务的权利。	有可能导致病理检查结果受到影响的客观因素，诸如标本的局限性对结果可能产生的影响。 尊重患者，按照法律法规和相关的行政文件处理剩余标本。 除非因不可抗拒因素或法律法规的相关规定，否则均应在规定的期限内完整保存病理标本（包括石蜡包埋标本、核酸提取物等）和相关记录。 患者、代表患者的医务人员或用户在法律法规界定的范围内可要求提供相关的信息。 确保所有患者享有平等权利。 【查阅文件】 实验室管理的相关制度。 【现场观察】 实验室是否提供有效的信息提供途径和方式，实验室是否公开其所规定且符合法律法规要求的信息、实验室是否有定期的评审记录、实验室是否按要求保存标本和处理废弃标本，实验室是否有适宜的知情同意措施。

第二节　结构和管理要求

标 准 条 款		迎 检 思 路
5.1　法律实体		
5.2　实验室主任		
5.3　实验室活动		
5.3.3　咨询活动	实验室管理层应确保提供适当的实验室建议和解释，并满足患者和用户的需求。 适用时，实验室应建立协议与实验室用户进行沟通，包括： a）为选择和使用检验提供	【标准解读】 咨询活动是病理实验室在提供服务过程中的重要活动之一，通过切实有效的咨询活动，可以促进病理检查的质量保证，维持或提升病理实验室的服务，也使得病理报告得到更好的利用。

续 表

标 准 条 款		迎 检 思 路
	意见,包括所需样品类型、检验方法的临床适应证和局限性,以及要求检验的频率。 b）为检验结果的解释提供专业判断。 c）促进实验室检验的有效利用。 d）就科学及事务性工作提供意见。例如,样品不符合可接受标准的情况。	【查阅文件】 咨询相关的制度建立,临床咨询沟通及临床病理讨论的记录。 【现场观察】 向临床医护人员问询日常工作中对临床医师及患者开展咨询服务的具体方式方法和效果。有新业务开展需求时病理医师与临床医师双向沟通的渠道和方式。
5.4 结构和权限		
5.5 目标和方针	a）实验室管理层应建立并维持目标和方针(见 8.2),以: 1）满足患者和用户的需要和要求。 2）致力于良好的专业实践。 3）提供满足其预期用途的检验。 4）符合本准则。 b）目标应可测量并与方针一致。实验室应确保该目标和方针在实验室组织的各层级得到实施。 c）在策划和实施管理体系变更时,实验室管理层应确保管理体系的完整性。 d）实验室应建立质量指标以评估检验前、检验和检验后过程的关键环节,并监控与目标相关的性能(见 8.8.2)。 注：质量指标的类型包括收到的样品数中不合格的样品数,登记或/和样品接收的错误数,更正报告数,指定周转时间的完成率。	【标准解读】 病理实验室应根据准则的要求并结合自身的情况和临床的需求建立质量方针,以及与其相对应且可测量的质量目标,诸如标本合格率>95%、诊断符合率>98%、开展新项目>2 项/年等。实验室在设立实验室整体质量目标的同时,也可考虑在不同的专业组设定相应的质量目标。上述质量目标应覆盖到实验室所有的质量体系运行活动,以保证质量体系的完整性。 实验室应建立与质量目标对应且衔接良好的质量指标,以评估实验室质量活动的所有过程,包括技术活动和支持性要素。质量指标的策划可参考 CNAS - CL02：2023、CNAS - CL02 - A001：2023、国家卫生健康委颁布的《病理专业医疗质量控制指标》(2024 年版)、WS/T 496 等相关文件,同时也应包含病理实验室安全与环境、设备和人员记录、文件控制等方面的支持性质量指标。 【查阅文件】 质量方针、目标和指标相关的质量体系文件,以及质量指标的监测和分析记录。 适用时,包括质量方针、目标和指标的评审和修改记录。
5.6 风险管理	a）实验室管理层应建立、实施和维护过程,以识别与其检验和活动相关的对患者危害的	【标准解读】 除医学实验室涉及的通用情况外,病理实验室应特别关注本专业涉及的特定风

续　表

标　准　条　款		迎　检　思　路
	风险和改进患者医疗的机会，并制定应对风险和改进机遇的措施（见 8.5）。 b）实验室主任应确保对该过程的有效性进行评估，并在确定为无效时进行修改。 注 1：医学实验室风险管理要求见 ISO 22367。 注 2：实验室生物风险管理要求见 ISO 35001。	险，并建立包括计划、分析、评价、控制、评审和监控在内的完整风险管理过程。标本在临床科室的采集、标本的规范化固定、标识、大体取材、冰冻诊断、涉及临床处置的常规诊断、病理报告修改等均为病理实验室应重点关注的风险点。 【查阅文件】 风险管理过程的规定、风险管理报告。

第三节　资源要求

标　准　条　款		迎　检　思　路
6.1　总体要求		
6.2　人员		
6.2.1　通用要求	a）实验室应有足够数量有能力的人员开展其活动。 b）所有可能影响实验室活动的内部或外部人员，应行为公正、符合伦理，有能力并按照实验室管理体系要求工作。 注：POCT 设备监督员和操作者指南见 ISO/TS 22583。 c）实验室应向员工传达满足用户需求和要求，以及满足本准则要求的重要性。 d）实验室应有程序向员工介绍组织及其将要工作的部门或区域、聘用的条件和期限、员工设施、健康和安全要求，以及职业健康服务。	【标准解读】 每 100 张实际开放病床病理医师的数量宜为 1~2 人，病理医师和病理技师的比例宜为 1∶1，同时应配备足够数量的辅助人员。所有病理医师和病理技师应有相应的执业资质，并符合准则中的相关要求。应通过不同的形式向所有人员宣贯满足用户需求及要求的重要性，以及认可准则、相关法律法规、行业标准、专家共识等要求。同时应培训其工作所需的相关内容。 各类岗位人员的职责、权限和任务明确，保障病理诊断所有流程能顺畅运行。 【查阅文件】 人员一览表、人员岗位职责规定、人员培训、考核和评估记录。 【现场观察】 现场观察诊断、技术、辅助等不同岗位人员是否从事与自己职责、权限和任务相对应的工作，了解有无跨职责、超权限工作情形。例如，有无技术人员从事诊断工作。

续 表

标 准 条 款		迎 检 思 路
6.2.2　能力要求	a) 实验室应规定影响实验室活动结果的各职能的能力要求,包括教育、资格、培训、再培训、技术知识、技能和经验的要求。 b) 实验室应确保全部员工具备开展其负责的实验室活动的能力。 c) 实验室应有人员能力管理程序,包括能力评估频率要求。 d) 实验室应有记录证实其人员能力。 注:以下能力评估方法可组合使用。 —直接观察活动。 —监控检验结果的记录和报告过程。 —核查工作记录。 —评估解决问题的技能。 —检验特定样品,例如,已检验过的样品、实验室间比对样品或分割样品。	【标准解读】 应规定所有不同岗位病理医师和病理技师的能力要求,包括教育背景、资质要求、培训和继续教育要求、诊断或技术能力要求。并通过不同形式的记录证明所有人员已达到既定要求。 实验室应制定员工能力评估的内容、方法、频次和评估标准。评估间隔不宜超过 1 年。 病理实验室技术负责人应具备中级及以上专业技术职务资格,从事病理检查工作至少 3 年。 病理实验室申请认可的授权签字人应具备中级及以上专业技术职务资格,从事申请认可授权签字领域工作至少 3 年。 病理医师和相关的病理技师应具有正常的视觉辨色能力,PCR 实验室的医师和技术员应取得相应的上岗证。 新上岗的病理医师和病理技师在最初 6 个月内应至少进行 2 次能力评估。 【查阅文件】 核查人员管理相关的程序文件;抽查人员档案,尤其关注新上岗人员和离岗六个月以上返岗的人员,关注不同人员在资质、培训和继续教育记录、能力评估记录等方面的差异性。 【现场观察】 现场考核病理医生和病理技师的专业技能,以及授权签字人对其岗位职责、质量体系和认可相关知识的掌握程度。
6.2.3　授权	实验室应授权人员从事特定的实验室活动,包括但不限于: a) 方法选择、开发、修改、确认和验证。 b) 结果审核、发布和报告。 c) 实验室信息系统使用,特别是患者数据和信息获取、患者数据和检验结果录入、患者数据或检验结果修改。	【标准解读】 病理实验室宜对所有岗位的人员进行授权,重点关注从事关键技术活动的人员,诸如技术负责人、专业组组长、签发病理报告的医师等。 【查阅文件】 核查人员岗位职责和授权相关的程序文件,人员授权记录。
6.2.4　继续教育和专业发展	应对从事管理和技术工作的人员提供继续教育计划。全	【标准解读】 应针对不同岗位和不同级别的病理医

续　表

标准条款		迎检思路
	部人员应参加继续教育、常规专业发展或其他的专业相关活动。 应定期评估计划和活动的适宜性。	师和病理技师制定相对应的继续教育计划，并根据继续教育活动后的考核和/或能力评估情况决定维持或调整计划。继续教育的形式可多种多样，包括不同级别的学术会议和继续教育项目、长期或短期的进修学习、实验室组织的文献学习、专题讲座和读片讨论等。 【查阅文件】 核查人员管理的程序文件，抽查不同性质和级别人员的继续教育计划、实施记录，以及效果评估记录。
6.2.5　人员记录	实验室应制定以下活动的程序，并保存记录： a）确定6.2.2a）中规定的能力要求。 b）岗位描述。 c）培训和再培训。 d）人员授权。 e）人员能力监督。	【标准解读】 应根据准则的要求建立并维持所有人员的记录，记录的媒介可根据实验室的情况决定。 【查阅文件】 核查人员管理的程序文件，抽查人员记录，关注记录的真实性、有效性和完整性。
6.3　设施和环境条件		
6.3.1　通用要求	设施和环境条件应适合实验室活动，不应对结果有效性或患者、访客、实验室用户和员工的安全产生不利影响。这应包括在实验室主场所外开展的检验前工作相关的设施与地点，也包括POCT。 实验室应规定、监控和记录从事实验室活动所必需的设施及环境条件要求。 注1：设施和环境条件的要求见ISO 15190。 注2：对结果有效性产生不利影响的环境条件，包括但不限于非特异性扩增的核酸、微生物污染、灰尘、电磁干扰、辐射、照明条件（照度）、湿度、供电、温度、声音和振动。	【标准解读】 病理实验应根据工作性质设置不同的工作区域，不同区域的环境和设施要求进行相应的风险评估，并根据风险评估设定相应的控制措施。标本接收和取材的空间应关注生物危害的防控，并配备生物安全柜、通风设施、消毒设施、护目镜、防护服、手套（包括用于锯骨机的金属丝网防切割手套）、利器盒、紧急淋浴、洗眼器、急救箱、应急箱等设施。取材室、常规病理技术室（包括切片和染色）应进行甲醛、二甲苯浓度监测，同时也应配备通风设施、手套、利器盒、紧急淋浴、洗眼器、急救箱、应急箱等设施。 【查阅文件】 环境设施相应的程序文件和SOP文件，环境设施控制的记录，如温度、湿度。 【现场观察】 现场查看实验室布局、分区和流程是否符合生物安全和感染防控的要求，包括污染间、缓冲间、工作间的划分、控制手段和标识等。同时需关注是否配备充分的设施。

续 表

标准条款		迎检思路
6.3.2 设施控制	应实施、记录、监控、定期评审设施控制，应包括： a）访问控制，考虑安全、保密性、质量，以及医疗信息和患者样品的保护。 b）防止来自能源、照明、通风、噪声、供水和废物处理对实验室活动造成的污染、干扰或不利影响。 c）防止来自因检验程序存在风险或不隔离可能影响、干扰工作时造成的交叉污染。 d）提供适当的安全设施和设备，并定期验证其功能。 示例：应急疏散装置、冷藏或冷冻库中的对讲机和警报系统，便利的应急淋浴和洗眼装置和复苏设备等。 e）保持实验室设施功能正常、状态可靠。	【标准解读】 病理实验室不同工作空间（包括标本接收、标本取材、标本处理、技术室、档案存储等）和信息系统应设置访问控制，确保标本和信息的安全。如果失控，应有处理措施并记录。 应配置符合不同技术操作的供水设施，诸如常规染色、特殊染色、免疫组化染色等技术操作对水质的要求不尽相同。 应规定送检申请单、标本、蜡块、切片的存放要求，避免出现交叉污染。 根据设备和设施的需要配备不间断电源或双路电源，并定期验证其处于正常的工作状态，诸如脱水机、染色机等。 应配备适当的安全设施，诸如应急疏散装置、应急淋浴和洗眼器、急救箱和应急箱等。 应保证所有的应急设施被定期验证并处于正常的工作状态。 【查阅文件】 环境设施控制的程序文件和 SOP 文件，环境设施温湿度的要求和记录，水质要求和检测记录，不间断电源或双路电源的验证记录，应急设施的验证记录。 【现场观察】 环境设施控制措施是否得到有效实施，包括访问控制、标本存放等。
6.3.3 储存设施	a）应提供储存空间，其条件应确保样品、设备、试剂、耗材、文件和记录的持续完整性。 b）应以防止交叉污染和损坏的方式储存检验过程使用的患者样品和材料。 c）有害物质和生物废物的储存和处置设施应符合相关法律法规规定的材料分类要求。	【标准解读】 病理实验室应制定针对不同情况的储存设施条件（包括设施种类、标识、温度和湿度要求等），包括接收后的标本、设备、试剂、耗材、病理切片、蜡块和纸质档案（包括文件和记录），确保上述物品的安全性和完整性，避免损害、丢失和交叉污染。设施失控（如温度、湿度失控）后的措施，并记录。 应制定强酸强碱、易燃易爆物品的储存条件，包括单独设置危化品库房和防爆柜、双人双锁、出入库记录等。 【查阅文件】 设施控制的程序文件和 SOP 文件，标本储存柜的通风或温度控制记录，冰箱的温度控制记录等。温度失控后采取的措施和记录。危化品库房的出入库记录。

续　表

标　准　条　款		迎　检　思　路
		【现场观察】 不同储存设施的温度控制是否符合要求,危化品库房的控制是否符合要求。
6.3.4　员工设施	应有足够的盥洗设施、饮水处,以及储存个人防护装备和衣物的设施。 宜提供员工活动空间,如会议室、学习室和休息区。	【标准解读】 除常规要求外,病理实验室应配置充分的办公和阅片空间。 【现场观察】 现场查看工作空间是否充分,是否符合感染防控的要求。
6.3.5　样品采集设施	样品采集设施应: a）保证样品采集方式不会使结果失效或对检测质量有不利影响。 b）在样品采集期间考虑患者的隐私、舒适度及需求(如残疾人通道、盥洗设施),以及陪伴人员(如监护人或翻译)的安排。 c）提供隔开的患者接待和样品采集区域。 d）维持患者和员工用急救物品。 注：样品采集设施要求见 ISO 20658。	【标准解读】 病理实验室自行设置的穿刺室需符合满足国家法律法规及医院伦理委员会对患者隐私保护的要求。有急救物品箱并定期验证。 【查阅文件】 环境设施的程序文件,急救物品的验证记录。 【现场观察】 穿刺室的设置是否符合要求。
6.4　设备		
6.4.1　通用要求	实验室应制定设备选择、采购、安装、验收测试(包括可接受标准)、操作、运输、存放、使用、维护,以及停用的程序,以确保其正常运行并防止污染或损坏。 注：实验室设备包括仪器的硬件和软件,测量系统和实验室信息系统,或任何影响实验室活动结果的设备,包括样品运输系统。	【标准解读】 病理实验室应与其所在主体中相关部门配合完成设备采购前的参数设定、招标采购、设备验收、培训、授权、使用、维护、校准、维修后验证和故障停用等工作,确保设备处于正常的工作状态,并防止污染或损害。 【查阅文件】 设备管理程序文件,设备记录(包括验收记录、培训和授权记录、使用记录、维护校准记录、维修后验证记录等)。
6.4.2　设备要求	a）实验室应配备检测活动正常进行所需的设备。 b）在实验室永久控制之外的场所,或超出设备制造商的性	【标准解读】 病理实验室应配备充分的所需设备,包括组织处理仪、包埋机、切片机、染色机、显微镜等。所有设备均应有唯一性标识方

续 表

标 准 条 款		迎 检 思 路
	能规格使用设备,实验室管理层应确保满足本准则要求。 c) 可影响实验室活动的每件设备应贴唯一标签,标识或其他识别方式并登记在册。 d) 实验室应根据需要维护和更换设备以确保检验结果质量。	式。所有设备需按照制造商或实验室的规定进行定期维护,并明确设备更换的条件。 【查阅文件、记录】 设备管理程序文件,设备维护记录,设备维修及维修后验证记录,设备标识等。 【现场观察】 实验室是否配备所有所需的设备,如有超出设备制造商的性能规格使用设备的情况,是否能提供相关记录。
6.4.3 设备验收程序	当设备投入或重新投入使用前,实验室应验证其符合规定的可接受标准。 用于测量的设备应能达到提供有效结果所需的测量准确度或(和)测量不确定度(见 7.3.3 和 7.3.4)。 注 1:这包括在实验室使用的设备、租借的设备,或在医护点,以及实验室授权的相关或移动设施中使用的设备。 注 2:如相关,设备验收试验的核查可基于返回设备的校准证书。	【标准解读】 新设备或设备维修后应进行验收试验,以确保设备符合实验室既定的标准。 加样器、温度计等测量设备应经过校准或检定。 【查阅文件】 设备管理程序文件,设备验证记录(包括维修后验证记录),校准或检定记录。
6.4.4 设备使用说明	a) 实验室应具有适当的防护措施,防止设备意外调整导致检验结果无效。 b) 设备应由经过培训,授权和有能力的人员操作。 c) 设备使用说明,包括制造商提供的说明,应可随时获取。 d) 应按照制造商的规定使用设备,除非已经实验室确认(见 7.3.3)。	【标准解读】 病理实验室所用脱水机、自动 HE 染色机、自动免疫组化染色机等设备应设置登录或参数设置的权限,防止意外修改设备的系统参数。 设备操作人员需经过培训、考核和授权。 实验室需根据制造商的说明书制定设备的 SOP,如有超范围使用的情况,需提供确认记录。设备的 SOP 文件应存放于使用现场或其他随时可获取的地点(包括线上或线下的电子文档)。 【查阅文件】 抽查设备的 SOP 文件和使用记录,核查使用记录中人员信息与设备培训授权记录中的人员信息是否一致。 【现场观察】 设备是否处于正常的工作状态,设备是否被正确的操作或使用。设备使用人员是否为设备培训授权记录中的人员。

续　表

标准条款		迎检思路
6.4.5　设备维护与维修	a）实验室应根据制造商说明书制定预防性维护程序。应记录与制造商的计划或说明的偏离。 b）设备维护应在安全的工作条件和工作顺序下进行。应包括电气安全、紧急停机装置，以及授权人员对有害物质的安全处理和处置。 c）设备故障或超出规定要求时，应停止使用，并清晰标识或标记为停用状态，直到经验证可正常运行。实验室应检查故障或偏离规定要求的影响，并在出现不符合工作时采取措施（见7.5）。 d）适用时，实验室应在设备使用、维修或报废前去污染，并提供适于维修的空间和适当的个人防护设备。	【标准解读】 病理实验室可根据设备的说明书制定设备的维护程序和计划。如未按照计划实施，或根据实际使用的强度或频率调整了维护计划，需要提供原因分析记录。 组织脱水机、自动HE染色机、自动免疫组化染色机等设备的维护应处于安全的工作环境和条件，实验室应授权指定人员处理维护过程中所产生的废液。 所有设备故障或偏离规定要求后均应清晰的标识，避免误用。故障后需分析故障对检查结果的影响和故障的原因，实施维修措施，并评估措施的有效性（即维修后的验证），具体方式包括校准、质控品检测、存留样品的检测或与其他仪器或方法比对。 冰冻切片机等污染设备在维修前和报废前需进行去污染操作，且需要有相应的防护措施以保证维修人员的安全。 【查阅文件】 设备管理程序文件，设备维护记录，设备故障及维修记录，包括原因分析、维修记录、维修后验证记录等。 【现场观察】 设备是否具备安全的维护环境，是否有紧急停机装置等安全措施。 问询设备操作人员出现故障后处理的流程。
6.4.6　设备不良事件报告	应调查可直接归因于特定设备的不良事件和事故，并按要求向制造商或（和）供应商，以及相关部门报告。实验室应制定响应制造商召回或其他通知，以及采取制造商建议措施的程序。	【标准解读】 设备如果对人员、设施环境或标本及检查结果造成不良事件和事故，需分析原因并根据原因制定措施，并按照要求向相关单位和部门报告。必要时需召回设备。 【查阅文件】 适用时，查阅不良事件和事故的记录。
6.4.7　设备记录	应保存影响实验室活动结果的每台设备的记录。 记录应包括以下相关内容： a）制造商和供应商的详细信息，以及唯一识别每台设备的充分信息，包括软件和硬件。 b）接收、验收试验和投入使	【标准解读】 所有对检查结果可产生影响的关键设备均需按照准则条款的要求建立档案，纸质或电子均可。 【查阅文件】 抽查关键设备，尤其需关注对病理检查结果影响显著的设备。

续 表

标准条款		迎检思路
	用的日期。 c）设备符合规定可接受标准的证据。 d）当前放置地点。 e）接收时的状态（如新设备、二手或翻新设备）。 f）制造商说明书。 g）预防性维护计划。 h）实验室或经批准的外部服务提供商进行的维护活动。 i）设备损坏、故障、改动或修理。 j）设备性能记录，如校准证书或（和）验证报告，包括日期、时间和结果。 k）设备状态，如使用或运行、停用、暂停使用、报废。	
	设备记录应按 8.4.3 规定要求，在设备使用期或更长时期内保存并易于获取。	【标准解读】 实验室应保证所有的设备记录在使用期间便于获取和使用，同时应规定设备记录的保存时限。 【查阅文件】 设备管理程序文件。 【现场观察】 设备记录获取的便捷程度。
6.5 设备校准和计量学溯源性		
6.5.1 通用要求	实验室应规定对校准和溯源的要求，以保持检验结果报告的一致性。对分析物测量的定量方法，应包括校准和计量溯源要求。测量表征而不是离散分析物的定性方法和定量方法应规定被评估的特性，以及不同时间再现性所需的要求。 注：定性方法和可能无法进行计量学溯源的定量方法的示例包括红细胞抗体检测、抗生素敏感性评估、基因检测、红细胞沉降率、流式细胞仪标记物染色和肿瘤 HER2 免疫组化染色。	

续　表

标准条款		迎检思路
6.5.2　设备校准	实验室应制定程序，对直接或间接影响检验结果的设备进行校准。程序应规定： a）使用条件和制造商的校准说明。 b）计量溯源性记录。 c）定期验证要求的测量准确度和测量系统功能。 d）记录校准状态和再校准日期。 e）在重新校准时确保使用的修正因子已更新和记录。 f）校准不合格时的处理，以最大程度降低对服务运行和对患者的风险。	【标准解读】 病理实验室所用的加样设备、温度测量设备，以及制造商要求进行校准的设备均需要进行定期的校准，校准的周期可根据相关的法律法规和制造商的要求制定，同时可参考 ISO 17511 及相关专业领域国家/行业标准的要求，并符合 CNAS－CL01－G002 的要求。应保留所有校准的记录。校准不合格时应采取相应的措施，并评估对病理检查结果的影响。 【查阅文件、记录】 仪器校准计划，移液器、温度计校准或检定报告，组织处理仪、染色机等设备的校准报告和原始记录。校准单位或个人的资质核查。
6.5.3　测量结果的计量溯源性	a）实验室应通过形成文件的不间断的校准链，将测量结果与适当的参考对象相关联，建立并保持测量结果的计量溯源性，每次校准均会引入测量不确定度。 注：追溯源至高级别参考物质或参考程序的校准溯源信息可由检验系统的制造商提供。该文件只有在使用未经修改的制造商检验系统和校准程序时才可接受。 b）实验室应通过以下方式确保测量结果溯源到最高可溯源水平和国际单位制（SI）： —具备能力的实验室提供的校准；或 注 1：满足 ISO/IEC 17025 要求的校准实验室被认为有能力进行校准活动。 —具备能力的标准物质生产者提供并声明计量溯源至 SI 的有证标准物质的认定值。 注 2：满足 ISO 17034 要求的标准物质生产者被认为是有能力的。 注 3：满足 GB/T 19703/ISO 15194 要求的有证标准物质被认为是合适的。	【标准解读】 病理均为定性检测项目，不涉及定量检测相关的计量溯源性。包括特殊染色、免疫组化染色在内的定性方法可通过与已知阳性标本结果比较判断是否一致的方式证明其溯源性，一致性的判断包括是否为阳性或阳性强度是否一致。 【查阅文件】 方法性能验证/确认的程序文件、SOP 文件，性能验证或确认记录。

续 表

标准条款		迎检思路
	c）无法依据 6.5.3a）提供溯源性时，应用其他方法提供结果可信性，包括但不限于： —明确描述、视为提供符合预期用途且由适当比对保证测量结果的参考测量程序、指定方法或公议标准的结果。 —用另一种程序测量校准品。 注：被测量的计量溯源让步管理见 ISO 17511。 d）基因检验应建立至基因参考序列的溯源性。 e）定性方法可通过检测已知物质或之前样品的结果一致性，适用时，反应强度一致性，证明其溯源性。	
6.6　试剂和耗材		
6.6.1　通用要求	实验室应建立试剂和耗材的选择、采购、接收、储存、验收试验和库存管理过程。 注：试剂包括商品化或内部制备的物质、参考物质（校准品和质控品）、培养基；消耗品包括移液器吸头、载玻片、POCT 耗材等。	【标准解读】 病理实验室应根据实验室活动的需求制定试剂和耗材的管理程序，尤其需关注所采购的关键试剂耗材和实验室自配试剂，包括福尔马林、乙醇、二甲苯、伊红和苏木素染液、抗体、脱钙液等。应有明确的判断符合性的方法和质量标准。实验室应选用由相关部门批准或者备案的试剂，并保留制造商提供的试剂性能参数。自制质控品应有制备程序，包括稳定性和均一性的评价方案，以及配制和评价记录。 【查阅文件】 试剂和耗材管理程序文件、抽查试剂耗材记录。
6.6.2　试剂和耗材-接收和储存	实验室应按照制造商说明储存试剂和耗材，并监测相关的环境条件。当实验室不是接收场所时，应核实接收场所是否具备充分的储存和处理能力，以防止供应品损坏和变质。	【标准解读】 病理实验室应按照准则和供应商的要求进行试剂耗材的接收和储存，所有试剂接收时应检查核对名称、数量、规格、批号、货号、生产日期、外包装、运送储存条件等，不合格者应拒收。应特别关注非常温条件下所储存试剂耗材及危化品的储存条件。 【查阅文件】 试剂和耗材的接收记录、入库记录和标识。

续　表

标准条款		迎检思路
		【现场观察】 试剂耗材的储存条件是否符合要求,尤其关注免疫组化染色和特殊染色所用试剂和危化品的储存是否符合要求,是否有满足要求的标识,是否存在过期试剂的情况。
6.6.3　试剂和耗材-验收试验	组分或试验过程改变的每个试剂或试剂盒新配方,或新批号或新货运号试剂,在投入使用前或结果发布前(适用时)应进行性能验证。 影响检验质量的耗材在投入使用前应进行性能验证。 注1:新批号试剂与旧批号试剂的室内质控品结果可比可作为验收证据(见7.3.7.2)。不同批号试剂比对首选患者样本,以避免室内质控品的物质互换性问题。 注2:有时可基于试剂分析证书进行验证。	【标准解读】 病理实验室可根据准则要求的情况利用既往已知结果的标本通过平行试验的方式验证试剂和耗材,其中试剂包括既往未使用过的新试剂(包括自配试剂)、新批号和新货号,验证时至少应包括阳性、弱阳性和阴性的标本各一份。 【查阅文件】 试剂耗材管理的程序文件,试剂耗材的性能验证记录。
6.6.4　试剂和耗材-库存管理	实验室应建立试剂和耗材的库存管理系统。 库存管理系统应将已验收的试剂和耗材与未检查或未接受使用的区分开。	【标准解读】 病理实验室试剂和耗材的库存管理包括出入库的记录、不同状态(验收前后、验证前后、合格准用与否、有效期等)试剂耗材的分区存放和库存预警提示等。 【查阅文件】 试剂耗材管理程序文件,出入库记录。 【现场观察】 试剂耗材的库存管理是否符合要求,有无库存预警提示。
6.6.5　试剂和耗材-使用说明	试剂和耗材的使用说明,包括制造商提供的使用说明,应易于获取。应按制造商说明使用试剂和耗材。如计划他用,见7.3.3。	【标准解读】 病理实验室应基于试剂耗材的说明书编制SOP文件供技术人员使用,关注说明书的更新。如改变用途或组分,需进行确认。试剂耗材的说明书应存放于操作现场或易于获取,纸质或电子文档均可。 【查阅文件】 抽查关键试剂耗材的使用说明。 【现场观察】 技术人员是否按照要求使用试剂耗材。

续 表

标准条款		迎检思路
6.6.6 试剂和耗材-不良事件报告	应调查可直接归因于特定试剂或耗材的不良事件和事故，并根据要求向制造商或(和)供应商，以及相关部门报告。 实验室应制定程序，响应制造商召回或其他通知及采取制造商建议措施。	【标准解读】 试剂耗材如果对人员、设施环境、设备、标本及检查结果造成不良事件和事故，需分析原因并根据原因制定措施，并按照要求向相关单位和部门报告。必要时需召回。 【查阅文件】 适用时，查阅不良事件和事故的记录。
6.6.7 试剂和耗材-记录	应保存影响检验性能的每一试剂和耗材的记录，包括但不限于： a）试剂或耗材的标识。 b）制造商信息，包括说明书、名称和批次编码或批号。 c）接收日期和接收时的状态、失效日期、首次使用日期；适用时，试剂或耗材的停用日期。 d）试剂或耗材初始和持续准用记录。 当实验室使用自己配制、再悬浮或组合试剂时，除记录上述相关内容外，还应包括配制人、配制日期和有效期。	【标准解读】 所有对检查结果可产生影响的试剂耗材均需按照准则条款的要求建立档案，纸质或电子均可。 【查阅文件】 抽查染色液、抗体、自配脱钙液等试剂的记录。
6.7 服务协议		
6.7.1 与实验室用户的协议	实验室应制定程序建立并定期评审提供实验室活动的协议。 该程序应确保： a）充分规定了要求。 b）实验室有能力和资源满足要求。 c）适用时，实验室告知用户由受委托实验室和顾问执行的具体活动。应将可能影响检验结果的任何协议变更通知实验室用户。 应保留评审记录，包括任何重大变更。	【标准解读】 病理实验室与用户的协议应贯穿病理检查申请到病理报告发放的全部过程。协议应包括用户送检和获得服务时需满足实验室的相关要求、实验室满足用户需求所需要的条件、资源和能力，如检查项目的全部或部分(如电镜检查等)由受委托实验室完成，相关内容应体现在协议中。 上述内容发生变化时实验室应更改协议，实验室也应按照规定的周期进行评审并记录，更改结果和评审结果应告知实验室用户，告知的方式应切实有效。 病理实验室需在协议中重点关注申请信息和标本的要求、病理检查项目、检查方法、知情同意、报告内容和周期、报告发布方式、报告修改、非预期结果和具有显著临

续　表

标准条款		迎检思路
		床意义的结果报告、附加检查的条件和时限等内容。 【查阅文件】 协议相关的程序文件,标本采集手册、项目手册、协议更改后告知用户的记录,协议评审记录。
6.7.2　与 POCT 操作者的协议	实验室与组织内使用实验室支持的 POCT 的其他部门的协议,应明确规定各自的职责和权限并告知。 注:已建立的多学科 POCT 委员会可管理此服务协议,见附录 A。	病理实验室不涉及。
6.8　外部提供的产品和服务		
6.8.1　通用要求	实验室应确保由外部提供的、影响实验室活动的产品和服务在以下情况是适宜的: a) 预期纳入实验室自身活动。 b) 实验室直接向用户提供部分或全部从外部供应者那里获得的产品或服务。 c) 用于支持实验室的运作。 可能需要与组织其他部门或职能部门合作以满足以上要求。 注:服务包括样品采集服务、移液器和其他校准服务、设施和设备维护保养服务、室间质量评价计划、受委托实验室和顾问提供的服务。	【标准解读】 病理实验室应制定程序以保证所有外部提供的产品和服务可满足实验室质量活动的要求,且需要所在主体的其他部门(如设备科、医务科等)给予协助。 需重点关注服务供应商的资质和服务能力。 【查阅文件】 外部供应相关的程序文件,供应商的资质文件,实验室与供应商的协议。
6.8.2　受委托实验室和顾问	实验室应将如下要求告知受委托实验室和提供解释和建议的顾问: a) 提供的程序、检验、报告和咨询活动。 b) 危急结果的管理。 c) 所需的人员资格和能力证明。 委托实验室(而非受委托实验室)应负责确保将受委托实	【标准解读】 病理实验室可将部分项目(诸如电镜或其他特殊染色项目)和疾病(诸如各亚专科的疑难病例)的诊断交由受委托实验室和会诊专家完成,签署的协议中应包含准则中所要求的所有内容。 患者或临床医师自行请求的病理会诊不适用。 【查阅文件】 实验室与受委托实验室或会诊专家的

续　表

标准条款		迎检思路
	验室的检验结果提供给申请者，除非协议有其他规定。应保存一份所有受委托实验室和顾问的清单。	协议，以及协议的评审记录。 【现场观察】 受委托实验室或会诊专家所提供的检查结果或诊断意见通过何种方式提供给用户，是否符合准则和实验文件的规定。
6.8.3　外部提供的产品和服务的评审和批准	实验室应制定程序并保存相关记录，用于： a）规定、审查和批准实验室对所有外部提供的产品和服务的要求。 b）规定对外部供应者的资质、选择、表现评价和再评价的标准。 c）样品委托。 d）在使用或直接提供给用户之前，应确保外部提供的产品和服务符合实验室规定的要求，或适用时，本准则的相关要求。 e）根据对外部服务供应者的表现评价结果采取措施。	【标准解读】 病理实验室应评估所有的外部产品和服务提供者，以确保其可以满足实验室的要求，并在使用产品和服务的过程中定期进行评价，以决定其是否持续满足实验室的要求，评价应尽可能利用客观指标或数据，如服务响应时间、供货及时程度、产品或服务的性价比、产品有无不良事件、有无与产品或服务直接相关的投诉等。 【查阅文件】 外部供应相关的程序文件，供应商或服务提供者的选择和评价标准，实验室对供应商或服务提供者的评价记录。

第四节　过程要求

标准条款		迎检思路
7.1　总体要求		
7.2　检验前过程		
7.2.1　通用要求	实验室应制定涵盖所有检验前活动的程序，并使相关人员方便获取。 注 1：检验前过程可能影响预期检验的结果。 注 2：样品采集和运送要求见 ISO 20658。 注 3：特定来源样品和特定分析物的要求见 ISO 20186－1、	【标准解读】 实验室应依据 GB/T 42060—2022、ISO 20166：2021、ISO 20184 等要求，制定组织病理样本检验申请、患者准备、原始样品采集、样品固定、样品运送、样品接收及样品前处理等流程的程序文件，以供患者或临床人员获取、使用。 【查阅文件】 组织病理学检查项目手册；标本采集

续　表

标准条款		迎检思路
	ISO 20186－2、ISO 20186－3、ISO 20166(所有部分)、ISO 20184(所有部分)、ISO 23118和ISO 4307。	手册；给患者和用户采样前准备的相关告知信息；组织标本采集和送检程序；标本运输、接收、处理、储存和实验室内传递的作业指导书。
7.2.2　实验室提供给患者和用户的信息	实验室应备有向用户和患者提供的适当信息。信息应充分以使用户全面了解实验室活动的范围和要求。 适当时，这些信息应包括： a）实验室地址、工作时间和联络方式。 b）检验申请和样品采集的程序。 c）实验室活动的范围和预期可获得结果的时间。 d）咨询服务的获取。 e）患者知情同意要求。 f）已知对检验性能或结果解释有显著影响的因素。 g）实验室处理投诉的流程。	【标准解读】 实验室提供实验室地址、开放时间及联系方式，提供组织标本的检查申请、标本采集程序，提供检查项目清单、报告时间、报告获取流程，提供患者知情同意要求及处理投诉的流程。由临床医生执行的穿刺、活检等技术操作的信息指引。 【查阅文件】 检查申请和样本采集管理程序。 【现场观察】 门诊、病区是否有检验项目、收费、结果报告时间，投诉电话和处理流程，患者标本送检须知，组织病理会诊须知，项目手册，标本采集手册等指引和信息。
7.2.3　检验申请		
7.2.3.1　通用要求	a）实验室收到的每份检验申请均应视为协议。 b）检验申请应提供充分信息，以确保： —申请单和样品可明确追溯至患者。 —可识别申请者的身份及联络方式。 —可识别申请的检验项目。 —可提供临床和技术建议及临床解释。 c）检验申请信息可以实验室认为适宜且用户可接受的格式和介质提供。 d）当患者医疗必需时，实验室应与用户或其代表进行沟通，以明确用户申请的内容。	【标准解读】 实验室应结合病理与临床需求，确定组织病理学检查申请单或电子申请单的格式和信息。 【查阅文件】 组织病理学检查申请单格式、信息完整性；申请单作为服务协议的评审记录；申请单合格率定期监测记录及统计分析报告。 【现场观察】 抽查申请单，观察标本的采集部位，需检查的病灶的大体描述，以及特殊要求（例如，多点穿刺和需预留标本进行辅助检查时）等信息在申请单上是否注明；申请单是否具有下列信息：病史（症状和体征）；手术（包括内镜检查）所见；既往临床治疗信息；既往病理检查情况（包括原病理号和诊断）；实验室检验/影像学检查结果（适用时）；女性患者申请妇产科病理检查，是否有月经史和妊娠史；必要时，包括

续　表

标准条款		迎检思路
		患者的家系、家族史、旅行和接触史、传染病和其他相关临床信息;组织病理标本离体时间、标本固定时间、标本数量等。
7.2.3.2　口头申请	实验室应制定管理口头申请检验的程序。适用时,包括在规定时限内向实验室提供书面确认的检验申请。	【标准解读】 适用时,实验室应制定口头申请组织病理学检查的程序,规定提供书面确认的流程。 【文件查阅】 适用时,查口头申请检查记录表。
7.2.4　原始样品采集和处理		
7.2.4.1　通用要求	实验室应制定采集和处理原始样品的程序。应向样品采集者提供相关信息。 应明确记录任何与既定采集程序的偏离。应评估接受或拒收该样品对患者结果的潜在风险和影响,记录并通知适当人员。 适用时,实验室应定期评审所有类型样品的量、采集器械及保存剂的要求,以确保样品量既不会不足也不会过多,且正确采集样品以保护分析物。	【标准解读】 应制定组织病理标本采集和处理的管理程序,组织病理标本采集手册,此手册可以是纸质或电子版,标本采集人员易于获取和使用。 【查阅文件】 组织病理标本采集和处理的管理程序;组织病理标本采集手册。 【现场观察】 观察病理标本采集相关科室如临床手术科室、内镜室、超声科、医学影像科使用的标本采集手册是否方便可及,是否为最新版本。
7.2.4.2　采集前活动的指导	实验室应为采集前活动提供充分信息和指导,以确保不影响样品的完整性。这些信息包括: a) 患者准备(如为护理人员、样品采集者和患者提供的指导)。 b) 原始样品采集的类型和量,采集容器及必需添加物,样品采集顺序(相关时)。 c) 特殊采集时机(相关时)。 d) 影响样品采集、检验或结果解释,或与其相关的临床信息(如用药史)。 e) 样品标识可明确识别患者和采集部位,以及从同一患者	【标准解读】 实验室应制定标本采集手册、患者准备的指导或说明等文件,以确保样品的质量和样品的完整性。包括组织病理学检查申请单或电子申请单的填写要求;患者准备的指导;原始样品容器、固定液的类型、固定液的添加量;明确识别患者和采集部位的要求,尤其是从同一患者采集的多部位、多个样品的标识;实验室接受和拒收样品的标准,合格标本和不合格标本的判断标准。 【查阅文件】 标本采集手册,标本采集的培训记录。

续　表

标　准　条　款		迎　检　思　路
	采集的多个样品，包括多块组织或切片。 f）实验室接受或拒收申请的检验所用样品的标准。	
7.2.4.3　患者知情同意	a）实验室对患者开展的所有操作均需患者知情同意。 注：对于大多数常规实验室操作，如患者自愿接受样品采集如静脉穿刺，即可表示患者已同意。 b）特殊操作，包括大多数侵入性操作或可能增加并发症风险的操作，需有更详细的解释，在某些情况下，需要记录知情同意。 c）紧急情况下不能得到知情同意时，只要对患者最有利，实验室可以执行必需的操作。	【标准解读】 对患者开展的所有检查，实验室都应获得患者的知情同意。 【查阅文件】 组织穿刺活检等侵入性检查的知情同意书；术中冰冻检查知情同意书；分子病理检测知情同意书。
7.2.4.4　采集活动的指导	为确保样品采集和检验前储存的安全、准确和临床适宜性，实验室应提供以下指导： a）接受原始样品采集的患者身份的确认。 b）确认并记录（相关时）患者符合检验前要求[如禁食、用药情况（最后服药时间、停药时间）、在预定时间或时间间隔采集样品等]。 c）原始样品采集说明，包括原始样品容器及必需添加物，以及样品采集顺序（相关时）。 d）以可明确追溯到被采集患者的方式标记原始样品。 e）原始样品采集者身份、采集日期及时间（相关时）的记录。 f）分离或者分装原始样品的要求（必要时）。 g）采集的样品运送到实验室之前的稳定条件和合适的储存条件。 h）采样物品使用后的安全处置。	【标准解读】 实验室应制定标本采集手册，为采集活动提供指导。标本采集手册中应包括患者身份的确认、患者准备、采集方法及注意事项、原始样品容器、必需添加物（固定液的类型、固定液的添加量）、必需的处理、样品运输条件等相关的信息和说明。标本采集手册应让使用者方便可及。例如，可以以电子版形式加载在 LIS 内，可以方便调阅；并应对临床医护人员进行适当的培训。 【查阅文件】 标本采集手册，临床医护人员培训记录。对标本容器和切片的标识方法。 【现场观察】 病理学检查标本容器应至少有两种标识（例如，患者姓名和另一种标识信息）；病理切片应以病理号作为唯一标识（不能单独使用患者姓名作为标识）；送检切片上所作的新标识不应毁去切片原有的标识；每张切片及每个容器均应分别标识。 【访谈调查】 可以通过医护座谈会、走访相关科室，访谈标本采集人员、临床医护人员，了解是否知晓采集活动的指导，是否接受了相关培训。

续　表

<table>
<tr><th colspan="2">标 准 条 款</th><th>迎 检 思 路</th></tr>
<tr><td>7.2.5　样品运送</td><td>a）为确保及时和安全运送样品，实验室应提供以下指导：
1）运送样品的包装方式。
2）确保从样品采集到实验室接收之间的时间适用于申请的检验。
3）保持样品采集、处理所需的特定温度范围。
4）保证样品完整性的任何特殊要求，如使用指定的保存剂。
b）如样品的完整性受到损害并存在健康风险，应立即通知负责样品运送的机构并采取措施降低风险，防止再次发生。
c）实验室应建立样品运送系统并定期评估其充分性。</td><td>【标准解读】
标本采集手册中应制定程序监控样品运送，以保障病理检测样品能够在合适的保存条件下及时、完整地送达病理实验室。包括样品在一定的时间内送达，样品是否需要置于合适的保存液，送达的样品应保证其完整性。
【查阅文件】
标本采集手册，样品运送管理程序，样品运送人员培训和考核记录。
【现场观察】
现场观察运送来的标本是否完整、固定液种类及数量是否正确。
【访谈调查】
访谈了解医疗机构科研项目中有无涉及使用新鲜标本的情况，有无组织标本库制备的情况，从而了解病理样品采集后有无完整地送到病理实验室检查。了解有特殊取材需要时，是否通知病理医师并由病理医师操作。</td></tr>
<tr><td colspan="3">7.2.6　样品接收</td></tr>
<tr><td>7.2.6.1　样品接收程序</td><td>实验室应制定样品接收程序，包括：
a）样品可通过申请单和标识明确追溯到唯一识别的患者和解剖部位（适用时）。
b）接受或拒收样品的标准。
c）记录接收样品的日期和时间，相关时。
d）记录样品接收者的身份，相关时。
e）由授权人员对接收的样品进行评估，确保其符合与所申请检验相关的接受标准。
f）急诊样品说明，包括需执行的特殊标记、运送、快速处理方法、周转时间和特殊报告标准等详细信息。
g）确保样品的所有部分均可明确追溯到原始样品。</td><td>【标准解读】
实验室应制定组织病理标本接收程序，明确接受或拒收标本的标准；接收标本记录的详细内容，确保在标本进入病理科的全流程各环节中病理号作为唯一性标识，并能在任何环节中都可追溯到原始样品。
【查阅文件】
标本采集手册，样本管理程序，不合格样本标准，标本接收记录，不合格样本统计分析报告。
【现场观察】
现场观察在检查过程中病理号的使用过程，是否作为样品流转中所有环节的唯一性标识。</td></tr>
</table>

续 表

标准条款		迎检思路
7.2.6.2 样品接受特殊情况	a）样品因以下情况受影响时，实验室应制定考虑患者医疗最佳利益的过程： 1）患者或样品识别不正确。 2）样品不稳定，如运送延迟等原因导致。 3）不正确的储存或处理温度。 4）不适当的容器。 5）样品量不足。 b）在考虑到对患者安全的风险后，接受了对临床很重要或不可替代的不合格样品，应在最终报告中说明问题的性质，适用时，在解释可能受影响的结果时给出建议提示。	【标准解读】 实验室收到的不合格样品，如患者识别或样品识别有问题、左右侧标识不清、固定液流失、标本干涸等，原则上实验室要退回临床；如临床或患者仍选择处理这些样品，应告知临床或患者其风险，并在最终报告中给出明确的警示，提示临床医生结合临床谨慎使用这些结果。 【查阅文件】 标本接收和处理程序，不合格样品接收及处理记录。
7.2.7 检验前的处理、准备和储存		
7.2.7.1 样品保护	实验室应制定程序并有适当设施确保样品的完整性，避免样品在处理、制备、储存期间丢失或损坏。	【标准解读】 实验室应在样本管理程序中明确标本检验前处理、准备和储存的要求。按照标准处理流程对组织标本的剖开、分隔、固定，以保证标本得到充分有效的固定。对于特殊标本，如取材出片后未发现病变的标本，重新取材后应予以特别标识，检查固定液量，以防样本变质、遗失或被随批次不当处理掉。 【查阅文件】 样本管理程序，检验前样本处理流程。 【访谈调查】 从一线病理医师处了解周末、节假日，尤其长假期间标本的处理流程。
7.2.7.2 附加检验申请标准	实验室程序应规定对同一样品申请附加检验的时限。	【标准解读】 实验室应制定程序，规定对同一原始样本申请追加检查的时限，对涉及额外追加取材时，应考虑标本取材后在病理科的储存时限，以及固定时间对追加取材后检查的影响。 【查阅文件】 样本管理程序，追加检验时限规定。
7.2.7.3 样品稳定性	考虑到原始样品中分析物的稳定性，应规定和监控从样品	【标准解读】 实验室应制定周末、节假日，尤其长假

续　表

标准条款		迎检思路
	采集到检验之间的时间，相关时。	期间标本处理的流程，并关注送检的非本院标本的离体时间、固定时间，以保证样本在适宜的固定期限内得到检查。
7.3　检验过程		
7.3.1　通用要求	a）实验室应选择预期用途经过确认的检验方法，以确保患者检验项目的临床准确度。 注：首选方法可以是体外诊断医疗器械使用说明中规定的程序，公认/权威教科书、同行审议的文章或杂志发表的，国际和国内公认标准或指南中的，或国家、地区法规中的方法。 b）每一检验程序的性能特征，应与该检验的预期用途及对患者医疗的影响相关。 c）所有程序和支持性文件，如与实验室活动有关的说明、标准、手册和参考数据，应保持最新并易于员工使用（见 8.3）。 d）员工应遵守规定程序，并记录在检验过程中从事重要操作活动的人员身份，包括 POCT 操作人员。 e）授权人员应定期评审实验室提供的检验方法，确保其在临床意义上适合于收到的申请。	【标准解读】 实验室应选择预期用途经过确认的检验程序。实验室选择的检验程序应经过确认，可以是国际公认的标准、国家地区法规中规定的程序、公认或权威的教科书或设备说明书中规定的程序。作业指导书、仪器和试剂说明书，以及与实验室活动有关的外部文件，如诊断标准、指南、共识等均应保持最新版本，方便员工使用。授权人员应定期评审实验室采用的检验方法，确保其与临床申请及要求相适应。检查过程操作的人员身份应有记录。 【查阅文件】 检验程序的选择管理程序；检验程序性能验证和确认程序；现行采纳的诊断标准、指南、共识等文件。
7.3.2　检验方法验证	a）实验室在引入方法前，应制定程序以验证能够适当运用该方法，确保能达到制造商或方法规定的性能要求。 b）验证过程证实的检验方法的性能指标，应与检验结果的预期用途相关。 c）实验室应保证检验方法的验证程度足以确保与临床决策相关的结果的有效性。 d）具有相应授权和能力的人员评审验证结果，并记录验证结果是否满足规定要求。	【标准解读】 检验程序验证是对实验室拟采用的未加修改而使用的已确认的检验程序进行独立验证，以保证所采取的检验程序在本实验室能稳定可靠运行并获得预期的结果。实验室应制定验证程序文件，并覆盖所有的检验程序。例如，常规 HE 染色、各种特殊染色、免疫组化染色、基于组织的分子病理检测等。定性检验程序的分析性能验证内容至少应包括符合率（如方法比对符合率、人员比对符合率等）。 【查阅文件】 查阅免疫组化染色及分子病理检测项目的

续　表

标准条款		迎检思路
	e）如发布机构修订了方法,实验室应在所需的程度上重新进行验证。 f）应保留以下验证记录: 1）预期达到的性能要求。 2）获得的结果。 3）性能要求是否满足的结论,如不满足,采取的措施。	检验程序与试剂性能的独立验证活动及记录。
7.3.3　检验方法确认	a）实验室应对以下来源的检验方法进行确认: 1）实验室设计或开发的方法。 2）超出预定范围使用的方法(如超出制造商的使用说明,或原确认的测量范围;第三方试剂应用于预期外的仪器,且无确认数据)。 3）修改过的确认方法。 b）方法确认应尽可能全面,并通过性能要求形式等客观证据证实满足检验预期用途的特定要求。实验室应确保检验方法的确认程度足以确保与临床决策相关的结果的有效性。 c）具有相应授权和能力的人员评审确认结果,并确认结果是否满足规定要求。 d）当对确认过的检验方法提出变更时,应评审改变对临床所产生的影响,并决定是否使用修改后的方法。 e）应保留以下确认记录: 1）使用的确认程序。 2）预期用途的特定要求。 3）方法性能参数的确定。 4）获得的结果。 5）方法有效性声明,并详述其与预期用途的适宜性。	【标准解读】 当实验室存在拟采用实验室设计或开发的方法、超出预期范围使用的方法(如超出制造商的使用说明或原确认的测量范围、第三方试剂应用于预期外的仪器且无确认数据、修改过的确认方法)时,实验室应制定检验程序性能的确认程序,包括目的、特定临床用途对分析性能的要求、实验步骤、结果和符合性讨论,并记录实验结果,能提供原始实验数据。 【查阅文件】 检验方法的性能确认程序及 SOP 文件,性能确认报告。
7.3.4　测量不确定度(MU)的评定	a）应评定测量结果量值的测量不确定度,并保持满足预期用途,相关时。测量不确定度应与性能要求进行比较并形成文件。	【标准解读】 当定性检验结果是基于定量输出数据,并根据阈值判定为阳性或阴性时,应用有代表性的阳性和阴性样品估计输出量值

续 表

标 准 条 款		迎 检 思 路
	注：测量不确定度评定及示例见 ISO/TS 20914。 b）应定期评审测量不确定度的评定结果。 c）对于不能或者无须进行测量不确定度评定的检验程序，应记录未进行测量不确定度评定的理由。 d）当用户有要求时，实验室应向其提供测量不确定度信息。 e）当用户问询测量不确定度时，实验室的回复应考虑不确定度的其他来源，包括但不限于生物学变异。 f）当定性检验结果是基于定量输出数据，并根据阈值判定为阳性或阴性时，应用有代表性的阳性和阴性样品估计输出量值的测量不确定度。 g）对于定性检验结果，产生定量数据的中间测量步骤或室内质量控制结果的不确定度也宜视为此过程中的关键（高风险）部分。 h）进行检验方法性能验证或确认时，宜考虑测量不确定度，相关时。	的测量不确定度。适用时，病理实验室应为检验过程中用于报告患者样品被测量值的每个测量程序确定测量不确定度，并满足预期用途。实验室应根据实际评定的测量不确定度和该项目的允许总误差，结合实验室现有的实际水平，为每个检验项目确定测量不确定度性能要求，通过定期评估并与性能要求进行比对，持续改进检验质量，并定期评审测量不确定度的评定结果。适用时，进行检验方法性能验证或确认时，宜考虑测量不确定度。
7.3.5　生物参考区间和临床决定限	当解释检验结果需要时，实验室应制定生物参考区间和临床决定限，并告知用户。 a）基于患者风险的考虑，实验室应制定反映其服务的患者人群的生物参考区间和临床决定限，并记录其依据。 注：实验室可使用制造商提供的生物参考值，如其参考值的人群来源经过实验室验证并接受。 b）应定期评审生物参考区间和临床决定限，并将任何改变告知用户。 c）当检验或检验前方法发	【标准解读】 适用时，病理实验室应制定确定生物参考区间的程序，此程序包括参考区间的建立与验证的程序和参考区间评审的方法，告知用户，并进行参考区间的定期评审。

续　表

标准条款		迎检思路
	生改变时，实验室应评审其对相应参考区间和临床决定限的影响，并告知用户，适用时。 d) 对于识别某个特征存在与否的检验，生物参考区间即是将鉴别的特征，如基因检验。	
7.3.6　检验程序文件化	a) 实验室应按需详尽制定检验程序，以确保其活动实施的一致性和结果的有效性。 b) 程序应用实验室员工理解的语言书写，且在适当的地点可获取。 c) 任何简要形式文件的内容应与其程序对应。 注：只要有程序全文供参考，且总结的信息按需更新，与完整程序的更新保持一致，工作台处可使用作业指导书、流程图或总结关键信息的类似系统作为快速参考。 d) 程序可参考包含足够信息的产品使用说明书。 e) 当实验室对检验程序做出经确认的改变，并对结果解释可能产生影响时，应向用户解释其含义。 f) 所有与检验过程相关的文件均应遵守文件控制要求(见8.3)。	【标准解读】 实验室应为组织病理学检查的每个项目建立作业指导书或操作规程(SOP 文件)，需要时可依据厂商提供的试剂盒说明书或操作程序。SOP 文件应由各专业组相应岗位人员自行编写，组长审核确定，技术负责人批准发布。实验室可制定电子化 SOP 文件，作为受控文件贮存于计算机或 LIS 系统中，方便使用。 【查阅文件】 查阅各类 SOP 文件；SOP 文件培训与考核记录。 【现场观察】 现场观察员工是否按 SOP 文件规定操作。
7.3.7　检验结果有效性的保证		
7.3.7.1　通用要求	实验室应制定监控结果有效性的程序。记录结果数据的方式应能检查出趋势和漂移，如可行，应采用统计学技术审核结果。实验室应策划和评审此监控。	【标准解读】 实验室应制定监控结果有效性的程序，对 IQC、EQA、实验室内部比对等活动和结果的有效性进行监督。 【查阅文件】 质量监督管理程序。
7.3.7.2　室内质量控制(IQC)	a) 实验室应制定室内质量控制程序，根据规定的标准监测检验结果的持续有效性，以验证	【标准解读】 实验室应建立 IQC 程序以验证是否达到质量目标的要求。病理实验室应制定科

续　表

标　准　条　款		迎　检　思　路
	达到预期质量，并确保与临床决策相关的有效性。 1）宜考虑检验的预期临床用途，因为同一被测量的性能特征在不同的临床情况下可能不同。 2）质量控制程序宜能监测检验方法的试剂或/和校准品的批号变化；为此，在更换试剂或/和校准品批号的同一天/批时，宜避免改变室内质控品的批号。 3）宜考虑使用第三方室内质控品，作为试剂或仪器制造商提供的质控品的替代或补充。 注：可通过检验结果的定期同行评审，对解释和意见进行监控。 b）实验室应选择符合预期用途的室内质控品。当选择室内质控品时，应考虑以下因素： 1）相关性能的稳定性。 2）基质尽可能接近患者样品。 3）室内质控品对检验方法的反应方式尽可能接近患者样品。 4）室内质控品满足检验方法的临床适宜用途，其浓度处于临床决定限水平或与其接近，可能时，覆盖检验方法的测量范围。 c）当无法获得合适的室内质控品时，实验室应考虑使用其他方法进行室内质量控制。其他方法的示例包括： 1）患者结果的趋势分析。例如，患者结果的浮动均值，或结果低于或高于特定值的样品的百分比，或结果与诊断相关的样品的百分比。 2）按照规定方案，将患者样品结果与另一替代程序检测结果比较，该程序经确认可计量溯源至 ISO 17511 规定的同级或者更高级别的参考标准。	内疑难病例讨论制度并记录；定期随机抽取病理报告进行内部同行复阅并记录；统计检查结果与既往病理诊断的符合率并记录；监测术中冰冻和石蜡切片诊断的符合率并记录；对于肿瘤组织进行分子病理检测时应评估样品中肿瘤细胞的含量并记录。质控品的选择应尽可能接近患者样品；如果有独立的第三方质控品供选择，就应选择第三方的质控品，以此作为对试剂或仪器制造商提供的质控品的比对；当无法获得合适的室内质控品时，实验室应考虑使用其他方法进行 IQC，并应按照规定的可接受标准定期评审 IQC 数据。IQC 不符合可接受标准时，实验室应避免发布患者结果；实验室应定期检测质控品，客观记录检测结果；定性检测质控。例如，免疫组化检测的对照应包括阴性、弱阳性和阳性质控，对于分级判读结果的免疫组化项目（如 HER2）宜设置针对每一级别的对照。实验室应制定 IQC 规则，定期评估失控风险并采取措施；定期评审质控数据。 【查阅文件】 IQC 程序；质控品使用记录；质控品检测记录；自制质控品（适用时）性能验证记录；IQC 失控报告；科内疑难病例讨论制度及记录；定期随机抽取病理报告进行内部同行复阅及记录；检查结果与既往病理诊断的符合率统计方法及结果记录；术中冰冻和石蜡切片诊断的符合率统计方法及结果记录；肿瘤组织分子病理检测评估样品中肿瘤细胞的含量及记录。 【现场观察】 现场观察免疫组化染色或者荧光染色中阳性和阴性对照的设立；流式细胞分析中荧光抗体及标记方法对照的设立。 【现场试验】 现场试验结果判读时关注免疫组化染色或者荧光染色阳性和阴性对照结果。 【访谈调查】 访谈病理技术人员及医师，了解日常组织病理学检查的质控过程、控制环节、内部质控的措施，以及对质控品使用和质控失控时的处理措施。

续　表

标准条款		迎检思路
	3）患者样品留样再测。 d）室内质量控制的检测频率应基于检验方法的稳定性和稳健性，以及错误结果对患者危害的风险而确定。 e）记录结果数据的方式应能检查出趋势和漂移，适用时，应采用统计学技术审核结果。 f）应按照规定的可接受标准定期评审室内质量控制数据，在某一时段内能够有效提示当前性能。 g）室内质量控制不符合可接受标准时，实验室应避免发布患者结果。 1）当室内质量控制不符合可接受标准，并提示检验结果可能有明显临床意义的错误时，应拒绝结果，并在纠正错误后重新检验相关患者样品（见 7.5）。 2）实验室应评估最后一次在控的室内质控之后的患者样品结果。	
7.3.7.3　室间质量评价（EQA）	a）实验室应通过实验室间比对监控检验方法的性能，包括参加适于检验和检验结果解释的室间质量评价计划，含 POCT 检验方法。 b）有相应质评计划时，实验室应就其检验方法建立室间质量评价的程序，包括申请、参加和结果评价。 c）室间质量评价样品应由常规执行检验前、检验和检验后程序的人员进行检验。 d）实验室选择的室间质量评价计划应尽可能： 1）具有检查检验前、检验和检验后过程的效果。 2）满足临床适宜用途的可模拟患者样品的样品。 3）满足 GB/T 27043/ISO/	【标准解读】 参加实验 EQA 是评估检验质量的主要方式之一，因此实验室应建立 EQA 程序，包括申请、参加和结果评价。实验室制定的程序文件，应规定 EQA 的责任、流程、频率、内容，EQA 计划应尽可能反映检验前、检验和检验后的全过程各个环节对结果的影响因素；在具有选择的可能时，实验室宜参加满足 GB/T 27043/ISO/IEC 17043 相关要求的实验 PT/EQA。 在无 PT 选择时，采取替代方法监控检验方法的性能，可接受的替代方法包括： 1）与其他实验室（比较实验室）进行比对。通常至少选择 3 家实验室进行比对，比对实验室应通过 ISO 15189 认可，或是区域内的权威实验室，有严格的质控措施，结果可靠。 2）采用相同室内质控品的实验室间进行比对，评估单个实验室的 IQC 结果，与

续 表

标 准 条 款		迎 检 思 路
	IEC 17043 要求。 e) 在选择室间质量评价计划时,实验室宜考虑靶值设定类型: 1) 由参考方法独立设定,或 2) 由总体公议值设定,和/或 3) 由方法分组的公议值设定,或 4) 由专家组设定。 注 1: 不能获得不依赖方法的靶值时,可用公议值判断是实验室或方法特定的偏倚。 注 2: 室间质量评价物质缺乏互换性会影响某些方法间的比较,但在另外一些方法间具备互换性时,仍可用于这些方法间的比较,而非仅依赖于方法内的比较。 f) 当室间质量评价计划不可获得或不适用时,实验室应采取替代方法监控检验方法的性能。实验室应判断所选替代方法的合理性,并提供其有效性的证据。 注: 可接受的替代方法包括: —与其他实验室交换样品。 —采用相同室内质控品的实验室间进行比对,评估单个实验室的室内质量控制结果与使用相同室内质控品的分组结果进行比较。 —分析不同批号的制造商终端用户校准品,或制造商的正确度质控品。 —至少由两人或两台仪器或两种方法对同一微生物样品进行分割/盲样检测。 —分析与患者样品有互换性的参考物质。 —分析临床相关研究来源的患者样品。 —分析细胞库和组织库的物质。	使用相同室内质控品的分组结果进行比较。 3) 分析不同批号的制造商终端用户校准品,或制造商的正确度质控品。 4) 至少由两人或两台仪器或两种方法对同一样品进行分割/盲样检测。对于先期或首次开展的检测项目,如新推出的免疫组化染色抗体、新发现的染色体转位融合基因检测探针等,无实验室间比对计划可以利用时,实验室仍然需要提供客观证据证明检测结果的可靠性。 【查阅文件】 实验室间比对计划及程序文件;选择参加实验室间比对计划的评审记录;无 EQA 项目的替代方案,实验记录,总结分析报告;EQA 结果总结分析报告及记录。EQA 不满意结果原因分析与纠正措施记录,EQA 潜在不符合原因分析与预防措施记录。 查阅所有申请项目的 PT/EQA 的结果和证书及结果报告上实验室负责人或指定人员的签字。 查阅 PT 活动的频次是否符合要求:① 对于申请初次认可和扩大认可范围的实验室,基于可获得的 PT 活动开展频次,申请认可的每个检验(检查)项目,从申请认可之日计算,前 1 年内应至少参加 1~2 次 PT 活动。② 对于监督评审和复评审的实验室,基于可获得的 PT 活动开展频次,获准认可的每个检验(检查)项目在 1 个认可周期内应至少参加 1~2 次 PT 活动。③ 如可获得的 PT 活动开展频次≥2 次/年,获准认可的每个检验(检查)项目,每年应至少参加 2 次 PT 活动。 查阅针对 EQA 不可获得的检验(检查)项目,开展与其他实验室比对的程序文件或作业指导书,有无规定比对实验室的选择原则、比对样品数量、比对频次、判断标准等。对于与其他实验室的比对不可行的项目,查阅实验室有无制定评价检验(检查)结果与临床诊断一致性的方法。例如,有无病理实验室参加省市或地区的读片会,判断检验结果的可接受性的记录。

续 表

标准条款		迎检思路
	g）应按规定的可接受标准定期评审室间质量评价数据，在某一时段内能够有效提示当前性能。 h）当室间质量评价结果超出预定的可接受标准时，应采取适当措施（见 8.7），包括评估与患者样品相关的不符合，是否造成对临床的影响。 i）如确定影响有临床意义，则应复核受影响的患者结果，考虑修改结果的必要性，并告知用户，适当时。	【访谈调查】 分别访谈不同岗位病理技术员和病理诊断医师，了解其对 EQA 的熟悉情况。
7.3.7.4 检验结果的可比性	a）当使用不同方法或/和设备，和/或在不同地点进行检验时，应制定临床适宜区间内患者样品结果可比性的程序。 注：进行不同检验方法的比较时，使用患者样品能避免室内质控品互换性不足带来的问题。当患者样品不可获得或不适用时，参考室内质量控制和室间质量评价的全部选项。 b）实验室应记录比对的结果及其可接受性。 c）实验室应定期评审比对结果。 d）如识别出差异，应评估该差异对生物参考区间和临床决定限的影响，并采取措施。 e）实验室应告知用户结果可比性的临床显著差异。	【标准解读】 实验室应建立组织病理学检查内部结果可比性的程序，明确可比性的判断标准，对同一检验项目使用不同设备/不同方法/不同检测系统/不同地点检验结果的可比性，例如，免疫组化染色使用不同设备、不同方法、不同检测系统的可比性。 实验室内部结果比对的程序文件应规定比对条件、样品类型及数量、比对方案、判断标准、频次及相关措施，由多个人员进行的手工检验项目比对的方法和判断标准。例如，多个人员进行的特染、免疫组化检测，组织病理学诊断结果的人员比对方式、比对频率或比例。 实验室应定期评审比对结果，实验室至少每半年对检验结果的可比性进行评审，评审的方法包括利用室内质控品检测结果和 EQA 数据。 【查阅文件】 实验室内部结果比对的程序文件；人员比对、设备比对、试剂比对（适用时）记录、频次（至少每 6 个月 1 次，每次至少 5 份临床样品）及对比对结果的评审记录。比对记录有无授权人员审核并签字。 【现场观察】 现场查看特染及免疫组化是否使用不同设备检验同一项目，调阅病理检查报告单，了解有无同一免疫组化项目使用不同检测系统进行检验，如有，有无相应比对记录。

续 表

标 准 条 款		迎 检 思 路
7.4　检验后过程		
7.4.1　结果报告		
7.4.1.1　通用要求	a）每项检验结果均应准确、清晰、明确并依据检验程序的特定说明报告。报告应包括解释检验结果所有必需的信息。 b）当检验报告延误时，实验室应基于延误对患者的影响制定通知用户的程序。 c）所有与报告发布有关的信息应按照管理体系要求（见 8.4）保存。 注：只要满足本准则的要求，报告可以硬拷贝或电子方式发布。	【标准解读】 组织病理学报告其诊断应执行国内外现行公认的诊断标准，符合行业现行规范、指南或共识要求，必要时通过备注、评论等方式给出报告的解释和说明，供临床医师参考。报告的格式、介质和报告方式应进行服务协议评审，由实验室与临床医师共同讨论决定。 检验报告的格式、基本内容涵盖的方面、发送方式和时限、纸质报告还是电子报告等均应符合行业规范并有明确要求，并遵照执行。其中冰冻报告、快速石蜡报告、常规组织学诊断报告的时限均应有明确界定。 实验室应定期评价病理报告的准确性、规范性和完整性，提高病理报告的质量。 【查阅文件】 组织病理学报告程序；冰冻报告、快速石蜡报告、组织病理学报告及时率，并与相关质量指标进行比较，评估是否达标；报告延误时通知临床医师的记录；查阅实验室负责人应对 LIS 中实验室报告的内容和格式进行审核、批准，并征求临床医护人员的意见记录。防止数据传输错误的程序文件和记录。 查阅当病理结果与临床诊断明显不符合，特别是涉及病变部位或病变性质时，有无文件规定如何发布结果；报告发送方式的规定或人工发送报告记录。
7.4.1.2　结果审核和发布	结果在发布前应经过审核和批准。 实验室应确保检验结果在授权者发布前得到审核，适当时，应对照室内质量控制、可利用的临床信息及以前的检验结果进行评估。 应规定发布检验结果报告的职责和程序，包括结果发布者及接收者。	【标准解读】 实验室应制定检验结果审核与发布程序，明确报告者和/或审核者的资质和能力，报告审核方式，应制定并实施病理诊断复核制度和疑难病例讨论制度。除此之外，当诊断存在分歧、临床医师提出要求时均应进行再次复核和确认。 【查阅文件】 病理结果审核和发布的程序性文件；病理诊断复核制度和疑难病例讨论制度。

续　表

标准条款		迎检思路
7.4.1.3　危急值报告	当检验结果处于规定的危急值限值时： a）根据可获得的临床信息，尽快通知用户或其他授权人。 b）记录所采取的措施，包括日期、时间、责任人、通知的人员、通知的结果、通知准确性的确认，以及在通知时遇到的任何困难。 c）当无法联系到责任人时，应制定实验室人员的逐级上报程序。	【标准解读】 适用时，实验室应界定病理危急值/状态的具体情形，并按照危机值/状态管理，及时通知相关用户，并记录。 【查阅文件】 适用时，查阅病理危急值/状态的界定，报告程序及处理记录。
7.4.1.4　结果的特殊考虑	a）如用户同意，可用简化方式报告结果。未向用户报告的 7.4.1.6~7.4.1.7 中所列的信息，用户应能方便获取。 b）当结果以初步报告传送时，最终报告应发送给用户。 c）应保留所有口头提供结果的记录，包括沟通准确性确认的细节（见 7.4.1.3b）。口头提供的结果应补发书面报告。 d）某些对患者有重要影响（如遗传或某些感染性疾病）的检验结果，可能需要特殊的咨询。实验室管理层宜确保在没有得到充分咨询前，不将结果告知患者。 e）匿名的实验室检验结果可用于流行病学、人口统计学或其他统计分析等目的，前提是降低了对患者隐私和保密的所有风险，并符合相关法律或/和监管要求。	【标准解读】 组织病理学诊断如为初步报告，宜标注显示或说明，并应将可获得的最终报告发送给用户。对于患者有重要影响的疾病，如遗传性疾病，实验室应与临床沟通后，确认检验结果，报告给申请医师或授权接收的人员。病理诊断结果用于流行病学、人口统计学、其他统计学分析和科学研究时，须屏蔽患者所有标识，保护患者隐私权，并符合相关法律或/和监管要求。 【查阅文件】 病理诊断报告和发布程序。 【现场观察】 患者的检验结果能否被无关者可及，患者的隐私信息能否得到有效保护。
7.4.1.5　结果的自动选择、审核、发布和报告	当实验室应用结果的自动选择，审核，发布和报告系统，应制定程序以确保： a）规定自动选择，审核，发布和报告的标准。该标准应经批准、易于获取并被授权负责发布结果的人员理解。	【标准解读】 适用时，实验室应制定检验结果自动选择和报告程序，实验室的审核规则和验证记录。 【查阅文件】 适用时，查阅检验结果自动选择和报告程序，实验室的审核规则和验证记录。

续　表

标准条款		迎检思路
	b）标准在使用前进行确认和批准，在报告系统发生变化，并可能影响其正常功能及使患者医疗面临风险时，定期评审和验证这些标准。 c）可识别经自动报告系统选择出需要人工审核的报告，选择的时间和日期，以及审核人的身份均可获取。 d）必要时，可应用快速暂停自动选择、审核、发布和报告功能。	【现场观察】 LIS 中能否显示患者的历史数据。
7.4.1.6　报告要求	每份报告应包括下列信息，除非实验室有理由可以省略某些内容并文件化： a）每页都有患者的唯一标识，原始样品采集日期和报告发布日期。 b）发布报告的实验室的识别。 c）用户姓名或其他唯一识别号。 d）原始样品类型和描述样品的必需信息（例如，来源、取样部位、大体描述）。 e）清晰明确的检验项目识别。 f）相关时，所用检验方法的识别，可能和必要时，包括被测量和测量原理的一致（电子）的识别。 注：观测指标标识符逻辑命名与编码系统（LOINC），命名、属性和单位（NPU、NGC）和 SNOMEDCT 为电子识别的示例。 g）适用时，检验结果的测量单位以 SI 单位或可溯源至 SI 单位，或其他适用的单位报告。 h）生物参考区间、临床决定值，似然比或支持临床决定限的直方图/列线图（诺谟图），必要时。 注：可将生物参考区间清单或表格发给实验室用户。	【标准解读】 实验室应对组织病理学报告单上必须的信息做出要求，并文件化。报告单上应包括但不限于以下内容：患者的唯一性标识；标本采集和报告发布日期；发布报告的实验室的识别；用户姓名或其他唯一识别号；病变部位，大体描述，适用时需提供病理分级、分期信息，免疫组化染色及分子病理检测结果；检测者、诊断医师、审核者姓名；报告页码和总页数。 【现场观察】 查证报告信息的准确性、完整性、规范性。

续　表

标准条款		迎检思路
	i）作为研发计划的一部分而开展的，尚无明确的测量性能声明的检验项目识别。 j）审核结果和授权发布报告者的识别（如未包含在报告中，则在需要时随时可用）。 k）需要作为初步结果的识别。 l）危急值提示。 m）将报告中所有部分标记为完整报告一部分的唯一性标识，以及表明结束的清晰标识（如页码和总页数）。	
7.4.1.7　报告的附加信息	a）当患者医疗需要时，应包括原始样品采集时间。 b）报告发布时间（如未包含在报告中），需要时应可获得。 c）全部或部分由受委托实验室完成的检验，包括不加修改的顾问提供意见的识别，以及实施检验的实验室名称。 d）适用时，报告应包含结果解释和注释： 1）影响检验结果临床意义的样品质量和适宜性。 2）采用不同程序（如 POCT）或在不同地点进行检验时产生的差异。 3）当地区或者国家使用不同的测量单位时，错误解释所产生的潜在风险。 4）结果随时间产生的趋势性或显著变化。	【标准解读】 组织病理学报告除通用要求外，应有以下内容：大体描述；适用时镜下描述；最终病理结果解释；与以前的细胞、针吸样品和/或冰冻切片结果不一致的解释；适用时特殊检查（如免疫组化染色、组织化学染色、电镜检查、分子病理检测）的结果；适用时报告应包含结果解释和注释，如分子病理报告的方法说明、结果解释等；报告发布时间。 【查阅文件、记录】 病理结果报告和发布程序。 【现场观察】 调阅分子病理报告，查看内容是否包括检测样品中肿瘤细胞的含量。调阅组织病理学报告，关注使用的术语、肿瘤分期等是否符合行业规范，实验室内会诊结果是否包含在患者的最终报告中。
7.4.1.8　修正报告结果	修正或修改结果的程序应确保： a）记录修改的原因并在修改的报告中标识（相关时）。 b）修改的报告应仅以追加文件或数据传输的形式发送，明确标记为修订版，并包括参照原报告的日期和患者识别。 c）用户知晓报告的修改。	【标准解读】 实验室应制定修改结果的程序，包括修改的原因、修改的标识、修改报告的发送、用户知晓和修改记录等。如果该报告未用于临床，直接在 LIS 上取消审核，已打印报告的应将原报告收回，修改正确后重新发布；已用于临床决策的报告需要修改时，已发报告不做修改，由实验室授权人员在 LIS 中保留需要修改的原始报告，重新生成一

续 表

标准条款		迎检思路
	d）当有必要发布全新报告时，应有唯一性标识，并注明且追溯至所替代的原报告。 e）如报告系统不能显示修改，应保存修改记录。	份修改后的病理报告，并通知相关用户。 【查阅文件】 病理结果报告和发布程序，病理结果修改记录及评审分析报告。 【现场观察】 抽查病理报告修改记录表，查证实验室 LIS 有无相应修改记录。
7.4.2　检验后样品的处理	实验室应规定检验后临床样品的保存时限，以及样品的储存条件。 实验室应确保在检验后： a）保存样品的患者和来源识别。 b）明确样品用于附加检验的适宜性。 c）样品保存方式尽可能确保附加检验的适用性。 d）可定位和检索样品。 e）以适宜方式弃置样品。	【标准解读】 实验室应规定病理标本检验后的保存时限，以及样品的储存条件。组织病理学检查剩余的标本至少保存至病理报告发出后 2 周，取材后无剩余组织的标本容器至少保存至报告发出后 2 周。 【查阅文件】 检验后样品的处置程序；处置记录；查阅对用于会诊或法律程序的原始切片/蜡块进行外借的规定文件，以及使用、外借、转借的记录。 【现场观察】 现场查看组织病理学检查剩余的标本是否至少保存至病理报告发出后 2 周，取材后无剩余组织的标本容器是否至少保存至报告发出后 2 周。
7.5　不符合工作	实验室应制定过程，在实验室活动或检验结果不符合自身程序、质量要求或用户要求时（例如，设备或环境条件超出规定限值，监控结果不能满足规定的标准）实施。该过程应确保： a）确定管理不符合工作的职责和权限。 b）基于实验室建立的风险分析过程采取应急和长期措施。 c）当存在对患者造成危害的风险时，终止检验并停发报告。 d）评价不符合工作的临床意义，包括在识别不符合工作之前可能或已发出的检验结果的影响分析。 e）对不符合工作的可接受性作出决定。	【标准解读】 实验室应制定不符合识别和纠正措施管理程序。不符合的识别既要关注内审和外部评审的不符合，更要重视日常不符合的识别，包括由日常工作人员和质量监督员识别的不符合。 不符合的来源包括但不限于以下途径：标本采集、运输与接收；标本固定液的正确选择及固定的及时性、有效性，设施和环境条件；设备、试剂和耗材；性能验证；IQC；EQA；检验结果可比性；结果报告；检验后样品处理等。实验室应评估不符合的类型、风险及对病理结果的影响。 【查阅文件】 不符合识别和纠正措施管理程序；不符合识别和纠正措施记录。 【现场观察】 现场识别临床病理检测全流程、各环节有无不符合的发生。

续　表

标　准　条　款		迎　检　思　路
	f）必要时，修改检验结果并通知用户。 g）规定批准恢复工作的职责。 实验室应采取与不符合工作（见 8.7）再次发生的风险相符的纠正措施。 实验室应保存不符合工作和 7.5a）~ g）中规定措施的记录。	
7.6　数据控制和信息管理		
7.6.1　通用要求	实验室应获得开展实验室活动所需的数据和信息。 注 1：本准则“实验室信息系统”中包括计算机化和非计算机化系统中的数据和信息管理。相比非计算机化的系统，有些要求更适用于计算机系统。 注 2：与计算机化实验室信息系统相关的风险见 ISO 22367：2020，A.13。 注 3：确保信息保密性、完整性和可用性的信息安全控制、策略和最佳实践等见 ISO/IEC 27001：2022 附录 A“信息安全控制参考”。	【标准解读】 实验室应制定信息系统管理的程序文件，对实验室信息系统包括 LIS、实验室的计算机系统及非计算机系统（例如，实验室的各种记录表、统计表、工作计划、发展规划等）进行管理。实验室应制定具体措施，保护患者的隐私、不泄漏患者的私密信息。 【查阅文件】 实验室数据和信息管理的程序性文件，患者数据和信息的保密性声明。 【现场观察】 LIS 的用户密码管理；无关人员能否可及患者的隐私信息。
7.6.2　信息管理的职责和权限	实验室应确保规定信息系统管理的职责和权限，包括可能对患者医疗产生影响的信息系统的维护和修改。实验室最终为实验室信息系统负责。	【标准解读】 实验室制定的信息系统管理程序文件，应规定各级部门人员职责和权限；所有使用信息系统的人员都应接受培训和考核；信息管理员负责系统的运维管理，确保信息系统安全运行，确保信息系统中数据和信息的完整性和保密性。对不同级别使用人员的权限进行规定并对各级人员分层授权。 【查阅文件、记录】 实验室信息系统管理的程序性文件，信息系统使用人员培训、考核和授权记录，实验室信息系统维护和修改记录。 【现场观察】 不同岗位、不同级别人员对信息系统的使用权限。

续 表

<table>
<tr><th colspan="2">标 准 条 款</th><th>迎 检 思 路</th></tr>
<tr><td>7.6.3 信息系统管理</td><td>用于采集、处理、记录、报告、存储或检索检验数据和信息的系统应：
a）在引入前，经过供应者确认，以及实验室的运行验证；在使用前，系统的任何变化，包括实验室软件配置或对商业化软件的修改，均应获得授权、文件化并经验证。
注 1：适用时，确认和验证包括：实验室信息系统和其他系统，如实验室装备、医院患者管理系统及基层医疗系统之间的接口正常运行。
注 2：常用的商业现成软件在其设计的应用范围内使用可被视为已经过充分的确认（例如，文字处理和电子表格软件，以及质量管理软件程序）。
b）形成文件，包括系统日常运行等文件可被授权用户方便获取。
c）考虑网络安全，以防止系统未经授权的访问，并保护数据不被篡改或丢失。
d）在符合供应者规定的环境下操作，或对于非计算机系统，提供保护人工记录和转录准确性的条件。
e）进行维护以保证数据和信息完整，并包括系统故障的记录和适当的应急和纠正措施；应对计算和数据传送进行适当的系统检查。</td><td>【标准解读】
实验室应制定信息系统管理程序，以确保用于采集、处理、记录、报告、存储或检索检验数据和信息的系统能安全高效运行。信息系统使用前应经过验证；包括外部系统数据和信息的正确性验证；所有患者信息和数据均形成电子记录，可检索。防止非授权者访问，保护患者信息。制定安全保护以防止篡改或丢失数据的措施。对于非计算机系统，提供保护人工记录和转录准确性的条件。制定措施保证 LIS 中数据和信息完整性。
【查阅文件】
实验室信息系统管理的程序性文件，LIS 验证记录表，计算机故障维修记录表，LIS 和 HIS、病理报告查询终端（自助报告打印机）数据一致性验证记录表。
【现场观察】
观察外部信息系统、HIS 和 LIS 之间数据和信息的一致性。</td></tr>
<tr><td>7.6.4 宕机预案</td><td>实验室应制定经策划的过程，以便在发生影响实验室提供服务能力的信息系统故障或宕机期间维持运行。该情况还包括自动选择和报告结果。</td><td>【标准解读】
实验室应建立网络信息系统应急处理程序，保证各种信息系统故障或宕机期间实验室日常工作正常有序。
【查阅文件】
实验室信息系统管理的程序性文件，实验室信息系统故障应急演练预案与实施记录。</td></tr>
</table>

续　表

标准条款		迎检思路
7.6.5　异地管理	当实验室信息管理系统在异地或由外部供应者进行管理和维护时，实验室应确保系统的供应者或运营者符合本准则的所有适用要求。	【查阅文件】 适用时，核查信息系统分包合同，分包供应商信息技术人员资质，分包供应商对实验室运维管理的相关记录。
7.7　投诉		
7.7.1　过程	实验室应有处理投诉的流程，至少包括： a）对投诉的接收、确认、调查，以及决定采取处理措施过程的说明。 注：投诉的解决可导致实施纠正措施（见8.7）或作为改进过程的输入（见8.6）。 b）跟踪并记录投诉，包括为解决投诉所采取的措施。 c）确保采取适当的措施。 应可公开获取投诉处理过程的说明。	【标准解读】 投诉是识别改进机会的重要途径，病理实验室应建立投诉的管理程序，规定投诉处理的全部过程，并通过解决投诉达到改进质量和提升能力的目的。 因投诉所产生的不符合项应按照不符合处理的工作流程进行。 投诉处理的过程应记录，且保证公开公正。 【查阅文件】 投诉及处理记录。
7.7.2　投诉接收	a）在接到投诉后，实验室应确认投诉是否与其负责的实验室活动相关，如相关，则应处理该投诉（见8.7.1）。 b）接到投诉的实验室应负责收集所有必要的信息，以确认投诉是否属实。 c）只要可能，实验室应告知投诉人已收到投诉，并向其提供处理结果和进程报告，适用时。	【标准解读】 根据投诉的性质分为有效投诉和无效投诉，根据投诉的内容分为态度投诉和质量投诉，所采取的处理方法也有所不同。实验室应重点关注有效的质量投诉，并将其作为实验室体系运行的改进机会。 所有工作人员均有责任和义务接收投诉，但投诉的处理需由管理层指定的人员完成。 需要时，应告知投诉人对投诉的处理过程。 【查阅文件】 投诉及处理记录。
7.7.3　投诉处理	调查和解决投诉不应导致任何歧视行为。 投诉决定应由与投诉事项无关的人员做出或审查和批准。资源不允许时，任何替代方案都不应损害公正性。	【标准解读】 投诉的处理应保证公正性，不得对投诉人或被投诉人有任何歧视行为。原则上应由与投诉不相关的人员参与投诉的解决，如果必须由投诉相关的人员参与，实验室应有相应的措施和监督机制，以保证投诉处理的公正性。 【查阅文件】 投诉及处理记录。

续　表

标　准　条　款		迎　检　思　路
7.8　连续性和应急预案	实验室应确保已经识别与紧急情况，或者其他导致实验室活动受限或无法开展等状况有关的风险，并制定协调策略，包括计划、程序和技术措施，以便在中断后继续运行。 应定期测试预案，并演练响应能力，可行时。 实验室应： a）考虑所有相关实验室人员的需要和能力，制定紧急情况响应方案。 b）向相关实验室人员提供适当的信息和培训。 c）对实际发生的紧急情况作出响应。 d）采取与紧急情况的严重程度和潜在影响相符的措施，预防或减轻紧急情况的后果。 注：详细信息见 CLSI GP36－A。	【标准解读】 病理实验室应识别出影响正常工作开展的紧急情况，包括非预期的减员、网络及信息系统障碍、仪器设备突发故障且没有备份设备、试剂耗材断供、水电供应故障等，并制定相应的应急预案，以最大限度地降低对实验室活动的影响，并在问题得以解决后尽快恢复正常的工作秩序。 应对所识别出的紧急情况进行分析，以确定其可能的影响程度，并据此制定相应的预案，预案的充分程度和措施的强度应与紧急情况的程度相适应。 实验室在制定紧急情况预案时应考虑到实验室现有资源的配备情况，如设备故障且实验室有备用设备的情况下，可安排人员轮流值班操作，如没有备用设备，可考虑使用其他实验室的设备，但在预案中应考虑到对人员和外部设备的要求，以确保检查结果。如网络和电子信息系统故障，需考虑转换至手工记录的模式，预案中应考虑准备相应的材料。 所有紧急情况的预案均需要定期对全体人员进行培训，并在可能的情况下实施不同程度的演练。 一旦发生紧急情况，实验室应按照预案实施，并分析实施的情况，需要时可修正或改进预案。 【查阅文件】 连续性和应急预案程序文件；人员培训记录。

第五节　管理体系要求

标　准　条　款	迎　检　思　路
8.1　总体要求	
8.2　管理体系文件	
8.3　管理体系文件控制	

续　表

标准条款		迎检思路
8.3.2　文件控制	实验室应确保： a）文件有唯一性标识。 b）文件发布前，由具备专业知识和能力的授权人员确定其适用性后予以批准。 c）定期审查文件，必要时更新。 d）在使用地点可获得适用文件的相关版本，必要时，控制其发放。 e）识别文件更改和当前修订状态。 f）防止未经授权修改、删除或移除。 g）防止未经授权获取文件。 h）防止误用作废文件，对因需要而保存的作废文件作适当标识。 i）规定期限内或按照适用的规定要求，每份废止的受控文件至少保存一份纸质或电子版文件。	【标准解读】 按照准则的要求制定文件控制的程序文件，尤其关注电子文件的控制措施。 【查阅文件】 抽查文件的控制是否符合要求，查看文件修改和作废的记录。 【现场观察】 查看电子文档的控制措施，查看保留的作废文件。
8.4　记录控制		
8.5　应对风险和改进机遇的措施		
8.5.1 识别风险和改进机遇	实验室应识别与实验室活动相关的风险和改进机遇，以： a）预防或减少实验室活动中的不利影响和潜在问题。 b）通过应对机遇实现改进。 c）确保管理体系达到预期结果。 d）减轻患者医疗风险。 e）帮助实现实验室目的和目标。	【标准解读】 除医学实验室普遍适用的风险识别机会外，病理实验室尚需根据病理专业特定的情况识别风险和改进机遇，包括专业技术人员的持续培训和效果评估、病理检查申请信息、临床医生对标本的规范化取材和标识、标本的规范化固定、术中冰冻诊断、内部质控、病理报告修改等。 【查阅文件】 风险管理的程序性文件，风险评估报告。
8.5.2　应对风险和改进机遇	实验室应对识别出的风险进行分级并应对。应对风险的措施应与其对实验室检验结果、患者及员工安全的潜在影响相适应。 实验室应记录针对风险和	【查阅文件】 风险管理的程序性文件，管理评审报告。针对不同风险的评估结果和所采取措施的有效性。 【现场观察】 风险分级与措施的对应关系。

续 表

<table>
<tr><th colspan="2">标 准 条 款</th><th>迎 检 思 路</th></tr>
<tr><td></td><td>机遇所做的决定及采取的措施。
实验室应在其管理体系中纳入并实施针对已识别风险和改进机遇的措施，并评审其有效性。
注 1：应对风险的选择可包括：识别和规避威胁，消除某一风险源，降低风险概率或后果，转移风险，为寻求改进机遇承担某一风险或通过知情决策而接受风险。
注 2：虽然本准则要求实验室识别和应对风险，但并未要求特定的风险管理方法。实验室可使用 ISO 22367 和 ISO 35001 作为指南。
注 3：改进机遇可导致扩展实验室活动范围、应用新技术或产生其他可能性以满足患者和用户需求。</td><td></td></tr>
<tr><td colspan="3">8.6　改进</td></tr>
<tr><td colspan="3">8.7　不符合及纠正措施</td></tr>
<tr><td colspan="3">8.8　评估</td></tr>
<tr><td>8.8.2　质量指标</td><td>应策划监控质量指标[见 5.5d)]的过程，包括建立目的、方法、解释、限值、措施计划和监控周期。应定期评审质量指标以确保其持续适宜。</td><td>【标准解读】
病理实验室应根据 5.5 中的要求策划监控质量指标，需关注质量指标与质量目标的对应和衔接，同时关注质量指标的定义和解释，即某一个质量指标（如标本规范化固定率）所代表的内涵，以便在实际工作中切实有效的获得相应的数据并进行统计分析。
质量指标并非一成不变，需定期评审其适宜性。
【查阅文件】
质量指标管理的程序文件，质量指标的统计分析结果。</td></tr>
<tr><td colspan="3">8.9　管理评审</td></tr>
</table>

（李增山　闫庆国）

第十五章　细胞病理学检查认可要求与迎检思路

细胞病理学作为病理学的一个重要分支，在临床诊治工作中起到重要的作用。特别是随着人们对健康医疗水平要求的增高，对无创或者是微创的要求需求也越来越高，细胞病理学在这方面，可以起到很好的一个作用。

ISO 15189:2022(CNAS－CL02)在 2023 年 12 月正式实施，其在细胞病理学诊断领域的应用说明更注重风险管理、资源管理、过程管理，同前版相比，更多的是要素顺序的改变，更符合 ISO 17025 的逻辑思路，更强调的是结果，而不是限制具体达到结果的过程及方法，故 ISO 15189:2022 在细胞病理学诊断领域的应用说明没有特别大的改变。本章按照 ISO 15189:15189 应用说明的顺序逐条对条款进行了梳理，以期为医学实验室在迎接或是准备 ISO 15189 过程中提供一定的帮助作用。

第一节　总 体 要 求

<table>
<tr><th colspan="2">标 准 条 款</th><th>迎 检 思 路</th></tr>
<tr><td colspan="3">4.1　公正性</td></tr>
<tr><td colspan="3">4.2　保密性</td></tr>
<tr><td>4.2.1　信息管理</td><td>实验室应通过作出具有法律效力的承诺，对在实验室活动中获得或产生的所有患者信息承担管理责任。患者信息的管理应包括隐私和保密。实验室应将其准备公开的信息事先通知用户和/或患者。除非用户和/或患者公开的信息，或实验室与患者有约定(例如，为回应投诉的目的)，其他所有信息都作为专有信息并应视为保密信息。</td><td>【标准解读】
细胞病理实验室所有员工签署保密协议，保密信息包括：就诊过程、个人信息、病例资料、检验结果等。在实验室活动过程、信息系统中制定并实施保密措施。
【查阅文件】
保密协议、信息管理系统。
【访谈调查】
抽查员工、学生、工人、工程师各 1 人，对患者隐私保护和保密信息的知晓度。</td></tr>
<tr><td>4.2.2　信息发布</td><td>实验室按法律要求或合同授权透露保密信息时，应将发布的信息通知到相关患者，除非法</td><td>【标准解读】
细胞病理学检查的相关信息只能通知到相关患者。如小程序查询，只能查询患</td></tr>
</table>

续　表

标 准 条 款		迎 检 思 路
	律禁止。实验室应对从患者以外渠道（如投诉人、监管机构）获取的有关患者信息保密。除非信息提供方同意，实验室应为信息来源保密，且不应告知患者。	者本人或经授权的人。但涉及传染病等法律规定的情况除外，应当及时报告有关部门。 【现场观察】 非患者本人能否查询检验结果。
4.2.3　人员职责	人员，包括委员会委员、合同方、外部机构人员或代表实验室的能获取实验室信息的个人，应对实验室活动实施过程中获得或产生的所有信息保密。	【标准解读】 细胞病理实验室相关的外部人员，均有信息保密职责，提供对服务对象隐私及结果保密的声明及签字。 【查阅文件】 查隐私及结果保密的声明及签字。
4.3　患者相关的要求	实验室管理层应确保将患者的健康、安全和权利作为首要考虑因素。实验室应建立并实施以下过程： a）患者和实验室用户有途径提供有用信息，以协助实验室选择检验方法和解释检验结果。 b）向患者和实验室用户提供有关检验过程的公开信息，包括费用（适用时）和预期得到结果的时间。 c）定期评审实验室提供的检验，以确保这些检验在临床上是适当和必要的。 d）适当时，向患者、用户及其他相关人员披露导致或可能导致患者危害的事件，并记录为减轻这些危害而采取的措施。 e）以应有的谨慎和尊重对待患者、样品或剩余物。 f）在需要时获得知情同意。 g）在实验室关闭、收购或合并的情况下，确保留存的患者样品和记录的持续可用性和完整性。 h）应患者和其他代表患者的医务提供者的要求提供相关信息。 i）维护患者不受歧视地获得医疗服务的权利。	【标准解读】 遵守伦理和监管范畴内开展细胞病理学检查的活动，确保患者的健康、安全和权利。 a）通过公告、咨询等途径提供细胞病理相关有用信息，如协助选择细胞病理方法和解释结果。 b）提供细胞病理学检查项目、费用、结果报告时间、标本采集须知等公开信息。 c）定期评审细胞病理学检查项目的适当性和必要性，评审内容包括：项目设置的合理性、检验开单的频率、检测项目价值评价（准确性、有效性、可靠性、异常率、临床反馈等）。 d）适当时，向患者、用户披露导致或可能导致患者危害的事件。 e）按《医疗废物管理条例》《人类遗传资源管理办法》等要求处理各类标本、组织或剩余物。 f）采用公告方式，患者送检时默认为知情同意。 g）应将所有患者相关的记录保持完整并可追溯。 h）应满足患者和其他代表患者的医务提供者的要求提供相关信息。 i）保护患者在就诊过程中享有平等的权利。 【查阅文件】 患者或临床咨询记录；专业组的公开信息、细胞病理学检查项目合理性评估报告；标本处理全过程；知情公示方式。

第二节　结构和管理要求

标 准 条 款		迎 检 思 路
5.1　法律实体		
5.2　实验室主任		
5.3　实验室活动		
5.3.3　咨询活动	实验室管理层应确保提供适当的实验室建议和解释，并满足患者和用户的需求。 适用时，实验室应建立协议与实验室用户进行沟通，包括： a）为选择和使用检验提供意见，包括所需样品类型、检验方法的临床适应证和局限性，以及要求检验的频率。 b）为检验结果的解释提供专业判断。 c）促进实验室检验的有效利用。 d）就科学及事务性工作提供意见，如样品不符合可接受标准的情况。	【标准解读】 细胞病理实验室提供适当的检查建议和解释，包括：为选择检验和使用服务提供建议，为临床病例的诊疗提供建议，为结果解释提供专业判断，推动实验室服务的有效利用。 【查阅文件】 咨询活动的相关记录，如报告单解释性注释、临床病例讨论记录。 【现场观察】 咨询活动途径，如网站、公众号、小程序、宣传栏、实验室窗口等。
5.4　结构和权限		
5.4.2　质量管理	实验室应配备具有履行其职责所需的权限和资源的人员，无论其是否还被赋予其他职责。所履行职责包括： a）实施、保持和改进管理体系。 b）识别与管理体系或执行实验室活动的程序的偏离。 c）采取措施以预防或最大程度减少这类偏离。 d）向实验室管理层报告管理体系运行状况和改进需求。 e）确保实验室活动的有效性。	【标准解读】 细胞病理实验室应配备一人或多人负责质量管理，其职责包括： a）依据认可准则、规则、应用要求、指南，适用的法律、法规、标准，参照细胞病理学相关的教材、专著、指南、专家共识等建立细胞病理学检查领域管理体系，实施、维持和改进管理体系文件，有效运行管理体系。 b）通过质量指标监测、用户或员工投诉、不良事件报告、内部审核、外部检查、风险管理、管理评审等识别细胞病理学检查领域管理体系或实验室活动的不符合。 c）采取培训考核、降低风险、改进流程或技术等措施，必要时作为改进机会启

续 表

标 准 条 款		迎 检 思 路
	注：这些责任可分配给一人或多人。	动专项的持续改进活动,以预防或最大程度减少管理体系的不符合。 d）不定期向实验室管理层通过口头汇报、会议报告、书面材料、信息系统等方式报告细胞病理实验室管理体系运行情况和改进需求。 e）细胞病理实验室员工有责任并确保实验室活动的有效性,满足管理体系的要求。 【查阅文件】 查阅岗位职责,核实是否有一人或多人负责质量管理,核实履行职责的效果和评价。
5.5　目标和方针	a）实验室管理层应建立并维持目标和方针(见 8.2),以： 1）满足患者和用户的需要和要求。 2）致力于良好的专业实践。 3）提供满足其预期用途的检验。 4）符合本准则。 b）目标应可测量并与方针一致。实验室应确保该目标和方针在实验室组织的各层级得到实施。 c）在策划和实施管理体系变更时,实验室管理层应确保管理体系的完整性。 d）实验室应建立质量指标以评估检验前、检验和检验后过程的关键环节,并监控与目标相关的性能(见 8.8.2)。 注：质量指标的类型包括收到的样品数中不合格的样品数,登记或/和样品接收的错误数,更正报告数,指定周转时间的完成率。	【标准解读】 细胞病理实验室宜参考相关标准建立适宜的质量指标。例如,不符合标本率、优片率、细胞学与组织学诊断的符合率、报告及时率、投诉处理率等质量指标。 【查阅文件】 查阅细胞病理学检查相关的质量指标及目标值,查阅指标完成情况的月或季度或年度统计分析及评估审核。
5.6　风险管理	a）实验室管理层应建立、实施和维护过程,以识别与其检验和活动相关的对患者危害的风险和改进患者医疗的机会,并	【标准解读】 细胞病理实验室应识别检验前、检验和检验后过程中的医疗质量安全风险,以及生物安全风险,评估风险危害程度(严重

续　表

标 准 条 款		迎 检 思 路
	制定应对风险和改进机遇的措施（见 8.5）。 b）实验室主任应确保对该过程的有效性进行评估，并在确定为无效时进行修改。 注 1：医学实验室风险管理要求见 ISO 22367。 注 2：实验室生物风险管理要求见 ISO 35001。	程度和发生频次），制定应对风险和改进机遇的措施。 注：风险管理过程：识别风险、评定风险、控制风险、评估效果。 【查阅文件】 细胞病理实验室的风险管理计划及实施情况。

第三节　资 源 要 求

标 准 条 款		迎 检 思 路
6.1　总体要求		
6.2　人员		
6.2.1　通用要求	a）实验室应有足够数量有能力的人员开展其活动。 b）所有可能影响实验室活动的内部或外部人员，应行为公正、符合伦理，有能力并按照实验室管理体系要求工作。 注：POCT 设备监督员和操作者指南见 ISO/TS 22583。 c）实验室应向员工传达满足用户需求和要求，以及满足本准则要求的重要性。 d）实验室应有程序向员工介绍组织及其将要工作的部门或区域、聘用的条件和期限、员工设施、健康和安全要求，以及职业健康服务。	【标准解读】 细胞病理实验室人员配置宜满足要求：为了保证报告质量，对细胞病理医师阅片工作量设立限制，妇科细胞学每人每工作日阅片不超过 100 张，非妇科细胞学检查项目，根据承担项目的多少，人数应酌情增加；若采用人工智能辅助诊断进行筛检，可适当减少人员数量。 所有人员应符合资质准入要求，参加培训和考核，参与实验室活动并接受监督，应秉持公正、负责并有能力按照实验室的管理制度进行工作。 应通过会议、文件、培训等方式向实验室人员传达满足用户需求及要求的重要性，以及认可准则、法律法规、行业标准、专家共识等要求。 【查阅文件】 细胞病理实验室人员一览表和岗位、仪器设备一览表。人员相关培训和考核记录。 【现场观察】 查阅细胞病理实验室月和日工作量，

续　表

标准条款		迎检思路
		是否采用人工智能辅助诊断进行筛检，评估从事细胞学医师数量是否匹配和合理。若项目多，细胞病理医师和技术人员数量应酌情增加。
6.2.2　能力要求	a）实验室应规定影响实验室活动结果的各职能的能力要求，包括教育、资格、培训、再培训、技术知识、技能和经验的要求。 b）实验室应确保全部员工具备开展其负责的实验室活动的能力。 c）实验室应有人员能力管理程序，包括能力评估频率要求。 d）实验室应有记录证实其人员能力。 注：以下能力评估方法可组合使用： —直接观察活动。 —监控检验结果的记录和报告过程。 —核查工作记录。 —评估解决问题的技能。 —检验特定样品，如已检验过的样品、实验室间比对样品或分割样品。	【标准解读】 细胞病理实验室人员资质要求：临床医学或病理学专业毕业，取得医师执照和/或病理专业技术职称证书的任职资格，经专业岗位培训考核合格并有授权，颜色视觉辨色正常。细胞病理实验室技术负责人应具备足够的能力，从事细胞病理学检查工作至少 3 年（可依据适当的教育、培训、经历、职称或所需技能证明等进行能力评价）。认可的授权签字人应具有中级及以上技术职称任职资格，从事申请认可授权签字领域专业技术工作至少 3 年。 对员工能力，尤其重视对新员工能力的评估。当某些原因导致工作变化时，尤其发生可能影响检验结果质量的变化时，应对员工进行再培训、再评估、考核通过才可继续上岗。 【查阅文件】 抽查员工档案，包括教育证书、资格证书、查健康体检证明（包括颜色视觉检查）、培训和考核记录、教学科研业绩等。查阅细胞病理实验室负责人的资质证书（中级以上）和工作年限证明（从事细胞病理学检查至少 3 年）。查阅授权签字人人员档案，职称的任职资格、工作经历，继续教育证明，从事细胞病理学检查领域专业技术工作至少 3 年。 查阅授权独立出具细胞病理学报告的医师的档案，查看其是否具有病理医师资格证及执业证，是否有专业技术职务任资格证书，查看其教育和工作经历是否有细胞病理学检查专业相关背景；从事细胞病理学检查专业工作年限。 查程序性文件规定每年对员工进行工作能力评估，并有相应的记录。对新员工的能力评估，并有相应的记录。对从事细胞病理学形态识别的人员，在最初 6 个月内应至少进行 2 次能力评估。 【访谈调查】 了解专业组组长及授权签字人对职责

续　表

标准条款		迎检思路
		权限范围的理解及认可知识的掌握。是否对新员工进行培训,并对培训内容进行针对性的考核。是否对离岗6个月及以上的员工进行再培训和再评估。 【现场观察】 员工培训、考核、评估记录表。尤其关注对新员工、离岗员工重新返岗后的培训、考核、授权与评估。
6.2.3　授权	实验室应授权人员从事特定的实验室活动,包括但不限于: a）方法选择、开发、修改、确认和验证。 b）结果审核、发布和报告。 c）实验室信息系统使用,特别是患者数据和信息获取、患者数据和检验结果录入、患者数据或检验结果修改。	【标准解读】 对从事细胞病理实验室活动的人员进行岗位、仪器、信息系统等授权。 【现场观察】 员工的授权情况、对本岗位职责的知晓情况、是否能胜任本岗位工作。
6.2.4　继续教育和专业发展	应对从事管理和技术工作的人员提供继续教育计划。全部人员应参加继续教育、常规专业发展或其他的专业相关活动。 应定期评估计划和活动的适宜性。	【标准解读】 对细胞病理学检查不同岗位、不同职称的人员应制定不同的继续教育计划,涉及专业知识要求、认可体系、质控和管理知识的培训。教育方式可包括学术会议、进修学习、专题讲座等。 【查阅文件】 查询继续教育培训记录及适宜性评审报告。
6.2.5　人员记录	实验室应制定以下活动的程序,并保存记录: a）确定6.2.2a)中规定的能力要求。 b）岗位描述。 c）培训和再培训。 d）人员授权。 e）人员能力监督。	【标准解读】 细胞病理实验室应保存人员的相关教育和专业资质、培训、经历和能力评估的记录。 【查阅文件】 抽查10%的员工档案。
6.3　设施和环境条件		
6.3.1　通用要求	设施和环境条件应适合实验室活动,不应对结果有效性或患者、访客、实验室用户和员工	【标准解读】 细胞病理实验室的空间宜相对独立,配备通风设施,有足够的空间开展检验工

续 表

标准条款		迎检思路
	的安全产生不利影响。这应包括在实验室主场所外开展的检验前工作相关的设施与地点,也包括 POCT。 实验室应规定、监控和记录从事实验室活动所必需的设施及环境条件要求。 注 1:设施和环境条件的要求见 ISO 15190。 注 2:对结果有效性产生不利影响的环境条件,包括但不限于非特异性扩增的核酸、微生物污染、灰尘、电磁干扰、辐射、照明条件(照度)、湿度、供电、温度、声音和振动。	作。人流、物流、标本流符合生物安全和院内感染防控要求。样品采集场所有保护患者隐私措施。 【现场观察】 查看细胞病理实验室组织平面图,功能区,是否包括样品接收、存放、取材、制片、诊断、档案储存等区域。开展细针穿刺检查的实验室,应设置穿刺检查室。 现场查看实验室布局、分区和流程是否符合生物安全、院内感染防控的需要。现场查看标本采集和送检是否符合生物安全、院内感染防控、工作流程的需要。
6.3.2 设施控制	应实施、记录、监控、定期评审设施控制,应包括: a) 访问控制,考虑安全、保密性、质量,以及医疗信息和患者样品的保护。 b) 防止来自能源、照明、通风、噪声、供水和废物处理对实验室活动造成的污染、干扰或不利影响。 c) 防止来自因检验程序存在风险或不隔离可能影响、干扰工作时造成的交叉污染。 d) 提供适当的安全设施和设备,并定期验证其功能。 示例:应急疏散装置、冷藏或冷冻库中的对讲机和警报系统,便利的应急淋浴和洗眼装置和复苏设备等。 e) 保持实验室设施功能正常、状态可靠。	【标准解读】 细胞病理实验室应依据所用设备和实验过程的要求,有加强的通风系统,制定环境温湿度控制要求并记录。应有温湿度失控时的处理措施并记录。必要时,实验室可配置 UPS 和/或双路电源以保证关键设备(如需要控制温度和连续监测的分析仪、冰箱等)的正常工作。 【查阅文件】 文件规定实验室对环境温度、湿度监控的要求。实验室环境温度和湿度应能满足实验室内部所有仪器设备、试剂运行的要求,应能满足仪器厂家及试剂说明书的要求。设备运行、试剂储存的要求宜配备 UPS 或双路电源。若已配备,需要提供 UPS 的定期功能检查记录,如充放电记录和使用记录。 【现场观察】 室内温度湿度记录表中应明确实验室规定的温度、湿度范围,如有失控发生时应做好失控处理,必要时应提供预防措施。UPS 的充放电及使用情况。 注 1:建议采用冷链系统记录温度、湿度等。同时关注温度及湿度计的校准。 注 2:手工记录温、湿度时,建议至少记录两次温、湿度。

续　表

标准条款		迎检思路
6.3.3　储存设施	a）应提供储存空间，其条件应确保样品、设备、试剂、耗材、文件和记录的持续完整性。 b）应以防止交叉污染和损坏的方式储存检验过程使用的患者样品和材料。 c）有害物质和生物废物的储存和处置设施应符合相关法律法规规定的材料分类要求。	【标准解读】 用以保存临床样品和试剂的设施应设置目标温度和允许范围并记录。应有温湿度失控时的处理措施，并记录。有专门的危化品存放柜。 【查阅文件】 文件规定临床样本的存放条件（如温湿度），并符合厂家要求。规定临床样品和试剂的目标温度和允许范围。有环境温度和湿度记录。 【现场观察】 检查实验室温度湿度是否在控，是否如实记录，是否出现过失控，重点关注处理措施和改进措施。
6.3.4　员工设施	应有足够的盥洗设施、饮水处，以及储存个人防护装备和衣物的设施。 宜提供员工活动空间，如会议室、学习室和休息区。	【标准解读】 细胞病理实验室应有足够的洗手间，宜设置饮水处、更衣室及学习活动空间。 【现场观察】 实验室洗手间、饮水处、更衣间、会议室、学习室、休息间等配备情况，布局和流程是否符合院感要求。
6.3.5　样品采集设施	样品采集设施应： a）保证样品采集方式不会使结果失效或对检测质量有不利影响。 b）在样品采集期间考虑患者的隐私、舒适度及需求（如残疾人通道、盥洗设施）及陪伴人员（如监护人或翻译）的安排。 c）提供隔开的患者接待和样品采集区域。 d）维持患者和员工用急救物品。 注：样品采集设施要求见ISO 20658。	【标准解读】 细胞样品采集区域、采集设施也应满足国家法律法规及医院伦理委员会对患者隐私保护的要求。有急救物品箱并定期检查和更换。 【查阅文件】 检查样品采集手册是否有关于样品采集的要求，是否满足国家法律法规对保护患者隐私的规定。 【现场观察】 患者采样场所清洁卫生、急救箱内物品是否齐全及是否在有效期内等。
6.4　设备		
6.4.1　通用要求	实验室应制定设备选择、采购、安装、验收测试（包括可接受标准）、操作、运输、存放、使用、	【标准解读】 依据科室仪器设备管理程序文件，制定细胞病理学检查涉及的仪器和设备的全

续 表

标准条款		迎检思路
	维护,以及停用的程序,以确保其正常运行并防止污染或损坏。 注:实验室设备包括仪器的硬件和软件,测量系统和实验室信息系统,或任何影响实验室活动结果的设备,包括样品运输系统。	生命周期的管理程序。 【查阅文件】 细胞病理学检查专业设备管理程序。
6.4.2 设备要求	a) 实验室应配备检测活动正常进行所需的设备。 b) 在实验室永久控制之外的场所,或超出设备制造商的性能规格使用设备,实验室管理层应确保满足本准则要求。 c) 可影响实验室活动的每件设备应贴唯一标签、标识或其他识别方式并登记在册。 d) 实验室应根据需要维护和更换设备以确保检验结果质量。	【标准解读】 依据细胞病理学检查的范围、性质、类型和工作量的要求,配备生物安全柜、液基细胞仪、扫片仪、染色机、显微镜、离心机等仪器设备,有唯一的设备标识。当出现仪器老化、故障频繁、分析性能不能满足临床要求,需要更换设备。 【现场观察】 仪器配置是否满足需要,设备标签是否满足要求,设备周期性维护记录是否满足制造商要求。
6.4.3 设备验收程序	当设备投入或重新投入使用前,实验室应验证其符合规定的可接受标准。 用于测量的设备应能达到提供有效结果所需的测量准确度或(和)测量不确定度(见 7.3.3 和 7.3.4)。 注 1:这包括在实验室使用的设备、租借的设备,或在医护点,以及实验室授权的相关或移动设施中使用的设备。 注 2:如相关,设备验收试验的核查可基于返回设备的校准证书。	【标准解读】 细胞病理实验室的设备投入或重新投入使用前,应完成安装验收、仪器校准、性能验证、比对试验、培训及授权、病理(PACS)数据一致性验证、编写仪器或设备标准操作规程等工作。 【查阅文件】 抽查设备验收相关记录。
6.4.4 设备使用说明	a) 实验室应具有适当的防护措施,防止设备意外调整导致检验结果无效。 b) 设备应由经过培训,授权和有能力的人员操作。 c) 设备使用说明,包括制造商提供的说明,应可随时获取。 d) 应按照制造商的规定使	【标准解读】 设备应设置不同的用户权限,防止意外修改系统参数。仪器设备均应有能力的人员,经过培训和考核,授权后进行操作。仪器设备的 SOP 文件应易于理解和获取。 【查阅文件】 仪器设备授权人员考核和授权记录。

续　表

标准条款		迎检思路
	用设备，除非已经实验室确认（见7.3.3）。	【现场观察】 抽查1台仪器和2名员工，现场观察操作能力，核实人员是否经过培训、考核和授权。
6.4.5　设备维护与维修	a）实验室应根据制造商说明书制定预防性维护程序。应记录与制造商的计划或说明的偏离。 b）设备维护应在安全的工作条件和工作顺序下进行。应包括电气安全、紧急停机装置，以及授权人员对有害物质的安全处理和处置。 c）设备故障或超出规定要求时，应停止使用，并清晰标识或标记为停用状态，直到经验证可正常运行。实验室应检查故障或偏离规定要求的影响，并在出现不符合工作时采取措施（见7.5）。 d）适用时，实验室应在设备使用、维修或报废前去污染，并提供适于维修的空间和适当的个人防护设备。	【标准解读】 细胞病理实验室基于制造商的说明来建立预防性维护计划。设备故障后，应首先分析故障原因，如果设备故障可能影响了方法学性能，故障修复后，依据故障类型采用合适的方式进行检测和验证： （a）可校准的项目实施校准验证，必要时实施校准。 （b）质控品检验。 （c）与其他仪器或方法比对。 （d）以前检验过的样品再检验。 制定单台设备故障时风险评估及应急措施的程序。 【查阅文件】 仪器设备故障及维修记录，包括仪器设备故障发生的时间、原因、维修人员、维修情况，是否影响仪器设备的方法学性能等内容。 【现场观察】 仪器故障是否有记录；是否对仪器故障的原因进行评估；如果故障会影响检验结果质量，是否在仪器修复后要进行必要的检测和验证。 现场询问单台设备故障时的处理程序及查看相应记录。
6.4.6　设备不良事件报告	应调查可直接归因于特定设备的不良事件和事故，并按要求向制造商或（和）供应商，以及相关部门报告。实验室应制定响应制造商召回或其他通知，以及采取制造商建议措施的程序。	【标准解读】 按不良事件报告的要求处理设备的不良事件、事故和召回。 【查阅文件】 适用时，查不良事件报告和处理记录。
6.4.7　设备记录	应保存影响实验室活动结果的每台设备的记录。 记录应包括以下相关内容： a）制造商和供应商的详细信息，以及唯一识别每台设备的	【标准解读】 细胞病理实验室每台仪器应建立仪器设备管理档案，保存从仪器安装验收到报废过程中所有重要信息及证明材料，尤其是直接影响检验性能的相关记录。

续 表

标 准 条 款		迎 检 思 路
	充分信息,包括软件和硬件。 b) 接收、验收试验和投入使用的日期。 c) 设备符合规定可接受标准的证据。 d) 当前放置地点。 e) 接收时的状态(如新设备、二手或翻新设备)。 f) 制造商说明书。 g) 预防性维护计划。 h) 实验室或经批准的外部服务提供商进行的维护活动。 i) 设备损坏、故障、改动或修理。 j) 设备性能记录,如校准证书或(和)验证报告,包括日期、时间和结果。 k) 设备状态,如使用或运行、停用、暂停使用、报废。	【查阅文件】 仪器设备档案及相关记录。
	设备记录应按 8.4.3 规定要求,在设备使用期或更长时期内保存并易于获取。	【标准解读】 按照程序文件规定,至少不低于 2 年。可使用电子记录,便于员工或相关人员获取。 【查阅文件】 仪器设备档案及相关记录。
6.5 设备校准和计量学溯源性		
6.5.1 通用要求	实验室应规定对校准和溯源的要求,以保持检验结果报告的一致性。对分析物测量的定量方法,应包括校准和计量溯源要求。测量表征而不是离散分析物的定性方法和定量方法应规定被评估的特性,以及不同时间再现性所需的要求。 注:定性方法和可能无法进行计量学溯源的定量方法的示例包括红细胞抗体检测、抗生素敏感性评估、基因检测、红细胞沉降率、流式细胞仪标记物染色和肿瘤 HER2 免疫组化染色。	【标准解读】 细胞病理实验室应对分析测量的校准要求做出文件化规定,以保持检验结果报告的一致性。 【查阅文件】 仪器设备校准/检定管理程序,仪器设备检定证书,仪器设备校准报告,检验项目/检测系统校准记录。

续　表

标准条款		迎检思路
6.5.2　设备校准	实验室应制定程序，对直接或间接影响检验结果的设备进行校准。程序应规定： a）使用条件和制造商的校准说明。 b）计量溯源性记录。 c）定期验证要求的测量准确度和测量系统功能。 d）记录校准状态和再校准日期。 e）在重新校准时确保使用的修正因子已更新和记录。 f）校准不合格时的处理，以最大程度降低对服务运行和对患者的风险。	【标准解读】 细胞病理实验室应根据相关的法律法规或制造商要求进行定期校准，同时可参考 ISO 17511 及相关专业领域国家/行业标准的要求，并符合 CNAS - CL01 - G002 的要求。 【查阅文件】 离心机、移液器、量筒、温湿度计有检定记录或报告。抽查仪器的校准报告和原始记录。 【现场观察】 离心力校准报告至少应包括常用离心力范围，校准报告是否受控等。
6.5.3　测量结果的计量溯源性	a）实验室应通过形成文件的不间断的校准链，将测量结果与适当的参考对象相关联，建立并保持测量结果的计量溯源性，每次校准均会引入测量不确定度。 注：追溯源至高级别参考物质或参考程序的校准溯源信息可由检验系统的制造商提供。该文件只有在使用未经修改的制造商检验系统和校准程序时才可接受。 b）实验室应通过以下方式确保测量结果溯源到最高可溯源水平和国际单位制（SI）： —具备能力的实验室提供的校准；或 注 1：满足 ISO/IEC 17025 要求的校准实验室被认为有能力进行校准活动。 —具备能力的标准物质生产者提供并声明计量溯源至 SI 的有证标准物质的认定值； 注 2：满足 ISO 17034 要求的标准物质生产者被认为是有能力的。 注 3：满足 GB/T 19703/ISO 15194 要求的有证标准物质被认为是合适的。	【标准解读】 细胞病理为定性检测项目，不涉及定量检测相关的计量溯源性。包括特殊染色、免疫组化染色在内的定性方法可通过与已知阳性标本结果比较判断是否一致的方式证明其溯源性，一致性的判断包括是否为阳性或阳性强度是否一致。 也可用其他方式提供结果的可信度，可参加 PT/EQA 计划且结果合格，与同级别实验室进行比对，结果在规定的允许误差范围内，使用国家标准、行业标准、专业指南、专家共识等推荐的标准和方法。 【查阅文件、记录】 实验室检验项目清单，实验室间比对报告。 方法性能验证/确认的程序文件、SOP 文件，性能验证或确认记录。

续 表

标准条款		迎检思路
	c）无法依据 6.5.3a）提供溯源性时，应用其他方法提供结果可信性，包括但不限于： —明确描述、视为提供符合预期用途且由适当比对保证测量结果的参考测量程序、指定方法或公议标准的结果。 —用另一种程序测量校准品。 注：被测量的计量溯源让步管理见 ISO 17511。 d）基因检验应建立至基因参考序列的溯源性。 e）定性方法可通过检测已知物质或之前样品的结果一致性，适用时，反应强度一致性，证明其溯源性。	
6.6 试剂和耗材		
6.6.1 通用要求	实验室应建立试剂和耗材的选择、采购、接收、储存、验收试验和库存管理过程。 注：试剂包括商品化或内部制备的物质、参考物质（校准品和质控品）、培养基；消耗品包括移液器吸头、载玻片、POCT 耗材等。	【标准解读】 细胞病理实验室制定试剂和耗材的管理程序，规范试剂和耗材接收、储存、验收和库存管理，以及自配试剂的管理。 【查阅文件】 试剂和耗材管理程序。
6.6.2 试剂和耗材-接收和储存	实验室应按照制造商说明储存试剂和耗材，并监测相关的环境条件。当实验室不是接收场所时，应核实接收场所是否具备充分的储存和处理能力，以防止供应品损坏和变质。	【标准解读】 无论试剂在何处暂存，均应满足制造商声称的保存条件，需配置足够的满足要求的储存空间和设施。新购的试剂和耗材送达后，接收时应核对名称、数量、规格、批号、生产日期、外包装、运送储存条件等，做初步质量评价，如不符合要求，应当场拒收。 【查阅文件】 试剂和耗材接收记录。
6.6.3 试剂和耗材-验收试验	组分或试验过程改变的每个试剂或试剂盒新配方，或新批号或新货运号试剂，在投入使用前或结果发布前（适用时）应进	【标准解读】 细胞病理实验室可根据准则要求的情况利用既往已知结果的标本通过平行试验的方式验证试剂和耗材，其中试剂包括既

续　表

标　准　条　款		迎　检　思　路
	行性能验证。 影响检验质量的耗材在投入使用前应进行性能验证。 注 1：新批号试剂与旧批号试剂的室内质控品结果可比可作为验收证据（见 7.3.7.2）。不同批号试剂比对首选患者样本，以避免室内质控品的物质互换性问题。 注 2：有时可基于试剂分析证书进行验证。	往未使用过的新试剂（包括自配试剂）、新批号和新货号，验证时至少应包括阳性、弱阳性和阴性的标本各一份。 【查阅文件】 试剂耗材管理的程序文件，更改试剂批号或货运号的性能验证记录。
6.6.4　试剂和耗材-库存管理	实验室应建立试剂和耗材的库存管理系统。 库存管理系统应将已验收的试剂和耗材与未检查或未接受使用的区分开。	【标准解读】 将未经检查和不合格的试剂和耗材与合格的分开。按“先进先用”的原则使用，过期后不得使用。用三区划分，将未经检查区、不合格区与合格区域明确分开，防止误用。 【现场观察】 库存区域的标识、分区。
6.6.5　试剂和耗材-使用说明	试剂和耗材的使用说明，包括制造商提供的使用说明，应易于获取。应按制造商说明使用试剂和耗材。如计划他用，见 7.3.3。	【标准解读】 关注试剂或耗材说明书的版本变化，当发生较大的内容变更时，应及时修订项目 SOP，并进行培训和考核。 【现场观察】 现场查看 SOP 文件和厂商说明书。查看重大内容变更时培训和考核记录。
6.6.6　试剂和耗材-不良事件报告	应调查可直接归因于特定试剂或耗材的不良事件和事故，并根据要求向制造商或（和）供应商，以及相关部门报告。 实验室应制定程序，响应制造商召回或其他通知及采取制造商建议措施。	【标准解读】 按不良事件报告的要求处理试剂和耗材的不良事件、事故和召回。 【查阅文件】 适用时，查不良事件报告和处理记录。
6.6.7　试剂和耗材-记录	应保存影响检验性能的每一试剂和耗材的记录，包括但不限于： a）试剂或耗材的标识。 b）制造商信息，包括说明书、名称和批次编码或批号。	【标准解读】 细胞病理实验室应保存影响检查性能的每一试剂和耗材的记录。使用自配试剂时，应注明试剂名称、浓度、储存要求、配制日期、有效期和配制人等。

续 表

<table>
<tr><th colspan="2">标 准 条 款</th><th>迎 检 思 路</th></tr>
<tr><td></td><td>c）接收日期和接收时的状态、失效日期、首次使用日期；适用时，试剂或耗材的停用日期。
d）试剂或耗材初始和持续准用记录。
当实验室使用自己配制、再悬浮或组合试剂时，除记录上述相关内容外，还应包括配制人、配制日期和有效期。</td><td>【查阅文件】
试剂和耗材相关记录。自配试剂 SOP 文件，自配试剂记录表和试剂标签。</td></tr>
<tr><td colspan="3">6.7 服务协议</td></tr>
<tr><td>6.7.1 与实验室用户的协议</td><td>实验室应制定程序建立并定期评审提供实验室活动的协议。
该程序应确保：
a）充分规定了要求。
b）实验室有能力和资源满足要求。
c）适用时，实验室告知用户由受委托实验室和顾问执行的具体活动。应将可能影响检验结果的任何协议变更通知实验室用户。
应保留评审记录，包括任何重大变更。</td><td>【标准解读】
细胞病理实验室的服务协议应考虑申请、检测和报告，协议应规定申请所需的信息以确保适宜的检查和结果解释。
【查阅文件】
服务协议的评审记录。</td></tr>
<tr><td>6.7.2 与 POCT 操作者的协议</td><td>实验室与组织内使用实验室支持的 POCT 的其他部门的协议，应明确规定各自的职责和权限并告知。
注：已建立的多学科 POCT 委员会可管理此服务协议，见附录 A。</td><td>【标准解读】
细胞病理学实验室不涉及与 POCT 操作者的协议。</td></tr>
<tr><td colspan="3">6.8 外部提供的产品和服务</td></tr>
<tr><td>6.8.1 通用要求</td><td>实验室应确保由外部提供的、影响实验室活动的产品和服务在以下情况是适宜的：
a）预期纳入实验室自身活动。
b）实验室直接向用户提供部分或全部从外部供应者那里</td><td>【标准解读】
细胞病理实验室应规范外部提供的产品和服务的管理，以满足要求。
【查阅文件】
外部服务和供应管理程序。</td></tr>
</table>

续　表

标准条款		迎检思路
	获得的产品或服务。 c）用于支持实验室的运作。 可能需要与组织其他部门或职能部门合作以满足以上要求。 注：服务包括样品采集服务、移液器和其他校准服务、设施和设备维护保养服务、室间质量评价计划、受委托实验室和顾问提供的服务。	
6.8.2　受委托实验室和顾问	实验室应将如下要求告知受委托实验室和提供解释和建议的顾问： a）提供的程序、检验、报告和咨询活动。 b）危急结果的管理。 c）所需的人员资格和能力证明。 委托实验室（而非受委托实验室）应负责确保将受委托实验室的检验结果提供给申请者，除非协议有其他规定。应保存一份所有受委托实验室和顾问的清单。	【标准解读】 适用时，细胞病理实验室应制定受委托实验室选择和评估的程序性文件，合理选择与评估受委托实验室和专家顾问，确保实验室外送标本检查结果的质量。 【查阅文件】 委托实验室合同。
6.8.3　外部提供的产品和服务的评审和批准	实验室应制定程序并保存相关记录，用于： a）规定、审查和批准实验室对所有外部提供的产品和服务的要求。 b）规定对外部供应者的资质、选择、表现评价和再评价的标准。 c）样品委托。 d）在使用或直接提供给用户之前，应确保外部提供的产品和服务符合实验室规定的要求，或适用时，本准则的相关要求。 e）根据对外部服务供应者的表现评价结果采取措施。	【标准解读】 细胞病理实验室应制定外部提供的产品和服务的要求（资质、技术或质量、服务要求）、评价标准（质量、态度、及时性）。定期评价供应商的表现，不合格供应商限期整改。 【查阅文件】 外部服务和供应管理的程序性文件，合格供应商选择和评价标准，实验室与供应商沟通记录。

第四节 过程要求

标准条款		迎检思路
7.1 总体要求		
7.2 检验前过程		
7.2.1 通用要求	实验室应制定涵盖所有检验前活动的程序,并使相关人员方便获取。 注 1:检验前过程可能影响预期检验的结果。 注 2:样品采集和运送要求见 ISO 20658。 注 3:特定来源样品和特定分析物的要求见 ISO 20186-1、ISO 20186-2、ISO 20186-3、ISO 20166(所有部分)、ISO 20184(所有部分)、ISO 23118 和 ISO 4307。	【标准解读】 制定细胞病理学检查(尿液、痰液、浆膜腔积液、各种穿刺液和宫颈脱落细胞等)申请、患者准备、原始样品采集、样品运送、样品接收及样品前处理等流程,以供患者或临床人员获取、使用。 【查阅文件】 细胞病理标本采集和送检程序。
7.2.2 实验室提供给患者和用户的信息	实验室应备有向用户和患者提供的适当信息。信息应充分以使用户全面了解实验室活动的范围和要求。 适当时,这些信息应包括: a)实验室地址、工作时间和联络方式。 b)检验申请和样品采集的程序。 c)实验室活动的范围和预期可获得结果的时间。 d)咨询服务的获取。 e)患者知情同意要求。 f)已知对检验性能或结果解释有显著影响的因素。 g)实验室处理投诉的流程。	【标准解读】 细胞病理实验室提供实验室地址、开放时间及联系方式,提供细胞病理标本的病理申请、标本采集、患者自采集(适用时)程序,提供细胞病理学检查项目清单及报告时间,提供患者知情同意要求及处理投诉的流程。 细胞病理实验室高风险技术操作包括胸穿、腹穿和其他穿刺等,由临床医生或病理医生执行,操作前患者签署高风险技术操作知情同意书。 【查阅文件】 细胞病理学检查信息和细胞病理学检查申请管理程序。 【现场观察】 门诊、病区是否有细胞病理项目、收费、结果报告时间,投诉电话和处理流程,患者标本留取须知,细胞病理学检查项目手册,标本采集手册等指引和信息。
7.2.3 检验申请		
7.2.3.1 通用要求	a)实验室收到的每份检验申请均应视为协议。	【标准解读】 细胞病理实验室应与临床协商,共同

续　表

标准条款		迎检思路
	b）检验申请应提供充分信息，以确保： —申请单和样品可明确追溯至患者。 —可识别申请者的身份及联络方式。 —可识别申请的检验项目。 —可提供临床和技术建议及临床解释。 c）检验申请信息可以实验室认为适宜且用户可接受的格式和介质提供。 d）当患者医疗必需时，实验室应与用户或其代表进行沟通，以明确用户申请的内容。	确定申请单或电子申请单的格式和信息。 【查阅文件】 细胞病理学检查申请单格式、信息完整性、送达方式服务协议评审记录，细胞病理学检查申请单合格率定期监测记录及统计分析报告。
7.2.3.2　口头申请	实验室应制定管理口头申请检验的程序。适用时，包括在规定时限内向实验室提供书面确认的检验申请。	【标准解读】 细胞病理实验室在标本未丢弃前可口头申请检查，在报告发布前提供申请单进行确认。 【文件查阅】 适用时，查口头申请细胞病理学检查记录表。
7.2.4　原始样品采集和处理		
7.2.4.1　通用要求	实验室应制定采集和处理原始样品的程序。应向样品采集者提供相关信息。	【标准解读】 应制定正确采集和处理原始样品的管理程序，如细胞病理标本采集手册，宜采用电子版，方便标本采集人员获取和查询。 【查阅文件】 细胞病理标本采集手册，原始样品采集和处理程序。观察临床使用的标本采集手册是否为受控最新版本。
	应明确记录任何与既定采集程序的偏离。应评估接受或拒收该样品对患者结果的潜在风险和影响，记录并通知适当人员。 适用时，实验室应定期评审所有类型样品的量、采集器械及保存剂的要求，以确保样品量既不会不足也不会过多，且正确采集样品以保护分析物。	【标准解读】 当标本采集过程不符合标本采集手册要求时，如不适当细胞病理标本容器、应评估患者结果的潜在风险并记录。应定期评审妇科、非妇科细胞学等样品的采样量、采集器械，以及保存剂的要求，采集量适宜，宫颈细胞量不足会影响检测可行性，样品要求是否适宜主要根据临床科室的反映意见和实验室在检测过程发现的不适用情况进

续 表

标准条款		迎检思路
		行评审。样品采样量的评审依据为仪器方法要求、制造商的建议和常规工作需要(如预留作项目复查的样品量是多少等)。 【查阅文件】 细胞病理学检查申请和样品要求适宜性评审的程序性文件及评审记录。 【访谈调查】 抽查临床标本采集人员 2 人、标本接收人员 1 人,访谈各种样本采样量、采集器械及保存剂的要求、原则和实施情况。 【现场观察】 门诊和病区医护人员的标本采集情况。
7.2.4.2 采集前活动的指导	实验室应为采集前活动提供充分信息和指导,以确保不影响样品的完整性。这些信息包括: a) 患者准备(如为护理人员、样品采集者和患者提供的指导)。 b) 原始样品采集的类型和量,采集容器及必需添加物,样品采集顺序(相关时)。 c) 特殊采集时机(相关时)。 d) 影响样品采集、检验或结果解释,或与其相关的临床信息(如用药史)。 e) 样品标识可明确识别患者和采集部位,以及从同一患者采集的多个样品,包括多块组织或切片。 f) 实验室接受或拒收申请的检验所用样品的标准。	【标准解读】 应针对不同类型的细胞病理样品规定不同的采集方法和要求。对自行采集样品的患者,应指导其正确采集样品。有特殊采集要求的样品,应在医生或护士的协助下完成采集。所有细胞病理样品应用密闭容器运送。 患者自采样品的说明,可在标本采集手册或小程序中提供,如晨尿、中段尿、痰液等自采标本,医护人员应能够正确指导患者自采样本的留取,以确保标本的质量。 【查阅文件】 原始样品采集手册,规定不同类型细胞病理样品的采集方法和要求。卫生间张贴可指导患者或医护人员正确采集样品的宣传图。 【现场观察】 原始样品的采集是否符合采集的要求。原始样品采集手册是否定期更新,确保所有检测项目和标本采集方法现行有效。病理科是否定期对医护人员进行培训,确保标本采集人员能够正确采集标本。 病理实验室能否定期召开医护沟通会,尤其要加强与不合格标本较多的科室进行沟通,从而降低不合格标本的比率。所有送检容器是否密闭或有盖。
7.2.4.3 患者知情同意	a) 实验室对患者开展的所有操作均需患者知情同意。 注:对于大多数常规实验室	【标准解读】 如甲状腺细针穿刺抽取细胞液、腹穿抽取腹水、胸穿抽取胸水等侵入性程序或

续　表

标　准　条　款		迎　检　思　路
	操作，如患者自愿接受样品采集如静脉穿刺，即可表示患者已同意。 b）特殊操作，包括大多数侵入性操作或可能增加并发症风险的操作，需有更详细的解释，在某些情况下，需要记录知情同意。 c）紧急情况下不能得到知情同意时，只要对患者最有利，实验室可以执行必需的操作。	有增加并发症风险的程序，应给患者或其家属有更详细的解释，并签署知情同意书。 【查阅文件】 标本采集手册，高风险侵入性操作患者知情同意书。
7.2.4.4　采集活动的指导	为确保样品采集和检验前储存的安全、准确和临床适宜性，实验室应提供以下指导： a）接受原始样品采集的患者身份的确认。 b）确认并记录（相关时）患者符合检验前要求［如禁食、用药情况（最后服药时间、停药时间）、在预定时间或时间间隔采集样品等］。 c）原始样品采集说明，包括原始样品容器及必需添加物，以及样品采集顺序（相关时）。 d）以可明确追溯到被采集患者的方式标记原始样品。 e）原始样品采集者身份、采集日期及时间（相关时）的记录。 f）分离或者分装原始样品的要求（必要时）。 g）采集的样品运送到实验室之前的稳定条件和合适的储存条件。 h）采样物品使用后的安全处置。	【标准解读】 细胞病理实验室的采集活动指导可以在标本采集手册中提供，具体包括以下内容： a）接受原始样品采集的患者，至少采用姓名、病历号（扫描腕带）等2种以上方式确认患者身份。 b）非妇科细胞学原始样品应明确说明采集方法、原始样品容器及必需添加物，如甲状腺细针穿刺抽取细胞液、腹穿抽取腹水、胸穿抽取胸水等。 c）标本如胸腹水、脑脊液、肺泡灌洗液、宫颈脱落细胞等需要临床医护人员采集标本，在标本采集手册中应明确采集方法及注意事项、原始样品容器、必需添加物、必需的处理、样品运输条件等相关的信息和说明，同时应对临床医护人员进行适当的培训。 d）采用条形码追溯到被采集患者的原始样品，每份样品需张贴条形码标签。 e）采用自动扫码确认原始样品采集者身份和采集日期。 f）样品采集后若不能及时送检，则应有正确储存条件的说明，包括储存容器、储存温度、是否避光、标本采集后送达实验室的时间限制等。 g）采样物品使用后按医疗废物进行安全处置。 【查阅文件】 标本采集手册，临床医护人员培训记录。 【访谈调查】 访谈标本采集人员、临床医护人员是否知晓采集活动的指导，是否接受了相关培训。

续 表

标准条款		迎检思路
		【现场观察】 跟踪宫颈脱落细胞学的原始样本过程,包括患者教育、标本留取、采集时间确认等关键过程。
7.2.5 样品运送	a) 为确保及时和安全运送样品,实验室应提供以下指导: 1) 运送样品的包装方式。 2) 确保从样品采集到实验室接收之间的时间适用于申请的检验。 3) 保持样品采集、处理所需的特定温度范围。 4) 保证样品完整性的任何特殊要求,如使用指定的保存剂。 b) 如样品的完整性受到损害并存在健康风险,应立即通知负责样品运送的机构并采取措施降低风险,防止再次发生。 c) 实验室应建立样品运送系统并定期评估其充分性。	【标准解读】 制定样本运送管理程序,规定转运人员资质和培训、样本包装和时限、样本交接和验收、自动化物流系统、意外时应急处理、样本保存和应用等具体要求,并跟踪和监测整个运输过程,提高标本运送管理的质量和效率。 【查阅文件】 标本采集手册,样品运送管理程序,样品运送人员培训和考核记录。样品运送系统评估报告。 【访谈调查】 抽查标本运送人员,查证是否经过标本运送管理程序的培训,是否知晓确保样品完整性的具体方法。 【现场观察】 现场观察标本运送工具和标本包装是否符合样品完整性和生物安全的要求。
7.2.6 样品接收		
7.2.6.1 样品接收程序	实验室应制定样品接收程序,包括: a) 样品可通过申请单和标识明确追溯到唯一识别的患者和解剖部位(适用时)。 b) 接受或拒收样品的标准。 c) 记录接收样品的日期和时间,相关时。 d) 记录样品接收者的身份,相关时。 e) 由授权人员对接收的样品进行评估,确保其符合与所申请检验相关的接受标准。 f) 急诊样品说明,包括需执行的特殊标记、运送、快速处理方法、周转时间和特殊报告标准等详细信息。	【标准解读】 应制定样品接收程序,并确保满足以下条件: a) 样品通过条形码来追溯到确定的患者或地点。 b) 规定不合格样品拒收的标准和不合格样品的处理流程,记录不合格样品,定期统计分析。 c) 病理(PACS)中记录样本的多次交接和转运程序。 d) 样本接收人员应按照合格样本/不合格样本标准评估已接收的样品,确保其满足已申请的检查项目需要。 e) 制定术中细胞学样品的管理程序,包括术中细胞学样品的标识、接收、处理和报告的相关规定。建立快速检测机制,第一时间做出处理,及时发出细胞病理学报告。

续　表

标　准　条　款		迎　检　思　路
	g）确保样品的所有部分均可明确追溯到原始样品。	f）对于采集后分杯标本应通过唯一性标识确保其可明确追溯到原始样品。 【查阅文件】 不合格标本标准，标本接收记录，不合格标本统计分析报告，术中细胞病理学检查项目清单和术中细胞病理学报告时间。 【访谈调查】 访谈标本接收人员，了解其是否知晓不合格标本的判断标准及处理流程，术中细胞标本的处理流程。 【现场观察】 抽查细胞病理学检查申请单和报告，查证样本标识、术中细胞标识、标本采集时间、结果报告时间、不合格样品的说明是否符合要求。
7.2.6.2　样品接受特殊情况	a）样品因以下情况受影响时，实验室应制定考虑患者医疗最佳利益的过程： 1）患者或样品识别不正确。 2）样品不稳定，如运送延迟等原因导致。 3）不正确的储存或处理温度。 4）不适当的容器。 5）样品量不足。 b）在考虑到对患者安全的风险后，接受了对临床很重要或不可替代的不合格样品，应在最终报告中说明问题的性质，适用时，在解释可能受影响的结果时给出建议提示。	【标准解读】 制定让步检查程序。如果接收了不合格样品，如患者识别或样品识别有问题、运送延迟或容器不适当导致细胞样品不稳定、样品类型错误、样品量不足、样品对临床很重要或样品不可替代，而临床仍选择处理这些样品，应在最终报告中说明问题的性质，并在报告单中给出明确的警示。 【查阅文件】 让步检查记录。
7.2.7　检验前的处理、准备和储存		
7.2.7.1　样品保护	实验室应制定程序并有适当设施确保样品的完整性，避免样品在处理、制备、储存期间丢失或损坏。	【标准解读】 细胞病理实验室收到样本后应做适当的处理，如样本登记、编号等。不能及时检验的样本要妥善处理，注意储存条件，有专用储存设施和区域，并有明确标识，以防样本变质、遗失或误用。 【现场观察】 检验前样本的处理设施、储存设施、环境条件、样本标识、样本处理人员配备等。

续 表

标准条款		迎检思路
7.2.7.2 附加检验申请标准	实验室程序应规定对同一样品申请附加检验的时限。	【标准解读】 应制定程序,规定对同一原始样本申请追加检验的时限,这一时限应考虑样品的储存稳定性,可在样本管理程序中提供,临床医生要知晓这一时限。 【查阅文件】 追加细胞病理学检查时限规定。
7.2.7.3 样品稳定性	考虑到原始样品中分析物的稳定性,应规定和监控从样品采集到检验之间的时间,相关时。	【标准解读】 细胞病理项目的样本运输时限因有无添加细胞固定液有不同要求,可根据试剂制造商要求决定。 【查阅文件】 项目 SOP。
7.3 检验过程		
7.3.1 通用要求	a) 实验室应选择预期用途经过确认的检验方法,以确保患者检验项目的临床准确度。 注:首选方法可以是体外诊断医疗器械使用说明中规定的程序,公认/权威教科书、同行审议的文章或杂志发表的,国际和国内公认标准或指南中的,或国家、地区法规中的方法。 b) 每一检验程序的性能特征,应与该检验的预期用途及对患者医疗的影响相关。 c) 所有程序和支持性文件,如与实验室活动有关的说明、标准、手册和参考数据,应保持最新并易于员工使用(见 8.3)。 d) 员工应遵守规定程序,并记录在检验过程中从事重要操作活动的人员身份,包括 POCT 操作人员。 e) 授权人员应定期评审实验室提供的检验方法,确保其在临床意义上适合于收到的申请。	【标准解读】 细胞病理实验室应选择预期用途经过确认的主流的检测程序,各项性能参数均经过厂商确认,并在其产品说明书上明确标识,能满足疾病诊疗的需要。提供仪器、项目标准操作规程,定期更新并易于员工随时使用。在整个检测过程中应记录各种检验活动的人员身份。授权技术骨干定期评估检验方法的适宜性。 【查阅文件】 检测程序的选择管理程序,检测程序性能验证和确认管理程序,实验室检测项目和检测程序(方法)一览表,员工岗位职责,员工个人技术档案。 【访谈调查】 访谈细胞病理实验室技术负责人、专业组组长或指定人员,了解检测程序选择的流程、性能验证和确认的方法,查证其资质是否符合检验活动的要求。
7.3.2 检验方法验证	a) 实验室在引入方法前,应制定程序以验证能够适当运用该方法,确保能达到制造商或	【标准解读】 细胞病理实验室液基细胞仪性能验证的内容至少应包括细胞制片优良率。

续　表

标　准　条　款		迎　检　思　路
	方法规定的性能要求。 b）验证过程证实的检验方法的性能指标，应与检验结果的预期用途相关。 c）实验室应保证检验方法的验证程度足以确保与临床决策相关的结果的有效性。 d）具有相应授权和能力的人员评审验证结果，并记录验证结果是否满足规定要求。 e）如发布机构修订了方法，实验室应在所需的程度上重新进行验证。 f）应保留以下验证记录： 1）预期达到的性能要求。 2）获得的结果。 3）性能要求是否满足的结论，如不满足，采取的措施。	【查阅文件】 妇科宫颈脱落细胞和非妇科液基细胞仪性能验证报告，验证内容应符合要求，结果符合制造商的标准。
7.3.3　检验方法确认	a）实验室应对以下来源的检验方法进行确认： 1）实验室设计或开发的方法。 2）超出预定范围使用的方法（如超出制造商的使用说明，或原确认的测量范围；第三方试剂应用于预期外的仪器，且无确认数据）。 3）修改过的确认方法。 b）方法确认应尽可能全面，并通过性能要求形式等客观证据证实满足检验预期用途的特定要求。实验室应确保检验方法的确认程度足以确保与临床决策相关的结果的有效性。 c）具有相应授权和能力的人员评审确认结果，并确认结果是否满足规定要求。 d）当对确认过的检验方法提出变更时，应评审改变对临床所产生的影响，并决定是否使用修改后的方法。 e）应保留以下确认记录：	【标准解读】 细胞病理实验室如使用自动化人工智能（AI）仪器做宫颈细胞筛检，实验室应制定显微镜复检程序，并进行确认： （1）明确显微镜复检程序制定的依据、方法。 （2）规定验证方法及标准，对复检程序进行验证，假阴性率应≤5%。 【查阅文件】 宫颈细胞复检 SOP、复检规则，假阴性率≤5%、复检记录。 【现场观察】 宫颈细胞复检的执行情况；检测人员对宫颈细胞复检规则的了解和掌握情况；宫颈细胞学复检程序制定的依据和方法，以及定期评审记录。

续　表

标准条款		迎检思路
	1）使用的确认程序。 2）预期用途的特定要求。 3）方法性能参数的确定。 4）获得的结果。 5）方法有效性声明，并详述其与预期用途的适宜性。	
7.3.4　测量不确定度(MU)的评定	a）应评定测量结果量值的测量不确定度，并保持满足预期用途，相关时。测量不确定度应与性能要求进行比较并形成文件。 注：测量不确定度评定及示例见 ISO/TS 20914。 b）应定期评审测量不确定度的评定结果。 c）对于不能或者无须进行测量不确定度评定的检验程序，应记录未进行测量不确定度评定的理由。 d）当用户有要求时，实验室应向其提供测量不确定度信息。 e）当用户问询测量不确定度时，实验室的回复应考虑不确定度的其他来源，包括但不限于生物学变异。 f）当定性检验结果是基于定量输出数据，并根据阈值判定为阳性或阴性时，应用有代表性的阳性和阴性样品估计输出量值的测量不确定度。 g）对于定性检验结果，产生定量数据的中间测量步骤或室内质量控制结果的不确定度也宜视为此过程中的关键（高风险）部分。 h）进行检验方法性能验证或确认时，宜考虑测量不确定度，相关时。	【标准解读】 细胞病理实验室不涉及测量不确定度(MU)的评定。
7.3.5　生物参考区间和临床决定限	当解释检验结果需要时，实验室应制定生物参考区间和临床决定限，并告知用户。 a）基于患者风险的考虑，实验室应制定反映其服务的患者	【标准解读】 细胞病理实验室不涉及生物参考区间和临床决定限。

续　表

标准条款		迎检思路
	人群的生物参考区间和临床决定限,并记录其依据。 注:实验室可使用制造商提供的生物参考值,如其参考值的人群来源经过实验室验证并接受。 b)应定期评审生物参考区间和临床决定限,并将任何改变告知用户。 c)当检验或检验前方法发生改变时,实验室应评审其对相应参考区间和临床决定限的影响,并告知用户,适用时。 d)对于识别某个特征存在与否的检验,生物参考区间即是将鉴别的特征,如基因检验。	
7.3.6　检验程序文件化	a)实验室应按需详尽制定检验程序,以确保其活动实施的一致性和结果的有效性。 b)程序应用实验室员工理解的语言书写,且在适当的地点可获取。 c)任何简要形式文件的内容应与其程序对应。 注:只要有程序全文供参考,且总结的信息按需更新,与完整程序的更新保持一致,工作台处可使用作业指导书、流程图或总结关键信息的类似系统作为快速参考。 d)程序可参考包含足够信息的产品使用说明书。 e)当实验室对检验程序做出经确认的改变,并对结果解释可能产生影响时,应向用户解释其含义。 f)所有与检验过程相关的文件均应遵守文件控制要求(见8.3)。	【标准解读】 应为每个细胞病理学检查项目建立标准操作规则(SOP 文件),SOP 文件的内容应覆盖标准要求的各项内容。SOP 文件建立的主要依据是厂商提供的试剂盒说明书或操作程序。SOP 文件应由各专业组相应岗位人员自行编写,组长审核确定,技术负责人批准发布。 实验室编制的程序文件应通俗易懂,方便员工查阅和学习。厂商提供的操作说明书或操作手册,可装订成册,作为受控文件,随时供实验室员工进一步查阅。 【查阅文件】 现场查阅 SOP 文件清单,具体的 SOP 文件,简易操作卡,试剂说明书,SOP 文件培训与考核记录。 【访谈调查】 现场访谈员工对 SOP 文件的掌握程度,现场观察员工是否按 SOP 文件规定操作。
7.3.7　检验结果有效性的保证		
7.3.7.1　通用要求	实验室应制定监控结果有效性的程序。记录结果数据的	【查阅文件】 应制定 IQC 程序、EQA 管理程序、实验

续　表

标　准　条　款		迎　检　思　路
	方式应能检查出趋势和漂移,如可行,应采用统计学技术审核结果。实验室应策划和评审此监控。	室内部比对程序。 【现场查看】 实验室布局与分区,实验室设备,查阅实验室质控、质评工作计划或记录。
7.3.7.2　室内质量控制(IQC)	a) 实验室应制定室内质量控制程序,根据规定的标准监测检验结果的持续有效性,以验证达到预期质量,并确保与临床决策相关的有效性。 1) 宜考虑检验的预期临床用途,因为同一被测量的性能特征在不同的临床情况下可能不同。 2) 质量控制程序宜能监测检验方法的试剂或/和校准品的批号变化;为此,在更换试剂或/和校准品批号的同一天/批时,宜避免改变室内质控品的批号。 3) 宜考虑使用第三方室内质控品,作为试剂或仪器制造商提供的质控品的替代或补充。 注:可通过检验结果的定期同行评审,对解释和意见进行监控。 b) 实验室应选择符合预期用途的室内质控品。当选择室内质控品时,应考虑以下因素: 1) 相关性能的稳定性。 2) 基质尽可能接近患者样品。 3) 室内质控品对检验方法的反应方式尽可能接近患者样品。 4) 室内质控品满足检验方法的临床适宜用途,其浓度处于临床决定限水平或与其接近,可能时,覆盖检验方法的测量范围。 c) 当无法获得合适的室内质控品时,实验室应考虑使用其他方法进行室内质量控制。其他方法的示例包括: 1) 患者结果的趋势分析,如患者结果的浮动均值,或结果低于或高于特定值的样品的百分比,或结果与诊断相关的样品	【标准解读】 定性细胞病理学检查项目应使用留样阴性和阳性患者样本进行批量染色前IQC,每工作日批量染色前检测1次,且染色清晰,颜色对比强,无污染。 自制质控品应有制备程序,包括稳定性和均一性的评价方案,以及配制和评价记录。 【查阅文件】 液基细胞仪IQC的SOP和记录;如有失控应提供失控报告;每个月应对当月IQC情况进行总结,以便及时发现问题,及时改进。 【现场观察】 液基细胞仪IQC的实际执行情况、失控、纠正情况。IQC覆盖率、失控率及改进措施。

续　表

标　准　条　款		迎　检　思　路
	的百分比。 2）按照规定方案，将患者样品结果与另一替代程序检测结果比较，该程序经确认可计量溯源至 ISO 17511 规定的同级或者更高级别的参考标准。 3）患者样品留样再测。 d）室内质量控制的检测频率应基于检验方法的稳定性和稳健性，以及错误结果对患者危害的风险而确定。 e）记录结果数据的方式应能检查出趋势和漂移，适用时，应采用统计学技术审核结果。 f）应按照规定的可接受标准定期评审室内质量控制数据，在某一时段内能够有效提示当前性能。 g）室内质量控制不符合可接受标准时，实验室应避免发布患者结果。 1）当室内质量控制不符合可接受标准，并提示检验结果可能有明显临床意义的错误时，应拒绝结果，并在纠正错误后重新检验相关患者样品（见 7.5）。 2）实验室应评估最后一次在控的室内质控之后的患者样品结果。	
7.3.7.3　室间质量评价（EQA）	a）实验室应通过实验室间比对监控检验方法的性能，包括参加适于检验和检验结果解释的室间质量评价计划，含 POCT 检验方法。 b）有相应质评计划时，实验室应就其检验方法建立室间质量评价的程序，包括申请、参加和结果评价。 c）室间质量评价样品应由常规执行检验前、检验和检验后程序的人员进行检验。 d）实验室选择的室间质量评价计划应尽可能：	【标准解读】 应按照 CNAS－RL02 的要求参加相应的 PT/EQA。应保留参加 PT/EQA 活动的结果和证书。实验室负责人或指定人员应监控 PT/EQA 的结果，并在结果报告上签字。 对没有开展 PT/EQA 的细胞病理学检查项目，应通过与其他实验室（如已获认可的实验室或其他使用相同检测方法的同级别或高级别实验室）比对的方式确定检测结果的可接受性时，应满足如下要求： （1）规定比对实验室的选择原则。 （2）样品数量：至少 5 份，包括正常和异常水平。

续 表

标准条款		迎检思路
	1）具有检查检验前、检验和检验后过程的效果。 2）满足临床适宜用途的可模拟患者样品的样品。 3）满足 GB/T 27043/ISO/IEC 17043 要求。 e）在选择室间质量评价计划时，实验室宜考虑靶值设定类型： 1）由参考方法独立设定，或 2）由总体公议值设定，和/或 3）由方法分组的公议值设定，或 4）由专家组设定。 注 1：不能获得不依赖方法的靶值时，可用公议值判断是实验室或方法特定的偏倚。 注 2：室间质量评价物质缺乏互换性会影响某些方法间的比较，但在另外一些方法间具备互换性时，仍可用于这些方法间的比较，而非仅依赖于方法内的比较。 f）当室间质量评价计划不可获得或不适用时，实验室应采取替代方法监控检验方法的性能。实验室应判断所选替代方法的合理性，并提供其有效性的证据。 注：可接受的替代方法包括： —与其他实验室交换样品。 —采用相同室内质控品的实验室间进行比对，评估单个实验室的室内质量控制结果与使用相同室内质控品的分组结果进行比较。 —分析不同批号的制造商终端用户校准品，或制造商的正确度质控品。 —至少由两人或两台仪器或两种方法对同一微生物样品进行分割/盲样检测。 —分析与患者样品有互换性的参考物质。 —分析临床相关研究来源	（3）频率：至少每年 2 次。 （4）判定标准：应有≥80%的结果符合要求。 【查阅文件】 参加 PT 检测结果的原始数据；PT/EQA 证书；实验室负责人在 PT/EQA 结果报告上签字；替代评估相关程序文件；本实验室及比对实验室的原始数据和比对记录表。 【现场观察】 不论成绩是否合格，均应对每一次 PT/EQA 结果进行分析。如果出现失控，应查找原因，积极纠正，必要时采取替代评估，以保证该失控项目检验结果的质量。比对频次是否为每年 2 次；比对标本是否 5 份，覆盖正常和异常水平；判断比对合格的标准是否符合行标，且应有≥80%的结果符合比对要求。

续 表

标 准 条 款		迎 检 思 路
	的患者样品。 —分析细胞库和组织库的物质。 g）应按规定的可接受标准定期评审室间质量评价数据，在某一时段内能够有效提示当前性能。 h）当室间质量评价结果超出预定的可接受标准时，应采取适当措施（见 8.7），包括评估与患者样品相关的不符合，是否造成对临床的影响。 i）如确定影响有临床意义，则应复核受影响的患者结果，考虑修改结果的必要性，并告知用户，适当时。	
7.3.7.4　检验结果的可比性	a）当使用不同方法或/和设备，和/或在不同地点进行检验时，应制定临床适宜区间内患者样品结果可比性的程序。 注：进行不同检验方法的比较时，使用患者样品能避免室内质控品互换性不足带来的问题。当患者样品不可获得或不适用时，参考室内质量控制和室间质量评价的全部选项。 b）实验室应记录比对的结果及其可接受性。 c）实验室应定期评审比对结果。 d）如识别出差异，应评估该差异对生物参考区间和临床决定限的影响，并采取措施。 e）实验室应告知用户结果可比性的临床显著差异。	【标准解读】 实验室使用两套及以上检测系统检测同一项目时，应有比对数据表明其检测结果的可比性；细胞病理实验室内部结果比对应符合如下要求： （1）同一项目的不同方法、不同检测系统应至少 6 个月进行结果的比对。 （2）应定期（至少每 6 个月 1 次，每次至少 5 份临床样品）进行形态学检验人员的结果比对、考核并记录。 （3）比对记录应由实验室负责人审核并签字，并应保留至少 2 年。 【查阅文件】 至少每6个月一次的比对数据和记录；比对通过的判断标准（可依据厂家标准或行业标准，也可以依据实验室自己制定的标准）；每6个月一次的形态学人员比对、考核记录。 【现场实验】 液基细胞仪的仪器间比对：实验室留取 5 个临床标本，包括正常和异常标本。人员实验室自定。判断标准：≥80%标本的比对结果在此范围内。 形态的人员比对：选取 5 份临床样本，涵盖形态正常及异常。以组长或授权签字人的结果为判断标准。判断标准：80%的人员的镜检结果为比对合格。

续 表

标准条款		迎检思路
7.4　检验后过程		
7.4.1　结果报告		
7.4.1.1　通用要求	a）每项检验结果均应准确、清晰、明确并依据检验程序的特定说明报告。报告应包括解释检验结果所有必需的信息。 b）当检验报告延误时，实验室应基于延误对患者的影响制定通知用户的程序。 c）所有与报告发布有关的信息应按照管理体系要求（见8.4）保存。 注：只要满足本准则的要求，报告可以硬拷贝或电子方式发布。	【标准解读】 细胞病理学报告上的结果均应准确、清晰、明确，符合检测程序的特定说明。实验室应定期评价细胞病理学报告的完整性。 【查阅文件】 细胞病理学报告，细胞病理学报告完整性评价记录。 【跟踪查证】 各专业组随机抽查 2 张细胞病理报告，查证细胞病理学检查结果描述的准确性。
7.4.1.2　结果审核和发布	结果在发布前应经过审核和批准。 实验室应确保检验结果在授权者发布前得到审核，适当时，应对照室内质量控制、可利用的临床信息及以前的检验结果进行评估。 应规定发布检验结果报告的职责和程序，包括结果发布者及接收者。	【标准解读】 应制定细胞病理学检查结果复核程序，以确保发出的细胞病理学报告准确可靠，不犯低级错误；实行双签字制度，明确规定初检者和结果审核（报告）者的资质和职责。 审核者应结合 IQC 结果、患者的临床信息、各项检查结果的逻辑关系和以前的检查结果综合分析进行评估。必要时可对检查结果进行复查，确认检查结果的真实性。 【查阅文件】 查阅细胞病理学检查结果复核程序有无明确的结果复核流程、初检者和审核者的资质和职责，以及复查检测结果的规定。 查阅实验室的员工档案及岗位培训和授权记录，核实初检者和审核者的资质和工作经历是否满足要求。 【访谈调查】 每个专业组至少抽查 2 名审核者，访谈其对复核流程的掌握程度。
7.4.1.3　危急值报告	当检验结果处于规定的危急值限值时： a）根据可获得的临床信息，尽快通知用户或其他授权人。 b）记录所采取的措施，包括日期、时间、责任人、通知的人员、	【标准解读】 细胞病理实验室不涉及危急值报告。

续　表

标准条款		迎检思路
	通知的结果、通知准确性的确认,以及在通知时遇到的任何困难。 c) 当无法联系到责任人时,应制定实验室人员的逐级上报程序。	
7.4.1.4　结果的特殊考虑	a) 如用户同意,可用简化方式报告结果。未向用户报告的7.4.1.6~7.4.1.7中所列的信息,用户应能方便获取。 b) 当结果以初步报告传送时,最终报告应发送给用户。 c) 应保留所有口头提供结果的记录,包括沟通准确性确认的细节(见7.4.1.3b)。口头提供的结果应补发书面报告。 d) 某些对患者有重要影响(如遗传或某些感染性疾病)的检验结果,可能需要特殊的咨询。实验室管理层宜确保在没有得到充分咨询前,不将结果告知患者。 e) 匿名的实验室检验结果可用于流行病学、人口统计学或其他统计分析等目的,前提是降低了对患者隐私和保密的所有风险,并符合相关法律或/和监管要求。	【标准解读】 细胞病理实验室不涉及结果的特殊考虑。
7.4.1.5　结果的自动选择、审核、发布和报告	当实验室应用结果的自动选择,审核,发布和报告系统,应制定程序以确保: a) 规定自动选择,审核,发布和报告的标准。该标准应经批准、易于获取并被授权负责发布结果的人员理解。 b) 标准在使用前进行确认和批准,在报告系统发生变化,并可能影响其正常功能及使患者医疗面临风险时,定期评审和验证这些标准。 c) 可识别经自动报告系统选择出需要人工审核的报告,选择的时间和日期,以及审核人的身份均可获取。	【标准解读】 细胞病理实验室不涉及结果的自动选择、审核、发布和报告。

续 表

标 准 条 款		迎 检 思 路
	d）必要时,可应用快速暂停自动选择、审核、发布和报告功能。	
7.4.1.6　报告要求	每份报告应包括下列信息,除非实验室有理由可以省略某些内容并文件化： a）每页都有患者的唯一标识,原始样品采集日期和报告发布日期。 b）发布报告的实验室的识别。 c）用户姓名或其他唯一识别号。 d）原始样品类型和描述样品的必需信息（如来源、取样部位、大体描述）。 e）清晰明确的检验项目识别。 f）相关时,所用检验方法的识别,可能和必要时,包括被测量和测量原理的一致（电子）的识别。 注：观测指标标识符逻辑命名与编码系统（LOINC）,命名、属性和单位（NPU、NGC）和 SNOMEDCT 为电子识别的示例。 g）适用时,检验结果的测量单位以国际单位制（SI）或可溯源至 SI,或其他适用的单位报告。 h）生物参考区间、临床决定值,似然比或支持临床决定限的直方图/列线图（诺谟图）,必要时。 注：可将生物参考区间清单或表格发给实验室用户。 i）作为研发计划的一部分而开展的,尚无明确的测量性能声明的检验项目识别。 j）审核结果和授权发布报告者的识别（如未包含在报告中,则在需要时随时可用）。 k）需要作为初步结果的识别。	【标准解读】 细胞病理学报告应包含完整必要信息。报告中的细胞病理学检查项目,应只报告筛查后的最终唯一结果,必要时可另附相关说明。 【标准解读】 细胞病理学报告的最终形式,应只报告筛查后的最终唯一结果。 【查阅文件】 妇科和非妇科细胞病理学报告。 【现场观察】 细胞病理学报告必要信息是否完整。

续 表

标 准 条 款		迎 检 思 路
	l）危急值提示。 m）将报告中所有部分标记为完整报告一部分的唯一性标识，以及表明结束的清晰标识（如页码和总页数）。	
7.4.1.7　报告的附加信息	a）当患者医疗需要时，应包括原始样品采集时间。 b）报告发布时间（如未包含在报告中），需要时应可获得。 c）全部或部分由受委托实验室完成的检验，包括不加修改的顾问提供意见的识别，以及实施检验的实验室名称。 d）适用时，报告应包含结果解释和注释。 1）影响检验结果临床意义的样品质量和适宜性。 2）采用不同程序（如 POCT）或在不同地点进行检验时产生的差异。 3）当地区或者国家使用不同的测量单位时，错误解释所产生的潜在风险。 4）结果随时间产生的趋势性或显著变化。	【标准解读】 细胞病理样本宜记录采集时间，住院患者可自助扫码确认、门诊患者在采集区域接收确认。适用时，可对细胞病理学报告进行解释和注释。 【查阅文件】 核查报告单的附加信息是否正确。
7.4.1.8　修正报告结果	修正或修改结果的程序应确保： a）记录修改的原因并在修改的报告中标识（相关时）。 b）修改的报告应仅以追加文件或数据传输的形式发送，明确标记为修订版，并包括参照原报告的日期和患者识别。 c）用户知晓报告的修改。 d）当有必要发布全新报告时，应有唯一性标识，并注明且追溯至所替代的原报告。 e）如报告系统不能显示修改，应保存修改记录。	【标准解读】 已审核发布的细胞病理学报告因某种原因需要修改时，如果该报告未用于临床，直接在实验室病理报告系统（PACS）上取消审核，已打印报告的应将原报告收回，修改正确后重新发布。修改记录或实验室病理报告系统（PACS）可显示修改时间和日期、修改人的姓名，以及必要时的修改原因和批准修改者。 【查阅文件】 结果报告程序，结果修改记录，结果审核者个人技术档案和资质。 【跟踪核查】 各专业组至少抽查 3 份报告修改记录表，查证实验室病理报告系统（PACS）有无修改信息，记录是否完整，修订版报告和原始报告的时期和患者识别是否一致。

续 表

标 准 条 款		迎 检 思 路
7.4.2 检验后样品的处理	实验室应规定检验后临床样品的保存时限,以及样品的储存条件。 实验室应确保在检验后: a) 保存样品的患者和来源识别。 b) 明确样品用于附加检验的适宜性。 c) 样品保存方式尽可能确保附加检验的适用性。 d) 可定位和检索样品。 e) 以适宜方式弃置样品。	【标准解读】 通常细胞病理学检查阴性结果样本,如宫颈脱落细胞学等报告后样本不再保留。若阳性结果样本报告后样本保留 2 周。 【现场观察】 待检样品和未检样品是否有明确标识和分区,检测后样品的保存地点和条件是否符合要求。 实验室应当设置医疗废物和废弃的样品暂时贮存设施。
7.5 不符合工作		
	实验室应制定过程,在实验室活动或检验结果不符合自身程序、质量要求或用户要求时(例如,设备或环境条件超出规定限值,监控结果不能满足规定的标准)实施。该过程应确保: a) 确定管理不符合工作的职责和权限。 b) 基于实验室建立的风险分析过程采取应急和长期措施。 c) 当存在对患者造成危害的风险时,终止检验并停发报告。 d) 评价不符合工作的临床意义,包括在识别不符合工作之前可能或已发出的检验结果的影响分析。 e) 对不符合工作的可接受性作出决定。 f) 必要时,修改检验结果并通知用户。 g) 规定批准恢复工作的职责。 实验室应采取与不符合工作(见 8.7)再次发生的风险相符的纠正措施。 实验室应保存不符合工作和 7.5a) ~ g) 中规定措施的记录。	【标准解读】 细胞病理实验室不符合的识别和控制流程:识别途径(日常工作、质量监督、内部审核、管理评审、外部审核等)→识别依据(认可文件、管理体系文件、相关法律法规)→识别内容(服务对象的投诉及意见、质量指标、检验程序、试剂和耗材、环境条件、仪器校准、数据处理、外部比对实验、人员差错、员工建议、实验方法学等)→采取纠正或纠正措施(分析产生不符合的原因、采取纠正措施、有效性跟踪验证、不符合检验报告的处理、恢复检验的授权)→形成不符合项报告(责任组/人、不符合项事实描述、不符合条款、不符合项的类型、不符合项的提出者及确认者、建议的纠正措施、完成时间、完成情况及跟踪验证等方面形成记录)。 【查阅文件】 查阅不符合工作案例,处理过程、纠正措施及记录是否满足要求。

续　表

标 准 条 款		迎 检 思 路
7.6　数据控制和信息管理		
7.6.1　通用要求	实验室应获得开展实验室活动所需的数据和信息。 注1：本准则“实验室信息系统”中包括计算机化和非计算机化系统中的数据和信息管理。相比非计算机化的系统，有些要求更适用于计算机系统。 注2：与计算机化实验室信息系统相关的风险见ISO 22367：2020，A.13。 注3：确保信息保密性、完整性和可用性的信息安全控制、策略和最佳实践等见ISO/IEC 27001：2022 附录A“信息安全控制参考”。	【标准解读】 细胞病理实验室通过系统能访问门诊和住院电子病历，用于标本的检测、审核和临床解释。细胞病理系统功能需实现实验室检验前、检验和检验后的信息化、智能化管理，有授权与控制对患者信息的保密性措施。 【员工访谈】 访谈用户对信息功能的需求和要求，是否满足实验室活动所需。
7.6.2　信息管理的职责和权限	实验室应确保规定信息系统管理的职责和权限，包括可能对患者医疗产生影响的信息系统的维护和修改。实验室最终为实验室信息系统负责。	【标准解读】 使用细胞病理系统的人员包括访问者、患者数据和细胞病理学检查结果输入、修改、报告发布者、维护和修改系统者，需根据工作岗位的角色进行授权管理。 【查阅文件】 核查运送人员、检测者和PACS管理员的职责和权限。
7.6.3　信息系统管理	用于采集、处理、记录、报告、存储或检索检验数据和信息的系统应： a）在引入前，经过供应者确认，以及实验室的运行验证；在使用前，系统的任何变化，包括实验室软件配置或对商业化软件的修改，均应获得授权、文件化并经验证。 注1：适用时，确认和验证包括：实验室信息系统和其他系统，如实验室装备、医院患者管理系统及基层医疗系统之间的接口正常运行。 注2：常用的商业现成软件在其设计的应用范围内使用可	【标准解读】 信息系统使用前、调整后，需进行确认和验证，内容包括：软件功能符合实际需求的测试和确认，实验室数据一致性验证。 【查阅文件】 PACS新增功能的验证报告，仪器、数据接收终端与PACS数据一致性报告。

续　表

标 准 条 款		迎 检 思 路
	被视为已经过充分的确认(如文字处理和电子表格软件,以及质量管理软件程序)。 b）形成文件,包括系统日常运行等文件可被授权用户方便获取。 c）考虑网络安全,以防止系统未经授权的访问,并保护数据不被篡改或丢失。 d）在符合供应者规定的环境下操作,或对于非计算机系统,提供保护人工记录和转录准确性的条件。 e）进行维护以保证数据和信息完整,并包括系统故障的记录和适当的应急和纠正措施;应对计算和数据传送进行适当和系统检查。	
7.6.4　宕机预案	实验室应制定经策划的过程,以便在发生影响实验室提供服务能力的信息系统故障或宕机期间维持运行。该情况还包括自动选择和报告结果。	【标准解读】 应制定标准操作规程,应对信息系统、服务器、中间件等系统故障时,来验证系统停机和恢复后数据和信息,以确保患者数据的完整性。 应制定书面应急和演练计划,以应对某些突发事件,确保在发生计算机或其他信息系统故障时,能快速有效地发出患者结果报告。 【查阅文件】 信息系统应急演练记录。
7.6.5　异地管理	当实验室信息管理系统在异地或由外部供应者进行管理和维护时,实验室应确保系统的供应者或运营者符合本准则的所有适用要求。	【标准解读】 当信息系统的管理和维护在异地或分包给其他供应商时,实验室管理层应负责确保系统的供应商或操作者符合本手册的所有适用要求。
7.7　投诉		
7.7.1　过程	实验室应有处理投诉的流程,至少包括: a）对投诉的接收、确认、调查,以及决定采取处理措施过程	【标准解读】 应建立投诉的管理程序,通过及时合理解决客户投诉或反馈意见,持续改进检验质量和服务能力。

续　表

标准条款		迎检思路
	的说明。 注：投诉的解决可导致实施纠正措施（见8.7）或作为改进过程的输入（见8.6）。 b）跟踪并记录投诉，包括为解决投诉所采取的措施。 c）确保采取适当的措施。 应可公开获取投诉处理过程的说明。	【查阅文件】 查阅投诉及处理记录。
7.7.2　投诉接收	a）在接到投诉后，实验室应确认投诉是否与其负责的实验室活动相关，如相关，则应处理该投诉（见8.7.1）。 b）接到投诉的实验室应负责收集所有必要的信息，以确认投诉是否属实。 c）只要可能，实验室应告知投诉人已收到投诉，并向其提供处理结果和进程报告，适用时。	【标准解读】 任何员工有责任接受服务对象以任何方式提出的投诉，只要与实验室活动相关，均应详细问明情况并做好记录。
7.7.3　投诉处理	调查和解决投诉不应导致任何歧视行为。 投诉决定应由与投诉事项无关的人员做出或审查和批准。资源不允许时，任何替代方案都不应损害公正性。	【标准解读】 通过调查核实，分析研究，确定投诉性质是有效投诉或是无效投诉，然后依据情况采取具体相应措施。调查和解决投诉不应导致对员工或用户的任何歧视行为。参与投诉的调查、解决、审查和批准等活动的人员原则上应该是本投诉不涉及的人员，以免在处理过程中有失公允。 【查阅文件】 查阅投诉及处理记录。
7.8　连续性和应急预案		
	实验室应确保已经识别与紧急情况，或者其他导致实验室活动受限或无法开展等状况有关的风险，并制定协调策略，包括计划、程序和技术措施，以便在中断后继续运行。 应定期测试预案，并演练响应能力，可行时。 实验室应： a）考虑所有相关实验室人	【标准解读】 为减少因仪器故障、断网、断电、断水等对检测工作的影响，细胞病理实验室应制定适宜的应急预案。通过应急情况的识别，预判应急类型和时长，采取不同的措施。如仪器故障，启用备用仪器或送第三方实验室检测，断网超过1小时时启用手工工作模式，断电时启用UPS，断水时用生活纯净水代替等。宜每年对人员进行应急预案的培训和演练。

续　表

标　准　条　款		迎　检　思　路
	员的需要和能力,制定紧急情况响应方案。 b）向相关实验室人员提供适当的信息和培训。 c）对实际发生的紧急情况作出响应。 d）采取与紧急情况的严重程度和潜在影响相符的措施,预防或减轻紧急情况的后果。 注：详细信息见 CLSI GP36－A。	【查阅文件】 连续性和应急预案文件;应急演练报告。

第五节　管理体系要求

标　准　条　款		迎　检　思　路
8.1　总体要求		
8.1.3　管理体系意识	实验室应确保在实验室控制下从事工作的人员理解以下内容: a）相关目标和方针。 b）其对于管理体系有效性的贡献,包括提高绩效的获益。 c）不符合管理体系要求的后果。	【标准解读】 细胞病理实验室通过管理体系知识的培训、沟通、奖励、问责等方式,让所有员工能理解管理体系的相关目标和方针,教育员工严格按照管理体系文件开展检验活动的重要性及不符合管理体系要求时可能产生的后果。 【查阅文件】 管理体系培训和考核记录。 【访谈调查】 至少访谈 2 名员工,了解其对管理体系目标和方针的掌握情况及其管理体系意识。
8.2　管理体系文件		
8.3　管理体系文件控制		
8.3.1　通用要求	实验室应控制与满足本准则要求有关的内部和外部文件。 注:本准则中,“文件”可以	【标准解读】 细胞病理实验室有关的内部和外部文件均要满足管理体系文件化程序要求。

续 表

标 准 条 款		迎 检 思 路
	是政策声明、程序及相关辅助工具、流程图、使用说明、规范、制造商说明书、校准表格、生物参考区间及其来源、图表、海报、公告、备忘录、软件、图纸、计划、协议和外源性文件如法律、法规、标准和提供检验程序的教科书,描述员工资质(如岗位说明)的文件等。这些文件可用任何形式或类型的媒介,如硬拷贝或数字形式。	【现场观察】 工作地点的文件均为现行有效版本,所有文件符合文件控制要求。
8.3.2 文件控制	实验室应确保: a) 文件有唯一性标识。 b) 文件发布前,由具备专业知识和能力的授权人员确定其适用性后予以批准。 c) 定期审查文件,必要时更新。 d) 在使用地点可获得适用文件的相关版本,必要时,控制其发放。 e) 识别文件更改和当前修订状态。 f) 防止未经授权修改、删除或移除。 g) 防止未经授权获取文件。 h) 防止误用作废文件,对因需要而保存的作废文件作适当标识。 i) 规定期限内或按照适用的规定要求,每份废止的受控文件至少保存一份纸质或电子版文件。	【标准解读】 细胞病理实验室按管理体系文件化程序流程要求修订和管理外来文件和管理、仪器及项目 SOP 文件。 【查阅文件】 查阅受控文件清单,文件修改或修订示例。
8.4 记录控制		
8.4.3 记录保存	a) 实验室应实施记录的标识、存放、防止非授权的获取及修改、备份、归档、检索、保存期和处置所需的程序。 b) 应规定记录保存时间。 注 1:除要求外,可基于已识别的风险选择记录保存时间。	【标准解读】 依据记录控制程序文件执行,细胞病理学检查结果和工作日志可采用电子或纸质媒介保存。 【现场观察】 实验室员工培训、考核、授权记录,环境温湿度记录,设备维护、保养、维修、校准

续 表

标 准 条 款		迎 检 思 路
	c）报告的检验结果应能在必要或要求的期限内进行检索。 d）所有记录应在整个保存期间可获取，无论使用何种媒介保存记录，应清晰，并可用于实验室管理评审（见 8.9）。 注 2：从法律责任考虑，特定类型程序（如组织学检验、基因检验、儿科检验等）的记录可能需要比其他记录保存更长时间。	记录，试剂验收试验记录，样本全过程记录，复检记录等。
8.5　应对风险和改进机遇的措施		
8.5.1　识别风险和改进机遇	实验室应识别与实验室活动相关的风险和改进机遇，以： a）预防或减少实验室活动中的不利影响和潜在问题。 b）通过应对机遇实现改进。 c）确保管理体系达到预期结果。 d）减轻患者医疗风险。 e）帮助实现实验室目的和目标。	【标准解读】 根据细胞病理实验室的活动范围来制定和实施风险管理计划，系统地收集和采纳风险点，采用潜在失效与效应分析进行风险评分和审核，识别不可接受的风险。 【查阅文件】 风险评估报告，中、高风险点评估记录。 【访谈调查】 抽查员工，访谈其在风险管理的角色，工作中常见风险点，采取的预防和控制措施。
8.5.2　应对风险和改进机遇	实验室应对识别出的风险进行分级并应对。应对风险的措施应与其对实验室检验结果、患者及员工安全的潜在影响相适应。 实验室应记录针对风险和机遇所做的决定及采取的措施。 实验室应在其管理体系中纳入并实施针对已识别风险和改进机遇的措施，并评审其有效性。 注 1：应对风险的选择可包括：识别和规避威胁，消除某一风险源，降低风险概率或后果，转移风险，为寻求改进机遇承担某一风险，或通过知情决策而接受风险。 注 2：虽然本准则要求实验室识别和应对风险，但并未要求特定的风险管理方法。实验室	【标准解读】 依据风险涉及事件发生的可能性及其后果的严重性确定风险等级。风险的应对措施包括规避威胁、消除某一风险源、改变风险发生的概率、改变风险发生的可能后果、转移风险、分担风险、通过知情决策而接受风险等。对于轻微或一般风险，只对其进行监控。对于中等风险，应制定措施降低风险，并对措施的有效性进行评估。对于严重或非常严重风险，应立即停止相关活动。 在选择风险控制措施时，实验室应在确定剩余风险是否可接受之前，选择能够尽可能合理地降低风险的风险控制措施。在实验室的管理体系中将风险管理纳入相应的条款。应建立基于风险的警报和行动触发器，以确保对任何已确定的不良事件或趋势及时做出反应。 应对风险的措施作为风险监测一部分内容进行评估，以确保风险控制仍然有效，

续　表

标准条款		迎检思路
	可使用 ISO 22367 和 ISO 35001 作为指南。 注 3：改进机遇可导致扩展实验室活动范围、应用新技术或产生其他可能性以满足患者和用户需求。	风险仍然可接受。 【查阅文件】 中、高风险点的控制措施示例。
8.6　改进		
8.6.1　持续改进	a）实验室应按方针和目标声明，持续改进其管理体系的有效性，包括检验前、检验和检验后过程。 b）实验室应识别和选择改进机遇，研究、制定并采取必要措施；改进活动应针对风险评估和识别出的机遇而确定的重点工作（见 8.5）。 注：可通过风险评估、方针应用、评审操作程序、总体目标、外部评审报告、内审发现、投诉、纠正措施、管理评审、员工建议、患者和用户的建议或反馈、数据和室间质量评价结果分析等，识别改进机遇。 c）实验室应评审采取措施的有效性。 d）实验室管理层应确保实验室参加覆盖患者医疗相关范围和结果的持续改进活动。 e）实验室管理层应将改进计划和相关目标告知员工。	【标准解读】 细胞病理实验室依据持续改进管理程序，通过管理评审、内部审核、风险评估、检验程序评审、用户反馈、EQA 和 IQC、文献等信息和数据，识别改进的机遇确定重点高风险工作。制定持续改进措施，并告知员工。 【查阅文件】 持续改进措施记录，PDCA 等管理案例。 【访谈调查】 抽查员工，访谈其在实验室持续改进活动中的角色和持续改进成效。
8.6.2　实验室患者、用户和员工的反馈	实验室应向其患者、用户和员工征求反馈意见。应分析和利用这些反馈以改进管理体系、实验室活动和用户服务。 应保存包括所采取措施在内的反馈记录。应将对其反馈所采取的措施告知员工。	【标准解读】 按实验室患者、用户和员工反馈管理程序，涉及细胞病理实验室的反馈信息、意见和建议进行风险评估，对识别出的中高风险事项实施改进措施，跟踪验证改进措施的有效性，并定期总结分析，持续改进管理体系、实验室活动和用户服务。 【查阅文件】 涉及细胞病理学的反馈及整改措施记录。

续　表

标准条款		迎检思路
8.7　不符合及纠正措施		
8.8　评估		
8.8.2　质量指标	应策划监控质量指标[见5.5d)]的过程,包括建立目的、方法、解释、限值、措施计划和监控周期。应定期评审质量指标以确保其持续适宜。	【标准解读】 参照病理实验室的质量目标,选择和建立细胞病理实验室的质量指标,可包括标本不合格率、细胞病理诊断及时率、细胞病理质控符合率等。质量指标按《质量指标的策划与评估》程序文件进行管理。 【查阅文件】 质量指标监测报告及数据应用情况。 【访谈调查】 查阅细胞病理实验室质量指标的设定标准及定期评审记录,确定其是否持续适宜自身发展和用户需求。
8.9　管理评审		

(孙世珺　易祥华)

第十六章　分子生物学检验认可要求与迎检思路

本章结合 CNAS－GL039：2019《分子诊断检验程序性能验证指南》、WS/T 420－2013《临床实验室对商品定量试剂盒分析性能的验证》、WS/T 492《临床检验定量测定项目精密度与正确度性能验证》、WS/T 505《定性测定性能评价指南》、GB/T 42060－2020《医学实验室 样品采集、运送、接收和处理的要求》、WS/T 640－2018《临床微生物学检验样本的采集和转运》、YY/T 1261－2015《HER2 基因检测试剂盒（荧光原位杂交法）》、YY/T 1459－2016《人类基因原位杂交检测试剂盒》、《孕妇外周血胎儿游离 DNA 产前筛查与诊断技术规范》（国卫办妇幼发〔2016〕45 号）、CNAS－CL01－G003《测量不确定度的要求》、CNAS－TRL－001：2012《医学实验室—测量不确定度的评定与表达》、WS/T 641—2018《临床检验定量测定室内质控》、《医疗机构临床基因扩增检验实验室管理办法》（卫办医政发〔2010〕194 号）、《基因芯片诊断技术管理规范（试行）》（卫办医政发〔2010〕194 号）、《感染性疾病相关个体化医学分子检测技术指南》（国卫办医函〔2017〕1190 号）和《个体化医学检测微阵列基因芯片技术规范》（国卫办医函〔2017〕1190 号），对照 ISO 15189:2022 和 CNAS－CL02－A001：2023 编写，重点阐述了 ISO 15189:2022 在临床分子生物学检验专业领域的应用要求，并对相关条款逐一进行解读，详细介绍了现场评审的方式和方法，以及实验室需要提供的文件、案例和支撑材料。

第一节　总体要求

标准条款		现场评审方法与评审要点
4.1　公正性		
4.2　保密性		
4.2.1　信息管理	实验室应通过作出具有法律效力的承诺，对在实验室活动中获得或产生的所有患者信息承担管理责任。患者信息的管理应包括隐私和保密。实验室应将其准备公开的信息事先通知用户和/或患者。除非用户和/或患者公开的信息，或实验室与	【标准解读】 分子生物学实验室应签署患者信息保密协议，应有完整的患者隐私保密程序。对实验室活动涉及的患者信息，包括就诊过程、个人信息、病历资料、检验结果进行管理。除患者、用户主动要求公开的信息或另有约定外，所有患者信息应保密处理。

续 表

标 准 条 款		现场评审方法与评审要点
	患者有约定（如为回应投诉的目的），其他所有信息都作为专有信息并应视为保密信息。	【查阅文件】 查阅实验室对患者信息管理、隐私保护、公开信息的相关程序性文件。 【现场观察】 现场查看患者信息隐私保护措施是否符合要求。查看信息管理系统。
4.2.2 信息发布	实验室按法律要求或合同授权透露保密信息时，应将发布的信息通知到相关患者，除非法律禁止。实验室应对从患者以外渠道（如投诉人、监管机构）获取的有关患者信息保密。除非信息提供方同意，实验室应为信息来源保密，且不应告知患者。	【标准解读】 透露患者来源的患者保密信息时应做到患者本人的知情同意。对非患者来源获取的患者信息同样需要对信息进行保密。只允许患者本人或经授权人进行检验结果的查询。 【查阅文件】 查阅患者信息管理、隐私保护、公开信息的相关程序性文件。查阅是否有患者信息透露及知情同意书的相关记录。 【现场观察】 观察实验室对保密信息的管理、处理方式与保密手段。确认非患者本人或授权人是否能够获得检验结果。
4.2.3 人员职责	人员，包括委员会委员、合同方、外部机构人员或代表实验室的能获取实验室信息的个人，应对实验室活动实施过程中获得或产生的所有信息保密。	【标准解读】 实验室相关的个人，包括委员会委员、合同方、外部机构人员或代表实验室的个人，在获得实验室信息前应当进行保密声明并签字。 【查阅文件】 查阅隐私及结果保密的声明及签字。
4.3 患者相关的要求	实验室管理层应确保将患者的健康、安全和权利作为首要考虑因素。实验室应建立并实施以下过程。 a）患者和实验室用户有途径提供有用信息，以协助实验室选择检验方法和解释检验结果。 b）向患者和实验室用户提供有关检验过程的公开信息，包括费用（适用时）和预期得到结果的时间。 c）定期评审实验室提供的检验，以确保这些检验在临床上	【标准解读】 遵循伦理和监管开展实验室活动，确保患者健康、安全和权利，具体需落实于以下方面。 a）通过公告、咨询等途径提供临床分子生物学检验相关信息，如协助选择检验方法和结果解释。 b）提供包括但不限于检测项目、结果报告时间、样本采集须知的信息，适用时公开检验费用信息。 c）定期评审临床分子生物学检验项目的适当性和必要性，内容包括但不限于：项目套餐设置的合理性、检验开单的频率、

续　表

标　准　条　款		现场评审方法与评审要点
	是适当和必要的。 d）适当时，向患者、用户及其他相关人员披露导致或可能导致患者危害的事件，并记录为减轻这些危害而采取的措施。 e）以应有的谨慎和尊重对待患者、样品或剩余物。 f）在需要时获得知情同意。 g）在实验室关闭、收购或合并的情况下，确保留存的患者样品和记录的持续可用性和完整性。 h）应患者和其他代表患者的医务提供者的要求提供相关信息。 i）维护患者不受歧视地获得医疗服务的权利。	检验项目价值评价（准确性、有效性、可靠性、异常率、临床反馈等）。 d）适当时，向患者、用户披露导致或可能导致患者危害的事件；及时采取措施最大化减轻影响与危害，并进行记录。 e）尊重患者个体及患者因检验所采集的样本，按《医疗废物管理条例》《人类遗传资源管理办法》谨慎处理样本及检验剩余物。 f）需要时，应当充分告知后征求患者同意并签署知情同意书；或采用公告方式，患者送检时默认为知情同意。 g）应将所有患者相关的记录保持完整并可追溯。 h）应满足患者和其他代表患者的医务提供者的要求提供相关信息。 i）维护患者获得医疗服务权利的公平公正。 【查阅文件】 患者或临床咨询记录；专业组的公开信息、检验项目合理性评估报告；标本处理全过程；知情公示方式。

第二节　结构和管理要求

标　准　条　款		迎　检　思　路
5.1　法律实体		
5.2　实验室主任		
5.3　实验室活动		
5.3.3　咨询活动	实验室管理层应确保提供适当的实验室建议和解释，并满足患者和用户的需求。 适用时，实验室应建立协议与实验室用户进行沟通，包括：	【标准解读】 分子生物学实验室提供适当的检验建议和解释，包括：为选择检验和使用服务提供建议，为临床病例的诊疗提供建议，为检验结果解释提供专业判断，推动实验室

续 表

<table>
<tr><th colspan="2">标 准 条 款</th><th>迎 检 思 路</th></tr>
<tr><td></td><td>a）为选择和使用检验提供意见，包括所需样品类型、检验方法的临床适应证和局限性，以及要求检验的频率。
b）为检验结果的解释提供专业判断。
c）促进实验室检验的有效利用。
d）就科学及事务性工作提供意见，如样品不符合可接受标准的情况。</td><td>服务的有效利用。
【查阅记录】
沟通咨询活动相关的程序文件与记录，如报告单解释性注释、临床病例讨论记录等。
【现场观察】
确认有无与患者、临床沟通的平台如网站、小程序、工作热线等。</td></tr>
<tr><td colspan="3">5.4 结构和权限</td></tr>
<tr><td>5.4.2 质量管理</td><td>实验室应配备具有履行其职责所需的权限和资源的人员，无论其是否还被赋予其他职责。所履行职责包括：
a）实施、保持和改进管理体系。
b）识别与管理体系或执行实验室活动的程序的偏离。
c）采取措施以预防或最大程度减少这类偏离。
d）向实验室管理层报告管理体系运行状况和改进需求。
e）确保实验室活动的有效性。
注：这些责任可分配给一人或多人。</td><td>【标准解读】
分子生物学实验室应当由专人（1 人及以上）负责质量管理，并切实履行以下职责：
a）依据认可准则、规则、应用要求、指南，适用的法律、法规、标准，参照临床分子生物学相关的教材、专著、指南、专家共识等建立分子生物学检验领域管理体系，实施、维持和改进管理体系文件，有效运行管理体系。
b）通过质量指标监测、用户或员工投诉、不良事件报告、内部审核、外部检查、风险管理、管理评审等识别分子生物学检验领域管理体系或实验室活动的不符合或偏离。
c）采取培训考核、降低风险、改进流程或技术等措施，必要时作为改进机会启动专项的持续改进活动，以预防或最大程度减少管理体系的不符合或偏离。
d）不定期向实验室管理层通过口头汇报、会议报告、书面材料、信息系统等方式报告管理体系运行情况和改进需求。
e）分子生物学实验室员工有责任并确保实验室活动的有效性，满足管理体系的要求。
【查阅文件】
查阅岗位职责，核实是否有一人或多人负责质量管理，核实履行职责的效果和评价。</td></tr>
</table>

续　表

标准条款		迎检思路
		【现场调查】 核实是否有一名及以上的质量监督员，核实履行职责的效果和评价。通过与负责质量管理人员的沟通，确认其质量管理能力并了解日常质量工作的开展情况。
5.5　目标和方针	a）实验室管理层应建立并维持目标和方针（见8.2），以： 1）满足患者和用户的需要和要求。 2）致力于良好的专业实践。 3）提供满足其预期用途的检验。 4）符合本准则。 b）目标应可测量并与方针一致。实验室应确保该目标和方针在实验室组织的各层级得到实施。 c）在策划和实施管理体系变更时，实验室管理层应确保管理体系的完整性。 d）实验室应建立质量指标以评估检验前、检验和检验后过程的关键环节，并监控与目标相关的性能（见8.8.2）。 注：质量指标的类型包括收到的样品数中不合格的样品数，登记或/和样品接收的错误数，更正报告数，指定周转时间的完成率。	【标准解读】 分子生物学实验室应当参照相关标准建立适当的质量指标。例如，IQC项目开展率>90%，EQA项目参加率>90%，EQA成绩≥80%，TAT合格率>95%，患者整体满意度>90%等。 【查阅文件】 查阅分子生物学检验相关的质量指标，查阅质量指标统计记录，EQA结果回报等。
5.6　风险管理	a）实验室管理层应建立、实施和维护过程，以识别与其检验和活动相关的对患者危害的风险和改进患者医疗的机会，并制定应对风险和改进机遇的措施（见8.5）。 b）实验室主任应确保对该过程的有效性进行评估，并在确定为无效时进行修改。 注1：医学实验室风险管理要求见ISO 22367。 注2：实验室生物风险管理要求见ISO 35001。	【标准解读】 分子生物学实验室应当建立、实施并维护风险管理的程序，准确识别、评估并控制风险因素。制定应对风险及改进的程序。 【查阅文件】 查阅分子生物学实验室的风险管理计划和实施情况。

第三节　资 源 要 求

标 准 条 款		迎 检 思 路
6.1　总体要求		
6.2　人员		
6.2.1　通用要求	a）实验室应有足够数量有能力的人员开展其活动。 b）所有可能影响实验室活动的内部或外部人员，应行为公正、符合伦理，有能力并按照实验室管理体系要求工作。 注：POCT 设备监督员和操作者指南见 ISO/TS 22583。 c）实验室应向员工传达满足用户需求和要求，以及满足本准则要求的重要性。 d）实验室应有程序向员工介绍组织及其将要工作的部门或区域、聘用的条件和期限、员工设施、健康和安全要求，以及职业健康服务。	【标准解读】 分子生物学实验室应至少满足 3 名检验人员，其中包括实验室负责人（组长）1 名和质量监督员 1 名（可兼任）。 所有人员应符合准入要求，参加培训和考核，参与实验室活动并接受监督，应秉持公正、负责并有能力按照实验室的管理制度进行工作。应通过会议、文件、培训等方式向实验室人员传达满足用户需求及要求的重要性，以及认可准则、法律法规、行业标准、专家共识等要求。 【查阅文件】 查看分子生物学实验室人员一览表和人员相关培训及考核记录。 【现场调查】 调查实验室人员配备是否足够，人员是否已被告知工作部门、聘用条件、健康、安全要求等。
6.2.2　能力要求	a）实验室应规定影响实验室活动结果的各职能的能力要求，包括教育、资格、培训、再培训、技术知识、技能和经验的要求。 b）实验室应确保全部员工具备开展其负责的实验室活动的能力。 c）实验室应有人员能力管理程序，包括能力评估频率要求。 d）实验室应有记录证实其人员能力。 注：以下能力评估方法可组合使用： —直接观察活动。 —监控检验结果的记录和报告过程。	【标准解读】 分子生物学实验室人员资质要求：分子生物学实验室负责人（组长）应至少具有中级专业技术职称和 5 年以上从事分子诊断工作经验。质量监督员应至少具有本科学历，从事分子诊断工作至少 3 年。授权签字人应至少具有中级专业技术职称，从事分子诊断领域专业技术工作至少 3 年。基因检测操作人员应经过有资质的培训机构培训合格并取得 PCR 上岗证后方可上岗。 对员工能力，尤其重视对新员工能力的评估。当某些原因导致工作变化时，尤其发生可能影响检验结果质量的变化时，应对员工进行再培训、再评估、考核通过才可继续上岗。对从事基因检测的人员，在

续　表

标　准　条　款		迎　检　思　路
	—核查工作记录。 —评估解决问题的技能。 —检验特定样品，如已检验过的样品、实验室间比对样品或分割样品。	最初6个月内应至少进行2次能力评估。 【查阅文件】 抽查员工个人技术档案，包括教育证书、资格证书、PCR上岗证、培训和考核记录。查阅组长的资质证书和工作年限证明。查阅授权签字人的人员档案，职称证书、工作经历。查看程序性文件是否规定每年对员工进行工作能力评估，并有相应的记录。查看新员工的能力评估表。 【访谈调查】 了解专业组组长及授权签字人对职责权限范围的理解及对认可知识的掌握。是否对新员工进行培训，并对培训内容进行针对性的考核。是否对离岗6个月及以上的人员进行再培训和再评估。
6.2.3　授权	实验室应授权人员从事特定的实验室活动，包括但不限于： a）方法选择、开发、修改、确认和验证。 b）结果审核、发布和报告。 c）实验室信息系统使用，特别是患者数据和信息获取、患者数据和检验结果录入、患者数据或检验结果修改。	【标准解读】 对从事分子生物学实验室活动的人员进行岗位、仪器、信息系统等授权。对从事产前筛查与产前诊断相关分子生物学检验活动的人员，除进行岗位、仪器、操作等内容的授权外，要特别关注结果解读与报告审核的授权。 【现场观察】 人员的授权情况、对本岗位职责的知晓情况、是否能胜任本岗位工作。
6.2.4　继续教育和专业发展	应对从事管理和技术工作的人员提供继续教育计划。全部人员应参加继续教育、常规专业发展或其他的专业相关活动。 应定期评估计划和活动的适宜性。	【标准解读】 对临床分子生物学检验不同岗位、不同职称的人员应制定适宜的继续教育计划，继续教育内容与临床检验、质控、前沿技术等相关。教育方式可包括学术会议、进修学习、专题讲座等。 【查阅文件】 查询继续教育培训记录及适宜性评审报告。
6.2.5　人员记录	实验室应制定以下活动的程序，并保存记录： a）确定6.2.2a）中规定的能力要求。 b）岗位描述。 c）培训和再培训。	【标准解读】 分子生物学实验室应以书面文件形式制定人员档案，内容涵盖教育背景、专业资质、工作经历、培训记录及能力评估，应制定涵盖各岗位人员要求、岗位内容、培训规范、人员授权及能力评估的程序性文件。

续　表

标准条款		迎检思路
	d）人员授权。 e）人员能力监督。	【查阅文件】 查看人员岗位设置及管理的程序性文件,抽查实验室员工档案。
6.3　设施和环境条件		
6.3.1　通用要求	设施和环境条件应适合实验室活动,不应对结果有效性或患者、访客、实验室用户和员工的安全产生不利影响。这应包括在实验室主场所外开展的检验前工作相关的设施与地点,也包括 POCT。 实验室应规定、监控和记录从事实验室活动所必需的设施及环境条件要求。 注 1:设施和环境条件的要求见 ISO 15190。 注 2:对结果有效性产生不利影响的环境条件,包括但不限于非特异性扩增的核酸、微生物污染、灰尘、电磁干扰、辐射、照明条件(照度)、湿度、供电、温度、声音和振动。	【标准解读】 分子生物学实验室设施及环境应满足实验室人员工作和活动的需要。涉及基因扩增检验的实验室原则上分四个独立的工作区域:试剂贮存和准备区、样品制备区、扩增区、扩增产物分析区。如使用自动分析仪(扩增产物闭管检测),扩增区和扩增产物分析区可合并。人物流、标本流符合生物安全和院内感染防控要求。有明确的污染区、半污染区和清洁区。 【现场查看】 现场查看实验室布局、分区和流程是否符合生物安全、院内感染防控的要求。现场查看标本采集和送检是否符合生物安全、院内感染防控、工作流程的要求。
6.3.2　设施控制	应实施、记录、监控、定期评审设施控制,应包括: a）访问控制,考虑安全、保密性、质量,以及医疗信息和患者样品的保护。 b）防止来自能源、照明、通风、噪声、供水和废物处理对实验室活动造成的污染、干扰或不利影响。 c）防止来自因检验程序存在风险或不隔离可能影响、干扰工作时造成的交叉污染。 d）提供适当的安全设施和设备,并定期验证其功能。 示例:应急疏散装置、冷藏或冷冻库中的对讲机和警报系统,便利的应急淋浴和洗眼装置和复苏设备等。	【标准解读】 分子生物学实验室应依据所用分析设备和实验过程的要求,保持设施功能正常、状态良好。应经常对检验场所的实验环境进行监督、检查并记录。具体可体现于以下方面: a）标本放置于既定位置,标本接收区域、处理区域及储存区域应有明显标识。 b）关注与开展实验相适宜的照明、灰尘、有毒有害气体、电磁干扰、噪音、供水和废物处理的条件,确保这些因素不会使结果无效或对所要求的检验质量产生不良影响。 c）采取必要的隔离措施。在相邻实验室各部门之间如果有不相容的业务活动时应有效分隔,制定程序防止交叉污染。 d）配备应急疏散装置、冷藏或冷冻库中的对讲机警报系统及便利的应急淋浴和洗眼装置,并定期验证功能。

续　表

标准条款		迎检思路
	e）保持实验室设施功能正常、状态可靠。	e）检验过程中对实验室设施状态进行监控。 【查阅文件】 查阅实验室环境程序性文件，查看《温湿度监控记录表》《喷淋装置维护记录表》等。
6.3.3　储存设施	a）应提供储存空间，其条件应确保样品、设备、试剂、耗材、文件和记录的持续完整性。 b）应以防止交叉污染和损坏的方式储存检验过程使用的患者样品和材料。 c）有害物质和生物废物的储存和处置设施应符合相关法律法规规定的材料分类要求。	【标准解读】 a）临床分子生物学实验室用于储存临床样品、设备、试剂、耗材、文件和记录的空间环境应当设定合适的温湿度条件。保持温湿度在合理范围并记录。 b）检验过程使用的标本按规定放在标本接收区域、处理区域或储存区域，区域应保证温湿度稳定处于在控范围。标本间应有适当的隔离避免交叉污染。 c）危化品有专门的存放区域，有害物质及生物安全废弃物的储存设施应按照《医疗废物处理处置污染控制标准》《医疗卫生机构医疗废物管理办法》等法规条例进行。 【现场调查】 储存样品、设备、试剂、耗材、文件和记录的设施或空间是否有合适的温湿度；样本有无合理的隔离避免交叉污染；废物处置设施是否符合相关规定。
6.3.4　员工设施	应有足够的盥洗设施、饮水处，以及储存个人防护装备和衣物的设施。 宜提供员工活动空间，如会议室、学习室和休息区。	【标准解读】 临床分子生物学实验室各区均应在出口处有盥洗装置。另实验室应当有饮水处、更衣室及学习活动空间。 【现场观察】 实验室洗手台、饮水处、更衣间、会议室、学习室、休息间等配备情况，布局和流程是否符合院内感染的要求。
6.3.5　样品采集设施	样品采集设施应： a）保证样品采集方式不会使结果失效或对检测质量有不利影响。 b）在样品采集期间考虑患者的隐私、舒适度及需求（如残疾人通道、盥洗设施），以及陪伴	【标准解读】 血液等样品采集区域宜靠近实验室。同时，样品采集设施也应满足国家法律法规及医院伦理委员会对患者隐私保护的要求。有急救物品箱并定期检查和更换。 【查阅文件】 检查样品采集手册否有关于样品采集

续　表

标准条款		迎检思路
	人员(如监护人或翻译)的安排。 c) 提供隔开的患者接待和样品采集区域。 d) 维持患者和员工用急救物品。 注：样品采集设施要求见 ISO 20658。	的要求,是否满足国家法律法规对保护患者隐私的规定。
6.4　设备		
6.4.1　通用要求	实验室应制定设备选择、采购、安装、验收测试(包括可接受标准)、操作、运输、存放、使用、维护,以及停用的程序,以确保其正常运行并防止污染或损坏。 注：实验室设备包括仪器的硬件和软件,测量系统和实验室信息系统,或任何影响实验室活动结果的设备,包括样品运输系统。	【标准解读】 根据仪器设备管理的相关程序文件,明确临床分子生物学检验涉及的仪器设备选择、采购、安装、验收测试(包括可接受标准)、操作、运输、存放、使用、维护,以及停用的管理程序。 【查阅文件】 查看仪器设备管理程序。
6.4.2　设备要求	a) 实验室应配备检测活动正常进行所需的设备。 b) 在实验室永久控制之外的场所,或超出设备制造商的性能规格使用设备,实验室管理层应确保满足本准则要求。 c) 可影响实验室活动的每件设备应贴唯一标签,标识或其他识别方式并登记在册。 d) 实验室应根据需要维护和更换设备以确保检验结果质量。	【标准解读】 依照临床分子生物学检验的范围、性质、类型和工作量的需要,配备全自动核酸提取仪、实时荧光定量 PCR 仪、高速冷冻离心机、涡旋混匀仪、分样系统等仪器设备,有唯一的设备标识。对实验室的设备进行定期的维护和保养。 【现场观察】 仪器配置是否能满足需要,设备是否有唯一标识。 【查阅文件】 查看实验室设备的校准记录及日常维护记录。
6.4.3　设备验收程序	当设备投入或重新投入使用前,实验室应验证其符合规定的可接受标准。 用于测量的设备应能达到提供有效结果所需的测量准确度或(和)测量不确定度(见 7.3.3 和 7.3.4)。 注 1：这包括在实验室使用	【标准解读】 分子生物学实验室的设备投入或重新投入使用前,应完成安装验收、仪器校准、性能验证、比对(PT)试验、培训及授权、LIS 数据一致性验证、编写仪器或设备标准操作规程等工作。 【查阅文件】 抽查设备验收相关文件。

续　表

标　准　条　款		迎　检　思　路
	的设备、租借的设备，或在医护点，以及实验室授权的相关或移动设施中使用的设备。 注 2：如相关，设备验收试验的核查可基于返回设备的校准证书。	
6.4.4　设备使用说明	a）实验室应具有适当的防护措施，防止设备意外调整导致检验结果无效。 b）设备应由经过培训，授权和有能力的人员操作。 c）设备使用说明，包括制造商提供的说明，应可随时获取。 d）应按照制造商的规定使用设备，除非已经实验室确认（见 7.3.3）。	【标准解读】 设备应设置不同的用户权限，防止意外修改系统参数。仪器设备均应由有能力的人员，经过培训和考核，授权后进行操作。仪器设备的 SOP 文件应易于理解和获取。不允许超范围使用设备。 【查阅文件】 仪器设备授权人员的考核和授权记录。 【现场观察】 抽查 1 台仪器及 2 名员工，现场观察操作能力，核实人员是否经过培训、考核和授权。
6.4.5　设备维护与维修	a）实验室应根据制造商说明书制定预防性维护程序。应记录与制造商的计划或说明的偏离。 b）设备维护应在安全的工作条件和工作顺序下进行。应包括电气安全、紧急停机装置，以及授权人员对有害物质的安全处理和处置。 c）设备故障或超出规定要求时，应停止使用，并清晰标识或标记为停用状态，直到经验证可正常运行。实验室应检查故障或偏离规定要求的影响，并在出现不符合工作时采取措施（见 7.5）。 d）适用时，实验室应在设备使用、维修或报废前去污染，并提供适于维修的空间和适当的个人防护设备。	【标准解读】 分子生物学实验室基于制造商的说明来建立预防性维护计划。设备故障或显示警告后应分析故障原因排除故障，并重新进行设备 PT：① 可校准的项目实施校准验证，必要时实施校准；② 质控品检验；③ 与其他仪器或方法比对；④ 以前检验过的样品再检验。制定单台设备故障时风险评估及应急措施的程序。获得授权的维修人员应在严格遵守生物安全相关条例的前提下实施维修。停用设备应有明确停用标识。 【查阅文件】 查看设备故障维修程序性文件及设备故障及维修记录，包括故障发生的时间、原因、维修人员、维修情况，是否影响设备的方法学性能等内容。 【现场观察】 设备故障是否有记录；是否对设备故障的原因进行评估；如果故障会影响检验结果质量，是否在故障修复后进行必要的检测和验证。现场询问单台设备故障时的处理程序及查看相应记录。

续　表

标　准　条　款		迎　检　思　路
6.4.6　设备不良事件报告	应调查可直接归因于特定设备的不良事件和事故,并按要求向制造商或(和)供应商,以及相关部门报告。实验室应制定响应制造商召回或其他通知,以及采取制造商建议措施的程序。	【标准解读】 按不良事件报告的要求处理设备的不良事件、事故和召回。 【查阅文件】 适用时,查不良事件报告和处理记录。
6.4.7　设备记录	应保存影响实验室活动结果的每台设备的记录。 记录应包括以下相关内容: a) 制造商和供应商的详细信息,以及唯一识别每台设备的充分信息,包括软件和硬件。 b) 接收、验收试验和投入使用的日期。 c) 设备符合规定可接受标准的证据。 d) 当前放置地点。 e) 接收时的状态(如新设备、二手或翻新设备)。 f) 制造商说明书。 g) 预防性维护计划。 h) 实验室或经批准的外部服务提供商进行的维护活动。 i) 设备损坏、故障、改动或修理。 j) 设备性能记录,如校准证书或(和)验证报告,包括日期、时间和结果。 k) 设备状态,如使用或运行、停用、暂停使用、报废。	【标准解读】 分子生物学实验室的每一台设备均应有仪器设备管理档案,记录设备的唯一标识、启用日期、性能验证报告、放置地点、接收状态、制造商说明书、维护保养方式及周期,故障处理记录、校准证书及设备状态。 【查阅文件】 抽查实验室仪器的仪器设备档案及相关记录。
	设备记录应按 8.4.3 规定要求,在设备使用期或更长时期内保存并易于获取。	【标准解读】 按照程序文件规定,设备记录保存不少于 2 年。可使用电子记录,便于员工或相关人员获取。 【查阅文件】 仪器设备档案及相关记录。
6.5　设备校准和计量学溯源性		
6.5.1　通用要求	实验室应规定对校准和溯源的要求,以保持检验结果报告	【标准解读】 分子生物学实验室应对分析测量的校

续 表

标准条款		迎检思路
	的一致性。对分析物测量的定量方法,应包括校准和计量溯源要求。测量表征而不是离散分析物的定性方法和定量方法应规定被评估的特性,以及不同时间再现性所需的要求。 注:定性方法和可能无法进行计量学溯源的定量方法的示例包括红细胞抗体检测、抗生素敏感性评估、基因检测、红细胞沉降率、流式细胞仪标记物染色和肿瘤 HER2 免疫组化染色。	准和溯源性要求做出文件化规定,以保持检验结果报告的一致性。 【查阅文件】 仪器设备校准/检定管理程序,仪器设备检定证书,仪器设备校准报告,检验项目/检测系统校准记录。
6.5.2　设备校准	实验室应制定程序,对直接或间接影响检验结果的设备进行校准。程序应规定: a）使用条件和制造商的校准说明。 b）计量溯源性记录。 c）定期验证要求的测量准确度和测量系统功能。 d）记录校准状态和再校准日期。 e）在重新校准时确保使用的修正因子已更新和记录。 f）校准不合格时的处理,以最大程度降低对服务运行和对患者的风险。	【标准解读】 分子生物学实验室应对分析设备的加样系统、检测系统、温控系统进行校准(适用时)。应按国家法规要求对强检设备进行检定。应进行外部校准的设备,如果符合检测目的和要求,可按制造商校准程序进行。 【查阅文件】 查看离心机、移液器、温湿度计、恒温设备、生物安全柜等有无检定记录或报告。抽查基因扩增仪等仪器的校准报告和原始记录的校准时间是否符合要求。 【现场观察】 校准报告是否受控。
6.5.3　测量结果的计量溯源性	a）实验室应通过形成文件的不间断的校准链,将测量结果与适当的参考对象相关联,建立并保持测量结果的计量溯源性,每次校准均会引入测量不确定度。 注:追溯源至高级别参考物质或参考程序的校准溯源信息可由检验系统的制造商提供。该文件只有在使用未经修改的制造商检验系统和校准程序时才可接受。 b）实验室应通过以下方式确保测量结果溯源到最高可溯源水平和国际单位制(SI): —具备能力的实验室提供	【标准解读】 分子生物学实验室中无法提供溯源性的项目,应用其他方式提高结果的可信度,如参加 PT/EQA 计划结果合格,与同级别实验室比对,结果在规定的允许误差范围内,使用国家标准、行业标准、专业指南、专家共识等推荐的标准和方法。 【查阅文件】 实验室各检验项目的实验室间比对报告、PT/EQA 计划结果、检验程序、性能验证报告等。

续　表

标准条款		迎检思路
	的校准;或 注 1：满足 ISO/IEC 17025 要求的校准实验室被认为有能力进行校准活动。 —具备能力的标准物质生产者提供并声明计量溯源至 SI 的有证标准物质的认定值; 注 2：满足 ISO 17034 要求的标准物质生产者被认为是有能力的。 注 3：满足 GB/T 19703/ISO 15194 要求的有证标准物质被认为是合适的。 c) 无法依据 6.5.3a) 提供溯源性时,应用其他方法提供结果可信性,包括但不限于: —明确描述、视为提供符合预期用途且由适当比对保证测量结果的参考测量程序、指定方法或公议标准的结果; —用另一种程序测量校准品。 注：被测量的计量溯源让步管理见 ISO 17511。 d) 基因检验应建立至基因参考序列的溯源性。 e) 定性方法可通过检测已知物质或之前样品的结果一致性,适用时,反应强度一致性,证明其溯源性。	
6.6　试剂和耗材		
6.6.1　通用要求	实验室应建立试剂和耗材的选择、采购、接收、储存、验收试验和库存管理过程。 注：试剂包括商品化或内部制备的物质、参考物质(校准品和质控品)、培养基;消耗品包括移液器吸头、载玻片、POCT 耗材等。	【标准解读】 分子生物学实验室应制定试剂和耗材的管理程序,规范试剂和耗材接收、储存、验收和库存管理,以及自配试剂的管理。 【查阅文件】 查看试剂和耗材管理程序性文件。
6.6.2　试剂和耗材-接收和储存	实验室应按照制造商说明储存试剂和耗材,并监测相关的	【标准解读】 试剂耗材的储存环境条件均应满足制

续　表

标准条款		迎检思路
	环境条件。当实验室不是接收场所时，应核实接收场所是否具备充分的储存和处理能力，以防止供应品损坏和变质。	造商声明的保存条件，需配置足够的满足要求的储存空间和设施。新购的试剂和耗材送达后，接收时应核对名称、数量、规格、批号、生产日期、有效期、外包装、运送储存条件等，做初步质量评价，如不符合要求，应当场拒收。 【查阅文件】 试剂和耗材验收记录表。
6.6.3　试剂和耗材-验收试验	组分或试验过程改变的每个试剂或试剂盒新配方，或新批号或新货运号试剂，在投入使用前或结果发布前（适用时）应进行性能验证。 影响检验质量的耗材在投入使用前应进行性能验证。 注1：新批号试剂与旧批号试剂的室内质控品结果可比可作为验收证据（见7.3.7.2）。不同批号试剂比对首选患者样本，以避免室内质控品的物质互换性问题。 注2：有时可基于试剂分析证书进行验证。	【标准解读】 分子生物学实验室使用新批次试剂或关键耗材前应进行比对，新批号试剂与旧批号试剂的室内质控品结果可比可作为验收证据，不同批号试剂比对推荐使用患者样本，有时可以基于试剂的分析证书。比对方案应至少利用一份已知阳性、一份弱阳性和一份已知阴性的患者样品。 【查阅文件】 更改试剂批号或货运号的性能验证记录。
6.6.4　试剂和耗材-库存管理	实验室应建立试剂和耗材的库存管理系统。 库存管理系统应将已验收的试剂和耗材与未检查或未接受使用的区分开。	【标准解读】 将未经检查和不合格的试剂和耗材与合格的分开。按“先进先用”的原则使用，不得使用过期试剂。用三区划分，将未经检查区、不合格区与合格区域明确分开，防止误用。 【现场观察】 库存区域的标识、分区管理。
6.6.5　试剂和耗材-使用说明	试剂和耗材的使用说明，包括制造商提供的使用说明，应易于获取。应按制造商说明使用试剂和耗材。如计划他用，见7.3.3。	【标准解读】 关注试剂或耗材说明书的版本变化，当发生较大的内容变更时，应及时修订项目SOP。 【查阅文件】 查看SOP文件和厂商说明书。
6.6.6　试剂和耗材-不良事件报告	应调查可直接归因于特定试剂或耗材的不良事件和事故，并根据要求向制造商或（和）供	【标准解读】 按不良事件报告的要求处理试剂和耗材的不良事件、事故和召回。

续　表

<table>
<tr><th colspan="2">标 准 条 款</th><th>迎 检 思 路</th></tr>
<tr><td></td><td>应商，以及相关部门报告。
实验室应制定程序，响应制造商召回或其他通知及采取制造商建议措施。</td><td>【查阅文件】
查不良事件报告和处理记录。</td></tr>
<tr><td>6.6.7　试剂和耗材-记录</td><td>应保存影响检验性能的每一试剂和耗材的记录，包括但不限于：
a）试剂或耗材的标识。
b）制造商信息，包括说明书、名称和批次编码或批号。
c）接收日期和接收时的状态、失效日期、首次使用日期；适用时，试剂或耗材的停用日期。
d）试剂或耗材初始和持续准用记录。
当实验室使用自己配制、再悬浮或组合试剂时，除记录上述相关内容外，还应包括配制人、配制日期和有效期。</td><td>【标准解读】
分子生物学实验室应保存影响检验性能的每一试剂和耗材的记录。使用自配试剂时，应注明试剂名称、浓度、储存要求、配制日期、有效期和配制人等。
【查阅文件】
查看试剂和耗材相关记录。自配试剂SOP 文件，自配试剂记录表和试剂标签。</td></tr>
<tr><td colspan="3">6.7　服务协议</td></tr>
<tr><td>6.7.1　与实验室用户的协议</td><td>实验室应制定程序建立并定期评审提供实验室活动的协议。
该程序应确保：
a）充分规定了要求。
b）实验室有能力和资源满足要求。
c）适用时，实验室告知用户由受委托实验室和顾问执行的具体活动。应将可能影响检验结果的任何协议变更通知实验室用户。
应保留评审记录，包括任何重大变更。</td><td>【标准解读】
分子生物学实验室的服务协议应考虑申请、检验和报告，协议应规定申请所需的信息以确保适宜的检验和结果解释。
【查阅文件】
查看服务协议的评审记录。</td></tr>
<tr><td>6.7.2　与POCT操作者的协议</td><td>实验室与组织内使用实验室支持的 POCT 的其他部门的协议，应明确规定各自的职责和权限并告知。
注：已建立的多学科 POCT 委员会可管理此服务协议，见附录A。</td><td>【标准解读】
适用时，分子生物学实验室与 POCT 部门签订的服务协议，应明确规定实验室对组织、部门及人员在设备选择、人员培训、操作者水平、质量保证、检验费用和完整 POCT 过程管理方面的责任和权限。
【查阅文件】
查看 POCT 服务协议。</td></tr>
</table>

续　表

标　准　条　款		迎　检　思　路
6.8　外部提供的产品和服务		
6.8.1　通用要求	实验室应确保由外部提供的、影响实验室活动的产品和服务在以下情况是适宜的： a）预期纳入实验室自身活动。 b）实验室直接向用户提供部分或全部从外部供应者那里获得的产品或服务。 c）用于支持实验室的运作。 可能需要与组织其他部门或职能部门合作以满足以上要求。 注：服务包括样品采集服务、移液器和其他校准服务、设施和设备维护保养服务、室间质量评价计划、受委托实验室和顾问提供的服务。	【标准解读】 分子生物学实验室应规范外部提供的产品和服务的管理，以满足要求。 【查阅文件】 查看外部服务和供应管理程序。
6.8.2　受委托实验室和顾问	实验室应将如下要求告知受委托实验室和提供解释和建议的顾问： a）提供的程序、检验、报告和咨询活动。 b）危急结果的管理。 c）所需的人员资格和能力证明。 委托实验室（而非受委托实验室）应负责确保将受委托实验室的检验结果提供给申请者，除非协议有其他规定。应保存一份所有受委托实验室和顾问的清单。	【标准解读】 适用时，分子生物学实验室应制定受委托实验室选择和评估的程序性文件，合理选择与评估受委托实验室和专家顾问，确保实验室外送标本检验结果的质量。 【查阅文件】 查看委托实验室合同。
6.8.3　外部提供的产品和服务的评审和批准	实验室应制定程序并保存相关记录，用于： a）规定、审查和批准实验室对所有外部提供的产品和服务的要求。 b）规定对外部供应者的资质、选择、表现评价和再评价的标准。 c）样品委托。 d）在使用或直接提供给用	【标准解读】 分子生物学实验室应制定外部提供的产品和服务的要求（资质、技术或质量、服务要求）、评价标准（质量、态度、及时性）。定期评价供应商的表现，不合格供应商限期整改。 【查阅文件】 外部服务和供应管理的程序性文件，合格供应商选择和评价标准，实验室与供应商沟通记录。

续 表

标 准 条 款		迎 检 思 路
	户之前,应确保外部提供的产品和服务符合实验室规定的要求,或适用时,本准则的相关要求。 e) 根据对外部服务供应者的表现评价结果采取措施。	

第四节 过 程 要 求

标 准 条 款		迎 检 思 路
7.1 总体要求		
7.2 检验前过程		
7.2.1 通用要求	实验室应制定涵盖所有检验前活动的程序,并使相关人员方便获取。 注 1:检验前过程可能影响预期检验的结果。 注 2:样品采集和运送要求见 ISO 20658。 注 3:特定来源样品和特定分析物的要求见 ISO 20186-1、ISO 20186-2、ISO 20186-3、ISO 20166(所有部分)、ISO 20184(所有部分)、ISO 23118 和 ISO 4307。	【标准解读】 宜参考《全国临床检验操作规程》(第 4 版)及相关国家/行业标准要求,如 GB/T 42060、WS/T 348、WS/T 640、WS/T 661,制定涵盖分子生物学检验所有检验前活动的程序文件。文件内容可包括但不限于检验申请、患者准备、样品采集、运送、接收、储存等,以供参与检验前活动的相关人员随时、随地获取使用。 【查阅文件】 查阅分子生物学检验标本采集和送检程序性文件。调阅不合格样本登记记录,重点关注哪些样本属于不合格样本,是否清楚哪些样本可以进行让步检验。
7.2.2 实验室提供给患者和用户的信息	实验室应备有向用户和患者提供的适当信息。信息应充分以使用户全面了解实验室活动的范围和要求。 适当时,这些信息应包括: a) 实验室地址、工作时间和联络方式。 b) 检验申请和样品采集的程序。 c) 实验室活动的范围和预	【标准解读】 分子生物学实验室应能够提供面向用户和患者的可开放信息,包括:实验室地址、工作时间和联系方式;相关检验申请、样本采集的受控程序文件;检验项目清单、性能参数及结果回报时间;咨询服务的渠道及服务流程;实施高风险技术操作时的患者知情同意书;对检验性能参数有显著影响的因素及规避建议;实验室处理投诉的渠道及流程。

续　表

标　准　条　款		迎　检　思　路
	期可获得结果的时间。 d）咨询服务的获取。 e）患者知情同意要求。 f）已知对检验性能或结果解释有显著影响的因素。 g）实验室处理投诉的流程。	【查阅文件】 查阅检验信息和检验申请管理程序、标本采集程序。 【现场观察】 医生和患者端是否有实验室地址、工作时间、联络方式、检验项目申请清单、收费明细、结果报告时间、咨询及投诉渠道，以及处理流程、标本采集指引、知情同意及可能影响结果等信息可供查阅。
7.2.3　检验申请		
7.2.3.1　通用要求	a）实验室收到的每份检验申请均应视为协议。 b）检验申请应提供充分信息，以确保： —申请单和样品可明确追溯至患者。 —可识别申请者的身份及联络方式。 —可识别申请的检验项目。 —可提供临床和技术建议及临床解释。 c）检验申请信息可以实验室认为适宜且用户可接受的格式和介质提供。 d）当患者医疗必需时，实验室应与用户或其代表进行沟通，以明确用户申请的内容。	【标准解读】 分子生物学实验室应与临床协商共同确定纸质申请单或电子申请单的格式和所能获取的信息内容。每份检验申请应确保检验项目申请单、患者身份、样品之间能够有效追溯，并可以提供与检验申请相关的临床建议、技术建议及临床解释。检验申请信息通过协商确定互相可接受的形式进行。建立有效的沟通机制能够根据患者的医疗所需，明确临床需要申请的检测内容。 【查阅文件】 查阅申请单信息是否符合要求。包括申请格式、信息的完整性、送达方式、服务协议的评审记录、沟通记录、定期监测申请单合格率并进行统计分析形成报告。
7.2.3.2　口头申请	实验室应制定管理口头申请检验的程序。适用时，包括在规定时限内向实验室提供书面确认的检验申请。	【标准解读】 分子生物学实验室在标本未丢弃前且标本经评估保持完整可口头申请检验，在报告发布前提供申请单进行确认。 【查阅文件】 适用时，查阅口头申请检验记录表，以及最终确认申请单。
7.2.4　原始样品采集和处理		
7.2.4.1　通用要求	实验室应制定采集和处理原始样品的程序。应向样品采集者提供相关信息。	【标准解读】 应制定正确采集和处理原始样品的程序文件。文件中需对分子生物学检验的样

续 表

标准条款		迎检思路
		品留取做出具体要求。例如，① 使用无DNase 和/或无 RNase 的一次性密闭容器。② 抗凝管的正确选择：通常全血和骨髓样品应进行抗凝处理，EDTA 和枸橼酸盐为首选抗凝剂。③ 用于 RNA 扩增检测的血液样品应尽快分离血浆以避免 RNA 降解。④ 分泌物、拭子、肿瘤组织等特殊检测项目的特殊注意事项等。相关临床检验标本采集手册宜采用电子版方便样品采集者获取和查询。 【查阅文件】 查阅标本采集手册中采集和处理原始样品的程序，观察原始样品采集和处理内容是否符合检验要求。标本采集手册宜定期更新，保持最新版本。
	应明确记录任何与既定采集程序的偏离。应评估接受或拒收该样品对患者结果的潜在风险和影响，记录并通知适当人员。 适用时，实验室应定期评审所有类型样品的量、采集器械及保存剂的要求，以确保样品量既不会不足也不会过多，且正确采集样品以保护分析物。	【标准解读】 当标本采集过程不符合采集手册要求时，如未使用正确的采集管、未在规定时间内送检导致样品不稳定、基于组织/细胞学形态基础的分子检测项目标本采集量未满足检测要求等，应评估接受或拒收该样本对患者检测结果的影响，以及诊疗的潜在风险，记录并通知相关人员。 应定期评审样品的采集量、采集器械，以及保存剂的要求。样品要求是否适宜主要依据临床科室的反馈意见和实验室在检测过程中发现的不适用情况进行评审。评审应依据仪器，以及方法的要求灵活处理，如基于 PCR 反应的检测项目一般不建议使用肝素抗凝管，特殊情况如核酸提取采用吸附法并通过验证证明不受肝素干扰时可允许使用。 【查阅文件】 查阅标本采集手册中正确采集和处理原始样品的程序，以及样品要求适宜性评审的程序性文件及评审记录和样品拒收记录表。
7.2.4.2 采集前活动的指导	实验室应为采集前活动提供充分信息和指导，以确保不影响样品的完整性。这些信息包括：	【标准解读】 应针对不同的检测项目对采样人员进行正确指导以确保样品能够正确采集，可在标本采集手册或小程序中提供相关的样

续　表

标准条款		迎检思路
	a）患者准备(如为护理人员、样品采集者和患者提供的指导)。 b）原始样品采集的类型和量,采集容器及必需添加物,样品采集顺序(相关时)。 c）特殊采集时机(相关时)。 d）影响样品采集、检验或结果解释,或与其相关的临床信息(如用药史)。 e）样品标识可明确识别患者和采集部位,以及从同一患者采集的多个样品,包括多块组织或切片。 f）实验室接受或拒收申请的检验所用样品的标准。	品采集信息。为确保样品质量,必要时可在临床医护人员指导下通过患者自采完成样品的留取。 【查阅文件】 查阅实验室标本采集手册中有关分子生物学检验样品留取的要求是否与试剂说明书相符;特别关注靶标是 RNA 的标本采集和预处理;是否制定了不合格标本的拒收标准。 查阅标本采集手册是否定期更新以确保所有检测项目和标本采集方法现行有效。实验室是否定期对临床医护人员进行培训,培训记录及效果评价。 【访谈调查】 抽查标本采集人员访谈采集器械及采样管的正确使用,样本接收人员对接收或拒收样品的标准知晓情况。 【现场观察】 门诊和病区护理人员的标本采集情况,以及标本接收人员如何接收分子诊断样品。
7.2.4.3　患者知情同意	a）实验室对患者开展的所有操作均需患者知情同意; *注:对于大多数常规实验室操作,如患者自愿接受样品采集如静脉穿刺,即可表示患者已同意。* b）特殊操作,包括大多数侵入性操作或可能增加并发症风险的操作,需有更详细的解释,在某些情况下,需要记录知情同意。 c）紧急情况下不能得到知情同意时,只要对患者最有利,实验室可以执行必需的操作。	【标准解读】 对于大多数常规项目患者自愿接受样品采集即可认为患者已经知情同意。但针对某些侵入性并可能会增加并发症的特殊检测项目。例如,① 孕妇外周血胎儿游离 DNA 产前筛查与诊断(NIPT)在检验前应完善临床咨询、知情同意书的签订,以及申请单填写。临床医生应当详细询问并协助孕妇完整、如实、准确填写检测申请单所包含的信息。知情同意书以及检测申请单所含要点详见《孕妇外周血胎儿游离 DNA 产前筛查与诊断技术规范》(国卫办妇幼发〔2016〕45 号)附件具体要求。② 腰穿抽取脑脊液,腹穿抽取腹水、胸穿抽取胸水等侵入性具有并发症风险的项目应对患者或家属详细解释并签署知情同意。 【查阅文件】 标本采集手册及高风险侵入性操作患者知情同意书。
7.2.4.4　采集活动的指导	为确保样品采集和检验前储存的安全、准确和临床适宜性,	【标准解读】 分子生物学实验室的样品采集以及送

续　表

标准条款		迎检思路
	实验室应提供以下指导： a）接受原始样品采集的患者身份的确认。 b）确认并记录（相关时）患者符合检验前要求［如禁食、用药情况（最后服药时间、停药时间）、在预定时间或时间间隔采集样品等］。 c）原始样品采集说明，包括原始样品容器及必需添加物，以及样品采集顺序（相关时）。 d）以可明确追溯到被采集患者的方式标记原始样品。 e）原始样品采集者身份、采集日期及时间（相关时）的记录。 f）分离或者分装原始样品的要求（必要时）。 g）采集的样品运送到实验室之前的稳定条件和合适的储存条件。 h）采样物品使用后的安全处置。	检前储存要求可以在标本采集手册中提供，包括： a）接受原始样品采集的患者至少采用姓名、病历号/门诊号等 2 种方式确认患者身份。 b）检测项目对患者检验前有特殊要求的需要进行确认符合检测要求。 c）需要临床医护人员采集的特殊标本（如阴道分泌物等），需在标本采集手册中明确采集方法及注意事项、原始样品采集容器、必需添加物等。 d）采用条形码追溯到被采集患者的原始样品，每份样品需张贴条形码标签。分子病理检测项目在检测过程中应以病理号作为原始样品、取材样品（包埋盒）、蜡块或切片的唯一性标识。孕妇外周血胎儿游离 DNA 产前筛查与诊断（NIPT）的实验室采血管应当有唯一编号，该编号应当与知情同意书、检测申请单和临床报告单编号一致。 e）采用扫码技术确认原始样品采集者身份和采集日期。 f）为避免核酸降解，必要时需注明分离或分装原始样品的要求。 g）样品采集后若不能及时送检，应有正确储存条件说明，包括储存条件、样品采集后送达实验室的时间限制等。采样物品使用后按医疗废弃物进行处置。 【查阅文件】 标本采集手册、临床医护人员培训记录。 【访谈调查】 访谈样品采集人员、临床医护人员对样品采集情况的知晓情况，是否接受了相关培训。 【现场观察】 跟踪样品采集过程，包括患者身份确认、样品留取、样品采集后送达实验室前的储存条件等关键过程。
7.2.5　样品运送	a）为确保及时和安全运送样品，实验室应提供以下指导： 1）运送样品的包装方式。 2）确保从样品采集到实验	【标准解读】 参照 GB/T 42060 制定标本运送管理程序，规定转运人员资质和培训。培训内容应涵盖能够确保及时安全运送样品的各

续　表

标 准 条 款		迎 检 思 路
	室接收之间的时间适用于申请的检验。 3）保持样品采集、处理所需的特定温度范围。 4）保证样品完整性的任何特殊要求，如使用指定的保存剂。 b）如样品的完整性受到损害并存在健康风险，应立即通知负责样品运送的机构并采取措施降低风险，防止再次发生。 c）实验室应建立样品运送系统并定期评估其充分性。	方面：运送样品应符合生物安全要求的包装方式，确保在规定时间内送达实验室。如在运送过程中发生意外泄露，需评估样品的完整性及可能出现的暴露风险，并立即启动应急预案，通知负责样品运送的机构制定整改措施防止再次发生。实验室需建立样品运送系统并跟踪和检测整个运输过程，提高样品运送管理的效率。 【查阅文件】 查阅标本采集手册中有关样品运送内容，样品运送人员培训和考核记录、样品运送系统评估报告。 【访谈调查】 抽查标本运送人员是否经过相应培训，是否知晓送检时间、温度、生物安全的要求。 【现场观察】 现场查看样品运送是否符合样品完整性和生物安全方面的要求。
7.2.6　样品接收		
7.2.6.1　样品接收程序	实验室应制定样品接收程序，包括： a）样品可通过申请单和标识明确追溯到唯一识别的患者和解剖部位（适用时）。 b）接受或拒收样品的标准。 c）记录接收样品的日期和时间，相关时。 d）记录样品接收者的身份，相关时。 e）由授权人员对接收的样品进行评估，确保其符合与所申请检验相关的接受标准。 f）急诊样品说明，包括需执行的特殊标记、运送、快速处理方法、周转时间和特殊报告标准等详细信息。 g）确保样品的所有部分均可明确追溯到原始样品。	【标准解读】 分子生物学实验室应制定样品接收程序，并确保满足： a）样品通过申请单条形码能够明确追溯到患者及采样的解剖部位（适用时）。 b）明确样品的拒收标准及不合格样品处理流程。基于组织/细胞学形态基础的分子检测项目应由具有病理诊断资质的医师确认标本/样品是否满足检验要求。 c）LIS 中能够查阅包含样品接收的日期、接收者身份及时间的信息。期间样品如有多次交接及转运，应纳入中间环节的信息方便查阅。 d）经过培训合格的样本接收人员经授权后按样本合格标准对已接收样品进行评估确保符合检验需要。 e）制定急诊/绿色通道样品的管理程序，包括样品的标识、运送、接收、处理，以及周转的整个快速流程。 f）对于采集后的分装样品或分子病理

续 表

标 准 条 款		迎 检 思 路
		取材样品的蜡块切片应通过唯一性标识确保其可追溯到原始样品。 【查阅文件】 查阅分子生物学检验项目的样本接收程序及相关记录。例如，查阅基于组织/细胞学形态基础的分子检测项目（如 *EGFR* 基因突变检测和 *HER2* 基因扩增检测等）标本接收相关文件，是否制定了标本接收和拒收标准，比如对标本类型、标本固定时间、固定液类型和量、切片厚度、载玻片如何处理、保存和运送条件等是否有具体要求。标本接收后应由具有病理诊断资质的医师确认样品中是否含有待测的肿瘤细胞及判断肿瘤细胞的含量高低；是否制定了不合格标本的拒收标准。 查阅基于组织/细胞学形态基础的分子检测项目标本的接收记录，特别关注是否有确认样品中是否含有待测的肿瘤细胞的记录；查阅不合格标本的拒收记录。 【访谈调查】 现场询问标本接收人员有关分子生物学检验项目标本的接收流程和拒收标准。 【现场观察】 抽查检验申请单和报告单，查证样本采集时间。如有急诊/绿色通道样品查阅样品检验整个流程。
7.2.6.2　样品接受特殊情况	a) 样品因以下情况受影响时，实验室应制定考虑患者医疗最佳利益的过程。 1) 患者或样品识别不正确。 2) 样品不稳定，如运送延迟等原因导致。 3) 不正确的储存或处理温度。 4) 不适当的容器。 5) 样品量不足。 b) 在考虑到对患者安全的风险后，接受了对临床很重要或不可替代的不合格样品，应在最终报告中说明问题的性质，适用时，在解释可能受影响的结果时给出建议提示。	【标准解读】 制定让步检测程序：如果样本存在识别不正确、样品不稳定、存储温度不合格、采样容器错误、样品量不足等情况，经临床评估后考虑到对患者的安全风险仍需处理样品进行检测时，应在最终报告中说明问题性质并对可能受影响的结果做出明确警示信息。 【查阅文件】 查阅相关程序文件及让步检验记录，以及报告中的警示信息。

续 表

标 准 条 款		迎 检 思 路
7.2.7 检验前的处理、准备和储存		
7.2.7.1 样品保护	实验室应制定程序并有适当设施确保样品的完整性，避免样品在处理、制备、储存期间丢失或损坏。	【标准解读】 分子生物学实验室收到标本后应参考相关检测专家共识或试剂说明书要求制定检验前程序。不能及时处理的血清或血浆标本，应在规定时间内分离血清或血浆，明确在 2~8℃或-20℃可保存的时间。如果提取好的核酸未及时检测，应规定具体的保存条件（如-80℃保存 6 个月）。使用长期保存的核酸（特别是 RNA）时，在检测前应再次评估其完整性（如电泳、A260/280 比值和浓度检测）；检测样品若为组织，固定液的量和固定时间应符合试剂说明书要求。若是使用长期储存的病理组织标本，应由病理医师评价标本是否合格方可使用。样本检验前应有专用储存设施和区域，并作明确标识以保证样品的完整性，避免遗失或误用。 【查阅文件】 查阅实验室标本检验前处理、样品制备和储存的程序性管理文件，以及相关记录。 【访谈调查】 现场询问标本处理人员有关标本检验前处理、准备和储存的相关要求。 【现场观察】 现场观察人员如何进行标本的预处理，查看标本的保存是否符合要求，是否有专用的检验前存储区域及明确标识。
7.2.7.2 附加检验申请标准	实验室程序应规定对同一样品申请附加检验的时限。	【标准解读】 应制定程序，规定原始样品申请追加检验的时限。这一时限应考虑样品的储存稳定性，样品再次使用时应评估样品是否合格，需有样品合格判定标准。 【查阅文件】 追加检验时限的程序性文件。
7.2.7.3 样品稳定性	考虑到原始样品中分析物的稳定性，应规定和监控从样品采集到检验之间的时间，相关时。	【标准解读】 样品应从尽可能减少核酸降解的角度出发规定样品采集到检验之间的间隔时间。可参考公认/权威教科书、同行审议的文章或杂志发表的，国际和国内公认标准或

续　表

标　准　条　款		迎　检　思　路
		指南中的相关建议确定时间范围。必要时使用前应再次评估标本的完整性。 【查阅文件】 各检测项目的标准操作规程。
7.3　检验过程		
7.3.1　通用要求	a）实验室应选择预期用途经过确认的检验方法，以确保患者检验项目的临床准确度。 注：首选方法可以是体外诊断医疗器械使用说明中规定的程序，公认/权威教科书、同行审议的文章或杂志发表的，国际和国内公认标准或指南中的，或国家、地区法规中的方法。 b）每一检验程序的性能特征，应与该检验的预期用途及对患者医疗的影响相关。 c）所有程序和支持性文件，如与实验室活动有关的说明、标准、手册和参考数据，应保持最新并易于员工使用（见 8.3）。 d）员工应遵守规定程序，并记录在检验过程中从事重要操作活动的人员身份，包括 POCT 操作人员。 e）授权人员应定期评审实验室提供的检验方法，确保其在临床意义上适合于收到的申请。	【标准解读】 a）分子生物学实验室应选择 IVD 说明书中经过确认的检验程序和方法。各性能参数均经过厂家确认并在其产品说明书上明确标识。若使用自建方法检测，则需要完善性能确认程序以确保患者检验项目的准确可靠。 b）检验程序的性能特征需满足疾病诊疗的需要。 c）程序性文件和支持性文件应确保处于最新版本，实验室活动与文件内容应保持一致，并易于员工随时查阅。 d）整个检验过程中应记录执行各检验活动的人员身份。 e）授权技术骨干定期评审现行检验方法是否满足疾病的诊疗需要。 【查阅文件】 查阅检验程序的选择管理程序、性能验证和/或确认程序。实验室检验项目和检验程序（方法）一览表。员工岗位职责，员工个人技术档案，能够显示检验过程中操作人员的记录。 【访谈调查】 访谈实验室技术负责人、专业组组长或授权人员，了解检验程序的选择流程、性能验证和/或确认的方法，查证其资质是否符合检验活动的要求。
7.3.2　检验方法验证	a）实验室在引入方法前，应制定程序以验证能够适当运用该方法，确保能达到制造商或方法规定的性能要求。 b）验证过程证实的检验方法的性能指标，应与检验结果的预期用途相关。 c）实验室应保证检验方法	【标准解读】 a）检验程序的性能验证仅适用于实验室采用的经确认的检验程序。性能验证的时机：新检验程序常规应用前。宜参考卫生行业标准如 WS/T 420、WS/T 492、WS/T 505、YY/T 1261、YY/T 1459，以及 CNAS 相关指南要求，如 CNAS－GL039 进行。PCR 定量检验程序的分析性能验证内

续　表

标 准 条 款		迎 检 思 路
	的验证程度足以确保与临床决策相关的结果的有效性。 d）具有相应授权和能力的人员评审验证结果，并记录验证结果是否满足规定要求。 e）如发布机构修订了方法，实验室应在所需的程度上重新进行验证。 f）应保留以下验证记录： 1）预期达到的性能要求。 2）获得的结果。 3）性能要求是否满足的结论，如不满足，采取的措施。	容宜包括测量正确度、测量精密度（含测量重复性和测量中间精密度）、测量不确定度、分析特异性（含抗干扰能力）、分析灵敏度、检出限和定量限、线性区间（可报告区间）等；PCR 定性检验程序的分析性能验证内容宜包括方法符合率、检出限、抗干扰能力、交叉反应等。Sanger 测序和 NGS 选择验证的性能内容宜包括方法符合率和检出限等。其他分子生物学检验技术如原位杂交技术等应根据样本类型和预期用途选用适宜的性能指标进行验证。基于完整细胞的原位杂交宜选用分析敏感性和特异性，基于组织的宜选用方法符合率。实验室应根据检测项目的预期用途及生产制造商声明选择对检测结果质量有重要影响的参数进行验证。不同技术平台、样本类型及预期用途不同时，所需验证的性能指标宜有所侧重。 b）验证的性能指标应与检验结果的预期用途相关。 c）性能验证应确保与临床决策相关的结果的有效性。 d）验证结果应经过授权人审核，验证要有结论，判断是否满足规定要求。 e）如发布机构修订了方法，如试剂升级、仪器更新、校准品溯源性改变，实验室应根据临床用途对部分或全部的性能指标重新进行验证。 f）验证记录应涵盖：预期达到的性能要求，获得的结果，性能要求是否满足的结论，性能要求不满足时采取的措施等。 【查阅文件】 查阅相关项目的 SOP，看检验程序是否与说明书一致。 查阅分子生物学检验项目性能验证报告是否符合要求，验证报告是否经授权人审核。 查阅验证记录，常出现的问题如下： a）使用质控品或临床标本作为检出限的标本；同时使用血清和血浆作为标本，但未评价血清与血浆结果一致性；未做抗干扰能力（如溶血、脂血和黄疸的干扰）的验证；擅自更改核酸提取方法、增减标本体

续　表

标 准 条 款		迎 检 思 路
		积、使用检测说明书规定标本类型外的标本等情形，这些已不属于性能验证范畴，严格来说要进行检验程序的性能确认。 b）核酸的提取是分子生物学检验的重要步骤，说明书中有对核酸提取过程进行详细描述，有的是使用试剂盒配套的提取试剂，有的是推荐某个厂家的提取试剂。实验室应使用试剂盒配套或推荐的提取试剂提取核酸，如果使用非以上方法提取核酸，应进行检验程序性能确认。 对于使用厂家推荐核酸提取方法进行病原体核酸测定时，一般不需要单独去验证核酸提取效率。对于待测核酸有质和量要求的（如有的基因多态性检测要求待测基因组 DNA 浓度为 10～100ng/μL，A260/280 为 1.7～2.0）须验证核酸提取效率。核酸提取效率验证可参考 CNAS－GL039：2019。 c）查阅项目 SOP 文件中有关 ISH 阳性信号判断标准的内容，关注标准是如何制定的，是否参考了试剂盒说明书和/或相关指南（如《乳腺癌 HER2 检测指南（2019 版）》），是否进行了验证。
7.3.3　检验方法确认	a）实验室应对以下来源的检验方法进行确认： 1）实验室设计或开发的方法。 2）超出预定范围使用的方法（如超出制造商的使用说明，或原确认的测量范围；第三方试剂应用于预期外的仪器，且无确认数据）。 3）修改过的确认方法。 b）方法确认应尽可能全面，并通过性能要求形式等客观证据证实满足检验预期用途的特定要求。实验室应确保检验方法的确认程度足以确保与临床决策相关的结果的有效性。 c）具有相应授权和能力的人员评审确认结果，并确认结果是否满足规定要求。	【标准解读】 分子生物学实验室若存在此条款中提及的自建项目，应有全面的程序评估并确认诸如精密度、正确度、参考范围、可报告范围、分析灵敏度、分析特异性等各项性能满足检验预期用途的特定要求。必要时还需要进行临床验证以确保与临床决策相关结果的有效性。验证结果应经过授权人审核并确认是否满足规定要求。对已确认的检验方法涉及任一关键要素（如仪器、试剂）的变更，应评审改变对临床所产生的影响，并决定是否可以继续使用修改后的方法。 【查阅文件】 查阅检验程序性能确认记录，包括使用的确认程序、预期用途的特定要求、方法性能参数的确定、获得的结果、方法有效性声明。

续　表

标准条款		迎检思路
	d）当对确认过的检验方法提出变更时，应评审改变对临床所产生的影响，并决定是否使用修改后的方法。 e）应保留以下确认记录： 1）使用的确认程序。 2）预期用途的特定要求。 3）方法性能参数的确定。 4）获得的结果。 5）方法有效性声明，并详述其与预期用途的适宜性。	
7.3.4　测量不确定度（MU）的评定	a）应评定测量结果量值的测量不确定度，并保持满足预期用途，相关时。测量不确定度应与性能要求进行比较并形成文件。 注：测量不确定度评定及示例见 ISO/TS 20914。 b）应定期评审测量不确定度的评定结果。 c）对于不能或者无须进行测量不确定度评定的检验程序，应记录未进行测量不确定度评定的理由。 d）当用户有要求时，实验室应向其提供测量不确定度信息。 e）当用户问询测量不确定度时，实验室的回复应考虑不确定度的其他来源，包括但不限于生物学变异。 f）当定性检验结果是基于定量输出数据，并根据阈值判定为阳性或阴性时，应用有代表性的阳性和阴性样品估计输出量值的测量不确定度。 g）对于定性检验结果，产生定量数据的中间测量步骤或室内质控结果的不确定度也宜视为此过程中的关键（高风险）部分。 h）进行检验方法性能验证或确认时，宜考虑测量不确定度，相关时。	【标准解读】 定期评审测量不确定度的结果，方法可参考 CNAS－CL01－G003 和 CNAS－TRL－001：2012 等相关文件。 对于无法或者无须测量不确定度的检验程序应说明理由。 【查阅文件】 现场查阅实验室的测量不确定度评定程序及测量不确定度评定报告内容是否完整。 【访谈调查】 现场提问员工对于测量不确定度评定的意义、方法、评定结果的应用和掌握程度。

续 表

标准条款		迎检思路
7.3.5 生物参考区间和临床决定限	当解释检验结果需要时，实验室应制定生物参考区间和临床决定限，并告知用户。 a）基于患者风险的考虑，实验室应制定反映其服务的患者人群的生物参考区间和临床决定限，并记录其依据。 注：实验室可使用制造商提供的生物参考值，如其参考值的人群来源经过实验室验证并接受。 b）应定期评审生物参考区间和临床决定限，并将任何改变告知用户。 c）当检验或检验前方法发生改变时，实验室应评审其对相应参考区间和临床决定限的影响，并告知用户，适用时。 d）对于识别某个特征存在与否的检验，生物参考区间即是将鉴别的特征，如基因检验。	【标准解读】 生物参考区间的验证方法：确认实验室使用的检测系统与试剂厂商提供过的参考区间检测系统相同；确认检测项目针对的人群相同；确认检验前过程和检验程序一致。 生物参考区间评审内容应包括：参考区间来源、检测系统结果可比性、参考人群适用性等，评审过程应有临床医生参加。 【查阅文件】 查阅生物参考区间或临床决定值相关程序及记录。
7.3.6 检验程序文件化	a）实验室应按需详尽制定检验程序，以确保其活动实施的一致性和结果的有效性。 b）程序应用实验室员工理解的语言书写，且在适当的地点可获取。 c）任何简要形式文件的内容应与其程序对应。 注：只要有程序全文供参考，且总结的信息按需更新，与完整程序的更新保持一致，工作台处可使用作业指导书、流程图或总结关键信息的类似系统作为快速参考。 d）程序可参考包含足够信息的产品使用说明书。 e）当实验室对检验程序做出经确认的改变，并对结果解释可能产生影响时，应向用户解释其含义。	【标准解读】 应为每个分子生物学检验项目制定标准操作规程（SOP），SOP 主要依据厂商提供的试剂说明书，按已通过性能验证的操作程序进行编写。文件内容覆盖标准要求的各项要素。SOP 文件应由各专业组相应岗位人员自行编写，组长审核确定，技术负责人批准发布。 实验室自制简易操作卡应与 SOP 保持一致，随文件版本号同步更新。厂商提供的操作说明书或操作手册连同简易操作卡应作为受控文件一并纳入文件管理，供实验室员工随时查阅。 【查阅文件】 查阅分子生物学检验项目的 SOP 文件，关注简易操作卡的管理，查阅 SOP 文件更新后的培训与考核记录。 【访谈调查】 现场访谈员工对 SOP 文件的掌握程度，观察“所写即所做”的落实情况。

续　表

标准条款		迎检思路
	f) 所有与检验过程相关的文件均应遵守文件控制要求(见8.3)。	
7.3.7　检验结果有效性的保证		
7.3.7.1　通用要求	实验室应制定监控结果有效性的程序。记录结果数据的方式应能检查出趋势和漂移,如可行,应采用统计学技术审核结果。实验室应策划和评审此监控。	【标准解读】 应制定IQC程序、EQA管理程序、实验室内部比对程序。 【查阅文件】 现场查看实验室日常的IQC过程,观察质控品的设置,频率、记录和质控判定规则等应与实验室制定的文件相符。
7.3.7.2　室内质控(IQC)	a) 实验室应制定室内质控程序,根据规定的标准监测检验结果的持续有效性,以验证达到预期质量,并确保与临床决策相关的有效性。 1) 宜考虑检验的预期临床用途,因为同一被测量的性能特征在不同的临床情况下可能不同。 2) 质控程序宜能监测检验方法的试剂或/和校准品的批号变化;为此,在更换试剂或/和校准品批号的同一天/批时,宜避免改变室内质控品的批号。 3) 宜考虑使用第三方室内质控品,作为试剂或仪器制造商提供的质控品的替代或补充。 注:可通过检验结果的定期同行评审,对解释和意见进行监控。 b) 实验室应选择符合预期用途的室内质控品。当选择室内质控品时,应考虑以下因素: 1) 相关性能的稳定性; 2) 基质尽可能接近患者样品; 3) 室内质控品对检验方法的反应方式尽可能接近患者样品; 4) 室内质控品满足检验方	【标准解读】 a) 实验室应制定IQC程序,包括定性和定量项目,定量测定可参照GB/T 20468—2006。目前国家卫生健康委在GB/T 20468—2006基础上修订颁布了WS/T641—2018,此文件在开展IQC前的准备工作、IQC方法的设计、IQC的实际操作、IQC数据的管理、应用患者数据的质控方法和对IQC数据进行实验室间比对等方面做了详细阐述。 1) 宜根据预期临床用途制定程序。 定量检测项目:应至少使用两个浓度水平(低值和高值水平)的质控品。对于定量项目来说,质控规则至少使用一个反映偶然误差的规则及一个反映系统误差的规则,如常使用的1—3 s和2—2 s规则。并可利用质控图对质控数据进行统计分析。定性检测项目:如沙眼衣原体核酸和巨细胞病毒脱氧核糖核酸等每次实验应设置阴性、弱阳性和/或阳性质控品。基因突变、基因多态性或基因型检测(如人乳头瘤病毒基因分型、地中海贫血基因突变和*CYP2C19*基因多态性等),则应包括最能反映检测情况的突变或基因型样品,每批检测的质控品至少应有一种基因突变或基因型。质控结果应符合预期。 2) 更换试剂或/和校准品批号时建议使用同一批号的室内质控品监测。

续 表

标 准 条 款		迎 检 思 路
	法的临床适宜用途，其浓度处于临床决定限水平或与其接近，可能时，覆盖检验方法的测量范围； c）当无法获得合适的室内质控品时，实验室应考虑使用其他方法进行室内质控。其他方法的示例包括： 1）患者结果的趋势分析，例如，患者结果的浮动均值，或结果低于或高于特定值的样品的百分比，或结果与诊断相关的样品的百分比。 2）按照规定方案，将患者样品结果与另一替代程序检测结果比较，该程序经确认可计量溯源至 ISO 17511 规定的同级或者更高级别的参考标准。 3）患者样品留样再测。 d）室内质控的检测频率应基于检验方法的稳定性和稳健性，以及错误结果对患者危害的风险而确定。 e）记录结果数据的方式应能检查出趋势和漂移，适用时，应采用统计学技术审核结果。 f）应按照规定的可接受标准定期评审室内质控数据，在某一时段内能够有效提示当前性能。 g）室内质控不符合可接受标准时，实验室应避免发布患者结果。 1）当室内质控不符合可接受标准，并提示检验结果可能有明显临床意义的错误时，应拒绝结果，并在纠正错误后重新检验相关患者样品（见 7.5）。 2）实验室应评估最后一次在控的室内质控之后的患者样品结果。	b）室内质控品的选择原则为，性能稳定、基质接近患者样品、处理过程与患者样品一致、浓度覆盖低水平（接近临床决定限），以及高水平。 c）无合适的室内质控品时，应制定其他方法替代评估。 d）每一个检测批内至少检测一次质控品。 e）根据质控品的均值和控制限可绘制 Levey-Jenning 质控图，或将不同浓度水平绘制在同一图上的 Z -分数图，或尤登（Youden）图对质控数据进行评估和监察。 f）每个月月末或规定时间内，要对当月或规定时间内 IQC 数据的平均数、SD、CV，以及累积平均数、SD、CV 进行分析。查看与以往数据之间是否有明显不同。 g）IQC 失控时需进行失控情况处理及原因分析。期间避免发布患者结果，待错误纠正后可重新检验。 【查阅文件】 查阅实验室制定的 IQC 程序，主要关注质控品选择、质控频率、质控品位置、质控判定规则等信息。查看实验室制定的 IQC 程序中质控规则的选择是否合理。 查阅实验室 IQC 程序，对定量检测项目质控图的要求中是否包括了质控结果、质控品名称、浓度、批号和有效期、质控图的中心线和控制界线、分析仪器名称和唯一标识、方法学名称、检验项目名称、试剂和校准物批号、每个数据点的日期和时间、干扰行为的记录、质控人员及审核人员的签字、失控时的分析处理程序和纠正措施等内容，是否制定了失控时的处理措施。现场抽查质控记录。现场抽查失控报告，看是否找到造成失控的根本原因，是否采取纠正措施，必要时是否引入预防措施。 【现场观察】 抽查定性项目的 IQC 原始记录，查看检测时质控品的设置是否符合要求，对于一般感染性病原微生物核酸的测定特别关

续　表

标 准 条 款		迎 检 思 路
		注是否设置了弱阳性质控品。对于基因多态性或基因型检测的项目,实验室是否有多种基因型的质控品,不宜只有一种基因型的质控品。 常出现的问题有:阳性质控品只有强阳性质控品没有弱阳性质控品;未设置阴性质控品;在进行基因多态性的检测时未设置空白对照。现场登录质控软件,抽查定量项目使用的质控规则是否与程序相符。
7.3.7.3　室间质量评价(EQA)	a) 实验室应通过实验室间比对监控检验方法的性能,包括参加适于检验和检验结果解释的室间质量评价计划,含 POCT 检验方法。 b) 有相应质评计划时,实验室应就其检验方法建立室间质量评价的程序,包括申请、参加和结果评价。 c) 室间质量评价样品应由常规执行检验前、检验和检验后程序的人员进行检验。 d) 实验室选择的室间质量评价计划应尽可能: 1) 具有检查检验前、检验和检验后过程的效果。 2) 满足临床适宜用途的可模拟患者样品的样品。 3) 满足 GB/T 27043/ISO/IEC 17043 要求。 e) 在选择室间质量评价计划时,实验室宜考虑靶值设定类型: 1) 由参考方法独立设定,或 2) 由总体公议值设定,和/或 3) 由方法分组的公议值设定,或 4) 由专家组设定。 注 1:不能获得不依赖方法的靶值时,可用公议值判断是实验室或方法特定的偏倚。 注 2:室间质量评价物质缺	【标准解读】 a) 实验室应满足卫生行政管理部门对 EQA 的相关规定,按照 CNAS - RL02:2023 的要求参加相应的 EQA(涵盖 POCT 检验方法)。 b) 实验室应优先选择参加获认可的 PT 提供者的 PT 计划;当无获认可提供者提供的 PT 计划时,优先参加卫生系统权威机构(省部级)提供的 EQA。PT 程序应包括申请、参加和结果评价。 申请认可和获准的每个项目每年至少参加 2 次 PT/EQA 活动。 c) 检测 EQA 样品应与常规样品的处理方式一致。 d) EQA计划的选择应符合要求。 e) 无 EQA 计划可供参加的项目需制定合理有效的替代方法评价项目方法学性能。 f) EQA 应有可接受标准,并定期评价。评价结论显示当前测试项目的整体性能。 g) 对于 EQA 不合格的检测项目,应进行临床风险评估,必要时需采取有效措施,包括更正患者检测结果并告知用户(适当时)。 【查阅文件】 查阅实验室的管理体系文件,应有参加 PT 的程序和记录要求,包括参加 PT 工作计划和不满意结果的处理措施等内容。关注实验室对 PT/EQA 提供者的选择、频次,以及参加 PT/EQA 的检测系统的选择是否符合要求。

续 表

标 准 条 款		迎 检 思 路
	乏互换性会影响某些方法间的比较，但在另外一些方法间具备互换性时，仍可用于这些方法间的比较，而非仅依赖于方法内的比较。 f) 当室间质量评价计划不可获得或不适用时，实验室应采取替代方法监控检验方法的性能。实验室应判断所选替代方法的合理性，并提供其有效性的证据。 注：可接受的替代方法包括： —与其他实验室交换样品。 —采用相同室内质控品的实验室间进行比对，评估单个实验室的室内质控结果与使用相同室内质控品的分组结果进行比较。 —分析不同批号的制造商终端用户校准品，或制造商的正确度质控品。 —至少由两人或两台仪器或两种方法对同一微生物样品进行分割/盲样检测。 —分析与患者样品有互换性的参考物质。 —分析临床相关研究来源的患者样品。 —分析细胞库和组织库的物质。 g) 应按规定的可接受标准定期评审室间质量评价数据，在某一时段内能够有效提示当前性能。 h) 当室间质量评价结果超出预定的可接受标准时，应采取适当措施（见 8.7），包括评估与患者样品相关的不符合，是否造成对临床的影响。 i) 如确定影响有临床意义，则应复核受影响的患者结果，考虑修改结果的必要性，并告知用户，适当时。	查阅申请认可项目参加 PT/EQA 的检测结果原始记录、回报结果和合格证书，关注原始记录与上报结果的一致性（查看软件中的原始数据），检测次数是否与患者标本检测次数相同；核实实验室填写的《附表 4 能力验证计划/实验室间比对汇总表》的内容是否正确；关注对不满意结果的处理是否符合要求；实验室负责人或指定人员是否在结果报告上签字。 注：常出现的问题是实验室做多次后取平均值上报；上报数据和原始记录不符；对不满意结果的分析不到位；错过 PT/EQA 申请时间导致一年无数据。 查看没有开展 PT/EQA 的检验项目的实验室间比对资料，关注在比对实验室的选择原则，比对样品数量、频率、判定标准和比对结果不一致时原因分析的合理性，以及采取纠正措施的有效性等方面是否符合要求。

续 表

标准条款		迎检思路
7.3.7.4 检验结果的可比性	a）当使用不同方法或/和设备，和/或在不同地点进行检验时，应制定临床适宜区间内患者样品结果可比性的程序。 注：进行不同检验方法的比较时，使用患者样品能避免室内质控品互换性不足带来的问题。当患者样品不可获得或不适用时，参考室内质控和室间质量评价的全部选项。 b）实验室应记录比对的结果及其可接受性。 c）实验室应定期评审比对结果。 d）如识别出差异，应评估该差异对生物参考区间和临床决定限的影响，并采取措施。 e）实验室应告知用户结果可比性的临床显著差异。	【标准解读】 实验室内部结果比对的程序文件可参考 CNAS－GL047：2021 及相关国家/行业标准来制定，内容包括比对条件、样品类型及数量、比对方案、判断标准、频次及识别差异后的相关措施。 实验室定量项目使用不同检测系统检测，不同检测系统间的检测限（含上限和/或下限）可能不同。如果溯源性相同，线性范围共同部分的数据可以进行定量比对，非共同部分的数据无法进行定量比对，只能进行定性比对。例如，实验室同时开展普通和超敏乙型肝炎病毒脱氧核糖核酸，则必须进行方法学比对，至少每 6 个月 1 次，每次至少 5 份临床样品进行结果比对。比对记录应由授权人员审核并签字，并至少保留 2 年。 【查阅文件】 查阅实验室制定的内部比对程序，关注程序中是否包括了人员和不同方法/检测系统间的比对（适用时）；在比对标本选择应遵守文件规定；评价标准是否合理；如果出现了不一致是否规定了处理措施；对内部比对记录的审核和保存的规定是否符合要求。 【现场试验】 现场试验是确认实验室是否具备相关检验技术能力的重要手段。对于手工操作或同一项目使用两套及以上检测系统时，现场评审时一般会采用现场试验的方式进行技术能力确认。评审员在进入现场评审前会和实验室人员沟通现场试验的相关事宜，包括确定需要进行现场试验的项目，准备相关标本，确定试验要求，确定判断标准。
7.4 检验后过程		
7.4.1 结果报告		
7.4.1.1 通用要求	a）每项检验结果均应准确、清晰、明确并依据检验程序的特定说明报告。报告应包括解	【标准解读】 检验结果均应准确、清晰、明确并依据检验程序的特定说明进行报告。分子诊断

续 表

标 准 条 款		迎 检 思 路
	释检验结果所有必需的信息。 b）当检验报告延误时，实验室应基于延误对患者的影响制定通知用户的程序。 c）所有与报告发布有关的信息应按照管理体系要求（见8.4）保存。 注：只要满足本准则的要求，报告可以硬拷贝或电子方式发布。	技术具有特异性强、敏感性高的特点，目前已广泛应用于病原体感染诊断、肿瘤、遗传病、个体化药物治疗等多个领域，但同时也存在一定的局限性。比如地中海贫血基因分型和人乳头瘤病毒基因分型试剂盒检测的仅仅是常见的突变类型或型别，一般未检测罕见突变类型或型别；另外，虽然分子诊断技术很敏感，但阴性结果不能完全排除靶基因突变的存在。例如，检测 EGFR 基因突变的样本中肿瘤细胞过少、核酸过度降解或扩增反应体系中靶基因浓度低于检测限都可造成阴性结果；当使用二代测序技术检测胎儿染色体非整倍体时不适用于双胞胎或多胎、夫妇双方或一方为染色体结构异常、试管婴儿确定单胎后不满 8 周等情形。对检测报告进行相应的解释，有助于临床医生和患者更清楚地了解报告的内容。实验室制定相应的程序，当检验报告延误时，按照程序及时通知用户，避免不必要的纠纷。 【查阅记录】 查阅相关项目的报告单格式，查看报告单上有无相应的解释、说明内容，内容是否准确、清楚。查阅实验室有无报告延误时通知用户的程序。有无报告发布有关的管理体系，管理体系中有无报告发布相关的信息，信息是否齐全。
7.4.1.2 结果审核和发布	结果在发布前应经过审核和批准。 实验室应确保检验结果在授权者发布前得到审核，适当时，应对照室内质控、可利用的临床信息及以前的检验结果进行评估。 应规定发布检验结果报告的职责和程序，包括结果发布者及接收者。	【标准解读】 报告的发布环节责任重大，需要根据严格程序执行，发布前要有专人进行检测质量的核实，确保即将发布的检测结果准确、可信。 【查阅记录】 查阅发布检验结果报告的职责和程序，查阅报告单上签发报告的工作人员是否符合程序要求，查看电脑上的原始扩增文件和 IQC 记录，查看有无失控，记录是否与原始结果一致。 【访谈调查】 抽查 2 名报告审核者，访谈其对审核流程的掌握程度，污染和失控等异常情况发生时是如何处理的。

续　表

标准条款		迎检思路
7.4.1.3　危急值报告	当检验结果处于规定的危急值限值时： a）根据可获得的临床信息，尽快通知用户或其他授权人。 b）记录所采取的措施，包括日期、时间、责任人、通知的人员、通知的结果、通知准确性的确认，以及在通知时遇到的任何困难。 c）当无法联系到责任人时，应制定实验室人员的逐级上报程序。	【标准解读】 临床分子生物学实验室不涉及危急值报告。
7.4.1.4　结果的特殊考虑	a）如用户同意，可用简化方式报告结果。未向用户报告的 7.4.1.6～7.4.1.7 中所列的信息，用户应能方便获取。 b）当结果以初步报告传送时，最终报告应发送给用户。 c）应保留所有口头提供结果的记录，包括沟通准确性确认的细节（见 7.4.1.3b）。口头提供的结果应补发书面报告。 d）某些对患者有重要影响（如遗传或某些感染性疾病）的检验结果，可能需要特殊的咨询。实验室管理层宜确保在没有得到充分咨询前，不将结果告知患者。 e）匿名的实验室检验结果可用于流行病学、人口统计学或其他统计分析等目的，前提是降低了对患者隐私和保密的所有风险，并符合相关法律或/和监管要求。	【标准解读】 为了满足临床的某些特殊需求，当结果以初步报告传送时，最终报告应发送给用户，并做好沟通的翔实记录。对于某些对患者有重要影响的、需要特殊咨询的检测报告，咨询前不将结果告知患者，以免对患者造成不必要的困扰。工作人员有义务对患者隐私进行严格保密，用于流行病学、人口统计等需要去除患者的所有个人敏感信息。 【查阅记录】 抽查若干分子生物学检验报告单；查阅初步报告沟通记录。 【访谈调查】 对某些特殊检验结果（如检出某些遗传性疾病或感染性疾病检验如艾滋病毒核酸阳性等），询问工作人员报告流程。匿名的实验室检验结果可用于流行病学、人口统计学或其他统计分析等目的，患者信息是如何处理的。
7.4.1.5　结果的自动选择、审核、发布和报告	当实验室应用结果的自动选择，审核，发布和报告系统，应制定程序以确保： a）规定自动选择，审核，发布和报告的标准。该标准应经批准、易于获取并被授权负责发布结果的人员理解。 b）标准在使用前进行确认	【标准解读】 需要时，依据 WS/T 616—2018 等文件制定临床分子生物学检验的自动审核，审核规则包括：患者有关资料、IQC 结果、历史数据比较、相关结果分析，需要实验室人员进行干预的结果，如仪器报警、不合理的结果、超分析测量范围的结果、不可能的结果。审核规则和程序应由主任批准发布。

续 表

标准条款		迎检思路
	和批准，在报告系统发生变化，并可能影响其正常功能及使患者医疗面临风险时，定期评审和验证这些标准。 c）可识别经自动报告系统选择出需要人工审核的报告，选择的时间和日期，以及审核人的身份均可获取。 d）必要时，可应用快速暂停自动选择、审核、发布和报告功能。	应定期验证审核规则的有效性，控制假阴性率<5%。验证工作一般要持续 3 个月以上或依据大数据。当系统故障或自动审核出现问题时可快速暂停自动审核和报告功能。自动审核报告通常由仪器操作者作为检验者，专业组组长或授权的专业人员作为报告签发者。 【查阅文件】 检验结果自动审核和报告程序，实验室的审核规则和验证记录。 【访谈调查】 若实验室选择了检验结果的自动审核和报告系统，则至少抽查 1 名员工访谈实验室制定审核规则的过程、标准的内容、验证情况等。
7.4.1.6 报告要求	每份报告应包括下列信息，除非实验室有理由可以省略某些内容并文件化： a）每页都有患者的唯一标识，原始样品采集日期和报告发布日期。 b）发布报告的实验室的识别。 c）用户姓名或其他唯一识别号。 d）原始样品类型和描述样品的必需信息（例如，来源、取样部位、大体描述）。 e）清晰明确的检验项目识别。 f）相关时，所用检验方法的识别，可能和必要时，包括被测量和测量原理的一致（电子）的识别。 注：观测指标标识符逻辑命名与编码系统（LOINC），命名、属性和单位（NPU、NGC）和 SNOMEDCT 为电子识别的示例。 g）适用时，检验结果的测量单位以国际单位制（SI）或可溯源至 SI，或其他适用的单位报告。	【标准解读】 报告单应包含完整必要信息。 【查阅记录】 查阅报告相关的程序文件，查阅报告单。 【现场观察】 查看报告单必要信息是否完整，是否每页都有患者的唯一标识。

续　表

标准条款		迎检思路
	h）生物参考区间、临床决定值，似然比或支持临床决定限的直方图/列线图（诺谟图），必要时。 注：可将生物参考区间清单或表格发给实验室用户。 i）作为研发计划的一部分而开展的，尚无明确的测量性能声明的检验项目识别。 j）审核结果和授权发布报告者的识别（如未包含在报告中，则在需要时随时可用）。 k）需要作为初步结果的识别。 l）危急值提示。 m）将报告中所有部分标记为完整报告一部分的唯一性标识，以及表明结束的清晰标识（如页码和总页数）。	
7.4.1.7　报告的附加信息	a）当患者医疗需要时，应包括原始样品采集时间。 b）报告发布时间（如未包含在报告中），需要时应可获得。 c）全部或部分由受委托实验室完成的检验，包括不加修改的顾问提供意见的识别，以及实施检验的实验室名称。 d）适用时，报告应包含结果解释和注释： 1）影响检验结果临床意义的样品质量和适宜性。 2）采用不同程序（如POCT）或在不同地点进行检验时产生的差异。 3）当地区或者国家使用不同的测量单位时，错误解释所产生的潜在风险。 4）结果随时间产生的趋势性或显著变化。	【标准解读】 样本应记录采集时间，住院患者可自助扫码确认、门诊患者在采集区域接收确认。适用时，可对检验报告进行解释和注释，包括方法的局限性，检测结果临床意义的简要解读。 【查阅文件】 核查报告单的附加信息是否正确。
7.4.1.8　修正报告结果	修正或修改结果的程序应确保： a）记录修改的原因并在修	【标准解读】 已审核发布的检验报告因某种原因需要修改时，如果该报告未用于临床，直接在

续 表

标准条款		迎检思路
	改的报告中标识(相关时)。 b) 修改的报告应仅以追加文件或数据传输的形式发送,明确标记为修订版,并包括参照原报告的日期和患者识别。 c) 用户知晓报告的修改。 d) 当有必要发布全新报告时,应有唯一性标识,并注明且追溯至所替代的原报告。 e) 如报告系统不能显示修改,应保存修改记录。	LIS 上取消审核,已打印报告的应将原报告收回,修改正确后重新发布。修改记录或实验室 LIS 可显示修改时间和日期、修改人的姓名,以及必要时的修改原因和批准修改者。 【查阅文件】 结果报告程序,结果修改记录,结果审核者个人技术档案和资质。 【跟踪核查】 至少抽查 3 份报告修改记录表,查证实验室 LIS 有无修改信息,记录是否完整,修订版报告和原始报告的时间和患者识别信息是否一致。
7.4.2 检验后样品的处理	实验室应规定检验后临床样品的保存时限,以及样品的储存条件。 实验室应确保在检验后: a) 保存样品的患者和来源识别。 b) 明确样品用于附加检验的适宜性。 c) 样品保存方式尽可能确保附加检验的适用性。 d) 可定位和检索样品。 e) 以适宜方式弃置样品。	【标准解读】 由于许多分子生物学检验的结果(如地中海贫血基因分型,*HLA* 基因分型、*BCR/ABL* 融合基因和 *CYP2C*19 基因多态性等)对临床诊断和治疗具有重要意义,所以其原始标本及原始结果的保存至关重要。 【查阅文件】 查阅实验室有关临床样品的储存、保留和处置程序中是否对原始样品、核酸提取物和/或核酸扩增产物规定保存期;废弃样品的处理程序文件。对于通过凝胶图像或斑点杂交条带等方式呈现结果的项目在 SOP 中对如何保存原始结果应有相关规定。 【现场观察】 查看通过杂交法检测的项目(如地中海贫血基因分型)的原始记录的保存是否符合要求。由于膜上的蓝色斑点可能会出现褪色的情况,所以尽可能通过扫描或拍照的方式保存原始结果,同时关注是否做好标本的唯一性标识。查看通过琼脂糖凝胶电泳观察结果的项目(如 PCR - SSP 法 *HLA* 基因分型)原始电泳结果的保存是否符合要求。
7.5 不符合工作	实验室应制定过程,在实验室活动或检验结果不符合自身程序、质量要求或用户要求时(如设备或环境条件超出规定限值,监控结果不能满足规定的标准)实施。该过程应确保:	【标准解读】 分子生物学实验室不符合的识别和控制流程:识别途径(日常工作、质量监督、内部审核、管理评审、外部审核等)→识别依据(认可文件、管理体系文件、相关法律法规)→识别内容(服务对象的投诉及意见、

续　表

标准条款		迎检思路
	a）确定管理不符合工作的职责和权限。 b）基于实验室建立的风险分析过程采取应急和长期措施。 c）当存在对患者造成危害的风险时，终止检验并停发报告。 d）评价不符合工作的临床意义，包括在识别不符合工作之前可能或已发出的检验结果的影响分析。 e）对不符合工作的可接受性作出决定。 f）必要时，修改检验结果并通知用户。 g）规定批准恢复工作的职责。 实验室应采取与不符合工作（见 8.7）再次发生的风险相符的纠正措施。 实验室应保存不符合工作和 7.5a）~g）中规定措施的记录。	质量指标、检验程序、试剂和耗材、环境条件、仪器校准、数据处理、外部比对实验、人员差错、员工建议、实验方法等）→采取纠正或纠正措施（分析产生不符合的原因、采取纠正措施、有效性跟踪验证、不符合检验报告的处理、恢复检验的授权）→形成不符合项报告（责任组/人、不符合项事实描述、不符合条款、不符合项的类型、不符合项的提出者及确认者、建议的纠正措施、完成时间、完成情况及跟踪验证等方面形成记录）。 【查阅文件】 查阅 2 个不符合工作案例，处理过程、纠正措施及记录是否满足要求。
7.6　数据控制和信息管理		
7.6.1　通用要求	实验室应获得开展实验室活动所需的数据和信息。 注 1：本准则“实验室信息系统”中包括计算机化和非计算机化系统中的数据和信息管理。相比非计算机化的系统，有些要求更适用于计算机系统。 注 2：与计算机化实验室信息系统相关的风险见 ISO 22367：2020，A.13。 注 3：确保信息保密性、完整性和可用性的信息安全控制、策略和最佳实践等见 ISO/IEC 27001：2022 附录 A“信息安全控制参考”。	【标准解读】 实验室对数据信息负责，应采取相应的措施确保信息保密性、完整性和可用性。 【查阅记录】 查阅数据控制和信息管理文件。
7.6.2　信息管理的职责和权限	实验室应确保规定信息系统管理的职责和权限，包括可能对患者医疗产生影响的信息系统的维护和修改。实验室最终	【标准解读】 使用系统的人员包括访问者、患者数据和检验结果输入、修改、报告发布者、维护和修改系统者，需根据工作岗位的角色

续 表

标 准 条 款		迎 检 思 路
	为实验室信息系统负责。	进行授权管理。 【查阅文件】 核查工人、检验者和 LIS 管理员的职责和权限。
7.6.3 信息系统管理	用于采集、处理、记录、报告、存储或检索检验数据和信息的系统应: a) 在引入前,经过供应者确认,以及实验室的运行验证;在使用前,系统的任何变化,包括实验室软件配置或对商业化软件的修改,均应获得授权、文件化并经验证; 注 1: 适用时,确认和验证包括: 实验室信息系统和其他系统,如实验室装备、医院患者管理系统及基层医疗系统之间的接口正常运行。 注 2: 常用的商业现成软件在其设计的应用范围内使用可被视为已经过充分的确认(如文字处理和电子表格软件、质量管理软件程序)。 b) 形成文件,包括系统日常运行等文件可被授权用户方便获取。 c) 考虑网络安全,以防止系统未经授权的访问,并保护数据不被篡改或丢失。 d) 在符合供应者规定的环境下操作,或对于非计算机系统,提供保护人工记录和转录准确性的条件。 e) 进行维护以保证数据和信息完整,并包括系统故障的记录和适当的应急和纠正措施;应对计算和数据传送进行适当和系统检查。	【标准解读】 确认和验证包括实验室信息系统和其他系统如实验室设备、医院患者管理系统及基层医疗系统之间的接口正常运行。实验室应验证外部信息系统从实验室直接接收的电子及相关硬拷贝(如计算机系统、传真机、电子邮件、网站和个人网络设备)的检验结果、相关信息和注释的正确性。信息系统使用前、调整后,需进行确认和验证,内容包括: 软件功能符合实际需求的测试和确认,实验室数据一致性验证。 【查阅文件】 LIS 新增功能(如自动审核)的验证报告,仪器、数据接收终端与 LIS 数据一致性验证报告。 【查阅文件】 查看 PCR 定量结果如何导入 LIS,以及如何转换成对数值后导入 IQC 分析软件,是否有验证。如果是手工输入 PCR 定量结果,是否有防止手工录入错误的措施。定性项目(如地中海贫血基因分型和人乳头瘤病毒基因分型等)在结果报告时是否预先设定全部为阴性。
7.6.4 宕机预案	实验室应制定经策划的过程,以便在发生影响实验室提供服务能力的信息系统故障或宕	【标准解读】 应制定标准操作规程,规定在信息系统、服务器、中间件等系统故障时,如何验

续　表

标　准　条　款		迎　检　思　路
	机期间维持运行。该情况还包括自动选择和报告结果。	证系统停机和恢复后的数据及信息,以确保患者数据的完整性。应制定书面应急和演练计划,以应对某些突发事件,确保在发生计算机或其他信息系统故障时,能快速有效地发出患者结果报告。 【查阅文件】 信息系统故障应急预案程序文件;信息系统故障应急演练记录。
7.6.5　异地管理	当实验室信息管理系统在异地或由外部供应者进行管理和维护时,实验室应确保系统的供应者或运营者符合本准则的所有适用要求。	【标准解读】 当信息系统的管理和维护在异地或分包给其他供应商时,实验室管理层应负责确保系统的供应商或操作者符合本手册的所有适用要求。
7.7　投诉		
7.7.1　过程	实验室应有处理投诉的流程,至少包括: a）对投诉的接收、确认、调查,以及决定采取处理措施过程的说明。 注:投诉的解决可导致实施纠正措施(见 8.7)或作为改进过程的输入(见 8.6)。 b）跟踪并记录投诉,包括为解决投诉所采取的措施。 c）确保采取适当的措施。 应可公开获取投诉处理过程的说明。	【标准解读】 应建立投诉的管理程序,通过及时合理解决客户投诉或反馈意见,持续改进检验质量和服务能力。 【查阅文件】 查阅投诉管理程序文件;查阅投诉及处理记录。
7.7.2　投诉接收	a）在接到投诉后,实验室应确认投诉是否与其负责的实验室活动相关,如相关,则应处理该投诉(见 8.7.1)。 b）接到投诉的实验室应负责收集所有必要的信息,以确认投诉是否属实。 c）只要可能,实验室应告知投诉人已收到投诉,并向其提供处理结果和进程报告,适用时。	【标准解读】 任何员工有责任接收服务对象以任何方式提出的投诉,只要与实验室活动相关,均应详细问明情况并做好记录。
7.7.3　投诉处理	调查和解决投诉不应导致任何歧视行为。	【标准解读】 通过调查核实,分析研究,确定投诉性

续 表

标 准 条 款		迎 检 思 路
	投诉决定应由与投诉事项无关的人员做出或审查和批准。资源不允许时,任何替代方案都不应损害公正性	质是有效投诉或是无效投诉,然后依据情况采取具体相应措施。调查和解决投诉不应导致对员工或用户的任何歧视行为。参与投诉的调查、解决、审查和批准等活动的人员原则上应该是本投诉不涉及的人员,以免在处理过程中有失公允。 【查阅文件】 查阅投诉及处理记录。
7.8 连续性和应急预案	实验室应确保已经识别与紧急情况,或者其他导致实验室活动受限或无法开展等状况有关的风险,并制定协调策略,包括计划、程序和技术措施,以便在中断后继续运行。 应定期测试预案,并演练响应能力,可行时。 实验室应: a) 考虑所有相关实验室人员的需要和能力,制定紧急情况响应方案。 b) 向相关实验室人员提供适当的信息和培训。 c) 对实际发生的紧急情况作出响应。 d) 采取与紧急情况的严重程度和潜在影响相符的措施,预防或减轻紧急情况的后果。 注:详细信息见 CLSI GP36-A。	【标准解读】 为减少因仪器故障、断网、断电、断水等对检验工作的影响,分子生物学实验室应制定适宜的应急预案。通过紧急情况的识别,预判应急类型和时长,采取不同的措施。如仪器故障,启用备用仪器或送第三方实验室检测,断网超过 1 小时时启用手工工作模式,断电时启用 UPS,断水时用生活纯净水代替等。宜每年对人员进行应急预案的培训和演练。 【查阅文件】 查阅连续性和应急预案文件;应急演练报告。

第五节 管理体系要求

标 准 条 款	迎 检 思 路
8.1 总体要求	
8.2 管理体系文件	
8.3 管理体系文件控制	

续　表

标准条款		迎检思路
8.3.1　通用要求	实验室应控制与满足本准则要求有关的内部和外部文件。 注：本准则中，"文件"可以是政策声明、程序及相关辅助工具、流程图、使用说明、规范、制造商说明书、校准表格、生物参考区间及其来源、图表、海报、公告、备忘录、软件、图纸、计划、协议和外源性文件如法律、法规、标准和提供检验程序的教科书，描述员工资质（如岗位说明）的文件等。这些文件可用任何形式或类型的媒介，如硬拷贝或数字形式。	【标准解读】 分子生物学实验室有关的内部和外部文件均应满足实验室制定的文件控制程序的要求。 【现场观察】 工作地点的文件均为现行有效版本，所有文件符合文件控制要求。
8.3.2　文件控制	实验室应确保： a）文件有唯一性标识。 b）文件发布前，由具备专业知识和能力的授权人员确定其适用性后予以批准。 c）定期审查文件，必要时更新。 d）在使用地点可获得适用文件的相关版本，必要时，控制其发放。 e）识别文件更改和当前修订状态。 f）防止未经授权修改、删除或移除。 g）防止未经授权获取文件。 h）防止误用作废文件，对因需要而保存的作废文件作适当标识。 i）规定期限内或按照适用的规定要求，每份废止的受控文件至少保存一份纸质或电子版文件。	【标准解读】 分子生物学实验室依据文件控制程序的要求修订和管理外来文件和实验室内部文件。 【查阅文件】 查阅受控文件清单，文件修改或修订示例。
8.4　记录控制		
8.4.1　记录建立	实验室应建立和保存清晰的记录以证明满足本准则的要求。 应在执行影响检验质量的每一项活动时进行记录。 注：记录的媒介可采用任何形式或类型。	【标准解读】 依据记录控制程序的要求执行。

续　表

标准条款		迎检思路
8.4.2　记录修改	实验室应确保修改的记录可追溯到之前的版本或原始记录。应保留原始的和修改后的数据和文档,包括修改的日期,相关时,修改的时间、修改内容和修改人的标识。	【标准解读】 依据记录控制程序的要求执行,检验和质控结果保留原始的和修改后的数据。 【追踪调查】 查 3 个修改的记录,是否可追溯到之前的版本或原始数据,能否显示修改的时间、内容和修改人的标识。
8.4.3　记录保存	a) 实验室应实施记录的标识、存放、防止非授权的获取及修改、备份、归档、检索、保存期和处置所需的程序。 b) 应规定记录保存时间。 注 1: 除要求外,可基于已识别的风险选择记录保存时间。 c) 报告的检验结果应能在必要或要求的期限内进行检索。 d) 所有记录应在整个保存期间可获取,无论使用何种媒介保存记录,应清晰,并可用于实验室管理评审(见 8.9)。 注 2: 从法律责任考虑,特定类型程序(如组织学检验、基因检验、儿科检验等)的记录可能需要比其他记录保存更长时间。	【标准解读】 依据记录控制程序的要求执行,检验结果和工作日志可采用电子或纸质媒介保存。 【现场观察】 实验室员工培训、考核、授权记录,环境温湿度记录,设备维护、保养、维修、校准记录,试剂验收试验记录,样本全过程记录,复检记录等。
8.5　应对风险和改进机遇的措施		
8.5.1　识别风险和改进机遇	实验室应识别与实验室活动相关的风险和改进机遇,以: a) 预防或减少实验室活动中的不利影响和潜在问题。 b) 通过应对机遇实现改进。 c) 确保管理体系达到预期结果。 d) 减轻患者医疗风险。 e) 帮助实现实验室目的和目标。	【标准解读】 根据分子生物学实验室的活动范围来制定和实施风险管理计划,系统地收集和采纳风险点,采用潜在失效与效应分析进行风险评分和审核,识别不可接受的风险。 【查阅文件】 风险评估报告,中高风险点评估记录。 【访谈调查】 抽查员工,访谈其在风险管理的角色,工作中常见风险点,采取的预防和控制措施。
8.5.2　应对风险和改进机遇	实验室应对识别出的风险进行分级并应对。应对风险的措施应与其对实验室检验结果、	【标准解读】 依据风险涉及事件发生的可能性及其后果的严重性确定风险等级。风险的应对

续　表

标准条款		迎检思路
	患者及员工安全的潜在影响相适应。 实验室应记录针对风险和机遇所做的决定及采取的措施。 实验室应在其管理体系中纳入并实施针对已识别风险和改进机遇的措施，并评审其有效性。 注1：应对风险的选择可包括：识别和规避威胁，消除某一风险源，降低风险概率或后果，转移风险，为寻求改进机遇承担某一风险，或通过知情决策而接受风险。 注2：虽然本准则要求实验室识别和应对风险，但并未要求特定的风险管理方法。实验室可使用 ISO 22367 和 ISO 35001 作为指南。 注3：改进机遇可导致扩展实验室活动范围、应用新技术或产生其他可能性以满足患者和用户需求。	措施包括规避威胁、消除某一风险源、改变风险发生的概率、改变风险发生的可能后果、转移风险、分担风险、通过知情决策而接受风险等。对于轻微或一般风险，只对其进行监控。对于中等风险，应制定措施降低风险，并对措施的有效性进行评估。对于严重或非常严重的风险，应立即停止相关活动。在选择风险控制措施时，实验室应在确定剩余风险是否可接受之前，选择能够尽可能合理地降低风险的风险控制措施。在实验室的管理体系中将风险管理纳入相应的条款。应建立基于风险的警报和行动触发器，以确保对任何已确定的不良事件或趋势及时做出反应。应对风险的措施作为风险监测一部分内容进行评估，以确保风险控制仍然有效，风险仍然可接受。 【查阅文件】 中高风险点的控制措施示例。
8.6　改进		
8.6.1　持续改进	a）实验室应按方针和目标声明，持续改进其管理体系的有效性，包括检验前、检验和检验后过程。 b）实验室应识别和选择改进机遇，研究、制定并采取必要措施；改进活动应针对风险评估和识别出的机遇而确定的重点工作（见8.5）。 注：可通过风险评估、方针应用、评审操作程序、总体目标、外部评审报告、内审发现、投诉、纠正措施、管理评审、员工建议、患者和用户的建议或反馈、数据和室间质量评价结果分析等，识别改进机遇。 c）实验室应评审采取措施的有效性。	【标准解读】 分子生物学实验室依据持续改进管理程序，通过管理评审、内部审核、风险评估、检验程序评审、用户反馈、EQA 和 IQC、文献等信息和数据，识别改进的机遇，确定重点高风险工作。制定持续改进措施，并告知员工。 【查阅文件】 持续改进措施记录，PDCA 或 QCC 或 6S 等管理案例。 【访谈调查】 抽查员工，访谈其在实验室持续改进活动中的角色和持续改进成效。

续 表

标准条款		迎检思路
	d）实验室管理层应确保实验室参加覆盖患者医疗相关范围和结果的持续改进活动。 e）实验室管理层应将改进计划和相关目标告知员工。	
8.6.2 实验室患者、用户和员工的反馈	实验室应向其患者、用户和员工征求反馈意见。应分析和利用这些反馈以改进管理体系、实验室活动和用户服务。 应保存包括所采取措施在内的反馈记录。应将对其反馈所采取的措施告知员工。	【标准解读】 按实验室患者、用户和员工反馈管理程序，涉及分子生物学实验室的反馈信息、意见和建议进行风险评估，对识别出的中高风险事项实施改进措施，跟踪验证改进措施的有效性，并定期总结分析，持续改进管理体系、实验室活动和用户服务。 【查阅文件】 涉及分子生物学检验的反馈及整改措施记录。
8.7 不符合及纠正措施		
8.8 评估		
8.8.1 通用要求		
8.8.2 质量指标	应策划监控质量指标[见5.5d)]的过程，包括建立目的、方法、解释、限值、措施计划和监控周期。应定期评审质量指标以确保其持续适宜。	【标准解读】 参照质量目标，选择和建立分子生物学实验室的质量指标，包括但不限于：标本不合格率、实验室间比对率、实验室内周转时间中位数、检验报告不正确率等。质量指标按质量指标的策划与评估程序文件进行管理。 【查阅文件】 质量指标监测报告及数据应用情况。 【访谈调查】 查阅分子生物学实验室质量指标的设定标准及定期评审记录，确定其是否持续适宜自身发展和用户需求。
8.8.3 内部审核		
8.9 管理评审		

（关　明）

第十七章　数据控制和信息管理认可要求与迎检思路

本章围绕 CNAS－CL02:2023 中 4.2 保密性和 7.6 数据控制和信息管理展开，旨在为医学实验室信息管理的规范化和标准化提供指导，并为迎检工作提供思路和方法。本章首先介绍了条款“4.2 保密性”中关于信息管理和信息发布的内容，强调实验室应建立患者隐私和信息保密的管理程序，全面覆盖信息的采集、处理、发布和使用等关键环节。其次，对条款“7.6 数据控制和信息管理”进行了全面解读。条款“7.6.1 通用要求”部分，详细阐述了计算机化和非计算机化系统的定义、差异和管理要点，建议医学实验室可参考 ISO 22367：2020 开展信息风险评估和安全控制。在条款“7.6.2 信息管理的职责和权限”部分，要求实验室应对接触信息的访问者、使用者及管理人员明确职责和权限。条款“7.6.3 信息系统管理”则细化了信息系统在引入前、日常维护、数据访问、备份、网络安全、手工数据处理等关键环节的管理要求。条款“7.6.4 宕机预案”要求医学实验室应制定宕机期间的应急预案，以确保检验服务的连续性。条款“7.6.5 异地管理”规定信息管理系统在异地或由外部供应者进行管理和维护时，也应满足 ISO 15189:2022 的所有适用要求。另外，本章还提供了一系列现场观察、访谈和查阅文件的建议，以帮助医学实验室验证其信息管理措施的有效性。总之，本章为医学实验室提供了一套全面的信息管理认可准则解读和迎检准备指南，有助于医学实验室构建符合国际标准的信息化管理体系，提高信息管理的质量和效率，确保患者信息安全和数据准确性。

第一节　总 体 要 求

标准条款		迎检思路
4.2.1　信息管理	实验室应通过作出具有法律效力的承诺，对在实验室活动中获得或产生的所有患者信息承担管理责任。患者信息的管理应包括隐私和保密。实验室应将其准备公开的信息事先通知用户和/或患者。除非用户和/或患者公开的信息，或实验室与患者有约定（例如，为回应投诉的目的），其他所有信息都作为专有信息并应视为保密信息。	【标准解读】 具有法律效力的承诺是指实验室明确承诺患者信息管理将遵守相关的法律法规和伦理标准，这种承诺通常采用书面形式，如员工签署的保密协议、服务合同中的保密条款、知情同意中的隐私政策声明等。患者信息的隐私管理为 ISO 15189:2022 的新增条款，充分体现了对患者隐私权的日益重视，标志着以患者为中心的管理理念在信息管理层面的实质提升。

续 表

标 准 条 款		迎 检 思 路
		【查阅文件】 建立患者隐私和信息保密的管理程序，内容包括： （1）实验室活动中涉及的患者隐私和信息的定义、分类及权限管理。 （2）实验室活动中对患者隐私的保护及信息保密的措施。 （3）需公开患者信息时的流程或约定。 （4）各级人员对患者隐私和保密的承诺，包括法人。 （5）实验室将患者标本用于自身检验项目以外的其他用途时，患者信息的保密措施。
4.2.2 信息发布	实验室按法律要求或合同授权透露保密信息时，应将发布的信息通知到相关患者，除非法律禁止。实验室应对从患者以外渠道（如投诉人、监管机构）获取的有关患者信息保密。除非信息提供方同意，实验室应为信息来源保密，且不应告知患者。	【查阅文件】 建立患者隐私和信息保密的管理程序，内容还应包括： （1）当不得不透露患者的保密信息时，事先通知相关患者的流程。 （2）实验室从患者以外渠道（如投诉人、监管机构）获取有关患者信息时的保密措施，包括对信息来源保密。 【现场观察】 标本采集现场的叫号系统及取报告单流程中是否采取了患者信息保密措施。 采集患者标本时有无对患者隐私的保护措施。 检查实验室是否有物理安全措施。例如，专用的数据存储设备、锁定的文件柜、计算机屏幕保护措施等。 查阅实验室与第三方机构签订的包含保密条款的合同，确认其中关于信息保密的规定符合法规要求。 通过现场访谈或文件查阅，了解实验室员工能否准确理解和执行实验室保密政策，查看日常工作记录是否遵循保密规定。例如，在病例讨论、记录保存或数据传输时是否采取了恰当的保密手段。

第二节　数据控制和信息管理

标 准 条 款		迎 检 思 路
7.6　数据控制和信息管理		
7.6.1　通用要求	实验室应获得开展实验室活动所需的数据和信息。 注 1：本准则“实验室信息系统”中包括计算机化和非计算机化系统中的数据和信息管理。相比非计算机化的系统，有些要求更适用于计算机系统。 注 2：与计算机化实验室信息系统相关的风险见 ISO 22367：2020，A.13。 注 3：确保信息保密性、完整性和可用性的信息安全控制、策略和最佳实践等见 ISO/IEC 27001：2022 附录 A“信息安全控制参考”。	【标准解读】 该条款要求实验室能够获取实验室活动（包括检验前、检验和检验后及支持性服务过程）中所需的数据和信息。 定义了“实验室信息系统”包括两种类型，即计算机化和非计算机化系统。 有些条款更适用于计算机化信息系统的管理，如 LIS 和 HIS 中的数据与信息管理。 计算机化信息系统，除了 LIS 和 HIS 外，还包括自动化分析仪器的主控电脑、流水线的主控软件和轨道的控制软件、采集流水线、标本分拣流水线，以及独立的设备、试剂管理软件等。 非计算机系统：不直接使用计算机软件或程序统计、处理和保存数据和信息的系统，通常依赖于传统的手工或机械方式进行数据记录、存储和处理。例如，手写实验记录、纸质病历、纸质档案等。 注 2 和注 3 为新增。充分体现了 ISO 15189：2022 编写的特点，对于相关要求直接引用相关标准，不在文中赘述。 如引入 ISO 22367：2020（已等同转化为 GB/T 43278—2023），其 A.13 章节描述了与计算机化实验室信息系统相关的潜在风险： （1）在整个检验过程中正确识别和追溯患者及所有相关人员的能力。 （2）能够正确无误地传输和显示可读和可理解的信息，包括：医生向标本采集者或实验室的申请，检验结果，可能影响解释的样品或检验问题。 （3）容许实验室信息系统中断和/或从中断中恢复的能力。 （4）中间件的完整性和可靠性。 （5）侵入与互联网连接的系统（直接或间接）并更改或窃取患者数据的可能性。 （6）网络安全的通用性关注。

续　表

标 准 条 款		迎 检 思 路
		引入 ISO/IEC 27001：2022 附录 A“信息安全控制参考”，方便实验室直接采用对患者的信息安全进行核查。 【查阅文件】 对包含患者信息和数据的所有计算机化信息系统应有风险管理程序文件。查阅该文件是否按照 ISO 22367：2020 的要求对实验室信息系统进行风险管理。 有程序文件规定，确保患者信息与数据始终具有保密性及安全性，同时符合 ISO/IEC 27001：2022 附录 A“信息安全控制参考”，其中包括对计算机化和非计算机化系统中的数据和信息进行安全控制。 【跟踪核查】 核查实验室提供的信息和数据有满足临床医生的证据。例如，实验室通过问卷调查或访谈的形式证明其满足临床医生的需求。 核查实验室检验前、检验和检验后过程中，实验室获取足够的信息和数据，满足检验过程或支持性过程的需求。例如，实验室能够访问 HIS 或通过其他途径获取患者的病历，以及用药记录等与实验室服务相关的信息。 核查实验室信息系统进行风险评估、控制和管理的证据。至少应有对照 ISO 22367：2020，A.13 中描述的相关的潜在风险进行管理的证据。 核查实验室按照 ISO/IEC 27001：2022 附录 A 实施信息安全控制的证据。
7.6.2　信息管理的职责和权限	实验室应确保规定信息系统管理的职责和权限，包括可能对患者医疗产生影响的信息系统的维护和修改。实验室最终为实验室信息系统负责。	【标准解读】 实验室对所有可能接触信息的访问者、使用者及管理人员明确职责和权限。包括： （1）信息系统部门或上级部门的管理者，也包括实验室负责信息管理的人员。 （2）负责患者数据和信息的输入或修改者：通常是指各级授权的检验人员。 （3）系统维护者：通常是指系统工程师（往往由厂家指派）。 （4）本条款明确指出实验室是实验室信息系统的最终负责人。 【查阅文件】 查阅实验室信息系统使用和管理人员

续　表

标准条款		迎检思路
		的职责和权限。这些人员中应包括维护和维修人员是否授权。 查阅信息系统包括 LIS 服务器的访问、使用、维护和修改记录，核对授权情况。
7.6.3　信息系统管理	用于采集、处理、记录、报告、存储或检索检验数据和信息的系统应：	【标准解读】 系统包括：Word、Excel、LIS（采集、处理、记录、报告）或其他实验室应用的信息系统（包括中间件、设备主控电脑、试剂耗材管理系统、HIS、病案系统、体检系统等）。此时还可能包括这些系统的备份件，如备份服务器或镜像服务器等。
	a）在引入前，经过供应者确认，以及实验室的运行验证；在使用前，系统的任何变化，包括实验室软件配置或对商业化现成软件的修改，均应获得授权、文件化并经验证。 注 1：适用时，确认和验证包括：实验室信息系统和其他系统，如实验室装备、医院患者管理系统及基层医疗系统之间的接口正常运行。 注 2：常用的商业现成软件在其设计的应用范围内使用可被视为已经过充分的确认（例如，文字处理和电子表格软件，以及质量管理软件程序）。	【标准解读】 该条款是要求实验室关注供应商提供的信息系统，在引入前和使用前应证实一致性。例如，供应商介绍的功能是否能再现（供应商确认）并与实验室的要求相一致（这就是实验室验证的目的）。 信息系统引入前，是指在签订购买合同前，需要供应商确认并由实验室进行试运行验证。 信息系统使用前，是指在实验室安装完成后但还没有正式启用之前。 商业现成的软件：实验室常用的这类软件包括 Word、Excel 或其他商业化管理软件，如设备和试剂管理系统、企业资源计划（enterprise resource planning，ERP）系统、办公自动化系统（office automation system，OA）等，可能会用于收集、处理、记录、报告、存储或检索检验数据和信息。实验室只要在其应用范围内使用上述这些系统，即被定义为已经过充分确认，实验室使用前无须再确认和验证。如果发生变更或修改，需经实验室授权、确认和验证。 【跟踪核查】 实验室应保存供应商在系统引入前已确认功能的证据。例如，LIS 有说明书和/或合同中的详细产品和功能介绍，每个功能厂商应提供足够的证明材料（如电脑界面的效果照片或视频等）表明此功能实现的条件、途径和达到的预期效果。 实验室应保存通过各种方式验证信息

续　表

标 准 条 款		迎 检 思 路
		系统后，经供应商确认的证据。例如，验证信息系统中各类操作流程、功能等与供应商介绍的一致性证据。如果发生变更或修改，需进一步核查经实验室授权、确认和验证的证据。 在使用前，实验室保存有试运行的验证证据。例如， （1）对说明书和/或合同中的每个功能，实验室应对照其功能描述（条件、途径和达到的预期效果）逐个验证并保存记录。 （2）若信息系统间有通讯，即进行数据和信息交换时，实验室应有验证接口数据和信息交互正确性的证据。通常以患者的报告单为依据，核查各相关系统间的一致性。例如， 1）中间件与 LIS。 2）LIS 与 HIS：核查 LIS 接收的医嘱信息与 HIS 的一致性；HIS 接收检验报告结果与 LIS 的一致性。 3）LIS 与病案系统。 4）其他接口（如有时）。
	b）形成文件，包括系统日常运行等文件可被授权用户方便获取。	【跟踪核查】 核查实验室的信息系统管理文件，内容包括：系统的日常运行操作记录，人员分级授权清单等。 核查相关授权人员能否方便获取此类文件。例如，询问现场正在利用信息系统采集、处理、记录、报告、存储或检索检验数据和信息的授权人，怎样获取此类文件。
	c）考虑网络安全，以防止系统未经授权的访问，并保护数据不被篡改或丢失。	【标准解读】 机构内的网络形式，目前有两种，即内部网络与外部网络。 内部网络（内网）：指的是局域网，如实验室内的电脑、手机、平板电脑、电视等设备连接到同一个路由器上形成的局域网。局域网是一种封闭型网络，通常在附近具有文件管理、应用软件共享、打印机共享、电子邮件和传真通信等功能。 外部网络（外网）：将计算机网络互相连接在一起的方法可称作“网络互联”，在这基础上发展出覆盖全世界的全球性互联

续　表

标 准 条 款		迎 检 思 路
		网络称互联网，即是互相连接一起的网络结构。例如，互联网（internet），又称网际网络，或音译因特网（Internet）、英特网，是网络与网络之间所串连成的庞大网络，这些网络以一组通用的协议相连，形成逻辑上的单一巨大国际网络。通常 internet 泛指互联网，而 Internet 则特指因特网。 保护数据不被篡改或丢失：是指在网络终端间进行信息和数据交换时，需要有保护数据准确性和安全性的措施。 【访谈调查】 机构内是否有将 LIS 数据发布于外网，也就是内外网互通，如外网访问的检验报告单查询系统，手机APP报告单查询系统等。 【查阅文件】 核查实验室的相关程序，包括： （1）针对内外网数据不被篡改和丢失，保持数据完整所采取的措施。例如，有诸如防火墙等隔离措施。 （2）对于检验数据和信息的收集、处理、记录、报告、贮存或恢复等过程中使用的内部计算机系统，应该采取措施以防止意外或非授权人员获取、修改或破坏。例如，对终端电脑的使用进行授权等。 【现场观察】 现场观察信息系统是否能阻止非授权者进入。 （1）以非授权的访问者身份尝试访问 LIS 和实验室使用的其他信息系统，检查系统是否有效阻止非授权者访问。 （2）观察正在运行的系统界面，有无保护性措施防止非授权者修改。例如，是否有屏保，非授权者是否能修改当前界面的数据或信息。 （3）LIS 收集的患者信息，若要进行修改，观察修改路径是否与文件一致，修改人是否经过授权。 （4）模拟意外断网或断电（条件允许时），观察对于正在运行的患者检测数据和信息从收集到报告的各个环节的保护措施是否有效。 （5）观察机构内是否有其他信息系统通过 LIS 获取检验数据。如 HIS 与 LIS 之

续　表

标　准　条　款		迎　检　思　路
		间有通信接口程序，HIS 向 LIS 发布检验医嘱并从 LIS 获取检验结果（HIS 和 LIS 是同一系统既同一个数据库除外）、与体检系统、病案系统、药物临床试验质量管理（Good Clinical Practice，GCP）系统等通过接口程序交换信息时，是否按照授权规则运行（这些功能通过分级授权而实现）。 【跟踪核查】 内外网互通时，有保护措施防止被非法接收或拦截。 注：此条款可能需要机构内的信息管理部门提供保护措施的证据，如机构通过信息安全等级保护评审等方式。 当有系统间交换信息时，有安全措施防止非授权获得这些信息。例如，这些信息系统应当通过国家安全认证并获得较高等级的证明，或与实验室签署保密协议，协议中至少包括防止非授权使用系统的措施。 当有其他计算机系统能通过 LIS 获取患者实验室信息时，应核查这些系统操作人员是否已取得授权。 核查这些信息系统在获取患者实验室信息后，是否进行了权限设置，以防止未经授权的更改。 核查使用上述系统的授权记录与实际运行的一致性。
	d）在符合供应者规定的环境下操作，或对于非计算机系统，提供保护人工记录和转录准确性的条件。	【标准解读】 计算机系统的操作环境应参考设备说明书，尤其应关注服务器的存放环境应符合其声明的条件。在此环境下操作时，信息和数据的传输是通过计算机系统自动进行的，无须手工键入检测结果，且过程全部被计算机接收并准确保存在系统中。例如， （1）标本采集时 LIS 的采集界面是通过 HIS 获取了患者的所有医嘱信息后进行的采集时间确认。 （2）当仪器检测时是通过采集信息确认后再上机检查，检测结果直接与患者对应。 （3）检测完成后，将带有结果的患者数据与信息传输到 LIS 形成报告单。此过程就是系统之间通过接口程序发生的实时且无缝连接的计算机通讯。

续　表

标准条款		迎检思路
		非计算机系统的操作,在实验室通常是指将检测的原始数字或信息结果直接记录在纸质文件上,或通过手工将数据和信息键入计算机或其他计算机化信息系统的过程。例如, (1) 将人工显微镜镜检的白细胞分类结果手工记录于纸质记录表中,然后,再通过手工将这些信息和数据键入(输入)计算机或其他信息系统中。 (2) 将某台未联网仪器检测的结果键入计算机或其他信息系统中。 在这样的操作环境下,实验室应确保记录表内容及转录信息和数据的准确性。 【跟踪核查】 核查需要将检测的原始结果键入 LIS 的原始记录与 LIS 中报告结果的一致性。 核查实验室确保上述过程中核对输入数据准确性措施。例如,核查 LIS 中经复查后白细胞五分类结果数据报告的准确性。 核查镜检白细胞五分类的原始结果的纸质记录表,记录中包括五分类的原始数据,以及操作人与核查人。 进一步核查将五分类原始结果输入 LIS 时的操作者,以及审核输入数据是否准确的审核人。纸质记录表中应保存输入(报告)者,以及核查 LIS 中数据与原始结果一致性的核查(审核)者的确认记录。 核查自动化仪器的接口程序,在接收检测仪器和传入 LIS 过程中,是否具有自我校验功能,或其他措施以确保数据传输的正确性。 注 1:系统的自我校验功能,一般是指当通过接口程序将数据和信息发送给对方时(或接收对方发送的数据和信息时),首先通过设置的自我校验程序进行确认送出(或接收)数据和信息的正确性来防止错误传输。最为简单的校验方式为两次发送(或接收,即读取)数据和信息,然后通过程序比较这两次数据和信息。只有当两批数据信息完全一致即为校核成功,同时及时发现不成功的数据和信息,避免错误传输。 注 2:其他方式,是指系统间的接口程序遵循了如卫生信息交互标准(Health Level

续 表

标 准 条 款		迎 检 思 路
		Seven, HL7,是在国际医疗领域内公认的标准之一,是临床和管理数据交换、管理和数据汇集的标准)等标准,为不同类型的信息系统之间进行数据传输提供准确性的保证。
	e) 进行维护以保证数据和信息完整,并包括系统故障的记录和适当的应急和纠正措施;应对计算和数据传送进行适当和系统检查。	【标准解读】 数据和信息完整性,体现在以下几方面。 (1) 在 HIS、病案系统、GCP 系统、体检系统、内外网中的报告单查询系统、手机 APP 报告查询系统之间的数据和信息交换时,可能导致数据和信息完整性受到破坏,所以应进行维护活动来保证其完整性。这时的维护活动可能同时需考虑备份服务器、镜像备份、硬盘拷贝(适用时)等。 (2) 关闭和重启所有与 LIS 相关的信息系统的服务器,尤其是 LIS 服务器的关闭和重启会直接影响到正在处理和发送的检验报告的数据和信息的完整性。 (3) 实验室的检验报告中常见的附加信息:如生物参考区间、检测结果超正常参考区间的提示(如"↑"或"↓")、危急值警示(如"↑↑"或"↓↓")、血糖的脚注(如空腹、餐后 2 小时等)也是重要的检验信息,在系统数据信息交换时同样也需考虑其完整性。 维护活动,包括记录系统故障和采取的应急与纠正措施。 系统故障记录:通常在系统的运行日志中应有此类记录。 应急措施:是指系统进行维护期间,实验室应有应急预案,确保系统在维护过程中数据和信息完整。例如,当维护需要停机(无论是计划内或意外)时,实验室均应制定停机期间进行检验(包括前、中和后)过程的应急预案。尤其是意外停机,实验室应有核查停机前和恢复后数据和信息一致性的措施,确保其完整性。 纠正措施:当系统发生故障,造成意外停机或需要停机维护时,实验室应对故障、故障原因,以及所采取的纠正措施进行记录。 【查阅文件】 实验室相关程序文件或 SOP 中应包含: (1) 应建立 LIS 与 HIS、中间件、交换器等系统突发故障事件的应急预案,包括与

续　表

标准条款		迎检思路
		LIS 交换信息和数据的系统厂商或维护商提供的故障前后核查数据信息完整性的措施。 （2）若实验室使用了其他与检验有关的信息系统，如设备或试剂耗材管理系统时，也应有处理其突发故障时的应急预案和保证数据信息完整性的保护性措施。 对所有终端计算机故障的应急预案和保证数据信息完整性的保护性措施。 【跟踪核查】 核查实验室对于以上系统接收 LIS 数据准确性的验证记录，以及排查故障后核查数据信息完整性的记录（适用时）。 从 LIS 中调取数份各专业典型的检验报告单，其中至少包括了检验结果、相关信息和注释等信息。核查其他信息系统接收这些信息和数据正确性的记录或证据。 核查实验室开展新检验项目时，其他信息系统接收 LIS 结果、相关信息和注释正确性的验证记录（适用时）。例如，调取实验室开展的新项目，查看其他信息系统中该项目的结果、相关信息和注释是否有与 LIS 进行验证的记录，核查实验室的计算机故障时采取的纠正措施记录。 应对计算数据传送进行适当和系统检查。 核查故障前后信息和数据完整性记录。这种记录可以是实验室提供的故障前后报告单（包括数据、信息、各类符号和计算公式推导出的结果）对比记录；也可以现场直接抽取报告单进行核查。 【访谈调查】 现场抽取两名门急诊工作人员或新员工访谈： （1）对于 LIS、HIS、中间件、交换器等系统故障时的应急预案的知晓程度，以及现场演示，观察其是否能快速、有效发出患者结果报告。 （2）对于正在使用的计算机，一旦发生故障，了解应急预案，以及分析正在处理的数据对患者结果的影响。
7.6.4　宕机预案	实验室应制定经策划的过程，以便在发生影响实验室提供	【标准解读】 宕机：指操作系统无法从一个严重系

续　表

标 准 条 款		迎 检 思 路
	服务能力的信息系统故障或宕机期间维持运行。该情况还包括自动选择和报告结果。	统错误中恢复过来，或系统硬件层面出问题，以致系统长时间无响应，而不得不重新启动计算机的现象。它属于电脑运作的一种正常现象，任何电脑都会出现这种情况。当此状况发生导致无法使用计算机处理或报告患者结果时，实验室应有相应维持运行的宕机预案。 处理或报告患者结果的计算机，包括仪器设备的主控电脑、处理数据及报告结果的计算机、使用自动选择和报告结果的中间件系统，以及服务器(至少有 LIS 和 HIS)等。 【查阅文件】 宕机预案，包括实验室的仪器设备主控电脑、处理数据及报告结果的计算机、使用自动选择和报告结果的中间件系统，以及服务器等。 【访谈调查】 现场抽取两名门急诊工作人员或新员工核查：若目前正在使用的计算机发生宕机，对预案的知晓情况，回答是否与预案一致。 现场提问信息管理人员，LIS 和 HIS 宕机的应急处理预案。 【现场观察】 现场抽取两名门急诊工作人员或新员工：现场演示 LIS 或终端采集、处理数据、发送报告电脑的宕机预案，观察其是否能快速、有效处理或发出患者结果报告。
7.6.5　异地管理	当实验室信息管理系统在异地或由外部供应者进行管理和维护时，实验室应确保系统的供应者或运营者符合本准则的所有适用要求。	【标准解读】 异地或外部供应者：通常是指机构将信息系统委托给某个供应商进行后续管理和维护。 本条款明确了信息系统无论是在异地或委托给某个供应商管理，实验室管理层应负责监管其操作的符合性。 符合 CNAS－CL02:2023 的适用要求：是指 CNAS－CL02:2023 中所有对于信息系统的管理要求。 【访谈调查】 实验室信息系统是否在异地或由外部供应商进行管理和维护。 【跟踪核查】 若存在上述情况，实验室管理层应提

续　表

标 准 条 款		迎 检 思 路
		供评价系统供应商或操作人员是否符合本准则的全部适用要求的证据：如登录者、访问者、修改者的职责、权限；通过实验室授权后提供维护的证据；完整的过程记录，尤其关注对系统修改时的人员（授权）、修改内容（修改项目的申请、批准和实施）、修改后实验室验证的记录。

（万海英）

第十八章　安全管理认可要求与迎检思路

医学实验室安全是实验室正常运行的最基本保障，其安全管理不仅要求实验室具备安全保障设施，还需要使实验室工作人员充分认识所从事活动的风险，掌握医学实验室安全风险涉及内容，采取应对措施确保员工在风险可控可接受下从事活动。ISO 15190 明确了医学实验室建立并维持安全工作环境的要求，系统规定了安全管理的具体内容，包括生物安全和生物安保、物理安全、化学安全、消防安全等，在安全管理的各个方面提供了国际公认的最佳实践。针对医学实验室质量和能力认可要求，本章详细解读医学实验室安全要求，包括术语及定义、实验室风险分级、管理要求、安全设计、员工、程序、文件、检查和记录要求、危险标识、事件、伤害、事故和职业性疾病的报告、培训和个人责任、服装和个人防护装备、良好内务和安全工作行为、气溶胶与生物安全设施设备、化学品安全与放射安全、消防安全与消防设备设施、电气设备与安全、样本的运送、废物处置，共十六节，四十九类标准条款。本章内容从标准解读、评审要点或查阅文件、现场调查、访谈调查方面详细阐述标准条款涉及的内涵。标准解读针对条款内涵覆盖了定义、审查内容、审查流程等；查阅文件让读者了解条款必备的程序文件、报告，重点强调了记录重要性；现场调查以程序文件、报告记录为指示，检查医学实验室是否将制度规定落到实处；访谈调查让其具备实验室安全意识，遇到安全事件如何处理。本章从条款到迎检思路引导式解读，目的是让读者明确医学实验室安全到底要求什么，如何保障医学实验室安全风险降到最低，并且阐明应对医学实验室认可需要掌握的评审要点，真正做到让读者了解安全要求怎么做。

自 ISO 15189 : 2012 中引用了诸多相关的国际标准，医学实验室安全主要引用 ISO 15190：2020，该标准是现行医学实验室安全方面的国际标准，涉及实验室安全、风险管理、信息安全等多个方面。ISO 15190 由国际标准化组织于 2003 年颁布，并于 2020 年更新。标准系统规定了安全管理的具体要求，包括生物安全和生物安保、物理安全、化学安全、消防安全等，在安全管理的各个方面提供了国际公认的最佳实践。ISO 15190：2020 立足于医学实验室的安全管理要求，广泛适用于各类教学、科研、检测和诊断实验室、病原微生物实验室，同时也适用于生物样本保藏、血库、精子库、生物制品生产等机构单位，以及医疗机构安全管理体系，通过系统化思维和结构化模式，助力优化整合安全管理链路的各个方面。

第一节　常用术语及定义

标　准　条　款

20.1.1　不良事件

任何与预期的、正常的或通常的操作不一致的事件。

20.1.2　气溶胶

粒子分散于气体、烟或雾中形成的体系。

20.1.3　防腐剂

用于皮肤或组织杀菌的化学制剂。

20.1.4　生物因子

可能引起感染、过敏或中毒的所有微小生物体，包括基因修饰的、细胞培养的和寄生于人体的。

20.1.5　生物安全柜/BSC

具有通风功能，且带有微生物过滤器的装置，可以过滤排放到大气中的空气，旨在保护用户和环境免受含有潜在危险微生物的气溶胶的影响。

［来源：EN 12469：2000，3.3 修改］

20.1.6　清洁

去除可见或不可见的各类污染的过程。

20.1.7　去污染

将微小生物体或毒物去除或减少至感染性或其他有害性达到一定安全水平的过程。

20.1.8　消毒剂

具有消毒作用的制剂。

20.1.9　消毒

减少微生物（通常不包括细菌芽孢）数量的过程，无须杀灭或清除全部的微生物。

20.1.10　液滴

非常小的一滴液体。

注 1：小滴，如咳嗽、打喷嚏或说话时从口腔排出的水分子颗粒。

注 2：这些细菌可以传播病原体，并通过扩散到空气中引起感染。

20.1.11　人体工效学

研究人在其工作环境中的效率和安全的学科。

注：该术语包括生物力学、工作生理学、拟人学和人机界面。

20.1.12　抽风罩/通风柜

柜子或置于实验室设备上方的罩子，用以排出空气或烟雾避免其在室内循环。

例如，通风罩、柜或抽风罩。

注 1：如果空气经过过滤后确保安全，可以再循环。

20.1.13　危险

危害的潜在来源。

［来源：ISO Guide 73：2009，3.5.1.4］

20.1.14　危险废物

有潜在可燃性、易燃性、易爆性、腐蚀性、毒性、反应性，对人或对环境有害的废物。

20.1.15　微生物

可复制或转移遗传物质的细胞或非细胞的微小生物体。

续 表

标 准 条 款
20.1.16 噪声 以声能的形式可能对健康产生不利影响的有害声音。 **20.1.17 个人防护设备** 防止人员受到化学或生物污染的用具,包括单独使用或组合使用的衣服和呼吸器,用以保护黏膜、气道、皮肤和衣服不接触传染性或有害物质。 **20.1.18 物理危害** 接触或不接触均可造成伤害的物质、因素或环境。 注 1:物理危害可分为职业危害或环境危害。 注 2:物理危害包括但不限于辐射危害、电气危害、通风危害、热量、噪声和压力危害。 **20.1.19 放射性核素** 天然或合成的可发出电离辐射的不稳定原子核。 **20.1.20 记录** 说明取得的结果或提供活动证据的文件。 注 1:记录可用于提供溯源性,并提供验证、预防措施和纠正措施的证据。 注 2:一般情况下,记录不需要进行修订。 [来源:ISO 9000:2015,3.8.10] **20.1.21 风险** 危害发生的概率及其严重性的综合指数。 注:发生概率包括暴露于危险情况、危险事件的发生,以及避免或限制危害的可能性。 **20.1.22 风险评估** 整个过程包括风险分析和风险评价。 [来源:ISO/IEC Guide 51:2014,3.11] **20.1.23 风险评价** 基于风险分析的程序,以确定是否超过了可容忍风险。 [来源:ISO/IEC Guide 51:2014,3.12] **20.1.24 风险管理** 系统地应用管理政策、程序和实践来分析、评估、控制和监测风险。 注 1:在 ISO Guide 73:2009,2.1 中,风险管理被定义为"在风险方面指导、控制和组织的协调活动"。 [资料来源:ISO 14971:2007,2.22] **20.1.25 安全数据表** 提供详细危险和预防信息的技术清单。 **20.1.26 溅漏处理工具包** 用于去除实验室表面或设备上的化学物质或微生物的套装用具。 **20.1.27 挡溅板** 用于防止人员受液体污染的装置。 **20.1.28 灭菌** 使物品不含微生物的有效过程。 **20.1.29 技术区** 医学实验室中划作样本准备或检验的区域。 **20.1.30 组织** 动物或植物的专化细胞黏着在一起所构成的细胞集合。

第二节　实验室风险分级

标 准 条 款	迎 检 思 路
生物因子分四个风险等级： **Ⅰ级风险（个体低风险，群体低风险）：**不会使健康工作者或动物致病的微生物（如细菌、真菌、病毒）和寄生虫（如非致病性生物）等。 **Ⅱ级风险（个体中风险，群体有限风险）：**能引起人类或动物发病，但一般情况下对健康工作者、群体、家畜或环境不构成严重危险的病原体（如金黄色葡萄球菌，单增李斯特菌）。实验室暴露很少引起严重的感染性疾病；具备有效的治疗和预防措施，并且传播风险有限。 **Ⅲ级风险（个体高风险，群体低风险）：**能引起人类或动物严重的疾病，或造成严重经济损失，但通常不会因偶然接触而在个体间传播，或能使用抗生素、抗寄生虫药治疗的病原体（如伤寒沙门氏菌，朊病毒）。 **Ⅳ级风险（个体高风险，群体高风险）：**能引起人类或动物非常严重的疾病，一般不能治愈，容易直接或间接的因偶然接触在人与人、动物与人、人与动物、动物与动物间传播的病原体（如天花病毒）。 处理Ⅲ和Ⅳ级风险的生物因子的医学实验室应符合更高的要求以确保安全。 注：在欧洲，“风险等级Ⅰ、Ⅱ、Ⅲ和Ⅳ”被称为“风险等级1、2、3和4”。在本标准中，这些术语被认为是可互换的，可根据当地的实际情况使用所需的术语。第2、第3和第4风险等级的生物因子也可称为“病原体”或“传染源”。	【标准解读】 实验室需要自查实验操作中所有可能涉及的生物因子及对生物因子所需进行的操作内容，根据不同风险等级的生物因子及操作内容，进行风险分级，对不同风险级别的操作需要采取相应的防护措施。 对实验室的风险评估和风险分级，需要涵盖整个实验室的所有领域，尤其是病原微生物实验室和病原分子检测实验室。所有操作都必须符合国家或地区的生物安全规范，包括环境、设施、建筑分区和人员防护，所有与现行规定不符的操作均会被判定为不符合项。 【查阅文件】 （1）实验室是否每年定期进行生物安全风险评估，风险评估是否涵盖了实验室操作的所有危险因子及相应的人员防护。 （2）实验室是否每年形成风险评估报告，且报告有所在机构的生物安全第一责任人审核签字。 【访谈调查】 检查实验室的建筑分区和现场环境是否符合国家相应的生物安全建筑标准，是否配备了要求的设施设备用于人员生物安全防护。 【跟踪核查】 检查员工在工作区域是否使用了恰当的个人防护装备。 【现场演示】 现场抽查1～2名员工，询问其是否能够区分Ⅰ～Ⅳ级风险的病原微生物，并且会选用相应的防护装备。

第三节　管 理 要 求

标 准 条 款	迎 检 思 路
实验室应建立安全管理的程序，程序应包括关于危险识别、暴露迹象/症状、风险评估	【标准解读】 实验室应当根据自身的情况，制定符合工作流

续　表

标　准　条　款	迎　检　思　路
和暴露后处理的详细说明。实验室负责人应定期审查和更新程序,确保其保持适用性。实验室应制定书面计划用于安全防护。该计划应包括以下内容: a）访客和厂家的管理。 b）员工健康监测。 c）对实验室进行风险评估、记录评估结果并采取风险控制措施。 d）制定监测化学品和其他危险材料的程序,包括适当的标签要求,以及安全储存和处置要求。 e）制定处理危险材料的安全程序。 f）制定防止高风险和受污染材料被盗的程序。 g）制定确定人员培训需求程序。 h）制定、维护和分发实验室所有使用材料的安全数据表(SDS),并且确保员工能够24小时随时获取和阅读。 i）制定设备去污染和维护程序。 j）制定应急预案,包括溅漏处理应急预案和针刺伤应急预案。 k）对安全事件进行记录、报告和调查。 l）制定化学性、放射性和生物危害等医疗废物的处置程序。	程的生物安全管理书面程序。书面程序需至少包括实验室常见的生物危害因子并指导员工正确及时识别、生物恐怖识别和应对、标本溅漏处理、实验室台面去污染和消毒程序、标本安全处理程序等。 安全管理程序要求涵盖实验室工作人员、实验室后勤人员,以及所有需要进入实验室的外来人员。不仅需要规范员工日常行为和操作,还需包括不同安全事件情况下的应急预案。 所有的安全管理书面程序在实施之前均需有实验室主任或其指定的责任人审核签字后才能实施,如实施期间发生程序的修改,也需重新审批签字后才能发布。 【查阅文件】 （1）检查实验室的安全手册,确认安全手册已经经过实验室主任或其指定的责任人审批签字,并且适用人群包括所有可能在实验室内活动的人员,即实验室内部工作人员、实验室来访参观人员、实验室外来维修维保人员、后勤人员等。 （2）检查安全手册的培训记录,确保实验室工作人员、来访参观人员和后勤人员等都已经获得了相应的安全内容培训并签字记录。 （3）检查实验室安全手册的内容,确认安全手册涵盖实验室所有的操作要求,包括实验前中后的所有操作、仪器维修前后的去污染、日常环境消毒和医疗垃圾的处理交接等。 （4）检查实验室安全手册是否包含必要的应急预案,对于实验室常见的生物安全事件是否都已有书面的应急处理预案,对突发公共卫生事件和生物恐怖事件的应急预案。 （5）检查实验室的职业暴露记录,是否按安全手册的要求留存记录并进行了暴露原因评估,对于暴露后存在感染风险的员工是否进行了后期追踪。 （6）检查实验室的应急预案培训记录,培训人员是否覆盖了实验室的所有工作人员、患者和来访者,应急预案是否考虑到了特殊人群(如孕妇、残疾人等),应急预案中是否制定了疏散计划,每年是否对应急预案进行全实验室演练并留存记录。 【访谈调查】 现场访谈1~2名员工,询问其是否知晓发生应急事件的时候应该如何处理。访谈安全管理员,调查最近一年是否发生安全事件及其处理方式。

第四节 安 全 设 计

标 准 条 款		迎 检 思 路
20.4.1 初步考虑事项	当考虑建设新的实验室,或已建成的实验室需要进行结构变更时,应当遵循相关的建筑规范,包含特定的实验室建筑安全标准等。实验室设计前需要考虑国家和地方建筑法规。未经实验室负责人或指定人员的授权,不得进行任何结构或工程改建工作。 实验室设计过程中,参与规划、建设和运营的人员都应有相应的能力和资质,包括: a)专业人员和其他用户。 b)生物风险管理顾问、生物风险管理委员会。 c)生物科学和/或安全人员。 d)设计师。 e)建设者。 f)维护人员。 g)材料和设备供应商。 h)开办实体。 i)认证实体。 j)监管机构。 k)公共应急服务。 l)风险评估中确定的其他相关方面。	【标准解读】 新建实验室和对现有实验室进行较大的结构改建都属于实验室建设,生物安全实验室的建设需要遵循相关的国家标准和建筑要求,新的实验室建设需要建筑设计人员、供应商、实验室工作人员的共同参与才能完成,参与者应具备相关的专业知识和资质。 【查阅文件】 本条款以检查文件和人员档案为主。 (1)对实验室建设规划的内容应形成相关的文件,与实验室安装、维护相关的人员资质证书应存档备查。 (2)新建的实验室在运营使用前需成立生物安全管理委员会,确定生物安全的第一负责人,并对实验室内其他工作人员进行授权和组织培训,培训完成后才能投入使用,留存授权记录和培训记录。 (3)新建成的实验室需要根据风险等级到相应的机构进行备案登记,获得备案登记证书,现场检查备案登记证书并核实其效期。 (4)实验室建筑主体完成后,需根据风险等级配备相应的安全防护设施,如生物安全柜、空气消毒机、紫外灯等。
20.4.2 一般设计要求	设计实验室时,应: a)确保生物危害性、化学性、放射性和物理危害性均得到有效控制,评估工作区域的风险水平在可接受范围。 b)在非工作区域和邻近的公共空间提供安全环境,以限制实验室对周围环境产生风险。 c)保证所有实验室人员的安全,包括员工、患者、访客、供应商、维护人员、清洁人员等。 d)确保实验室的建设和运转符合相关的地方法规和标准,	【标准解读】 实验室的建设需要遵照国家或地区的规范或行业标准进行规划,其目的是将所有的暴露风险降到最低,把危害限制在最小范围内。整个实验室的设计和工作内容,均需有书面化程序进行规范,并经过实验室主任的审核批准。实验室的建筑设计需充分考虑二级防护的有效性,防止交叉污染,不仅在物理空间上做到污染和清洁的隔断,还需在空调、气流方向上做到从清洁到污染的单向流动,在人员行为上也需要严格规范,确保最大限度地减少对人员的风险危害。

续 表

标准条款		迎检思路
	包括建筑法规和实验室生物安全法规和标准。 e) 参与实验室规划、建设和运营的人员需具备相关专业知识和资质,包括: —专业人员和其他用户。 —生物风险管理顾问和/或生物风险管理委员会。 —安全人员。 —设计者和建设者。 —维护人员。 —材料和设备供应商。 —开办和认证实体。 —监管机构。 —公共应急服务。 —风险评估中确定的其他相关方面。 f) 确保在不兼容的实验室活动之间,设置有效隔离。 g) 确保实验室设计有助于防止交叉污染。 h) 确保医疗实验室的污染区域之间空气循环系统可以有效隔离(每个区域应具有单独的空气循环体系)。 i) 确保清洁和污染的工作空间完全分离(从地板到天花板的区域,包括门)。 注:物理分隔水平根据试验所操作的微生物风险等级而定,其污染风险可通过卫生措施减轻(如洗手或表面消毒)。 j) 确保每个区域都有与开展活动相适应的环境、设施、家具、工作表面和地板表面。 k) 确保所选表面(台面、椅子、地板)耐腐蚀、防水、耐用且易于清洁。 l) 避免使用可能保留生物危险因子的材料(如地毯),以最大限度地减少对员工、患者或访客的风险。 m) 确保通往出口的走廊和	【跟踪核查】 本条款以现场检查为主。 (1) 对实验室的物理分区进行检查,考察分区的合理性。检查实验室是否严格区分了清洁区和污染区,是否科学设置缓冲间、在清洁区和污染区之间是否设置了合理的更衣流程。 (2) 查看实验室是否设计了合理的照明设施,是否有单独供电系统的应急照明设施,安全通道是否畅通。 (3) 检查危化品是否储存在防火防爆柜内,酸碱是否单独分开储存。在地震频发区域,储存危化品的柜子是否与地面固定放置。 (4) 检查实验室的清洁区域和工作区域是否配有单独的空气循环系统,病原微生物室是否配备单独的空气循环系统。 (5) 是否按要求设置了紧急喷淋和洗眼器,通常在工作区域每 30 米配有一个紧急喷淋和洗眼器,或者在实验室内任何区域工作,10 秒能够达到最近的紧急喷淋和洗眼器。紧急喷淋和洗眼器至少每周检查一次并放水,确保管道内的清洁,同时留存检查记录。

续　表

标　准　条　款		迎　检　思　路
	通道无障碍物。 n）确保有足够的无障碍空间进行安全工作，大型设备周围应有足够的空间供维护人员操作。 o）确保提供安静、不被打扰的工作环境。 p）确保有专用洗手池固定在处理有生物危害标本的区域内，并靠近出口，尽可能使用无接触开关，或使用肘部、膝盖或脚开关洗手设备。 q）确保处理生物危害标本区域的洗手池排水通畅。 r）确保实验室自然或人工照明在适合工作的水平，最大限度地减少眩光和分散注意力的反射光。 s）如果实验室存在有潜在危害的化学物质，确保实验室设计了紧急喷淋。 t）在引入新检测技术，尤其是具有高风险的检测技术时，也需要考虑安全设计。实验室应进行风险评估，并考虑所需采取的安全措施。 u）在易受地震、海啸、飓风等影响的地区，在实验室设计、施工和安全评估时要特别考虑。 v）确保患者的个人隐私受到保护。	
20.4.3　实验室安全	20.4.3.1 一般性准则 实验室安全是指降低意外暴露风险、溅漏风险，以及医疗材料丢失、被盗、误用和转移风险的措施。 20.4.3.2　风险评估和安全计划 实验室应进行风险评估，从而根据评估结果制定实验室安全计划。风险评估取决于危害的性质、库存复杂性和具备的基础设施。 风险评估需要：	【标准解读】 实验室应当对实验室内所有潜在的安全风险进行评估、识别和管理，识别过程需要涵盖实验室整体，包括实验室的整体物理安全及防盗窃防非法闯入的安全管理，以及对实验室所有在用材料进行风险性评估，对实验室的信息进行风险评估并进行信息安全保护。对实验室识别出的风险，均进行相应的分级并制定风险应急预案，确保实验室安全。 【查阅文件】 （1）检查实验室的安全手册文件和授

续 表

标 准 条 款		迎 检 思 路
	a) 优先考虑材料安全(例如,实验室操作的材料、设备、库存物资;化学、生物和放射性危害)。 b) 识别风险和漏洞。 c) 确定风险水平、导出预防措施。 d) 将潜在的风险事件进行风险分级并记录。 实验室应以风险评估为基础,设计并实施安全计划。 20.4.3.3 物理安全 物理安全的管理和控制应基于全面的风险评估。实验室入口应配有可上锁的门,门锁在紧急情况下可以快速打开。实验室设置访问权限,仅供授权人员进入。在处理和储存高危险的样本、培养物、化学试剂时,需要采取额外的安全措施,如上锁的门、上锁的冰柜、限制特定人员进入等。应对生物制剂、样本、药物、化学品和机密信息的盗窃和篡改威胁进行评估,并采取适当措施防止此类行为发生。 需对所有进入人员进行识别,以防止未经授权的人员进入。如遇突发情况工作人员应能随时使用电话、紧急按钮或其他紧急报警装置报警。 20.4.3.4 储存材料安全 实验室应保存现场储存的危险材料清单,并对材料进行危害风险分级。有潜在风险的材料应妥善储存在安全位置。 实验室应使用系统审查和修订库存,并处理多余的危险材料。使危险材料的存取政策和程序符合国家的法律和法规要求。 20.4.3.5 信息管理和安全 应确定实验室信息的风险级别,控制对机密信息的访问。使信息管理符合相关的法律和法规要求。	权记录,对实验室访问、危化品取用和信息系统的访问是否有权限要求,是否对可访问人员进行了授权并留有授权记录,对信息系统是否要求定期修改访问密码。 (2) 检查实验室风险评估报告,是否对实验室所有环境可能存在的风险均进行了评估,并对评估出的风险进行了分级并采取风险控制措施。 (3) 对实验室评估后认为后果较为严重或不可接受的风险是否制定了应急预案和风险控制措施,并培训实验室人员,检查应急预案和培训记录。 【跟踪核查】 (1) 对实验室进行现场检查,实验室大门是否可以锁闭,危化品的储存是否有双人双锁,是否留存了取用记录,实验室信息系统是否有加密管理。 (2) 对实验室发生的安全事件是否有调查报告和纠正措施,现场检查报告和记录。

续　表

标 准 条 款		迎 检 思 路
	20.4.3.6　风险事件的应急响应 实验室安全管理应纳入对风险事件的应急响应、事件调查和纠正措施。应制定相关应急政策和处理程序。	

第五节　员工、程序、文件、检查和记录要求

标 准 条 款		迎 检 思 路
20.5.1　一般注意事项	全面的安全计划应包括日常实验室操作的各个方面，包括： a）风险识别和风险评估。 b）生物安全和生物危害，包括血液传播病原体、呼吸防护。 c）化学危害。 d）物理危害。 e）应急准备和响应。 f）消防安全。 g）实验室工效学。 h）设备安全。 i）人员操作规范。 j）个人防护设备。 k）样品和危险材料的运输。 l）废物处理。 m）内务处理。 n）事故、伤害和职业病处理。 o）安全教育和培训。 p）记录保存。	【标准解读】 实验室需要制定安全计划，计划需要涵盖实验室的全部安全相关内容，包括实验室安全管理、安全评估、风险因子、危化品、人员、仪器、操作流程、人员培训和记录保持等方面。 【查阅文件】 本条款以检查安全计划和培训记录为主。 （1）实验室每年年初需制定实验室安全计划、检查计划制定情况，以及安全计划对实验室涵盖的完整性，安全计划需经实验室主任审批签字。 （2）检查安全计划的培训记录。 （3）检查实验室是否根据安全计划进行了定期的安全检查和安全培训，并留存记录。
20.5.2　管理要求	实验室的程序应包括关于危险识别、暴露迹象、风险评估和暴露最小化措施的详细说明。管理者应定期审查和更新程序，确保其适用性。应制定书面计划，该计划应包括以下内容： a）访客安排。	【标准解读】 实验室安全管理涵盖包括危害识别、人员暴露评估、工作流程评估等多项内容，安全管理人员需随时确保现有的运行机制和运行措施是安全有效的，如识别出不适用的制度或安全隐患需及时进行整改并培训工作人员。

续 表

标 准 条 款		迎 检 思 路
	b）员工健康监测。 c）进行风险评估、记录调查结果和采取防护措施。 d）制定监测化学品和其他危险材料的程序，包括适当的标签要求，以及安全储存和处置。 e）处理危险材料的安全规程。 f）防止高风险和受污染材料被盗的程序。 g）确定培训需求和方法的文件。 h）制定实验室所使用材料的安全数据表（SDS），确保员工能够 24 小时随时查阅。 i）设备安全去污和维护程序。 j）安全事件应急预案。 k）事件记录、报告和调查。 l）化学、放射性和生物材料等医疗废物的处置。	【查阅文件】 （1）检查实验室安全文件制定的有效性及安全管理人员定期评估的审核记录。 （2）检查实验室对外来访客的管理和培训记录。 （3）检查实验室的安全数据表，对实验室内的危化品进行抽查，检查其危害标签情况及取用记录。 （4）检查实验室文件中的去污染和维护程序，并检查相关记录。 （5）检查实验室安全事件的记录，包括事件记录、事件原因调查和后期整改措施记录，记录需有实验室主任签字审核。 【跟踪核查】 （1）如实验室存在放射性废物，检查其处置是否符合国家相关规范。 （2）检查化学废物和医疗废物的处理流程和记录是否符合相关规范，检查是否存在化学品废物直接倒入下水道的行为，医疗废物交接是否有交接记录并双方签字。 【访谈调查】 对实验室员工进行现场抽查，确保员工可以快速找到安全数据表并会正确阅读使用。
20.5.3 管理职责	20.5.3.1 全体员工 实验室管理层应对所有员工、患者和实验室访客的安全负主要责任，实验室主任应承担最终责任。 20.5.3.2 科学管理 在适用的情况下，应指定安全管理人员承担生物风险管理责任。 安全管理人员职责应包括： a）规划和协调工作活动，确保有足够的人员配置、时间、空间和设备。 b）确保已进行危害识别和风险评估，并获得生物风险管理组的批准，并且已采取必要的预防措施。 c）确保已对工作人员进行恰当的授权。	【标准解读】 实验室所在的机构需要设置生物安全管理委员会，实验室内部也需要明确划分安全管理职责，实验室主任应作为实验室安全的最终负责人，可以下设各安全领域的主要负责人，包括生物安全、消防安全和化学品安全等。安全管理团队需对全实验室的安全工作进行监督和定期评估，确保实验室安全运转。 【查阅文件】 本条款以检查人员组织架构和职责定义文件为主。 （1）实验室如设置了安全管理人员，实验室主任需进行授权和有书面文件进行职责定义和划分。 （2）安全管理人员需定期对实验室安全进行评估、检查和监督，并留存相应记录。

续　表

标　准　条　款		迎　检　思　路
	d）确保所有存在潜在风险的工作人员都被告知风险和相应的预防措施，并在必要的时候建议预防性医疗措施。 e）确保所有工作均按照既定政策和指南进行。 f）监督员工，确保只有培训合格和获得授权的人员才能进入并在受监督的区域工作。 g）确保程序完整，定期评估控制措施的有效性，并酌情改变控制措施，以提高生物风险管理成效。	【访谈调查】 访谈 1~2 名实验室员工和访客，询问是否知晓实验室的风险和相关预防措施。
20.5.4　员工健康管理	20.5.4.1　一般性准则 所有人员应受到医疗实验室所有可能的潜在风险相关的培训，并保留培训证据。 20.5.4.2　免疫接种 科室应： a）制定和实施疫苗接种政策，作为员工健康计划的一部分。 b）实验室的免疫接种计划应基于： —记录在案的实验室感染风险评估。 —当地公共卫生指南的建议。适用的国家、地区或地方法规和指南。 c）鼓励人员进行免疫接种，以防止发生相关的感染。 d）向使用或处理人体血液、血清、体液或人体组织的人员提供乙肝疫苗。 e）按照国家、地区和地方要求保存免疫记录。 注：许多实验室获得性传染病可以通过积极的免疫计划有效预防。根据所在机构或环境的潜在危害不同，疫苗的选择可能有所不同。 20.5.4.3　心理危害 20.5.4.3.1　一般性准则 实验室管理层应采取行动，	【标准解读】 实验室安全管理人员需要重视员工的健康管理，包括身体健康和心理健康。管理人员需定期评估工作环境给员工带来的压力，以及员工的工作和心理状态，定期评价员工在岗位上的适用性，以确保人员和工作质量的安全。 【查阅文件】 本条款以检查文件和记录为主。 （1）检查安全管理文件，需包含对人员身体健康管理措施、心理健康评估方案和定期压力评估测试方案。 （2）检查人员疫苗接种记录，至少应包含乙肝疫苗接种和流感疫苗接种。 （3）对结核病原菌相关操作人员需定期检查结核评估记录。 （4）对从事颜色相关的实验操作人员，需进行色觉检查，并保存检查报告。 （5）每年需定期对员工的工作状态和心理状态进行评估，对心理评估存在问题的员工提供援助服务，并保留评估记录和援助记录。

续 表

标 准 条 款		迎 检 思 路
	减少员工承受过度压力。 注 1：实验室的环境可能会给员工的身体或心理造成压力。过度的压力会损害一个人的应对能力，并导致身体、行为、情绪或精神症状。 注 2：导致过度压力的因素包括组织因素（如冲突、独自工作、严重事故、疲劳、技术变革、欺凌/骚扰），环境因素（如噪音、空气质量）和个人因素（如药物滥用、精神疾病、年龄、工作与生活冲突等因素）。 20.5.4.3.2　组织因素 实验室管理层应负责并采取措施减少这些引起压力的因素。 这包括： a）增加有效的沟通。 b）建立支持系统。 c）工作量评估和再分配。 d）任务和进度重新设计。 e）实施持续改进的培训计划。 f）建立员工健康服务和援助计划。 实验室管理人员应了解所在工作场所是否存在暴力、骚扰或虐待等，不得违犯任何法律和法规要求。如果实验室是医院或其他组织的一部分，则医院或其他组织需分担责任。 20.5.4.3.3　环境压力 管理环境压力的措施包括： a）主动沟通。 b）制定投诉处理程序。 管理个人压力的措施包括： a）自我放松（如假期）。 b）改进工作方法。 c）提供心理咨询。 d）提供充分沟通机会。 e）医生处方治疗。 20.5.4.4　员工缺陷 员工的能力水平可能会因	

续　表

标准条款		迎检思路
	不同的原因和不同的时间段而下降。急性恶化期则可能在几天或几周内持续恶化,实验室管理人员需要更迅速的处置,以防止对患者发生潜在伤害或对员工或同事发生安全风险。科室应确保: a）根据该员工先前的记录评估能力减少进度。 b）监督人员根据记录的客观证据对可能的损害进行评估。 c）在对潜在原因进行评估之前,该员工不得从事进一步的活动。 d）评估员工在可能受损的情况下完成的工作是否正确。 e）除非损害的根本原因得到解决,证明员工能够胜任当前能力水平的工作,否则员工不能恢复先前的岗位。	
20.5.5　实验室安全管理员	应指定一名经验丰富的实验室安全管理员,协助实验室管理层管理安全问题,并直接向实验室管理层报告。该人员应负责制定和维护有效的实验室安全计划并按计划进行监测。该计划应涉及实验室所有的活动相关安全,包括生物、化学、物理、职业和辐射安全(如适用)。有效的实验室安全计划应包括风险评估和风险防护,员工教育和培训,定期审核和整改,以及制定促进实验室安全的计划。 实验室安全管理员的职责应包括但不限于: a）制定实验室安全政策和安全手册,并指导实验室人员实施。 b）维护现行安全手册。 c）向参与实验室工作的所有员工传达安全相关要求和指南,并根据需要提供解释。 d）就组织内的风险管理问题(如实验室管理、生物风险管	【标准解读】 实验室主任作为实验室安全第一负责人,需选择具有管理能力的人员,作为安全管理员,负责实验室安全管理工作。安全管理员需由实验室主任授权和确定工作职责和工作范围,负责实验室的安全文件撰写,并监督确保实验室安全运转。 【跟踪核查】 (1）检查实验室组织架构,需设立安全管理员。 (2）检查安全手册中对安全管理员的职责描述,需包括安全标准程序的撰写,实验室安全风险评估,安全检查和人员操作监督,安全事件的调查和整改,以及实验室应急预案的制定和演练安排。 【访谈调查】 与安全管理员进行现场沟通,了解其工作内容和工作方法,评估其在监督员工操作安全和向上传达安全信息给管理层人员的有效性。

续　表

标准条款		迎检思路
	理委员会）提供建议，并向实验室员工和管理层提供有关风险管理的最新信息。 e）识别、评估和记录实验室内可能出现或存在的安全风险和危害，并定期审查文件，根据需要进行更新。 f）制定风险降低策略，将安全风险和危害降低到可接受水平，同时与相关人员一起验证策略有效性，并制定解决措施。 g）协助实验室工作人员制定安全操作的标准程序（SOP）。 h）制定并指导员工记录工作活动所需的所有安全记录。 i）对实验室内每项活动的风险进行评估，提供个人防护设备的选用指导。 j）监督实验室安全程序和计划的实施情况，定期进行安全检查，并评估风险管理成效。 k）向实验室管理人员提供合理建议，确保所有活动均符合适用的安全标准。 l）对实验室设施、人员操作和维护操作（包括内务管理）进行定期审查，以确定可以及时识别操作、程序和技术中可能存在的新的风险。 m）制定安全应急预案，并与实验室管理人员合作，及时停止对实验室和/或非实验室人员造成健康风险的活动。 n）对安全事故，包括未遂事件进行报告、调查、跟踪和记录。 o）确保实验室主任和其他负责人员审查所有事故报告，包括补救措施。 p）协助实验室管理人员应对任何监督行动或调查。 q）监督安全事故发生后的去污程序，并就去污后何时可以恢复工作提供指导。	

续　表

标　准　条　款		迎　检　思　路
	r）根据相关要求和指南制定废物管理程序。 s）进行安全培训/教育活动的开发和实施，评估其有效性，并及时更新从而满足新的培训和进修需求。 t）协助评估实验室工作人员的人体功效学需求，并将其传达给实验室管理层。 u）积极参与组织的安全改进活动，如实验室安全或生物安全委员会。 v）如果实验室安全管理员不是安全委员会的主席，那么至少担任实验室安全委员会的成员。 w）与其他负有安全相关职责的人员（如辐射安全官员、生物风险管理顾问和应急响应人员）合作。 x）确保实验室安全计划适用法律法规要求。	
20.5.6　安全手册	安全手册应确保所有员工在工作区域随时可用。手册应符合相关安全政策，并针对实验室的需要，包括但不限于以下主要类别（如适用）： a）安全政策。 b）防火安全。 c）电气安全。 d）化学安全。 e）辐射安全。 f）生物安全。 g）危险废物处理。 安全手册应包括工作场所疏散的详细说明和事故处理程序。实验室管理层应至少每年审查和更新一次安全手册。 实验室可获得的其他信息来源应包括但不限于实验室处理的所有化学品和制剂的 SDS 和其他参考资料，包括文本和权威期刊文章。	【标准解读】 实验室需建立书面的安全手册，安全手册的内容需要涵盖实验室安全相关的所有领域，包括水电、化学品安全和医疗废物的安全，并制定应急处理程序和疏散预案。实验室主任或指定人员需审查并批准所有文件，安全手册发生变更时也需重新审查批准。 【查阅文件】 本条款以检查书面程序和人员培训记录为主。 （1）检查实验室的安全手册，是否涵盖了实验室的所有操作领域。 （2）实验室所有人员都接受过安全政策和程序方面的培训，并保留培训记录。 （3）安全培训必须成为新员工入职培训的一部分。记录的培训必须保留。可以适当张贴具体的警告或危险。

续 表

标准条款		迎检思路
20.5.7　安全程序审核和检查	安全计划应至少每年(由经过适当培训的人员)进行一次审核和检查,包括但不限于以下内容: a) 安全和健康政策。 b) 包括安全工作规程在内的书面工作程序。 c) 实验室相关人员的教育和培训。 d) 对工人的监督。 e) 定期检查。 f) 危险材料和物质。 g) 健康监测和预防。 h) 急救服务和设备。 i) 事故和疾病调查。 j) 健康和安全委员会审查。 k) 相关记录和统计。 l) 随时跟进,以确保审核要求的所需行动都已完成。 进行实验室安全审查。 实验室管理层应负责确保进行安全检查。工作现场应至少每年进行一次检查。 这是为了确保: a) 消防应急设备、报警器和疏散程序功能正常并处于适当的准备状态。 b) 危险溢出控制设备的状态正常,包括紧急喷淋和洗眼器。 c) 正确储存易燃、可燃、传染性、放射性和有毒材料,并进行了控制。 d) 去污和处置程序状态正常。 注:安全审核记录和事故趋势检查可记录采取的适当补救措施。	【标准解读】 实验室至少每年对安全工作实践进行审查,以识别危险,调查问题,并采取措施防止再次发生或降低潜在风险,审查内容涵盖所有领域,包括文件体系、员工培训、现场操作和应急演练。 审查必须包括对感染控制(如血源性感染、高传染性病原体)的工作实践的评估,消防防控,电气安全,化学品安全,辐射安全,人员和患者安全事件,以及环境安全。 适当的风险评估流程必须包括以下步骤(如适用): a) 识别风险。 b) 预防和降低安全风险的计划。 c) 实施风险缓解计划。 d) 评估事件,并将这些评估纳入目标和计划。 e) 每年评估计划的有效性,或者当风险发生显著变化时评估。 f) 与机构安全部门沟通评估结果。 【查阅文件】 本条款以记录检查为主。 (1) 安全委员会讨论检查结果或事故回顾的会议记录。 (2) 安全检查记录或事件报告、回顾记录和统计数据或实验室规定的其他调查记录和针对已发现问题采取的行动。
20.5.8　记录	20.5.8　记录 20.5.8.1　一般性准则 记录应按照 ISO 15189 要求进行保存。也可以适用国际、国家或地区法规或指南。 20.5.8.2　职业健康伤害事件和不良事件记录	【标准解读】 实验室保存安全相关记录,包括安全相关仪器检查记录、人员操作记录、消毒记录、职业病暴露记录和医疗废物交接记录等。 【查阅文件】 本条款以检查记录为主。

续　表

标　准　条　款		迎　检　思　路
	应有记录和报告职业病、职业伤害、不良事件和采取的相应措施，同时尊重个人信息的保密性。 注：参考 ISO 45001。 20.5.8.3　危险废物记录 危险废物处理记录应是安全管理的组成部分。危险废物处置、风险评估、安全调查和相应操作的记录应及时保存。同时需遵循当地的法律和法规。	

第六节　危 险 标 识

标　准　条　款	迎　检　思　路
实验室安全负责人应与实验室资深人员合作，识别并记录实验室内存在或可能出现或由其活动引起的危险和/或威胁，包括： a）哪些不是直接由实验室引起的危险，如与建筑结构或外部环境有关的危险。 b）应系统而清晰地标识出危险区，且适用于相应的危险。 c）在适用的情况下，宜同时使用标志（如生物危害、火灾和放射性）和物理屏障标识出危险区。 d）应清楚地标识出实验室或实验室设备上使用的具体危险材料。 e）工作区域的所有进出口都应标明其中存在的危险。 f）应特别注意火险，以及易燃、有毒、放射性、有害和生物危险的材料。 g）应使非实验室员工的维护人员、合同方、分包方知道其可能遇到的任何危险。 h）员工应接受培训，熟悉并拥有关于紧急程序的专用书面指导书。 i）应识别和审查对孕妇健康的潜在危险。应进行风险评估并记录。	【标准解读】 实验室安全负责人，应识别、评估和记录实验室存在或可能存在的安全风险和危害，以及实验活动中产生的安全风险和危害，并根据实际情况使用警告标志和标签明确危险区，包括实验室的进出口、实验设备和储物柜等，特殊情况下还可以使用物理屏障，如对门或冰柜上锁，限制特定人员进入或危险物品使用，对危险区域进行隔断。 此外，除了识别并标识出这些危险，实验室安全负责人还需与实验室管理人员一起制定相关应急预案，并培训所有员工（包括非实验室工作人员），降低实验室风险。关注包括孕妇等特殊人群额外的潜在危害，制定有效的风险管理流程和安全管理计划，采取相关措施，降低实验室危险。 【查阅文件】 （1）检查实验室的安全手册，确认安全手册中包含了实验室内可能出现的风险或实验活动中产生的风险和危害，针对此类风险和危害应有相应的应急预案。 （2）检查实验室的风险评估程序文件，确认内容是否包含不同岗位（包括孕妇在内）的每项活动都有相应的风险评估，并形

续　表

标准条款	迎检思路
	成最终的评估报告。 （3）检查实验室的应急预案培训记录，培训人员是否覆盖了实验室的所有工作人员、患者和来访者，应急预案是否考虑到了特殊人群（如孕妇、残疾人等），应急预案中是否制定了疏散计划，每年是否对应急预案进行全实验室演练并留存记录。 【访谈调查】 （1）现场查看实验室不同区域、不同材料和设备是否清晰地标识出危险区且有相应的安全标识，标识的安装位置是否合理，以及相关标识和物理屏障是否正确使用。 （2）现场访谈 1～2 名实验室工作人员，访谈其是否知晓相关标识的含义、实验室内存在的危险，以及相关应急处理流程。

第七节　事件、伤害、事故和职业性疾病的报告

标准条款	迎检思路
实验室应有报告实验室事件、伤害、事故、未遂事故、职业性疾病，以及潜在危险的程序，并明确规定了实验室员工、实验室安全负责人和实验室管理者的职责。 雇主应提倡“无责备”报告文化，来促进安全的工作环境。 员工有责任报告不安全的工作环境，以及任何涉及危险的事故或事件。 注 1：针头和其他锐器造成的伤害，与乙肝病毒、丙肝病毒和艾滋病毒传播给医护人员有关。 注 2：眼、鼻、嘴的黏膜暴露于血液和体液，与血源性病毒和其他传染性病原体传播给医护人员有关。 所有事件（包括受伤）报告应： a）在每次事件发生时或之后形成档案文件。 b）包括事件的详细描述。 c）包括原因评估。 d）包括预防类似事件发生的建议。 e）包括为实施建议而采取的措施。 事故报告（补救措施）应经高层管理者、安全委员	【标准解读】 1. 建立程序 实验室应制定程序文件报告实验室事件、伤害、事故、职业性疾病，以及潜在危险，文件中应明确规定员工、安全责任人和管理者的具体职责，实验室应有文件法规处置乙肝病毒、丙肝病毒和艾滋病毒等血源性病原体的职业性暴露。 2. 管理者和员工职责 在日常工作中，管理者应鼓励员工报告事件、事故等，员工有责任积极主动上报事件，从而促进安全的工作环境，避免事故的发生，员工应熟知实验室的相关风险。 3. 事故报告内容 实验室意外事件报告的具体内容应详细，包括有人员、环境、时间和地点，预防建议和措施，实验室管理层或安全负责人应对报告内容进行审查，评估改进措施和程序变更的必要性，以减少再次发生的可能性。

续　表

标　准　条　款	迎　检　思　路
会或实验室安全负责人进行评审。评审应评估这些改进的措施，以及政策、流程或程序变更的必要性。	【查阅文件】 （1）检查实验室生物安全程序文件中是否规定了实验室事件、伤害、事故和职业性疾病报告和处理的流程。 （2）检查事件报告记录内容是否完整，管理层或安全责任人是否对报告内容进行了审查和评估，以及相关会议讨论记录是否完整。 【访谈调查】 访谈调查1~2名实验室工作人员，询问其是否知晓实验室事件、伤害、事故和职业性疾病的报告和处理流程。访谈安全管理员，调查最近一年是否发生安全事件及其处理方式。

第八节　培训和个人责任

标　准　条　款		迎　检　思　路
20.8.1　人员安全培训范围	实验室安全负责人应保证为实验室所有相关人员实施具体的、适当的安全培训计划，包括： a）技术和管理人员。 b）运输人员。 c）维护人员。 d）内务/清洗人员。 e）学生。 f）合同员工。 g）志愿者。 除安全培训外，实验室管理层应确保所有新员工都接受过实验室一般和特殊岗位安全要求的培训，无论他们在以前的工作中有多少经验。	【标准解读】 1. 制定安全培训计划 实验室应制定不同岗位人员的安全培训计划，包括管理人员和技术人员、运输人员、维护人员等所有进入实验进行工作的人员。 2. 培训内容 培训内容应包含进出实验室的规定、生物安全防护、医疗废物的分类及处理流程、安全设施的使用方法等。此外还需针对不同岗位调整安全培训的具体内容，尤其是新员工的培训需全面，培训更应强调安全工作行为。 【查阅文件】 （1）实验室程序文件中是否有关于安全培训的相关内容。 （2）生物安全计划中是否包含实验室相关人员的教育和培训。 （3）查看是否有实验室相关人员接受培训的记录。 【访谈调查】 实验室不同岗位工作人员至少访谈1

续 表

标准条款		迎检思路
		名员工,了解其是否接受过安全培训及培训内容。 【现场考核】 (1) 考核至少 1 名采血人员如何使用紧急洗眼器。 (2) 考核至少 1 名内务/清洁人员对医疗废物的处理情况。
20.8.2 安全培训计划	全面的安全培训计划应: a) 包括对新员工的指导。 b) 对有经验员工的周期性再培训。 c) 针对特定的工作或任务,应按照员工的岗位制定。 d) 适当考虑怀孕、免疫缺陷和身体残疾等情况。 e) 至少应对消防及其预备状态、化学和辐射安全、生物危害、感染预防、职业健康和安全(例如疫苗)急救和环境保护。 f) 定期更新。 g) 对风险进行持续监测/评估,以评估培训/再培训需求。 人员培训记录应保存在可访问的文件中,并保存一段时间,包括每位员工的安全培训日期和每年更新的安全培训。 应要求所有员工在某一领域工作前阅读适当的安全手册。应书面确认员工已接受适当的培训和阅读、理解了安全手册,包括上述活动的执行日期。实验室的事故/事件报告也应被视为确定需要额外培训的领域的来源。	【标准解读】 实验室安全培训计划应有书面的规划,全面的安全培训计划应包括消防及其预备状态、化学和辐射安全、生物危害、感染预防、职业健康和安全、急救和环境保护,具体培训内容应根据员工的经验、身体情况、工作岗位进行调整。安全责任人应定期更新培训计划,并根据实验室风险评估的结果,对员工进行针对性培训。该条款强调员工在上岗前必须阅读实验室安全手册和安全操作程序,并接受了安全培训及实验室事件报告培训。 【查阅文件】 实验室安全防护培训的程序文件,以及安全培训计划。实验室工作人员培训和考核的记录。 【访谈调查】 访谈实验室 1~2 名工作人员,了解其是否知晓实验室的安全培训计划,是否接受过安全培训及培训内容,培训内容是否包括事件的报告等。 【现场考核】 现场设置意外事件发生时的场景,考核员工对意外事件的处理情况。
20.8.3 消防培训	应对所有实验室工作人员和共用建筑的人员进行指导和培训。包括: a) 火灾隐患的识别和评估。 b) 减少火灾风险的计划。 c) 火灾发生时应采取的所有行动。	【标准解读】 1. 制定消防培训计划 实验室应制定消防培训计划,消防管理员应定期对实验室员工进行消防培训。 2. 人员培训内容 火灾隐患的识别和评估、减少火灾风险的计划和火灾发生时应采取的所有措施。 【查阅文件】 实验室的消防安全和火灾应急预案等相

续　表

标 准 条 款		迎 检 思 路
		关程序文件，消防培训计划，消防演习和消防知识培训的记录，安全隐患检查的相关记录。 【访谈调查】 抽查实验室工作人员，访谈是否知晓实验室有消防培训计划、是否接受过消防培训及培训内容。 【现场考核】 设置火灾发生时的场景，考核员工对火灾发生时的处理流程，以及灭火器等灭火设备的使用方法。
20.8.4　急救培训	实验室应保证： a）有受过急救培训的指定人员。 b）应提供物品和程序，以减少对涉及化学品、有毒或潜在感染性材料的实验室内人员的不良影响和事件。 c）实验室人员随时可以获得的急救材料/包。 应有救治指南，需要时，应有与实验室内可能发生的危险相应的紧急医学处理措施。所有员工应熟悉针刺伤或通过其他方式接触感染性病原体后应采取的程序。	【标准解读】 实验室的员工培训中应包含急救培训，内容应包括危化品和针刺伤等职业暴露意外事故的处理流程，实验室应提供个人防护用品，以减少不良事件的发生。实验室应设置合理数量的应急救援设施如紧急喷淋洗眼器和急救箱等供员工急救使用，安全负责人还需培训相关物品和设施的使用方法，以及相关的紧急医学处理措施。 【查阅文件】 查阅实验室职业暴露意外事故和危化品意外事故处理程序文件，实验室工作人员接受急救培训的相关记录。实验室救援设施定期检查的记录。 【现场观察】 现场查看实验室急救设备，包括紧急喷淋洗眼器是否符合标准，实验室所用有毒化学品的解毒药和使用说明是否齐全，实施急救人员的使用的防护服和安全设备是否完好等，以及急救箱物品是否齐全。 【访谈调查】 访谈实验室工作人员，了解其是否知晓实验室有急救培训计划、是否接受过急救培训及培训内容。 【现场考核】 设置针刺伤或其他意外事故发生时的场景，考核员工对意外事故的处理流程及急救设施的使用方法。
20.8.5　食物、饮料及类似物品、吸烟	不得在实验室区域内食用食物、饮料和类似物品（如口香糖、药物）。 食品和饮料只应存放于非	【标准解读】 实验室分为实验区和办公区，工作人员不得在实验区域进行饮食、饮水和吸烟，存放食物的冰箱和存放试剂、感染性材料

续 表

标准条款		迎检思路
	实验室区域内指定的专用冰箱中，不得放置在试剂、血或其他可感染性材料存放之处。 冰箱、冰柜、微波炉和制冰机应适当标记以指明其规定用途。 技术工作区内禁止任何形式的吸烟，包括电子烟/蒸汽烟。	的冰箱不得混用，不同区域的冰箱、微波炉等设备需进行标识，标识应注明其用途。 【查阅文件】 查阅程序文件中对吸烟、饮食等行为的具体规定，冰箱、微波炉等物品使用规定。 【现场观察】 现场查看实验室员工是否按规定在非实验区饮食、饮水和吸烟。食物冰箱和试剂冰箱是否按规定储存相应的物品，有无乱放物品。实验室冰箱、冰柜、微波炉和制冰机等设备是否有标明其用途的标识。 【访谈调查】 访谈实验室工作人员是否知晓有关饮食和吸烟的实验室规定。
20.8.6　化妆品、头发、饰品	禁止在技术工作区内使用化妆品和处理隐形眼镜。不可以使用护手霜。 注：油性护手霜或乳液会导致某些手套材料变质。 长发应束裹在肩膀后面，以防止其接触被污染的材料或工作表面，防止生物体脱落到工作区域，并使其远离移动的设备。 留胡须的男士应遵守与头发相同的预防措施。可以使用一次性的发罩和胡须罩。 实验室内不得佩戴可能影响工作程序或安全操作的首饰和其他饰品。 注：包括戒指、耳环、手表、手镯、项链和其他首饰，它们有被设备夹住或被感染性物质或化学物质污染的危险。	【标准解读】 实验室工作区内禁止使用化妆品（护手霜除外）和处理隐形眼镜，不得佩戴戒指、耳环、手表、手镯、项链和其他首饰。为防止意外的发生，长发应束在脑后，可使用一次性的发罩和胡须罩进行防护，且头发和胡须均应远离运转的设备。 【查阅文件】 查阅实验室是否有程序文件规定在技术工作区域禁止使用化妆品和隐形眼镜、禁止佩戴戒指等首饰，是否有文件规定头发和胡须的处理方式。 【现场观察】 现场查看实验室员工是否按规定在工作区未使用化妆品和未佩戴饰品，是否按规定梳理头发、胡须，并使用发罩。 【访谈调查】 访谈实验室工作人员是否知晓有关饰品、化妆品和头发的实验室规定。
20.8.7　个人物品	便携式电子设备、衣服、化妆品和饮料容器等个人物品不得放置在可能发生污染的地方。 出于安全和感染预防和控制的目的，这些物品应保存在安全的存储区域，如储物柜。 在下列情况下，不得在技术工作区域使用个人电子设备（如手机、个人数字助理、无线通	【标准解读】 实验室工作人员应执行广泛认可的预防措施，以保证保护自身、患者或其他暴露于危险源的公众。出于安全和感染预防和控制的目的，个人物品如便携式电子设备、衣服、化妆品和饮料容器等不得放置在可能发生污染的实验区域，应存放于储物柜中。该条款具体规定了实验室技术工作区域不得使用个人电子设备的情况，如处理

续　表

标准条款		迎检思路
	信设备、便携式音乐播放器和带耳机的收音机)。 a) 在处理任何类别(化学或生物)危险材料时。 b) 佩戴手套或其他个人防护装备时,实验服除外。 c) 在对可能影响检测结果的实验室样品、数据或过程进行处理时。 d) 在可能分散注意力或干扰他人的区域。 e) 在可能发生意外泄露受保护健康信息的区域。 f) 如果它们妨碍员工检测潜在危险的能力,如听到警报或接近的障碍物。 保护所有个人电子设备,以免受到实验室危险和可能的污染。	危险材料、可能分散注意力或影响他人的区域和佩戴手套等。 【查阅文件】 实验室是否有程序文件规定在技术工作区域禁止使用个人电子设备,是否有文件规定衣服、化妆品等个人物品的放置方式。 【现场观察】 现场查看实验室是否有干净的储物柜用于放置员工的个人物品,员工是否按规定未在技术工作区域中使用电子设备。 【访谈调查】 访谈实验室工作人员是否知晓有关个人物品放置和使用的实验室规定,是否知晓个人电子设备禁止在技术工作区域使用的情况。
20.8.8　节日装饰	具有潜在污染和/或火险的节日或其他装饰不应在技术工作区内使用。 任何时候不得将装饰物附着在光源、照明装置或技术设备上。	【标准解读】 出于消防安全和生物安全的目的,不得在技术工作区域使用具有潜在污染和/或火险的节日或其他装饰物品,强调了任何时候都不得将装饰物附着在光源、照明装置或技术设备上。 【查阅文件】 查阅程序文件是否规定在技术工作区域禁止使用节日装饰和禁止将物品附着于光源、照明设备或技术设备上。 【现场观察】 现场查看实验室设施设备、照明装置和光源上是否有装饰物品。

第九节　服装和个人防护装备

标准条款		迎检思路
20.9.1　总则	机构或实验室应制定个人防护装备计划,该计划包括机构政策,并确定执行各种任务和诊	【标准解读】 1. 建立程序 实验室应制定个人防护装备使用和维

续 表

标 准 条 款		迎 检 思 路
	断所需的 PPE,包括: a) 对所有工作人员、服务人员和访客执行相同的个人防护装备政策。 b) 根据患者相互作用的性质和/或可能的传播方式选择个人防护装备。 c) 使用指定容器存放使用过的一次性的或可重复使用的个人防护装备。 d) 将指定容器放置在便于移走的地点,以便处置和密封受污染的材料。 e) 取出和处理个人防护装备后,需进行手卫生。 f) 要求机构清洗被血迹或感染性物质明显污染的个人防护服和工作服。 g) 培训所有员工使用个人防护装备。	护的程序文件,文件中应规定并确定执行各种任务和诊断时所使用的个人防护装备。 2. 人员培训 实验室所有工作人员执行相同的防护政策,安全负责人培训所有员工根据工作性质选择防护装备,且正确使用防护装备。 【查阅文件】 查阅实验室个人防护装备使用相关的程序文件,个人防护装备计划,计划内容是否完整,是否有安全责任人培训个人防护装备使用的培训记录。 【现场观察】 现场查看实验室是否按要求配备足量的个人防护装备,是否有指定的容器存放使用过的个人防护装备,指定容器是否按要求放置,实验室是否提供衣物清洗服务,现场查看实验室工作人员是否根据工作类型选择合适的个人防护装备。 【访谈调查】 访谈实验室员工是否接受过个人防护装备使用相关的培训。 【现场考核】 现场至少考核 1~2 名员工正确穿脱防护用品。
20.9.2 实验室防护服和实验室外防护服	实验室应确保具备足够的与风险水平相应的洁净的防护服(如外衣和长罩服),可供实验室工作人员或来访者使用。 注:家庭洗涤是不可接受的做法 洁净的防护服不用时应挂在专用的合适的设施上。衣钩要远离散热器、蒸汽管道、加热设备和明火。污染的防护服应在适当标记的防漏袋中放置并运送。应对其适当洗涤以确保去除化学及生物污染。 每隔适当的时间应更换防护服以确保清洁,发现防护服已被危险材料污染应立即更换。 离开实验室区域之前应脱去防护服。 当具潜在危险的物质极有	【标准解读】 实验室应为实验室工作人员或来访者提供合适的、与风险水平相应的清洁防护衣物(如实验服、隔离衣等)作为必要的安全防护。条款规定在实验区域工作的人员应根据工作环境,选择合适的防护服,包括实验服、隔离衣或正压防护服等。防护服需定期更换清洗,不得进行家庭洗涤,应选择医院洗衣服务进行处理。离开实验室区域之前应脱去防护服。当采血者和其他工作人员需要在实验室外接触患者时,应穿清洁的防护服。 【查阅文件】 实验室关于防护服等躯体防护装置使用的程序文件,安全负责人培训不同防护服使用目的和穿脱的培训记录。 【现场观察】 现场查看实验室是否配备足量、合适的防护服,实验室是否有设施用于放置干

续　表

标 准 条 款		迎 检 思 路
	可能溅到患者、工作者或来访者时，需要使用塑料围裙或防液体的长罩服。在这种工作环境中，可能还要求穿戴其他的个人防护装备，如手套、防护镜、面具、头面部保护罩。 当采血者和其他工作人员需要在实验室外接触患者时，应穿清洁的外衣、长罩衣或上衣。	净的防护服，实验室工作人员是否根据工作环境选择合适的防护服，是否在离开实验区域后脱去防护服，采血者和其他工作人员在实验室外接触患者时，是否穿清洁的工作服。
20.9.3　面部及身体保护	在处理危险材料时，应配备并佩戴经核准的安全眼镜、护目镜、面部防护罩或其他的眼部面部防护装置。个人防护装备及其组合应根据实际操作的需求来进行选择。 如样本和试剂可能发生漏出，应有可供使用的挡溅板或类似装置。 戴隐形眼镜时还应使用眼部防护装置。 注：个人眼镜和隐形眼镜均不能有效防止飞溅物。	【标准解读】 实验室应配备安全眼镜、护目镜、面部防护罩或其他的眼部面部防护装置，供员工处理危险材料时使用，个人防护装备及其组合应根据实际操作的需求来进行选择。当样本或试剂可能发生漏出，挡溅板或类似装置应可供使用。如果可能产生有关气溶胶的感染，应在生物安全柜中操作。强调了个人眼镜和隐形眼镜均不能有效防止飞溅物，因此在处理可能发生感染性物质喷溅的情况时，需根据情况选择眼部防护装备。 【查阅文件】 实验室关于眼部和面部防护装置使用的程序文件，个人防护装备正确使用的培训记录。 【现场观察】 现场查看实验室工作区域内眼部面部防护装置配备情况，以及装备的储藏方式。现场查看实验室员工在实际工作中是否按规定佩戴合适的面部防护装置，佩戴方式是否正确。
20.9.4　手套	手套应： a）在实验室工作时应有可供使用的手套，以防化学品、生物危险物、辐射污染、冷和热、产品污染、刺伤和擦伤。 b）应按所从事操作的种类符合舒服、合适、灵活、握牢、耐磨、耐扎和耐撕的要求。 c）应对所涉及的危险提供足够的防护。 d）仅在接触有潜在危险或	【标准解读】 手套是手部防护的主要装备，在实验室工作时应戴好手套以防止生物危害、化学品、辐射污染、冷和热、产品污染、刺伤和擦伤等。此条款规定手套应按所从事操作的性质符合舒适、灵活、握牢、耐磨、耐穿刺和耐撕裂的要求，并应对所涉及的危险提供足够的防护。工作人员应规范的使用手套，针对天然乳胶、滑石粉、淀粉或乙烯基过敏和有其他反应的工作人员，实验室应提供无粉手套和/或替代材料供其使用。实

续　表

标 准 条 款		迎 检 思 路
	感染性材料时使用。 e）在佩戴前检查漏损。 f）在戴好后应完全遮住手及腕部，如适用，可覆盖实验室长罩服或外衣的袖子。 g）在工作完成或中止后应摘掉并按地方安全规范处置。 h）不同患者之间需更换手套。 i）在撕破、损坏或怀疑内部受污染时更换。 j）在有可能与清洁区域或材料交叉污染的地方，应摘掉污染的手套。 *注：所有电话、门把手、电脑键盘等均被认为是污染的，除非这些区域/物品有屏障保护，可以去污染。* 手套不可以为了重复使用而清洗，因为这种做法可以引起与病原体的传播。 实验室应提供无粉手套和/或替代材料，供对天然乳胶、滑石粉、淀粉或乙烯基过敏和有其他反应的工作人员使用。 应对实验室工作人员进行手套选择、使用前后的佩戴和摘除的培训。	验室安全负责人应对实验室工作人员进行手套选择、使用前及使用后的佩戴和摘除等培训。 【查阅文件】 实验室是否有关于手套选择和使用的工作程序文件，安全责任人培训个人防护装备正确使用的培训记录。 【现场观察】 现场查看实验室是否配备不同类型手套供有暴露危险的工作人员使用，是否提供无粉手套和/或替代材料对乳胶、滑石粉过敏的工作人员使用。实验室工作人员使用手套方法是否正确。 【访谈调查】 访谈实验室员工是否接受过手套选择、使用前后的穿戴相关的培训。
20.9.5　鞋	鞋应舒适，鞋底防滑。鞋子应覆盖脚，包括脚跟、脚趾和脚背。 建议穿皮质或合成的不渗液体的鞋。 在从事可能出现漏出的工作时可穿一次性防水鞋套。有些工作，如运输大型压缩气瓶，需要额外的防护鞋（钢趾鞋）。 在实验室常规工作中，推荐使用符合人类工效学的舒适平底鞋。 在实验室的特殊区域，包括高感染防护等级的区域，可能要	【标准解读】 此条款规定在实验室常规工作中，推荐使用皮质或合成的不渗液体的符合人体工效学的舒适防滑平底鞋。鞋应覆盖全部脚面，禁止在实验室穿凉鞋、拖鞋和露趾鞋等。为防止实验室员工的足部受到损伤，尤其是血液或其他潜在感染性物质溅漏造成的污染，实验室需提供一次性防水鞋套或靴套。 在高感染性防护等级的区域，如生物安全防护三级实验室（biological safety protection third-level laborarory，BSL－3）要求使用专用鞋（如一次性或橡胶靴子）。在接触大量化学品、从事危险活动、经常使用刀或其他利器的组织病理区可能要求使

续　表

标　准　条　款		迎　检　思　路
	求使用专用鞋（例如一次性或橡胶靴子）。 在接触大量化学品、从事危险活动、经常使用刀或其他利器的组织病理区可能要求使用经过核准的安全鞋。	用经过核准的安全鞋。 【查阅文件】 查阅实验室关于鞋的类型和鞋套使用的程序文件，安全责任人培训个人防护装备正确使用的培训记录。 【现场观察】 现场查看实验室是否配备有一次性鞋套、靴套和橡胶靴子，防水鞋套或靴套是否达到防护标准，实验室员工是否按规定穿合适的鞋子，有无穿凉鞋、拖鞋等不符合要求的情况。
20.9.6　呼吸防护	当技术活动要求使用呼吸防护装备（如面具、个人呼吸器）时，其使用和维护的作业指导书应包括在相应活动的安全操作程序手册中。呼吸器应按照作业指导书及培训的要求使用。 应安排工作场所监控、医学评价和对呼吸器使用者的培训以确保始终正确使用装备。呼吸器需要做个体适合性测试。	【标准解读】 呼吸防护装备（如防护面具、个人呼吸器）是用于防御低氧空气或空气污染物进入呼吸道的防护用品，可以防止使用者呼吸空气中的污染物，从而保持呼吸道的健康。在进行高度危险性的操作（如清理溢出的感染性物质和气溶胶）时，可以采用防护面具来进行防护，应根据危险类型来选择防护面具。 呼吸器应根据制造商建议的方法或相关标准选择、使用、保养及做适当的检验，为达到理想的防护效果，每一个防护面具都应与操作者的面部适合，面型适合度需经过测试。防护面具使用完毕后未经消毒禁止带出实验室区域。同时应进行工作场所监控、医学评估和对呼吸器使用者的监督，以确保其始终正确使用该类设备。同时应对呼吸器做个体适应性测试。 【查阅文件】 查阅实验室安全操作程序文件中呼吸防护装备的使用和维护作业指导书、呼吸器的使用记录、安全责任人培训呼吸器正确使用的培训记录。 【现场观察】 现场查看实验室是否配备有相关的呼吸防护装备。 【访谈调查】 访谈实验室员工是否接受过呼吸器使用相关培训。随机抽查1～2名员工，操作使用呼吸器。

第十节　良好内务和安全工作行为

标准条款		迎检思路
20.10.1　内务管理	维持良好的实验室内务活动,以确保所有工作人员的安全,包括在实验室中承担一定程度内务工作的保洁人员。实验室工作人员应承担内务管理的主要责任,包括但不限于: a）妥善存放所有材料,避免导致障碍和绊倒的危险。 b）所有用于处理污染性材料的设备和工作表面在每班工作结束、有任何漏出或发生了其他污染时使用适当的试剂清洁和消毒。 c）保持过道、通道和门畅通无阻。 d）保持前往紧急洗眼装置、喷淋装置、急救箱和灭火器的通道通畅。 e）固定所有设备。 f）妥善处置利器和碎玻璃,并对危险废物进行分类和标记。 g）设备的去污染。 h）水槽的冲洗和/或去污染。 i）正确的危险标识。 j）工作区应时刻保持整洁有序。 实验室应监督和监管清洁活动(如定期清洁地板、清除无害废物等)。清洁活动时应避免除尘、干扫或吸尘,以免产生气溶胶。清洁活动时应考虑使用湿布、带高效过滤器的真空吸尘器和清洁剂,以尽量减少气溶胶的形成。 实验室应指定专人监督良好的内务行为。实验室应将技术区定为清洁区或污染区。 内务行为或所用材料发生改变时应通知实验室安全负责	【标准解读】 内务管理是将实验室的资源进行有效的整合从而达到既定目标与责任的活动,其核心在于对实验室人员、设备和信息等资源的整合利用。在确保安全生产环境的前提下,实施内务管理不会对检测质量产生影响,实验室的工作必须具有承担任务相应的空间及设施,布局合理,明确划分清洁区、污染区和半污染区,满足工作流程的需要。实验室应建立内务管理的规章和程序,指定专人监督内务工作,定期评价内务工作的质量,并及时给予建议和改进措施。实验室所有人员上岗前都需要学习内务管理,并做好相关培训记录。 【查阅文件】 查阅安全手册中关于实验室内务管理的规章和程序,实验室内务监督人员授权证书,人员上岗前的培训记录。

续　表

标 准 条 款		迎 检 思 路
	人,以确保避免发生意外风险或危害。 实验室行为、工作习惯或材料的改变可能对内务和/维护人员有潜在危险时,应通知实验室安全负责人,并书面告知内务和维护人员的管理者。	
20.10.2　手卫生	应采取一般预防性手部卫生措施,包括但不限于: a) 在提供医疗保健期间,工作人员应避免不必要地接触患者附近的物表,以防止清洁的手受到环境表面的污染,并防止病原体从受污染的手传播到环境表面。 b) 实验室人员应进行手卫生: —与患者直接接触前后。 —在实际或可能接触血液、体液或其他污染材料后,即使戴了手套。 —在接触患者附近的无生命物体(包括医疗设备)后。 —脱手套后。 —使用卫生间前后。 —离开实验室技术区域前。 —进食或吸烟前。 c) 应为对某些消毒防腐剂中的特殊化合物过敏或有其他反应的工作人员,应提供洗手用的替代品。 d) 洗手处应提供弱致敏性护肤乳液。 e) 洗手水槽不得用于处置血液和体液。 f) 如果职责包括与患者直接接触,则不得佩戴人工指甲或延长甲。 注:在洗手池受限的地方,可根据该区域活动的性质,使用以乙醇为基质的"无水"手部清洁产品替代传统的洗手方法。	【标准解读】 手卫生主要是针对医护人员在工作中存在的交叉感染的风险而采取的措施,是医院感染控制的重要手段。通过手卫生,可以有效降低医院感染。该条款规定了在医疗活动期间,工作人员应避免不必要地接触患者附近的物表,规定了实验室人员进行手卫生的时机,针对过敏的工作人员需提供洗手的替代品,洗手处需提供弱致敏性护肤乳液。强调了洗手水槽不得用于其他目的,如处理血液和体液。此外在条件不允许的情况下,可使用含醇消毒剂代替传统流动水洗手。 【查阅文件】 实验室是否针对手卫生等制定相关程序文件。 【访谈调查】 现场查看实验室员工在工作中是否按规定进行手卫生,洗手的方法是否正确。在可能接触血液或者体液的工作场所是否有洗手水槽供员工使用,是否使用洗手水槽处置血液或体液,洗手水槽处物品(洗手液和清洁纸巾)是否齐全,实验室是否提供了洗手的替代品,含醇手消毒剂是否过期。访谈实验室工作人员是否知晓进行手卫生的时机。

续 表

标 准 条 款		迎 检 思 路
20.10.3 口吸移液	禁止口吸移液。	【标准解读】 此条款规定了实验室中对于移液操作的要求。此条款规定在实验室内禁止使用口吸移液,因此实验室应提供移液枪等机械移液设备。 【查阅文件】 安全手册中禁止使用口腔进行移液操作的规定。 【访谈调查】 实验室是否有移液枪等移液设备,员工是否按照规定使用该设备。
20.10.4 利器	应培训实验室工作人员安全操作尖利器具及装置,包括但不限于: a) 各种利器包括用过的针头不允许用手工剪、弯、折断、重新戴帽或戴套,或以手工方式从注射器上移去。 b) 工作行为评审的目标应包括尽可能减少使用利器。 c) 包括针头、玻璃和一次性手术刀在内的利器使用后立即弃置于耐扎容器内。 d) 尖利物容器应放置在触手可及的地方,低于眼睛高度,在内容物达到其容量的三分之二前更换。	【标准解读】 利器损伤是指医务人员在工作中被针头、手术器械、玻璃制品、医疗仪器设备、医疗废物及其他锐利物品刺伤和割伤,从而导致被病原微生物感染的意外事件。实验室利器损伤是威胁实验室人员身心健康,导致实验人员感染血源性传播疾病的主要因素。 实验室锐器包括剪刀、注射器针头和玻片等,使用时稍不小心就可能刺破皮肤发生实验室感染,因此实验室需制定锐器使用操作程序以加强实验室工作人员安全使用锐器的意识,减少实验室锐器伤的发生。实验室安全负责人应培训实验室工作人员安全操作和使用锐器。禁止用手对任何利器剪、弯曲、折断、重新戴帽或戴套,或从注射器或支架上移去针头,工作中应尽可能减少使用锐器和尽量使用替代品。应按照国家、地方的法规,使用过的针头、一次性手术刀等均属于损伤性废物,应放置于符合《医疗废物专用包装袋、容器和警示标志标准》(HJ421)的锐器桶中,锐器桶应放置在手臂可触及的范围内,且低于眼睛的高度,使用时需将盖子盖紧,并应在内容物达到其容量的 2/3 前更换,更换下来的锐器桶按照国家、地区的法律法规规定的医疗废物管理办法进行处理。 【查阅文件】 安全手册中实验室对利器的相关规定。实验室是否有关于锐器安全使用的培训记录,是否有损伤性医疗废物的交接记录。

续　表

标准条款		迎检思路
		【访谈调查】 现场查看实验室员工(尤其是采血员工)在实际工作中是否在任何情况下均按规定禁止用手重新给利器戴套、弯折或折断针头;是否有锐器桶用于盛装使用过的针头、玻片等锐器,锐器桶是否符合国家要求、是否盖子紧闭、是否按照规定及时更换(不得超过容量2/3)。访谈员工是否接受过锐器使用相关的培训,以及损伤性废物相关的管理办法和处理流程。

第十一节　气溶胶与生物安全设施设备

标准条款		迎检思路
20.11.1　气溶胶	实验室工作行为的设计和执行中应能减少人员接触化学或生物源性有害气溶胶,包括: a) 样本离心只应在盖好的安全罩内进行。 b) 所有进行涡流搅拌的样本应置于有盖容器内。 c) 可产生传染性气溶胶的操作应在生物安全柜内进行。 d) 在实验室通风柜或柜体的源头处应使用局部通风装置捕获有毒排放物,并与有机溶剂配合使用以转移排放物。 e) 强烈建议在能产生气溶胶的大型分析设备上使用局部通风防护装置,在操作小型仪器时使用定制的排气罩。 f) 在可能出现有害化学气体的地方,局部排风是必备的。	【标准解读】 气溶胶是悬浮于气体介质中的粒径一般为0.001~100 μm的固态或液态微小粒子形成的相对稳定的分散体系,其中携带病原微生物(如细菌、病毒等)的悬浮颗粒被称为病原微生物气溶胶。微生物气溶胶是实验室感染的主要途径,其对实验室工作人员的危害程度取决于微生物本身的毒力、气溶胶的浓度、气溶胶粒子的大小,以及实验室内的气候环境。微生物气溶胶颗粒越多,粒径越小,实验室的环境越适合微生物生存,引起实验室感染的可能性越大。尽管不可能完全避免微生物气溶胶的产生,但是实验室必须采取多种有效的措施防止气溶胶扩散,如围场操作、定向气流和空气消毒等。此外,实验室工作人员应加强个人防护,降低暴露风险。 【查阅文件】 安全手册中有对在实验操作过程中减少接触气溶胶的相关规定。
20.11.2　急救设备	实验室内至少有下列用于急救和紧急程序的设备可供使用:	【标准解读】 此条款规定了实验室内急救设施设备,

续 表

<table>
<tr><th colspan="2">标准条款</th><th>迎检思路</th></tr>
<tr><td></td><td>a）一个急救箱。
b）急救物品(如无菌敷料)。
c）洗眼装置。
d）实验室所用有毒化学品的解毒药及其使用说明。
e）实施急救人员的防护服和安全设备。
f）医疗救助呼叫及需要时立即送急诊室或医院的设备。
注：急救设备的内容通常在当地、地区或国家健康和安全法律法规要求中规定。</td><td>包括急救箱、洗眼器、化学品解毒剂、急救人员的防护和安全装备等。
【查阅文件】
安全手册中实验室内急救设施设备的相关规定。</td></tr>
<tr><td>20.11.3 洗眼装置</td><td>所有可能接触危险材料的员工都应该了解紧急洗眼装置的位置和正确使用方法。
1. 洗眼装置
a）洗眼装置应位于使用酸、苛性碱、腐蚀剂和其他危险化学品、危险生物材料或放射性材料附近的地方。
b）洗眼装置应是经核准的固定设施，或是经核准的以软管连接于水源，或等渗盐水源的简易喷淋型装置。
注：存在喷溅风险且无法使用水管的地方，连接于供应充足且开启方便的无菌水容器的简易喷淋型装置也是可接受的替代装置。
2. 与供水连接的洗眼装置
a）定期测试以确保其功能正常并冲掉积水。
b）每年检查一次。
便携式洗眼瓶通常设计为单眼使用，不能提供要求的冲洗液量，也不能保持打开状态以允许连续冲洗。便携式洗眼瓶应妥善保管以防止污染。</td><td>【标准解读】
洗眼装置是当发生化学品和危险生物材料喷溅到实验室工作人员的眼睛时，采用的一种迅速将危害降到最低的有效的紧急防护设施。洗眼装置只能暂时减缓有害物对身体的侵害，进一步的处理和治疗需要遵从医生的指导。
【查阅文件】
安全手册中实验室内洗眼装置的相关规定，洗眼装置使用的培训记录，洗眼装置的定期检查记录。</td></tr>
<tr><td>20.11.4 紧急喷淋装置</td><td>实验室通过风险评估确定紧急喷淋装置的位置(例如，在使用苛性碱和腐蚀性化学品附近的地点)。</td><td>【标准解读】
紧急喷淋装置是实验室的紧急急救设施之一。当实验室工作人员因操作不当导致化学品、有毒物质喷溅到身体和脸或发</td></tr>
</table>

续　表

标准条款		迎检思路
	注 1：紧急喷淋装置的数量依实验室的复杂程度和规模而定。 注 2：地漏通常应设在紧急喷淋装置附近。 注 3：在某些特殊实验室区域，包括高等级防护区域，地漏会危及安全防护，可能不适合安装在该区域内。 紧急喷淋装置应： —应定期（例如每周）测试紧急喷淋装置以保证其功能正常。 —每年检查一次。 紧急喷淋装置应尽可能提供舒适的水温。	生火灾造成衣服着火等意外伤害事故时，通过快速喷淋、冲洗清除化学品和有毒物质，迅速把对实验室工作人员的伤害程度减轻到最低限度。紧急喷淋装置主要性能参数需要考虑到事故时有害物质对人体皮肤的伤害与刺激所需的医疗安全要求，但是只能对身体进行初步的处理，不能代替医学治疗，情况严重的，必须尽快进行进一步的治疗。 【查阅文件】 安全手册中实验室内紧急喷淋装置的相关规定，紧急喷淋装置的定期测试记录，紧急喷淋装置的定期检查记录。
20.11.5　生物安全柜	生物安全柜旨在为生物危害提供一级防护，并应用于涉及生物危害的开放容器操作，包括： a）实验操作可产生传染性气溶胶或气溶胶毒素，而无法通过其他方法抑制气溶胶产生时。 b）实验操作涉及高浓度的生物危害时。 c）实验操作涉及大量生物危害时。 所用生物安全柜的选择、位置、设计和类型应符合安全工作所需的风险防护等级。这些考虑因素是危险评估过程的组成部分。 生物安全柜应： a）生物安全柜的使用方式应避免降低其功能（例如，使 HEPA 过滤器产生震动或操作不当）。 b）生物安全柜的通风应符合微生物的风险等级和安全要求。实验室应经常监测生物安全柜以确保其设计性能。 c）生物安全柜在安装、移动或维修后，以及每年都要进行测试和认证。实验室应保存生物安全柜的检查记录和任何功	【标准解读】 生物安全柜是一种提供无尘无菌工作环境的空气净化设备，能够将工作区已被污染的空气通过专门的过滤通道人为地控制排放，避免对人和环境造成危害，是一级防护屏障最基本的安全防护设备。生物安全柜的工作原理是利用空气净化技术，将安全柜内空气向外抽吸，使柜内保持负压状态，操作口向内吸入气流，保证操作人员的安全，外界空气经高效空气过滤器过滤的下降气流，避免安全柜内实验样本受污染，安全柜内空气经 HEPA 过滤器过滤后再排出以保护环境，从而达到保护人员、环境和样本，使其避免暴露于上述操作过程中可能产生的感染性气溶胶和溅出物。正确的选择、安装、使用、维护及校验生物安全柜，能够对实验人员、环境和样本提供可靠的安全保护。 【查阅文件】 实验室中对生物安全柜的相关规定，生物安全柜的认证标识，生物安全柜的定期检查记录。

续　表

标　准　条　款		迎　检　思　路
	能性测试结果。 d) 在生物安全柜上应有作为检测证明的验证标签。	

第十二节　化学品安全与放射安全

标　准　条　款		迎　检　思　路
20.12.1　化学品概述	化学品具有广泛的物理(如易燃、腐蚀性)和生物(如有毒、放射性、致癌)危害。这些危害存在于运输中和使用过程中。应按照国家标准在每个储存容器上表明每个危化品的性质及其风险性。在所有医学实验室中,化学品储存、处理、使用和处置的政策和程序应符合化学实验室行为规范,也要符合地方和国家标准。	【标准解读】 1. 危险化学品 危险化学品是指具有毒性、腐蚀、爆炸、燃烧、助燃等性质,对人体、设施、环境具有危害的化学品和其他化学品。 2. 危化品要求 应按照国家和地方机构的标准,对检验科的危化品进行辨识和风险性分析,确保危化品的使用和管理符合规定要求。应制定化学安全管理程序,包括化学品储存、处理、使用和处置,都应符合规定要求,防止环境和职业健康问题的发生。 3. 危化品标签 每种危化品的瓶身均应粘贴标签以注明其性质和危险性;性质是危化品本身具有的特性,危化品的危险性包括易燃性、易爆性、助燃性、腐蚀性、有毒性、有害性和刺激性等。 【查阅文件】 有相应的化学品安全管理程序文件,程序文件中的规定应符合国家和当地的标准,程序文件中应包含危险化学品的储存、处理、使用和处置,并指明相应危害。 危化品应有相应的使用记录、运输记录,以及检查记录。 【现场调查】 查看危化品的容器上是否粘贴标识以明确其性质和危害性。 【访谈调查】 抽查实验室工作人员,访谈其是否知晓危化品的操作流程及危害。

续　表

标　准　条　款		迎　检　思　路
20.12.2　危险识别和控制	科室应负责：对危险化学品的安全使用进行教育和培训；确保使用中的危化品贴有标签（必要时包括工作场所标签）；向员工提供最新的SDS；制定适当的措施以保护员工。 要求员工：参加科室组织的教育和培训；使用提供的保护措施。	【标准解读】 1. 危化品识别 此条款对科室和员工均有相应的要求，科室应该对危化品进行统一的管理，以及危化品的容器上均应粘贴标签，对危化品做相应识别。 2. 安全数据表 安全数据表（SDS）：提供详细的危险和警示信息的技术通报。制造商必须识别任何一种化学品造成的危害，无论是一种成分还是几种物质的混合物，提供相应化学品风险的信息以确保危化品在运输、储存和使用过程中的安全性。 实验室工作人员应能方便地获得SDS，以便了解危化品的毒性、暴露途径，以及可能与操作和储存有关的危害。 3. 危化品培训 为保证危化品安全正确使用，科室至少每年一次对员工进行危化品培训和教育。员工应积极参加科室每年组织的危化品培训，并且在操作危化品的过程中佩戴相应的防护用具。 【查阅文件】 实验室是否有最新的SDS文件；是否制定了不同种类危化品的相应防护措施；是否有危化品安全培训记录。 【访谈调查】 查看危化品的容器上的粘贴标识；实验室应配置个人防护用具；存放的SDS应让实验室工作人员方便获取。 【跟踪核查】 抽查实验室工作人员是否参加危化品培训；是否知晓SDS存放位置，以及是否了解各类危化品的相应防护措施。
20.12.3　化学品储存	【标准条款】 科室应确保所有危险化学品：存储在安全位置；只有授权实验室工作人员才能使用；储存在可关闭的柜子内或固定在墙壁或地板上的架子上；储存在通风良好的区域；储存在远离直接加热、光照或温度变化较大的地方。	【标准解读】 1. 危化品储存条件 实验室应将化学品储存在安全位置，化学品可放置在柜子内或者架子上，此区域通风良好，避免阳光直射或者温度变化较大。 2. 化学品储存原则 化学品应按不相容原则储存。易燃易

续　表

标 准 条 款		迎 检 思 路
	应尽量减少实验室中储存的化学品数量，应储存在化学品储藏室中。 应保持最新的化学品库存清单。 应定期处理使用过的、多余的、过期的或其他不需要的材料。	爆化学品储存在防爆柜中；剧毒化学品储存在保险柜中；强酸储存在酸性试剂柜中；强碱储存在碱性试剂柜中。 3. 化学品存放要求 实验室工作区域内应尽量减少危化品数量存放；不能存放过期危化品，应有危化品库存清单。 4. 危化品使用要求 实验室为确保工作人员有能力进行危化品安全使用，使用人员需要被授权。 【查阅文件】 查看质量手册中是否规定了危化品的储存条件；危化品的库存清单；授权人员的授权书。 【访谈调查】 实验室的化学品储存是否符合要求，包括位置安全、不同危化品的储存条件、危化品的数量，以及是否存在过期或不合格危化品。
20.12.4　化学品泄漏	应提供适当的化学品泄漏措施，包括中和剂、泄漏的控制物品和适用于工作场所使用的化学品吸收剂。如果是易挥发性有毒物质、腐蚀性或易燃化学品溢出或泄漏：人员应迅速评估情况，并根据预先存在的、经批准的应急计划，确定解决情况的适当措施；如果涉及易燃材料，应切断火源；应设置屏障并张贴警示标志，以防止再次进入泄漏区域；员工应确保通风柜和其他局部排气装置正在运行；应在所有可能因化学污染导致眼睛受损的区域提供洗眼设施；如果化学危害的性质可能存在大面积身体污染的风险，则应提供淋浴室。	【标准解读】 1. 化学品泄漏 实验室应当有化学品泄漏的应急预案，包括发生原因、预防措施及处理方案和流程。 2. 防护措施 提供适当的防护措施，包括急救箱、洗眼器、警示标志、泄漏的屏蔽及吸收剂、必要时应提供淋浴室等。 【查阅文件】 质量手册中是否有化学品泄漏的应急预案，应急预案中是否包含化学品泄漏的预防措施及处理流程。 【访谈调查】 查看实验室是否有化学品泄漏的相应处理物品。 【跟踪核查】 抽查实验室工作人员，是否知晓化学品泄漏的预防措施和处理流程。
20.12.5　化学品废物	实验室中使用的每种化学品的丢弃和安全处置应有明确的书面程序，包括对当地法定程	【标准解读】 实验室应当有化学品废物管理程序，并且该程序应符合法律要求。

续　表

标　准　条　款		迎　检　思　路
	序充分详细的说明，以保证完全符合其机制，使化学品废物安全、合法地脱离实验室控制。	【查阅文件】 质量手册中是否有化学品废物管理程序，程序是否符合法律要求；化学品废物处理记录。 【跟踪核查】 抽查实验室工作人员，是否知晓化学品废物处理流程。
20.12.6　放射安全	实验室主任应在允许使用放射性核素之前评估拟定用途的理由、范围和位置。实验室应确保：放射性核素获取、使用和处置的记录；所有放射性化学物质的储存应安全；所有从事放射性核素工作或接触放射性核素的实验室人员都应接受放射性的相关技术和放射防护方面的指导和培训，并应遵守放射性安全规定和程序；实验室需制定适用于该放射性工作的标准操作程序；程序包含清晰的指导书，详细说明放射性事故和泄漏所采取的措施；并且在放射性核素工作场所醒目地显示这些指导书的概要。 程序需详细说明未使用的放射性材料和与放射性材料混合或受放射性材料污染的材料的安全处置方法；使用适当的经批准的警告和禁止标志。	【标准解读】 1. 放射性核素使用前评估 在放射性核素允许使用之前，实验室主任应评估其使用理由，放射范围和安装位置。 2. 标准程序 制定适用于放射性工作的标准操作程序；放射性事故和泄漏应急预案；放射性废物处置程序。 3. 教育培训 为确保实验室工作人员安全使用放射性物质，应对实验室工作人员做相关指导和培训；同时实验室工作人员应了解放射性事故和泄漏处理及放射性废物处置方法。 4. 记录 在放射性核素使用过程中，做好放射性核素获取、使用和处置记录。 【查阅文件】 质量手册中应有放射性工作标准操作程序，内容应满足标准要求；还应有放射性核素事故和泄漏处理程序，并且实验室工作人员容易获取；放射性核素使用前应进行评估；相关实验人员培训记录，放射性核素获取、使用和处置记录。 【访谈调查】 查看现场放射性核素使用是否符合标准要求，放射性物质储存是否安全；实验室内是否有警告和禁止标识。 【跟踪核查】 抽查实验室工作人员，是否接受放射性相关技术和放射性防护方面的指导和培训；是否知晓放射性工作操作流程，放射性核素事故、泄漏的处理方法，以及放射性废物的处置方法。

第十三节　消防安全与消防设备设施

标准条款		迎检思路
20.13.1　建筑结构	建筑的设计应取决于实验室包含的危害类型。应设计出口路线。所有施工计划应符合当地法规。 医学实验室若位于有住院患者的建筑内,应通过阻燃能力的防火结构将住院患者场所与实验室区域隔开,并且此防火结构具有至少不低于 1 小时的阻燃能力,该结构中所有开放区域均由具备 45 分钟防火能力的组件保护。实验室和住院患者区域应进行火灾风险评估,并参考当地消防法规。 应为实验室提供紧急出口。同时实验室安全通道应始终保持畅通。 储存易燃气体时,应安装防爆灯和防爆开关。用于此类区域的电气设备应当专门设计。	【标准解读】 1. 建筑设计 建筑设计安全性是建筑受到外力作用时能够确保建筑自身的稳定性和安全性,从而保证人身及财产安全,除此之外,还应该根据实验室包含的危害类型进行建筑设计,例如建筑设计的空间布局,有效掌握工作活动区域与逃生区域之间的距离,疏散区域与逃生通道的宽敞通畅,并且施工计划均应符合当地法规。 2. 阻燃防火结构 医学实验室若位于有住院患者的建筑内,应该通过阻燃防火结构隔开,并且应进行火灾风险评估。 3. 紧急出口和安全通道 在实验室建筑上应设计实验室紧急出口和畅通的安全通道;尤其是实验室比较大的情况下,设计人员应有效考虑安全出口的实际位置和数量。 4. 易燃气体 储存易燃气体应安装防爆灯和防爆开关,电气设备也应专门设计相应区域。 【查阅文件】 文件中是否有对消防安全进行建筑上的设计,设计上的安全性和合理性,设计上是否有防火装置、安全出口、逃生路线,设计是否满足标准要求;实验室和住院患者区域是否有火灾分析评估报告。 【现场调查】 查看现场防火装置、安全出口、逃生路线是否满足标准要求;易燃气体储存区域是否安装防爆灯和防爆开关;电气设备是否专门设计区域。
20.13.2　报警装置	自动烟雾探测、热量探测和报警系统: a) 应为每个储存易燃或可燃液体或气体的实验室区域提供。	【标准解读】 1. 报警装置 医学实验室应有自动烟雾探测系统、热量探测系统和报警系统,保证实验室内有危险发生,能够得到及时的探测和报警。

续　表

标　准　条　款		迎　检　思　路
	b）可以向当地应急人员或公共消防部门报警。 c）应连接设施的整体检测和报警系统（如果存在）。 d）应能在实验室的所有区域听到声音，包括储藏室、盥洗室和暗室。 e）应定期测试以确保其功能。 f）应培训人员如何使用火灾报警系统。在人员使用耳机的区域（如客户服务、转录）或员工可能有听力障碍时，需要视觉警报。	2. 报警装置要求 报警装置应连接医院消防部门或者当地公共消防部门，当实验室发生危险报警时，上级部门应及时知晓；报警装置要保证实验室所有区域的人都能听见声音，如有工作影响听力或员工听力障碍，需要视觉报警装置。 3. 报警装置测试 为保证报警装置的正常运行，实验室应做定期测试保证其功能可正常使用。 4. 培训教育 为保证实验室工作人员在发生危险时能及时报警，应对报警系统的操作使用做培训教育学习，确保每个实验室工作人员均会使用操作。 【查阅文件】 建筑设计中是否有自动烟雾探测、热量探测和报警系统的设计；查看是否有报警装置定期测试报告；对报警装置培训记录。 【现场调查】 查看现场是否有自动烟雾探测、热量探测和报警系统，功能是否有效，报警过程中是否整个区域内均听得见，实验室内是否有视觉报警装置。 【访谈调查】 抽查实验室工作人员，是否知晓报警装置位置；是否接受报警系统操作使用的培训学习。
20.13.3　火灾风险减低策略	实验室应确定国家和地方消防法规要求的适用性，并实施以下防火策略。 a）在实验室的工作区域内，只应保留最低数量的易燃气体和液体。 b）应尽量减少潜在的火源。 c）易燃气体和液体只能在通风良好的区域使用。 d）涉及释放易燃气体的工作只能在实验室通风橱或橱柜中进行。 e）易燃液体和气体应远离热源和火源，包括电机和阳光直射。	【标准解读】 此条款指明了火灾风险的降低策略，包括在实验区域内易燃品储存的量、储存的注意事项、使用过程中的具体要求，以及泄漏后处理。有供气管道则需要安装紧急切断阀。 1. 易燃品储存要求 （1）实验室内尽量减少潜在的火源，例如，酒精灯、电动机等设备运转产生的电弧、电线老化引起的电火花，排查火源等安全隐患。 （2）易燃液体和气体的储存应远离热源和阳光直射，尽量放在防爆柜、酸碱柜或者气体柜中。

续 表

标 准 条 款		迎 检 思 路
	f）供气管道应安装紧急切断阀，并且要符合国家或地方的法律法规。 g）应提供泄漏工具箱，可以立即控制漏出的少量可燃物。 h）如果发生大规模或无法控制的泄漏，应立即寻求消防部门的协助。	（3）实验室工作区域内应保留最低数量的易燃气体和液体，其余均应保存在危化品柜子或者房间中。 （4）在使用易燃气体或者液体时，应在实验室的通风橱中进行。 2. 供气管道 为确保易燃气体的供气管道安全，以及泄漏后的及时控制，供气管道应安装紧急切断阀门。 3. 泄漏处理 （1）实验室应有关于气体或者液体泄漏后的处理程序。 （2）实验室应提供泄漏工具箱。 【查阅文件】 科室文件应对实验室工作区域内易燃物的储存量做具体要求，储存过程中的注意事项；对使用易燃物的要求是否满足标准；文件中是否有易燃物泄漏后的具体措施。 【现场调查】 查看现场实验区域内易燃品储存的量和放置位置是否符合要求；实验室内是否有泄漏箱，并且箱内的物品是否满足控制少量泄漏物；实验室气体管道是否安装紧急切断阀。 【访谈调查】 抽查实验室工作人员是否知晓使用易燃气体和液体的工作流程和注意事项，以及泄漏后的处理措施。
20.13.4 培训	消防安全培训计划应： a）为新员工提供消防安全培训，并根据需要向老员工提供培训。 b）包括火灾危险的识别和评估、减少火灾风险的策略，以及火灾发生时应采取的行动。 应根据当地法律和法规要求，按照当地消防疏散计划定期进行消防演习。 当地消防疏散计划应： a）解决如何帮助残疾人的问题。 b）处理不熟悉离场程序的	【标准解读】 1. 消防安全培训 应对检验科所有人员包括新老员工进行消防安全培训，培训方式包括讲授和消防演练，讲授培训应包含火灾发生前预防火灾的管理办法；火灾发生时的报警电话、灭火器和消防栓的位置、逃生路线和对火灾危险的识别；扑救初期火灾的方法，灭火器的使用；消防演习则真实模拟火灾现场，进一步加深火灾发生时的处理流程。所有培训均应有记录。 2. 疏散逃生 实验室应设计紧急出口和逃生路线图等标识，所有员工应了解安全出口的位置，

续 表

<table>
<tr><th colspan="2">标 准 条 款</th><th>迎 检 思 路</th></tr>
<tr><td></td><td>患者和访客。
c）包括不干扰急救人员和车辆的分流位置。</td><td>并且知晓如何帮助残疾人、患者或者访客逃生。
【查阅文件】
查看文件中是否有消防培训的标准操作程序；查看消防档案中是否有培训记录和消防演练记录，记录涵盖内容是否满足标准要求。
【现场调查】
查看实验室内是否有逃生路线图、紧急出口标识；实验室内是否有消防灭火装置（消防栓和灭火器）；实验室内是否有便于残疾人逃生的工具（轮椅、担架）。
【访谈调查】
抽查实验室工作人员是否接受消防安全培训和消防演习培训，并且知晓火灾的处理流程。
访谈 1～2 名员工，了解对于报警电话、灭火器消防栓的位置和逃生路线的掌握程度。</td></tr>
<tr><td>20. 13. 5　消防设备</td><td>应配备适当的设备，以扑灭可控制的火灾，并协助人员从重大火灾附近撤离。
便携式灭火器（PFE）应：
a）正确安装和维护。
b）每月检查一次，确保可正常使用。
c）每年进行维护。
在发生火灾紧急情况之前，应对所有人员进行 PFE 使用培训，包括不正确使用的潜在危险。
自动喷水灭火器或其他灭火系统应：
a）用于使用或储存易燃或可燃液体或气体的临床实验室。
b）定期检查。
c）保持对当地消防法规要求的了解。</td><td>【标准解读】
此条款针对消防设备进行了相应要求，医学实验室应配备适当消防设备，以便可以控制初期或者可控的火灾，并且可以协助人员从重大火灾附近撤离。
1. 便携式灭火器
（1）确保都是可正常使用状态，并且实验室所有员工均了解该如何判断灭火器的状态。
（2）定期检查，每月至少一次。
（3）定期维护，每年至少一次。
（4）应对实验室所有员工进行灭火器使用培训，同时也包括不正确使用灭火器存在的潜在危险。
2. 自动喷水灭火器或其他灭火系统
（1）如实验室内有可燃液体、气体或者存在精密仪器，则需要安装自动喷水灭火器或者气体灭火装置。
（2）定期检查。
【查阅文件】
查看文件中是否有消防设备的标准操作程序，以及设备的安装报告、检查记录和维护记录；是否有设备设施的培训记录。</td></tr>
</table>

续　表

标 准 条 款		迎 检 思 路
		【现场调查】 实验室内灭火器应为可使用状态;实验室内是否安装适用于可燃液体或气体的其他灭火装置。 【访谈调查】 抽查实验室工作人员是否知晓安全设备设施的使用,了解对灭火器使用状态的掌握程度。

第十四节　电气设备与安全

标 准 条 款		迎 检 思 路
20.14.1　电气设备与安全	实验室使用的电动设备应: a) 设计和制造符合安全要求。 b) 按照要求使用。 c) 在需要时连接到不间断电源(UPS),以确保设备的安全。 d) 新的、改装过的或维修过的电气设备在未经有资格的人员完成电气安全测试并确认符合安全使用要求之前,不得使用。 实验室应确保: a) 电气设备使用者应接受正确使用培训。 b) 电气设备的处理方式不影响电气安全。 c) 需要时,提供防溅或防火花设备。 d) 电气设备应定期检查是否存在可能导致电气故障的损坏。 e) 避免使用延长线和多个适配器。 f) 如果导电液体意外溅到设备上,设备应: ——断开电源并使设备干燥。	【标准解读】 1. 电动设备要求 (1) 设计和制造符合安全要求,由于电气的结构有缺陷、安装质量不佳,不能满足电气需求而造成的事故所占比例较大,所以要保证电气的安全,包括电气绝缘良好、电气的安全距离,以及电气安全载流量等。 (2) 按照要求使用,必须严格遵守操作规程,电气设备工作时会发热,要有良好的通风散热条件和防火措施。 (3) 在需要时连接到不间断电源(UPS),以确保设备的安全。 (4) 新的、改装过的或维修过的电气设备均应该在有资格的人员完成电气安全测试并确认符合安全使用要求才可使用。 2. 实验室要求 (1) 对于使用电气设备的工作人员,均应接受正确使用电气的培训,并且留有培训记录。 (2) 确保实验室工作人员可正确操作电气设备,不影响电气安全,仅允许合格人员在电气设备和电路上进行工作,禁止未经授权的人员进行电气设备工作。实验室内要保存授权书。 (3) 需要时,安装防溅或防火花设备。 (4) 电气设备要做好安全运行检查工

续　表

标　准　条　款		迎　检　思　路
	——在未经有资格的人员同意前,不得重新启用。 ——清除溅漏物以降低维护人员接触化学或生物污染的风险。 g) 仅允许合格人员在电气设备和电路上进行工作。 h) 禁止未经授权的工作。	作,对出现故障的电气设备和线路应及时检修。 (5) 避免使用延长线和多个适配器,减少电气设备相关的危险因素。 3. 意外事故 如果导电液体意外溅到设备上,断开电源并使设备干燥,清除溅漏物以降低维护人员接触化学或生物污染的风险;有资格的人员进行安全排查,待电气安全测试并确认符合安全使用要求才可使用。 【查阅文件】 查看文件中是否有电气设备标准操作流程;查看电气安装报告,并且是否满足安全要求;电气设备的人员培训记录;工作人员的授权书;维护记录;巡查记录表。 【现场调查】 查看现场电气设备和电气设备的使用是否符合安全标准要求。 【访谈调查】 抽查实验室工作人员是否接受过电气设备培训,是否知晓电气设备的意外处理流程。

第十五节　样本的运送

标　准　条　款	迎　检　思　路
样本在机构所属建筑物内可以使用推车、防漏容器和吸收性材料进行运输。样本运输人员应使用适当的个人防护装备。 所有样本应以防止污染工作人员、患者或环境的方式运送到实验室。实验室必须了解样本运输的适用法律法规要求。 样本应置于被批准的、本质安全的、防漏的容器中运输。 样本、培养物和其他生物材料在实验室间或其他机构间的运送方式应符合机构的安全规定,以确保样本的完整性,以及运送人、公众和接收实验室的安全。	【标准解读】 通常需要在房间、实验室或设施之间运输已知或预期含有生物制剂的样品或废物。在某些情况下,这些样品可能需要运输到其他城市、地区甚至国家实验室进行进一步的检测、处理或储存。样本在实验室内或实验室之间转移或感染性物质的运输,应始终将跌落、溢出、碰撞等意外事件发生的可能性降至最低。 实验室应制定对样本运输的规章制度,包括实验室内、实验室所在的医疗机构

续 表

标准条款	迎检思路
	内,以及医疗机构外部的运输。所制定的规章制度应符合国家和国际的规定。例如,当运送高致病性病原微生物菌(毒)种或样本时,应严格执行《病原微生物实验室生物安全管理条例》的相关要求。 【评审要点】 查阅文件:安全手册中实验室关于标本运输的相关规定。

第十六节 废物处置

标准条款	迎检思路
1. 实验室废物管理的目的 a) 将操作、收集、运输、储存、处理及处置废物的危险减至最小。 b) 将其对环境的有害作用减至最小。 c) 具有预防事故的措施。 d) 由经过适当培训的人员使用适当的个人防护装备处理危险废物。 2. 危险废物的一般预防处置措施 包括但不限于: a) 所有不再需要的样本、培养物和其他生物材料应弃置于专门设计的、专用的和有标记的用于处置危险废物的容器内。 b) 生物废物容器的装量不能超过其设计容量。 c) 所有利器应直接弃置于耐扎的容器内。 d) 某些受管制的利器,包括针头和手术刀,应弃置于被批准的利器盒内。 e) 松散的利器(移液管、注射器和碎玻璃)不得弃置于非危险废物容器内。 f) 所有弃置的实验室微生物样本、培养物和被污染的废物在从实验室设施中取出之前,应使其达到生物学安全。 注:生物学安全可通过高压消毒处理、其他被批准的技术或包装在适当的容器内实现。 g) 只要包装和运输方式符合危险废物相关的法律法规要求,可允许运送未处理的废物。	【标准解读】 废物是指使用者不再使用的一切物质,可产生于生物活动、日常生活或科研活动。废物的收集、处理、运输、储存和处置必须按照国家、地方法规标准和实验室规定的要求,应充分考虑废物对实验室人员及环境可能造成的危害及对实验室本身的影响。废物分为危险废物和非危险废物。危险废物是指列入国家危险废物名录或者根据国家规定的危险废物鉴定标准和鉴定方法认定的具有危险特性的废物。实验室应制定本实验室废物处理的规章制度和发生意外事故时的应急方案,并指定专人负责检查、监督和落实废物的管理工作,防止违反规章制度的行为。 【评审要点】 查阅文件:安全手册中实验室对废物收集、处理、运输、储存和处置的管理规定。

续　表

标　准　条　款	迎　检　思　路
3. 非危险废物的一般预防处置措施 包括但不限于： a）不允许积存垃圾和实验室废物。 b）已装满的容器应定期从工作区运走。在去污染或最终处置之前，应存放在指定的安全地方，通常在实验室区域内。 c）未被试剂或体液污染的实验室垃圾和日常纸类废物可按非危险废物操作和处理。 d）非危险废物每天至少适当且安全地处置一次。 e）已知无污染的实验室废物（如纸张、塑料、纺织品等）可按非危险废物操作和处理。 f）实验室应确保由保管人员运走的非危险废物被明确标识，并与危险废物容器隔开。	

（陶志华　江咏梅）

下篇
医学实验室认可申请

第十九章 医学实验室认可申请与迎检准备

中国合格评定国家认可委员会(CNAS)对医学实验室认可是一个严谨的过程,要求实验室在管理体系、技术能力、法律地位等多个方面满足认可标准。实验室需建立并运行管理体系文件至少6个月,并进行内部审核和管理评审。申请CNAS认可需满足一系列条件,包括法律地位、责任能力、技术能力等,并通过CNAS网站提交完整的认可申请和相关资料。认可流程包括文件评审、预评审和现场评审等多个环节,整个认可过程旨在提升实验室的质量和能力,提高国际竞争力,确保检验结果的准确性和可靠性。为了确保实验室提供的认可材料完整、有效,符合CNAS医学实验室认可受理要求,顺利实施现场评审,早日获得实验室认可证书,实验室应了解并认真学习实验室认可文件,熟悉实验室认可流程,掌握CNAS对医学实验室认可申请受理的要求,准确把握现场评审的各个环节及评审员关注的重点问题,准确填写合格的认可申请书并上报符合CNAS要求的附表附件和相关文件资料。本章对以上问题进行阐述,供实验室建立并运行管理体系、申请认可和接受现场评审前学习和参考。

第一节 实验室认可文件

一、CNAS认可文件介绍

1. *CNAS公开发布的与认可工作有关的文件*

CNAS公开发布的与认可工作有关的文件包括章程、工作规则、委员会认可规则、认可准则、认可指南、认可方案,以及认可说明、认可信息、技术报告等文件。

CNAS与认可工作有关的文件会根据需要而制定,所有新制修订的文件及实施要求都会在CNAS网站(www.cnas.org.cn)上及时发布,实验室需要持续关注CNAS网站的相关信息。

2. *CNAS认可规范文件*

CNAS认可规范文件包括认可规则、认可准则、认可指南和认可方案,其中认可规则、认可准则、部分认可方案属于强制性要求类文件,认可指南属于非强制性要求文件,可供实验室参考。

3. *认可规则(R系列)*

认可规则(R系列)是CNAS根据法规及国际组织等方面的要求制定的实施认可活动的政策和程序,包括通用规则(R)和专用规则(RL)类文件。认可规则是认可机构运作和认可对象获得与维持认可资格需要满足的强制性要求。实验室认可涉及的认可规则包括:

(1) CNAS-R01《认可标识使用和认可状态声明规则》:是为保证CNAS认可标识、国际互认联合认可标识与认可证书的正确使用,防止误用或滥用标识和认可证书,以及错误声明认可状态,维护 CNAS 的信誉而制定。

(2) CNAS－R02《公正性和保密规则》:是为确保认可工作的公正性,维护申请人和获准认可机构的信息保密权利而制定,适用于 CNAS 在认可工作中涉及的所有过程及活动。

(3) CNAS－R03《申诉、投诉和争议处理规则》:是为确保申诉、投诉和争议处理工作的公正、有效,维护与认可工作有关各方的正当权益和 CNAS 的信誉而制定,适用于处理来自申请认可或已获准认可的机构对 CNAS 的申诉,以及任何组织或个人对 CNAS 提出的投诉和争议,也适用于向 CNAS 提出的针对申请认可或已获准认可的机构的投诉。

(4) CNAS－RL01《实验室认可规则》:规定了 CNAS 实验室认可体系运作的程序和要求,包括认可条件、认可流程、申请受理要求、评审要求、对多检测/校准/鉴定场所实验室认可的特殊要求、变更要求、暂停、恢复、撤销、注销认可,以及 CNAS 和实验室的权利和义务,是 CNAS 和检测实验室、校准实验室、医学实验室、司法鉴定/法庭科学机构等认可活动相关方应遵循的程序规则。

(5) CNAS－RL02《能力验证规则》:是为了确保 CNAS 认可的有效性,保证 CNAS 认可质量,促进合格评定机构的能力建设而制定。该规则阐述了 CNAS 能力验证的政策和要求,包括 CNAS 对能力验证的组织、承认和结果利用的政策,以及合格评定机构参加能力验证的要求。

(6) CNAS－RL03《实验室和检验机构认可收费管理规则》:是为了加强 CNAS 对实验室和检验机构等相关认可工作的收费管理,规范认可收费行为,保护认可双方的利益而制定。该规则阐述了收费原则与用途、收费项目与标准、收费要求等内容。

(7) CNAS－RL04《境外实验室和检验机构受理规则》:适用于 CNAS 对境外实验室及相关机构和检验机构的认可受理工作。

4. 认可准则(C 系列)

认可准则(C 系列)是 CNAS 为规范认可对象的合格评定活动制定的要求,是认可对象获得和维持认可资格需要满足的强制性要求,包括基本准则和专用准则。专用准则是 CNAS 制定的在特定领域或特定行业中实施相应准则的应用要求,如应用说明等。

实验室认可依据的认可准则(CL)和应用说明包括:

CNAS－CL01《检测和校准实验室能力认可准则》。

CNAS－CL01－A×××是 CL01 在特殊领域的应用说明。

CNAS－CL01－G001《CNAS－CL01〈检测和校准实验室能力认可准则〉应用要求》,与 CNAS－CL01 同步应用。

CNAS－CL01－G002《测量结果的溯源性要求》。

CNAS－CL01－G003《测量不确定度的要求》。

CNAS－CL01－G004《内部校准要求》。

CNAS－CL02《医学实验室质量和能力认可准则》。

CNAS－CL02－A001《医学实验室质量和能力认可准则的应用要求》。

CNAS－CL07《医学参考测量实验室认可准则》。

CNAS－CL08《司法鉴定/法庭科学机构能力认可准则》。

CNAS－CL08－A×××是 CL08 在特殊领域的应用说明。

5. 认可指南(G 系列)

认可指南(G 系列)是 CNAS 为认可对象提供的,能够满足或达到认可规则、认可准则等要求的建议或指导性文件。实验室认可涉及的指南类文件编号为 CNAS－GL××。

6. 认可方案(S 系列)

认可方案(S 系列)是 CNAS 根据法律法规或制度所有者等方的要求,对特定认可制度适用的认可规则、认可准则和认可指南的补充。实验室认可涉及的方案类文件编号为 CNAS－CL01－S××。

7. 认可说明(E 系列)

认可说明(E 系列)是 CNAS 在认可规范实施过程中,对特定要求的理解或对特定工作实施的进一步明确。实验室认可涉及的说明类文件编号为 CNAS－EL××。

8. 技术报告(TR 系列)

技术报告(TR 系列)是 CNAS 发布的对有关合格评定机构的运作具有指导性的技术说明文件。实验室认可涉及的技术报告文件编号为 CNAS－TRL××。

9. 认可信息类文件(A 系列)

认可信息类文件(A 系列)是 CNAS 发布的与认可有关的信息,包括:CNAS 简介、认可申请书、认可领域分类、相关机构分析等。实验室认可涉及的信息类文件编号为 CNAS－AL××。

二、医学实验室认可申请相关文件

认可申请相关文件可在 CNAS 官网的“实验室认可”菜单项下获取如下与认可申请相关的文件。

1. 医学实验室认可规则文件

CNAS－R01《认可标识使用和认可状态声明规则》。

CNAS－R02《公正性和保密规则》。

CNAS－R03《申诉、投诉和争议处理规则》。

CNAS－RL01《实验室认可规则》。

CNAS－RL02《能力验证规则》。

CNAS－RL03《实验室和检验机构认可收费管理规则》。

CNAS－RL04《境外实验室和检验机构受理规则》。

2. 医学实验室认可准则、应用说明和专门要求

CNAS－CL02《医学实验室质量和能力认可准则》。

CNAS－CL01－G002《测量结果的计量溯源性要求》。

CNAS－CL01－G003《测量不确定度的要求》。

CNAS－CL02－A001《医学实验室质量和能力认可准则的应用要求》。

3. 医学实验室认可指南

CNAS－GL001《实验室认可指南》。

CNAS－GL008《实验室认可评审不符合项分级指南》。

CNAS－GL011《实验室和检验机构内部审核指南》。

CNAS－GL012《实验室和检验机构管理评审指南》。

CNAS－GL028《临床微生物检验程序验证指南》。

CNAS－GL037《临床化学定量检验程序性能验证指南》。

CNAS－GL038《免疫定性检验程序性能验证指南》。

CNAS－GL039《分子诊断检验程序性能验证指南》。

CNAS－GL047《医学实验室定量检验程序结果可比性验证指南》。

CNAS－GL048《医学实验室组织病理学检查领域认可指南》。

CNAS－GL049《医学实验室细胞病理学检查领域认可指南》。

CNAS－GL050《医学实验室分子诊断领域认可指南》。

4. 医学实验室认可说明

CNAS－EL－14《医学实验室认可受理要求的说明》。

5. 医学实验室认可申请文件

CNAS－AL02《医学实验室质量和能力认可申请书》。

CNAS－AL09《医学实验室认可领域分类》。

CNAS－AL15《医学实验室质量和能力认可申请书填写指南》。

CNAS－PD20－26《变更申请书》。

6. 医学评审报告及评审作业指导书

CNAS－PD10－11《实验室/检验机构评审人员评审现场状况调查表》。

CNAS－PD14－16《医学实验室质量和能力认可评审报告》。

CNAS－WI14－03《医学实验室质量和能力认可评审工作指导书》。

第二节　实验室认可流程

实验室若要获得 CNAS 认可，可通过到访、电话、传真，以及其他电子通信方式等，向 CNAS 秘书处表达意向，获取相关帮助。相关联系方式可到 CNAS 网站（www.cnas.org.cn）查询。实验室获得认可的一般流程见图 19－1。

一、建立管理体系

（1）实验室若申请 CNAS 认可，首先要依据 CNAS 的认可准则，建立管理体系。医学实验室适用的管理体系是 CNAS－CL02《医学实验室质量和能力认可准则》（等同于采用 ISO 15189）。

（2）实验室在建立管理体系时，除满足基本认可准则的要求外，还要根据所开展的检验活动的技术领域，同时满足 CNAS 基本认可准则在相关专业领域的应用说明、相关认可要求的规定。

注：CNAS 部分认可规范文件中也有对体系文件的要求。例如，CNAS－R01《认可标识使用和认可状态声明规则》中要求“合格评定机构应对 CNAS 认可标识使用和状态声明建立管理程序，以保证符合本规则的规定，且不得在与认可范围无关的其他业务中使用 CNAS 认可标识或声明认可状态”。CNAS－RL02《能力验证规则》中要求“合格评定机构的管理体系文件中，应有参加能力验证的程序和记录要求，包括参加能力验证的工作计划和不满意结果的处理措施”。

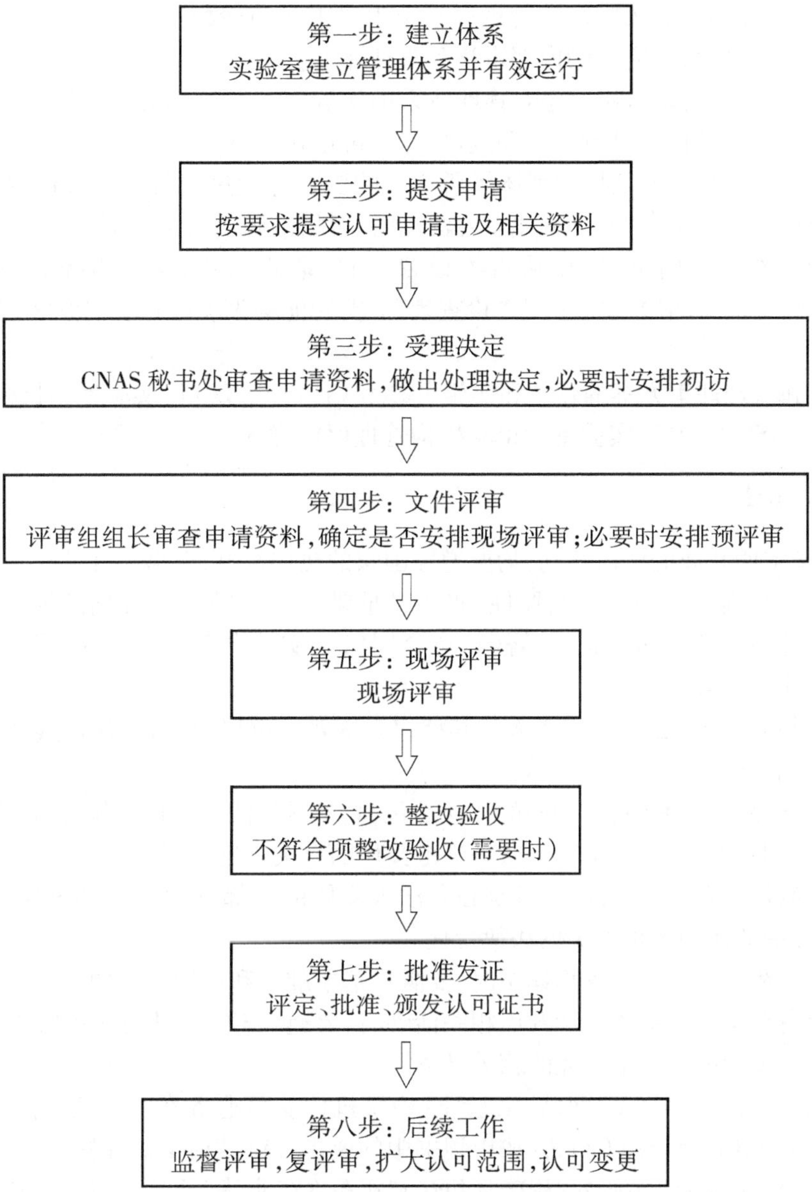

图 19－1　CNAS 实验室认可流程

（3）实验室建立管理体系文件时的注意要点

1）管理体系文件要完整、系统、协调，能够服从或服务于实验室的政策和目标；组织结构描述清晰，内部职责分配合理；各种质量活动处于受控状态；管理体系能有效运行并进行自我完善；过程的质量监控基本完善，支持性服务要素基本有效。

2）管理体系文件要将认可准则及相关要求转化为适用于本实验室的规定，具有可操作性，各层次文件之间要求一致。

3）当实验室为多场所，或开展检验活动的地点涉及非固定场所时，管理体系文件需要覆盖申请认可的所有场所和活动。多场所实验室各场所与总部的隶属关系及工作接口描述清晰，沟通渠道顺畅，各分场所实验室内部的组织机构（需要时）及人员职责明确。

（4）管理体系运行：实验室的管理体系至少要正式、有效运行 6 个月后，进行覆盖管理体系全范围和全部要素的完整的内部审核和管理评审。

1）所谓正式运行，是指初次建立管理体系的实验室，一般要先进入试运行阶段，通过内审和管理评审，对管理体系进行调整和改进，然后再正式运行。

2）所谓有效运行一般是指管理体系所涉及的要素都经过运行，且保留有相关记录。对于实验室不从事认可准则中的一种或多种活动时，可按准则要求进行删减。

3）实验室在策划内审时，要从机构设置、岗位职责入手，从风险控制的角度确定内审范围和频次，制定内审方案。内审“检查表”（或其他称谓）要记录相应客观证据并具可追溯性。

4）内审和管理评审方案的建立和实施可参考 CNAS－GL011《实验室和检验机构内部审核指南》和 CNAS－GL012《实验室和检验机构管理评审指南》。

二、提交申请

（1）实验室所开展的任何活动，均要遵守国家的法律法规，并诚实守信。

（2）CNAS 实验室认可秉承自愿性、非歧视原则，实验室在自我评估满足认可条件后，向 CNAS 认可评定部递交认可申请，签署《认可合同》，并交纳申请费。具体费用及汇款账号见申请书中的“申请须知”。

（3）《认可合同》应由法定代表人或其授权人签署。由授权人签署时，其授权齐全，并随《认可合同》一同提交。

（4）CNAS 认可条件：具有明确的法律地位，具备承担法律责任的能力；符合 CNAS 颁布的认可准则和相关要求；遵守 CNAS 认可规范文件的有关规定，履行相关义务。

1）实验室是独立法人实体，或者是独立法人实体的一部分，经法人批准成立，法人实体能为申请人开展的活动承担相关的法律责任。

2）实验室在建立和运行管理体系时，要满足基本准则和专用准则的要求。

3）实验室在运行管理体系和开展相关活动时，要遵守 CNAS 认可规范文件中的要求，并履行 CNAS－RL01 第 11.2 条所述的相关义务。

（5）实验室可登录 CNAS 网站“实验室/检验机构认可业务在线申请”系统填写认可申请（CNAS－AL01、CNAS－AL02），并按申请书中的要求提供其他申请资料。

注 1：CNAS 网站有“实验室/检验机构认可业务在线申请”系统使用教程可供学习。

注 2：2016 年 6 月 7 日 CNAS 发布的《关于调整实验室及相关机构、检验机构申请及评审资料提交方式的通知》中明确了提交纸质版材料和电子版材料的要求，需注意的是提交电子版的材料，应与提交纸质版的材料具有同等效力。

注 3：实验室英文名称和地址的翻译请参见 CNAS－AL12《合格评定机构英文名称与地址的申报指南》。

（6）如果实验室使用计算机系统管理体系文件，可直接从计算机中导出并提交，但需要包含审批人信息，相关审批手续在现场评审时核查。

（7）认可申请书中所要求提交的相关记录，实验室只需从存档文件中复印或扫描提交。对于手写记录，不能因为申请认可，而誊抄或录入计算机打印。

三、受理决定

（1）CNAS 秘书处收到实验室递交的申请资料并确认交纳申请费后，首先会确认申请资料的齐全性和完整性，然后再对申请资料进行初步审查，以确认是否满足 CNAS－RL01 第 6 条所述的申请受理要求，做出是否受理的决定。

（2）对 CNAS－RL01 中部分受理要求的解释

1）申请人具有明确的法律地位，其活动要符合国家法律法规的要求。实验室是独立法人实体，或者是独立法人实体的一部分，经法人批准成立，法人实体能为申请人开展的活动承担相关的法律责任。实验室要在其营业执照许可经营的范围内开展工作。实验室在提交认可申请时需同时提交法人证书（或法人营业执照），对于非独立法人实验室，还需提供法人授权书和承担实验室相关法律责任的声明。

2）建立了符合认可要求的管理体系，且正式、有效运行 6 个月以上。实验室建立的管理体系既要符合基本认可准则的要求，同时还要满足专用认可规则类文件、要求类文件及基本认可准则在专业领域应用说明的要求。实验室应该充分了解 CNAS 相关文件的要求。相关文件可从 CNAS 网站下载查看。

3）申请的技术能力满足 CNAS－RL02《能力验证规则》的要求。对于医学实验室，CNAS－RL02 附录 B 规定：医学实验室能力验证子领域的划分等同采用 CNAS 医学认可领域分类。实验室申请认可和获准认可的每个项目每年至少参加 2 次能力验证活动。

注 1：应优先选择参加获认可的能力验证提供者的能力验证计划。

注 2：当无获认可提供者提供的能力验证计划时，优先参加卫生系统权威机构（省部级）提供的实验室间比对（EQA）。

注 3：当没有可供利用的 PT 和 EQA 项目时，实验室应采取其他方式评价该检验项目，由 CNAS 组织技术评估后可予承认。

参加 PT 但不能提供满意结果，或不满足 CNAS－RL02《能力验证规则》要求的，将不受理该子领域的认可申请。

申请认可的项目如果不存在可获得的 PT，实验室也要尽可能地与已获认可的实验室进行实验室间比对，以验证是否具备相应的检测、校准、鉴定能力。

4）申请人具有开展申请范围内的检验活动所需的足够的资源。“足够的资源”是指有满足 CNAS 要求的人员、环境、设备、设施等，实验室的人员数量、工作经验与实验室的工作量、所开展的活动相匹配。实验室的主要管理人员和所有从事检测或校准或鉴定活动的人员要与实验室或其所在法人机构有长期固定的劳动关系，不能在其他同类型实验室中从事同类的检测或校准或鉴定活动。实验室的检测、校准、鉴定环境能够持续满足相应检测/鉴定标准、校准规范的要求；实验室有充足的、与其所开展的业务、工作量相匹配的仪器设备和标准物质，且实验室对该仪器设备具有完全的使用权。

5）使用的仪器设备的测量溯源性要能满足 CNAS 相关要求。对于能够溯源至国际单位制（SI）的仪器设备，实验室选择的校准机构要能够符合 CNAS－CL01－G002《测量结果的溯源性要求》中的规定。

实验室需对实施内部校准的仪器设备和无法溯源至 SI 的仪器设备予以区分。对于实施内部校准的检测实验室，要符合 CNAS－CL01－G004《内部校准要求》的规定；对于无法溯源至 SI 的,要满足 CNAS－CL01《检测和校准实验室能力认可准则》的要求。

6）申请认可的技术能力有相应的检测、校准、鉴定经历。实验室申请认可的检验项目,均要有相应的检测/校准/鉴定经历,且是实验室经常开展的、成熟的、主要业务范围内的主要项目,不接受实验室只申请非主要业务的项目。例如,生产企业的实验室不申请其生产的产品的检测,仅申请原材料(进货)检测或环保监测(如水质)检测;也不允许实验室仅申请某一产品的非主要检测项目,例如某一产品的外观检测(目测)、标志检测等。

注：检测、校准、鉴定经历不要求一定是对外出具的检测/鉴定报告、校准证书。

不接受实验室仅申请抽样(采样)能力,抽样(采样)能力要与相应的检测能力同时申请认可。不接受实验室仅申请判定标准,要与相应的检测能力(标准)同时申请认可。对于已有现行有效标准方法的,针对该检测对象的仪器分析法通则标准不予认可。

对于未获批准的标准/规范(含标准报批稿),不接受作为标准方法申请认可,实验室可以作业指导书(SOP)等非标方法形式申请认可,但要注意非标方法必须按照认可准则要求经过严格确认。

7）申请人申请的检测、校准、鉴定能力,CNAS 具备开展认可的能力。对于实验室申请的检测/校准/鉴定能力,CNAS 秘书处要从认可政策、评审员和技术专家资源、及时实施评审的能力等方面进行评估,只要不具备任何一方面能力,均不能受理实验室的认可申请。

(3) 当存在以下情况时,CNAS 秘书处会征得申请人同意后安排初访。

1）不能通过提供的文件资料确定申请人是否满足申请受理条件,例如从申请资料中不能初步确定实验室人员是否具备相应能力,或从申请资料中不能确定实验室是否具备相应的设备、设施。

2）不能通过提供的文件资料准确认定申请范围。

3）不能确定申请人是否能在 3 个月内接受评审。

初访的人员一般为 CNAS 秘书处人员或 CNAS 秘书处指定的评审员,初访所产生的差旅、食宿费用由申请人承担。

(4) CNAS 秘书处在资料审查过程中(做出受理决定前)会将所发现的问题通知申请实验室,实验室要在 1 个月内书面回复 CNAS 秘书处,对所提问题进行澄清或采取的处理措施,在回复后的 2 个月内,其提交的整改资料,经审查能够满足受理要求。否则会导致不予受理其认可申请的后果。

注：实验室的整改有可能需要反复多次,因此实验室最好尽早提交整改材料。

(5) 由于申请人不符合申请受理条件,CNAS 秘书处业务处将向申请人发出不受理认可通知书。申请人对 CNAS 秘书处的不受理决定有异议,可于接到不受理通知后 10 个工作日内向 CNAS 秘书处提出申诉,逾期则视同接受。

注：CNAS 对于申投诉的处理,可参看 CNAS－R03《申诉、投诉和争议处理规则》。

(6) 对于不予受理认可申请后,允许实验室再次提交认可申请的时间,在 CNAS－RL01《实验室认可规则》第 6.14 条有相应规定。

(7) 申请资料存在以下任何一种情况,会被认为实验室存在诚实性问题。

1）提供的申请资料自相矛盾,或与实际情况不符,例如申请并不具备的能力。

2）管理体系文件有明显抄袭痕迹,如体系文件中涉及了实验室并不从事的活动或不存在的部门。

3）不同实验室提供的相关记录雷同，或同一实验室提供的不同时间的质量记录（如内审、管理评审记录）内容雷同。

4）实验室质量记录在笔迹、内容等方面有明显造假痕迹。

5）其他对实验室申请资料真实性有怀疑的情况。

四、文件评审

（1）CNAS 秘书处受理申请后，将安排评审组组长对实验室的申请资料进行全面审查，是否能对实验室进行现场评审，取决于文件评审的结果。

（2）文件评审的内容：

1）管理体系文件满足认可准则要求：完整、系统、协调，能够服从或服务于质量方针；组织结构描述清晰，内部职责分配合理；各种质量活动处于受控状态；管理体系能有效运行并进行自我完善；过程的质控基本完善，支持性服务要素基本有效。

2）申请材料及技术性文件中申请的能力范围清晰、准确；人员和设备与申请的能力范围匹配；测量结果计量溯源的符合性；能力验证活动满足相关要求的情况；证书/报告的规范性等。

（3）在文件评审中，评审组组长发现文件不符合要求时，CNAS 秘书处或评审组组长会以书面方式通知实验室进行纠正，必要时采取纠正措施。

（4）评审组组长进行资料审查后，会向 CNAS 秘书处提出以下建议中的一种。

1）实施预评审。

2）实施现场评审：文件审查符合要求或文件资料中虽然存在的问题，但不会影响现场评审的实施时提出。

3）暂缓实施现场评审：文件资料中存在较多的问题，直接会影响现场评审的实施时提出，在实验室采取有效纠正措施并纠正发现的主要问题后，方可安排现场评审。

4）不实施现场评审：文件资料中存在较严重的问题，且无法在短期内解决时提出，或实验室的文件资料通过整改后仍存在较严重问题、或经多次修改仍不能达到要求时提出。

5）资料审查符合要求，可对申请事项予以认可：只有在不涉及能力变化的变更和不涉及能力增加的扩大认可范围时提出。

（5）只有在通过审查申请资料，需要进一步了解以下情况时，评审组组长与 CNAS 秘书处协商，并经实验室同意，才能安排预评审，由此产生的费用由实验室承担。

1）不能确定现场评审的有关事宜。

2）实验室申请认可的项目对环境设施有特殊要求。

3）对大型、综合性、多场所或超小型实验室需要预先了解有关情况。

（6）预评审不是预先的评审，预评审只对资料审查中发现的需要澄清的问题进行核实或做进一步了解，对预评审中发现的问题，评审组组长可告知实验室，但不能提供有关咨询。预评审的结果不作为评价实验室管理体系和技术能力的正式依据，也不能作为缩短正式评审时间的理由。

五、现场评审

（1）现场评审在实验室申请认可的地点内进行，现场评审的具体日期由 CNAS 秘书处或委托评审组组长与实验室协商确定,评审人日数则取决于实验室申请认可的能力范围,即申请认可的技术领域和申请项目数量。

注:评审人日数=评审人员数量×评审天数,CNAS 评审费按评审人日数收取,文件审查也折算人日数收取评审费,收费标准详见 CNAS－RL03《实验室和检验机构认可收费管理规则》。

(2) 评审组的组建原则可参见 CNAS－RL01《实验室认可规则》第 5.1.4 条。评审组成员不能与申请人存在以下关系。

1) 向申请人提供有损于认可过程和认可决定公正性的咨询。

2) 评审组成员或其所在机构与申请人在过去、现在或可预见的将来有会影响评审过程和评审公正性的关系。

(3) 组建评审组后,由 CNAS 秘书处向实验室发出《现场评审计划征求意见表》征求实验室的意见,其内容包括评审组成员及其所服务的机构、现场评审时间、评审组的初步分工等。如果确有证据表明某个评审员或其所服务的机构存在影响评审公正性的行为时,实验室可拒绝其参与现场评审活动,CNAS 秘书处会对评审组进行调整。

(4) 实验室确认《现场评审计划征求意见表》后,CNAS 秘书处会向实验室和评审组正式发出现场评审通知,将评审目的、评审依据、评审时间、评审范围、评审组名单及联系方式等内容通知相关方。

注:本文中所述的"确认",通过 CNAS 业务系统进行。

(5) CNAS 秘书处出于以下目的,征得实验室同意后,会在评审组中安排观察员:

1) 见证评审组现场评审活动。

2) 征集申请人或评审组对评审管理工作的意见和建议。

3) 对有关现场评审活动中使用程序的适用性进行调查。

4) 指导评审组从事新开辟领域的评审工作。

5) 其他需要的情况。

(6) 评审组负责制定现场评审日程,于现场评审前通知实验室并征得实验室同意。

(7) 现场评审的开始以首次会议的召开为表征,首次会议由评审组组长主持,评审组和实验室人员(可以是管理层人员,也可以是全体人员)参加。首次会议上,评审组组长将介绍评审组成员,宣布评审组成员分工;通告评审目的、范围;确认评审日程;强调评审的判定原则及评审采用的方法和程序要求;强调公正客观原则,并向实验室做出保密的承诺,宣读公正性声明;阐明评审对双方的风险,如评审的局限性、时限性、评审发现的代表性等问题;宣告评审要求,澄清被评审方的问题,并与实验室确定陪同人员及必要的办公设施;实验室主任介绍实验室概况和主要工作人员及实验室管理体系建立、运行及认可准备工作情况。

(8) 在现场评审期间,评审组每天会汇总评审情况,并将当天的评审情况通告实验室。现场评审结束前评审组会将现场评审的总体情况与实验室沟通,听取实验室的意见。

(9) 现场评审时,评审组会针对实验室申请认可的技术能力进行逐项确认,根据申请范围安排现场试验。安排现场试验时会考虑申请认可的所有项目/参数、仪器设备、检测/校准/鉴定方法、类型、试验人员、试验材料等。

(10) 对申请认可的检测能力,实验室都要进行过方法验证或确认,即使使用相同的检测方法,但涉及的检测对象、检测基质或校准的仪器设备等不同,也要针对其不同点进行验证或确认。

（11）现场评审的要求可参见 CNAS－RL01《实验室认可规则》第 7 条，对部分条款的理解如下：

1）关于现场安排测量审核：测量审核是对一个参加者进行“一对一”能力评价的能力验证计划，现场评审时安排测量审核，主要出于三个目的：一是对申请/维持的技术能力进行确认；二是对不能满足 CNAS－RL02《能力验证规则》的领域进行现场考核；三是对参加能力验证但未取得满意结果的项目/参数进行现场验证。

2）关于对授权签字人的考核：CNAS 要求实验室的授权签字人要明确其职权，对签发的报告具有最终技术审查职责，对于不符合认可要求的结果和报告具有否决权。因此授权签字人在其申请授权范围内要有相应技术工作经历，对于申请多技术领域的授权签字人，要满足各个领域的相应要求。如果实验室基于行业管理的规定，报告或证书必须由实验室主任签发，而该负责人不具备授权签字人资格，那么 CNAS 认可的实验室授权签字人可以复核人（或其他称谓）的形式出现。

基本认可准则的相关应用说明中，对授权签字人的任职资格做了规定。授权签字人属于实验室关键岗位人员，同时要符合 CNAS－RL01 中第 7.7 条的要求。

3）关于租用设备的要求：如果使用租用设备进行检测活动并申请认可，CNAS 要求实验室要做到：① 租用设备的管理纳入实验室的管理体系；② 实验室必须能够完全支配使用，即：租用的设备要由实验室的人员进行操作；由实验室对租用的设备进行维护，并能控制其校准状态；实验室对租用设备的使用环境、设备的贮存要能进行控制等；③ 租用设备的使用权必须完全转移，并在申请人的设施中使用。设备的租赁期限至少为 2 年。对于初次获得认可的机构，至少要能够保证实验室在获得认可证书后的 2 年内使用。CNAS 不允许同一台设备在同一时期由不同实验室租用而申请或获得认可。CNAS 不允许实验室使用借用设备申请/获得认可。

（12）对于多场所实验室，现场评审必须覆盖到所有场所，即使分场所的技术能力与主场所完全相同。

（13）现场评审以末次会议的结束而宣告结束。

（14）现场评审结论仅是评审组向 CNAS 的推荐意见，根据 CNAS－J01《中国合格评定国家认可委员会章程》，由评定委员会“做出有关是否批准、扩大、缩小、暂停、撤销认可资格的决定意见”。

（15）现场评审后，实验室可登录 CNAS 网站服务专栏下载《实验室/检验机构评审人员评审现场状况调查表》，并于评审工作结束后 5 个工作日内，将填写完成的表格反馈至 CNAS 评审员处，对评审员现场评审表现作出评价。

六、整改验收

（1）对于评审中发现的不符合，实验室要及时进行纠正，需要时采取纠正措施，一般情况下，CNAS 要求实验室实施整改的期限是 2 个月。但对于监督评审（含监督+扩项评审）和复评审（含复评+扩项评审）时涉及技术能力的不符合，要求在 1 个月内完成整改。

注：如果 CNAS 评审与其他部门委托或安排的评审联合进行时，实验室的整改期限取最短期限。

（2）在以下情况下，评审组会对不符合项的整改，考虑进行现场验证，一般情况下，现场验证由原评审组进行。

1）对于涉及影响结果的有效性和实验室诚信性的不符合项。

2）涉及环境设施不符合要求，并在短期内能够得到纠正的。

3）涉及仪器设备故障，并在短期内能够得到纠正的。

4）涉及人员能力，并在短期内能够得到纠正的。

5）对整改材料仅进行书面审查不能确认其整改是否有效的。

（3）对评审中发现不符合的整改，实验室不能仅进行纠正，要在纠正后，充分查找问题形成的原因，需要时制定有效的纠正措施，以免类似问题再次发生。对于不符合，仅进行纠正，无须采取纠正措施的情况很少发生。

（4）评审组对实验室提交的书面整改材料不满意的，也可能再进行现场核查。

（5）评审组在现场评审结束时形成的评审结论或推荐意见，有可能根据实验室的整改情况而进行修改，但修改的内容会通报实验室。

七、批准发证

（1）实验室通过了现场评审，并不等于获得了认可。根据 CNAS－J01《中国合格评定国家认可委员会章程》规定，由评定委员会做出批准认可的决定。

（2）实验室整改完成后，将整改材料交评审组审查验收。通过验收后，评审组会将所有评审材料交回 CNAS 秘书处，秘书处审查符合要求后，提交评定委员会评定，并做出是否予以认可的评定结论。CNAS 秘书长或其授权人根据评定结论做出认可决定。

（3）CNAS 秘书处会向获准认可实验室颁发认可证书，以及认可决定通知书，并在 CNAS 网站公布相关认可信息。实验室可在 CNAS 网站“获认可机构名录”中查询。

注：认可批准后，CNAS 将在网上预公布实验室获认可的范围，实验室如有异议可向专门信箱发送信息，由 CNAS 甄别处理。

（4）目前 CNAS 实验室认可周期及认可证书有效期的规定见 CNAS－RL01《实验室认可规则》第 5.1.7 条。

八、后续工作

1. 监督评审和复评审

（1）为了证实获准认可实验室在认可有效期内能够持续地符合认可要求，CNAS 会对获准认可实验室安排定期监督评审。一般情况下，在初次获得认可后的 1 年（12 个月）内会安排 1 次定期监督评审，并根据实验室的具体情况（可查看 CNAS－RL01《实验室认可规则》第 5.3.2 条），安排不定期监督评审。

（2）已获准认可的实验室在认可批准后的第 2 年（24 个月内）进行第 1 次复评审。复评审每 2 年 1 次，两次复评审的现场评审时间间隔不能超过 2 年（24 个月）。复评审范围涉及认可要求的全部内容、全部已获认可的技术能力。具体要求见 CNAS－RL01《实验室认可规则》第 5.4 条。

（3）定期监督评审或复评审无须实验室申请，但必须进行现场评审，监督的重点是核查获准认可实验室管理体系的维持情况。定期监督评审或复评审的截止日期在 CNAS 秘书处向实验室发放的认可决定通知书中标明，实验室要予以关注。

(4) 实验室无故不按期接受定期监督评审或复评审,将被暂停认可资格。

(5) 如实验室确因特殊原因不能按期接受定期监督评审或复评审,则需向 CNAS 秘书处提交书面延期申请,说明延期原因及延期期限,经审批后方可延期。一般情况下,延期不允许超过 2 个月。

(6) 不定期监督评审根据具体情况安排现场评审或其他评审(如文件评审)。对于获认可在 6 年之内的实验室,由于实验室与认可相关的人员、方法、设备、环境设施等发生变化而安排的不定期监督评审,如果这种变化导致实验室技术能力的变更或涉及的变更很多,则需要安排现场评审确认,反之可安排其他评审确认。

(7) 当不定期监督评审与定期监督评审、复评审相距时间较近时,征得实验室同意后可合并安排。

2. 扩大认可范围

(1) 实验室获得认可后,可根据自身业务的需要,随时可以提出扩大认可范围申请,申请的程序和受理要求与初次申请相同,但在填写认可申请书时,可仅填写扩大认可范围的内容。

(2) 扩大认可范围的相关要求请参见 CNAS - RL01《实验室认可规则》第 5.2.1 条。

(3) 实验室扩大认可范围应该是有计划的活动,要对拟扩大的能力进行过充分的验证并确认满足要求后,再提交扩大认可范围申请。

3. 认可变更

(1) 实验室获得认可后,有可能会发生实验室名称、地址、组织机构、技术能力(如主要人员、认可方法、设备、环境等)等变化的情况,这些变化均要及时通报 CNAS 秘书处,具体要求可参见 CNAS - RL01《实验室认可规则》第 9.1 条。

(2) 变更发生后,实验室从 CNAS 网站下载并填写《变更申请书》,提交变更申请后,在 CNAS 秘书处确认变更前,实验室不能就变更后的内容使用认可标识。

注 1: 如果发生《变更申请书》未包括内容的变更,实验室可自行撰写变更申请。

注 2: 实验室要保证《变更申请书》所填写信息真实、准确,并承担由于信息提供虚假或不准确而造成的一切后果和责任。

注 3: 与扩项评审同时申请变更,只需填写相应申请书,不必再单独填写《变更申请书》。

(3) 发生变更后,实验室要对变更后是否持续满足 CNAS 的认可要求进行确认。

(4) 针对实验室的情况,对实验室提出的认可标准、授权签字人的变更,CNAS 秘书处采取不同的方式进行确认: ① 获认可超过 6 年(含 6 年)的实验室,实施备案管理,即接到变更申请后,直接获得批准;如果实验室提出变更申请时,CNAS 秘书处已确定其监督、扩项或复评评审组的,则在完成现场评审等全部认可流程后予以批准;② 获认可不足 6 年的实验室,则需要通过不定期监督评审,对申请的变更事项予以确认。

(5) 一般情况下,对于检测环境变化(指搬迁),需通过现场评审予以确认。

(6) 根据实验室的意愿,CNAS 安排的变更确认也可与定期监督评审或复评审合并进行。

(7) 在认可有效期内,实验室如要缩小认可范围或不再保留认可资格,要向 CNAS 秘书处提交书面申请,并明确缩小认可的范围。

(8) 在认可有效期内,实验室如不能持续符合认可要求,CNAS 将对实验室采取暂停或撤销认可的处理,具体要求可参见 CNAS - RL01《实验室认可规则》第 10 条。被暂停认可后,实验室如要恢复认可,需书面提交恢复认可申请。暂停期内实验室如不能恢复认可(完成评审、批准环节),则将被撤销认可。

第三节 医学实验室认可受理要求

医学实验室符合 CNAS - GL001《实验室认可指南》5.1 要求后,便可按照 5.2 要求向 CNAS 秘书处提出认可申请。CNAS 秘书处收到实验室递交的申请资料并确认交纳申请费后,首先会确认申请资料的齐全性和完整性,然后再对申请资料进行初步审查,以确认是否满足 CNAS - RL01 第 6 条所述的申请受理要求,做出是否受理的决定。医学实验室在正式提出认可申请之前,非常有必要了解 CNAS - EL - 14：2023《医学实验室认可受理要求的说明》,以便认可过程顺利实施。

CNAS - EL - 14：2023 明确了医学实验室认可的受理条件,对 CNAS - RL01《实验室认可规则》相关要求给予了补充和说明。该文件仅适用于申请初次认可和扩大认可范围的医学实验室,具体要求如下：

一、对 CNAS - RL01 条款 6.2 的说明

1. CNAS - RL01 条款 6.2 要求

申请人应对 CNAS 的相关要求基本了解,且进行了有效的自我评估,提交的申请资料应齐全完整、表述准确、文字清晰。

2. CNAS - EL - 14：2023 要求

除 CNAS - AL02《医学实验室质量和能力认可申请书》及随交的文件资料外,适用时,医学实验室还应提交以下资料。

(1) 测量审核报告。

(2) 岗位培训证明,如临床基因扩增检验、产前筛查、产前诊断、新生儿遗传代谢病筛查、HIV 抗体检测等。

二、对 CNAS - RL01 条款 6.3 的说明

1. CNAS - RL01 条款 6.3 要求

申请人具有明确的法律地位,其活动应符合国家法律法规的要求。

2. CNAS - EL - 14：2023 要求

申请认可的医学实验室应提供与申请项目相关的资质证书,包括但不限于：

(1) 医疗机构执业许可证或血站执业许可证等,并按期完成校验。

(2) 新生儿代谢病筛查医疗机构的批准文件。

(3) 产前诊断医疗机构实验室的批准文件,产前筛查医疗机构实验室的批准文件/备案证明。

(4) 承接外部产前诊断检测委托的实验室应提供委托医疗机构的资质及合作证明。

(5) 临床基因扩增检验实验室应提供卫生行政主管部门备案的证明。

申请认可的临床检验专业项目应符合《医疗机构临床检验项目目录》要求。申请认可

的检验/检查项目应用的检测设备、试剂、校准品等应有医疗器械产品/药品注册证明或备案证明。

三、对 CNAS－RL01 条款 6.4 的说明

1. CNAS－RL01 条款 6.4 要求

建立了符合认可要求的管理体系，且正式、有效运行 6 个月以上。即管理体系覆盖了全部申请范围，满足认可准则及其在特殊领域应用说明的要求，并具有可操作性的文件。组织机构设置合理，岗位职责明确，各层文件之间接口清晰。

2. CNAS－EL－14：2023 要求

医学实验室管理体系应覆盖检验前、检验和检验后过程所涉及的相关科室/部门，以确保管理体系实施和运行的有效性。

管理体系运行时间以管理体系文件正式生效日期开始计算。

注：当认可准则换版时，已认可医学实验室申请换版评审的运行时间不需要执行运行 6 个月的要求。

四、对 CNAS－RL01 条款 6.5 的说明

1. CNAS－RL01 条款 6.5 要求

进行过完整的内审和管理评审，并能达到预期目的，且所有体系要素应有运行记录。

2. CNAS－EL－14：2023 要求

申请初次认可的医学实验室，内审应覆盖认可准则的全部要素、管理体系覆盖的全部部门及全部岗位。

内审员应经过培训并授权，有培训和授权记录。

五、对 CNAS－RL01 条款 6.6 的说明

1. CNAS－RL01 条款 6.6 要求

申请的技术能力满足 CNAS－RL02《能力验证规则》的要求。

2. CNAS－EL－14：2023 要求

申请认可的医学实验室应能提供参加与认可项目相关的 PT/EQA 活动的满意/合格报告。

（1）申请认可之前一年内两次能力验证结果为“不满意/不合格”的检验/检查项目，不受理；

（2）申请认可之前一年内有一次能力验证结果为“不满意/不合格”，应提供有效整改材料的检验/检查项目，否则不受理；

（3）如申请认可之前一年内能力验证频次不满足要求，实验室参加了测量审核且报告结果满意，可受理。

六、对 CNAS－RL01 条款 6.7 的说明

1. CNAS－RL01 条款 6.7 要求

申请人具有开展申请范围内的检测/校准/鉴定活动所需的足够资源，例如，主要人员包

括授权签字人应能满足相关资格要求等。

2. CNAS－EL－14：2023 要求

（1）医学实验室申请的每个子领域（如临床血液学）应有 3 名以上专职检验/检查技术人员。

（2）申请认可的每个子领域（如临床血液学）应具有至少一名符合 CNAS 认可要求的授权签字人，对于有执业资格要求的授权签字人，申请签字的领域应在其执业资格证书“执业类别”范围内，原则上年龄不大于 65 岁。

（3）医学实验室仪器配置应满足申请认可检验/检查的方法/标准要求，同一检验/检查项目配置多套［包括即时检验（POCT）］检测系统/设备且都为临床出具检验/检查报告时，所有系统/设备均应申请认可。

七、对 CNAS－RL01 条款 6.8 的说明

1. CNAS－RL01 条款 6.8 要求

仪器设备的量值溯源应能满足 CNAS 相关要求。

2. CNAS－EL－14：2023 要求

仪器设备的量值溯源应满足 CNAS－CL01－G002《测量结果的溯源性要求》及 ISO 17511：2020《体外诊断医疗器械 建立校准品、正确度控制物质和人体样品赋值的计量溯源性要求》的要求。无法实现量值溯源，如没有可获得的参考物质和参考方法时，应采用其他方式确保检验结果的可靠性，并提交相关证据。

八、对 CNAS－RL01 条款 6.9 的说明

1. CNAS－RL01 条款 6.9 要求

申请认可的技术能力有相应的检测/校准/鉴定经历，上述经历应覆盖申请的全部项目/参数。

2. CNAS－EL－14：2023 要求

医学实验室申请认可的检验/检查项目应涵盖其常规开展的专业领域，具体要求如下：

（1）检验/检查项目的开展频次≥50 次/年，可视为常规开展的领域。

（2）检验/检查项目开展的频次≥100 次/年，宜申请认可。

（3）近 1 年内检验/检查频次≤10 次的项目，不受理；但传染性病原菌检测项目（包括培养、鉴定和相关的血清学分型试验）可申请，可通过参加 EQA、使用标准菌株或质控菌株检测等证明相应能力。

（4）除传染性病原菌检测项目外，对其他微生物学检验项目，申请认可的标本类型应在 2 年内有阳性检出病例。

第四节　医学实验室认可现场评审要求

医学实验室认可现场评审要求具体内容可参考 CNAS－WI14－03《医学实验室质量和能力认可评审工作指导书》，本节仅介绍现场评审时与实验室密切相关的一些具体要求。

CNAS－WI14－03是为规范医学实验室质量和能力认可评审工作，保证认可评审过程规范及评审结果客观、公正、准确而制定，是对评审组的要求。实验室了解相关内容有助于其质量体系有效运行、认可申请材料准备和做好评审前准备工作，配合评审组保证现场评审顺利实施。以下是CNAS对评审组提出的要求，供申请认可的实验室参考。

一、初次评审

1. 任务接收

评审组组长收到申请资料后，进行初步审查。

2. 文件资料审查

（1）申请文件资料的审查工作由评审组组长负责。需要时，评审组组长可向项目主管提出确定评审组成员的建议，将相关的技术资料交相应评审员审查。

（2）评审组按CNAS－PD14－05《认可资料审查通知单》的要求对实验室申请资料进行审查，审查时应关注CNAS项目主管在受理审查中提出的问题，并重点关注如下内容：

（a）申请认可的能力表述应清晰，能力范围界定合理、准确，并符合CNAS相关文件要求。

（b）实验室的各岗位人员配备与申请的技术能力相匹配，并符合CNAS的相关要求。

（c）实验室参加的能力验证活动能够满足CNAS－RL02《能力验证规则》的要求。

（d）实验室管理体系文件的完整、系统、协调和可操作性。岗位职责分配合理，各层级文件或同级文件之间接口清晰、顺畅。

（e）多场所实验室的管理体系文件覆盖全部申请认可的场所，各场所实验室的隶属关系及工作接口描述清晰，沟通渠道通畅，各场所内部的组织机构（需要时）及人员职责明确。

（f）内审报告、管理评审报告及记录的完整性、充分性和有效性。

（3）评审组组长负责将文件资料审查时发现的疑点问题及时反馈给项目主管或通知被评审方进一步说明问题、补充或修改相关资料。评审组组长对实验室补充/修改的资料进行审查，审查合格后，方可建议实施现场评审。

若实验室的管理体系文件进行了重大修改或换版，评审组组长应根据修改内容的审查情况，向项目主管提出进行现场评审或暂缓、不实施现场评审的建议，如建议暂缓实施现场评审，应明确提出实验室管理体系需再运行的时间要求。

（4）评审组组长应在规定时间内完成文件审查，将审查结果反馈给项目主管，对《认可资料审查通知单》中的"审查结果的详细说明"进行完整描述。审查结果有如下几种：

（a）实施现场评审：进入安排现场评审阶段。

（b）实施预评审：执行3.预评审。

（c）资料审查符合要求，可对申请事项予以认可：应根据评审内容（如授权签字人变更），提供相应的评审材料（如《授权签字人评审记录表》）。

（d）暂缓实施现场评审：评审组组长应详细描述影响实施现场评审的相应问题，并提出实验室需重点完善或修改的内容；当实验室修改的材料，经审查符合要求可以实施现场评审时，评审组组长应注意重新填写《认可资料审查通知单》。2份审查单均应提交给项目主管。

（e）不实施现场评审：通过资料审查发现实验室不具备申请的技术能力，或实验室的申请资料经反复修改仍不能达到实施现场评审要求时，可建议不实施现场评审，并详细填写每次文件资料审查的情况。

3. 预评审

(1) 评审组组长对实验室提交的申请文件审查后,对以下情况可提出安排预评审的建议,经项目主管与被评审实验室沟通协商后,实施预评审。

(a) 实验室申请认可的项目对环境设施有特殊要求时。

(b) 对新专业领域、新类型、多场所实验室需要预先了解有关情况时。

(c) 尚不能确定现场评审的有关事宜时。

(2) 预评审中发现的问题,可告知实验室,但不应提供咨询。预评审的结果不作为评价实验室管理体系和技术能力的正式依据,也不作为减少正式评审时间的理由。

(3) 评审组组长应在预评审结束后 5 个工作日内向 CNAS 业务处项目主管提交 CNAS－PD14－06《预评审报告》,并给出安排或暂缓安排现场评审的建议。

4. 现场评审策划

(1) 评审日程安排

评审组组长应在资料审查的基础上,全面、详细策划现场评审,制定 CNAS－PD14－09《现场评审日程表》,包括:

(a) 应明确关键的评审活动,如现场试验、检验前过程评审、与被评审方沟通、授权签字人评审、夜班工作评审等。

(b) 应覆盖所有场所,包括检验前、检验和检验后过程的场所,以及不在实验室完成的检验前过程涉及的场所。

(c) 当涉及多场所时,应覆盖所有场所,并提前与被评审方确认各场所间的距离、路程用时、交通方式等。

(d) 对于独立医学检验实验室,应基于对检验结果质量影响的风险评估,确定抽样评审的客户清单。

(e) 至少在现场评审前 3 个工作日,将《现场评审日程表》通知被评审实验室和评审组成员。

(2) 评审工作准备

评审组成员应就自己所负责的评审范围,充分利用申请书和评审报告附表,在与实验室沟通的基础上,进行详细的评审策划,包括:

(a) 现场评审时需关注的问题。

(b) 现场评审时拟查阅的文件和记录。

(c) 对申请认可的项目,计划采用的确认方式及应观察的关键过程。

(d) 拟定现场试验项目、方法、材料及拟考核的试验人员。

(e) 准备现场评审用的文件和表格,如认可规则、认可准则及应用要求、评审报告附表等。

评审策划中遇到的疑问可与实验室沟通确认,重要问题应向评审组组长汇报。

(3) 现场试验准备

现场试验应覆盖实验室申请认可的专业领域,基于风险评估,每个专业领域选取代表项目进行现场试验,例如,

(a) 依靠主观判断较多的项目、形态学检查项目。

(b) 难度较大、操作复杂的项目。

(c) 对检验(检查)结果对临床诊疗方案影响大的项目,如靶向治疗相关的抗原和基因检测项目。

(d) 很少检验(检查)、新开展或变更的项目。

(e) 涉及多套分析系统、多场所的项目。

(f) 缺乏权威机构提供能力验证计划/实验室间比对的项目。

(g) 能力验证/实验室间比对结果有不满意或有问题的项目。

(h) 只在夜班开展的检验(检查)项目。

(4) 评审计划变更

在现场评审前,评审组或实验室任何一方提出更改评审计划,应及时通知项目主管并说明理由及变更方案。

5. 预备会

评审组组长在现场评审前负责召开有全体评审组成员参加的预备会。会议内容包括:

(1) 沟通申请材料审查和现场评审策划的情况。

(2) 明确每个评审组成员的分工和职责。

(3) 听取评审组成员的工作建议,解答问题。

(4) 对评审要求统一认识,达成共识。

(5) 宣布评审纪律,重申《评审员行为准则》(见 CNAS 网站“评审人员管理与培训专栏”)。

(6) 签署 CNAS-PD14-10《现场评审人员公正性、保密及廉洁自律声明》。

(7) 对新参加评审工作的成员,如实习评审员、技术专家等进行适当培训。

6. 首次会

评审组组长主持召开由评审组和实验室有关人员参加的首次会议,并填写 CNAS-WI14-01-02《现场评审会议签到表》,将 CNAS-PD14-22《合格评定机构廉洁自律声明》交实验室签字盖章。会议内容包括:

(1) 介绍评审组成员,宣布评审组成员分工。

(2) 明确评审的目的、依据、范围和将涉及的部门(岗位)、人员。

(3) 明确评审日程。

(4) 强调评审的判定原则及评审采用的方法和程序要求。

(5) 强调公正客观原则,并向实验室做出保密的承诺,宣读《现场评审人员公正性、保密及廉洁自律声明》。

(6) 阐明评审对双方的风险,如评审的局限性、时限性、评审发现的代表性等问题。

(7) 澄清有关问题,明确限制条件(如洁净区、危险区等)。

(8) 请实验室为评审组配备陪同人员,确定评审组的工作场所及所需资源,如必要的办公和个人防护设备等。

(9) 实验室主任介绍实验室概况和主要工作人员及实验室管理体系建立、运行及认可准备工作情况。

7. 现场观察

首次会议结束后,必要时,评审组可在陪同人员带领下进行现场观察。现场观察可统一进行,也可分组或分专业领域进行;现场观察范围可包括检验前、检验和检验后工作过程及相关场所。评审组组长应控制现场观察的时间;对于有多场所的实验室,可适当分组进行观察。现场观察后，必要时，评审组可进一步完善评审日程表，调整技术能力考核方式。

对于独立医学检验所，其检验前、后过程涉及的现场观察活动宜与评审同时进行。

8. 现场评审

（1）总体要求：现场评审应根据《现场评审日程表》进行，按照 CNAS 发布的认可要求文件（包括认可规则、认可准则、准则的应用要求）、实验室管理体系文件，检验（检查）标准/方法和/或校准规范/方法等，对实验室的各项管理和技术活动进行评审，并对评审过程予以记录。

（2）对实验室管理体系运行时间的要求：对初次申请认可的实验室，其管理体系应已运行 6 个月以上，且进行过完整的内审和管理评审。对于初次评审的实验室，当实验室提交的有效版本的管理体系文件不是第一版，且运行时间不足 6 个月时，需审查其前版管理体系文件的运行记录。现场评审时，实验室的管理体系运行 12 个月以上的，可审查 12 个月内体系运行的记录。

若评审时发现被评审实验室管理体系实际运行的时间不足 6 个月，评审组应向项目主管报告，经项目主管同意后，可终止现场评审。

（3）检验（检查）方法确认的评审：对于非标准方法，评审员应关注实验室方法确认的过程及结果是否科学、有效，符合行业公认要求，是否有充足证据确保非标准方法所得结果的可靠性和临床有效性，并在评审报告中进行简要描述。

（4）能力验证/实验室间比对的评审：CNAS 承认的能力验证活动/实验室间比对和频次要求见 CNAS－RL02《能力验证规则》及 CNAS－CL02：A001《医学实验室质量和能力认可准则的应用要求》，评审组应对实验室是否满足要求进行评价。

对于新的或很少开展的检验（检查）方法，如果能力验证计划/实验室间比对难以获得，在有合适的 IQC 的基础上，评审组应对实验室开展的其他外部质量保证方法进行评价，以确认其检验（检查）方法的临床有效性。

（5）对实验室测量不确定度评估的评审：评审组应评价实验室测量不确定度评估符合 CNAS－CL01－G003《测量不确定度的要求》的情况。

（6）医学实验室测量结果溯源性的评审：评审组应评价医学实验室测量结果的溯源性满足 CNAS－CL01－G002《测量结果的计量溯源性要求》的情况。应要求实验室提供溯源到更高等级、国家或国际计量基准/参考方法的有效证据。

当溯源不可行或不适用时，评审组应要求实验室提供确保检验结果可靠性的相关证据。

（7）技术能力的确认：评审员应结合现场评审发现和专业判断，基于风险评估，选择明确适宜的方法进行确认。

确认方式应结合使用核对仪器设备配置、查阅记录、现场提问、查阅实验室参加能力验证的情况、查阅检验（检查）报告、现场试验、现场演示等。

应综合采用多种方式全面确认实验室申请的检测能力；监督评审、复评审时，对涉及能力验证结果不满意、申投诉、变更及其他有疑义的技术能力应重点关注，并采取适宜的方式重新确认。

（8）现场试验：依据实验室申请认可的能力范围，每个专业领域选取代表项目进行现场试验。现场试验尽可能利用实验室正在进行的检验（检查）活动，也可以采用实验室留样进行重复检验（检查）；现场试验可采用设备比对、人员比对、人员能力考核（如血液、体液、病理切片考核/复验、影像专业人员考核)、留样再测、标准操作考核等试验方式。对于耗时较长的现场试验,可采用现场演示的方式对实验室的技术能力进行评价。

现场试验时,评审员应跟踪关键试验过程,注意观察试验设备和试验环境,对照试验用操作文件进行核查,并就相关技术问题对试验人员进行提问。

合理设定现场试验结果的判定标准,可依据行业公认要求、实验室声明的性能指标等。不符合要求的检验(检查)项目应要求实验室分析原因或采取措施;如果可行,可在现场评审期间或整改期限内安排重复试验一次,如仍不符合要求,则对该检验(检查)项目不予确认。

(9) 授权签字人评审:评审组对授权签字人进行考核时应重点考核其是否熟悉 CNAS 的相关要求,以及技术能力是否满足要求。对授权签字人的技术能力评审,可在现场试验或调阅技术记录的过程中同时进行,没有相应技术工作背景或不满足 CNAS 相关要求的领域不能推荐。通过资料审查、电话考核等非面试考核方式增加的授权签字人,在随后的现场评审时评审组应对其进行面试考核。

(10) 夜班工作评审:应核查夜班人员培训、考核和能力评估记录;如某些检测项目只在夜班时间开展,则应安排夜班检测的现场评审,包括现场试验。

(11) 检验前、后过程的评审:在现场评审期间,一般由评审组在实验室服务的临床客户中抽样进行检验前、后过程的评审,通过观察临床医护人员的样品采集操作、样品运输,以及与其进行交谈等方式,取得实验室检验前、后过程符合要求的相关证据,如检验(检查)申请、医护人员培训、样品采集操作、标本保存及运输条件、危急值登记、结果报告、周转时间(TAT)、结果解释及利用、实验室与临床的沟通、改进机会等。

对于独立医学检验所,其检验前、后过程的评审宜提前策划,在实验室提交的客户服务清单中,评审组应按照客户的类型、检测量、交通时间等因素,抽样确定进行现场评审的机构,针对检验前、后过程及结果报告的相关要求进行现场评审,评审时间一般为 0.5~1 天。

针对上述要求的评审发现应在评审报告附件 1 中予以记录并在评审报告中进行概括性描述;如果内容较多,限于评审报告篇幅,可适当增加附页进行详细说明。参加评审见面的医护人员,应填写《现场评审会议签到表》。

(12) 不符合项和观察项:不符合事实应明确,描述应严格引用客观证据,如具体的检验(检查)记录、检验(检查)报告、检验(检查)和/或校准的标准/方法及具体活动等,在保证可追溯的前提下,应尽可能简洁,不加修饰。针对不同条款的不符合项/观察项应按条款分别列出。

评审不符合项分为严重不符合和一般不符合,如果发现实验室的不符合工作严重影响实验室检验(检查)结果的有效性,或严重妨害实验室人员及样品安全,或严重影响实验室整个管理体系的有效运行,或在监督评审、复评审时发现实验室有严重违反 CNAS 规定、损害 CNAS 声誉的行为等,应判为严重不符合项,评审组可做出不予推荐/维持认可(包括撤销和暂停)的评审结论。评审时出现此类情况应及时与项目主管报告,以确保 CNAS 秘书处能够及时采取相应措施。

注:CNAS－GL008《实验室认可评审不符合项分级指南》给出了一般不符合项和严重不符合项的界定,可供参考。

观察项是指被评审实验室的某些规定或采取的措施有导致相关的质量活动达不到预期效果,或有导致某些环节失控的风险,但在文件评审或现场评审中尚未观察到相关证据。对于观察项,评审组不一定要求实验室提供书面整改报告,但应要求实验室对观察项进行分析说明,随整改材料上报。

(13) 对实验室不符合某些法规的处理:评审组应检查实验室遵守相关法律法规的情况,在评审中发现的不符合针对医学实验室管理的某项法规,如《病原微生物实验室生物安全管理条例》《医疗机构管理条例实施细则》《医疗废物管理条例》等要求的实验室工作,应作为观察项提出。

9. 评审组内部会

在现场评审期间,评审组组长应每天召开评审组内部会,交流当天评审情况,讨论评审发现的问题,了解评审工作进度,及时调整评审员的工作任务,组织、调控评审进程,必要时调整评审计划,对评审员的一些疑难问题提出处理意见;最后一次评审组内部会,应草拟出不符合项报告,讨论评审结论,完成书面报告草案,以提供给实验室进一步沟通。

10. 与实验室沟通

评审组可在每天工作结束前,与实验室代表简要沟通当天的评审情况。在最后一次评审组内部会结束后,评审组应与被评审实验室人员针对不符合项和观察项等进行充分沟通,听取被评审实验室的意见,需要时解答被评审实验室代表关心的问题或消除双方观点的差异,并完成书面评审报告。如果双方观点的差异经过沟通不能得到有效消除,应及时与项目主管联系,反映实际情况。

11. 末次会议

(1) 会议内容:末次会议由评审组组长主持,评审组成员、实验室主任(包括分场所实验室的负责人)、实验室相关人员参加,并填写《现场评审会议签到表》,会议内容至少包括:

(a) 向实验室报告评审情况,对实验室的管理体系运行情况和技术能力进行客观分析,综合评价,对评审中发现的主要问题加以说明,宣读不符合项/观察项。

(b) 宣布现场评审结论,提出整改要求及具体的整改验证期限。

(c) 说明评审的局限性、时限性、抽样评审的风险性。但评审组应尽量使这种抽样具备代表性,使评审结论客观、公正。

(d) 实验室主任对评审结论发表意见并签字。

(e) 介绍 CNAS 对认可实验室的有关管理规定。

(f) 告知实验室,如对评审组的表现不满意和/或对评审结论有疑义,可向 CNAS 秘书处反馈意见和/或申投诉(见 CNAS - R03《申诉、投诉和争议处理规则》)。

(g) 收回 CNAS - PD14 - 22《合格评定机构廉洁自律声明》。

(2) 多场所实验室会议:对于多场所实验室,各分场所实验室评审结束后,应统一召开末次会议,评审组全体成员应尽量参加,至少各分组组长(副组长)应参加(分批评审的除外)。各分场所实验室主任应参加末次会议。

(3) 特殊情况的处理:如遇以下情况,评审组可在评审报告中详细说明情况,评审结束后立即将所有评审资料报 CNAS 项目主管,由 CNAS 做出结论并通报被评审实验室:

(a) 在评审过程中对某些问题的结论与实验室存在争议,导致无法继续进行评审时。

(b) 某些原因导致评审组不易在评审现场给出评审结论时。

(c) 实验室对评审结论不予确认签字。

12. 后续工作

评审组离开现场前,应封存现场试验报告及原始记录,连同评审报告和附表的复印件,留存实验室。评审组组长应将项目主管提供的质量手册、程序文件，以及现场评审时实验室提供的文件、资料全部归还实验室。

13. 跟踪验证

（1）验证期限：对于初次评审和扩大认可范围评审，整改期限一般为2个月。

对实验室未按期完成整改的，评审组组长应及时报告给业务处项目主管，征得项目主管同意后，提出不予推荐认可的建议，并将此结果书面反馈给被评审实验室。对于在整改期内无法完成整改的项目/参数，评审组应不予推荐/维持认可。基于实验室整改结果，导致现场评审结论和推荐认可能力的任何变化，评审组均应及时通知被评审方。

（2）验证要求：现场评审后，评审组组长或其指定的评审员对实验室的纠正措施进行跟踪验证，并确认其是否有效，跟踪验证所采取的方式取决于不符合项的性质。评审组应要求实验室提供对不符合项实施有效纠正措施的证据及说明，如文件、图片、记录等的复印件，并从以下几方面对实验室提交的整改材料进行验证。

（a）实验室对不符合项是否进行了原因分析和影响范围分析。

（b）实验室制定的纠正措施是否具有针对性，是否能保证类似问题不再发生。

（c）不符合项是否已得到纠正，纠正措施的有效性是否已充分验证。

对现场评审中发现的观察项，应要求实验室仔细分析并充分说明，必要时，应采取适当措施。

（3）现场跟踪验证：评审组对不符合项整改的确认，涉及环境设施、人员能力不符合要求的，或对整改材料仅进行书面审查不能确认其整改是否有效的应考虑进行现场跟踪验证。评审组对实验室提交的书面整改材料不满意的，应与项目主管进行沟通，取得项目主管同意后，再进行现场核查。一般情况下，现场跟踪验证由原评审组成员承担，对于技术能力的现场验证，由评审组中具有相应技术能力的评审员承担。现场跟踪验证人员应对现场跟踪的情况予以记录，并随评审材料报CNAS秘书处。由于评审组的原因不能按期完成跟踪验证的，评审组组长应及时与项目主管沟通解决。

（4）提交报告：评审组组长在收到实验室的整改材料后，应在5个工作日内提出确认意见，对确认整改有效的立即提交项目主管。

评审组需向CNAS秘书处提交的评审材料及提交方式见CNAS评审报告附录1《评审资料提交方式一览表》。

二、监督评审或复评审

1. 定期监督评审、复评审

（1）定期监督评审或复评审全部采取现场评审的方式进行，评审过程同初次评审。

（2）评审组应参考前次评审的情况及建议、实验室能力变更或变更备案情况进行策划。

（3）定期监督评审或复评审应特别关注：

（a）CNAS认可标识、国际互认联合认可标识与认可证书的使用情况。

（b）不符合工作的纠正措施的有效性。

（c）管理体系运行及维持状况。

（d）内审和管理评审的实施情况。

（e）人员、环境、设备、方法等的变化。

（f）人员的持续培训、设施设备的校准维护、环境控制、IQC、周转时间。

(g) 技术能力是否持续满足认可要求。

(h) 参加能力验证/实验室间比对频次和子领域的满足情况、结果及必要的纠正措施。

(i) CNAS 相关政策的执行情况。

(j) 患者服务质量指标的持续改进等。

(4) 监督评审应涉及已获准认可机构的所有地点,并对独立医学检验实验室的客户进行抽样评审,评审应覆盖认可准则的全部或部分要素和已获认可的全部或部分技术能力,并重点评审能力验证/实验室间比对结果不满意、高风险、有变更的检验(检查)项目等。

(5) 复评审应涉及已获准认可机构的所有地点,认可准则的全部要素和已获认可的全部技术能力。

(6) 监督评审、复评审时,应根据上次评审提出需重点评审的技术能力、实验室参加能力验证情况、不符合项整改验证、能力变更等,综合评估,选择代表项目进行现场试验。

(7) 应对实验室服务客户进行抽样,进行检验前、后过程的评审,尤其是对于独立医学检验所,应选择与前次评审的客户不同的机构进行评审,并关注新签约的客户,以确保实验室为客户提供服务的一致性,以及与准则要求的符合性。

2. 不定期监督评审

不定期监督评审的方式包括:现场评审、文件评审、已认可机构的自我核查及声明、参加指定的能力验证计划/实验室间比对计划、调查与问询等。不定期监督评审可以不预先通知被评审实验室。

3. 现场变更的处理

对实验室未按 CNAS－RL01《实验室认可规则》要求向 CNAS 报告的变更,评审组应直接判定为不符合项或不予确认。

如果实验室提交的变更申请只涉及相同项目涉及的设备、方法更新升级等,只要在评审组专业能力范围之内,可按评审程序确认。评审组组长应在评审报告中详细描述实验室的变化情况和对变化的确认方法。

4. 现场扩项的处理

CNAS 原则上不接受实验室在现场评审时提出的扩大认可范围申请,包括扩大能力范围及增加授权签字人。评审组不应在现场评审时擅自接受扩大认可范围申请,如有特殊情况,应联系项目主管。

5. 监督评审或复评审的结果

监督评审或复评审中发现不符合时,被评审方在明确整改要求后应实施纠正,需要时拟订并实施纠正措施,纠正/纠正措施完成期限一般为 2 个月,对于严重不符合,应在 1 个月内完成,评审组应对纠正/纠正措施的有效性进行验证。

监督评审或复评审时,评审组若发现实验室已获认可的项目不具备能力,应撤销其能力,并在评审报告中说明情况;若实验室已获认可的能力范围表述不适宜的,应予以纠正。

现场评审结果需对某些项目/参数或实验室的认可资格做出暂停/撤销建议时,评审组应在评审结束后立即将不符合项报告或评审报告及相应附件报 CNAS 业务处项目主管。

三、扩大认可范围评审

扩大认可范围评审的认可过程及相关要求同初次认可。

扩大认可范围评审可单独进行,也可与监督评审或复评审结合进行。

第五节　医学实验室认可申请书填写要求

医学实验室申请 ISO 15189 认可时,需填写 CNAS－AL02《医学实验室质量和能力认可申请书》及提交相关材料,本节对申请书填写的要求进行解释和说明,以便实验室填写申请书时参考。

一、认可申请须知

(1) 实验室在填写《医学实验室质量和能力认可申请书》(以下简称《申请书》)前应认真阅读本须知和相关表格的填表说明。

(2)《申请书》适用于医学实验室的初次申请、扩大认可范围(含扩大认可范围+复评审)的申请。单独申请变更时不填写此表,须填写 CNAS－PD20－26《变更申请书》。

(3) 实验室在提交《申请书》前应了解并自愿遵守中国合格评定国家认可委员会(CNAS)有关认可的政策和要求。CNAS 的认可规范文件可在 CNAS 网站(www.cnas.org.cn)查阅。

(4) 认可所需费用请参见 CNAS－RL03《实验室和检验机构认可收费管理规则》。

(5) 认可受理的条件和要求请参见 CNAS－RL01《实验室认可规则》、CNAS－RL04《境外实验室和检验机构受理规则》和 CNAS－EL－14《医学实验室认可受理要求的说明》。

(6) 申请/已获认可实验室的权利和义务,以及 CNAS 的权利和义务请参见 CNAS－RL01《实验室认可规则》。

(7) 申请实验室对 CNAS 做出的认可决定有异议时,请按 CNAS－R03《申诉、投诉和争议处理规则》进行申诉。

(8) 实验室不能以认可准则(标准)从事合格评定活动。

(9) 实验室递交《申请书》的同时,应交申请费。对港澳台及国外实验室的相关认可收费标准,依据国际惯例,由双方协商并在合同中约定。CNAS 只有在确认收到申请费后才会启动评审任务。

注:实验室须在 CNAS 官网填写在线申请,登录 CNAS 业务系统在线填写并提交认可申请书。

(10) 纸质《申请书》邮寄地址及联系方式查阅 CNAS 官网。

(11) 填表须知:《申请书》用计算机打印,要字迹清楚;格式和内容不允许更改;内容有选项时,在“□”内打“√”;须经实验室法定代表人或被授权人签名有效。《申填书》填写说明见 CNAS－AL15《医学实验室质量和能力认可申请书填写指南》。

二、申请书正文填写要求

(1) 实验室声明页:由实验室或其母体组织的法定代表人或获得法定代表人授权的实验室主任(被授权人)签字,并加盖单位公章,提交原件,同时提交法定代表人的授权书。实验室声明包括以下内容:

1) 本实验室自愿申请中国合格评定国家认可委员会(CNAS)的认可。

2) 本实验室已充分了解并同意遵守 CNAS 实验室认可规则和相关要求的规定。

3）本实验室保证本《申请书》所填写信息及提供的申请资料真实、准确，在认可评审活动中向CNAS和评审组提供真实信息，并承担由于信息提供虚假或不准确而造成的一切后果和责任。

4）本实验室服从CNAS秘书处的各项评审安排，愿意向CNAS提供认可评审所需的任何信息和资料，并为评审工作提供方便。

5）本实验室保证不论评审结果如何，均按规定向CNAS交付有关的认可费用。

申请认可实验室法定代表人/被授权人签名：

申请认可实验室盖章：

____年____月____日

（2）实验室概况：非独立法人实验室名称为法人名称+实验室名称；法人名称与法人证书上的名称一致。独立法人实验室的名称为法人证书上的机构名称。军队单位对外有偿服务许可证视为法人证书。“资产性质、运行资金来源、实验室或其母体机构类别”等内容按照实际情况勾选。

（3）申请类型及证书状况：申请类型包括初次申请、监督评审、扩大认可范围、复评审等，证书状况根据实际情况填写。

（4）实验室基本信息

1）实验室概况：详细填写实验室主任及联系人的电话、传真、电子邮箱等信息，以确保CNAS与实验室沟通渠道畅通。实验室存在多场所时，将此栏复制后分别填写。

2）实验室人员及设施：实验室存在多场所时，分别填写。

第六节　认可申请书附表附件及填写要求

一、申请书附表附件

申请书附表附件是申请书的重要组成部分，主要包括以下内容：

附表1-1：授权签字人一览表（中英文）。

附表1-2：授权签字人申请表。

附表2：申请检验（检查）能力范围表（中英文）。

附表3：医学实验室质量和能力认可自查表。

附表4：能力验证计划/实验室间比对汇总表。

附表5：实验室人员一览表。

附表6：实验室开展检验（检查）项目清单。

附件1：认可合同（一式二份）。

注：① 仅填写与申请认可有关的内容；② 申请初次认可、扩大认可范围时，提交所有附表附件。

二、申请书附表附件填写要求

1. 附表1-1《授权签字人一览表》

实验室存在多场所时，分别填写附表1-1。申请的授权签字领域在相应方框内打钩，子领域的详细描述见 CNAS - AL09《医学实验室认可领域分类》。“说明”栏注明维持、新增或授权领域变化,初次申请不填写。

2. 附表 1 - 2《授权签字人申请表》

详细填写授权签字人基本信息。除教育经历外,注意填写专业技术和质量管理相关的培训经历。有特殊岗位要求的授权人,需提交相关资质证明材料的复印件,如 PCR 上岗证、HIV 上岗证等。

3. 附表 2《申请检验(检查)能力范围表》

实验室存在多场所时,分别填写此表。

(1) 检验(检查)项目:申请项目按照 CNAS - EL - 14《医学实验室认可受理要求的说明》要求,并参考 CNAS - AL09《医学实验室认可领域分类》填写。

(2) 样品类型:指全血、血清、尿液、石蜡切片、妇科脱落细胞等。

(3) 领域代码:按照 CNAS - AL09《医学实验室认可领域分类》填写检验(检查)项目对应的 2 位领域代码。

(4) 检验(检查)方法:参考制造商说明书明示的检验(检查)方法填写,如免疫荧光法、基因扩增等。

(5) 设备、校准品、试剂:分别注明设备、校准品、试剂的名称、制造商、注册/批准号、序列号或实验室唯一标识,不适用时填“不适用”或“N/A”。同型号的多台仪器可并列填写在“设备”栏中,分别注明序列号或实验室唯一标识。

(6) 说明:整体申请的项目能力范围有限制时填写,如一般细菌培养鉴定应限定到有能力检出的菌属、细胞/组织病理学检查若涉及标本类型有限应限定到常开展的标本组织来源(必要时精确到器官)、寄生虫检查及鉴定应限定到有能力检出的寄生虫。

若申请实验室在其他临床科室开展为 POCT 项目,请注明科室名称,如急诊科 POCT。

(7) 备注:在实验室对本表中所列检验(检查)项目有需要说明的问题时填写,如扩大认可范围、缩小认可范围、变更等。若有变更,请注明变更类型,如设备变更、试剂变更、方法变更等;检验(检查)项目增加视为扩大认可范围,检验(检查)项目减少视为缩小认可范围。

(8) 检验(检查)系统/方法分析性能:填写经本实验室验证的制造商、标准或公认的方法和程序声明或规定的性能参数,如适用,给出不确定度。按表中的顺序填写,不适用时填“不适用”或“N/A”。“其他”填写适用的分析性能,如灵敏度、特异性、检出限、符合率等。基本分析性能要求见 CNAS - CL02 - A001《医学实验室质量和能力认可准则的应用要求》,并可参考各专业性能验证指南文件。

4. 附表 3《医学实验室质量和能力认可自查表》

“自查结果”应逐个条款进行,完全符合某条款时,以 Y 表示;当某条款实验室不适用时用 N/A 表示;同时在“自查说明”中详细描述所涉及的管理体系文件编号、名称及自查情况。适用的条款自查符合要求后提交认可申请,自查不符合要求的条款需在整改完成后申请。

5. 附表 4《能力验证计划/实验室间比对汇总表》

实验室存在多场所时,分别填写此附表。

(1) “序号”和“检验(检查)项目”:与附表 2 相同,所有检验(检查)项目均填写。

初次申请只需填写申请日期之前 1 年内参加的 CNAS 承认的能力验证和/或其他实验室间比对结果及整改情况,获认可后的监督、复评审等申请需填写申请日期与上次评审日期之间参加的 CNAS 承认的能力验证和/或其他实验室间比对结果及整改情况。

（2）“实验室间比对组织方或比对方”栏：参加行业组织的实验室间比对时，填写实验室间比对组织方；自行与其他实验室开展比对时，填写比对方实验室名称。

（3）“结果”栏：按照组织方提供报告的结论填写。

（4）“不满意结果的纠正措施是否完成”栏：按能力验证或实验室间比对的评价规定，填写不满意项目纠正措施的完成情况；合格的项目不填写。

6. 附表 5《实验室人员一览表》

“全职/兼职”按单位人事关系填写。“部门/岗位”按实验室管理体系规定的内容填写，如生化组/组长/技术负责人、质量负责人、技术负责人、授权签字人、内审员、监督员、收样员等，可兼职，一人多岗时，填写方式见表格下面的“注”。独立医学检验所提供所有与管理体系相关人员的信息，不只是体现检验（检查）过程的实验室部门的人员。实验室存在多场所时，分别填写此表或在“说明”栏中明确分场所信息。

7. 附表 6《实验室开展检验（检查）项目清单》

（1）填写实验室开展的所有检验（检查）项目，包括所有检测方法及快速检测项目。

（2）在每一专业子领域中，请分栏逐项填写开展项目及相对应的检测方法。

（3）组织病理学和细胞病理学检查领域开展项目请按照标本器官来源分栏填写。

（4）按照 CNAS－EL－14《医学实验室认可受理要求的说明》规定，对于每年检测频次超过 100 次的项目，如果实验室未申请，需在“说明”中填写明确具体原因。

第七节　随认可申请书提交的文件资料及要求

一、随申请书提交的其他文件资料

随申请书提交的其他文件资料是实验室管理体系运行的证据性材料，也是申请书的重要组成部分，主要内容包括：

1. 法律地位证明

包括法人证书、执业许可证及执业范围复印件、与申请项目相关的资质证书等。

2. 概况图

实验室平面图、组织机构图。

3. 检验服务文件、表单

（1）客户清单（适用于独立医学检验所）。

（2）全部检验（检查）设备清单。

（3）受委托实验室及委托项目清单。

（4）检验（检查）申请单。

（5）检验（检查）报告。

（6）申请认可项目测量溯源一览表。

4. 检验（检查）系统/方法

分析性能验证报告、非标方法确认报告。

5. 评审报告及相应记录

内部审核报告、管理评审报告及相应记录。

6. 评估报告

不确定度评估报告、风险评估报告。

7. 其他资料

□无　□有(如有请填写)。

注：申请初次评审时需提交全部文件资料。

二、随申请书提交的其他文件资料具体要求

1. 法律地位证明

提交法人证书、执业许可证及执业范围的复印件、与申请项目相关的资质证书等。

2. 概况图

(1) 实验室平面图：包括实验室提供检验(检查)服务的全部范围，如门诊、急诊、病房检验(检查)科、采样室等；实验室存在多场所时，分别提交。

(2) 组织结构图：提交内部和外部相关机构的关系图，实验室存在多场所时，分别提交。

3. 检验服务文件、表单

(1) 客户清单：适用于独立医学检验所等接受客户送检样品的实验室，提交申请项目覆盖的客户清单。

(2) 全部检验(检查)设备清单：提交实验室与检验(检查)相关的全部设备，实验室存在多场所时，分别提交。

(3) 受委托实验室及委托项目清单：实验室有委托检验(检查)时需提交此清单。

(4) 申请单和报告单：按申请专业提交典型申请单和报告单，栏目设置符合 CNAS - CL02 的要求，并重点关注原始样品采集时间、样品接收时间等信息。

(5) 测量溯源一览表：只针对定量检验项目，说明其溯源到的最高级参考物质或参考测量程序。

4. 检验(检查)系统/方法分析性能验证报告、非标方法确认报告

按专业或分析系统提交汇总报告，体现验证/确认工作的全部过程(如材料、方法、结果、统计分析等)和结论，验证/确认的分析性能指标至少符合应用要求规定，与附表 2 中填写的分析性能指标相符，不需要提交验证/确认数据的原始记录。

5. 评审报告及相应记录

(1) 内部审核报告及记录：包括组织、策划、实施、纠正措施及关闭、记录和报告等内容，可参考 CNAS - GL011《实验室和检查机构内部审核指南》进行。

(2) 管理评审报告及记录：管理评审由实验室主任主持，可参考 CNAS - GL012《实验室和检查机构管理评审指南》进行。

6. 评估报告

(1) 不确定度评估报告：提交实验室对检验项目实施的不确定度评估的汇总报告，明确对重要不确定度分量的评估内容、评估结果、目标不确定度、是否满足要求的判断。

(2) 风险评估报告：对实验室检验前、检验和检验后的工作流程及实验室的质量管理活动进行风险评估，识别出存在风险的工作环节，针对其所涉及的质量和安全风险及严重程度

进行评估,明确评估方法及所采取的适当措施。

三、CNAS 评审报告附录 1

附录 1: 评审资料提交方式一览表

<table>
<tr><th rowspan="2">序号</th><th rowspan="2">表格名称</th><th rowspan="2">提交方式</th><th colspan="3">电子版递交方式</th><th rowspan="2">说明</th><th rowspan="2">备注</th></tr>
<tr><th>结构化数据</th><th>Word / Excel</th><th>PDF 格式 / 图片格式</th></tr>
<tr><td colspan="8">评审报告</td></tr>
<tr><td>1</td><td>认可评审报告正文</td><td>纸质、电子</td><td>√</td><td></td><td></td><td></td><td>应有手写签名</td></tr>
<tr><td colspan="8">评审报告附表</td></tr>
<tr><td>2</td><td>附表 1: 推荐认可的授权签字人</td><td>电子</td><td>√</td><td></td><td></td><td></td><td></td></tr>
<tr><td>3</td><td>附表 2: 推荐认可的检验(检查)能力范围</td><td>电子</td><td>√</td><td></td><td></td><td></td><td></td></tr>
<tr><td colspan="8">评审报告附件</td></tr>
<tr><td>4</td><td>附件 1: 准则及应用要求核查表</td><td>电子</td><td>√</td><td></td><td></td><td></td><td></td></tr>
<tr><td>5</td><td>附件 2: 授权签字人评审表</td><td>电子</td><td>√</td><td></td><td></td><td></td><td></td></tr>
<tr><td>6</td><td>附件 3: 现场试验记录表</td><td>电子</td><td></td><td>√</td><td></td><td></td><td></td></tr>
<tr><td>7</td><td>附件 4: 能力验证/实验室间比对核查表</td><td>电子</td><td></td><td>√</td><td></td><td></td><td></td></tr>
<tr><td>8</td><td>附件 5: 不符合项/观察项记录表</td><td>纸质、电子</td><td>√</td><td></td><td></td><td></td><td>应有手写签名</td></tr>
<tr><td>9</td><td>附件 6: 实验室整改验收及最终推荐意见表(CNAS - PD14 - 16 - 08D1)</td><td>纸质、电子</td><td>√</td><td></td><td></td><td></td><td>应有手写签名</td></tr>
<tr><td>10</td><td>附加说明</td><td>纸质、电子</td><td>√</td><td></td><td></td><td></td><td></td></tr>
<tr><td colspan="8">评审整改报告</td></tr>
<tr><td>11</td><td>评审整改报告</td><td>电子</td><td></td><td>√</td><td>√</td><td>任选其一</td><td></td></tr>
</table>

续　表

序号	表格名称	提交方式	电子版递交方式			说明	备注
			结构化数据	Word/Excel	PDF格式/图片格式		
其他评审资料							
12	资料审查通知单	电子	√				
13	评审日程表	电子		√			
14	现场评审人员公正性、保密及廉洁自律声明	纸质、电子			√		应有手写签名
15	合格评定机构廉洁自律声明	纸质、电子			√		应有手写签名
16	会议签到表（首末次会议及座谈会）	纸质、电子			√		应有手写签名
17	其他说明类资料	纸质、电子		√	√	任选其一	

注：采用Word/Excel格式的文件，签名可直接输入。

（张丽军　阚丽娟　张国文　李艳婷）

第二十章　医学实验室认可申请书及附表填写范例

本章围绕中国合格评定国家认可委员会(CNAS)在 2023 年 8 月发布的 CNAS－AL15《医学实验室质量和能力认可申请书填写指南》所展开,详细说明申请认可医学实验室如何填写申请书及附表,并以深圳市罗湖医院集团医学检验实验室提交 CNAS 的认可申请书来举例说明填写相关要求。

认可申请书在医学实验室概况和基本信息部分,要求医学实验室详细填写其地址、分场所情况等信息,以确保评审的准确性和完整性。此外,申请书还附带了多个附表,包括《申请认可的授权签字人一览表》《授权签字人申请表》《申请检验(检查)能力范围表》《医学实验室质量和能力认可准则和要求自查表》《能力验证计划实验室间比对汇总表》《实验室人员一览表》和《实验室开展检验(检查)项目清单》等,这些附表涵盖了医学实验室管理、能力、人员、项目等多个方面。申请书及附表通过 CNAS 申报系统填写和电子文档上传两种方式完成,是评审医学实验室质量和能力的重要依据,体现了医学实验室认可申请工作的全面性和严谨性,要求医学实验室在申请过程中严格遵守规定,提供真实、准确的信息,以确保医学实验室质量和能力的认可结果具有公正性和有效性。本章提供了认可申请书及附表填写的范例,以便医学实验室申请认可、填写申请书和上报认可材料时参考。

第一节　医学实验室质量和能力认可申请书

一、封面

CNAS－AL02

医学实验室质量和能力认可申请书

Application for Medical Laboratory Qualityand Competence Accreditation

医学实验室名称：深圳市×××医学检验实验室

申请日期：2023 年 12 月 4 日

中国合格评定国家认可委员会

二〇二三年八月

二、申请须知

(1) 实验室在填写《医学实验室质量和能力认可申请书》(以下简称《申请书》)前应认真阅读本须知和相关表格的填表说明。

（2）本申请书适用于医学实验室的初次申请、扩大认可范围（含扩大认可范围+复评审）的申请。单独申请变更时不填写此表，须填写 CNAS－PD20－26《变更申请书》。

（3）实验室在提交本《申请书》前应了解并自愿遵守中国合格评定国家认可委员会（CNAS）有关认可的政策和要求。CNAS 的认可规范文件可在 CNAS 网站（www.cnas.org.cn）查阅。

（4）认可所需费用请参见 CNAS－RL03《实验室和检验机构认可收费管理规则》。

（5）认可受理的条件和要求请参见 CNAS－RL01《实验室认可规则》、CNAS－RL04《境外实验室和检验机构受理规则》和 CNAS－EL－14《医学实验室认可受理要求的说明》。

（6）申请/已获认可实验室的权利和义务，以及 CNAS 的权利和义务请参见 CNAS－RL01《实验室认可规则》。

（7）申请实验室对 CNAS 做出的认可决定有异议时，请按 CNAS－R03《申诉、投诉和争议处理规则》进行申诉。

（8）实验室不能以认可准则（标准）从事合格评定活动。

（9）实验室递交本《申请书》的同时，应交申请费。对港澳台及国外实验室的相关认可收费标准，依据国际惯例，由双方协商并在合同中约定。CNAS 只有在确认收到申请费后才会启动评审任务。申请费请汇入中国合格评定国家认可中心账户。

实验室须在 CNAS 官网在线申请，登录 CNAS 业务系统，在线填写并提交认可申请书。具体提交要求见表 20－1。

（10）纸质申请书邮寄地址及联系方式参见 CNAS 官网。

表 20－1　在线申请具体要求

序号	材料名称	提交方式
1	认可申请书正文	纸质+电子
申请书附表附件		
2	附表 1－1：授权签字人一览表	电子
3	附表 1－2：授权签字人申请表	电子
4	附表 2：申请检验（检查）能力范围表	电子
5	附表 3：医学实验室质量和能力认可自查表	电子
6	附表 4：能力验证计划/实验室间比对汇总表	电子
7	附表 5：实验室人员一览表	电子
8	附表 6：实验室开展检验（检查）项目清单	电子
随申请书提交的文件材料		
1	法律地位证明：包括法人证书、执业许可证及执业范围复印件、与申请项目相关的资质证书等	纸质+电子
2	认可合同	纸质

续 表

序号	材 料 名 称	提交方式
3	管理体系文件	电子
4	概况图：实验室平面图、组织机构图	电子
5	检验服务文件、表单：全部检测设备清单；客户清单（适用于独立医学检验所）；委托实验室及委托项目清单；检验（检查）申请单；检验（检查）报告；申请认可项目测量溯源一览表	电子
6	检测系统/方法：分析性能验证报告、非标方法确认报告	电子
7	评审报告及相应记录：内部审核报告、管理评审报告及相应记录	电子
8	评估报告：不确定度评估报告、风险评估报告	电子
9	申请费汇款单据复印件	电子
10	其他资料	纸质+电子

表注：① 采用 Word/Excel 格式的文件，签名可直接输入。② 为了保证文件的上传速度，应压缩电子版文件大小（每份文件最大不超过 500M）。③ 由于 CNAS 在不断改进申请文件的提交方式，申请书的更新可能不及时，因此各申请文件的提交以“实验室/检验机构认可在线业务申请”中的提示为准。

三、填表须知

（1）本《申请书》用计算机打印，要字迹清楚。

（2）本《申请书》的格式和内容不允许更改。

（3）本《申请书》内容有选项时，在“□”内打“√”。

（4）本《申请书》须经实验室法定代表人或被授权人签名有效。

（5）填写说明见 CNAS－AL15《医学实验室质量和能力认可申请书填写指南》。

四、实验室声明

（1）本实验室自愿申请中国合格评定国家认可委员会（CNAS）的认可。

（2）本实验室已充分了解并同意遵守 CNAS 实验室认可规则和相关要求的规定。

（3）本实验室保证本《申请书》所填写信息及提供的申请资料真实、准确，在认可评审活动中向 CNAS 和评审组提供真实信息，并承担由于信息提供虚假或不准确而造成的一切后果和责任。

（4）本实验室服从 CNAS 秘书处的各项评审安排，愿意向 CNAS 提供认可评审所需的任何信息和资料，并为评审工作提供方便。

（5）本实验室保证不论评审结果如何，均按规定向 CNAS 交付有关的认可费用。

申请认可实验室法定代表人/被授权人签名：

申请认可实验室盖章：

年 月 日

五、《申请书》正文范例

《申请书》正文范例参见图 20－1。

<table>
<tr><td colspan="4">一、实验室概况（中英文填写，存在多场所时应明确填写分场所的地址）</td></tr>
<tr><td colspan="2">名称：＊＊＊</td><td colspan="2">地址：（如实填写）</td></tr>
<tr><td colspan="2">Lab：＊＊＊</td><td colspan="2">Address：（如实填写）
邮政编码（Postcode）：</td></tr>
<tr><td colspan="2">负责人：张＊＊</td><td>职务：主任</td><td>电话（Tel）：1353087＊＊＊＊</td></tr>
<tr><td colspan="2">Person incharge：＊＊Zhang</td><td>Position：Laboratory Director</td><td>传真（Fax）：无
电子信箱（E-mail）：zx＊＊＊＊@163.com</td></tr>
<tr><td colspan="2">联系人：张＊＊</td><td>职务：质量主管</td><td>电话/手机（Tel）：1341093＊＊＊＊</td></tr>
<tr><td colspan="2">Contact：＊＊Zhang</td><td>Position：Quality Supervisor</td><td>传真（Fax）：无
电子信箱（E-mail）：23261＊＊＊＊@qq.com</td></tr>
<tr><td rowspan="2">法律地位</td><td>实验室或其母体</td><td colspan="2">☐机关法人　☑事业法人　☐社团法人　☐企业法人
☐其他</td></tr>
<tr><td>实验室</td><td colspan="2">☐独立法人　☑非独立法人</td></tr>
<tr><td colspan="4">实验室所在具有法人资格的机构名称（若实验室是法人单位此项不填）：深圳市罗湖医院集团
Name of parent organization（Not applicable if the laboratory is a legal entity）：
Shenzhen Luohu Hospital Group</td></tr>
<tr><td colspan="2">法定代表人：孙＊＊
Legal Representative：＊＊Sun</td><td>职务：院长
Position：Dean</td><td>电话（Tel）：0755－2565＊＊＊＊
传真（Fax）：0755－8229＊＊＊＊</td></tr>
<tr><td colspan="2">电子信箱（E-mail）</td><td colspan="2">Jyk3301＊＊＊＊@126.com</td></tr>
<tr><td colspan="2">统一社会信用代码</td><td colspan="2">124403033587＊＊＊＊＊＊</td></tr>
<tr><td colspan="2">执业许可证号</td><td colspan="2">PDY79001－544030711＊＊＊＊＊</td></tr>
<tr><td>资产性质</td><td colspan="3">☑国有　☐民营　☐股份制　☐外商独资　☐中外合资　☐中外合作　☐其他</td></tr>
<tr><td>运行资金来源</td><td colspan="3">☐全部政府拨款　☑部分政府拨款　☐全部自收自支　☐部分自收自支
☐全部上级单位补贴　☐部分上级单位补贴　☐其他</td></tr>
<tr><td>实验室或其母体机构类别</td><td colspan="3">☑三级医院实验室　☐二级医院实验室　☐一级医院实验室
☐采供血机构　☐独立医学检验所　☐其他（请说明）</td></tr>
<tr><td colspan="4">二、申请类型及证书状况</td></tr>
<tr><td colspan="4">☐初次申请
☑扩大认可范围（原证书号：MT045＊，有效截止日期：2026 年 0＊月 13 日）</td></tr>
</table>

续 图

☑复评审(原证书号：MT045＊,有效截止日期：2026 年 0＊月 13 日) 公布英文证书附件的需求：☑需要 □不需要 注：如需要对外公布英文证书附件,请同时填写附表 2(英文)。
三、实验室基本信息(存在多场所时应明确填写分场所的相关情况)
实验室设施特点：☑固定 □离开固定设施的现场 □临时 □可移动
实验室参加能力验证活动情况： 申请认可检验(检查)项目最近 1 年内参加 CNAS 承认的能力验证 151 项次,覆盖率 86.8%;参加其他实验室间比对共 23 项次,覆盖率 13.2%;总计覆盖申请检验(检查)项目 100%。
实验室人员及设施： 实验室始建于 2015 年,当前有效管理体系于 2017 年 8 月正式运行。现有工作人员 165 名,其中实验室管理层人员 15 名,技术负责人 1 名,检验人员 150 名。主要仪器设备 120 台;占地面积 4 000 平方米,其中试验场地 3 500 平方米。
实验室技术能力： 申请检验(检查)项目：174 项 申请授权签字人：10 名
实验室获得其他认可机构认可的说明：无。
实验室管理体系初始运行(第 1 版体系文件)时间的说明：第 1 版体系文件的时间是：2017 年 8 月 1 日。
四、申请书附表附件
附表 1-1：授权签字人一览表(中英文)。 附表 1-2：授权签字人申请表。 附表 2：申请检验(检查)能力范围表(中英文)。 附表 3：医学实验室质量和能力认可自查表。 附表 4：能力验证计划/实验室间比对汇总表。 附表 5：实验室人员一览表。 附表 6：实验室开展检验(检查)项目清单。 附件 1：认可合同(一式二份)。 注：① 仅填写与申请认可有关的内容;② 申请初次认可、扩大认可范围时,提交所有附表附件。
五、随申请书提交的文件资料
(1) 法律地位证明：包括法人证书、执业许可证及执业范围复印件、与申请项目相关的资质证书等。 (2) 管理体系文件。 (3) 概况图：实验室平面图、组织机构图。 (4) 检验服务文件、表单： 1) 全部检测设备清单。 2) 客户清单(适用于独立医学检验所)。

续　图

3）受委托实验室及委托项目清单。
4）检验（检查）申请单。
5）检验（检查）报告。
6）申请认可项目测量溯源一览表。
（5）检测系统/方法：分析性能验证报告、非标方法确认报告。
（6）评审报告及相应记录：内部审核报告、管理评审报告及相应记录。
（7）评估报告：不确定度评估报告、风险评估报告。
（8）其他资料：□无　□有（如有请填写）。
注：申请初次评审时需提交全部文件资料。

图 20－1　《申请书》正文范例

第二节　授权签字人一览表/申请表

一、附表 1－1：申请认可的授权签字人一览表（中英文）

见表 20－2、表 20－3。

表 20－2　附表 1－1 申请认可的授权签字人一览表（中文）

实验室名称：＊＊＊实验室
实验室地址：广东省深圳市＊＊＊区＊＊＊路＊＊＊号

序号	申请认可的授权签字人	申请的授权签字领域	说　明
1	张＊＊	A 检验医学 AC 临床化学 AD 临床免疫学	维持
2	莫＊＊	A 检验医学 AA 临床血液学 AB 临床体液学	维持
3	胡＊＊	A 检验医学 AD 临床免疫学	维持
4	阚＊＊	X 分子诊断 XA 病原体分子检测 XB 遗传性疾病的分子检测及细胞遗传学检验 XC 分子病理学 XD 用药指导的分子生物学检测	扩大授权范围

续 表

序号	申请认可的授权签字人	申请的授权签字领域	说 明
5	王 **	Y 流式细胞学 YB 其他疾病的流式细胞学检查	维持
…	…	…	…

填表说明:

(1) 请列出所有申请认可的实验室授权签字人。

(2) 申请的授权签字领域: 请在相应的方框内打钩。

(3) 子领域的详细描述见 CNAS－AL09《医学实验室认可领域分类》,同一申请人可申请多个授权签字领域。

(4) 请在"说明"栏注明维持、新增或授权领域变化(指扩大或缩小授权领域)等情况(初次申请除外)。

(5) 存在多场所或分支机构时,在不同场所签发报告的授权签字人请分开填写。

表 20－3 附表 1－1 申请认可的授权签字人一览表(英文)

Appendix1－1: List of Authorized Signatories of the Laboratory

Lab: Medical Laboratory of ***

Address: No. **, ** Road, ** District, Shenzhen, Guangdong

No.	Applied Signatory	Applied field of Signature	Note
1	** Zhang	A Laboratory Medicine AC Clinical Chemistry AD Clinical Immunology	
2	** Mo	A Laboratory Medicine AA Clinical Hematology AB Body Fluid examination	
3	** Hu	A Laboratory Medicine AD Clinical Immunology	
4	** Kan	X Molecular diagnosis XA Molecular test of pathogen XB Molecular test of genetic disease and cytogenetic analysis XC Molecular pathology XD Therapy related molecular test	
5	** Wang	Y Flow Cytometry YB Other Disorders	
…	…	…	…

二、附表 1-2：授权签字人申请表

见表 20-4。

表 20-4 附表 1-2：授权签字人申请表

实验室名称：***实验室

No.01

<table>
<tr><td>姓名</td><td>张**</td><td>性别</td><td>男</td><td>出生年月</td><td>****年**月</td></tr>
<tr><td>职务</td><td>主任</td><td>职称</td><td>主任技师</td><td>文化程度</td><td>硕士研究生</td></tr>
<tr><td>电话</td><td>1353087****</td><td>所在部门</td><td colspan="3">医学检验实验室生化组</td></tr>
<tr><td colspan="2">申请签字的领域</td><td colspan="4">A 检验医学
AC 临床化学
AD 临床免疫学</td></tr>
<tr><td colspan="6">教育和培训经历</td></tr>
<tr><td colspan="6">请根据实际情况填写</td></tr>
<tr><td colspan="6">工作经历及从事实验室技术工作的经历(附相关资质证明材料复印件,如 PCR 上岗证)</td></tr>
<tr><td colspan="6">请根据实际情况填写</td></tr>
<tr><td colspan="6">申请人签字：***</td></tr>
<tr><td colspan="6">相关说明(若授权领域有变更应予以说明)</td></tr>
</table>

第三节　附表2：申请检验(检查)能力范围表(中英文)

见表20－5、表20－6。

表20－5　附表2：申请检验(检查)能力范围表(中文)

实验室名称：＊＊＊实验室
实验室地址：广东省深圳市＊＊＊区＊＊＊路＊＊＊号

序号	检验(检查)项目	样品类型	检验(检查)方法	设备	试剂	校准品	说明	备注	检验(检查)系统/方法分析性能(1. 正确度;2. 精密度;3. 可报告范围;4. 其他)
A 检验医学									
AA 临床血液学									
1	红细胞计数	全血	鞘流DC检测方法	日本Sysmex全自动血细胞分析仪：XN－20(A1)，国械注进20162400779，SN：/设备编号(13716/BJ－LJ－A－7)	日本Sysmex稀释液(DST)：国械备20160492号	日本SysmexXN－CAL：国械注进20162400287		□变更：(□方法变更、□设备变更、□试剂变更、□校准品) ☑扩项	1. 正确度：偏倚<2.0% 2. 精密度： 批内精密度：CV<2.0%； 日间精密度：CV<2.5% 3. 可报告范围： 0.00~7.40×10^{12}/L 4. 其他：不适用
2	白细胞计数	全血	流式细胞术、核酸荧光染色、半导体	日本Sysmex全自动血细胞分析仪：SysmexXN－20(A1)，国械注进20162400779，SN：/设备编号(13716/BJ－LJ－A－7)	日本Sysmex稀释液(DST)：国械备20160492号；溶血剂(WNR－210A)：鲁济械备20160198	日本SysmexXN－CAL：国械注进20162400287		□变更：(□方法变更、□设备变更、□试剂变更、□校准品) ☑扩项	1. 正确度：偏倚<5.0% 2. 精密度： 批内精密度：CV<4.0%； 日间精密度：CV<6.0% 3. 可报告范围：

续　表

序号	检验(检查)项目	样品类型	检验(检查)方法	设　备	试　剂	校准品	说明	备　注	检验(检查)系统/方法分析性能(1. 正确度;2. 精密度;3. 可报告范围;4. 其他)
			激光散射法		号;染色剂(WNR－800A):国械备20160509号				$0.00\sim396.07\times10^9$/L 4. 其他:不适用
…	…	…	…	…	…	…	…	…	…
AB 临床体液学									
1	pH	尿液	pH 指示剂法	日本 Sysmex 全自动尿液分析仪 UC－3500,国械注进20172400139,序列号/设备编号(12903/LH－1MJA－12)	日本 Sysme 尿液分析试纸条 UC9A 国械注进20172401364	不适用		□变更:(□方法变更、□设备变更、□试剂变更、□校准品)☑扩项	1. 正确度:不适用 2. 精密度: 批内精密度:10次测定结果与靶值的一致性95%; 批间精密度:20个(天)测定结果与靶值的一致性90% 3. 可报告范围:5.0~9.0 4. 其他:不适用
2	比重	尿液	反射折射率测定法	日本 Sysmex 全自动尿液分析仪 UC－3500,国械注进20172400139,序列号/设备编号(12903/LH－1MJA－12)	日本 Sysmex 尿液分析试纸条 UC9A 国械注进20172401364	日本 Sysmex 尿比重校准品		□变更:(□方法变更、□设备变更、□试剂变更、□校准品)☑扩项	1. 正确度:不适用 2. 精密度: 批内精密度:10次测定结果与靶值的一致性95%; 批间精密度:20个(天)测定结果与靶值的一致性90% 3. 可报告范围: 1.000~1.050 4. 其他:不适用
…	…	…	…	…	…	…	…	…	…

续 表

序号	检验(检查)项目	样品类型	检验(检查)方法	设 备	试 剂	校准品	说明	备 注	检验(检查)系统/方法分析性能(1. 正确度;2. 精密度;3. 可报告范围;4. 其他)
AC 临床化学									
1	肌酸激酶	血清	紫外分光法(酶法)	罗氏 cobas 8000 全自动生化免疫分析仪,国械注进 20153401247,序列号:18V9,设备编号:BJ－SH－A－02	罗氏肌酸激酶检测试剂盒,国械注进 20152403262	罗氏多项生化校准品,国械注进 20142405163		□变更:(□方法变更、□设备变更、□试剂变更、□校准品) ☑扩项	1. 正确度:偏倚<7.5% 2. 精密度: 批内精密度:*CV*<3.75%; 批间精密度:*CV*<5.0% 3. 可报告范围: 7~20 000 U/L 4. 其他:不适用
2	天冬氨酸氨基转移酶	血清	IFCC 推荐方法(不含磷酸吡多醛)	罗氏 cobas 8000 全自动生化免疫分析仪,国械注进 20153401247,序列号:18V9,设备编号:BJ－SH－A－02	罗氏谷草转氨酶检测试剂盒,国械注进 20162404192	罗氏多项生化校准品,国械注进 20142405163		□变更:(□方法变更、□设备变更、□试剂变更、□校准品) ☑扩项	1. 正确度:偏倚<7.5% 2. 精密度: 批内精密度:*CV*<3.75%; 批间精密度:*CV*<5.0% 3. 可报告范围: 5~7 000 U/L 4. 其他:不适用
…	…	…	…	…	…	…	…	…	…
AD 临床免疫学									
1	类风湿因子	血清	免疫比浊法	罗氏 cobas 8000 全自动生化免疫分析仪,国械注进 20153401247,序列号:18V9,设备编号:BJ－SH－A－02	罗氏类风湿因子检测试剂盒,国械注进 20162404457	罗氏类风湿因子校准液,国械注进 20142405780		□变更:(□方法变更、□设备变更、□试剂变更、□校准品) ☑扩项	1. 正确度:偏倚<12.5% 2. 精密度: 批内精密度:*CV*<6.25%; 批间精密度:*CV*<6.25% 3. 可报告范围: 10~650 IU/mL 4. 其他:不适用

续　表

序号	检验（检查）项目	样品类型	检验（检查）方法	设　备	试　剂	校 准 品	说明	备　注	检验（检查）系统/方法分析性能（1. 正确度；2. 精密度；3. 可报告范围；4. 其他）
2	癌胚抗原	血清	电化学发光法	罗氏 cobas 8000 全自动生化免疫分析仪，国械注进 20153401247，序列号/设备编号：1808－16/BJ－SH－A－02	罗氏癌胚抗原定量测定试剂盒，国械注进 20183402661	罗氏癌胚抗原定标液，国械注进 20183402626		□变更：（□方法变更、□设备变更、□试剂变更、□校准品）☑扩项	1. 正确度：偏倚<12.5% 2. 精密度： 批内精密度：CV<6.25%； 批间精密度：CV<8.33% 3. 可报告范围： 0.2～50 000 U/mL 4. 其他：不适用
…	…	…	…	…	…	…	…	…	…
AE 临床微生物学									
1	涂片抗酸染色镜检(不需浓缩的标本)	痰液	抗酸菌染色	光学显微镜：OLYMPUS CX 23LEDRFS1C，SN：6K86363/设备编号：BJ－XJ－B－53；全自动智能染色机：KS－S100，国械备 20150335，SN：160068/设备编号：BJ－XJ－A－21。	抗酸染色液（冷染法），珠海贝索，粤珠械备 20170094 号；抗酸染色液，Koreastandard，国械备 20150401	不适用		□变更：（□方法变更、□设备变更、□试剂变更、□校准品）☑扩项	1. 正确度：不适用 2. 精密度：不适用 3. 可报告范围：不适用 4. EQA 符合率：100%
2	特殊细菌涂片染色镜检(找淋球菌)	泌尿生殖道分泌物	格氏染色	光学显微镜：OLYMPUS CX 23LEDRFS1C，SN：6K86384/设备编号：BJ－XJ－B－54	革兰氏染色液（快速法），珠海贝索，粤珠械备 20170095 号	不适用		□变更：（□方法变更、□设备变更、□试剂变更、□校准品）☑扩项	1. 正确度：不适用 2. 精密度：不适用 3. 可报告范围：不适用 4. EQA 符合率：100%
…	…	…	…	…	…	…	…	…	…

续 表

序号	检验(检查)项目	样品类型	检验(检查)方法	设 备	试 剂	校 准 品	说明	备 注	检验(检查)系统/方法分析性能(1. 正确度;2. 精密度;3. 可报告范围;4. 其他)
X 分子诊断									
XA 病原体分子检测									
1	乙型肝炎病毒脱氧核糖核酸	血清	实时荧光PCR法	ABI 7500 荧光定量 PCR 仪,仪器编号为 FZ－A－37	湖南圣湘生物科技有限公司乙型肝炎病毒核酸定量测定试剂盒(PCR－荧光探针法),国械注准 20153400083	试剂盒自带标准品		□变更:(□方法变更、□设备变更、□试剂变更、□校准品) ☑扩项	1. 正确度:不适用 2. 精密度: 批内精密度:*CV*≤5%; 总精密度:*CV*≤5% 3. 可报告范围: $1.0×10^2～5.0×10^9$ IU/mL 4. 其他:最低检出限 30 IU/mL
2	巨细胞病毒脱氧核糖核酸	血清	PCR－荧光探针法	ABI 7500 荧光定量 PCR 仪,仪器编号为 FZ－A－37	人巨细胞病毒核酸定量检测试剂盒,圣湘生物科技股份有限公司,国械注准 20173400080	试剂盒自带标准品		□变更:(□方法变更、□设备变更、□试剂变更、□校准品) ☑扩项	1. 正确度:不适用 2. 精密度: 批内精密度:*CV*≤5%; 总精密度:*CV*≤5% 3. 可报告范围:4.00E＋02～4.00E+09copies/mL 4. 其他:阴、阳性符合率:100%
…	…	…	…	…	…	…	…	…	…
XB 遗传性疾病的分子检测及细胞遗传学检验									
1	染色体核型分析	外周血	细胞培养	光学显微镜:ZeissAxio ImagerZ2, SN:3534001576/设备编号:BJ－XB－A－01;	淋巴细胞培养基,达晖生物,粤穗械备 20150158 号	不适用		□变更:(□方法变更、□设备变更、□试剂变	1. 正确度:不适用 2. 精密度:不适用 3. 可报告范围:不适用

续　表

序号	检验(检查)项目	样品类型	检验(检查)方法	设　备	试　剂	校准品	说明	备　注	检验(检查)系统/方法分析性能(1. 正确度;2. 精密度;3. 可报告范围;4. 其他)
				二氧化碳培养箱：Thermo 311，SN：300126774/设备编号：BJ－XB－A－10				更、□校准品）☑扩项	4. EQA 符合率：100%
共 206 项									

填表说明：

（1）“说明”栏请填写能力限制情况；“备注”栏请勾选扩项、变更等情况。

（2）最后一栏填写申请项目总数。

表 20－6　附表 2：申请检验(检查)能力范围表(英文)
Appendix 2：Applied Testing Scope

Lab：Medical Laboratory of ＊＊＊

Address：No. ＊＊，＊＊ Road，＊＊ District，Shenzhen，Guangdong

№	Testing Item	Sample Type	Analytical Method	Analytical Instrument(s)	Analytical Reagent(s)	Calibrator(s)	Limit-ation	Note	AnalyticalPerformance (1. Trueness; 2. Precision; 3. Reportable range; 4. Other Performances)
A Laboratory Medicine									
AA Clinical Hematology									
1	Erythrocytes	Whole blood	Hydro Dynamic Focusing	SYSMEX Automatic hematology analyzer XN－20(A1) SFDA(I) 20162400779, SN：/Instrument number (13716/BJ－LJ－A－7))	SYSMEX CELLPACK (DST)：LuFDA (A) 20160492	Sysmex XN－CAL：SFDA(I) 20162400287			1. Trueness：Bias<2.0% 2. Precision： within-run precision：*CV*<2.0%； inter-day precision：*CV*<2.5% 3. Reportable range：

续 表

№	Testing Item	Sample Type	Analytical Method	Analytical Instrument(s)	Analytical Reagent(s)	Calibrator(s)	Limit-ation	Note	AnalyticalPerformance (1. Trueness; 2. Precision; 3. Reportable range; 4. Other Performances)
									0.00 – 7.40×10^12/L 4. Other: N/A
2	Leukocytes	Whole blood	Flowcytometry. Nucleic acid fluorescentstaining, Laser Scattering	SYSMEX Automatic hematology analyzer XN – 20 (A1) SFDA (I) 20162400779, SN: /Instrument number(13716/BJ – LJ – A – 7))	SYSMEX CELLPACK (DST): LuFDA (A) 20160492	Sysmex XN – CAL: SFDA(I) 20162400287			1. Trueness: Bias<5% 2. Precision: within-run precision: CV<4.0%; inter-day precision: CV<6.0% 3. Reportable range: 0.00~396.07×10^9/L 4. Other: N/A
…	…	…	…	…	…	…	…	…	…
AB Body Fluid examination									
1	pH	urine	pH indicator method	Sysmex Automatic urine analyzer: UC – 3500, SFDA(I) 20172400139, SN: /Instrument number (12903/LH – 1MJA – 12)	Sysmex Chemical Urinalysis Strips SFDA(I) 20172401364	N/A			1. Trueness: N/A 2. Precision: within-run precision: The coincident rates of 10 samples were 95% as compared with the target value; between-run precision: The coincident rates of 20 measurements from 20 days were 90% as compared with the target value 3. Reportable range: 5.0~9.0 4. Other: N/A
2	Specific Gravity	urine	Reflected light detection	Sysmex Automatic urine analyzer: UC – 3500, SFDA(I) 20172400139, SN: /Instrument number (12903/LH – 1MJA – 12)	Sysmex Chemical Urinalysis Strips SFDA(I) 20172401364	Sysmex SG CalibratorSFDA(I) 20162405212			1. Trueness: N/A 2. Precision: within-run precision: The coincident rates of 10 samples were 95% as compared with the target value; between-run precision: The coincident

续 表

№	Testing Item	Sample Type	Analytical Method	Analytical Instrument(s)	Analytical Reagent(s)	Calibrator(s)	Limit-ation	Note	AnalyticalPerformance (1. Trueness; 2. Precision; 3. Reportable range; 4. Other Performances)
									rates of 20 measurements from 20 days were 90% as compared with the target value 3. Reportable range: 1.000~1.050 4. Other: N/A
…	…	…	…	…	…	…	…	…	…
AC Clinical Chemistry									
1	Creatine kinase(CK)	serum	UV-test	Roche cobas 8000 automated Biochemistry analyzer, SFDA(Ⅰ): 20153401247, SN: 18V9⁄ Instrument number: BJ－SH－A－02	Roche Creatine kinase (CK) reagent: SFDA(Ⅰ) 20152403262	Roche C.f.a.s, SFDA(Ⅰ) 20142405163			1. Trueness: 7.5% 2. Precision: within-run precision: CV<3.75%; between-run precision: CV<5.0% 3. Reportable range: 7~20 000 U/L 4. Other: N/A
2	Asparate ami-notrans-ferase(AST)	serum	TRIS buffer IFCC without PYP	Roche cobas 8000 automated Biochemistry analyzer, SFDA(Ⅰ): 20153401247, SN: 18V9⁄ Instrument number: BJ－SH－A－02	Roche Asparate aminotransferase (AST) reagent: SFDA(Ⅰ) 20162404192	Roche C.f.a.s, SFDA(Ⅰ) 20142405163			1. Trueness: 7.5%. 2. Precision: within-run precision: CV<3.75%; between-run precision: CV<5.0% 3. Reportable range: 5~7 000 U/L 4. Other: N/A
…	…	…	…	…	…	…	…	…	…
AD Clinical Immunology									
1	Rheumatoid factor(RF)	Serum	immunotur-bidimetry	Roche cobas 8000 automatic bi-ochemical immune analyzer, SFDA(Ⅰ): 20153401247, SN: 18V9 Instrument number: BJ－SH－A－02	Roche rheumatoid factor detection kit, SFDA(Ⅰ), 20162404457	Roche rheumatoid factor calibration fluid, SFDA(Ⅰ), 20142405780			1. Trueness: Bias<12.5% 2. Precision: within-run precision: CV<6.25%; between-run precision: CV<6.25% 3. Reportable range: 10~650 IU/mL 4. Other: N/A

续 表

№	Testing Item	Sample Type	Analytical Method	Analytical Instrument(s)	Analytical Reagent(s)	Calibrator(s)	Limitation	Note	AnalyticalPerformance (1. Trueness; 2. Precision; 3. Reportable range; 4. Other Performances)
2	Carcinoembryonic antigen (CEA)	Serum	electrochemiluminescence	Roche cobas 8000 automatic biochemical immune analyzer, SFDA(Ⅰ): 20153401247, SN/Instrument number: 1808-16/BJ-SH-A-02	Roche carcinoembryonic antigen detection kit, SFDA(Ⅰ)20183402661	Roche carcinoembryonic antigen calibrator, SFDA (Ⅰ) 20183402626			1. Trueness: Bias<12.5% 2. Precision: within-run precision: CV<6.25%; between-run precision: CV<8.33% 3. Reportable range: 0.2~50 000 U/mL 4. Other: N/A
…	…	…	…	…	…	…	…	…	…
AE Clinical microbiology									
1	Acid-fast staining for bacterial microscopy (Specimens that do not require concentration)	sputum	stain for acid fast bacteria	OLYMPUS CX23LEDRFS1C, SN: 6K86363/Equipment NO.: BJ-XJ-B-53; Automatic intelligent dyeing machine: KS-S100, DA(Ⅰ) 20150335, SN: 160068/Equipment NO.: BJ-XJ-A-21	Detection reagent: TB Stain(Cold dyeing), Beisuo, Zhuhai, 20170094; TB Stain, Koreastandard, DA(Ⅰ)20150401.	N/A			1. Accuracy: N/A 2. Precision: N/A 3. Reportable Range: N/A 4. EQA compliance rate: 100%
2	Stain microscopic examination of special bacterial smear (looking for neisseria gonorrhoeae)	secretion from urogenital system	Gram stain	OLYMPUS CX23LEDRFS1C, SN: 6K86384/BJ-XJ-B-54	Detection reagent: Gram stain solution (rapid method), Beisuo, Zhuhai, 20170095.	N/A			1. Accuracy: N/A 2. Precision: N/A 3. Reportable Range: N/A 4. EQA compliance rate: 100%
…	…	…	…	…	…	…	…	…	…

续　表

№	Testing Item	Sample Type	Analytical Method	Analytical Instrument(s)	Analytical Reagent(s)	Calibrator(s)	Limit-ation	Note	AnalyticalPerformance (1. Trueness; 2. Precision; 3. Reportable range; 4. Other Performances)
X　Molecular diagnosis									
XA Molecular test of pathogen									
1	Hepatitis B Viral DNA	Serum	Real-time fluorescent PCR	ABI 7500, Fluorescence quantitative PCR instrument, the instrument number is FZ－A－37	Hunan Shengxiang Biotech Limited Hepatitis B Viral DNA Quantitative Fluorescence Diagnostic Kit (PCR－Fluorescence Probing), SFDA(I)20153400083	The reagent kit comes with standards			1. Trueness: N/A 2. Precision: within-run precision: $CV \leqslant 5\%$; total precision: $CV \leqslant 5\%$ 3. Reportable range: $1.0 \times 10^2 \sim 5.0 \times 10^9$ IU/mL 4. Others: Minimum test limit: 30 IU/mL
2	Cytomegalovirus desoxyribonucleic acid(CMV DNA)	Serum	PCR－Fluorescence Probe Method	ABI 7500, Fluorescence quantitative PCR instrument, the instrument number is FZ－A－37	Human cytomegalovirus nucleic acid quantitative detection kit, Shengxiang Biotechnology Co., Ltd., National Machinery Note 20173400080	The reagent kit comes with standards			1. Trueness: N/A 2. Precision: within-run precision: $CV \leqslant 5\%$; total precision: $CV \leqslant 5\%$. 3. Reportable range: 4.00E+02~4.00E+09copies/mL 4. Other: The coincidence rate of negative and positive: 100%
…	…	…	…	…	…	…	…	…	…
XB Molecular test of genetic disease and cytogenetic analysis									
1	chromosome karyotyping	Whole Blood	cell culture	Microscopy: Zeiss Axio Imager Z2, SN: 3534001576/BJ－XB－A－01; CO2 Incubator: Thermo 311, SN: 300126774/BJ－XB－A－10	Lymphocyte Medium, Dahui, Guangzhou, 20150158	N/A			1. Trueness: N/A 2. Precision: N/A 3. Reportable scope: Not applicable 4. EQA compliance rate: 100%

第四节 附表 3：医学实验室质量和能力认可准则和应用要求自查表

见表 20－7。

表 20－7 附表 3：医学实验室质量和能力认可准则和应用要求自查表

条款	认可准则	应用要求	自查结果	自查说明
4 总体要求				
4.1 公正性				
4.1	a）应公正开展实验室活动实验室结构设置和管理应保证公正性 b）实验室管理层应作出公正性承诺 c）实验室应对实验室活动的公正性负责，不应允许商业、财务或其他方面的压力损害公正性 d）实验室应监控其活动及其关系，包括实验室员工的关系，以识别公正性威胁 注：危及实验室公正性的关系可基于所有权、控制权、管理、员工、共享资源、财务、合同、市场营销（包括品牌推广）、支付销售佣金或其他报酬以引荐实验室新用户等这些关系并不一定会对实验室的公正性构成威胁 e）如识别出公正性威胁，应消除或尽量减少其影响，以使公正性不受损害实验室应能够证明如何降低这类威胁		Y	符合要求实验室质量手册有制定公正性相关要求：《LHJY－QM－009 公正性》，并作出《LHJY－QM－004 公正性声明》
4.2 保密性				
4.2.1	**信息管理：** 实验室应通过作出具有法律效力的承诺，对在实验室活动中获得或产生的所有患者信息承担管理责任患者信息的管理应包括隐私和保密实验室应将其准备公开的信息事先通知用户和/或患者除非用户和/或患者公开的信息，或实验室与患者有约定（如为回应投诉的目的），其他所有信息都作为专有信息并应视为保密信息		Y	实验室作出《LHJY－QM－004 公正性声明》和《实验室保密承诺书》，对实验室活动中获得或产生的患者信息管理作出承诺实验室制定了《LHJY－PF4.2－01 客户保密管理程序》，对客户的隐私和保密管理工作进行了相关规定

续　表

条款	认可准则	应用要求	自查结果	自查说明
4.2.2	**信息发布：** 实验室按法律要求或合同授权透露保密信息时，应将发布的信息通知到相关患者，除非法律禁止实验室应对从患者以外渠道（如投诉人、监管机构）获取的有关患者信息保密除非信息提供方同意，实验室应为信息来源保密，且不应告知患者		Y	实验室制定了《LHJY－PF4.2－01 客户保密管理程序》，对患者信息的保密管理制定了具体要求，满足本条款要求
4.2.3	**人员职责：** 人员（包括委员会委员、合同方、外部机构人员或代表实验室的能获取实验室信息的个人）应对实验室活动实施过程中获得或产生的所有信息保密	实验室应提供工作人员对服务对象（如患者、献血者或体检人群）隐私及结果保密的声明及签字	Y	实验室制定了《LHJY－QM－010 保密性》《LHJY－QM－011 患者相关的要求》《LHJY－QM－019 人员》《LHJY－PF4.2－01 客户保密管理程序》《LHJY \ PF6.2－01 人力资源管理程序》等程序文件对实验室活动过程中获得或产生的所有信息保密
4.3　患者相关的要求				
4.3	实验室管理层应确保将患者的健康、安全和权利作为首要考虑因素实验室应建立并实施以下过程： a）患者和实验室用户有途径提供有用信息，以协助实验室选择检验方法和解释检验结果； b）向患者和实验室用户提供有关检验过程的公开信息，包括费用（适用时）和预期得到结果的时间； c）定期评审实验室提供的检验，以确保这些检验在临床上是适当和必要的； d）适当时，向患者、用户及其他相关人员披露导致或可能导致患者危害的事件，并记录为减轻这些危害而采取的措施； e）以应有的谨慎和尊重对待患者、样品或剩余物； f）在需要时获得知情同意； g）在实验室关闭、收购或合并的情况下，确保留存的患者样品和记录的持续可用性和完整性； h）应患者和其他代表患者的医务提供者的要求提供相关信息； i）维护患者不受歧视地获得医疗服务的权利		Y	符合要求，支撑文件：《LHJY－PF5.3－01 咨询活动管理程序》《LHJY－PF6.7－01 服务协议管理程序》

续 表

条款	认 可 准 则	应 用 要 求	自查结果	自 查 说 明
5 结构和管理要求				
5.1 法律实体				
5.1	实验室或其所属组织应是能为其活动承担法律责任的实体 注：基于本准则的目的，政府实验室基于其政府地位被视为法律实体	1）实验室或者其所属医疗机构应有医疗机构执业许可、血站执业许可或相应资格许可，许可的诊疗科目中应有相应设置； 2）自获准执业之日起，开展医学检验（检查）工作至少1年	Y	罗湖医院集团法人证书编号：124403*************；执业许可证书：PDY79001－54******* 主场所及分场所执业许可证书都定期进行校验，在有效期内所有场所诊疗科目包含医学检验科，开展检验项目符合《医疗机构临床检验项目目录》要求，主场所及分场所开展检验工作均超过一年
5.2 实验室主任				
5.2.1	**实验室主任能力：** 实验室应由一名或多名具有规定任职资格、能力、授权、责任和资源的人员领导，以满足本准则的要求		Y	质量手册LHJY－QM－002《授权书》中对医学实验室管理层授权，授权张**为医学检验实验室主任、莫**和罗**为医学检验实验室副主任在质量手册LHJY－QM－013《实验室主任》中规定资格等要求
5.2.2	**实验室主任职责：** 实验室主任负责实施管理体系，包括将风险管理应用于实验室运行的各方面，以便系统识别和应对患者医疗风险和改进机遇 实验室主任的职责和责任应形成文件		Y	在质量手册LHJY－QM－013《实验室主任》中规定实验室主任职责
5.2.3	**职责分派：** 实验室主任可将选定的职责和/或责任分派给有资质且有能力的员工，并形成文件但实验室主任应对实验室的整体运行负有最终责任		Y	《授权书》LHJY－QM－002中对主任职责进行分派和授权，包括副主任、质量主管、技术负责人、科教主管、专业组组长、质量监督员及管理员等，通过《结构和权限》LHJY－QM－015对分派的职责进行规定
…	…		…	…

填表说明："自查结果"应逐个条款进行，完全符合某条款时，以Y表示；当某条款实验室不适用时用N/A表示；同时在"自查说明"中详细描述所涉及的质量手册条款、程序文件、作业指导书（或SOP）编号、名称及自查情况。

第五节　附表 4：能力验证计划/实验室间比对汇总表

见表 20－8。

表 20－8　附表 4：能力验证计划/实验室间比对汇总表

实验室名称：＊＊＊实验室
实验室地址：广东省深圳市＊＊＊区＊＊＊路＊＊＊号

领域	序号	检验（检查）项目	能力验证提供者（PTP）	实验室间比对组织方或比对方	参加日期	结果	不满意结果的纠正措施是否完成（Y/N）	备注
AA 临床血液学	1	红细胞计数	国家卫生健康委临床检验中心	/	2023.06.24	100	/	
					2023.11.29	100	/	
	2	白细胞计数	国家卫生健康委临床检验中心	/	2023.06.24	100	/	
					2023.11.29	100	/	
	…	…	…	…	…	…	…	…
AB 临床体液学	1	pH	国家卫生健康委临床检验中心	/	2023.04.19	100	/	
					2023.08.23	100	/	
	2	比重	国家卫生健康委临床检验中心	/	2023.04.19	100	/	
					2023.08.23	100	/	
	…	…	…	…	…	…	…	…
AC 临床化学	1	肌酸激酶	国家卫生健康委临床检验中心	/	2023.07.28	100	/	
					2023.08.28	100	/	
					2023.09.26	100	/	
	2	天冬氨酸氨基转移酶	国家卫生健康委临床检验中心	/	2023.07.28	100	/	
					2023.08.28	100	/	
					2023.09.26	100	/	
	…	…	…	…	…	…	…	…

续 表

领域	序号	检验(检查)项目	能力验证提供者(PTP)	实验室间比对组织方或比对方	参加日期	结果	不满意结果的纠正措施是否完成(Y/N)	备注
AD 临床免疫学	1	乙型肝炎病毒表面抗原	国家卫生健康委临床检验中心	/	2023.04.10	100	/	
					2023.10.10	100	/	
	2	抗乙型肝炎病毒表面抗体	国家卫生健康委临床检验中心	/	2023.04.10	100	/	
					2023.10.10	100	/	
	…	…	…	…	…	…	…	…
AE 临床微生物学	1	涂片抗酸染色镜检(不需浓缩的标本)	国家卫生健康委临床检验中心	/	2023.09.10	100	/	
			/	华中＊＊＊医院	2023.11.21	100	/	
	2	特殊细菌涂片染色镜检(找淋球菌)	/	广东省＊＊＊中心	2023.11.03	100	/	
			/	华中＊＊＊医院	2023.11.21	100	/	
	…	…	…	…	…	…	…	…
XA 病原体分子检测	1	乙型肝炎病毒脱氧核糖核酸	国家卫生健康委临床检验中心	/	2023.04.15	100	/	
					2023.09.16	100	/	
	2	巨细胞病毒脱氧核糖核酸	国家卫生健康委临床检验中心	/	2023.03.16	100	/	
					2023.08.21	100	/	
	…	…	…	…	…	…	…	…
XB 遗传性疾病的分子检测及细胞遗传学检验	1	染色体核型分析	国家卫生健康委临床检验中心	/	2023.06.16	95	Y	
					2023.10.22	100	/	
…	…	…	…	…	…	…	…	…

注：

(1) 多场所实验室，按不同场所分别填写。

(2) 按附表2项目逐项填写。

(3) "领域""序号"和"检验(检查)项目"应与附表2相应内容一致。

(4) PT类型包括CNAS承认的外部PT或比对、测量审核。

(5) 当结果为"不满意"或"可疑"时，应在"不满意结果的纠正措施是否完成"栏填写实验室采取的措施及完成情况。

(6) 无可获得的PT/EQA时，应在"备注"栏说明。

第六节　附表5：实验室人员一览表

见表20-9。

表20-9　附表5：实验室人员一览表

实验室名称：***实验室

实验室地址：广东省深圳市***区***路***号

序号	姓名	性别	出生(年)	学历/学位	职务/职称/执业资格	专业	工作年限	部门/岗位	全职/兼职	从事本岗位年限	备注
1	张**	男	1964	研究生/硕士	主任技师	临床医学检验	37	管理组/实验室主任	全职	4	③
2	莫**	女	1972	研究生/博士	主任技师	临床医学检验	22	管理组/实验室副主任	全职	7	②③
3	罗**	女	1976	本科/学士	主管护师	临床护理	23	管理组/实验室副主任	全职	3	
4	蔡**	男	1978	本科/学士	主管技师	临床医学检验	16	管理组/实验室副主任	全职	12	①③
5	胡**	男	1967	本科/学士	主任技师	临床医学检验	30	管理组/检验员	全职	26	②
6	熊*	女	1981	研究生/博士	主管技师	临床医学检验	14	管理组/科教主管	全职	6	③
7	张**	男	1988	本科/学士	主管技师	临床医学检验	12	管理组/检验员	全职	12	③
8	欧*	男	1987	研究生/博士	研究员	生物学	6	管理组/助理学科带头人	全职	6	
…	…	…	…	…	…	…	…	…	…	…	…

填表说明：

(1) "岗位"栏请填写实验室主任、××室主任、检验员、档案管理员、授权签字人等。

(2) 当一人多职时，请在"备注"栏按下列序号注出该人的其他关键岗位。① 质量负责人；② 技术负责人；③ 内审员；④ 监督员；⑤ 设备管理员；⑥ 给出意见和解释人员。其他关键岗位序号可顺延，并可用文字叙述。

第七节 附表 6：实验室开展检验(检查)项目清单

见表 20－10。

表 20－10 附表 6：实验室开展检验（检查）项目清单

实验室名称：*** 实验室

实验室地址：广东省深圳市 *** 区 *** 路 *** 号

<table>
<tr><th colspan="2">专业领域</th><th>开 展 项 目</th><th>检验（检查）方法</th><th>频次／年</th><th>是否申请（Y／N）</th><th>说 明</th></tr>
<tr><td rowspan="17">A 检验医学</td><td rowspan="6">AA 临床血液学</td><td>红细胞计数</td><td>鞘流 DC 检测方法</td><td>B</td><td>Y</td><td></td></tr>
<tr><td>白细胞计数</td><td>流式细胞术、核酸荧光染色、半导体激光散射法</td><td>B</td><td>Y</td><td></td></tr>
<tr><td>血小板计数</td><td>鞘流 DC 检测方法</td><td>B</td><td>Y</td><td></td></tr>
<tr><td>血红蛋白量</td><td>十二烷基硫酸钠血红蛋白测定法</td><td>B</td><td>Y</td><td></td></tr>
<tr><td>骨髓涂片细胞学及图像分析</td><td>显微镜法</td><td>B</td><td>N</td><td>未参加 EQA</td></tr>
<tr><td>…</td><td>…</td><td>…</td><td>…</td><td>…</td></tr>
<tr><td rowspan="6">AB 临床体液学</td><td>尿液颜色</td><td>波长反射率测定法</td><td>B</td><td>Y</td><td></td></tr>
<tr><td>尿液浊度</td><td>散射光检测法</td><td>B</td><td>Y</td><td></td></tr>
<tr><td>pH</td><td>pH 指示剂法</td><td>B</td><td>Y</td><td></td></tr>
<tr><td>比重</td><td>反射折射率测定法</td><td>B</td><td>Y</td><td></td></tr>
<tr><td>蛋白质</td><td>pH 指示剂的蛋白误差法</td><td>B</td><td>Y</td><td></td></tr>
<tr><td>…</td><td>…</td><td>…</td><td>…</td><td>…</td></tr>
<tr><td rowspan="3">AC 临床化学</td><td>肌酸激酶</td><td>紫外分光法</td><td>B</td><td>Y</td><td></td></tr>
<tr><td>肌酸激酶－MB 亚型</td><td>免疫抑制紫外分光法</td><td>B</td><td>Y</td><td></td></tr>
<tr><td>天冬氨酸氨基转移酶</td><td>IFCC 推荐方法（不含磷酸吡多醛）</td><td>B</td><td>Y</td><td></td></tr>
</table>

续　表

专业领域		开 展 项 目	检验(检查)方法	频次/年	是否申请(Y/N)	说 明
A检验医学	AC 临床化学	丙氨酸氨基转移酶	IFCC 推荐方法(不含磷酸吡多醛)	B	Y	
		总铁结合力	计算法	B	N	未参加EQA
		…	…	…	…	…
	AD 临床免疫学	补体 3	免疫比浊法	B	Y	
		补体 4	免疫比浊法	B	Y	
		类风湿因子	免疫比浊法	B	Y	
		癌胚抗原	电化学发光法	B	Y	
		甲胎蛋白异质体	免疫荧光法	B	N	未参加EQA
		…	…	…	…	…
	AE 临床微生物学	涂片革兰染色镜检查细菌(不需浓缩的标本)	格氏染色	B	Y	
		一般细菌培养+鉴定	培养检查	B	Y	
		霍乱弧菌培养+鉴定	培养检查	C	Y	
		化脓链球菌培养+鉴定	培养检查	A	Y	
		B 群链球菌培养+鉴定	培养检查	B	Y	
X分子诊断	XA 病原体分子检测	乙型肝炎病毒脱氧核糖核酸	实时荧光 PCR 定量法	B	Y	
		巨细胞病毒脱氧核糖核酸	实时荧光 PCR 定量法	B	Y	
		EB 病毒脱氧核糖核酸	实时荧光 PCR 定量法	B	Y	
		人类免疫缺陷病毒核糖核酸	实时荧光 PCR 定量法	B	N	未参加EQA
		人乳头瘤病毒基因分型	PCR-荧光探针法	B	Y	
		…	…	…	…	…

续　表

专业领域		开 展 项 目	检验(检查)方法	频次/年	是否申请(Y/N)	说 明
X分子诊断	XB 遗传性疾病的分子检测及细胞遗传学检验	α 地中海贫血基因突变	PCR-反向斑点杂交法	B	Y	
		β 地中海贫血基因突变	PCR-反向斑点杂交法	B	Y	
		脊髓性肌萎缩症(SMA)基因测定	PCR-荧光探针法	B	N	未参加EQA
		Y 染色体微缺失	PCR-荧光探针法	B	N	未参加EQA
		染色体核型分析	细胞培养	B	Y	
		…	…	…	…	…
Y流式细胞学	YB 其他疾病的流式细胞学检查	淋巴细胞亚群分类相对计数	流式细胞术	B	Y	
		总 T 淋巴细胞计数	流式细胞术	B	Y	
		T 淋巴细胞亚群	流式细胞术	B	Y	
		人类白细胞抗原 B27 测定	流式细胞术	B	N	未参加EQA
		…	…	…	…	…

注:

(1) 填写实验室开展的所有检验(检查)项目,包括所有检测方法及快速检测项目。

(2) 在每一专业子领域中,请分栏逐项填写开展项目及相对应的检测方法。

(3) 组织病理学和细胞病理学检查领域开展项目请按照标本器官来源分栏填写。

(4) 按照 CNAS-EL-14《医学实验室认可受理要求的说明》规定,对于每年检测频次超过 100 次的项目,如果实验室未申请,需在“说明”中填写明确具体原因。

(张丽军　蔡钦泉　李艳婷　张国文)